# 现代感染病学

## （上）

尚秀娟等◎主编

吉林科学技术出版社

**图书在版编目（CIP）数据**

现代感染病学/ 尚秀娟等主编. -- 长春 : 吉林科
学技术出版社，2016.6
ISBN 978-7-5578-0773-3

Ⅰ．①现… Ⅱ．①尚… Ⅲ．①感染－疾病学 Ⅳ．
①R4

中国版本图书馆CIP数据核字（2016）第133558号

现代感染病学

Xiandai ganranbing xue

| 主　　编 | 尚秀娟　杨学慧　郑延和　赵成梅　李　烨　周海燕 |
| 副主编 | 张玉峡　文清云　李国涛　胡瑞华　袁成波　任　松 |
| 出版人 | 李　梁 |
| 责任编辑 | 张　凌　张　卓 |
| 封面设计 | 长春创意广告图文制作有限责任公司 |
| 制　　版 | 长春创意广告图文制作有限责任公司 |
| 开　　本 | 787mm×1092mm　1/16 |
| 字　　数 | 821千字 |
| 印　　张 | 33.5 |
| 版　　次 | 2016年6月第1版 |
| 印　　次 | 2017年6月第1版第2次印刷 |

| 出　　版 | 吉林科学技术出版社 |
| 发　　行 | 吉林科学技术出版社 |
| 地　　址 | 长春市人民大街4646号 |
| 邮　　编 | 130021 |
| 发行部电话/传真 | 0431-85635177　85651759　85651628 |
|  | 85652585　85635176 |
| 储运部电话 | 0431-86059116 |
| 编辑部电话 | 0431-86037565 |
| 网　　址 | www.jlstp.net |
| 印　　刷 | 虎彩印艺股份有限公司 |

| 书　　号 | ISBN 978-7-5578-0773-3 |
| 定　　价 | 130.00元 |

# 主编简介

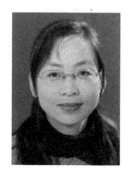

## 尚秀娟

  1966年出生。华北理工大学附属医院，参加工作20余年，硕士研究生，副主任护师。主研3项课题；参与完成8项课题。先后获河北医学科技一等奖2项、唐山市科技二等奖1项、河北省煤炭工业行业协会二等奖1项等；先后在《中华医院感染学杂志》及《现代预防医学》等杂志上发表论文20余篇。

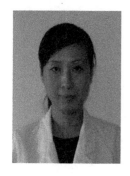

## 杨学慧

  1979年出生。华北理工大学附属医院血液内科，主管护师。承德医学院本科毕业。获得河北医学科技奖2项，获得唐山市科技进步奖，发表学术论文3篇。

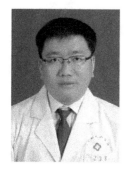

## 郑延和

  1978年出生。全国肝胆病咨询专家，甘肃省山丹县人民医院消化内科主治医师。2004年毕业于西北民族大学临床医学院，从事消化内科专业10余年，发表国家级论文5篇，2013年以第二作者主持《乌贝益胃胶囊的研制及初步临床药效学研究》，通过甘肃省科技厅评审，并获得2014年度张掖市科技进步三等奖。擅长于消化系统常见病、病毒性肝炎、肝硬化、自身免疫性肝病、脂肪肝及遗传性肝病的诊治及消化内窥镜操作。

# 编 委 会

# 前　言

　　感染病学是一门研究感染病在人体内发生、发展与转归的原因、规律及其诊断和防治措施，达到控制传染病的发生、发展和流行的科学。随着医学的发展，为顺应临床需要，过去的传染病科调整为感染科，感染病学涉及更广泛的相关医学基础和临床理论，涉及临床微生物学、寄生虫学、抗感染药物临床药理学、内科学及各种辅助诊断学等范畴。感染病学因为它具有明确的病原，并有传染性、流行性和病后的免疫性，而与流行病学、呼吸病学、免疫学、寄生虫学和生物化学等临床和基础医学具有密切的联系。

　　本书共有三篇，第一篇主要编写了医院感染管理的内容，第二篇主要写了感染科常见疾病的内容，包括呼吸系统感染性疾病、消化系统感染性疾病、病毒性疾病、细菌性疾病、真菌性疾病等，第三篇主要编写感染护理的内容。本书内容详实，论述详尽，突出科学性、实用性。希望成为临床医师的一本有益的工具书。

　　由于编写内容较多，时间紧促，尽管在编写过程中我们是认真、努力的，但书中难免有不足之处，望各位读者不吝赐教，提出宝贵意见，以便修订，从而提高图书的质量。谢谢！

编　者
2016 年 6 月

# 目　录

## 第一篇　医院感染管理

# 第二篇　感染科常见疾病

# 第三篇　感染护理

# 医院感染管理

## 第一章　感染病概述

### 第一节　引起常态感染的病原体

在人类外界环境的无数微生物中，有一些能侵袭人体，对人体造成损害，这些微生物称为病原体，包括从无细胞结构的病毒一直到多细胞的寄生虫。有些病原体在机体免疫功能和体内微生态环境等处于正常状态下就可导致机体出现病理改变，出现相应的临床症状和体征，这类感染称为常态感染。一般来说，引起常态感染的病原体的致病性较强，在正常情况下即可引起感染。能够引起常态感染的病原体很多，但随着医疗水平的进步，人类已寻找到不少能抑制和杀灭病原体的方法，很多感染性疾病已得到较好的防治，但也有某些感染性疾病长期威胁着人类健康，同时人类也面临着很多新出现的病原体所致的新发感染病的威胁及某些疾病的"回潮"。

#### 一、传统的常态感染病原体

#### （一）细菌

细菌能产生多种毒素，其是细菌首要的毒力因子。细菌产生的毒素可分为内毒素与外毒素两大类。内毒素相当于革兰阴性菌外膜的脂多糖和脂质 A，外毒素是指细菌产生外排到菌体外的毒素，可分为多种类型，具有不同的作用机制。多种抗菌药物的广泛临床应用和特异性疫苗的接种，极大地改变了细菌性疾病的疾病谱和感染后的疗效及预后。很多常态致病菌引起的感染已能被很好地控制，发病率明显下降，尤其是某些较严重的传染性疾病已濒临消灭，如白喉棒状杆菌引起的白喉，炭疽杆菌导致的炭疽，百日咳杆菌所致的百日咳，霍乱弧菌所致的霍乱等。目前临床上常态细菌感染主要是一般致病菌。虽然抗生素极大地改善了细菌性疾病的疗效，但与此同时，致病菌相继出现了程度不等的耐药性，成为抗菌治疗中一大问题。例如，耐甲氧苯青霉素金黄色葡萄球菌和产 β - 内酰胺酶、超广谱 β - 内酰胺酶的大肠埃希菌等。

（1）链球菌（Streptococcus）：该菌属革兰阳性的化脓性球菌，是人类的主要致病菌之一。目前有关链球菌的分类尚无简便统一的方法，如血清学上分为 20 个血清群，对人致病的菌株90%左右属A群，B、C、D、G群少见；根据细菌生长要求分为21种，与人类疾病有关的包括化脓链球菌、肺炎链球菌、咽峡炎链球菌等。链球菌感染可引起猩红热、丹毒、咽峡炎、肺炎、心内膜炎、各种化脓性感染、败血症等，亦是中毒性休克综合征的病原菌之一，部分患者可出现感染后变态反应性疾病。肺炎链球菌为链球菌中最重要的致病菌，主要引起肺炎、脑膜炎及败血症等严重疾病，尚可引起儿童的中耳炎、鼻窦炎等。虽然C群链球菌咽峡炎仅占咽峡炎的5%，但其可引起严重的急性咽峡炎，所以当快速抗原检测阴性而临床病程逐渐恶化时应考虑C群链球菌感染。治疗链球菌感染首选青霉素，但应注意国内某些城市、地区已出现相当比例的对青霉素低敏感和耐药菌株，故应根据药敏结果选择对其感染有效的抗菌药物及合适的剂量。肖永红等研究指出，2006—2007年间我国肺炎链球菌对青霉素耐药率为7.8%，对左氧氟沙星耐药率为8.9%，对克林霉素耐药率则高达72.8%～82.4%。研究报道，临床上不但发现耐青霉素的肺炎链球菌，亦发现了耐氟喹诺酮及β-内酰胺类抗生素的菌株，并呈现出多重耐药或交叉耐药现象（表1-1）。目前治疗多重耐药菌株感染大多选用第3代头孢菌素，甚至万古霉素、碳青霉烯类抗菌药物。

**表1-1 临床主要致病菌抗菌药物选择**

| 常见病原体 | 首选抗菌药物 | 可选抗菌药物 |
|---|---|---|
| 链球菌 | | |
|   肺炎链球菌 | | |
|     青霉素敏感 | 青霉素 | 氨苄西林、阿莫西林 |
|     青霉素耐药 | 头孢曲松、头孢噻肟、左氧氟沙星 | 万古霉素、美罗培南 |
|   化脓性链球菌 | 青霉素（青霉素V） | β-内酰胺类、红霉素、阿奇霉素、克拉霉素 |
| 脑膜炎奈瑟球菌 | 青霉素 | 头孢曲松、头孢噻肟、头孢呋辛 |
| 淋病奈瑟球菌 | 头孢曲松、大观霉素 | 氟喹诺酮类 |
| 志贺菌属 | 氟喹诺酮类 | 头孢克洛、头孢丙烯 |
| 伤寒沙门菌 | 氟喹诺酮类、头孢曲松 | 氯霉素、阿莫西林、复方磺胺甲噁唑（SMZ/TMP） |
| 分枝杆菌 | | |
|   结核分枝杆菌 | 利福平、异烟肼、吡嗪酰胺、乙胺丁醇 | 链霉素、左氧氟沙星 |
| 卡他莫拉菌 | 阿莫西林/克拉维酸、氨苄西林/舒巴坦、头孢克洛、头孢氨苄 | 复方磺胺甲噁唑、阿奇霉素、克拉霉素 |
| 白喉棒状杆菌 | 红霉素 | 克林霉素 |
| 百日咳杆菌 | 红霉素 | 复方磺胺甲噁唑 |
| 流感嗜血杆菌 | 一般感染：阿莫西林/克拉维酸、氨苄西林/舒巴坦、头孢呋辛；严重感染：头孢曲松、头孢噻肟 | 复方磺胺甲噁唑、氟喹诺酮类 |
| 霍乱弧菌 | 多西环素、氟喹诺酮类 | 复方磺胺甲噁唑 |
| 炭疽芽孢杆菌 | 环丙沙星、多西环素、克林霉素 | 青霉素、阿莫西林 |
| 破伤风芽孢杆菌 | 青霉素或甲硝唑 | 多西环素 |
| 立克次体属 | 多西环素 | 氯霉素、氟喹诺酮类 |

续 表

| 常见病原体 | 首选抗菌药物 | 可选抗菌药物 |
|---|---|---|
| 肺炎支原体 | 红霉素、阿奇霉素、克拉霉素氟喹诺酮类 | 多西环素 |
| 肺炎衣原体 | 红霉素等大环内酯类 | 多西环素、氟喹诺酮类 |
| 沙眼衣原体 | 多西环素、阿奇霉素 | 红霉素、氟喹诺酮类 |
| 梅毒螺旋体 | 青霉素 | 多西环素 |
| 钩端螺旋体 | 青霉素 | 红霉素、多西环素、四环素 |

（2）脑膜炎球菌（Neisseria meningitis）：脑膜炎球菌归属奈瑟菌属，为革兰阴性菌，能产生毒力较强的内毒素。致病菌由鼻咽部侵入血循环，最后主要局限于脑膜和脊髓膜，引起化脓性脑脊髓膜病变。自从儿童普遍接种脑膜炎球菌多糖疫苗以来，发病率已明显降低，但近年来疫情上升的地区逐渐增多。流行性脑脊髓膜炎（简称流脑）的病情复杂多变，轻重不一，一般可表现为3种临床类型，即普通型、暴发型和慢性败血症型，其中普通型约占全部流脑的90%。治疗脑膜炎球菌感染首选青霉素，但近年来临床上发现了耐青霉素菌株。研究报道，在新德里2005年以前分离出的所有菌株对青霉素、氨苄西林、利福平及头孢曲松（头孢三嗪）均敏感，而几乎2/3的菌株对环丙沙星不敏感，所有菌株均对复方磺胺甲噁唑（复方新诺明）耐药。Kumar等报道，14例脑膜炎患者中除少数菌株（约8.8%）对青霉素耐药，少数菌株（约5.9%）对红霉素耐药外，所有菌株均对阿莫西林、环丙沙星、头孢曲松、头孢噻肟及氯霉素敏感。

（3）淋病奈瑟球菌（Neissria gonorrhoeae，NG）：简称淋球菌，为革兰阴性球菌。感染的主要传播途径是性接触，易在前尿道、子宫颈、后尿道及膀胱黏膜上寄生，故临床表现以尿道炎及宫颈炎多见。淋球菌可长期潜伏在腺组织深部，形成慢性感染而反复发作。淋球菌感染常伴发其他感染，所以临床上治疗淋球菌感染的方法亦不相同。由于临床上亦发现了产青霉素酶的菌株及耐氟喹诺酮的菌株，亚洲某些地区淋球菌对氟喹诺酮类的耐药率高达100%，因此常以对青霉素酶稳定的第3代头孢菌素代替青霉素治疗淋病。近年来，临床上又报道了耐第3代头孢菌素，尤其是耐头孢克肟和头孢布烯的菌株，则须根据药敏试验选择有效抗菌药物。Palmer等报道，2004—2007年间高度耐阿奇霉素平均抑制浓度（MIC≥256mg/L）的菌株从0.3%增加到3.9%，而对阿奇霉素敏感的菌株则从2.1%降低到1.3%，在苏格兰高度耐阿奇霉素的菌株的感染率呈逐渐增长趋势。2006—2007年国内报道，64株淋病奈瑟菌对青霉素、四环素、环丙沙星的敏感率分别为2.3%、2.4%与9.8%，但对左氧氟沙星敏感率为76.9%，而头孢曲松和头孢噻肟则显示了良好的抗菌活性，敏感率高达100%。

（4）志贺菌（Genus shigellae）：志贺菌属肠杆菌科志贺菌属，为革兰阴性短杆菌。致病性志贺菌分为4群：A群痢疾志贺菌、B群福氏志贺菌、C群鲍氏志贺菌及D群宋氏志贺菌。志贺菌感染的菌群在全世界的分布随着时间的推移有较大的变化，目前国外主要以D群宋氏志贺菌占优势，而我国仍以B群福氏志贺菌为主。任何降低抵抗力的因素，如营养不良、暴饮暴食均有利于诱发志贺菌感染。志贺菌感染以结肠黏膜的炎症及溃疡为主要病理变化。临床症状取决于感染菌群、感染者年龄及抵抗力的强弱等因素。该菌感染的治疗除了及时应用有效的抗菌药物以外，还必须注意感染者的一般治疗，如儿童感染者常见的脱水现象必须及时改善。近年来，志贺菌对各种抗菌药物的耐药性逐渐增长，且常呈多重耐药。研究报道，在加纳发现大量的耐药志贺菌，尤其是对常用抗菌药物阿莫西林/氨苄西林（氨苄青霉素）、甲氧苄啶/磺胺甲噁唑和氯霉素普遍耐药，并且在儿童及成人感染者中均发现了高比例的多重耐药菌，但对氟喹诺酮类、第3代头孢菌素、酶抑制剂复合剂、氨基糖苷类等仍敏感。

（5）沙门菌（Salmonellae）：对人类有致病性的沙门菌包括伤寒沙门菌、副伤寒沙门菌、肠炎沙门菌、鼠伤寒沙门菌等多种沙门菌。沙门菌主要是通过粪－口途径传播。沙门菌感染后的发病情况与细菌的致病性及宿主的免疫状态等有关，发病后的临床表现亦多种多样。伤寒沙门菌感染以持续发热、全身中毒性症状、消化道症状及玫瑰疹等为特点。非伤寒沙门菌感染后最常见的临床类型为胃肠炎型。免疫功能低下者感染侵袭性非伤寒沙门菌的概率明显高于免疫功能正常的儿童及成人，在撒哈拉以南的某些非洲国家侵袭性非沙门菌感染是婴幼儿及青年人类免疫缺陷病毒（HIV）感染者的特殊问题，并且HIV感染者可能会周期性发生侵袭性非沙门菌感染。目前耐药性尤其是多重耐药现象是治疗沙门菌感染中的最大挑战，曾报道沙门菌对氯霉素、氨苄西林及复方磺胺甲噁唑均显著耐药。近来又发现了耐氟喹诺酮和耐第3代头孢菌素的菌株，并且研究显示新一代氟喹诺酮类药物加替沙星的抗菌效果强于环丙沙星、氧氟沙星、头孢克肟及阿奇霉素，其对抗多重耐药菌株感染有重要意义。

（6）分枝杆菌（Mycobacterium）：致病性分枝杆菌有结核分枝杆菌、麻风分枝杆菌及非结核分枝杆菌。结核分枝杆菌感染人体后最初侵袭肺脏引起肺结核，此外还可侵袭其他系统器官，如胸膜、腹膜、肠道和骨关节等。结核病的病理改变比较复杂，和机体的免疫状态密切相关。非结核分枝杆菌是新发现的致病性分枝杆菌，为机会性致病菌，在人类免疫缺陷病毒/艾滋病（HIV/AIDS）等免疫功能缺陷者体内可检测到。由于卡介苗的普遍接种及链霉素、异烟肼、利福平等强有效的抗结核药物的相继问世，结核病的发病率与病死率已大幅度下降。但近20年来结核耐药率在国内外均呈上升趋势，耐药菌株尤其是多重耐药和广泛耐药菌株的增加给控制结核病提出了新的挑战，所以必须采取多方面的措施预防多重耐药菌和广泛耐药菌的流行。结核杆菌耐药性的产生主要与抗结核药物的不规则应用有关。快速诊断和鉴定高度耐药菌株感染对及时有效地治疗多重耐药或广泛耐药肺结核及有效控制其蔓延具有重要的意义。研制新的抗结核药物以有效治疗各种肺结核是控制肺结核的迫切需求。近年来，HIV/AIDS患病率的增长也加速了结核病的"回潮"，尤其是多重耐药和广泛耐药菌的感染率显著增加。对于人类免疫缺陷病毒（HIV）患者肺结核是最常见的机会性感染，HIV增加了肺结核的易感性，使潜伏感染的肺结核再次激活及加速了活动性肺结核的病程。

（7）嗜血杆菌（Hemophilus）：嗜血杆菌包括多个不同种的细菌，有些对人有致病性，有些则只对动物有致病性。对人致病的几种嗜血杆菌可引起不同的疾病，临床最常见的是流感嗜血杆菌和副流感嗜血杆菌。流感嗜血杆菌致病力较强，可引起皮肤和软组织感染、肺炎、脑膜炎、败血症等，近年来其在婴幼儿及成人中的感染率均增加。副流感嗜血杆菌致病力较弱，多引起免疫功能低下者和老年人的呼吸道感染。近年来也发现已有大量耐药菌株出现，部分耐药菌株系产生了β－内酰胺酶引起。目前较多应用的抗菌药物有氟喹诺酮类、第3代头孢菌素、红霉素等。临床报道，流感嗜血杆菌对氟喹诺酮类抗菌药物已有少量耐药菌株出现，随着临床应用增多，耐药菌株必然增加，故临床最好依据患者的药敏试验结果选用有效的抗菌药物。2006—2007 年报道指出，流感嗜血杆菌与副流感嗜血杆菌对氨苄西林的敏感率分别为54.9%和60.7%，对于加酶抑制剂的青霉素类，两者的敏感率则提高20%。对阿奇霉素敏感率较高。

（8）百日咳杆菌（Bordetella pertussis）：百日咳杆菌可引起急性呼吸道传染病，百日咳主要以 5 岁以下小儿易感性最高，患者亦以 5 岁以下最多。自从广泛推行"白喉、百日咳、破伤风（白、百、破）"复合疫苗预防接种以后，百日咳的发病率大幅度下降，但注射疫苗产生的免疫力并不能提供长时期的强有力的保护力，因此应研制更好的疫苗。不仅在小儿时接种，还应在青少年及成年时期定期加强免疫注射，以进一步控制百日咳的发生和流行。不仅要尽早隔离和治疗已感染者，还要尽可能寻找密切接触者中的带菌者及症状不典型患者，应及时给予红霉素治疗。

（9）霍乱弧菌（Vibrio cholera）：霍乱弧菌感染引起的霍乱是急性、传染性极强的肠道传染病，在我国列为甲类法定传染病。霍乱治疗最重要的是补液，可静脉补液及口服补液，口服补液重要性更大，抗菌治疗可选用多西环素（强力霉素）、四环素、环丙沙星等抗菌药物。对于霍乱当前尚缺乏根本的预防方法，只能采取综合措施，从控制传染源、切断传播途径及加强卫生教育等方面入手，目前尚没有理想的预防疫苗。

（10）白喉杆菌（Coryne bacterium diphtheriae）：白喉棒状杆菌属革兰阳性菌。本菌的侵袭力较弱，但产生的外毒素的毒性非常强烈，可引起全身中毒症状。精制白喉类毒素或"白、百、破"疫苗的研制成功和预防接种，已取得明显控制白喉的效果。对于白喉患者，抗毒素治疗具有重要的意义。抗毒素可有效中和局部病灶和血循环中的游离毒素，但不能中和已进入细胞的毒素，所以必须争取尽早和足量应用抗毒素。

（11）炭疽杆菌（Bacillus anthracis）：炭疽杆菌主要感染牛、羊、马等食草动物，人因接触病畜及其产品或食用病畜的肉类而被感染。皮肤炭疽最为多见，可形成溃疡和黑色焦痂，严重时尚可出现肺炭疽、胃肠炭疽等，亦可发展成败血症。人群对炭疽杆菌普遍易感，感染后可获持久的免疫力。青霉素是治疗炭疽的首选药物，及时足量应用青霉素是改善预后，取得根治的关键。及时足量应用抗生素后炭疽病死率较低，但部分重症急性患者，虽经治疗，病死率仍然很高。

（12）破伤风梭菌（C. tetani）：破伤风梭菌侵入伤口，在缺氧的情况下，可产生强烈的外毒素引起感染性疾病。破伤风毒素主要侵袭神经系统中的运动神经细胞，本病病情凶险，病死率极高。近年来，由于卫生条件改善，普遍预防接种等，发病率已明显下降，但边缘和部分农村地区仍有发病。对于破伤风主要还是以预防为主，除婴幼儿期接种"百白破"三联疫苗以外，其他年龄段需接种白喉、破伤风二联疫苗，最好每十年常规加强注射一次。同时注射破伤风类毒素亦有较好的预防效果，能提供完全免疫至少 5 年。为了有效预防感染，及时进行病灶的清创和扩创，避免无氧伤口的形成，及时注射破伤风抗毒素，均对预防破伤风具有重要的意义。

（13）产气荚膜梭菌（C. perfringens）：产气荚膜梭菌感染引起的气性坏疽在临床上虽少见，但一旦发生则很严重。约80%的气性坏疽患者可培养到产气荚膜梭菌，且通常与创伤或手术伤口有关。对于气性坏疽的治疗主要是手术清创，青霉素被认为是有效的抗菌药物，近年来发现耐药性有所增加。

临床主要致病菌的抗菌药物选择见（表 1-1）、几种抗菌药物的主要耐药机制见（表 1-2）。

表 1-2 几种抗菌药物主要的耐药机制

| 主要耐药机制 | 耐药性举例 |
| --- | --- |
| 1. 减少菌体内药物浓度 | |
| 增加药物外排 | 四环素（tet A 基因） |
| | 喹诺酮类（nor A 基因） |
| 减低外膜通透性 | β-内酰胺类（外膜蛋白 OmpF，OprD） |
| | 喹诺酮类（外膜蛋白 OmpF） |
| 减低细胞膜转运 | 氨基糖苷类（减少能量供应） |
| 2. 使抗菌药物失活（可逆或不可逆） | β-内酰胺类（β-内酰胺酶） |
| | 氨基糖苷类（钝化酶） |
| | 氯霉素、大环内酯类（灭活酶） |
| 3. 作用靶位改变 | 喹诺酮类（旋转酶修饰） |
| | 利福平（改变 DNA 多聚酶结合） |
| | β-内酰胺类（青霉素结合蛋白改变） |
| | 大环内酯类（rRNA 甲基化） |
| | 氨基糖苷类（核糖体改变） |
| | 糖肽类（VanA，VanB） |
| | 甲氧苄啶（二氢叶酸还原酶） |
| 4. 其他 | 磺胺类、甲氧苄啶（高产酶） |
| | 硝基咪唑类（还原减少） |

## （二）病毒

据报道约有 400 种病毒可感染人类，很多病毒感染虽然发病率不高，但多为致死性很强的病原体如汉坦病毒等。大多数病毒经呼吸道空气传播或经污染的食物、水源引起粪-口的肠道传播，部分病毒主要在动物体内完成生活周期，依赖虫媒传播，而呈一定的季节流行性。病毒性感染多为常态感染，机会性感染较少见。许多病毒性疾病为自限性，予以支持和对症治疗可协助恢复，某些则长期潜伏于体内而成为机会性病原体。有效的抗病毒药物正处于探索研究中。20 世纪以来，人类探索研制了很多抗病毒制剂，尤其是特异性疫苗的研制成功和广泛应用，使某些病毒性疾病的流行得以控制，有的已消灭，如天花；有的濒临消灭，如水痘和脊髓灰质炎等。

（1）天花病毒（variola virus）：天花病毒所致的天花，是一种通过飞沫传染的烈性传染病，其传染性强，病情重，病死率高，曾是威胁人类健康的最大灾难之一。广泛的牛痘接种使天花已在全球灭绝，其灭迹是预防医学史上的一个巨大胜利。目前人类已无必要普遍接种牛痘。

（2）乙型脑炎病毒（encephalitis B virus）：乙型脑炎病毒感染导致的流行性乙型脑炎，经虫媒传播，流行于夏、秋季，主要分布于亚洲和东南亚地区，蚊子是乙型脑炎的主要传播媒介，通过叮咬将病毒传染于人类和动物。近年来，由于儿童和青少年广泛接种乙型脑炎灭活疫苗，乙型脑炎的发病率已有较大幅度的下降，改变了过去大流行的发病模式。接种疫苗并连续3次加强后可获得持久免疫力。另外，灭蚊也是预防乙型脑炎的重要措施。由于乙型脑炎的病程发展迅速，可在数日后出现严重中枢神经系统症状，故患者应住院治疗，可密切观察病情，及时予以处理。对症支持治疗和良好护理对乙型脑炎的预后起重要作用。

（3）脊髓灰质炎病毒（poliomyelitis virus）：脊髓灰质炎病毒所致的脊髓灰质炎是一种急性全身性传染病。病变主要侵犯脊髓前角灰质神经细胞，儿童发病多于成人。自20世纪50年代后期成功研制脊髓灰质炎疫苗，并广泛推广应用后该病发病率迅速下降。尤其在疫苗接种良好的国家，该病已接近或已绝迹，但在某些不发达的地区，由于疫苗质量、接种技术等多种因素，该病仍有发生。

（4）腮腺炎病毒（paramyxovirus parotitis）：腮腺炎病毒感染引起的流行性腮腺炎是儿童和青少年常见的呼吸道传染病，成人偶可发病。该病毒可侵犯各种腺组织或神经系统及肝、肾、心脏等，因此除表现为腮腺肿痛外，常可引起脑膜炎、胰腺炎和卵巢炎等。感染后可获得持久免疫力，再次发病者极少见。由于流行性腮腺炎减毒活疫苗的广泛接种，该病的发病率已明显降低，腮腺炎疫苗可与麻疹、风疹疫苗联合使用，国内已有计划地安排该三联疫苗的接种。

（5）风疹病毒（rubella virus）：风疹病毒所致的风疹曾是一种常见的急性传染病。该病多见于儿童，春夏季节可发生暴发流行。患者的症状一般较轻，并发症较少，仅少数患者可能并发中耳炎、咽炎、肺炎、心肌炎、肝炎、脑炎等。风疹预后良好，患者的治疗包括对症支持治疗和并发症的治疗，药物治疗可考虑使用利巴韦林。接种风疹疫苗能够有效降低其发病率。

（6）麻疹病毒（measles virus）：麻疹病毒引起的麻疹是一种传染性极强的急性呼吸道传染病，多见于儿童。自全国广泛接种麻疹减毒活疫苗以来，该病的发病率迅速下降，病死率大大减少，控制了大流行。由于疫苗的接种也使患者的病情减轻，一般典型麻疹大多能够顺利康复，但免疫功能低下、重症麻疹及伴发肺炎、脑炎等并发症时，预后较差，病死率仍较高。对于麻疹病毒目前尚无有效的抗病毒药物，关键还是对麻疹病毒易感者接种麻疹疫苗，以提高其主动免疫力。广泛接种麻疹疫苗后使麻疹发病率大幅度降低，某些国家、地区已接近消灭。

（7）汉坦病毒（Hantaan virus）：汉坦病毒感染可导致流行性出血热，属病毒性出血热中的肾综合征出血热。该病为自然疫源性疾病，以鼠类为主要传染源，曾广泛流行于亚、欧和非洲等多个国家和地区。我国曾是该病的高发国家之一，由于灭鼠、保持环境、食物卫生等综合预防措施已使该病的发病率显著降低。该病的重型患者病死率较高，死亡原因主要包括休克、尿毒症、肺水肿、出血等。

（8）腺病毒（adenovirus）：腺病毒可导致急性呼吸道感染和结膜炎。近年来发现某些腺病毒亦可导致胃肠道或泌尿系统感染，因此在临床上较为重要。人腺病毒呈全世界流行，不同地区不同血清型引起不同症状。大多数呼吸道和肠道感染为亚临床型，其可较长时间存在于小儿的腺样组织中而不引起症状。目前腺病毒感染常用的抗病毒药物为利巴韦林，若继发细菌感染，则应用抗菌药物治疗。眼科医师应注意对流行性角膜结膜炎患者进行隔离，对眼科应用仪器进行消毒等，以预防发生医院内交叉感染。目前对于腺病毒疫苗的研制及接种均处于探索试验中，有些地区口服腺病毒减毒疫苗可能显示了较好的效果。

（9）肝炎病毒（hepatitis virus）：目前已正式命名的肝炎病毒有甲型、乙型、丙型、丁型、戊型和庚型。已明确前5型肝炎病毒可导致不同的肝炎病变，而对庚型肝炎病毒的致病性分歧较大，目前越来越多的材料支持庚型肝炎基本不致病或基本不引起肝炎。肝炎病毒除引起肝炎外，还和肝硬化、肝癌发病有关。近来，在甲型肝炎病毒的病原学及致病机制等方面取得了很大进展，并成功地研制出甲型肝炎病毒疫苗，这必将有效地控制甲型肝炎的流行。丙型、丁型及戊型肝炎的发病率不高，但有时可导致较严重的肝脏损伤，相关疫苗尚处于研制中。据丙型肝炎的流行病学调查估计到2030年丙型肝炎病毒的发病率和死亡率将超过HIV。调查也表明，在HIV感染的男性同性恋人群中急性丙型肝炎的感染率逐渐增长。目前对肝炎病毒的病原学、致病机制及病毒性肝炎的治疗等国内外均进行了大量研究，尤其是对乙型肝炎病毒，但仍有许多问题尚待深入研究。慢性肝炎目前尚无特效疗法，主要采取整体治疗、抗病毒、减轻肝脏炎症、保护肝细胞、防止肝纤维化及防止癌变等综合治疗措施。虽然乙型肝炎病毒疫苗接种计划使慢性乙型肝炎表面抗原携带率明显降低，但我国仍有9000万乙型肝炎病毒感染者，并且20%~30%的感染者需要采用安全有效的治疗措施来控制现有的肝脏疾病及预防疾病的进展。

（10）人乳头瘤病毒（human papilloma virus，HPV）：人乳头瘤病毒为球形无包膜的双链DNA病毒，在人类广泛传播，能引起人类皮肤和黏膜的多种良性乳头状瘤。HPV引起的生殖器疣又称尖锐湿疣，是较常见的性传播疾病。HPV持续感染与宫颈病变密切相关，尤其是高危型HPV16，HPV18与宫颈癌关系密切。不同型别HPV的感染部位及病变情况不同，约60种HPV可感染生殖道，低危型HPV通常引起生殖器疣和轻微的宫颈发育不良，高危型HPV则和宫颈癌及某些非生殖器癌密切相关。虽然国内外对HPV在宫颈癌中的作用进行了大量研究，但HPV的致癌机制仍然不明确，研究认为HPV的致癌性与病毒基因整合、E2基因丢失、E6和E7基因过度表达及染色体不稳定密切相关。目前国内外正在深入研究HPV转化活性分子机制及致癌机制。由于宫颈癌是女性常见的致死性肿瘤，所以预防HPV持续感染是降低宫颈癌发病率的有效措施。在一项鉴定4价HPV疫苗有效性的随机双盲实验显示，20000名16~26岁女性接种3剂疫苗后96%有效地预防了HPV-6、11、16、18的持续感染。此外，2价疫苗在Ⅱ期和Ⅲ期临床试验中显示了抗HPV16、18的效果。

（11）轮状病毒（rotavirus）：轮状病毒属呼肠病毒科，为双链RNA病毒，是病毒性肠炎的重要病原体。本病毒主要感染婴幼儿，亦可见成人感染。临床特征为恶心呕吐、腹痛及腹泻等症状。轮状病毒是幼儿病毒性急性胃肠炎最常见的病因，临床类型呈现多样性，从亚临床感染和轻型腹泻至严重的脱水、死亡，主要表现为腹泻，排黄色水样便，无黏液及脓血。估计美国每年有300万例轮状病毒导致的腹泻，而在发展中国家每年死于轮状病毒腹泻的儿童多达50万。目前尚缺乏特效的抗病毒药物，因本病多病情较轻，病程短，呈自限性，故以饮食疗法及液体疗法等对症治疗为主。在美国两种轮状病毒疫苗已成为婴儿常规接种疫苗，并且某些其他发达国家亦开始将轮状病毒疫苗作为常规接种，但其在发展中国家的应用及效果仍处于探索中。

（12）流行性感冒病毒（influenza virus）：流行性感冒病毒简称流感病毒，是一种有包膜的RNA病毒。流感病毒感染引起的流行性感冒是一种急性发热性呼吸道传染病，主要经飞沫传播，临床表现为突起的畏寒高热、头痛、全身酸痛及疲弱乏力等全身中毒症状，而呼吸道症状较轻。本病常呈自限性，病程一般为 3~4d，但老人、婴幼儿、患有其他慢性疾病或免疫功能低下者可并发肺炎，预后较差。当前应用的抗甲型流感病毒药物主要有奥司他韦、扎那米韦、金刚烷胺及金刚乙胺，但近年来耐药流感病毒的出现限制了其临床应用。流感疫苗可以减少流感的发病率，但由于流感病毒不断发生变异而影响疫苗效果。人禽流感、甲型 $H_1N_1$ 流感的暴发流行是十分典型的事件。

（13）副流感病毒（parainfluenza virus）：副流感病毒也是一种常见临床常见的呼吸道病毒感染病原体，在婴幼儿主要引起下呼吸道感染，而在成人主要表现为上呼吸道感染。流行多为地方性，常在秋季发生，可重复感染但病情多不严重。目前尚无确实有效的抗副流感病毒感染的化学药物，在处理时都以对症治疗和支持治疗为主。

（14）呼吸道合胞病毒（respiratory syncytial virus）：呼吸道合胞病毒是婴幼儿下呼吸道感染的主要病原体，多见于 1 岁以下婴儿，特别是 6 个月以内。呼吸道合胞病毒感染有明显季节性，冬、春两季可引起暴发流行，病变主要侵犯毛细支气管及肺泡。对感染者采取综合治疗可取得较满意的疗效，抗病毒药物可选用利巴韦林。

（15）柯萨奇病毒（Coxsackie virus）和埃可病毒（Echo virus）：这两类病毒感染十分相似，能引起多种临床疾病，呈散发或流行，尤其是在儿童中。感染均属自限性疾病，主要是以对症支持治疗为主，预后一般良好。仅部分婴幼儿急性暴发性感染表现为重度症状时，病死率较高。目前尚无特殊有效的预防措施，且由于型别众多，免疫接种难以进行，且预防意义不大，所以尚未考虑研制疫苗。

（16）狂犬病毒（rabies virus）：狂犬病毒所致的狂犬病是一种急性传染病，人畜共患病，多见于犬、狼等肉食动物，人多因患畜咬伤而感染。狂犬病的病死率几近 100%，患者一般于 3~6d 内死于呼吸衰竭或循环衰竭。鉴于该病尚缺乏有效的治疗手段，故应加强预防措施以控制疾病的发病和蔓延。除了良好管理传染源，早期及时处理伤口外，最重要的是预防接种狂犬疫苗和用人或马狂犬病免疫球蛋白进行被动免疫。

（17）朊病毒（prion）：朊病毒感染所致的朊病毒病，是指一群由传染性病原体引起的慢性进行性中枢神经系统疾病，具有特殊病理组织学改变及生化表现。无特殊治疗方法及预防措施，主要是对症支持治疗。

（三）真菌

致病性真菌广泛存在于土壤、腐烂植物或水果等食品中。主要包括申克孢子丝菌、巴西副球孢子菌、荚膜组织胞浆菌病、粗球孢子菌和芽生菌等。但正常情况下临床症状明显的真菌感染并不常见。免疫防御功能正常时真菌感染可不治自愈，并不出现临床症状；少数患者因抵抗力低下、吸入的真菌孢子较多，可出现有症状的肺部感染。

（四）寄生虫

经过几十年的艰苦奋斗及人民生活条件的改善，我国在防治寄生虫感染方面取得巨大成就，如严重威胁人类健康的疟疾、血吸虫病、丝虫病、黑热病和钩虫病等寄生虫病的发病率显著降低。但值得注意的是，由于生态环境的改变、人口流动的加速、耐药寄生虫的出现、人民饮食的求新求异及食品卫生制度不够完善等原因，可能使已受控制的寄生虫病死灰复燃，加大了防治寄生虫病的难度，还可能扩大食源性寄生虫病流行趋势等，这些问题均给我国寄生虫病的防治带来巨大挑战。

（五）其他病原体

除了细菌、病毒、真菌外，自然界中还存在很多其他病原菌，如衣原体、支原体、立克次体和螺旋体。

肺炎支原体感染可引起流行性感冒样呼吸系统疾病，主要包括咽炎、气管及支气管炎和间质性肺炎。肺炎支原体肺炎的症状通常较轻，临床表现不典型，大多为良性过程，不一定需住院治疗。

较常见的衣原体有肺炎衣原体、沙眼衣原体。沙眼衣原体不仅可引起沙眼，还可引起包涵体性结膜炎、性病性淋巴肉芽肿及女性生殖道沙眼衣原体感染。衣原体感染可选用四环素、多西环素等抗菌药物，对于沙眼亦可考虑手术治疗。

人类对多种立克次体易感，但不同立克次体病的好发人群有较大差异。我国常见的立克次体病有流行性斑疹伤寒、地方性斑疹伤寒、恙虫病、Q热等。该病的治疗可选用氯霉素、四环素和多西环素等抗菌药物。随着卫生条件的改善，立克次体病的发病率已明显降低。

螺旋体包括梅毒螺旋体、钩端螺旋体、回归热螺旋体等。梅毒螺旋体感染导致的梅毒为性传播性疾病，由于梅毒患者感染艾滋病的概率较非梅毒患者高，并且艾滋病并发梅毒时，梅毒的症状加重，治疗效果不好，所以应注意检测梅毒患者是否伴发人类免疫缺陷病毒（HIV）感染。梅毒的常规用药首选青霉素，且迄今尚无耐药菌株报道。

## 二、新发感染的病原体

新发感染的病原体主要是近20年新出现的某些病毒或细菌，如传染性非典型性肺炎（SARS）冠状病毒、HIV、埃博拉病毒、基孔肯雅热病毒、禽流感病毒、军团菌、出血性大肠埃希菌O157：H7、幽门螺杆菌等。

SARS冠状病毒是近年来新出现的一种病毒，主要导致严重急性呼吸道疾病，又称非典型性肺炎，属急性暴发性传染病，其流行病学特点尚不清楚。

目前广受关注的是人类免疫缺陷病毒（human immunodeficiency vlrus，HIV）感染。HIV是一种反转录病毒，通过衣壳蛋白gp120识别免疫细胞表面的CD4，从而侵袭破坏机体的免疫功能。艾滋病的发病机制主要是$CD4^+T$细胞在HIV直接和间接作用下，细胞功能受损和大量破坏，导致机体免疫功能缺陷，但具体的发病机制尚不明确。针对HIV感染，目前最常采用的抗病毒治疗方案为高效抗反转录病毒治疗（HAART），同时结构性间歇治疗、细胞因子免疫调节及HIV特异性疫苗正处于实验室研究或临床实验中。研制HIV特异性疫苗以降低甚至根除HIV感染成为近年来研究的热点。理想的疫苗应具有激发机体细胞和体液双重免疫的作用，以达到预防HIV感染及延缓HIV感染发展到AIDS的自然的病程。目前世界上疫苗研究的方向倾向于DNA疫苗，有多种疫苗正在研制中并有部分疫苗已进入Ⅱ期临床实验阶段，但还没有疫苗被证明能够用于人类并诱导有效地细胞免疫和体液免疫。Megati等发现，仅在RNA或密码子水平修饰HIV-1 env gp160基因可在质粒DNA疫苗免疫的小鼠体内引起强而有效的env特异性细胞免疫反应，而进一步修饰env基因以改变细胞靶位或增强蛋白水解的进程不能增强env特异性的免疫反应。这些研究对研制预防HIV感染的有效疫苗有重要的指导意义。

总之，随着医疗技术的发展及医疗水平的进步，很多严重威胁人类健康的感染性疾病得到很好控制甚至消灭，但由于生态环境的变化、大量抗微生物药物的应用、微生物基因变异、病毒基因重组或重排及微生物宿主从动物到人类的迁移等原因，造成很多已受控制的感染性疾病"回潮"和很多新发感染病的出现。

（尚秀娟）

## 第二节　引起机会性感染的病原体

机会性感染（opportunistic infection），是指一些条件致病原（如大肠埃希菌、葡萄球菌、巨细胞病毒、耶氏肺孢子菌和弓形虫等），在人体免疫功能正常时不会致病，但在人体免疫功能降低时可以乘机侵袭人体并致病，又称为条件性感染。引起机会性感染的病原体称为机会性致病病原体（opportunistic pathogen）。当前，机会性感染明显增多，部分原因是许多特殊致病原已被有效控制，机会性感染逐渐占据优势。另一方面，现代医疗技术的进步使许多抵抗力受损的患者获救，包括有先天性免疫缺陷者、肿瘤患者、监护病房的患者以及各种疾患的晚期患者；某些现代医疗手段常可破坏宿主的免疫防御能力，如器官移植、放射治疗以及透析疗法等；某些病毒感染（如艾滋病病毒等）可以引起灾难性的免疫功能缺陷或不全。还有一些机会性感染病原体，如白念珠菌及铜绿假单胞菌等对许多抗生素都具有耐药性，且在医院环境内广泛存在，因此成为当前机会性感染的重要病原体。机会性感染的病原体主要是细菌，某些真菌、病毒或原虫等也可导致机会性感染。

### 一、机会性致病病原体的主要特点

#### （一）毒力弱或无明显毒力

机会性致病病原体可能是毒力较弱的条件致病菌，也可能是属于体内的正常菌群或是处于潜伏状态的病原体，故其毒力显著低于常态致病菌，如引起流行性脑脊髓膜炎、流行性乙型脑炎、淋病等传染病的毒力较强的病原体。

#### （二）常为耐药菌或多重耐药菌

引起机会性感染的铜绿假单胞菌、肺炎克雷白菌、大肠埃希菌、阴沟肠杆菌、金葡菌及念珠菌等均为最常见的天然或获得性耐药菌，且往往为多重耐药菌。

#### （三）新的机会性致病病原体不断出现

长期使用抗生素常可导致菌群失调及新的机会性致病病原体出现，如引起"抗生素相关性结肠炎"的艰难梭菌原属肠道正常生长的厌氧芽孢菌。此外，某些曾认为与医学关系不大的微生物成为较常见的机会性致病病原体，如阴沟杆菌、不动杆菌、黏质沙雷菌、肠球菌及人类细小病毒等。

### 二、常见的机会性致病病原体

#### （一）细菌

细菌是机会性感染最常见的病原体，其中常见的有革兰阴性菌大肠埃希菌、克雷白菌、铜绿假单胞菌等非发酵菌及变形杆菌等；革兰阳性菌葡萄球菌等。

（1）大肠埃希菌（Escherichia coli）：该菌是典型的肠道正常菌群成员，但在异常情况下易引起菌群失调，成为泌尿道、胆管、腹膜及创伤性机会性感染的常见病原体，是社区及

·11·

医院获得性感染的常见病原体。大肠埃希菌表面的 O、H、K 抗原有数十种甚至上百种，因此大肠埃希菌可分为多种血清型，且由于其表面抗原的不同，不同血清型的大肠埃希菌的致病性亦不同。大肠埃希菌的致病性主要与其产生的肠毒素、细胞毒素及其表面抗原、黏附性和侵袭性等有关。Ortega 等对 4758 位大肠埃希菌感染者的研究显示在大肠埃希菌菌血症的原发感染中 55% 为尿路感染，13% 为胆管感染。大肠埃希菌感染的治疗以消灭致病菌、消除感染诱因及对症支持治疗为主，其中大肠埃希菌导致的腹泻一般不需采用抗菌药物治疗。大肠埃希菌感染应根据感染部位、病情等选用不同的抗菌药物，如腹泻应首选口服新霉素和庆大霉素等，尿路感染根据诱因等选用有效的抗菌药物，败血症一般选用半合成青霉素或头孢菌素类，而脑膜炎则应首选易透过血 - 脑屏障的抗菌药物。虽然多种抗菌药物可有效治疗大肠埃希菌感染，但耐药菌株感染仍给临床有效治疗带来困难。过去十年耐药大肠埃希菌感染明显增加，尤其是耐氟喹诺酮的大肠埃希菌和产超广谱 β - 内酰胺酶（ESBLs）大肠埃希菌。2006—2007 年全国细菌耐药检测报告公布，大肠埃希菌对第 1、2 代头孢菌素的耐药率 >60%，对头孢他啶的耐药率约为 20%，对头孢噻肟耐药率为 34.8% ~51.4%；碳青霉烯类仍是肠杆菌科细菌抗菌作用最强的药物，其敏感率高达 98%。大肠埃希菌中产超广谱 β - 内酰胺酶的比例为 35.3%。河南科技大学第二附属医院在 2007 年 1 月至 2008 年 6 月期间分离的 196 株肠杆菌耐药性研究发现，大肠埃希菌产超广谱 β - 内酰胺酶比例高达 43.6%，高于国内平均水平，更明显高于国外水平。

（2）克雷白菌属（Klebsiella）：该菌存在于正常人的肠道和呼吸道，是除大肠埃希菌外最重要的条件致病菌，引起机会性感染的菌株常为肺炎克雷白菌（Klebsiella pneumonzae）。免疫力低下及接受手术和侵袭性医源性操作的人群易罹患本属细菌感染，亦是社区获得性肺炎和医院获得性肺炎的常见病原体。肺炎克雷白菌可引起呼吸道感染（主要是肺炎）、败血症、脑膜炎和泌尿道感染等机会性感染。该菌适应性强，对各种抗生素易产生耐药，是产超广谱 β - 内酰胺酶率最高的细菌之一，常同时对多种抗生素耐药，且不同菌株之间对药物的敏感性差异甚大，故治疗药物的选用应以药敏实验结果为准。近年来耐碳青霉烯类药物的肺炎克雷白菌感染明显增多，尤其是接受实质器官或干细胞移植的患者，Patel 等对 375 例侵入性肺炎克雷白菌感染者的分析指出，99 例（26%）是对碳青霉烯类耐药的肺炎克雷白菌感染，且均为泛耐药菌株，对 β - 内酰胺类和氟喹诺酮类耐药。2006—2007 年度全国细菌耐药检测报告报道，全国范围内肺炎克雷白菌对第 1 代、第 2 代头孢菌素的耐药率 >45%，对头孢他啶的耐药率约为 20%，对头孢噻肟耐药率为 34.8% ~51.4%；碳青霉烯类仍是肠杆菌科细菌抗菌作用最强的药物，其敏感率高达 98%。肺炎克雷白菌中产超广谱 β - 内酰胺酶菌的比例为 24.6%。

（3）沙雷菌属（Serratia）：长期以来认为对人体无害，近年来发现它是一种重要的机会性致病菌，如黏质沙雷菌可引起肺炎、尿路感染、中枢神经系统感染、外科手术后感染以及败血症等机会性感染；臭味沙雷菌和普城沙雷菌可导致败血症。本菌属常对头孢菌素类、广谱青霉素、红霉素及多黏菌素等抗菌药物耐药。该菌的耐药性主要与其能产生超广谱 β - 内酰胺酶和 Amp C 酶有关。该菌感染的临床治疗应根据药敏试验结果选用敏感的头孢菌素类抗菌药物，如头孢唑啉、头孢呋辛和头孢噻肟等，亦可考虑和氨基糖苷类合用。黏质沙雷菌的多重耐药菌株具有更强的传播感染力，导致了更多的侵入性感染。临床研究指出，多重耐药黏质沙雷菌在新生儿重症监护病房中的发生率明显增加，甚至呈暴发性，且该菌种常对替卡西林、哌拉西林、头孢曲松、头孢吡肟、庆大霉素和妥布霉素耐药。

（4）阴沟肠杆菌（Enterobacter cloacae）：该菌广泛存在于自然界中，是肠道正常菌群之一，但在免疫功能异常或菌群失调时可导致机会性感染。随着头孢菌素的广泛应用，阴沟肠杆菌已成为医院感染的重要病原菌，常累及多个器官系统，包括皮肤软组织感染、泌尿道感染、呼吸道感染及败血症等。研究表明，大部分阴沟肠杆菌感染与免疫功能降低、长期住院、手术及泌尿道插管等侵入性临床操作有关。由于阴沟肠杆菌能产生超广谱 $\beta$ - 内酰胺酶和 Amp C 酶，耐药情况严重，给临床治疗带来了新的挑战。研究显示，几乎所有菌株均对氨苄西林、氨苄西林 - 舒巴坦、头孢西丁和头孢唑啉耐药，对第 3 代和第 4 代头孢菌素如头孢曲松、头孢噻肟、头孢他啶和头孢吡肟以及氨曲南的耐药也相当普遍。因此，临床治疗通常需选用碳青霉烯类、头孢哌酮/舒巴坦等耐 ESBLs 的抗菌药物。

（5）铜绿假单胞菌（Pseudomonas aeruginosa）：人体正常菌群之一，侵袭性弱，一般认为属条件致病菌。当机体免疫功能受损或缺陷时，可引起严重的甚至致死性的感染；手术后或某些治疗操作后（如气管切开术、保留导尿管等）的患者易罹患本菌感染。铜绿假单胞菌的多种产物具有致病性，其中内毒素可引起发热、休克等。外毒素 A 则为一种可使动物死亡的致死因子，产生的色素、弹性蛋白酶和磷脂酶亦可加强其致病性。铜绿假单胞菌在健康人群中的携带率较低，而在住院患者中，铜绿假单胞菌的携带率明显上升，尤其是严重烧伤、气管切开的患者。因此，铜绿假单胞菌感染常在医院发生，其已成为医院内感染的主要致病菌之一，同时也可引起医院外感染，尤其是耐药菌株。铜绿假单胞菌在机体免疫功能异常时可引起败血症、呼吸道感染、心内膜炎、尿路感染、中枢神经系统感染及皮肤软组织感染等机会性感染。对铜绿假单胞菌感染科选用半合成的青霉素、第 3 代头孢菌素、氨基糖苷类及 $\beta$ - 内酰胺类等抗菌药物。由于铜绿假单胞菌耐药菌株的存在，所以一旦明确为铜绿假单胞菌感染，应立即进行药物敏感试验。铜绿假单胞菌对多种抗菌药物具有耐药性，与产生分解酶、作用靶位改变及外膜孔蛋白缺失等耐药机制有关。铜绿假单胞菌对多种抗菌药物具耐药性，且对常用抗菌药物耐药率明显上升，临床治疗应根据药敏试验结果采用敏感药物联合治疗。研究报道，在 330 例铜绿假单胞菌菌血症患者中有 129 例（39.1%）患者为社区发作的感染者，并且初期不恰当的抗微生物治疗是影响其预后的重要因素，所以怀疑该菌感染且病情严重时应尽量避免不恰当的抗菌治疗。国外对多例社区发作的感染者的研究表明，铜绿假单胞菌对头孢他啶，哌拉西林/他唑巴坦，环丙沙星及亚胺培南均耐药，且其耐药率分别为 16.3%、11.5%、17.0% 和 8.6%，头孢哌酮/舒巴坦、碳青霉烯类、多粘菌素等常对耐药菌株具一定抗菌作用。国内报道铜绿假单胞菌对头孢哌酮/舒巴坦、头孢吡肟、阿米卡星和环丙沙星的耐药率为 21.3% ~ 28.8%。

（6）葡萄球菌（Staphylococcus）：该菌广泛分布于自然界，存在于正常人皮肤、口腔、鼻咽部及肠道等部位，是医院感染的常见病原体。金黄色葡萄球菌可产生多种毒素和酶，是致病葡萄球菌中致病性最强的，凝固酶阴性的葡萄球菌（表葡菌和腐生葡菌）致病性较弱。虽然少数致病性强的金葡菌可导致正常人感染，但严格地讲其与表葡菌、腐生葡菌一样仍属条件致病菌。金葡菌可引起皮肤和软组织感染、败血症、肺炎、心内膜炎、脑膜炎等，表葡菌除可引起败血症、心内膜炎等外，也可导致尿路和皮肤感染，腐生葡菌则主要引起尿路感染。目前凝固酶阴性葡萄球菌感染有逐渐增多的趋势。葡萄球菌是耐药性最强的病原菌之一，该属细菌具备几乎所有目前所知的耐药机制，可对除万古霉素和去甲万古霉素以外的所有抗菌药物产生耐药。不同菌种的葡萄球菌属的耐药率略有差异，头孢西丁与苯唑西林耐药的金葡菌、表皮葡萄球菌和溶血葡萄球菌的检出率分别为 56.1% 和 60%、81% 和 82.7%、85.6% 和 66.8%；葡萄球菌对大环内酯类和克林霉素的耐药率为 55.6%～91.4%，对左氧氟沙星的耐药率为 54.6%～73.7%。目前国内城市耐青霉素的葡萄球菌占 80%～90%，耐甲氧西林金葡菌（MRSA）大多占葡萄球菌感染的 40% 以上，城市大医院可占 60% 以上，国外报道社区获得性感染的菌株和医院感染菌株在基因型特点及药物敏感性上均不同。Moran 等研究显示，在 422 例皮肤软组织感染者中 320 例（76%）为金葡菌感染，且其中 249 例为耐甲氧西林金葡菌感染。葡萄球菌感染的治疗原则为经验性治疗和针对性治疗相结合，由于耐甲氧西林金葡菌已成为皮肤软组织感染、术后感染、肺炎和菌血症等的常见病原体，所以临床上在选用抗菌药物时应重视细菌培养和药敏试验结果，并及时修改治疗方案，从而有效地治疗金葡菌感染。表皮葡萄球菌的耐药现象亦甚严重，医院外分离的表皮葡萄球菌产 β－内酰胺酶者 >80%，腐生葡萄球菌产酶菌株较少，产酶量亦较少，但各种凝固酶阴性的葡萄球菌均可对甲氧西林耐药。对各种类型葡萄球菌感染，可视病情轻重选用抗菌药物，对严重葡萄球菌感染如败血症、心内膜炎等宜采用较大剂量的杀菌剂如 β－内酰胺类、氨基糖苷类、万古霉素等。对产青霉素酶的金葡菌感染可采用耐酶青霉素（苯唑西林、氯唑西林等）、头孢菌素类（宜选用第 1 代头孢菌素）、万古霉素、氟喹诺酮类等敏感的抗菌药物。对耐甲氧西林的金葡菌感染最好选用万古霉素、亚胺培南，也可根据药物敏感结果选用某些氨基糖苷类抗菌药物。表皮葡萄球菌对多种抗菌药物具有耐药性，尤其所致的严重感染，如败血症、心内膜炎等首选万古霉素（或去甲万古霉素），亦可选用耐酶青霉素、第 1 代头孢菌素、氨基糖苷类等抗菌药物。常见机会性致病菌抗菌药物的选择见（表 1－3）。

表 1－3　常见机会性致病菌的抗菌药物选择

| 常见致病菌 | 首选抗菌药物 | 可选抗菌药物 |
| --- | --- | --- |
| 葡萄球菌 | | |
| 金黄色葡萄球菌（MSSA） | 苯唑西林、氯唑西林 | 头孢唑啉、氨苄西林/舒巴坦、克林霉素 |
| MRSA | 万古霉素、去甲万古霉素 | 替考拉宁、磷霉素、利福平、复方磺胺甲噁唑（SMZ/TMP） |
| 凝固酶阴性葡萄球菌 | 万古霉素、去甲万古霉素 | 替考拉宁、磷霉素、利福平、复方磺胺甲噁唑 |
| 大肠埃希菌 | | 根据不同感染部位选用：β－内酰胺类＋β－内酰胺酶抑制剂、头孢菌素类、氟喹诺酮类、复方磺胺甲噁唑、氨基糖苷类、呋喃妥因等 |
| 克雷白菌属 | 头孢噻肟、头孢曲松、喹诺酮类 | 氨苄西林/舒巴坦、头孢哌酮/舒巴坦、头孢吡肟、氨基糖苷类 |
| 铜绿假单胞菌 | 哌拉西林、头孢他啶、头孢哌酮、环丙沙星 | 尿路感染可用单药，其他部位需联合用氨曲南、氨基糖苷类、头孢吡肟、亚胺培南、美罗培南 |

## （二）病毒

虽然人类对某些病毒普遍易感，但感染后可长期呈潜伏或静止状态，一旦机体受到某些因素的刺激或免疫力下降可转变成活跃状态引起机会性感染，故属条件致病性病毒。常见的机会性致病病毒有水痘－带状疱疹病毒、巨细胞病毒和单纯疱疹病毒，近几年新发现的人类细小病毒亦认为为机会致病性病毒。

（1）水痘-带状疱疹病毒（varicella-zoster virus，V-Z-V）：该病毒感染后初次发病为水痘复发则为带状疱疹，病毒感染后可长期潜伏于体内（神经节），当机体受到某些刺激（如受寒、疲劳、精神紧张、创伤、使用免疫抑制剂、器官移植、患恶性肿瘤、病后虚弱以及机体免疫功能下降等）后，潜伏的病毒就会被激活，并沿感觉神经轴索下行，到达该神经所支配的皮肤细胞内增生而发生带状疱疹。疱疹常沿着受累神经分布区呈带状分布，常见于肋间神经、三叉神经核颈部神经分布区，胸部带状疱疹最为常见，约占60%，其次为头颈部和腰部带状疱疹、眼部带状疱疹等。水痘-带状疱疹通常只需合适的护理与对症处理即可恢复。抗病毒药物首选阿昔洛韦，也可选用膦甲酸钠和干扰素等，继发感染者，可适当选用抗生素。皮肤带状疱疹呈自限性，预后一般良好，愈后一般可获得终身免疫，仅偶有复发；严重免疫功能低下者、并发脓毒血症、发生于眼角膜等特殊部位或进展性播散累及肺或中枢神经系统等，病情多严重，预后较差，病死率较高。

（2）单纯疱疹病毒（herpes simplex virus，HSV）：单纯疱疹病毒（HSV）分HSV-1和HSV-2两个亚型。人群普遍易感，儿童营养不良或其他原因所致的免疫功能低下者，较易罹患本病毒感染，成年人群中HSV抗体的检出率较高，多为阴性感染后产生。HSV感染的重要特点是，病毒可长期潜伏于体内。在周围神经系统中，HSV多潜伏于感觉神经节内（HSV-1多潜伏在三叉神经，HSV-2常累及骶神经根$S_{2-5}$神经节），而在中枢神经系统，主要潜伏于星形细胞内。原发感染症状较局限，主要为皮肤黏膜的病变，但新生儿及免疫力低下者病毒可进入血液形成病毒血症，播散至肝、肺、肾上腺等内脏器官。原发感染恢复后，病毒常潜伏在神经细胞内，当机体受某种因素激惹后（如发热、损伤、手术、免疫功能缺陷等），潜伏感染的病毒被激活进入复制循环，引起复发性感染。单纯疱疹有自限性，患者的全身症状大多较轻微，不需特殊治疗，局部对症处理即可，需要抗病毒治疗时（如累及内脏、中枢神经系统等），可首选阿昔洛韦、泛昔洛韦和伐昔洛韦。一般预后良好；但累及眼角膜、视网膜及脑组织等特殊部位时则可能导致严重后果。此外，新生儿及各种原因造成的免疫力低下者感染单纯疱疹病毒后可能播散累及重要脏器，预后不良。

（3）巨细胞病毒（cytomegalovirus，CMV）：和其他疱疹病毒一样，人群感染后仅少数出现临床症状，大多数呈潜伏感染。临床巨细胞病毒感染常见于器官移植、骨髓移植、HIV/AIDS、白血病、淋巴瘤及其他恶性肿瘤患者，可因易感性增高受染或来自隐性病毒的激活，感染后的临床表现多种多样（如间质性肺炎、肝损害）。该病毒感染遍布全球，不同国家和地区的资料显示，人群中巨细胞病毒的感染率高达40%~100%，多在幼年或青年时期获得感染。最常见的临床表现为单核细胞增多症，极少见于免疫功能正常者的器官损害，如肺炎、肝炎、视网膜炎、大脑病变等在免疫功能受损者亦多见。已知人类白细胞抗原与某些感染性疾病相关。Marina Varga等研究指出HLA-DQ3是巨细胞病毒感染的独立危险因子，HLA-DQ3阳性患者比阴性患者对巨细胞病毒显示了更高的易感性。近来研究发现，尽管对巨细胞病毒阳性的肾脏捐赠者进行了长期抗病毒预防用药，但移植后仍有29%的阴性患者在肾移植术后发生了巨细胞病毒感染，且51%的感染者为组织侵袭性感染，16%的感染者对更昔洛韦耐药。该病毒感染迄今尚无满意的抗病毒治疗药物，阿昔洛韦对本病毒无效，其他抗病毒药物的临床疗效亦不理想。一般成人或儿童患者发生CMV感染后大多预后良好，但对免疫功能受抑制的患者，例如器官移植术受者、艾滋病患者、接受化疗或放疗的晚期癌症患者可导致严重的临床表现或加速其死亡。

（4）人类细小病毒（human parvovirus）：至今已发现了 4 种人类细小病毒，包括人类细小病毒 $B_{19}$（$B_{19}$V）、腺相关病毒（AAV）、人类博卡病毒（HBoV）及人类细小病毒 PARV4。免疫功能缺陷或免疫功能不全患者感染 $B_{19}$V 后，由于机体免疫不能及时清除病毒，使得 $B_{19}$V 持续破坏红系母细胞，造成慢性贫血、短暂性再生障碍危象等表现，严重时可危及生命。研究显示，仅在 HIV 感染者体内检测到 PARV4 DNA，在未感染 HIV 的人体内未检测到 PARV4 DNA，而无论是否感染 HIV 其体内均检测到 $B_{19}$V DNA。3 种假设可以解释 PARV4 的限制性分布：①机体正常免疫系统可有效控制病毒复制，使其在目前检测水平以下，而 HIV 感染的免疫抑制者则可激活病毒复制；②免疫功能正常者不会感染 PARV4，而 HIV 感染者暴露于 PARV4 时可发生持续感染；③PARV4 感染局限于 HIV 感染者是因为两种病毒的感染途径相同，如性接触。该病毒感染一般无须治疗，部分患者可给予对症治疗，尤其是免疫功能缺陷或不全的患者。

（三）真菌

条件致病性真菌广泛存在于自然界的土壤、水、空气及人体各部位，如口咽部、肠道、泌尿生殖道或皮肤等处，一般毒力低，不具有致病性，但免疫功能低下者（严重创伤或感染、慢性消耗性疾病和免疫缺陷）、长期使用广谱抗生素者、长期使用糖皮质激素或免疫抑制剂者、长期使用内脏导管或放置静脉插管者等易感染者。常见的条件致病性真菌有念珠菌属、隐球菌属及曲霉菌属等。念珠菌感染主要以侵犯皮肤黏膜及消化道、呼吸道为多见；隐球菌以引起肺部感染及中枢神经系统感染最常见；曲霉菌入侵呼吸道、鼻窦及肺脏为感染多发部位。治疗真菌感染可选用两性霉素 B（或其脂质制剂）、氟康唑、卡泊芬净等抗真菌药物。同时应注意，治疗机会致病性真菌感染时，应积极治疗原发病，增强机体免疫功能。免疫功能缺陷者及其他原因造成的免疫抑制者的疗程要相应延长。

免疫缺陷患者常见的耶氏肺孢子菌感染，过去认为属原虫感染，现在证明为亚真菌感染。耶氏肺胞菌主要累及肺脏，引起耶氏肺孢子菌肺炎（PCP）。当机体免疫功能降低时，耶氏肺胞菌在肺泡内大量繁殖，导致肺泡毛细血管通透性增加，Ⅰ型肺泡上皮细胞脱落等肺部炎性病变，致使肺通气和换气功能障碍，机体出现进行性呼吸困难，最终可引起急性呼吸衰竭。对免疫功能严重降低者，如 CD4 细胞严重减少的艾滋病患者，肺孢子菌肺炎的发生率显著增加，且这部分患者具有较高的病死率，并且发现多种危险因素（性别、巨细胞病毒合并感染及糖皮质激素服用史等）和高病死率有关。治疗 PCP 首选复方磺胺甲噁唑（SMZ - TMP），同时要注意加强支持治疗，改善呼吸功能，对合并其他病原体感染者应给予相应治疗。为了提高耶氏肺胞菌肺炎引发急性呼吸衰竭患者的存活率，应采取多种方法（如复方磺胺甲噁唑、氨苯砜、伯氨喹、克林霉素等抗菌治疗；治疗其他并发感染；加用类固醇激素减轻炎症反应等）结合的综合性治疗方案来降低各种危险因素。对免疫功能严重降低者应考虑给予预防性用药，可选用的药物与治疗药物相同，只是剂量有所不同。

（四）寄生虫

引起机会性感染的寄生虫主要有弓形虫、隐孢子虫及粪类圆线虫等，因免疫缺陷者（艾滋病、器官移植及癌肿化疗患者等）的增多及生存期延长，机会性寄生虫病也给患者带来新的威胁。弓形虫病是最常见的机会性寄生虫病，在 AIDS 患者中的发病率较高。

弓形虫（Cryptosporidium spp）感染在免疫功能正常宿主呈急性感染并具有自限性，而在免疫受累宿主，尤其营养不良的 HIV/AIDS 患者则主要呈慢性迁延性感染，病情往往较严重，呈持续消耗性病程，严重时可导致死亡。免疫功能受损者感染弓形虫症状严重，临床表现复杂，主要侵犯脑、眼和淋巴结等处。免疫功能正常的获得性弓形虫感染的淋巴结病一般不需治疗，但累及生命器官者均需治疗。免疫功能受损者需联合应用乙胺嘧啶和磺胺嘧啶治疗，如不能耐受磺胺类药物，可换用克林霉素，必要时可加用糖皮质激素，但病情一旦稳定应及时停用激素。

隐孢子虫感染在免疫功能受损者不仅侵袭肠道还发现肺部或胆管隐孢子虫病。至今可以感染人类的主要隐孢子虫为微小隐孢子虫、人隐孢子虫、鼠隐孢子虫及火鸡隐孢子虫等。在马拉维的一项研究显示，5 岁以下儿童隐孢子虫病腹泻常见的虫种为人隐孢子虫、微小隐孢子虫、人隐孢子虫/微小隐孢子虫、火鸡隐孢子虫及猪隐孢子虫，并且城市感染比农村感染表现出更显著的虫种多样性。目前尚无特效治疗隐孢子虫感染的药物，水、电解质和酸碱平衡失调者应及时纠正。微孢子虫可引起肠道感染、胆管感染、角膜感染、呼吸道感染等，偶尔也可感染中枢神经系统。临床上也没有治疗微孢子虫病的特效药物，烟曲霉素、阿苯达唑和硝唑尼特可能有效。

机会性感染主要是因机体抗感染能力降低所致，因此易感机体是诱发机会性感染的决定因素或直接因素。由于机会性感染者多伴有其他慢性损耗性疾病或免疫缺陷等易感因素，感染后往往病程进展迅速，病情凶险，所以预防机会性感染的发生显得尤其重要。主要的措施有：合理使用抗菌药物及糖皮质激素，注意防止菌群失调；进行各种手术、插管等技术操作时，注意严格消毒，无菌操作；积极控制、治疗恶性肿瘤、白血病及艾滋病等各种导致感染的基础疾病等。

（尚秀娟）

# 第三节　感染病的基本特征

## 一、感染病的基本特征

感染（infection）是指他栖生物、自生生物或自栖生物对宿主的异常定植，其结果是造成宿主的生理功能或（和）组织结构受损。异常定植的定植体称为病原体。感染病是病原体感染宿主所引起的一组疾病。根据病原体的来源，感染分为外源性感染（exogenous infection）和内源性感染（endogenous infection）。对于一种既定宿主，外源性感染的病原体来自他栖生物或自生生物。例如，猪链球菌荚膜 II 型对人体的感染，新型隐球菌对人体的感染；内源性感染的病原体来自自栖生物。例如，在门脉高压症患者中大肠埃希菌引起的腹水感染。

与非感染病相比，感染病有许多特点。例如，特殊的临床表现如发热、皮疹、毒血症状等以及特殊的人群分布如多发生于营养不良、免疫功能低下、老人、儿童、重症患者、肿瘤患者、移植患者及疾病终末期患者等，但根据感染病的定义，感染病只有一个最基本的特征，即有病原体。任何由病原体引起的疾病，均被称为感染病。

人类对感染病的认识始于传染病，人类对免疫现象的发现也始于传染病。迄今已经被发现和鉴定的几乎所有感染病都存在免疫性。因此，有免疫性是感染病的另一个基本特征。可以认为，有病原体和有免疫性为感染病的两个基本特征。换言之，只有两个基本特征同时存在，才能被界定为感染病。

1. 有病原体　有病原体（pathogen）为感染病与非感染病的根本区别。除病毒和亚病毒（类病毒、拟病毒、朊病毒）之外，任何由细胞组成的物种或有机体，均可发生感染病；也就是说，有病原体是各种有机体感染病的一个共同特征，是所有感染病的标志性特征。

2. 有免疫性　有免疫性（immunity）不是感染病与非感染病的本质区别，但几乎每一个传染病都有免疫性。感染病的免疫现象有其特殊性，它总是在感染发生后出现，并在感染消除后逐渐隐退。目前已经发现至少有一个感染病（朊毒体病）没有免疫性，但有许多非传染病有免疫性，例如自身免疫性疾病、肿瘤性疾病等。

## 二、传染病的基本特征

传染病是一组具有传染性的感染病，能够在人类个体之间、同种动物之间、异种动物之间以及人与动物之间传播；特殊情况下人和动物与腐烂植物、土壤、粪池之间也可发生传播。

与非传染病相比，传染病有许多特点，如有特殊的临床表现如发热、皮疹、毒血症状等以及特殊的流行模式如周期性、地区性、人群倾向性等，但根据传染病的定义，传染病有两个最基本的特征：即有病原体和有传染性。只有两个最基本特征同时存在，才能称为传染病。

从传染病的长期实践中，人们逐步认识到有流行性和有免疫性也是每个传染病的共有特征。因此，通常将有病原体、有传染性、有流行性、有免疫性称为传染病的基本特征。需要指出的是，有流行性、有免疫性是派生自传染病的两个最基本特征。但是，通常认为，只有4个基本特征存在，才能被界定为传染病。

1. 有病原体　有病原体（pathogen）为传染病与非感染病的根本区别。任何传染病都有特异性的病原体。病毒、亚病毒、细菌、真菌、原虫、蠕虫等均可作为传染病的病原体。传染病是病原体与人类宿主相互作用的结果。有些具有传染性、流行性、免疫性的"非感染性疾病"，通过病原体的鉴定，目前已经被肯定为传染病。例如，获得性免疫缺陷综合征（艾滋病）由人类免疫缺陷病毒引起，卡波奇肉瘤由人类疱疹病毒 8 型引起，传染性非典型肺炎由 SARS 冠状病毒引起等。

2. 有传染性　有传染性（communicability）为传染病与非传染性感染病的基本区别。任何传染病都有传染性。传染病传播的本质是病原体不断更换宿主的过程。所有传染病都有病原体，但有病原体的疾病不都是传染病。例如，亚急性细菌性心内膜炎主要由口腔正常定植的草绿色链球菌引起，没有传染性；化脓性中耳炎主要由皮肤正常定植的葡萄球菌引起，也没有传染性。需要强调的是，正常定植于腐烂植物、土壤、粪池中的一些腐生真菌，例如，白假丝酵母菌、新型隐球菌、耶罗维肺孢菌等，常见于免疫受损人群，也被认为是具有传染性的病原体，在免疫受损人群个体之间以及免疫受损人群与腐生环境之间传播。

3. 有流行性　有流行性（epidemicity）不是传染病与非感染病以及非传染性感染病的本质区别，但任何传染病都有流行性。传染病有特殊的流行模式，例如地区分布的差异性、时间分布的波动性、人群分布的多样性等，可以与非感染病和非传染性感染病相区分。例如，手足口病多见于春季或春夏之交并且每 3 年有一个流行高峰、多见于 5 岁以下儿童等。

4. 有免疫性 有免疫性（immunity）不是传染病与非感染病以及非传染性感染病的本质区别，但几乎每一个传染病都有免疫性。传染病的免疫现象有其特殊性，主要表现在一个传染病流行过后或特异性疫苗接种后，该传染病在人群中的发病率显著下降。人类获得感染或疫苗接种后免疫持续的时间因病而异，可短至数月，长至终生。目前已经发现至少有一个传染病（朊毒体病）没有免疫性，但有许多非传染病有免疫性，例如自身免疫性肝炎、系统性红斑狼疮等。

（尚秀娟）

# 第四节 感染病的流行特征

## 一、感染病的流行特征

外源性感染病是过去、现在以及将来人类最常见的疾病。例如，普通感冒的平均发生频率每人每年约 7 次，感染性腹泻的平均发生频率每人每年约 3 次。

大多数外源性感染病存在动物间、人间或动物 - 人间传播。因此，具有传染病的流行特征，少数外源性感染病不存在动物间、人间或动物 - 人间传播，如耶罗维肺孢菌肺炎、隐孢子虫肠炎等，没有明显的地区分布差别和时间分布周期，但主要发生于特殊人群，如多发生于营养不良、免疫低下、老人、儿童、重症患者、肿瘤患者、移植患者及疾病终末期患者等。因此，人群分布的倾向性是唯一的流行特征。

内源性感染病不存在动物间、人间或动物 - 人间传播，如自发性细菌性腹膜炎、化脓性扁桃体炎等，没有明显的地区分布差别和时间分布周期，但主要发生于特殊人群。因此，人群分布的倾向性是唯一的流行特征。

## 二、传染病的流行特征

传染病的流行模式是传染病传播过程的外在表现。每个传染病的流行过程、疾病分布、流行模式不完全相同，即既有各自的流行特点，又有共同的流行特征。

（一）疾病蔓延的关联性

流行过程是指一系列相互联系的新旧疫源地相继出现的过程。疫源地（infectious focus）是传染源向其周围传播病原体所波及的范围，疫源地构成传染病流行过程的基本单位。传染病流行过程的表现通常以不同的流行强度（epidemic intensity）来描述。传染病的流行强度是指在一定时期内某地区一个特定传染病发病数量的变化及病例间联系的强度。

传染病的流行强度可分为散发（sporadic）、流行（epidemic）、大流行（pandemic）3 个级别。散发是指一个特定传染病在某地区人群中的发病率居于历年来的一般水平，并且各病例之间没有明显联系。散发通常参照当地前 3 年某特定传染病的发病率来确定。流行是指一个特定传染病在某地区人群中的发病率显著高于历年来的一般水平。一般认为，某特定传染病的发病率超过历年来一般水平的 3 ~ 10 倍时，即可判断为流行。暴发（outbreak）是指一个特定传染病在某地区人群中发病率突然显著高于历年来的一般水平，流行时间也超过该传染病的最长潜伏期。当一个特定传染病出现暴发时，应当警惕其发生流行的可能性。大流行是指一个特定传染病在某地区人群中的发病率显著高于该地区的流行水平；常指超过省

（州）界、国（洲）界的流行。例如，流感、霍乱等的大流行。

（二）疾病分布的特殊性

与非传染病和非传染性感染病不同，自然条件下的传染病的分布有自己的特征，即地区分布的差异性、时间分布的波动性和人群分布的倾向性。

传染病的发生和起源受自然环境和社会因素的影响。因此，每个传染病的分布在不同国家、不同地区或不同自然环境、不同社会环境之间存在显著差异。

传染病的分布在国家间存在差异。例如，西尼罗热过去主要流行于非洲、欧亚大陆南部一些国家，进入 20 世纪 90 年代，其流行区域有扩大趋势，20/21 世纪之交又首次出现于北美。传染病的分布在地区间存在差异。例如，我国莱姆病主要流行于东北林区，登革热则高发于华南地区。传染病的分布与自然环境有关。例如，地方性斑疹伤寒虽然散发于全球，但多见于热带和亚热带，日本血吸虫病主要流行于我国长江流域，与适合传染源或（和）传播媒介的生存环境有关。传染病的分布与社会环境有关。例如，艾滋病主要流行于性开放国家和地区，急性呼吸窘迫综合征首于我国广东省，与人类的生活方式和饮食习惯等因素有关。

根据地区局限性，传染病可分为地方性和外来性。地方性是指一个传染病的流行只限于特定的与自然环境或社会环境相适应的地区。例如，血吸虫病只流行于有其中间宿主钉螺存在的地区；外来性是指一个传染病的流行由其发源地传入。例如，霍乱的每次世界大流行均由发源地开始。需要指出的是，地方性和外来性是相对的。例如，进入 20 世纪 80 年代，登革热的流行区域有扩大趋势，主要与全球气候变暖，导致适合其传播媒介生存的自然环境的扩大有关。

传染病的发生和流行不仅与适合病原体、媒介生物和宿主生存的气候条件有关，也与特定病原体变异、媒介生物的变迁和宿主群体行为的改变有关，还与宿主群体针对特定病原体的免疫水平有关。因此，气候的变化、病原体的变异、媒介生物的变迁、宿主群体行为的改变和宿主群体免疫水平的变化会导致传染病的流行随时间迁移而消长和波动。

传染病流行的时间分布可以从季节周期性、年代周期性和世纪周期性 3 个层面来描述。季节周期性是指传染病的发病率随季节变化而消长，年代周期性是指传染病的发病率随年份迁移而波动，世纪周期性是指传染病的发病率随年代迁移而波动。许多传染病的流行有一定季节周期性。例如，流行性乙型脑炎在我国北方地区的流行高峰为 8~10 月份，南方地区的流行高峰为 7~8 月份；人猪链球菌病多发生在夏季高温季节等。许多传染病的流行有一定年代周期性。例如，乙型流感一般 2~3 年流行一次，肠道病毒 71 型和柯萨奇病毒 A16 型手足口病通常 5~6 年流行一次等。一些传染病有一定世纪周期性。例如，甲型流感 $H_1N_1$ 亚型、$H_2N_2$ 亚型、$H_3N_2$ 亚型的流行周期一般为 60 年左右。

宿主群体免疫水平的变化能够打破传染病时间分布的波动性。例如，我国在 20 世纪 80 年代以前，流行性脑脊髓膜炎每 8~10 年有一次全国大流行，自 1985 年开展大规模流脑 A 群疫苗接种之后，其发病率持续下降，未再出现全国大流行。

在一定自然和社会背景下的宿主，不仅其固有性和适应性免疫的状况存在差异，而且其职业特点和行为习惯也存在差异。因此，传染病的波及对象也存在差异；换言之，传染病在宿主不同的生物学特征和社会学特征之间存在差异。

不同传染病的年龄分布不同。易传播且发病后能获得持久适应性免疫的传染病，婴幼儿为主要受累人群。例如，麻疹、水痘、手足口病、百日咳等。隐性感染显著高于显性感染的传染病，因成人多已获得相应的适应性免疫，学龄前期、学龄期儿童为主要受累人群。例如，脊髓灰质炎、流行性乙型脑炎、甲型肝炎等。不同传染病的性别分布不同。性别是影响人类固有性和适应性免疫的一个重要因素。因此，大多数传染病存在性别差异，其中某些传染病的性别差异非常突出。例如，24 岁以下男性人群结核病发病率相似于女性，但25 岁以上男性人群结核病发病率显著高于女性；再如，急性乙型肝炎发病率的男：女比例约为2：1，而慢性乙型肝炎患病率的男：女比例约为4：1。

不同传染病的职业分布不同。职业暴露是某些传染病的主要获得方式。例如，人猪链球菌病主要见于屠宰厂工人，布氏杆菌病主要见于农牧场工人，炭疽主要见于皮毛厂工人，人禽流感主要见于养鸡场工人等。不同传染病的行为分布不同。一些不良行为与某些传染病的发生有密切关系。例如，艾滋病主要见于性乱人群，丙型肝炎主要见于吸毒人群；不同传染病的习惯分布不同。一些不良习惯与某些传染病的发生有密切关系。例如，生食贝类与甲型肝炎和病毒性胃肠炎的发生有关，食人尸与朊毒体病有关等。

公共卫生和健康教育能够改变传染患者群分布的倾向性。例如，在麻疹疫苗纳入计划免疫后的麻疹患者群主要是成人而不再是婴幼儿，使用橡胶手套可以减少屠宰厂工人感染猪链球菌的风险等。

### （三）流行模式的多样性

每个传染病的感染过程和传播过程不完全相同。受自然和社会环境因素的影响，每个传染病的流行过程也不完全相同，因而有不同的流行类型。

传染病流行类型的划分前提有多种。例如，根据流行开始的方式可分为暴发后流行、非暴发性流行；根据流行强度可分为散发、流行、大流行；根据是否有地区局限性可分为地方性、输入性；根据是否跨地区传播可分为地方性、外来性；根据传播是否有自限性可分为自限性、持续性，其中自限性流行一般表现为季节周期性，等等。

不同传染病，其流行过程各有自己的特点。例如，如病毒性胃肠炎通常以暴发作为流行的开端，而手足口病的流行特点则表现为周期性流行、季节性高峰；再如，埃及血吸虫病具有相对严格的地方性，可作为输入性而不能称为外来性传染病，而霍乱不仅能够在其发源地流行，也能在世界其他地区流行，可作为外来性传染病；又如，流行性乙型脑炎在我国具有相对严格的季节性，而急性乙型肝炎则没有明显季节性等。

（尚秀娟）

## 第五节 感染病的临床特征

感染病的临床表现是感染病感染过程的外在表现。每个感染病，不论是内源性或外源性感染病，其临床经过、临床表现不完全相同，即既有各自的临床特点，又有共同的临床特征。

传染病属于外源性感染病，根据对传染病临床特征的经验总结，感染病有 3 个临床特征：病程发展的阶段性、临床表现的特殊性和疾病模式的多样性。

### 一、病程发展的阶段性

感染病的发生、发展和转归，无论是急性或慢性感染病、暂时性或持续性感染病，通常经历 4 个阶段：潜伏期、前驱期、显证期和恢复期。

#### （一）潜伏期

潜伏期（incubation period）是指从病原体侵入人体至开始出现临床症状的时期。潜伏期相当于病原体侵入人体后，在人体特定部位进行定植（一次定植，可为感染靶器官）、转移（通过血流、淋巴流或神经纤维等）、再定植（二次定植，多为感染靶器官），但没有导致局部或全身显著的组织损伤和功能改变的整个过程。因此，潜伏期的长短与侵入病原体的数量大小呈负相关。每一个感染病的潜伏期都有一个范围，但不一定呈正态分布。例如，传染性非典型肺炎潜伏期为 1 ~ 14d，但多数为 5 ~ 8d，呈 7 分布。研究感染病的潜伏期有助于感染病的诊断。例如，甲型肝炎的潜伏期为 2 ~ 6 周，接触甲型肝炎患者的个体，一般在接触 2 周后出现临床症状。

#### （二）前驱期

前驱期（prodromal period）是指从起病到开始出现特异症状、体征的时期。前驱期的临床表现一般为许多感染病共有的症状，以发热、乏力最常见，可伴有头痛、食欲不振等。掌握前驱期的临床表现有助于筛检感染病。例如，发热为大多数感染病的共有症状，当一个患者有发热时，应考虑感染病的可能。每个传染病的前驱期都有一个范围，掌握感染病的前驱期有助于具体感染病的诊断。例如，麻疹的前驱期一般为 3 ~ 4d，发热 3 ~ 4d 后出现斑丘疹者应考虑麻疹的可能。

#### （三）显证期

显证期（apparent manifestation period）是指前驱期过后，出现特异症状、体征的时期。"证"是一组具有诊断意义的症状和（或）体征的集合。每个感染病有自己特有的症状、体征。例如，急性黄疸型肝炎相对特异的症状为黄疸，化脓性脑膜炎相对特异的症状为脑膜刺激征，发疹性感染病（水痘、风疹、猩红热、麻疹、登革热、伤寒等）相对特异的症状为皮疹，感染性腹泻病相对特异的症状为腹泻等。虽然，一个疾病的特异性症状不一定全部出现在显证期，但显证期的临床表现为诊断某个感染病的主要依据。例如，脑膜炎球菌病主要有 3 个临床类型，败血症型、脑脊髓膜炎型和败血症 – 脑脊髓膜炎型，其中脑脊髓膜炎型多发生在败血症过后，败血症 – 脑脊髓膜炎型为败血症和脑脊髓膜炎同时出现，寒性皮疹（non – blanching rash）为脑膜炎球菌病的特征性皮疹，出现在败血症期，为败血症型和败血症 – 脑脊髓膜炎型的显证期表现，但不是脑脊髓膜炎型的特征性表现，只有脑膜刺激征才是脑脊髓膜炎型的显证期表现。

#### （四）恢复期

恢复期（convalescent period）是指显证期过后，临床症状、体征基本消失到病理恢复的时期。恢复期相当于病原体基本消失、组织损伤和功能破坏基本停止的过程。进入恢复期的患者通常无显证期原有的、特异的临床症状和体征；但组织损伤和功能改变没有完全恢复，因此可有趋向好转的生化异常。进入恢复期的方式可以是自我恢复或通过病因治疗而恢复。不是所有感染病都能进入恢复期。例如，有些感染病的重型患者，在进入恢复期以前已经死亡。有些感染病如慢性乙型肝炎，只有部分患者能进入恢复期，而且其中又有部分患者发生肝硬化；有些感染病如脊髓灰质炎，少数患者虽然进入了"恢复期"，但其病理改变和生理功能持久不能恢复，称为后遗症（sequela）；有些感染病的重型患者，虽然进入了"恢复期"，但因为病理改变和生理功能得不到代偿而最终死亡。

## 二、临床表现的特殊性

有些症状、体征为感染病所共有，并有一定程度的特异性。感染病共有的症状、体征有4类，发热、皮疹、毒血症状和单核－巨噬细胞系统增殖反应。

### （一）发热

发热（fever）为感染病最常见的症状，但肿瘤性疾病、结缔组织病和部分血液病也可有发热；大多数急性发热和约半数持续性发热属于感染性发热。

发热过程可分为3个阶段，体温上升期、极期和体温下降期。体温上升期可表现为骤然上升或逐渐上升，极期可表现为短暂停留或长期存在，体温下降期可表现为突然下降或缓慢下降。例如，间日疟发作时体温在 1 ~ 2h 内迅速上升，可达 40℃ 以上，持续 2 ~ 6h 后，又在 1 ~ 2h 内迅速下降；伤寒发病后体温在第 1 周内呈阶梯形上升，可达 39℃ 以上，持续 2 周左右后，再在 1 周内呈波形下降。体温上升期常有畏寒或寒战，体温下降期常有燥热或大汗。

热型是指发热程度、波动幅度依时间变化的规律，即体温－时间曲线图。热型为感染病的一个重要特征，具有鉴别诊断意义。常见热型有稽留热、弛张热、间歇热、回归热等。稽留热是指 24h 内体温波动不超过 1℃、最高体温超过 39℃ 的热型，常见于伤寒、斑疹伤寒等；弛张热是指 24h 内体温波动超过 1℃、最低体温仍不正常的热型，常见于败血症、肾综合征出血热等；间歇热是指 24h 内体温波动于高热和正常之间、高热期与无热期规律交替的热型，常见于败血症、疟疾；回归热是指高热期与无热期均超过 24h，高热期与无热期规律交替的热型，常见于回归热、布鲁菌病等。更具特征性的一些其他热型包括双相热、马鞍热、双峰热、波状热等。双相热是指第 1 次热程持续数天、然后经一至数天的解热期、又发生第 2 次热程的热型，其中解热期为 1d 的热型称为马鞍热，常见于登革热、基孔肯亚热等；双峰热是指 24h 内有两次波动、形成双峰，最高体温超过 39℃ 的热型，常见于黑热病、大肠埃希菌败血症、铜绿假单胞菌败血症等；波状热是指体温在数天内逐渐上升至高峰、然后又逐渐下降至正常、多次重复的热型，常见于布鲁菌病、结核性胸膜炎等。

### （二）发疹

发疹（rash）是感染病的一个常见症状，但不是发疹性感染病所特有。例如，急性血吸虫病可有荨麻疹，但通常不被称为发疹性感染病。发疹性感染病是指以发疹为特征性表现的感染病。发疹也是许多皮肤疾病的一个特征性表现，但皮肤疾病通常没有发热。发疹包括皮疹和黏膜疹。

疹子的出现时间、形态、出现顺序、分布均具有重要诊断和鉴别诊断意义。对于发疹性感染病来说，其发疹前的病期即为前驱期。每个感染病的前驱期相对固定。例如，水痘、风疹多为 1d，猩红热多为 2d，天花、麻疹一般为 3 ~ 4d，斑疹伤寒多为 5d，登革热一般为 5 ~ 6d，伤寒一般为 7d 等。

每个感染病的皮疹形态相对固定。例如，斑丘疹见于风疹、手足口病、麻疹、斑疹伤寒、伤寒等；出血疹见于肾综合征出血热、登革出血热、流行性脑脊髓膜炎等；疱疹见于水痘、单纯疱疹、带状疱疹等；荨麻疹见于血吸虫病、肺吸虫病等。每个传染病的发疹部位有一定顺序。例如，麻疹首先出现口腔黏膜疹，接下来为皮疹，皮疹的出现顺序为先耳后、面部，再躯干、后四肢等。不同传染病的发疹部位分布不完全相同。例如，水痘的疹子主要分布于躯干，天花的疹子主要分布于面部和四肢；手足口病的疹子主要分布于口腔和手足皮肤等。

（三）毒血症状

毒血症状（toxemia）是指感染病共有的、发热、发疹以外的其他症状的总称。毒血症状的发生机制比较复杂，有病原体的作用，也有免疫应答的效应。常见的毒血症状，轻者表现为欠爽、乏力、肌肉关节酸痛、头痛、食欲不振等，重者表现为意识障碍、呼吸衰竭、循环衰竭等。毒血症状常为发热、发疹的伴随症状。

不同的病原体，其毒血症状也有所不同。例如，革兰阳性菌严重感染的毒血症状表现为颜面潮红、脉脉搏洪大、四肢温暖、谵语等，为外毒素所致；而革兰阴性菌严重感染的毒血症状则表现为面色苍白、脉搏细弱、血压下降、四肢厥冷等，为内毒素所致。一些外毒素所致的毒血症状有鉴别诊断价值，如破伤风杆菌外毒素导致的抽搐、白喉杆菌外毒素引起的神经麻痹、葡萄球菌和链球菌产生的红斑毒素导致的皮肤红斑等。

（四）单核－巨噬细胞系统增殖反应

单核－巨噬细胞系统增殖反应（mono－phagocyte system proliferation）见于大多数感染病，其发生机制起因于机体免疫系统对病原体的免疫应答。单核－巨噬细胞系统可出现充血、增生等反应，表现为脾脏、淋巴结和肝脏肿大。

三、疾病模式的多样性

由于患者免疫状况的差异、侵入病原体数量的不同、病原体致病力的差异，受自然和社会环境因素的影响，同一感染病在不同的患者身上的表现不完全相同，因而有不同的临床类型。

感染病临床类型的理论划分前提有多种。例如，根据起病缓急可分为急性、亚急性、慢性，根据病情轻重可分为轻型、中型、重型，根据病程长短可分为自限性、持续性，根据病情分布可分为典型、非典型。

不同感染病的临床类型不完全相同。因此，感染病临床类型的划分依据多从临床实际出发。例如，病毒性肝炎有急性、慢性、重型、瘀胆型，脑膜炎球菌病有败血症型、脑脊髓膜炎型和败血症－脑脊髓膜炎型等。

需要指出的是，持续性感染病的起病多为慢性。因此，通常所说的慢性也等同于持续性。例如，慢性乙型肝炎习惯上已经为持续性乙型肝炎的代名词；急性重型感染病又称暴发型感染病。例如，急性重型肝炎可称为暴发型肝炎，而亚急性重型肝炎则不能。

（任　松）

# 参考文献

[1] 尚秀娟，史素丽，程爱斌，穆树敏，李素新．三级综合医院医院感染现患率调查分析．中华医院感染学杂志，2015，25（14）：3216－3223．

[2] 尚秀娟，史素丽，程爱斌，吴玉芳，李冬霞．联合干预后抗菌药物临床应用与医院感染控制效果的调查．中华医院感染学杂志，2015，25（19）：4430－4437．

[3] 尚秀娟．医院感染管理在提高医疗质量中的重要性．中国病案，2010，11（2）：62－64．

[4] 马亦林，李兰娟．传染病学．第五版．上海：上海科学科技出版社，2011．

[5] 斯崇文，贾辅忠，李学泰．感染病学．北京：人民军医出版社，2004．

[6] 翁心华，潘孝章，王岱明，等．现代感染病学．上海：上海医科大学出版社，2008．

[7] 张海陵．急症传染病学．北京：人民军医出版社，2009．

[8] 孙贵范．预防医学．第2版．北京：人民军医出版社，2014．

# 第二章　感染病的诊断和治疗概述

## 第一节　感染病的诊断原则

感染病有内源性和外源性、非传染性和传染性感染病之分，感染病涵盖传染病。换言之，感染病的基本特征、临床特征和流行特征寓于传染病之中。因此，感染病的诊断思路和方法相对简单，而传染病的诊断思路和方法则相对复杂。因此，熟悉传染病的诊断思路和方法更加重要。

传染病的诊断思路和方法中，流行病学资料和病原体特异性实验室检查特别重要；就诊断标准而言，每个传染病都有临床诊断、疑似诊断和确定诊断 3 个层别；就疾病类型而言，不仅要考虑到疾病走势，还要顾及到流行趋势。

### 一、诊断方法

确定某传染病的依据包括临床资料、流行病学资料和实验室资料。因此，需要掌握该传染病的临床特点、流行特征和实验室检查的特点。

1. 提取临床特点　提取某传染病临床特点的资料主要来自详细的现病史询问和系统的体格检查。现病史询问应特别注意起病特点；主要症状的特点、演变及持续时间，伴随症状的程度及持续时间，体格检查应注意有传染病诊断意义的体征如皮疹、皮肤出血点、皮肤焦痂、黄疸、肌肉压痛和脑膜刺激等。

2. 提取流行特征　提取某传染病流行特征的资料主要来自准确的一般资料纪录以及详细的过去史、个人史、婚育史、家族史询问。例如，性别、年龄、职业、嗜好、生活习惯、居住地点、旅行地点，发病时间、发病地点，外伤史、预防接种史、献血输血史和密切接触史等。

3. 获取实验室证据　实验室检查包括一般实验室检查和病原体特异性检查。一般实验室检查包括常规检查（血常规、粪常规、尿常规、胸部 X 线等）、生化检查、内镜检查和影像检查等，为诊断某传染病临床资料的重要补充依据。病原体特异性检查的直接手段包括疑似某传染病的病原基因、病原抗原和病原分离检测；间接手段包括疑似某传染病的 IgM 抗体和 IgG 抗体等。

### 二、诊断思路

经过详细的病史询问和系统的体格检查，如果没有提取到符合传染病临床特点、流行特征的依据，一般实验室检查也没有发现符合传染病的依据，一般可作出否定传染病的诊断。否定传染病的方法有三：基于临床特点的鉴别诊断、基于流行特征的鉴别诊断和基于实验室检查特点的鉴别诊断。

与传染病相关的主要临床症状包括发热、皮疹和毒血症状等，主要综合征包括黄疸综合征、胃肠道感染综合征、呼吸道感染综合征和中枢神经系统感染综合征等。

与传染病相关的主要流行模式包括相互关联的群体发病以及气候或环境、季节或年度、性别或年龄相关的群体发病等。

与传染病相关的主要实验室检查包括外周血白细胞各系列比例的改变、大便性状和成分的改变、小便性状和成分的改变、胸部 X 线异常等。

### 三、诊断标准

根据诊断依据是否充分，传染病的诊断可分为临床诊断、疑似诊断和确定诊断 3 类。将传染病的分类别诊断具有重要的临床和流行病学意义。

1. 临床诊断　临床病例（suspect case）是指具备某传染病的全部或部分临床特点和一般实验室依据者。对患者作出某传染病的临床诊断是开展流行病学调查的前提。

2. 疑似诊断　疑似病例（probable case）是指具备某传染病的临床特点、流行特征和一般实验室依据者。对患者作出某传染病的疑似诊断是提出进一步进行针对该传染病的特异性实验室检查的预想，也是提出需要按照传染病要求进行隔离和观察的依据。

3. 确定诊断　确诊病例（confirmed case）是指具备某传染病的全部或部分临床特点、流行特征和一般实验室依据，同时病原体或（和）特异性抗体阳性者。

### 四、疾病类型

在对患者作出某传染病的临床诊断、疑似诊断和确定诊断后，需要进一步作出临床类型和流行类型的判别。

临床类型的判别的本质是疾病的个体化诊断，有助于疾病走势预测和预后分析，是实施个体化治疗的前提。例如，肾综合征出血热的临床类型有轻型、中型、重型和危型等。

流行类型的判别的本质是流行的个别化判断，有助于流行趋势预测，是实施个别化预防的关键。例如，日本血吸虫病流行类型有湖沼型、水网型和山丘型等。

（李国涛）

# 第二节　感染病的治疗原则

### 一、感染病一般治疗原则

与非感染病治疗不同，感染病强调病因治疗；与非传染性感染病的治疗不同，传染病强调隔离。感染病强调早期治疗，疑似病例的治疗原则和方案与确诊病例相同。

感染病的治疗应当遵循 3 个原则：治疗与预防相结合，病原治疗与支持治疗相结合，西医治疗与中医治疗相结合。

感染病一经诊断，无论是疑似病例或确诊病例，均应及时而彻底治疗，不仅有利于防止感染病的持续化，而且有助于控制传染病的流行。在治疗患者的同时，应做好隔离、消毒、疫情报告、接触者的检疫与流行病学调查。

杀灭病原体、中和毒素是感染病治疗最根本的措施。支持治疗有助于增强患者抵抗力，是实施病原治疗的基础。

祖国传统医学在治疗传染病的几千年的实践中积累了丰富的经验。现代医学结合祖国传统医学能起到优势互补、提高疗效的作用。

## 二、急性感染病的治疗原则

不同病因的急性感染病，其治疗策略和方法有所不同。对大多数急性病毒性疾病来说，现有的病因治疗的实际疗效有限，支持、对症和免疫调节治疗则是主要的治疗手段，能减轻病情和缩短病程；就大多数支原体、衣原体、立克次体、细菌和螺旋体性疾病而言，已经证实抗感染化疗能显著缩短病程，应作为基本治疗方法，辅以支持和对症治疗可以减轻病情；对真菌、原虫和蠕虫性疾病来讲，抗感染化疗应列为根本治疗治疗手段，支持、对症和免疫调节治疗居于次要地位。

急性感染病的治疗应注意防止疾病演变的两种不良倾向：持续化和重型化。不论何种病因的急性感染病，糖皮质激素虽然对缓解病情和减少死亡有至关重要的作用，但不恰当的糖皮质激素治疗会诱导机体对病原体的免疫应答功能低下，不仅可能造成疾病向持续化方向发展，而且可能导致继发其他病原体如真菌的继发感染。一些革兰阴性细菌和螺旋体在抗感染化疗的过程中，因为细菌大量死亡而释放内毒素或类内毒素可能导致疾病加重，应引起注意。

## 三、慢性感染病的治疗原则

慢性感染病即持续化的传染病，其主要原因是机体清除病原体的固有或适应性免疫应答低下所致。虽然造成机免疫应答低下的原因非常复杂，包括社会因素、自然因素、遗传因素、性别因素、年龄因素和病原因素等，但病原体在体内持续存在是疾病持续存在和反复发作是肯定的事实。因此，慢性感染病最主要的治疗应当是针对病原体的治疗。例如，慢性病毒性肝炎、艾滋病、肠阿米巴病和蠕虫病的治疗等。免疫调节和疫苗治疗也有一定作用。例如，慢性病毒性肝炎使用胸腺素和干扰素－α以及治疗性乙型肝炎疫苗的治疗等。需要指出的是，在没有可供使用的抗感染化疗药物使用的情况下，对症治疗也具有延缓疾病进展和缓解病情的作用。例如，目前还有对已经开发的抗病毒药物或免疫调节和疫苗治疗均不能奏效的慢性病毒性肝炎，抗炎或护肝治疗非常必要。

（李国涛）

# 第三节  感染病的治疗目标

## 一、感染病的总体治疗目标

急性或慢性感染病，最根本的治疗目标是，在稳定患者病情的前提下，最大限度地促进患者康复和尽可能彻底地清除病原体。

自限性感染病如流行性乙型脑炎、大肠埃希菌 O157：H7 出血性肠炎和霍乱等，应以缓解病情和保证患者生命安全为主要治疗目标；一些有持续化倾向的感染病如艾滋病、肠阿米巴病和日本血吸虫病等，应以彻底清除病原体为主要治疗目标。

## 二、急性感染病的治疗目标

急性感染病有 3 个治疗目标：阻止重型化、防止持续化和清除病原体。

阻止重型化是一些急性感染病的主要治疗目标。一些急性感染病如流行性乙型脑炎、传染性非典型肺炎和霍乱等，由于疾病进展迅速，应当以阻止病情进展、保护生命攸关器官和防止并发症为主要治疗策略，最大限度地保证患者生命安全。

防止持续化是一些感染病的主要治疗目标。一些急性感染病如大多数急性丙型肝炎、少数急性乙型肝炎和少数细菌性痢疾等，可能会出现持续化，应当以抗感染化疗、免疫调节为主要治疗措施，最大限度地减少持续性疾病发生。

清除病原体是所有急性感染病的共同治疗目标。一些急性感染病如大肠埃希菌 O157：H7 出血性肠炎、钩端螺旋体病等，抗感染化疗可能导致病情加重；另一些感染病如急性乙型肝炎、急性丙型肝炎等，糖皮质激素治疗可能导致病程迁延。因此，在实现清除病原体目标的同时，应当兼顾疾病的发展方向和演变趋势。

## 三、慢性感染病的治疗目标

与急性感染病不同，慢性感染病以病原体持续存在和疾病反复发作或进行性加重为特征，疾病反复发作或进行性加重的结局是导致不可或难以逆转的组织、器官和系统功能障碍，最终以组织、器官和系统功能失代偿而死亡。因此，慢性感染病的主要目标应当是彻底清除病原体，或最大限度地抑制病原体繁殖，终止疾病进展。

对于目前尚无特效抗感染化疗药物或抗感染化疗效果不佳的慢性感染病，应以延缓疾病进展的对症治疗为主，目的是尽可能减少组织、器官和系统功能失代偿的发生。

已经发生组织、器官和系统功能障碍或失代偿的患者，应在实施抑制病原体繁殖或清除病原体治疗的前提下，采取相应的对症治疗，尽可能地延长患者生命或改善患者生活质量。

（李国涛）

# 参考文献

［1］马亦林，李兰娟．传染病学．第五版．上海：上海科学科技出版社，2011.

［2］尚秀娟，李志强．骨科围手术期抗菌药物临床应用对比研究．现代预防医学，2010，37（19）：3764－3765.

［3］尚秀娟，高立群．2004～2008 年老年住院病人死亡原因分析．现代预防医学，2010，37（23）：4463－4464.

［4］尚秀娟，董爱英，史素丽．10 273 例神经内科住院病人医院感染调查分析．现代预防医学，2010，37（14）：2774－2775.

［5］杨绍基，任红．传染病学．7 版．北京：人民卫生出版社，2008.

［6］汪能平．医院感染病诊断．北京：人民卫生出版社，2016.

［7］王宇明，胡仕琦．新发感染病．北京：科学技术文献出版社，2006.

［8］翁心华，潘孝章，王岱明，等．现代感染病学．上海：上海医科大学出版社，2008.

# 第三章  医院感染管理与监测

医院感染管理与监测是医院感染预防与控制的一个重要课题。医院感染管理涉及医院管理的诸多方面，并且与全体医护人员有密切的关系。医院感染监测是预防和控制医院感染的基础，没有监测为依据的控制措施是盲目的，没有控制行动的监测是无意义的监测，因此医院感染监测为医院感染的预防控制和宏观管理提供科学依据。

## 第一节  医院感染管理组织机构与成员职责

2006 年国家卫生部颁布的《医院感染管理办法》，对我国医院感染管理的组织模式和机构作了明确规定，即"住院床位数在 100 张以上的医院应设医院感染管理委员会和独立的医院感染管理部门，住院床位总数在 100 张以下的医院应指定分管医院感染管理工作的部门，其他医疗机构应当有医院感染管理专（兼）职人员。"目前我国医院感染管理组织系统有：卫生部医院感染预防与控制专家组，省级医院感染预防与控制专家组，医院感染管理委员会，医院感染管理部门，各临床科室医院感染管理小组。

### 一、医院感染管理组织机构

组织机构是表现组织中各部分的排列顺序、空间位置、罪集状态、联系方式以及各要素之间相互关系的一种模式。它是执行管理任务的组织体制。目前我国医院感染管理组织模式为宏观和微观的三级组织体系。

1. 宏观的医院感染管三级体系  宏观的医院感染管理三级组机构为：卫生部医院感染预防与控制专家组，省级医院感染预防与控制专家组，以及医院感染管理委员会。卫生部和省级人民政府行政部门成立的医院感染预防与控制专家组成员由医院感染管理、疾病控制、传染病学、临床检验、流行病学、消毒学、临床药学、护理学等专家组成。

2. 微观的医院感染管三级体系  微观的医院感染管理三级组织机构为：一级机构医院感染管理委员会，是医院感染监控系统的领导机构，由医院感染管理部门、医务部门、护理部门、临床科室、消毒供应室、手术室、临床检验部门、药事管理部门、设备管理部门、后勤管理部门及其他有关部门的主要负责人组成，主任委员由医院院长或主管医疗工作的副院长担任。二级机构是负责具体工作的职能机构即医院感染管理部门（感染管理科），具体负责医院感染预防与控制方面的管理和业务工作。医院应按每 200 ~ 250 张实际使用床位，配备 1 名医院感染专职人员，基层医疗机构必须指定专人兼职负责医院感染管理上作。三级机构即各科室的医院感染管理小组，由科室主任、护士长及本科兼职监控医师、监控护士组成。

## 二、各级组织与成员职责

1. 卫生部医院感染预防与控制专家组的主要职责 ①研究起草有关医院感染预防与控制、医院感染诊断的技术型标准和规范。②对全国医院感染预防与控制工作进行业务指导。③对全国医院感染发生状况及危险因素进行调查、分析。④对全国重大医院感染事件进行调查和业务指导。⑤完成卫生部交办的其他工作。

2. 省级医院感染预防与控制专家组职责 负责指导本地区医院感染预防与控制的技术性工作。

3. 医院感染管理委员会职责 ①依据政策法规，认真贯彻医院感染管理方面的法律法规及技术规范和标准，制本医院预防和控制医院感染的规章制度并监督实施。②根据《综合医院建筑标准》确关卫生学标准和预防医院感染的要求，对医院的建筑设计和重点科室建设的基本标准、基本设施和工作流程进行审查并提出建设性意见。③研究并确定医院的医院感染管理工作计划，并对计划的实施进行审定、考核和评价。④研究并确定医院的感染重点部门，重点环节、危险因素以及采取的干预措施，明确各有关部门、人员在预防和控制医院感染工作中的责任。⑤研究并制订医院发生医院感染暴发及出现不明原因传染性疾病或特殊病原体感染病例等事件时的控制预案。⑥建立医院感染会议制度，定期审查、研究、协调和解决有关医院感染管理方面的问题。⑦根据本医院病原体及耐药现状，配合药事管理委员会提出合理使用抗菌药物的指导意见。⑧妥善处理医院感染管理的其他相关事宜，把医院感染降低到最小可能和最低程度。

4. 医院感染管理部门（医院感染管理科）主要职责 ①根据国家和本地区卫生行政部门有关医院感染管理的法规、标准，拟定医院感染控制规划、工作计划。②组织制定医院及各科室医院感染管理规章制度，依据不同时期医院感染工作现状，制定新的更为完善的管理制度。③具体组织实施医院感染管理规章制度，对医院感染控制质量进行定时或不定时检查并实施持续改进。④对有关预防和控制医院感染管理规章制度的落实情况进行检查、监督、评价和指导。⑤对医院感染及其相关危险因素进行监测、分析和反馈，针对问题提出控制措施并指导实施。⑥对医院感染发生状况进行调查、统计分析，及时向医院感染管理委员会或者医疗机构负责人上报医院感染控制动态，并向全院通报。⑦定期对医院环境卫生、消毒、灭菌效果、隔离、无菌操作技术、医疗废物管理等工作进行监督、监测，及时汇总、分析监测结果，提供指导，发现问题，制定控制措施，并督导实施。⑧对医院发生的医院感染流行、暴发事件进行报告和调查分析，提出控制措施并协调、组织有关部门进行处理。⑨对传染病的医院感染控制工作提供指导。⑩负责全院各级人员预防和控制医院感染的知识与技能的培训、考核，对医务人员有关医院感染的职业卫生防护工作提供指导。⑪参与药事管理委员会关于抗感染药物临床应用的管理工作，协助拟定合理用药的规章制度，并参与监督实施。⑫对消毒药械和一次性使用医疗器械及器具的相关证明进行审核，对其储存、使用及用后处理进行监督。⑬组织开展医院感染预防与控制方面的科研工作，开展医院感染的专题研究，有条件的省市级医院、医学院校附属医院可建立实验室或研究室。

5. 医务管理部门在医院感染管理工作中应履行的职责 ①监督、指导医师和医技人员严格执行无菌技术操作规程、抗感染药物合理应用、一次性医疗用品的管理等有关医院感染的制度。②发生医院感染暴发或流行趋势时，统筹协调感染管理科及相关科室、部门开展感染调查与控制工作，根据需要进行医师人力调配；组织对患者的治疗和善后处理。③协助组织医师和医技部门人员预防、控制医院感染知识的培训。

6. 护理管理部门在医院感染管理工作中应履行的职责　①监督、指导护理人员严格执行无菌技术操作、消毒、灭菌与隔离、一次性使用医疗用品的管理等有关医院感染管理的规章制度。②发生医院感染暴发或流行趋势时，根据需要进行护理人力调配。③协助组织全院护理人员对预防、控制医院感染知识的培训。

7. 总务后勤科在医院感染管理工作中应履行的职责　①监督医院营养室的卫生管理，符合《中华人民共和国食品卫生法》要求。②负责组织污水的处理、排放工作，符合国家"污水排放标准"要求。③负责组织医院废弃物的收集、运送及无害化处理工作。

8. 药剂科在医院感染管理工作中应履行的职责　①及时为临床提供抗感染药物的信息。②督促临床人员严格执行抗感染药物应用的管理制度和应用原则。③负责本院抗感染药物的应用管理，定期总结、分析应用情况。

9. 检验科在医院感染管理工作中应履行的职责　①开展医院感染病原微生物的培养、分离鉴定、药敏试验及特殊病原体的耐药性监测，定期总结、分析，向有关部门反馈，并向全院公布。②负责医院感染常规微生物学监测。③发生医院感染暴发流行时，承担相关检测工作。

10. 科室感染管理小组职责　①负责本科室医院感染管理的各项工作，根据本科室医院感染的特点，制定管理制度，并组织实施。②对医院感染病例及感染环节进行监测，采取有效措施，降低本科室医院感染发病率。③有医院感染流行趋势时及时报告医院感染管理科，并积极协助调查。④监督本科室人员严格执行无菌操作技术规程、消毒隔离制度。⑤监督检查本科室抗感染药物使用情况。⑥做好对卫生员、配膳员、陪护、探视者的卫生管理。⑦组织本科室预防、控制医院感染知识的培训。

11. 医务人员在医院感染管理中应履行的职责　①严格执行无菌技术操作规程等医院感染管理的各项规章制度。②掌握抗感染药物临床合理应用原则，做到合理使用。③掌握医院感染诊断标准。④掌握自我防护知识，正确进行各项技术操作，预防锐器刺伤。⑤参加预防、控制医院感染知识的培训。⑥发现医院感染病例，及时送病原学检验及药敏试验，查找感染源、感染途径，控制蔓延，积极治疗患者，如实填表报告。⑦发现有医院感染流行趋势时，及时报告感染管理科，并协助调查。⑧发现法定传染病，应根据《中华人民共和国传染病防治法》的规定填写传染病报告卡并在规定时间内上报。

（赵成梅）

# 第二节　医院感染管理控制标准

2006年国家卫生部颁布了《医院感染管理办法》，对医院感染管理控制标准作出明确规定，使医院感染管理控制标准更加规范化。

## 一、医院感染管理控制标准

1. 医院感染发病率　100张床位以下医院≤7%；100～500张床位的医院≤8%；500张床位以上医院≤10%。

2. 1 类切口手术部位感染率　100 张床位以下医院＜1%；100～500 张床位的医院＜0.5%；500 张床位以上的医院＜15%。

3. 医院感染漏报率　要求≤20%。

4. 抗菌药物使用率　力争控制在 50% 以下。

5. 感染病例标本送检率　力争达到 70%。

6. 污染物品　必须进行无害化处理，并不得检出致病性微生物。

7. 医疗废物　按照《医疗废物管理办法》分类处理。

8. 污水检测　按国家卫生部颁布《医院污水排放标准》执行。

## 二、消毒灭菌控制标准

1. 常规物品消毒灭菌合格率　力争达到 100%。

2. 使用中消毒剂　细菌数≤100cfu/mL，不得检出致病性微生物。

3. 无菌器械保存液　必须无菌。

4. 血液透析系统监测　透析水细菌总数＜200cfu/mL，不得检出致病菌；透析液细菌总数＜2 000cfu/mL，不得检出致病菌。

5. 紫外线灯管照射强度　使用中灯管＞70μW/cm$^2$，新购进灯管≥90μW/cm$^2$。

6. 进入人体无菌组织、器官或破损皮肤、黏膜的医疗用品　必须无菌。

7. 接触黏膜的医疗用品　细菌总数≤20cfu/g 或 100cm$^2$，不得检出致病性微生物。

8. 接触皮肤的医疗用品　细菌总数≤200cfu/g 或 100cm$^2$，不得检出致病性微生物。

9. 使用中的消毒物品　不得检出致病性微生物。

10. 各类环境空气、物体表面及医务人员手的细菌学监测　见表 3-1。

表 3-1　各类环境空气、物体表面、医务人员手细菌菌落总述卫生标准

| 环境类别 | 范围 | 空气 cfu/皿 | 物体表面 cfu/cm$^2$ | 医护人员的手 cfu/cm$^2$ |
|---|---|---|---|---|
| Ⅰ类 | 层流洁净手术室，层流洁净病房 | ≤4（30min） | ≤5 | ≤5 |
| Ⅱ类 | 非洁净手术室、非洁净骨髓移植病房、产房、婴儿室、早产儿室、器官移植病房室、烧伤病房、重症监护病房、血液病房等 | ≤4（15min） | ≤5 | ≤5 |
| Ⅲ类 | 儿科病房、消毒供应中心、血液透析中心、其他普通住院病区等 | ≤4（5min） | ≤10 | ≤10 |
| Ⅳ类 | 普通门（急）诊及其检查（妇产科检查室、人流室）治疗（注射、换药等）；输血科、感染性疾病门诊和病区 | ≤4（15min） | ≤10 | ≤15 |

注：以上不得检出乙型溶血性链球菌、金黄色葡萄球菌及其他致病性微生物。在可疑污染情况下进行相应在指标的检测。母婴同室、早产儿室、婴儿室、新生儿及儿科病房的物体表面和医护人员手上，不得检出沙门菌。

（赵成梅）

# 第三节 医院感染的监测方法

自 1986 年以来，全国各级医院陆续开展了全面连续的医院感染监测工作，在降低医院感染率方面，取得了一定的成绩。2006 年国家卫生部颁布的《医院感染管理办法》，对监测工作内容和方法提出了具体要求和标准，使医院感染监测工作更加规范。

## 一、医院感染监测的定义

医院感染监测是指长期、系统、主动、连续地观察和收集分析医院感染在一定人群中的发生、分布及其影响因素，并将监测结果报送给有关部门和科室，为医院感染的预防控制和管理提供科学依据。

从上述定义中可看出监测是一个长期、系统、连续的工作，因此要有一个长期的监测计划，单次的调查不能算监测，必须系统地收集医院感染及其相关资料，对监测资料定期进行分析总结，并将监测结果及时反馈给有关部门和个人，以便及时采取有效的控制措施。

## 二、医院感染监测的目的

开展医院感染监测，能够及时发现医院感染存在的问题、医院感染的危险因素、易感人群、医院感染的发展趋势等，为医院感染的预防和控制提供科学依据。

监测的最终目标是减少医院感染及其造成的损失。监测的具体目的有以下几个方面。

1. 提供医院感染的本底率　通过监测可以提供医院感染的本底率，建立可供比较和评价的医院感染发病率基线。由于 90%～95% 的医院感染病例是散发而不是流行，因此监测的主要目的除及时发现医院感染流行或暴发流行的趋势外，就是降低医院感染的散发率。只有通过监测才能确定各家医院的医院感染发病率或现患率基线。这一基线是在一定范围内波动的，是相对平稳的。

2. 及时发现和鉴别医院感染暴发　一旦确定散发基线，可以依据基线来判断暴发流行。5%～10% 的医院感染属暴发流行。但局部的暴发流行往往更多的是依靠临床医务人员的报告和微生物室的资料，而不是常规监测。

3. 教育医务人员遵守医院感染控制规范和指南　利用监测资料和数据说话，增强临床医务人员和其他医院工作人员（包括管理者）有关医院感染和细菌耐药的警觉性，可使医务人员理解并易于接受推荐的预防措施，降低医院感染率。

4. 减少医院感染危险因素　充分利用监测过程，并在监测过程中不断改进感染控制工作，减少医院感染的危险因素，取得控制感染的预期效果。

5. 评价感染控制措施的效果　不管采取什么控制措施，只有通过持续的监测，才能判断控制措施的效果。有的措施看起来应该有效，但通过监测发现是无效的，如对插尿管的患者每天进行尿道护理预防尿路感染。评价感染控制措施的效果，应从效果和效益两方面加以考虑。

6. 满足制订感染控制政策的需要　监测可以发现感染控制措施的不足，发现患者诊疗过程中需要改进的地方，并据此调整和修改感染控制措施。

7. 为医院在医院感染方面受到的指控提供辩护依据　有时医院会接到患者在医院感染

方面的投诉或法律指控，完整的监测资料能反映医院感染存在与否和医院在医院感染方面的实际工作情况，以及是否违反相关的法律、法规、规范等，为医院提供辩护的依据。

8. 比较医院内部或医院之间的感染率　美国疾病预防与控制中心（Center for Disease Conntml and Prevention，CDC）研究提示，感染率的比较有利于减少医院感染危险因素，但这种比较需要考虑不同感染、不同部位不同危险因素，按危险因素校正感染率，校正后的感染率可进行比较。

### 三、医院感染监测内容

从广义角度讲，凡是涉及医院感染的环节和因素都应进行监测。具体应从影响医院感染的主要方面入手，对医院感染发病率、医院感染危险因素、环境卫生学、消毒灭菌效果、抗菌药物应用和病原微生物的变化6个方面进行监测。

1. 医院感染发病率的监测　医院感染发病率是指在一定时期里，处在定危险人群中（通常为住院患者）新发感染病例的频率。是医院感染监测最重要的内容。通过医院感染发病率的监测，可掌握医院整体发病水平，预测医院感染的流行趋势，防止医院感染暴发的出现。在医院感染发病率监测中，感染患者有时会在住院期间发生多次或多部位的感染，使发病率有两种计算和表示方法，即感染病例发病率和感染例次发病率。感染例次发病率常高于感染病例发病率。

2. 医院感染危险因素的监测　医院感染危险因素的监测主要包括手术、全麻、侵入性操作、意识障碍、化疗、放疗、免疫抑制剂、抗菌药物应用等的监测。

3. 消毒灭菌效果监测　消毒灭菌效果监测是控制医院感染的关键性问题，包括的内容主要有：①对消毒灭菌物品定期进行消毒灭菌效果监测。②对使用中消毒剂、灭菌剂定期进行化学和生物监测。③对消毒灭菌设备定期进行工艺、物理、化学和生物监测。④对血液净化系统定期进行微生物学监测。⑤当有医院感染流行或暴发时，对相关环节进行微生物学监测和分子流行病学调查。

4. 环境卫生学监测　医院环境卫生学监测的部门主要有手术室、消毒供应室无菌区、治疗室、ICU、骨髓移植病房、血液病房、血液净化病房等。监测的主要内容有空气、物体表面、医护人员的手、餐饮厨具、食品及医用废物和污水处理程序的检测。在医院感染流行时，对怀疑与医院环境卫生学因素有关的方面进行及时监测。

5. 抗菌药物使用情况监测　抗菌药物使用情况的监测标准，目前尚无具体统一的方案。根据我国各医院已开展的工作，从宏观监测角度，主要有以下内容：①各医院、各科室的抗菌药物使用率。②是否符合抗菌药物应用的适应证。③感染患者病原学检查率及药敏指导抗菌药物使用的比例。④预防用药的比例及合理使用情况。⑤联合用药的配伍及合理使用情况。⑥抗菌药物给药途径和方法是否正确。⑦抗菌药物应用不良反应的监测。⑧各医院使用率最高的前5种抗菌药物。⑨对严重感染患者开展抗菌药物药代动力学监测。⑩合理与不合理应用抗菌药物的比例。

6. 医院感染病原微生物的监测　医院感染病原微生物的监测是控制医院感染必不可少的重要环节。病原微生物监测除了定期分析医院、重点科室（ICU、产房、新生儿病房、儿科、移植病房、血液病房肿瘤病房等）病原微生物的变化情况、临床感染细菌对抗菌药物的耐药情况外，重点要监测容易引起流行、暴发或危害性大、不易控制并具有流行病学价值的特殊病原体和新的病原体。即加强对肝炎病毒、艾滋病病毒、柯萨奇病毒、非典型分枝杆菌及多重耐药的耐甲氧西林金黄色葡萄球菌（MRSA）、耐甲氧西林表皮葡萄球菌（MRSE）、耐万古霉素肠杆菌（VRE）等的监测，尤其要注意对 MRSA 的监测。

## 四、医院感染监测类型

医院感染监测按监测的对象和目的不同分为全面综合性监测和目标性监测两个基本类型。

### （一）全面综合性监测

全面综合性监测是连续不断地对全院所有单位、工作人员和患者的医院感染及其相关因素进行综合性监测，目的是了解全院医院感染情况。

全面综合性监测常在监测工作的开始阶段采用，主要有发病率调查和现患率调查两种监测方法。

1. 发病率调查　这一方法是对一定时期内医院感染的发生情况进行调查，是一个长期、连续的过程，可采用前瞻性调查和回顾性调查两种方式。

2. 现患率调查　又称现况调查或横断面调查，它利用普查或抽样调查的方法，收集一个特定时间内，即在某一点或短时间内，有关实际处于医院感染状态的病例资料，从而描述医院感染及其影响因素的关系。现患率调查主要计算现患率，依次估计发病率，由于包括新、老病例，所以总是大于发病率。

全面综合性监测具有以下优点：第一，能得到全院感染的全面情况，如各科室、各病房的感染率，各系统疾病的感染率，各种危险因素，介入性操作和易感人群，病原体种类、特点及其耐药性等，各种相关因素如抗菌药物的合理应用，消毒灭菌及隔离工作中的问题与薄弱环节及医护人员不良的习惯性操作方法。第二，能及早发现医院感染聚集性发生和暴发流行的苗头。第三，能收集和分析大量的资料，为开展目标性监测和深入研究打下基础。这种方法的缺点是花费大、耗时、劳动强度大，占去专职人员大部分的精力，使之无暇顾及目标性监测和医院感染的预防控制工作。

### （二）目标性监测

目标性监测是对监测事件确定明确的目标，然后开展监测工作以达到既定的目标。该类监测是为了将有限的人力、物力用于解决某些重点问题而设计。目标性监测常要在全面综合性监测的基础上进行，目标的确定以医院感染或相关事件的相对严重程度为依据。目标性监测包括：优先监测、感染部位监测部门监测、轮转监测和暴发监测等。目标性监测的优点在于目标明确，经济效益高；其缺点是得不到未监测部门医院感染或相关事件的基数，所以不能及时发现医院感染的聚集性或暴发流行。

## 五、医院感染监测方法

1. 主动监测　主动监测是由医院感染专职人员主动去病房发现医院感染病例及相关事件。此种监测方法能及时、及早地发现问题，如医院感染的聚集性发生或暴发流行，调查方法与标准一致，得出的资料可靠，可比性强，意义大；其缺点是需要较多的人力、物力和时间。

2. 被动监测　被动监测是由病房的医护人员而非医院感染专职人员去发现和报告医院感染病例和相关事件。此种监测方法的优点是需要较少的医院感染专职人员，缺点为由于医护人员对医院感染诊断标准掌握不准，常导致大量漏报，所得资料可比性差，且不能及时发现医院感染的聚集性发生或暴发流行。

（赵成梅）

# 第四节　医院感染病例监测

医院感染病例监测的关键是发现感染病例，然后再围绕感染病例有关因素进行调查。发现感染病例的资料最主要来源是查房、查阅记录和微生物学检验室报告。

## 一、资料来源与收集

### （一）资料来源

1. 查房　通过查房，可以及时发现医院感染新病例。查房时尤其应密切注意那些住院时间长、病情重、免疫力低下、接受介入性操作、体温高和使用抗菌药物的患者。

2. 查阅病历　查阅各种医疗、护理记录时，注意是否有医院感染的指征如发热、白细胞增多、使用抗菌药物治疗等，各种影像学如 X 射线、CT 扫描以及血清学诊断等可作为医院感染的诊断依据。

3. 微生物学检验报告　临床细菌检验能及时检出与医院感染相关的病原菌，并提供该细菌对各种抗菌药物的敏感性及耐药资料，对已发生感染及可疑感染患者都应做临床微生物学检查。要提醒的是单凭微生物学检验结果不能判断是否发生医院感染，因为并非所有感染患者都做微生物学检查，而送检标本也可因为处理不当或条件不足出现假阴性。

### （二）资料收集方法

发现感染病例主要是由医院感染专职人员、临床医师、护士来完成的，可通过以下方法收集医院感染监测资料。

1. 医生自报　医生在诊治患者过程中，对患者情况非常了解，能在第一时间发现感染先兆，能及时发现感染患者，熟悉感染的诊断标准，应对临床医务人员进行医院感染相关知识和诊断标准的培训，提高他们对医院感染病例调查与控制工作的认识，提高医生自报感染病例的质量，积极主动配合，认真填写医院感染病例登记表。

2. 横断面调查　医院感染专职人员可根据医院具体情况，对全院或某些重点科室有计划地进行横断面调查。可初步了解医院感染的本底率及其变动情况，同时分析医院感染的危险因素。

3. 回顾性调查　回顾性调查是指患者出院后医院感染专职人员到病案室查看病历，以发现医院感染病例及相关因素，为分析感染原因和感染危险因素提供初步依据，补充和修正医院感染诊断，完善感染监测资料，发现感染漏报病例。

4. 感染监控护士登记　医院每个病房应设名兼职医院感染监控护士，对其病房发生的感染病例进行登记，随时与医院感染管理科联系。

5. 医院感染专职人员前瞻性调查　前瞻性调查即有计划地对某些重点科室或全院进行

某时期的医院感染前瞻调查，以发现某时期某病房或全院发生的感染病例，再计算医院感染发病率，并对有差危险因素进行分析。这是对住院患者进行跟踪观察，直到患者出院，也包括出院患者的随访。由医院感染专职人员组织，进行前瞻性调查，可以监测医院感染发病率以及有关危险因素。

以上各种方法都可以用于医院感染的调查，收集医院感染资料，可根据不同需要采用不同的方法。医生和监控护士登记报告感染病例，对感染病例的发现是较好的方法，但由于主、客观原因，往往有许多漏报病例，同时不宜坚持长久。横断面调查虽然工作量较大，但容易做到，同时很快就得出结果。但横断面调查结果只能是大致反映医院感染情况，因为此种调查只是对调查当时存在的感染病例进行登记，对调查前发生的感染病例或已经治愈的以及调查后发生的感染病例都漏掉了，所以调查结果不能完全代表感染病例发生情况。回顾性调查容易产生偏倚，常因原始病历记载不完整，许多感染病例无从发现，漏诊难以避免，所以其调查结果不能真实反映医院感染实际水平。前瞻性调查结果比较真实可靠，但需要一定的人力、物力及较长的时间，有时难以坚持。总之，各种方法各有其优缺点，可根据各医院实际情况决定采取哪一种资料收集方法。

## 二、医院感染病例判断

医院感染病例的诊断首先要明确医院感染的定义，然后掌握医院感染诊断标准。感染病例的判断主要依靠临床资料、实验室检查结果及各种专业诊断指标和临床医生的综合判断。

实验室检查包括病原体的直接检查、分离培养及抗原抗体的检测；其他还包括X射线、CT扫描、超声波、核磁共振（magneoc resonancemayng，MRI）、内窥镜、组织活检和针刺抽吸物检查等。

总之，要综合详尽的临床资料，全面而细致的体格检查及其他检查结果，按医院感染的诊断标准判定是否属于医院感染。

## 三、医院感染发病率调查

发病率调查是指在一定时期内，对特定人群中所有患者进行监测，患者在住院期间甚至在出院后（如出院后手术患者的监测）都是被观察和监测的对象。对一定时期内医院感染的发生情况进行调查，是一个长期的连续的过程，可采用前瞻性调查和回顾性调查两种方式，它可提供本底感染率以及所有感染部位和部门的资料。

（一）设计医院感染病例登记表

设计医院感染病例登记表主要根据调查目的、调查方法而定，力求简单明了，便于填写。登记表的基本内容应包括：

1. 管理资料　如医院或科室编号，感染病例编号。

2. 患者的般情况　如姓名、性别、年龄、病案号等，这些资料提供患者的基本特征，为资料的查询和复核提供方便。

3. 患者的住院资料　如患者的入院和出院日期、科室、病房等，为资料的分类、分析、比较提供信息。

4. 发生医院感染有关的因素　如易感因素、侵入性操作、免疫抑制剂的应用等，用以分析感染发生的原因。

5. 医院感染特征的记录　如感染日期、感染部位、病原体及其耐药性等，用以分析感染发生的特点。

6. 病原学检测情况　包括送检日期、标本名称、检测方法、病原体、药敏菌验结果等。

7. 抗生素使用情况　包括药名、剂量、给药途径、起止时间等。

8. 手术情况　包括手术名称、手术时间、手术者、切口类型、麻醉方式等，可用于外科感染的分析。

根据上述原则和目的确定调查内容，并对调查的项目要有明确的规定和详细的说明。

表 3-2 为医院感染病例登记表示例。

### 表 3-2　医院感染病例登记表

登记日期＿＿＿＿年＿＿＿＿月＿＿＿＿日　　　　　　　　　　　　　　　　　　主管医师＿＿＿＿＿＿

科室＿＿＿＿＿＿＿＿＿＿＿＿＿＿＿＿＿＿　　床号＿＿＿＿＿＿＿＿＿＿＿＿＿＿＿＿＿

感染患者编号＿＿＿＿＿＿＿＿＿＿＿＿　　入院日期＿＿＿＿年＿＿＿＿月＿＿＿＿日

住院号＿＿＿＿＿＿＿＿＿＿＿＿＿＿＿＿　　出院日期＿＿＿＿年＿＿＿＿月＿＿＿＿日

姓名＿＿＿＿＿＿＿＿＿＿＿＿＿＿＿＿＿　　住院日数＿＿＿＿＿＿日

性别　男　女　　　　　　　　　　　　　　　诊断　1.＿＿＿＿＿＿＿＿＿＿＿＿＿＿＿＿

年龄　岁　月　天　　　　　　　　　　　　　　　2.＿＿＿＿＿＿＿＿＿＿＿＿＿＿＿＿

　　　　　　　　　　　　　　　　　　　　　　　3.＿＿＿＿＿＿＿＿＿＿＿＿＿＿＿＿

住院费用＿＿＿＿＿＿＿＿＿＿＿＿＿＿＿元　　预后　治愈　好转　无变化　恶化　死亡

感染日期＿＿＿＿年＿＿＿＿月＿＿＿＿日　　感染部位＿＿＿＿＿＿＿＿＿＿＿＿＿＿＿

医院感染与原发病预后的关系　无影响　加重病情　　促进死亡　直接原因

危险因素

泌尿道插管　是　否　　　　　　　　　　　　手术日期＿＿＿＿年＿＿＿＿月＿＿＿＿日

动静脉插管　是　否　　　　　　　　　　　　手术名称＿＿＿＿＿＿＿＿＿＿＿＿＿＿＿

使用呼吸机　是　否　　　　　　　　　　　　手术持续时间＿＿＿＿＿＿ min

免疫抑制剂、激素　是　否　　　　　　　　　切口类型　Ⅰ　Ⅱ　Ⅲ

放射治疗、化学药物治疗　是　否　　　　　　手术医生

麻醉类型　全麻　非全麻　　　　　　　　　　ICU 是　否

病原学检查　是　否　　　　　　　　　　　　送检日期＿＿＿＿年＿＿＿＿月＿＿＿＿日

标本名称＿＿＿＿＿＿＿＿＿＿＿＿＿＿＿＿　　检查方法　镜检　培养　血清学

药敏实验　是　否

病原体＿＿＿＿＿＿＿＿＿＿＿＿＿＿＿＿＿　　敏感药物　耐药药物

抗菌药物应用情况

药物名称　剂量　给药方式　　　　　　　　　应用时期　联合用药情况　应用目的

## （二）医院感染病例登记表的填写说明

医院感染病例登记表中的项目有些是必填的，如性别、年龄、科室、感染部位、感染日期等。这些因素是感染分类和感染患者的基本特征。有些是选择项，是为更好地开展工作而设立的，可根据医院的实际情况而定。

1. 感染患者编号　感染患者按年代及发生的先后排序编号。其记法是先写年代，随后

是排序号。例如，2008 年发生的第一位病例为 2008 – 001，第九位病例为 2008 – 009，以此类推。应用计算机软件处理资料的，每随机输入一个患者的信息，都有一个对应的号码，调查表上的编号应与计算机上编号一致，便于查询。

2. 入院日期　用以计算入院至感染发生的时间，填写时要注意如果患者在一次住院时间患多种感染，在记录时应填同一入院日期。

3. 诊断　指感染患者出院时的主要诊断，一般最多填写 3 个。

4. 感染日期　指出现临床症状或实验室阳性证据的日期。填写时注意以下两点：①当实验室结果作为诊断依据时，感染日期应为收集实验室标本的日期，而不是出结果的日期；②当感染与 ICU 有关但是在出 ICU 以后 24h 内发病时，出 ICU 的日期即为感染日期。

5. 感染部位　按国家卫生部颁发的《医院感染诊断标准》中的分类填写。

6. 手术　手术是指患者进入手术室并至少接受了一次手术操作。

（1）手术时间：是指从切皮到皮肤缝合完毕的时间，不包括麻醉时间。

（2）手术类型：分 3 类。Ⅰ类为清洁切口，切口未进入呼吸道、生殖道、泌尿道或消化道；Ⅱ类为清洁污染切口，指虽通过呼吸道、生殖道、泌尿道或消化道，但在良好控制条件下，没有发生特殊污染的手术切口；Ⅲ类为污染切口，指包括开放性、新鲜的意外事故伤口，也包括在手术过程中无菌技术遭到严重破坏的手术或陈旧性有坏死组织和存在临床感染的外科伤口。

7. 实验室诊断　①镜检。②培养如培养结果为阳性，须填写病原体名称。③血清学诊断：通过检测病原体抗原或抗体得出的诊断。

8. 病原体　最多可填 3 种病原体，但应将最主要的病原体填在第一栏中，如果为继发性感染，则应指出哪个病原体为原发感染的病原体。

9. 感染与死亡的关系　按感染对患者死亡的作用分为：

（1）直接原因：即患者直接因医院感染而死亡。

（2）间接原因：即患者的死亡与医院感染有关，医院感染起一定的作用，但非主要的作用。

（3）无关原因：即患者的死亡与医院感染无关。

（三）调查方法及注意事项

1. 调查方法　可采用前瞻性调查和回顾性调查两种方式。

（1）前瞻性调查：由感染控制专职人员定期、持续地对正在住院的患者或手术后出院患者的医院感染发生情况进行跟踪观察与记录，及时发现医院感染控制中存在的问题，并定期对监测资料进行总结和反馈。

（2）回顾性调查：由感染控制专职人员或病历档案管理人员定期对出院病历进行查阅来发现医院感染病例的一种方法。

2. 病例调查工作程序　临床医生报告→专职人员确认→查阅相关资料→询问患者→查漏报。

3. 注意事项　调查时查看每个患者或检查每份病历是否发生医院感染，除按前面所讲的方法进行资料的收集和感染病例的判断外，着重注意以下几点：①体温记录，体温是否有所升高，若有发热，了解发热原因。②抗菌药物使用情况，如使用抗菌药物，为何原因使用。③入院诊断以及疾病进展情况。④实验室的各项诊断报告。

（四）资料整理

对原始资料进行检查核对后，须进行整理，以便做进一步分析。资料的整理须按统计学要求和调查研究的来进行，并计算相关统计指标如各种率、比、均数、百分数及构成比等。

资料的分析要运用流行病学原理与方法、统计学原理、基础学科和医院感染专业知识来分析、比较综合和归纳医院感染的规律性。分析的内容一般包括：①医院感染总的发病率。②不同科室、不同系统疾病的医院感染率。③不同感染部位的感染率。④医院感染危险因素的分析。⑤医院感染病原学及其耐药特点分析。⑥不同部门、不同人群及医院间医院感染的比较。⑦医院感染的趋势分析。⑧医院感染聚集性发生或暴发流行分析等。但对具体的医院，应根据监测目的、内容和医院的特点来进行。

## 四、医院感染漏报率调查

漏报是指在医院感染监测过程中医院感染病例的发现及登记数常低于医院感染的实际发生数。由于漏报现象的存在，监测系统应定期地进行精报率调查，以了解医院感染实际发生情况和评价医院感染的监测质量。漏报率调查是完整监测系统的组成部分，属于回顾性调查，其方法步骤如下：

1. 确定调查时间　在漏报率调查时应以月为单位，但选择哪个月或哪几个月应随机确定。国家卫生部颁发的《医院感染管理规范》要求，漏报调查的样本量应不少于年监测病人数的10%。

2. 实施调查　调查月份确定之后，对该月的监测人群的全部出院病历进行检查。按照医院感染的诊断标准，检查每份病历是否发生医院感染。对发生医院感染的病历进行登记然后将登记表上的病例与该月上报的病例校对。凡在该月上报的资料中没有的病例，作为漏报病例。

3. 资料的整理分析　将得到的医院感染调查资料按统计方法汇总，根据资料中实际发生医院感染病例数与漏报病例数计算医院感染漏报率、估计（实际）发病率、估计（实际）发生数。

## 五、医院感染病例监测主要计算指标

1. 感染病例发病率　是指在一定的时期内，处在一定危险人群中，新发感染病例的百分率。

计算公式为：医院感染发病率（%）＝一定时间内医院感染发病例数/同期的住院病人数×100%

2. 感染例次发病率　是指在一定时期内，处在一定危险人群中的新发生感染例次的百分率。

计算公式为：医院感染例次发病率（%）＝一定时间内医院感染新发例次数/同期的住院患者数×100%

3. 现患率　是指在一定时间里，处在定危险人群中的实际感染病例（新发生和已治愈）的百分率。

计算公式为：现患率（%）＝（同时期内）实际感染病例数/（同时期内）接受调查的住院病例数×100%

现患率可以分为点现患率和阶段现患率，在同一人群中现患率大于发病率。现患率必须在实查率大于90%时才有意义。

4. 实查率　是指某科室或部门住院患者中，实际调查患者的百分率。

计算公式为：实查率（%）＝某科室（病房）实际调查病人数/某科室（病房）住院病人数×100%

5. 漏报率　是指在一定时期内，所发生的感染病例中，漏报病例的百分率。

计算公式为：漏报率（%）＝漏报病例数/（已报病例数＋漏报病例数）×100%

6. 构成比　是指部分绝对数与全体绝对数的比率。构成比的合计必须等于100%。

计算公式为：构成比（%）＝某一组成部分的观察单位数/同一事物各组成部分的观察单位总数×100%。

7. 罹患率　罹患率是一种特殊的发病率，多用于感染的暴发流行中，以百分率表示。

计算公式为：罹患率（%）观察期间新病例数/观察期间的暴露人数×100%

8. 医院感染死亡率　是指一定时间内住院病例中因医院感染导致死亡的病例的百分率。

计算公式为：医院感染死亡率（%）＝各种医院感染导致的死亡例数/观察期间的住院患者数×100%

9. 医院感染病死率　是指某种医院感染的全部病例中，因该感染死亡例数的百分率。

计算公式为：医院感染病死率（%）＝因该感染而死亡的例数/某种医院感染的病例数×100%

（赵成梅）

# 第五节　医院感染监测与报告

## 一、医院感染的监测

医院感染的监测是长期、系统、连续地收集、分析医院感染在一定人群中的发生、分布及其影响因素，并将监测结果报送和反馈给有关部门和科室，为医院感染的预防、控制和管理提供科学依据。

医院感染监测可分为全面综合性监测和目标监测两大类。全面综合性监测（hospital - wide sur - veillance）是指连续不断地对所有临床科室的全部住院患者和医务人员进行医院感染及其有关危险因素的监测。目标性监测（target surveillance）是针对高危人群、高发感染部位等开展的医院感染及其危险因素的监测，如重症监护病房医院感染监测、新生儿病房医院感染监测、手术部位感染监测、抗菌药物临床应用与细菌耐药性的监测等。

医院感染发生率的监测包括下列各项：①全院医院感染发生率的监测。②医院感染各科室发病率监测。③医院感染部位发病率的监测。④医院感染高危科室、高危人群的监测。⑤医院感染危险因素的监测。⑥漏报率的监测。⑦医院感染暴发流行的监测。⑧其他监测等。

医院应建立有效的医院感染监测和通报制度，及时诊断医院感染病例，分析发生医院感染的危险因素，采取针对性预防与控制措施。医院感染管理科必须每个月对监测资料进行汇总、分析，每季度向院长、医院感染管理委员会书面汇报，向全院医务人员反馈，监测资料应妥善保存。特殊情况及时汇报和反馈。

当出现医院感染散发病例时，经治医师应及时向本科室医院感染监控小组负责人报告，并于 24h 内填表报告医院感染管理科。科室监控小组负责人应在医院感染管理科的指导下，及时组织经治医师、护士查找感染原因，采取有效控制措施。确诊为传染病的医院感染，按《传染病防治法》的有关规定报告和控制。

## 二、医院感染资料收集与整理

1. 医院感染资料收集　患者信息的收集包括患者基本资料、医院感染信息、相关危险因素、病原体及病原菌的药物敏感试验结果和抗菌药物的使用情况。查房、病例讨论、查阅医疗和护理记录、实验室与影像学报告和其他部门的信息。病原学的收集包括临床微生物学、病毒学、病理学和血清学检查结果。

凡符合"医院感染诊断标准"的病历均应填写医院感染病例报告卡，按说明逐项填写。已确诊的医院感染病例即可编号建档。

2. 医院感染资料整理　定期对收集到的各种监测资料进行分析、比较、归纳和综合，得出医院感染的发生率，从中找出医院感染的发生规律，为制定针对性预防措施提供依据。医院感染发生率常用的指标及其统计方法如下。

（1）医院感染发生率：医院感染发生率是指在一定时间和一定人群（通常为住院患者）中新发生的医院感染的频率。其计算公式为：

$$医院感染发生率 = \frac{（同一时期内）新发生医院感染例数}{（同一时期内）处于危险中患者数} \times 100\%$$

$$或 = \frac{同期新发生医院感染例数}{同期住院患者数（或出院患者数）} \times 100\%$$

（2）罹患率：用来统计处于危险人群中新发生医院感染的频率，其分母必须是易感人群数，分子必须是该人群的一部分，常用于表示较短时间和小范围内感染的暴发或流行情况。观察时间的单位可以是日、周或月。其计算公式为：

$$医院感染罹患率 = \frac{同期新发生医院感染例数}{观察期间具感染危险的住院患者数} \times 100\%$$

（3）医院感染部位发生率：用来统计处于特定部位感染危险人群中新发生该部位医院感染的频率。特别要强调的是分母一定是这个部位易感人群（危险人群）数，如术后切口感染发生率，其分母一定是住院患者中接受过手术的患者总体，分子则是手术患者中发生切口感染的病例数。其计算公式为：

$$部位感染发生率 = \frac{同期新发生特定部位感染的例数}{同期处于该部位医院感染危险的人数} \times 100\%$$

（4）医院感染患病率：医院感染患病率又称医院感染现患率，是指在一定时间或时期内，在一定的危险人群（住院病例）中实际感染（新、老医院感染）例数所占的百分比。观察的时间可以是一天或一个时间点，称为时点患病率，若是在一段时间内则称为期间患病率。其计算公式为：

$$医院感染患病率 = \frac{（特定时间）存在的医院感染例数}{观察期间处于感染危险中的患者数} \times 100\%$$

医院感染患病率与医院感染发生率不同，主要区别在于分子上，发生率是指在某一期间内住院人群中发生医院感染的例数所占的比率，而患病率是指某一时间在住院人群中存在的医院感染病例所占的比率；只要观察期间仍为未痊愈的医院感染均为统计对象，而不管其发生的时间。患病率通常都高于发生率。进行现患率调查必须强调实查率，只有实查率达到 90% ~ 100%，统计分析的材料才有意义和说服力。实查率的计算公式为：

$$实查率 = \frac{实际调查患者数}{调查期间住院患者数} \times 100\%$$

患病调查率又称现况调查或横断面研究，是很有用的方法，可在较短的时间内了解医院感染的基本情况。在缺乏条件开展全面综合性监测的医院里，可定期或不定期地进行患病率调查，即能用较少的时间和人力投入，达到较快地摸清感染主要情况的目的。患病率调查主要应用了解医院感染概况、发展趋势和初步评价监测效果。它的主要缺点是缺乏完整性和精确性。

（5）构成比：用以说明某一事物的各组成所占的比重或分布，常用百分比表示。其特点是各构成比之和必须等于100%，但可因小数点后四舍五入影响，构成比之和会在100%上下略有波动，可通过近似取舍的方法调整。当总体中某部分的构成比减少时，其他部分的构成比必然会相应增加。因此，构成比不同于发生率，要注意避免以比代率的错误概念。

3. 医院感染资料报告　将医院感染资料汇总，统计分析后绘制成图表来表达，内容简明扼要、重点突出，一目了然，便于对照、比较，这要比用文字来说明优越得多。

统计表的上方应写一突出的简明标题，并注明收集的时间、地点等。表中数据采用阿拉伯数字，数位对齐。表的下方应有"备注"栏，用于文字说明。

统计图有圆形图、直方图、直条图、统计地图和线段图等；圆形图常用来表示事物各组成部分的百分比构成；直条图常用于表达比较性质相似而不连续的资料，以直条的长短来表示数值的大小；线段图用于说明连续性资料，表示事物数量在时间上的变动情况或一种现象随另一种现象变动情况；直方图则用来表示连续变量的频数分布情况。

收集到的资料和信息经过整理分析，除绘制成相应的图表外，还应进行总结并写出报告，送交医院感染管理委员会（或组），讨论以期判明医院感染的来源、危险因素、传播途径和易感人群等，从而提出有效的针对性预防措施。监测结果及报告均需按要求上报和分送有关医护人员。通常，在相关的院务和业务会议上，每个月1次由感染监控人员报告医院感染监测、调查的结果，以作为进一步开展感染管理工作的基础和依据。

## 三、医院感染暴发流行

1. 医院感染暴发　医院感染暴发是指在某医院、某科室的住院患者中，短时间内突然发生许多医院感染病例的现象。发生下列情况，医疗机构应于12h内报告所在地的县（区）级地方人民政府卫生行政部门，同时向所在地疾病预防控制机构报告：

（1）5 例以上的医院感染暴发。

（2）由于医院感染暴发直接导致患者死亡。

（3）由于医院感染暴发直接导致 3 人以上人身损害后果。

医疗机构发生以下情形时，应按照《国家突发公共卫生事件相关工作规范（试行）》的要求在 2h 内进行报告：

（1）10 例以上的医院感染暴发事件。

（2）发生特殊病原体或新发病原体的医院感染。

（3）可能造成重大公共影响或者严重后果的医院感染。

2. 医院感染暴发的调查　主要根据所得的信息资料做好感染病例三间（空间、人间和时间）分布的描述及暴发因素的分析和判断。

（1）空间分布：亦称地区分布，可按科室、病房甚至病室，外科还可按手术间来分析。观察病例是否集中于某地区，计算并比较不同地区（单位）的罹患率。

（2）人间分布：亦称人群分布，主要是计算和比较有无暴露史的两组患者的罹患率。外科可按不同的手术医生或某一操作，来描述感染病例在不同人群中的分布情况。

（3）时间分布：根据病例的发生情况，计算单位时间内发生感染的人群或罹患率。单位时间可以是小时、日或月。计算结果可绘制成直条图来表示。

（4）暴发因素的分析：根据对三间分布特点的分析和比较，来推测可能的传染源，传播途径和暴发流行因素，并结合实验结果及采取措施的效果作出综合判断。在分析、比较中找出与暴发流行有关的因素，并进行验证，同时可评估所采取措施的意义。

3. 医院感染暴发调查报告的形式　为了总结经验，吸取教训，杜绝事件再发生，可从下述几个方面写感染暴发流行调查报告。

（1）本次暴发流行的性质、病原体、临床表现和罹患率等。

（2）传播方式及有关各因素的判断和推测。

（3）感染来源的形成经过。

（4）采取的措施及效果。

（5）导致暴发流行的起因。

（6）得出的经验及应吸取的教训。

（7）需要改进的预防控制措施等。

（赵成梅）

# 第六节　消毒与灭菌

消毒是指杀灭或清除外环境中传播媒介物上的病原微生物及有害微生物，使其达到无害化水平。

灭菌是指杀灭外环境的传播媒介物上所有的活的微生物。包括病原微生物及有害微生物，同时也，包括细菌繁殖体、芽胞、真菌及真菌孢子。

## 一、消毒灭菌原则

1. 医务人员必须遵守消毒灭菌原则，进入人体组织或无菌器官的医疗用品必须灭菌；接触皮肤黏膜的器具和用品必须消毒。

2. 用过的医疗器材和物品，应先去污物，彻底清洗干净，再消毒或灭菌；其中感染症患者用过的医疗器材和物品，应先消毒，彻底清洗干净，再消毒或灭菌。所有医疗器械在检修前应先经消毒或灭菌处理。

3. 根据物品的性能采用物理或化学方法进行消毒灭菌。耐热、耐湿物品灭菌首选物理灭菌法；手术器具及物品、各种穿刺针、注射器等首选压力蒸汽灭菌；油、粉、膏等首选干热灭菌。不耐热物品如各种导管、精密仪器、人工移植物等可选用化学灭菌法，如环氧乙烷灭菌等，内镜可选用环氧乙烷灭菌或2%戊二醛浸泡灭菌。消毒首选物理方法，不能用物理方法消毒的方选化学方法。

4. 化学灭菌或消毒，可根据不同情况分别选择灭菌、高效、中效、低效消毒剂。使用化学消毒剂必须了解消毒剂的性能、作用、使用方法、影响灭菌或消毒效果的因素等，配制时注意有效浓度，并按规定定期监测。更换灭菌剂时，必须对用于浸泡灭菌物品的容器进行灭菌处理。

5. 自然挥发熏蒸法的甲醛熏箱不能用于消毒和灭菌，也不可用于无菌物品的保存。甲醛不宜用于空气的消毒。

6. 连续使用的氧气湿化瓶、雾化器、呼吸机的管道、早产儿暖箱的湿化器等器材，必须每日消毒，用毕终末消毒，干燥保存。湿化液应用灭菌水。

## 二、医用物品的消毒与灭菌

1. 消毒作用水平　根据消毒因子的适当剂量（浓度）或强度和作用时间对微生物的杀菌能力，可将其分为4个作用水平的消毒方法。

（1）灭菌：可杀灭一切微生物（包括细菌芽胞）达到灭菌保证水平的方法。属于此类的方法有：热力灭菌、电离辐射灭菌、微波灭菌、等离子体灭菌等物理灭菌方法，以及甲醛、戊二醛、环氧乙烷、过氧乙酸、过氧化氢等化学灭菌方法。

（2）高水平消毒法：可以杀灭各种微生物，对细菌芽胞杀灭达到消毒效果的方法。这类消毒方法应能杀灭一切细菌繁殖体（包括结核分枝杆菌）、病毒、真菌及其孢子和绝大多数细菌芽胞。属于此类的方法有：热力、电离辐射、微波和紫外线等以及用含氯、二氧化氯、过氧乙酸、过氧化氢、含溴消毒剂、臭氧、二溴海因等甲基乙内酰脲类化合物和一些复配的消毒剂等消毒因子进行消毒的方法。

（3）中水平消毒法：是可以杀灭和去除细菌芽胞以外的各种病原微生物的消毒方法，包括超声波、碘类消毒剂（碘伏、碘酊等）、醇类、醇类和氯己定的复方、醇类和季铵盐（包括双链季铵盐）类化合物的复方、酚类等消毒剂进行消毒的方法。

（4）低水平消毒法：只能杀灭细菌繁殖体（分枝杆菌除外）和亲脂病毒的化学消毒剂和通风换气、冲洗等机械除菌法。如单链季铵盐类消毒剂（苯扎溴铵等）、双胍类消毒剂如氯己定、植物类消毒剂和汞、银、铜等金属离子消毒剂等进行消毒的方法。

2. 医用物品的危险性分类　医用物品对人体的危险性是指物品污染后造成危害的程度。根据其危害程度将其分为3类。

（1）高度危险性物品：这类物品是穿过皮肤或黏膜进入无菌的组织或器官内部的器材，或与破损的组织、皮肤黏膜密切接触的器材和用品，例如，手术器械和用品、穿刺针、腹腔镜、脏器移植物和活体组织检查钳等。

（2）中度危险性物品：这类物品仅和皮肤黏膜相接触，而不进入无菌的组织内。例如，呼吸机管道、胃肠道内镜、气管镜、麻醉机管道、子宫帽、避孕环、压舌板、喉镜、体温表等。

（3）低度危险性物品：虽有微生物污染，但一般情况下无害。只有当受到一定量病原菌污染时才造成危害的物品。这类物品和器材仅直接或间接地和健康无损的皮肤相接触。包括生活卫生用品和患者、医护人员生活和工作环境中的物品。例如毛巾、面盆、痰盂

（杯）、地面、便器、餐具、茶具、墙面、桌面、床面、被褥、一般诊断用品（听诊器、听筒、血压计袖带等）等。

3. 选择消毒、灭菌方法的原则

（1）使用经卫生行政部门批准的消毒物品，并按照批准的范围和方法在医疗卫生机构和疫源地等消毒中使用。

（2）根据物品污染后的危害程度，选择消毒、灭菌的方法

1）高度危险性物品，必须选用灭菌方法处理。

2）中度危险性物品，一般情况下达到消毒即可，可选用中水平或高水平消毒法。但中度危险性物品的消毒要求并不相同，有些要求严格，例如内镜、体温表等必须达到高水平消毒，需采用高水平消毒方法消毒。

3）低度危险性物品，一般可用低水平消毒方法，或只做一般的清洁处理即可，仅在特殊情况下，才做特殊消毒要求。例如，当有病原微生物污染时，必须针对污染病原微生物种类选用有效的消毒方法。

（3）根据物品上污染微生物的种类、数量和危害性，选择消毒、灭菌方法：

1）对受到细菌芽胞、真菌孢子、分枝杆菌和经血液传播病原体（乙型肝炎病毒、丙型肝炎病毒、艾滋病病毒等）污染的物品，选用高水平消毒法或灭菌法。

2）对受到真菌、亲水病毒、螺旋体、支原体和病原微生物污染的物品，选用中水平以上的消毒法。

3）对受到一般细菌和亲脂病毒等污染的物品，可选用中水平或低水平消毒法。

4）对存在较多有机物的物品消毒时，应加大消毒剂的使用剂量和（或）延长消毒作用时间。

5）消毒物品上微生物污染特别严重时，应加大消毒剂的使用剂量和（或）延长消毒作用时间。

（4）根据消毒物品的性质，选择消毒方法：选择消毒方法时需考虑，一是要保护消毒物品不受损坏，二是使消毒方法易于发挥作用。

1）耐高温、耐湿度的物品和器材，应首选压力蒸汽灭菌；耐高温的玻璃器材、油剂类和干粉类等可选用干热灭菌。

2）不耐热、不耐湿，以及贵重物品，可选择环氧乙烷或低温蒸汽甲醛气体消毒、灭菌。

3）器械的浸泡灭菌，应选择对金属基本无腐蚀性的消毒剂。

4）选择表面消毒方法，应考虑表面性质，光滑表面可选择紫外线消毒器近距离照射，或液体消毒剂擦拭；多孔材料表面可采用喷雾消毒法。

### 三、常用的消毒灭菌方法

1. 液体化学消毒剂的使用规范

（1）戊二醛：戊二醛属灭菌剂，具有广谱、高效的杀菌作用。具有对金属腐蚀性小，受有机物影响小等特点。常用灭菌浓度为2%。也可使用卫生行政机构批准使用的浓度。适用于不耐热的医疗器械和精密仪器等消毒与灭菌。使用方法包括①灭菌处理：常用浸泡法。将清洗、晾干待灭菌处理的医疗器械及物品浸没于装有2%戊二醛的容器中，加盖，浸泡

10h后，无菌操作取出，用无菌水冲洗干净，并无菌擦干后使用。②消毒用浸泡法，将清洗、晾干的待消毒处理医疗器械及物品浸没于装有2%戊二醛或1%增效戊二醛的容器中，加盖，一般10～20min，取出后用灭菌水冲洗干净并擦干。

使用戊二醛应注意：①戊二醛对手术刀片等碳钢制品有腐蚀性，使用前应先加入0.5%亚硝酸钠防锈。②使用过程中应加强戊二醛浓度监测。③戊二醛对皮肤黏膜有刺激性，接触戊二醛溶液时应戴橡胶手套，防止溅入眼内或吸入体内。④盛装戊二醛消毒液的容器应加盖，放于通风良好处。

（2）过氧乙酸：过氧乙酸属灭菌剂，具有广谱、高效、低毒、对金属及织物有腐蚀性，受有机物影响大，稳定性差等特点。其浓度为16%～20%（g/ml）。适用于耐腐蚀物品、环境及皮肤等的消毒与灭菌。

常用消毒方法有浸泡、擦拭、喷洒等。①浸泡法：凡能够浸泡的物品均可用过氧乙酸浸泡消毒。消毒时，将待消毒的物品放入装有过氧乙酸的容器中，加盖。对一般污染物品的消毒，用0.05%（500mg/L）过氧乙酸溶液浸泡；对细菌芽胞污染物品的消毒用1%（10 000mg/L）过氧乙酸浸泡5min，灭菌时，浸泡30min。然后，诊疗器材用无菌蒸馏水冲洗干净并擦干后使用。②擦拭法：对大件物品或其他不能用浸泡法消毒的物品用擦拭法消毒。消毒所有药物浓度和作用时间参见浸泡法。③喷洒法：对一般污染表面的消毒用0.2%～0.4%（2 000～4 000mg/L）过氧乙酸喷洒作用30～60min。

使用中注意：①过氧乙酸不稳定，应储存于通风阴凉处，用前应测定有效含量，原液浓度低于12%时禁止使用。②稀释液临用前配制。③配制溶液时，忌与碱或有机物相混合。④过氧乙酸对金属有腐蚀性，对织物有漂白作用。金属制品与织物经浸泡消毒后，即时用清水冲洗干净。⑤使用浓溶液时，谨防溅入眼内或皮肤黏膜上，一旦溅上，及时用清水冲洗。

（3）过氧化氢：过氧化氢属高效消毒剂，具有广谱、高效、速效、无毒、对金属及织物有腐蚀性，受有机物影响大，纯品稳定性好，稀释液不稳定等特点。适用于丙烯酸树脂制成的外科埋植物，隐形眼镜、不耐热的塑料制品、餐具、服装、饮水等消毒和口腔含漱、外科伤口清洗。

常用消毒方法有浸泡、擦拭等。①浸泡法：将清洗、晾干的待消毒物品浸没于装有3%过氧化氢溶液的容器中，加盖，浸泡30min。②擦拭法：对大件物品或其他不能用浸泡法消毒的物品用擦拭法消毒，所有药物浓度和作用时间参见浸泡法。③其他方法：用1%～1.5%过氧化氢溶液漱口；用3%过氧化氢冲洗伤口。

使用中应注意：①过氧化氢应储存于通风阴凉处，用前应测定有效含量。②稀释液不稳定，临用前配制。③配制溶液时，忌与还原剂、碱、碘化物、高锰酸钾等强氧化剂相混合。④过氧化氢对金属有腐蚀性，对织物有漂白作用。⑤使用浓溶液时，谨防溅入眼内或皮肤黏膜上，一旦溅上，即时用清水冲洗。⑥消毒被血液、脓液等污染的物品时，需适当延长作用时间。

（4）含氯消毒剂：含氯消毒剂属高效消毒剂，具有广谱、速效、低毒或无毒、对金属有腐蚀性、对织物有漂白作用，受有机物影响大，粉剂稳定而水剂不稳定等特点。适用于餐（茶）具、环境、水、疫源地等消毒。

常用的消毒方法有浸泡、擦拭、喷洒与干粉消毒等方法。①浸泡方法：将待消毒的物品放入装有含氯消毒剂溶液的容器中，加盖。对细菌繁殖体污染的物品的消毒，用含有效氯

200mg/L 的消毒液浸泡 10min 以上；对经血液传播病原体、分枝杆菌和细菌芽胞污染物品的消毒，用含有效氯 2 000～5 000mg/L 消毒液浸泡 30min 以上。②擦拭法：对大件物品或其他不能用浸泡法消毒的物品用擦拭法消毒。消毒所用药物浓度和作用时间参见浸泡法。③喷洒法：对一般污染的物品表面，用 1 000mg/L 的消毒液均匀喷洒（墙面：200ml/m²；水泥地面，350ml/m²，土质地面，1 000ml/m²），作用 30min 以上；对经血液传播病原体、结核杆菌等污染的表面的消毒，用含有效氯 2 000mg/L 的消毒液均匀喷洒（喷洒量同前），作用 60min 以上。④干粉消毒法：对排泄物的消毒，用含氯消毒剂干粉加入排泄物中，使含有效氯 10 000mg/L，略加搅拌后，作用 2～6h，对医院污水的消毒，用干粉按有效氯 50mg/L 用量加入污水中，并搅拌均匀，作用 2h 后排放。

使用过程中应注意：①粉剂应于阴凉处避光、防潮、密封保存；水剂应于阴凉处避光、密闭保存。所需溶液应现配现用。②配制漂白粉等粉剂溶液时，应戴口罩，橡胶手套。③未加防锈剂的含氯消毒剂对金属有腐蚀性，不应用于金属器械的消毒；加防锈剂的含氯消毒剂对金属器械消毒后，应用无菌蒸馏水冲洗干净，并擦干后使用。④对织物有腐蚀和漂白作用，不应用于有色织物的消毒。⑤用于消毒餐具，应即时用清水冲洗。⑥消毒时，若存在大量有机物时，应提高使用浓度或延长作用时间。⑦用于污水消毒时，应根据污水中还原性物质含量适当增加浓度。

（5）乙醇：乙醇属中效消毒剂，具有中效、速效、无毒、对皮肤黏膜有刺激性、对金属无腐蚀性，受有机物影响很大、易挥发、不稳定等特点。其含量为 95%（ml/ml）。适用于皮肤、环境表面及医疗器械的消毒等。

常用消毒方法有浸泡法和擦拭法。①浸泡法：将待消毒的物品放入装有乙醇溶液的容器中，加盖。对细菌繁殖体污染医疗器械等物品的消毒，用 75% 的乙醇溶液浸泡 10min 以上。②擦拭法：对皮肤的消毒。用 75% 乙醇棉球擦拭。注意必须使用医用乙醇，严禁使用工业乙醇消毒和作为原材料配制消毒剂。

（6）碘伏：碘伏属中效消毒剂，具有中效、速效、低毒、对皮肤黏膜无刺激并无黄染、对铜、铝、碳钢等二价金属有腐蚀性，受有机物影响很大，稳定性好等特点。适用于皮肤、黏膜等的消毒。

常用消毒方法有浸泡、擦拭、冲洗等方法。①浸泡法：将清洗、晾干的待消毒物品浸没于装有碘仿溶液的容器中，加盖。对细菌繁殖体污染物品的消毒，用含有效碘 250mg/L 的消毒液浸泡 30min。②擦拭法：对皮肤、黏膜用擦拭法消毒。消毒时，用浸有碘仿消毒液的无菌棉球或其他替代物品擦拭被消毒部位。对外科洗手用含有效碘 2 500～5 000mg/L 的消毒液擦拭作用 3min。对于手术部位及注射部位的皮肤消毒，用含有效碘 2 500～5 000mg/L 的消毒液局部擦拭，作用 2min；对口腔黏膜及创口黏膜创面消毒，用含有效碘 500～1 000mg/L 的消毒液擦拭，作用 3～5min。注射部位消毒也可用市售碘仿棉签（含有效碘 2 000mg/L）擦拭，作用 2～3min。③冲洗法：对阴道黏膜及伤口黏膜创面的消毒，用含有效碘 250ml/L 的消毒液冲洗 3～5min。

使用时应注意：①碘伏应于阴凉处避光、防潮、密封保存。②碘伏对二价金属制品有腐蚀性，不应用于相应金属制品的消毒。③消毒时，若存在有机物，应提高药物浓度或延长消毒时间。④避免与拮抗药物同用。

（7）氯己定：包括醋酸氯己定和葡萄糖酸氯己定。均属低效消毒剂，具有低效、速效、对皮肤黏膜无刺激性、对金属和织物无腐蚀性，受有机物影响轻微，稳定性好等特点。适用于外科洗手消毒、手术部位皮肤消毒、黏膜消毒等。

常用消毒方法有浸泡、擦拭和冲洗等方法。①擦拭法：手术部位及注射部位皮肤消毒。用 5 000mg/L 醋酸氯己定－乙醇（75％）溶液局部擦拭 2 遍，作用 2min；对伤口创面消毒，用 5 000mg/L 醋酸氯己定水溶液擦拭创面 2~3 遍，作用 2min。外科洗手可用相同浓度和作用时间。②冲洗法。对阴道、膀胱或伤口黏膜创面的消毒，用 500~1 000mg/L 醋酸氯己定水溶液冲洗，至冲洗液变清为止。

使用中应注意：①勿与肥皂、洗衣粉等阴性离子表面活性剂混合使用或前后使用。②冲洗消毒时，若创面脓液过多，应延长冲洗时间。

（8）季铵盐类消毒剂：本类消毒剂包括单链季铵盐和双长链季铵盐两类，前者只能杀灭某些细菌繁殖体和亲脂病毒，属低效消毒剂，例如苯扎溴铵（新洁尔灭）；后者可杀灭多种微生物，包括细菌繁殖体，某些真菌和病毒。季铵盐类可与乙醇或异丙醇配成复方制剂，其杀菌效果明显增加。季铵盐类消毒剂的特点是对皮肤黏膜无刺激，毒性小，稳定性好，对消毒物品无损害等。

使用方法包括：①皮肤消毒：单链季铵盐消毒剂 500~1 000mg/L，皮肤擦拭或浸泡消毒，作用时间 3~5min，或用双链季铵盐 500mg/L，擦拭或浸泡消毒，作用 2~5min。②黏膜消毒：用 500mg/L 单链季铵盐作用 3~5min，或用双链季铵盐 100~500mg/L，作用 1~3min。③环境表面消毒：根据污染微生物的种类选择用双链还是用单链季铵盐消毒剂，一般用 1 000~2 000mg/L，浸泡、擦拭或喷洒消毒，作用时间 30min。

使用中应注意：①阴离子表面活性剂，例如肥皂、洗衣粉等对其消毒效果有影响，不宜合用。②有机物对其消毒效果有影响，严重污染时应加大使用剂量或延长作用时间。③近年来的研究发现，有些微生物对季铵盐类化合物有耐药作用，对有耐药性微生物消毒时，应加大剂量。

2. 压力蒸汽灭菌　适用于耐高温、高湿的医用器械和物品的灭菌。不能用于凡士林等油类和粉剂的灭菌。压力蒸汽灭菌器根据排放冷空气的方式和程度不同，分为下排气式压力蒸汽灭菌器和预真空压力蒸汽灭菌器两大类。下排气式压力蒸汽灭菌器，其灭菌原理是利用重力置换原理，使热蒸汽在灭菌器中从上而下，将冷空气由下排气孔排出：排出的冷空气由饱和蒸汽取代，利用蒸汽释放的潜伏热使物品达到灭菌。预真空压力蒸汽灭菌器，其灭菌原理是利用机械抽真空的方法，使灭菌柜室内形成负压，蒸汽得以迅速穿透到物品内部进行灭菌。蒸汽压力达 205.8kPa（2.1kg/cm$^2$），温度达 132℃ 或以上，达到灭菌时间后，抽真空使灭菌物品迅速干燥。应用压力蒸汽灭菌必须注意尽量排除灭菌器中的冷空气，以免影响蒸汽向待灭菌物品内穿透；严格按照要求进行灭菌物品的包装、注意物品在灭菌器中的装量和摆放；合理计算灭菌时间和温度等，并按要求进行监测。

3. 干热灭菌　适用于高温下不损坏、不变质、不蒸发物品的灭菌，用于不耐湿热的金属器械的灭菌，用于蒸汽或气体不能穿透物品的灭菌。如油脂、粉剂和金属、玻璃等制品的消毒灭菌。干热灭菌方法包括：烧灼、干烤。

## 四、消毒灭菌效果监测

医院必须对消毒、灭菌效果定期进行监测。灭菌合格率必须达到 100％，不合格物品不得进入临床使用部门。

1. 化学消毒剂　使用中的消毒剂、灭菌剂应进行生物和化学监测。

（1）生物监测：①消毒剂每季度 1 次，其细菌含量必须 <100cfu/ml，不得检出致病性微生物。②灭菌剂每个月监测 1 次，不得检出任何微生物。

（2）化学监测：①应根据消毒、灭菌剂的性能定期监测，如含氯消毒剂、过氧乙酸等应每日监测，对戊二醛的监测应每周不少于 1 次。②应同时对消毒、灭菌物品进行消毒、灭菌效果监测，消毒物品不得检出致病性微生物，灭菌物品不得检出任何微生物。

2. 压力蒸汽灭菌效果监测　压力蒸汽灭菌必须进行工艺监测、化学监测和生物监测。

（1）工艺监测：应每锅进行，并详细记录。

（2）化学监测：①应每包进行，手术包尚需进行中心部位的化学监测。②预真空压力蒸汽灭菌器每天灭菌前进行 B – D 试验。

（3）生物监测：①应每周进行，新灭菌器使用前必须先进行生物监测，合格后才能使用。②对拟采用的新包装容器、摆放方式、排气方式及特殊灭菌工艺也必须先进行生物监测，合格后才能采用。

3. 紫外线消毒效果监测　应进行日常监测，紫外灯管照射强度监测和生物监测。日常监测包括灯管开关时间、累计照射时间和使用人签名，对新的和使用中的紫外灯管应进行照射强度监测。

（1）新灯管的照射强度不得低于 $90 \sim 100 \mu W/cm^2$。

（2）使用中灯管不得低于 $70 \mu W/cm^2$。

（3）照射强度监测应每 6 个月 1 次。

（4）生物监测必要时进行，经消毒后的物品或空气中的自然菌减少 90.00% 以上，人工染菌杀灭率应达到 99.00%。

（赵成梅）

# 第七节　手卫生

手卫生包括洗手、卫生手消毒和外科手消毒。洗手是指用肥皂（皂液）和流动水洗手，去除手部皮肤污垢、碎屑和部分致病菌的过程。卫生手消毒是指用速干手消毒剂揉搓双手，以减少手部暂驻菌的过程。外科手消毒是指外科手术前医务人员用肥皂（皂液）和流动水洗手，再用手消毒剂清除或杀灭手部暂驻菌和减少常驻菌的过程。

## 一、手部微生物

手部皮肤的细菌分为暂驻菌和常驻菌。暂驻菌主要是寄居在皮肤表面，常规洗手容易被清除的微生物；常驻菌通常是指皮肤上定植的正常菌群。

## 二、洗手和卫生手消毒

1. 洗手和对卫生手消毒的指征

（1）直接接触每一个患者前后，从同一患者身体的污染部位移动到清洁部位时。

（2）接触患者黏膜、破损皮肤或伤口前后，接触患者的血液、体液、分泌物、排泄物、伤口敷料等之后。

（3）穿脱隔离衣前后，摘手套后。

（4）进行无菌操作，接触清洁、无菌物品之前。

（5）接触患者周围环境及物品后。

（6）处理药物或配餐前。

2. 洗手设施

（1）手术室、产房、导管室、层流洁净病房、骨髓移植病房、器官移植病房、重症监护病房、新生儿室、母婴室、血液透析病房、烧伤病房、感染疾病科、口腔科、消毒供应中心等重点部门应配备非手触式水龙头。有条件的医疗机构在诊疗区域均宜配备非手触式水龙头。

（2）肥皂应保持清洁和干燥。有条件的医院可用皂液，当皂液出现浑浊或变色时及时更换，盛换皂液的容器宜为一次性使用，重复使用的容器应每周清洁消毒。

（3）应配备干手物品或设施。可选用纸巾、风干机、擦手毛巾等擦干双手。擦手毛巾应保持清洁、干燥，每日消毒。

### 三、外科手消毒

外科手消毒要求先洗手、后消毒。不同患者手术之间、手套破损或手被污染时，应重新进行外科手消毒。

1. 冲洗手消毒方法　取适量的手消毒剂涂抹至双手的每个部位、前臂和上臂下1/3，并认真揉搓2~6min，用流动水冲净双手、前臂和上臂下1/3，无菌巾彻底擦干。流动水应达到GB5749的规定。特殊情况水质达不到要求时，手术医师在戴手套前，应用醇类手消毒剂再消毒双手后戴手套。手消毒剂的取液量、揉搓时间及使用方法遵循产品的使用说明。

2. 免冲洗手消毒方法　取适量的免冲洗手消毒剂涂抹至双手的每个部位、前臂和上臂下1/3，并认真揉搓直至消毒剂干燥。手消毒剂的取液量、揉搓时间及使用方法遵循产品的使用说明。

（赵成梅）

# 第八节　医院环境和消毒

### 一、医院环境分类和空气卫生学标准

医院环境分为4类区域，Ⅰ类环境包括层流洁净手术室和层流洁净病房。Ⅱ类环境包括普通手术室、产房、婴儿室、早产儿室、普通保护性隔离室、供应室无菌区、烧伤病房、重症监护病房。Ⅲ类环境的空气消毒：这类环境包括儿科病房，妇产科检查室，注射室、换药室、治疗室、供应室清洁区、急诊室、化验室、各类普通病室和房间，Ⅳ类指传染科和病房。各区域的空气卫生学标准如下。

Ⅰ类区域：细菌总数≤10cfu/m³（或0.2cfu平板），未检出金黄色葡萄球菌、溶血性链球菌为消毒合格；

Ⅱ类区域：细菌总数≤200cfu/m³（或4cfu平板），未检出金黄色葡萄球菌、溶血性链球菌为消毒合格；

Ⅲ类区域：细菌总数≤500cfu/m³（或10cfu平板），未检出金黄色葡萄球菌、溶血性链球菌为消毒合格。

## 二、不同区域的空气消毒方法

根据 GB15982 - 1995 中规定Ⅰ、Ⅱ、Ⅲ、Ⅳ类环境室内空气的消毒。

1. Ⅰ类环境的空气消毒　这类环境要求空气中的细菌总数≤10cfu/m³，只能采用层流通风，才能使空气中的微生物减到此标准以下。

2. Ⅱ类环境的空气消毒

（1）循环风紫外线空气消毒器：这种消毒器由高强度紫外线灯和过滤系统组成，可以有效地滤除空气中的尘埃，并可将进入消毒器的空气中的微生物杀死。按产品说明书安装消毒器，开机器30min 后即可达到消毒要求，以后每过15min 开机1次，消毒15min，一直反复开机、关机循环至预定时间。本机采用低臭氧紫外线灯制备，消毒环境中臭氧浓度低于0.2mg/m³，对人安全，故可在有人的房间内进行消毒。

（2）静电吸附式空气消毒器：这类消毒器采用静电吸附原理，加以过滤系统，不仅可过滤和吸附空气中带菌的尘埃，也可吸附微生物。在一个 20 ~ 30m² 的房间内，使用一台大型静电式空气消毒器，消毒30min 后，可达到国家卫生标准。可用于有人在房间内空气的消毒。

（3）注意事项

1）所用消毒器的循环风量（m³/h）必须是房间体积的8倍以上。

2）有些小型的上述消毒器，经试验证明不能达到上述消毒效果，则不宜用于Ⅱ类环境空气消毒。用户可查验其检测报告和经卫生行政部门发证时批准的使用说明书。

3）Ⅱ类环境均为有人房间，必须采用对人无毒无害，且可连续消毒的方法。

3. Ⅲ类环境的空气消毒　这类环境要求空气中的细菌总数≤500cfu/m³。可采用下述方法。

（1）消毒Ⅱ类环境使用的方法均可采用。

（2）臭氧消毒。市售的管式、板式和沿面放电式臭氧发生器均可选用。要求达到臭氧浓度≥20cfu/m³，在 RH≥70% 条件下，消毒时间≥30min。消毒时人必须离开房间。消毒后待房间内闻不到臭氧气味时才可进入（大约在关机后30min）。

（3）紫外线消毒。可选用产生臭氧的紫外线灯，以利用紫外线和臭氧的协同作用。一般按每立方米空间装紫外线灯瓦数≥1.5W，计算出装灯数。考虑到紫外线兼有表面消毒和空气消毒的双重作用，可安装在桌面上方1m 处。不考虑表面消毒的房间。可吸顶安装。也可采用活动式紫外线灯照射。上述各种方式使用的紫外线灯，照射时间一般均应超过30min。使用紫外线灯直接照射消毒，人不得在室内。

（赵成梅）

# 第九节　医院隔离与预防

## 一、隔离预防的基本原理和技术

1. 隔离预防的基本原理

（1）隔离的定义：将处于传染期内的患者，可疑传染患者和病原携带者同其他患者分开，或将感染者置于不能传染给他人的条件下，即称之为隔离（isolation）。

（2）隔离的目的：是切断感染链中的传播途径，保护易感者，最终控制或消灭感染源。因此，它是防止感染性疾病传播的重要措施。从医疗角度讲"隔离"的目标是防止感染扩散并最终消灭或控制感染源。即防止和限制感染患者的传染因子直接或间接地传染给易感者，或传染给可能将这种因子再传给他人者，同时，使感染患者在控制下得到及时治疗并尽早恢复健康。

（3）隔离的对象

1）一般隔离：针对疑似或确诊具有传染性的患者。

2）保护性隔离：针对免疫功能低下的易感宿主。

3）混合性隔离：疑似或确诊具有传染性的患者，但因其他问题存在免疫功能低下的患者，为防其造成传染或造成机会性感染。

（4）感染链及控制方法：感染源、传播途径、易感宿主是感染链的三要素。因此控制感染主要手段是利用各种医疗措施阻止感染链的形成。最简单、直接、有效的手段亦是利用各种隔离技术切断传播途径。

（5）隔离与预防的措施：包括隔离室的设置、洗手的制度和实施、口罩、隔离衣、手套、头罩、眼罩、护目镜等的使用与处置。

2. 隔离预防的技术

（1）隔离室的设置：设置隔离室的目的是将感染源与易感宿主从空间上分开，且提醒医务人员离开隔离间时应洗手。

适用的情况：①具有高度传染性疾病的人。②患者个人卫生状态差。③多重耐药菌感染的患者。

设施：除一般病房应有的设施外，还必须有：①缓冲房间或有隔离车，用以放置口罩、隔离衣、帽子、手套等用物。②单独的沐浴设备、洗手设施。③独立空调，感染患者的房间应为负压，保护性隔离患者为正压，其空气交换应每小时6次以上。④空气在排除室外或流向其他区域之前应经过高效过滤。⑤如无单独房间，同一类传染病患者可住同一房间，但床距应保持1m以上。

（2）口罩的使用：医务人员在接近距离接触飞沫传播疾病的患者时，需戴口罩。使用口罩应充分覆盖口、鼻，且应使用一次性口罩。

（3）手套：应参照标准预防的建议，当可能接触患者血液、体液、分泌物、排泄物、污染的敷料、引流物时应戴手套。手套使用为一次性，不可重复使用；出现破损时应立即更换。

（4）隔离衣：衣服有可能被传染性的分泌物、渗出物污染时才使用隔离衣。

（5）物品处理

1）可重复使用的物品受到传染性病原体污染时，使用后应以黄色包装袋包装隔离，经灭菌方可使用。如医疗仪器、器械、衣服和床单等。

2）体温计专人使用，用后须经高水平消毒才能用于其他患者。

3）血压计、听诊器应与其他患者分开，同病原菌感染者可共同使用。

4）不可重复使用的物品，使用后应丢弃在黄色垃圾袋中，按照感染性废物处理。

5）病历：不要接触感染物或污染物品，不带进隔离室。否则应灭菌后再使用。

6）检验标本：标本应放在有盖的容器内，防止漏出。运送时必须在盒外再用一个袋子套好，并做好标记。标本应经灭菌处理后再丢弃。

（6）探视人员的管理：隔离室一般不接待探视，必需时，应先通报护士并经指导，按照规定进行隔离防护，采取隔离措施后，方可探视。

（7）隔离室的终末消毒：患者解除隔离或已不再排出感染物或死亡后的病室环境消毒。消毒的对象是那些与患者接触过的设施、物品及患者血液、体液、分泌物污染的地方。必须医用有效的消毒液进行终末消毒。

## 二、隔离的种类和措施

《医院内隔离预防指南》提出了两个隔离预防系统，即 A 系统和 B 系统。A 系统按类隔离预防，B 系统按病隔离预防，目的是控制传染源、防止疾病的传播。

1. A 系统隔离预防共包括 7 类隔离

（1）严格隔离：是为了预防高传染性及高致病性的感染，以防止经空气和接触传播。

（2）接触隔离：是预防高传染性及有重要流行病学意义的感染。

（3）呼吸道隔离：防止病原体经空气中的气溶胶及短距离的飞沫传播。

（4）结核病隔离：针对痰涂片结核菌阳性或 X 线胸片检查，证实为活动性肺结核患者采取的隔离。

（5）肠道隔离：针对直接或间接接触患者粪便而传播疾病的隔离。

（6）脓汁/分泌物隔离：防止直接和间接接触感染部位的脓、引流物和分泌物而引起的感染。

（7）血液/体液隔离：防止直接或间接接触传染性的血液和体液而发生的感染。

2. B 系统隔离预防　是按疾病隔离预防，是根据每一种疾病的传播特性而单独考虑的隔离措施。

（1）严格隔离：用于传播途径广泛、对人类健康危害极大的烈性传染病，如鼠疫、狂犬病、炭疽、SARS 及甲型 HINI 等。①分室隔离；相同菌种可同居一室。②对患者分泌物、排泄物严格消毒。③工作人员严格防护。④废弃物及医用垃圾严格无害化处理。⑤接触者尽可能注射疫苗或其他防护措施。

（2）呼吸道隔离：用于病原微生物随飞沫及分泌物排出而传播的呼吸道传染病，如：病毒类，包括疱疹病毒 - 水痘、带状疱疹、流感、麻疹、埃博拉出血热、SARS（飞沫吸入）；细菌类，包括猩红热、流脑、白喉、百日咳、布氏杆菌病、结核病、军团病、炭疽，以及其他如肺炎衣原体病等。①同病种可收同室：分泌物及痰液焚烧处理。②注意室内通风、每日进行空气消毒。

（3）消化道隔离：适用于粪－口传播途径，如伤寒、痢疾、病毒性肝炎等。①同病种、同病原体感染者可收同一病室。②诊疗、护理患者需按病种分别穿隔离。③处理污物时要戴手套。④甲类传染病排泄物及呕吐物需消毒后再倒入厕所。⑤便器固定使用定期消毒。⑥凡患者接触过的物品应视为污染物。⑦餐具应固定使用并定期消毒或使用一次性餐具；⑧病室保持无蚊蝇、无蟑螂。

（4）虫媒隔离：适用于疟疾、流行性出血热、流行性乙型脑炎等。病室应有完善有效的防蚊蝇设施。

（5）接触隔离：适用于皮肤炭疽、狂犬病、破伤风、性病等。①密切接触患者需穿隔离衣，皮肤有破损戴手套。②被分泌物、皮屑所污染的物品必须严格消毒。③患者用过的衣物、被单要先消毒再清洗；④患者换下的伤口敷料要焚烧处理。

（6）保护性隔离：保护免疫功能极度低下的患者，减少感染发生的机会。①要求单间洁净室。②房间应有层流净化设备。③患者住院前3d要进行肠道消毒。④入院日要沐浴，换无菌衣、无菌鞋。⑤工作人员诊治护理操作时，应穿无菌隔离衣、戴无菌口罩，必要时戴无菌手套，要重视洗手。

### 三、标准预防的原则和措施

标准预防的原则是：无论是否确定患者有传染性，均采取防护措施。即把血液、体液、分泌物、排泄物（不含汗液，除非被血污染），均当成具有传染性进行隔离预防，以降低医务人员和患者、患者和患者间的微生物传播的危险性。同时针对疾病的传播途径，采取空气传播防护措施或飞沫及接触传播的防护措施。具体措施如下。

1. 洗手　①当可能接触患者的血液、体液、分泌物、排泄物、污染的器械后，应立即洗手。即使操作时戴着手套，脱去手套后也应及时洗手。在两个患者之间，当手可能传播微生物污染环境时应洗手；同一个患者，接触身体的不同部位时应洗手。②日常工作卫生洗手，使用普通肥皂，快速洗手。③为控制暴发使用抗菌药或手消毒剂。

2. 手套　当接触血液、体液、排泄物、分泌物及破损的皮肤黏膜时应戴手套；手套可以防止医务人员把自身手上的菌群转移给患者的可能性；手套可以预防医务人员变成传染微生物的媒介，即防止医务人员将从患者或环境中污染的病原在人群中传播。在两个患者之间一定要换手套，手套也不能代替洗手。

3. 面罩、护目镜和口罩　戴口罩及护目镜也可以减少患者的体液、血液、分泌物等液体的传染性物质飞溅到医护人员眼睛、口腔及鼻腔黏膜。

4. 隔离衣　穿隔离衣为防止被传染性的血液、分泌物、渗出物、飞溅的水和大量的传染性材料污染时使用。脱去隔离衣后应立即洗手，以避免污染其他患者和环境。

5. 可重复使用的设备　用过的可重复使用的设备被血液、体液、分泌物、排泄物污染，为防止皮肤黏膜暴露危险和污染衣服或将微生物在患者和环境中传播，应确保在下一个患者使用之前清洁干净和适当地消毒灭菌，一次性使用的部件应弃去。

6. 环境控制　保证医院有适当的日常清洁标准和卫生处理程序，在彻底地清洁基础上，适当的清毒床单位、设备和环境的表面（床栏杆、床侧设备、轮椅、洗脸池、门把手），并保证该程序的落实。

7. 被服　触摸、传送被血液、体液、分泌物、排泄物污染的被服时，在某种意义上为防止皮肤黏膜暴露和污染衣服，应避免扰动，以防微生物污染其他患者和环境。

8. 职业健康安全　①为防止被使用后的污染利器（针、刀、其他利器）刺伤，小心处理用过的尖锐物品（针及手术刀等）和设备，如使用后针头不复帽且不复用，不用手去除针头，若要人为去除针头时，应使用任何其他技术和可用器械设备除针头。用后的针头及尖锐物品应弃于耐刺之硬壳防水容器内。②在需要使用口对口呼吸的区域内，应备有可代替口对口复苏的设备，并应将复苏的设备装袋备用。

（赵成梅）

# 参考文献

[1] 尚秀娟. 医院消毒灭菌效果的监测与管理对策. 现代预防医学，2010，37（16）：3080 - 3084.

[2] 尚秀娟. 影响手卫生的依从性因素及对策. 中国病案，2009，10（12）：42 - 43.

[3] 尚秀娟，程爱斌，安立红，董善俊，吴玉芳. 三级综合医院医院感染现状调查分析. 中华医院感染学杂志，2013，23（10）：2295 - 2307.

[4] 尚秀娟.60 岁以上老年病人医院感染分析及护理对策. 现代预防医学，2010，37（17）：3266 - 3267.

[5] 尚秀娟，高立群.2004～2008 年老年住院病人死亡原因分析. 现代预防医学，2010，37（23）：4463 - 4464.

[6] 翁心华，潘孝章，王岱明，等. 现代感染病学. 上海：上海医科大学出版社，2008.

[7] 马亦林，李兰娟. 传染病学. 第五版. 上海：上海科学科技出版社，2011.

[8] 尚秀娟.2006 - 2008 年住院患者医院感染调查分析. 中华医院感染学杂志，2010，20（17）：2572 - 2573.

# 第四章 门诊与急诊的感染管理

## 第一节 门诊的医院感染管理

医院门诊是医院的窗口和缩影,是医院工作的重要组成部分,直接承担着来院就医者的诊断、治疗、预防和保健任务。在医疗工作中,除一小部分病情较重或复杂者需住院治疗外,绝大多数病人均在门诊进行诊治,因此与住院病人相比,门诊医疗具有病人流量大、随机性强、层次不一、病情各异、病种复杂的特点,各类急慢性感染性疾病,流行病甚至烈性传染病人均在一般病人中间,同时候诊就医,所以病人之间、病人与健康人员之间的交叉感染机会始终存在。因此加强医院感染的预防控制是医院门诊管理工作的一项重要任务。

### 一、门诊就诊流程及人员流动特点

门诊病人就诊一般要经过一个共同的流程,即分诊挂号、候诊、就诊、划价、收费和取药,并排相应次数队伍。如病人需要作有关的医技科室检查或治疗,则排队次数更多。其中挂号手续比较简单,但在时间和人流方面都比较集中;候诊和就诊一般多采用分科设置,分散到各科室;而划价收费取药则等候时间较长,人员流动也较集中,尤其二三级综合医院实行中西药房分开设置,即中西药分开划价,从而又增加了病人的排队次数和等候时间。因此从病人就诊而言分开取药划价、收费和取药是门诊人流组织上的重点。

来医院门诊就医的人员结构也比较复杂,除老、弱、残、儿外,就诊者所患的基础病不同,体质不同,年龄不同,就诊目的不同,有的患感染性疾患,有的患传染性疾病,有的是预防接种的,有的是询医问药的,也有的是健康查体的。由于在医院这个特殊的社会环境中,病原体相对集中,如何组织好就诊者的流动,缩短在医院停留时间,减少交叉感染的环节是十分重要的。

### 二、门诊医院感染的预防及对策

#### (一)门诊的布局合理

1. 门诊的类型 按医疗分工的级别划分,可分为一级医院门诊、二级医院门诊、三级医院门诊;按医院科室设置划分,可分为综合医院门诊和专科医院门诊;按就诊人的情况划分,可分为一般门诊、急诊和保健门诊。

2. 门诊的规模及组成 门诊的规模一般以日门诊人次为指标,同时参考医院的病床设置数量,一级医院的门诊一般设置内科、外科、妇产科、儿科和五官科并配有化验室、胸透室、药房;二、三级综合医院往往依据学科建设分系统设置亚科门诊,如心内科、呼吸内科、泌尿外科等。同时也相应配置影像医学科、检验科、理疗科、药剂科等。

3. 门诊的布局原则 门诊各科诊室的布局应从便于病人诊治,便于病人的疏散,尽量缩短就诊流程，减少往返途中感染机会的原则出发。

门诊大厅的挂号、取药、划价、收费、咨询等窗口的位置一定要适宜。候诊与主要干线要分清，避免出入交通与等候人流集散混杂相互干扰。厅内光线及通风要达到医疗及卫生学要求。

各科室布局最好为尽端形式，防止病人在各科室间穿行，减少交叉感染机会，内、外、妇、产科等门诊量较大的科室不宜靠得太近，避免病人过于集中。对有特殊要求的儿科、产科、外科、急诊等科室，应尽量布置在低层。

针对儿童抵抗力差的特点，儿科应设在门诊的盲端，除了单独预诊、候诊、取药、注射、化验外，还应单独设立出入口，以减少与成年人相互感染的机会。

产科诊室也应与妇科分开，因为产科门诊主要对健康产妇进行产前、产后的检查或人流手术，所以应尽量减少孕妇与其他病人聚集的机会，分开候诊和就诊是减少交叉感染的重要措施之一。

在内科就诊区，消化科、呼吸科的病人应在相对独立的区域内就诊，尽可能与其他内科病人分开，因为消化科常有各型肝炎病人，呼吸科常有结核病人，采取分开候诊和就诊的措施，对控制医院感染是非常必要的。

医技科室的布局以方便病人，有利于为病人服务的原则，避免交通上的干扰，减少病人与病人、病人与医务人员之间的交叉感染。

## （二）加强门诊人员流动的组织

根据门诊医疗人流量大、运输频繁，洁污交互出入的特点。因此在建筑设计和医疗活动组织上，一切从方便病人，方便医疗出发，使病人能够在最短时间，最短距离，最快速度顺利地到达就诊或治疗科室，避免往返迁回。有资料显示：在大型综合医院的病人看病时间为16分钟左右，而因在挂号、咨询、候诊、划价、交费、化验、取药的时间远远大于就诊时间。在这个过程中人流密度高，空气中的微粒、灰尘、气溶胶、人表皮细胞等可通过谈话、咳嗽、喷嚏、皮屑脱落向周围空气大量散发，因此门诊人流的组织在控制医院感染中有特别重要的意义。

1. 合理安排出入口位置　二、三级综合医院应设一般出入口；急诊出入口；儿科出入口；产科出入口；肠道、肝炎等传染病出入口，避免各类人员混杂在一起，增加感染机会而且对于肠道、肝炎等传染性疾病，除要单独设科外，还要单独设挂号、化验、收费、取药和厕所等设施，避免长途送检和人流穿行造成流动感染。一级医院可只设一个出入口或设急诊出入口、儿科出入口，便于管理。

2. 简化就诊流程　开展计算机信息管理，实行处方内部传递，划价、收费、取药一次性办理，最大限度地减少病人在院内的流动和等候时间。日本学者三藤宽以每名门诊病人初诊占用诊疗时间为15分钟，复诊超过7分钟，编制门诊诊疗时间表，并提出每名病人的等候时间应限制在30分钟之内。

3. 分散人流　开展预约挂号，有计划地分散来院就诊人流；实行分科就诊，防止病人在各临床科室间穿行，以减少交叉感染机会。

4. 建立预诊室或预诊台　预诊制度的建立可使传染病人控制在挂号前或候诊、就诊前。儿科门诊要设立预诊室和隔离室，其他临床科室应设立预诊台。病人就诊时首先有分诊护士接诊，并根据病人病情分诊至不同诊室。如发现传染病要及时与医师联系并立即转诊或指定地点隔离治疗，杜绝与其他病人接触。凡疑诊或确诊为传染病的诊室及病人所用过的物品均要做终末消毒；对确诊传染病的病人要做好登记并及时填写传染病卡片，报区卫生防疫站及卫生行政管理部门。

预诊台应定期擦拭消毒，并设有消毒盆和泡手的消毒液及消毒毛巾，预诊护士接触病人的物品或化验单等，应及时进行手部消毒以避免病原菌的传播。

（三）加强重点科室的管理

1. 门诊采血室、注射室　门诊采血室、注射室是病人诊断、治疗疾病的前沿，采血室是待诊病人集中的地方，注射室多是感染性病人集中的地方。同时这部分病人在此停留过程中均要接受介入性操作，因此门诊取血室、注射室预防和控制医院感染是非常重要的。

（1）采血室和注射室的设置，要有足够的空间和面积。避免高峰期人员密集导致空气品质超标，影响操作质量。

（2）保持门诊采血室、注射室的整洁，每日工作前半小时，除进行开窗通风或进行常规空气消毒外，还应进行室内地面、桌面的清洁工作。

（3）工作人员一律穿工作服，戴好口罩、帽子和手套，操作护士禁止带戒指。

（4）操作前各项物品应按一人、一布、一带、一针、一消毒预先备齐，并放在固定位置上，将浸泡注射器、止血带的消毒液按有效浓度配制好备用。一次性注射器、输液器的小包装应随用随开，严禁预先开包，取血后及时将针筒、针栓分开浸泡于准备好的消毒液中，给前一病人操作完，应及时用消毒毛巾擦拭双手后再进行下一次操作。

对于止血带的处理，罗书萍做过调查，高压灭菌后与清洁干燥后的细菌污染率均为零，且止血带为低度危险物品，只接触正常皮肤，目前尚无使用止血带引起医院感染的报道，因此可以认为止血带一般使用需清洁、干燥，感染病人用后应消毒处理。这样不仅减少浪费，还可延长止血带的使用寿命。

（5）护士在操作中一定要思想集中，严格执行无菌技术规范和各项操作规程。

（6）工作完毕后要及时清理工作台，分别处理初步消毒后的注射器、输血器、止血带及其他医疗废弃物。采血室的操作台应用高效消毒剂擦拭，开窗通风半小时或用紫外线照射一小时。

2. 门诊化验室：主要负责门诊病人的血、尿、便三大常规，在每日就诊病人中约有15%的病人需要陆续集中在门诊化验室取耳血、指血或等候尿便常规化验，因此加强门诊化验室的管理也是预防医院感染的重要环节。

（1）室内除了保持干燥整洁外，每日工作前要常规进行空气消毒，工作台面应按常规用高效消毒剂擦拭。

（2）门诊化验室的工作人员，工作服、帽子、口罩必须穿、戴整齐。为了防止血、尿、便标本污染自身，还应配带塑胶套袖和一次性胶皮手套。

（3）必须使用有卫生许可证的一次性采血针，采血针的外包装必须随用随打，用后的采血针应浸泡在高效消毒剂中进行无害化的初步处理，或放入防刺、防漏单项入口的容器内，最后统一焚烧。

（4）化验后的血、尿、便标本，一律应放入对乙型肝炎病毒有效的高效消毒剂中进行无害化处理。

（5）化验单也应尽可能地进行消毒，如使用紫外线票证消毒器、臭氧消毒器或甲醛熏蒸，以避免病原菌污染化验单，再经工作人员及病人的手造成疾病的传播。

3. 门诊手术室　目前二、三级综合医院均开展不同范围门诊手术，既方便了部分病人就医（尤其是小儿病人），同时又降低了医疗费用。门诊手术是指在局麻下完成的手术，术后病人即可回家。在美国，50%手术在门诊进行，除开展一些在局麻或阻滞麻醉下完成的小手术外，像一些腹腔镜下胆囊摘除术、白内障手术、关节镜手术、结肠镜手术等一些新技术的开展也在门诊进行。据国外统计，现在门诊手术例数每年以5%的比例递增，预计到2 000年，门诊手术的比例将达到80%。我国现每年门诊手术例数也在增加，但手术范围主要在眼科、耳鼻喉科、口腔科、妇产科、手和足部位以及包皮环切、淋巴结活检等方面。随着门诊手术的增加，术后感染控制问题变得尤为重要，尤其是切口部位的感染。虽有因术后细菌污染切口引起，但多数感染还是因术中细菌进入伤口所致。Mayhall 指出，有许多高危因素导致切口感染。现在住院病人的手术感染率为2%～5%，改为门诊手术，感染率也应该近似。因此，门诊手术室医院感染控制工作同样重要。

（1）门诊手术室的环境管理：门诊手术室的无菌环境要求不亚于住院手术室，因此医院感染控制人员必须保证门诊手术室的无菌条件和安全使用。

1）手术室应严格区分洁净区、清洁区和污染区，凡进入手术室的人和物不允许直接从污染区未经净化就进入洁净区。流程要合理，避免人、物逆流造成交叉感染。

2）门诊手术室的设置至少两间，即清洁手术间和污染手术间，清洁手术间只安排无菌手术。对于有菌手术、感染性手术均应安排在污染手术间进行，术中用过的各种敷料，各种废弃物必须进行无害化后装入塑料袋内封闭送至指定地点焚烧。

3）凡参加手术的医务人员必须更换手术室专用的鞋、帽、口罩、衣服等，严格遵守更衣制度。手术人员还应严格遵守外科刷手及其他无菌制度。

4）手术病人应嘱其术前沐浴，进入手术室前必须更换清洁的鞋、帽及衣裤。

5）定期进行室内空气和物体表面的清洁卫生和消毒。

（2）工作人员的健康管理　医护人员在照顾病人时，面临自身健康受到威胁，美国每年有8 700名医护人员在进行医护工作时患上乙型肝炎，200人因乙肝死亡。医护人员患病后又可以传染给病人，因此维护医护人员的健康是十分重要的。新来的医护人员进行体检；对常期工作的医护人员进行查体和注射乙肝疫苗；对于患有各类传染性疾病、呼吸道感染或患有外伤的医护人员，应暂时调离手术室；在工作中避免医护人员被带病毒的病人血液污染。

（3）医院感染发病情况的报告：医院感染控制人员应定期监测门诊手术病人的医院感染和传染病的发病情况，及时向上级有关部门报告。为各基层医院提供高质量的监测资料。感染控制人员还应报告个别的或一批可能危及公共健康的病例。

（4）手术伤口的观察：门诊手术的感染控制中最困难的问题可能是伤口感染资料的收集。1992年，Holtz 和 Wenzel 分析有关术后伤口感染的12篇文章，其术后伤口感染率差别很大，最低为2.5%，高的达22.3%。他们认为如果不把出院后的感染数计算在内，统计出的感染率比实际的低50%。尽管分析门诊手术的感染率困难重重，但不能因此而放弃这一努力。

4. 口腔科　门诊口腔科具有每日就诊人多，使用器械复杂，各种操作均在口腔中进行的特点，在口腔科诊治的病人中，除了口腔疾病外，同时有可能患有其他传染性疾病，或口腔疾患是某些传染性疾病在口腔的表现，如艾滋病和血液病等。此外在口腔科的诊疗过程中，病人的口腔分泌物、血液和病原微生物等可直接污染使用的医疗器械、敷料和工作人员的手，尤其是牙钻，在使用过程中可使口腔的液体、固体物质形成微小飞沫和气溶胶溅出，污染空气和外环境。所以口腔科是受污染最严重的场所，是造成医院感染的高危区域，因此必须加强口腔科消毒隔离及无菌技术操作的管理，以保障病人和工作人员的安全。

（1）室内环境与卫生：保持室内清洁，每日工作前后各通风半小时或用紫外线照射一小时，保持室内空气新鲜。

窗台、桌面、地面、操作台工作前用清水擦拭；工作后用消毒剂擦拭，保持漱口池清洁，每治疗一病人后均要水枪进行冲洗，每日结束工作前，用消毒剂处理。

（2）工作人员的卫生与防护：工作人员上班时穿工作服，戴工作帽，操作时戴口罩、手套、防护镜，必要时戴面罩。

每治疗一名病人前后必须用肥皂和流动水认真洗手后用消毒毛巾擦干。戴手套者以同样的方法清洗双手。

如果怀疑双手被感染性或传染性病原微生物污染，应用对乙型肝炎病毒有效的含氯消毒剂（有效氯 1 000ppm）浸泡。

（3）口腔科器械的消毒：所有口腔科的器械属于中度危险的医疗器械，但因口腔科的特殊性，凡接触过病人的器械均应视为有感染性。器械处理均应经双消法后达到灭菌。

病人用的口杯、治疗盘应一人一份，口腔科的其他诊疗器械能高压灭菌处理原则上均应高压灭菌处理，无条件的医院可采用一次性的，但用后必须毁形。由指定人员统一回收。

牙钻消毒建议采用高速手机消毒锅，如无此设备可用"二步擦拭法"用两个饱和对乙肝病毒有效的消毒剂的棉球，分别连续擦拭机头 30 秒，作用 2.5 分钟后用高压水冲洗约 30 秒后即可使用（如综合治疗台不具备高压水枪，也可用 75% 酒精棉球或 0.9% 生理盐水棉球一个，代替水枪擦拭）。

5. 内窥镜室　应用内窥镜技术开展诊断治疗，是近年来医学发展的一项重要成果，然而内窥镜技术是一种介入性操作，它损害人体的正常防御功能，增加了医院感染的潜在危险性，因此内窥镜室的感染控制措施是十分重要的。

（1）室内环境与卫生：室内保持空气清洁干燥，每日工作前后均应开窗通风半小时或用紫外线照射一小时，桌面，窗台，操作台面及地面每天用清水擦拭干净，每月定期做空气培养。

（2）工作人员的卫生与防护：工作人员应定期做体检。工作人员应穿专用工作服，操作前后应认真洗手，工作前戴口罩、帽子、一次性胶皮手套。有条件的医院可配备塑胶围裙和套袖以防止病人的体内液体污染工作服。

（3）内窥镜及其他器械的消毒：每例内窥镜检查者均需做肝功及 HBsAg 检查。肝炎病人及患其他消化道传染病的病人使用专镜。内窥镜每次使用后可做如下步骤消毒：①先用对乙肝病毒有效的消毒液浸泡 3 分钟。②用流动水冲洗并用 40% 肥皂水刷洗，同时刷洗活检孔去除黏液及消化液共一分钟。③将洗净的内窥镜、活检钳、活检孔置于事先配好的对乙肝病毒有效的消毒液内，并吸药液于活检孔内浸泡 3 分钟。④放清水，将消毒后的内窥镜、活检孔刷放入第三流动水中冲洗并吸引到活检孔，冲净药液备用。⑤每日检查完毕后按上述步骤进行消毒洗刷后吹干，垂直悬挂干柜内存放。⑥吸引器内放对病毒有效的消毒液，对吸出的液体进行消毒后倒弃。

牙垫、开口器、插管、弯盘等必须一人、一用、一消毒，用对乙型肝炎有效的含氯消毒剂处理。

6. 导管室　导管室的环境卫生与工作人员的要求与手术室一样，具体措施参照手术室管理执行。

凡接受导管诊疗的病人均需做肝功及 HBsAg 的检查。肝炎病人必须使用一次性的导管。其他病人用后的导管，应先用对乙肝有效的含氯消毒剂浸泡半小时后用清水充分冲洗，洗刷干净，用 2 层塑料封装再用环氧乙烷灭菌，标明消毒日期待用。无环氧乙烷的医院可将洗净的导管放入甲醛熏箱内熏蒸 12 ~ 24 小时后标明消毒日期与时间待用。

其他医疗器械按常规消毒方法处理。

### （四）常用诊疗器械的消毒

门诊常用的诊疗器械如听诊器、血压计袖套、诊锤等具有使用频繁、持续使用的特点，但其消毒往往不能引起应有的重视，这些诊疗器械使用后如果消毒不彻底，对病人和医务人员都是一个造成感染的潜在危险因素。

对于门诊常用的诊疗器械的消毒处理程序应根据所能造成感染的危险性加以分类，即高度危险性的物品（与破损的皮肤或黏膜密切接触，或插入体内无菌部位的物品），中度危险性物品（与健康皮肤或黏膜密切接触的器械）和低度危险性的物品（与病人接触不密切的物品）。

高度危险的物品包括所有的外科器械、针头、注射器、动静脉和尿道插管，也包括进入体内无菌组织的各种窥镜如关节镜、腹腔镜、膀胱镜等。这些物品均应灭菌处理，首选压力蒸汽灭菌，如果物品不耐高压、高温，可用环氧乙烷或甲醛熏蒸。

中度危险的物品包括：①直接或间接与健康黏膜接触的物品（呼吸器、麻醉机、胃镜、支气管纤维镜、压舌板和口腔科器械等）；这类物品因消毒不规范，或病人自身免疫能力低下，所引起的感染现象正在引起重视；②直接或间接接触正常皮肤的物品（体温计、血压计袖带、听诊器等），这类物品与前类物品相比造成感染的机会相对少些，但美国 Sternlicht 就听诊器袖套上的细菌污染情况曾做过调查。从不同医院的 ICU、手术室、麻醉后监护室的 80 名病人使用的血压计袖套表面取样，其结果表明菌落阳性率为 98%，其中整形医院取样 17 例，100% 有细菌生长，致病菌占 71%；肿瘤医院取样 23 例，100% 有细菌生长，致病菌占 80%；对于反复交叉使用的套袖取样，92% 有致病菌，由于常用诊疗器械在控制医院感染上是值得重视的一个传染源。不同病人反复使用同一诊疗器械，可明显地引起细菌的移植，给血压计袖套喷洒有效的消毒剂，可使细菌数明显减少，一般血压计袖套应保持清洁干燥即可，如果感染病人用后需要消毒处理。

低度危险性物品是一些与病人不直接接触的物品，工作台地板、墙壁、家具等，危险性很低。因此，只按常规清洁即可。

### （五）门诊医疗废弃物

医疗废弃物的定义和对象广泛，作为医疗业务范围的废弃物总称为医疗废弃物；其中有感染危险性的废弃物称为感染性废弃物。

随着医学科学的发展，高科技诊疗仪器的临床应用及一次性医疗用品的普及，医疗废弃物不断增加，医疗废弃物所引起的医院感染也相继出现。1989 年，日本的三重县医院职工及清洁工人发生被病人污染过的针头刺伤而感染乙型肝炎的事故。1991 年，日本发生肝炎的病人中，医务人员占 10%～30%，均是在拔针头时被刺伤所致。门诊病人的有关化验检查结果一般需数日后才能出来，因而凡附有病人血液、体液等物品均视为有感染危险性，应按感染性医疗废弃物处理。门诊感染性废弃物主要来源于：注射室的一次性注射器、棉棒；化验室的采血针、试管、培养皿、尿杯、脱脂棉球；治疗室的纱布、胶布、脱脂棉、手套以及被病人血液、体液所污染的敷料；传染科及肠道门诊病人用过的物品。

（1）对于有固定回收渠道的一次性医疗用品，如一次性注射器、输液器、导尿管等，应先在治疗单元内进行无害化，用对乙型肝炎病毒有效的高效消毒剂处理后由专人统一回收。

（2）对无固定回收渠道的一次性医疗用品，如一次性口腔治疗盒、一次性内窥器等，先无害化后，一定要毁形处理。

（3）对可焚烧的医疗废弃物，如棉棒、采血针、各种标本、脏敷料等，一定要单独包装，送到指定地点焚烧。

（4）一旦发生被感染性废弃物刺伤时要立即用流水充分冲洗，其次检查污染源（被检查的病人），HBsAg 阳性时，被刺伤者应立即注射乙肝免疫球蛋白及干扰素，以后每半年复查一次血液。

（六）加强家庭医疗的管理

半个世纪前，由公共卫生的护士首先开展家庭护理工作，其工作之一是控制感染，即通过疾病的检查来限制疾病的蔓延，目前的家庭护理已发展到对急、慢性病人提供各种服务的家庭医疗。随着医学模式的转变，家庭医疗已成为门诊医疗的一部分。家庭医疗主要包括生命体征的检查、疾病情况的一般检查、简单的医嘱、静脉补液、肌肉注射、更换敷料、各种伤口的护理等。尤其静脉补液、静脉输注抗生素、止痛、抗癌化疗等药物，随着医疗操作的大量开展，感染并发症不断出现。其原因：①家庭医疗的卫生学要求不够严格；②家庭医疗的工作均由医务人员和病人家属共同完成，一些医疗操作不够规范；③医疗废弃物处理不当。针对感染造成的原因，加强感染控制方面的宣传教育是十分重要的，只有让病人、家属及社区保健医师都充分认识到感染的危险，他们才能将感染控制的措施贯穿于家庭医疗始终。但有关病人在家中进行治疗发生感染的资料很少，Barbara 等对加利福尼亚地区的家庭治疗病人进行调查，发现 20% 病人发生感染，因此他认为由于家庭医疗存在着感染的可能，还必须进行监控并建立相关法规进行管理。

（七）加强肠道门诊的管理

根据卫生部的规定，城市综合医院都需设立肠道门诊，以便及时控制痢疾、霍乱、伤寒等肠道传染病。尤其夏季霍乱病。一旦发现要严格控制以防蔓延。由于肠道病的季节性较强，所以肠道门诊设立的时间为每年的 5～11 月份。肠道门诊要有单独的挂号、诊室、观察室、抢救室、化验室、收费、取药、治疗室、污洗室、厕所、医师更浴室等设施，病人就诊后直接离院，避免到其他科室串行。

（八）开展医院感染知识宣教

各医院的医院感染管理委员会除定期或不定期的举办医师、护士、技术员、医学生、后

現代感染病学

勤人员和卫生员参加的有关医院感染知识培训外，还要通过录像、录音、宣传手册、宣传板报等多种形式向门诊病人及家属开展医院感染知识的宣教活动，使更多的人了解医院感染的预防和控制，增加病人的防病意识，以便更好地配合医院所开展的各项预防和控制医院感染的措施。

（尚秀娟）

# 第二节　急诊科（室）的医院感染管理

医院急诊科是全院急诊医疗体系的一个重要组成部分。凡是急性病（无论是传染病或非传染病）、慢性病急性发作、急性外伤、急性中毒等都首先到急诊科就医。急诊科每日接诊的病人轻如一般的上呼吸道感染、胃肠炎、鼻出血、皮肤擦伤，重至急性心力衰竭、急性心肌梗塞、各类休克、昏迷乃至心脏骤停等，所有病人都需在急诊室内紧急抢救及治疗。有资料报道，某大型综合性教学医院的急诊内科，在 1995 年 3 月至 6 月中全部留观的 198 名病人中，病程记录完整、留观时间为 3 日以上的病人有 63 名，其中医院感染发病率为 14.2%，比该院同期内科医院感染发病率高 6.2%。也有人报道某医科大学附属医院，从急诊科收入病房的病人医院感染发病率高达 35.28%。这说明，急诊科是全院病人病情最为危重，医疗救治任务最重、诊疗环境相对较差的科室，存在着各种发生医院感染的隐患，是预防和控制医院感染的重点科室。

## 一、急诊科的布局要求

急诊科的位置应出入方便，出入路线短捷，标志明显。二、三级医院的急诊科应为独立的临床科室，其位置应与检验科、放射科、B超检查以及药房等联系方便。急诊诊察室和抢救室应靠人口的门厅处，便于急诊病人就诊和危重病人的抢救。此外还应有观察室、治疗室、手术室、化验室以及挂号、收费、取药等设施。一级医院一般是在门诊内设一间急诊室，遇危重、急症及疑难病人立即进行抢救或办理转院手续。儿科急诊需单独设立出入口，不能与成人混合收治。

## 二、急诊病人就诊流程

成人急诊的就诊流程因病情而异，一般程序如下（表4-1）。

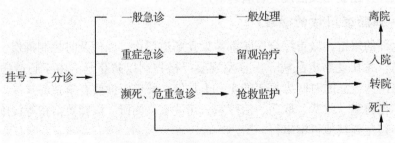

表4-1　急诊病人的就诊流程

### 三、急诊医院感染的预防

#### （一）急诊病人的人流组织

医疗体制的改革，人们生活水平及就医需求的不断提高，致使病人流向城市二、三级综合医院，尤其急诊科，人满为患。为确保医疗质量，满足不同病人的抢救及治疗需求，保证就医环境，减少医院交叉感染的发生，正确疏导来诊的急诊人流尤为重要。二、三级综合医院的急诊科要根据来诊病人的日均诊量、疾病构成，设置相应的科室及诊室数，并配备相应数量的医护人员。对于急诊内科病人，应按一般急诊、重症急诊、危重和濒死，将病人分别安置至一般内科诊室、重症内科诊室和抢救室救治，避免一般急诊与重症和危重病人在同一诊室就诊，以提高医疗质量，降低病人间的交叉感染机会。

#### （二）急诊科的感染控制措施

（1）所有上岗人员应衣、帽、裤整齐，不戴饰物，常规执行上班后和下班前及接触病人前后认真洗手的原则。抢救室、观察室、缝合室、治疗室应常规置消毒洗手盆，便于随时消毒用。

（2）急诊科的工作人员应定期进行感染控制基础知识培训，在抢救中除了能掌握各种急救技能和仪器的操作，还要求能熟练掌握各种医疗器械的消毒保养方法、隔离措施和无菌操作技术。

（3）急诊科要保持室内空气清洁，定期进行室内空气和物体表面的清洁、消毒。地面有污染物，应随时清理。

（4）病人之间不能交叉使用医疗仪器，凡病人使用过的医疗器械，均应先用对乙肝病毒有效的消毒液浸泡，无害化后再清洗，消毒灭菌。

（5）所有医疗废弃物应分类装袋封口，送指定地点处理，一次性医疗用品用后，须及时消毒处理后，统一回收。

#### （三）急诊重症监护室（ICU）

ICU 是危重病人集中监护和治疗的场所。其环境的特点是：①医务人员多、监护仪器与医疗装备多、操作多、人员走动多；②病人的病情危重，病人多有不同程度的器官功能衰竭，免疫力低下，各种合并症，且多需接受介入性操作，如心肺功能监测、置鼻胃管、气管插管等。③ICU 的病人多接受各种监测护理，病人与医护人员接触多，医护人员皮肤及口咽部的菌株移植机会多；④急诊科 ICU 的空气净化和通气不足，杂菌所致的空气污染十分严重。因此医院感染已成为 ICU 病人常见的并发症之一。加强 ICU 的消毒管理，改善 ICU 的内外环境，严格执行无菌操作技术，最大限度的降低医院感染率，提高医疗质量，已引起各级卫生行政部门及医院感染管理人员的高度重视。

1. 环境要求 ICU 应设于清洁、远离人流的区域，进入 ICU 前应有缓冲间，并备有更衣、更鞋柜、洗手设备和擦手设备。医护人员办公室门口最好有风淋设施，以去除衣物上部分附着的污染物。但目前急诊科的 ICU 多是在原有设施基础上改建而成，缺乏必要的设施，因而空气污染始终存在。所以 ICU 内病床以单人间为宜，一室内最多不超过 3 人，而且床间距需在 1 米以上，以降低尘埃粒子和飞沫感染的机会。

需配备良好的通风设施，ICU 应安装层流净化装置，使 ICU 的空气经过（十万级）的过滤器，以保证室内空气得到净化。为保证过滤器的效能，需定期检查清理过滤口，每半年需清洗或更换一次过滤网，每月做空气微生物监测，过滤口需每周清洗一次。

需配备相应的洗手设备，所有进入 ICU 病室的人员都必须严格遵守入室前和接触病人前后的洗手制度。洗手设备要足够、方便。水龙头需采用肘、脚或膝式开关。室内备消毒盆，便于随时消毒双手。

2. 室内消毒　除用层流空调净化外，每日还需用紫外线照射 60 分钟；物体表面每日用消毒剂擦拭；定期进行终末大消毒，遇有感染病人或疑似传染病人转出后应立即进行终末消毒。

3. 人员管理　严格限制人员出入；进入 ICU 工作的人员必须经过感染控制知识的培训，能熟练掌握无菌操作技能和隔离原则；谢绝患有感染性疾病的工作人员和家属进入；探视者不准带入任何物品，在室内停留时间不超过 15 分钟。

4. 消毒灭菌质量管理　ICU 诊疗设备繁多而复杂，消毒灭菌的难度大。①任何仪器设备在接触病人前都必须经过消毒或灭菌处理。②消毒或灭菌后的物品要求贴上消毒日期标签，并妥善贮存于清洁间内，过期物品必须重新消毒或灭菌。③急救复苏器材、呼吸设备、辅助循环设备的各种管道系统，用完后应撤卸，彻底消毒清洗，能耐高温高压的器械采用压力蒸汽灭菌。

（尚秀娟）

# 第三节　门、急诊医院感染管理者的职责

根据门、急诊的工作特点，其感染管理者必须由有相关专业技能、责任心强、肯于吃苦、有一定的组织能力和管理能力的医师或护师担任。通过管理者实施管理职能，达到门、急诊的各医疗环节，医疗程序安全运转，保障医患健康的目的。

（1）负责制定检查门、急诊预防和控制医院感染的各项规章制度，并在门急诊成立医院感染控制小组，指导他们开展工作。

（2）监督检查门、急诊各医疗程序和环节有关控制医院感染的规章制度落实的情况，特别是无菌操作、消毒方法和必要的隔离等制度的执行情况。医院感染管理者有权提醒和纠正临床医师、护士违反操作程序的行为，有权对屡不改正者报请有关部门进行处罚。有权对医院感染可疑病例和可能存在的感染环节进行监控，并采取有效措施。特别要加强门、急诊的注射室、换药室、门诊手术室、急诊抢救室，急诊 ICU 等重点科室的监督和管理。

（3）及时发现门、急诊中特别是急诊 ICU 的医院感染的散发病例，并按要求上报，对爆发流行病例立即上报，对法定传染病按《传染病防治法》上报。

（4）对门、急诊所使用的一次性医疗用品和卫生用品，以及消毒药械进行定期监督监测，使用中的消毒效果和一次性医疗卫生用品的用后处理的各项指标必须符合国家有关标准。

（5）对门、急诊的各级各类人员开展预防医院感染知识的培训和教育，使他们充分认识到医院感染的危害性，并将预防医院感染变成自己的自觉行动。

（尚秀娟）

# 参考文献

［1］张海陵．急症传染病学．北京：人民军医出版社，2009.

［2］尚秀娟．董爱英，穆淑敏．重症监护病房鲍曼不动杆菌感染及耐药性分析．现代预防医学，2010，37（21）：4200－4201.

［3］尚秀娟．重症监护病房老年患者医院感染分析与对策．中华医院感染学杂志，2010，20（10）：1425.

［4］尚秀娟，董善俊，程爱斌，等．ICU医院感染相关因素目标性监测分析与预防措施．中华医院感染学杂志，2012，22（17）：3815－3817.

［5］尚秀娟，程爱斌，安立红，董善俊，吴玉芳．三级综合医院医院感染现状调查分析．中华医院感染学杂志，2013，23（10）：2295－2307.

［6］李兰娟，王宇明．感染病学（第3版）．北京：人民卫生出版社，2015.

［7］田庚善．感染病学．江苏：科学技术文献出版社，2010.

# 第五章　呼吸系统医院感染

## 第一节　概述

呼吸系统医院感染包括上、下呼吸道感染，广义地说还可以包括胸膜腔感染，而以下呼吸道感染最常见。严格意义上的下呼吸道感染系指急性气管－支气管炎、慢性支气管炎急性加重、支气管扩张继发感染等。肺炎则指肺实质炎症，与下呼吸道感染应有区别。但这种区别目前主要是依据影像学征象，缺少特异性，而且影像学检查或者由于设备，或者由于病情常受到一定限制，故可以将肺炎包括在内统称为下呼吸道感染。呼吸系统的医院感染，在我国占医院感染的第一位，欧美发达国家居第二位。近年来发病率有增加的趋势。60年代人们了解到医院内流行的坏死性 G⁻杆菌肺炎与呼吸治疗装置中的雾化器严重污染有关，并提出了有效的预防措施。70年代及80年代初期，人们注意到医院肺炎的危险因素及口咽部 G⁻杆菌移位与医院肺炎的关系。近10年来人们对医院肺炎的重要类型呼吸机相关性肺炎（ventilationassoclated　pneumonia，VAP）危险因素的研究以及胃内菌群的移位在医院肺炎发病中作用的进一步阐明，从而提出了一些防治措施。许多大型医疗单位建立了医院肺炎的监测系统。这些研究成果和措施对预防、控制医院肺炎起到了积极作用。但临床上医院肺炎许多危险因素（如病人基础疾病、必须的诊疗措施等）不可改变，随着医院技术的进步，各种介入性操作和器官移植的推广，危重病人抢救成功率的提高，肿瘤化疗、糖皮质激素和免疫抑制剂的广泛应用，广谱和超广谱抗生素的应用，在有效治疗医院感染的同时，也诱发一些病情更严重、治疗更困难的多重耐药或真菌引起的医院肺炎。这些因素导致发病率居高不下，缺少高度敏感和特异的诊断方法，有近50%左右医院肺炎难以作出准确的病原学诊断，缺少尽善尽美的诊断标准。诊断困难和诊断标准不统一也使医院肺炎的监测、防治措施效果评价变得十分困难。这些都是今后的重要研究课题，应引起足够重视。

1997年中华医院管理学会医院感染管理专业委员会制定的"医院感染诊断标准"将医院获得性呼吸系统感染分上、下呼吸道系统感染和胸膜腔感染。医院获得性上呼吸道感染注意包括鼻咽、鼻窦炎和扁桃体的急性感染。近年由于鼻胃管、气管插管的广泛应用，鼻窦处的发病率明显上升，且与下呼吸道感染有明显相关性，但诊断相对容易，预后较好。由于严格的无菌技术，胸膜腔医院感染的机会减少，仅偶见于胸外科手术治疗病人或作为医院肺炎的并发症。本章重点论述医院肺炎。

（尚秀娟）

# 第二节　流行病学

## 一、流行现状

### （一）发病率

关于医院肺炎的发病率有大量的调查和研究，但由于危险因素的分析常缺乏多元分析，所报告的发病率都相对于特定的群体，且大多未包括时间因素，最主要的是许多报告大多依据非特异性的临床表现及影像学即临床标准来诊断的，缺少肺组织学、尸检或其他严格的"金标准"的证实。尽管如此，一些调查资料还是揭示了医院肺炎的严重性和紧迫性。在美国医院肺炎位居医院感染性疾病的第二位，占整个医院感染的15%～18%，每年发病人次约25万左右，约占住院病人的1%，每4个肺炎中有1个是医院获得性肺炎。国内卫生部医政司医院感染监测协调小组于1987—1988年对9省市16所综合性医院进行调查显示下呼吸道感染（主要为肺炎）为1.30%～3.45%，占全部医院感染的29.58%，远高于泌尿道感染和术后伤口感染，占各系统医院感染之首。医院内下呼吸道感染具有地方性、流行性的特点，其发病率受以下因素影响。

1. 医院级别、规模　一般说来，医院规模愈大（如大学教学医院和省市级综合医院），由于科室相对齐全，收治危重病人比例相对较高，开展复杂手术或介入性操作等机会多，医院肺炎的发病率就愈高。教学医院的发病率约为非教学医院的两倍。

2. 临床科室类别　重症监护病房（ICU）、内科（呼吸、血液、神经）、外科（脑外、胸外、烧伤）等科室医院肺炎发病率较高；妇产科、眼耳鼻喉科、精神科及普通儿科病房发病率相对较低。最近研究发现，在普通病房接受机械通气病人医院肺炎发病率3%～5%，而ICU则高达8%～54%。有人前瞻性调查203例留住ICU时间≥72小时的病人，医院肺炎高发病率达12.8%。ICU中病人医院肺炎发病率高主要由于病人基础疾病严重、介入性诊治措施较多、监护所需接触多、交叉感染率相对增加等因素有关。

3. 基础疾病种类和全身基础状况　免疫损害宿主（如恶性肿瘤化疗病人、粒细胞缺乏及艾滋病病人等）、严重烧伤、COPD、昏迷病人医院肺炎发病率明显高于其他群体。

4. 诊疗措施的影响　许多诊疗措施破坏人体的生理性防御机理，增加了对感染的易感性，其中以人工气道机械通气最为显著。研究表明接受机械通气病人医院肺炎发病率是非机械通气病人的6～21倍，发病率高达55%。器官移植病人医院肺炎发病率较骨髓移植者相对为低。在美国接受实体性器官移植病人术后最初3个月内有4%发生细菌性肺炎，其中以心肺移植最高（22%），其次为肝脏移植和心脏移植（各占17%），肾脏移植最低（1%～2%）。

5. 医院管理　医院肺炎发病率与医疗单位是否建立医院感染监测机构及医务人员对医院感染的防范意识密切相关。如向医务人员传授医院感染的知识，严格执行无菌制度，对免疫损害宿主进行保护性隔离，合理使用抗生素等，可有效减少医院肺炎的发生。

### （二）病死率

医院肺炎病死率为20%～50%，明显高于社会获得性肺炎的5%～6.3%。据报道，一组患医院感染的200名死亡病人中，60%为医院肺炎所致。最近2个配对定群研究提示，医院肺炎并死亡的病人中约 1/3 ~ 1/4 是直接死于医院肺炎。在美国每年有 2 ~ 3 万人死于医院肺炎，它的病死率约为 28% ~ 37%，在重危病人中病死率更高，在 ICU 病房中发生肺炎病死率为 33% ~ 55%。

虽然医院肺炎的高病死率与病人基础疾病重危程度有关，然而大部分死亡的直接缘于肺炎。在 ICU 气管插管者中肺炎病死率为 27%，约占全部病死率的 50% 左右；骨髓移植病人病死率的 83% 与肺炎有关。可以看出医院肺炎明显加速基础疾病的恶化并增加病人病死率。医院肺炎的高发病率和高病死率增加了社会经济负担，造成了医疗资源的浪费。据 1992 年美国 CDC 公布的资料，医院肺炎平均增加住院日数约 5.9 日，额外增加费，用平均 5 683 美元。国内缺乏确切统计。上海中山医院曾调查医院肺炎抗菌药物的费用，1985 年平均每例开支约 3 114 元，近年由于耐药菌的大量增加和新型广谱抗生素的应用，1993 年每例抗生素药费增加到 10 000 元。医院肺炎给病人和社会造成的损失及其危害足见一斑。

医院肺炎的预后除受肺炎本身严重程度影响外与许多因素有关，重要的有。

1. 年龄　有研究提示医院肺炎病死率与年龄有关，年龄愈大病死率愈高。但目前尚无足够证据来证明这一点。

2. 病原体　需氧革兰氏阴性杆菌，特别是铜绿假单胞菌、不动杆菌属细菌病死率较高。

3. 基础疾病的种类　不同的基础疾病并发医院肺炎其病死率不同。一般认为，合并于创伤的医院肺炎病死率最低，约 13% ~ 20%，其次为胸腹部手术、COPD 等，合并于骨髓移植者病死率最高达 75% 以上。肿瘤并发医院肺炎病死率高于非肿瘤性疾病。

4. 治疗措施不当　不合理的抗生素治疗和预防性应用、平卧位、接受机械通气等均提示医院肺炎预后不佳。

## 二、流行环节和危险因素

### （一）病原体来源及传播途径

1. 内源性感染　分原发性与继发性内源性感染。

（1）原发性内源性感染是由潜在性病原微生物（potential pathogen mlcroorganism 或 potent pathogen mlcroorganisms，PPMs）所致，这些微生物常存在于有肺损伤或气管插管机械通气病人的口咽部和胃肠道。它主要发生于机械通气最初 4 日内。引起原发性内源性肺炎的微生物种类因病人不同而有差异。在原来健康病人（如创伤、中毒等）常由肺炎球菌、金葡菌、流感嗜血杆菌、卡他莫拉氏菌、大肠埃希氏菌所致。一般认为短期使用相对窄谱抗生素可望预防这种感染。然而存在基础疾病病人（糖尿病、COPD 等），在其喉部，直肠常有肺炎克雷伯氏菌存在，易引起下呼吸道感染。

（2）继发性内源性感染大多由 G⁻ 杆菌引起，在入院前病人并不携带这种细菌，但住院期间继发定植于口咽部或胃肠道，并在此快速过度生长，主要为 $G^-$ PPMs 和金葡菌。住入 ICU1 周内病人唾液或胃内容物 PPMs 细菌浓度高达 $10^8$ CFU/ml。病原微生物传播途径大多经医务人员手，将其他病人或携带者的病原菌传给新病人。尽管微生物是外源性的，但微生物在感染之前常在口咽部、胃肠道定植和增殖，并被误吸入下呼吸道。未经口咽、胃肠道继发定植的假单胞菌属细菌肺炎仍称为外源性感染。

（3）血源途径定植于支气管肺的微生物极少来源于血液，偶尔因金葡菌败血症，常表现为多发性肺脓肿。

2. 外源性感染

（1）接触传播这是最常见的一种传播方式。有直接或间接触传播 2 种，前者是由病人之间或病人与工作人员之间身体接触所致；后者大多因医疗器械、监测设备被污染或未严格消毒或病人之间共用器械所致。所传播的病原体以假单胞菌属、窄食单胞菌属及军团菌属的细菌为主。纤支镜在 ICU 病人中的诊断、治疗应用已很普遍，它可能是医院肺炎的独立危险因素，属间接触性传播。

（2）空气传播空气中的尘粒可带有病原菌，并可移动而导致病原菌的传播，如结核分枝杆菌、曲菌。病毒经飞沫传播亦归于这一类。

（3）媒介传播指经昆虫或动物传播，主要发生在发展中国家的医院内，与医疗条件及环境差有关。

一种病原体可通过一种方式传播，也可经两种或两种以上方式传播。了解感染的途径有助于追溯感染源及制定控制措施。图 5-1 概括了医院内下呼吸道感染的途径，可供参与。

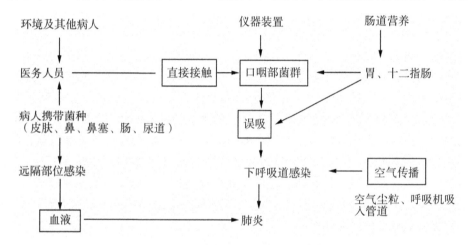

**图 5-1 医院内获得性下呼吸道感染途径**

## （二）危险因素

由于医院内肺炎的诊断标准不一，确定危险因素的统计学方法不一（如多元分析、单因素相关分析）等方面原因，对于各种危险因素的作用评价亦不一致。目前公认的最显著危险因素是气管插管机械通气，它可使发生医院肺炎的危险因素增加 3~21 倍。结合文献报道，将常见医院肺炎的危险因素列于表 5-1。

表 5-1 医院肺炎的危险因素

| 宿主相关因素 | 医疗（诊疗措施）相关因素 |
| --- | --- |
| 1. 年龄≥60 岁 | 1. 交叉感染（呼吸器械、手） |
| 2. 慢性肺部疾病 | 2. 病室空气或供水系统污染 |
| 3. 免疫功能低下 | 3. ICU |
| 4. 营养不良 | 4. 长时间住院 |
| 5. 意识障碍 | 5. 先期抗生素治疗 |
| 6. 先前感染 | 6. 外科手术（头、胸、上腹部） |

续　表

| 宿主相关因素 | 医疗（诊疗措施）相关因素 |
|---|---|
| 7. 休克 | 7. 止酸药及 $H_2$ 拮抗药 |
| 8. 神经肌肉疾病 | 8. 气管插管及再插管 |
| | 9. 鼻胃管 |
| | 10. 颅内压监测 |
| | 11. 平卧位 |
| | 12. 频繁更换呼吸机管道 |

（尚秀娟）

## 第三节　病原学

医院内下呼吸道感染具有地方病和流行病的某些特点，其病原谱依地区不同而有一定差别，且与基础疾病和先期抗生素治疗、传播途径、病原菌的来源等因素有密切关系。随着时间变迁，病原菌谱亦发生了许多变化。复合感染在医院肺炎中占 1/3 左右，机械通气病人复合感染发生率更高。病原体 90% 以上是细菌。一般认为社区获得性肺炎主要病原菌是肺炎链球菌、卡他莫拉氏菌、流感嗜血杆菌、肺炎支原体、肺炎衣原体、军团菌。与社会获得性肺炎不同的是，医院肺炎的致病菌中 $G^-$ 杆菌占 50% 以上，特别是铜绿假单胞菌和肠杆菌属细菌；其次是 $G^+$ 细菌，以金葡菌最常见。其他如洋葱假单胞菌、军团菌、曲菌、卡氏肺囊虫并不少见。病毒相对少见，但在器官移植尤其是骨髓移植，以及其他免疫抑制宿主病毒是医院肺炎的最重要病原体之一。表 5-2 为美国国家医院感染监测系统报道 1986.1—1993.10 期间医院肺炎常见病原体分布情况。

**表 5-2　医院肺炎病原体分布情况**

| | 病原体 | 构成比 | | 病原体 | 构成比 |
|---|---|---|---|---|---|
| $G^-$ | 铜绿假单胞菌 | 18.1% | $G^+$ 菌 | 金黄色葡萄球菌 | 17.6% |
| (68.2%) | 肠杆菌属细菌 | 11.3% | (24.3%) | 肺炎球菌 | 1.7% |
| | 肺炎克雷白氏菌 | 5.9% | | 肠球菌 | 1.7% |
| | 流感嗜血杆菌 | 5.4% | | 凝固酶阴性葡萄球菌 | 1.3% |
| | 不动杆菌 | 5.0% | | 其他 | 2.0% |
| | 大肠埃希氏菌 | 4.7% | 真菌 | 白色念珠菌 | 3.6% |
| | | | 7.1% | 其他 | 3.5% |
| | 其他 | 17.8% | 病毒 | | <1% |

与 80 年代相比肠杆菌科细菌比例明显下降，假单胞菌属细菌及金葡菌比例上升。近来亦有一些报道提示肠杆菌科细菌比例仍高达 32%。其差别可能与标本采集方式有关，因为这些病人病原体的确定主要依据痰或气管吸出物的培养，而此类标本肠杆菌科细菌分离率明显高于医院肺炎病人血液和防污染下呼吸道标本。最近一份研究报告提示，肠杆菌科细菌在口咽部定植较在下呼吸道更常见，主要与此类细菌在口咽部粘附性有关。因此经痰或气管吸

出物培养的结果常常过高地估计了肠杆菌科细菌在医院肺炎病原体中比例。有许多资料表明，肠杆菌属细菌、不动杆菌属细菌比例较80年代明显上升。有人报道在使用抗生素的心外科手术后并发医院肺炎的病人中不动杆菌是最重要的致病菌之一。铜绿假单胞菌在先期使用抗生素或机械通气并发医院肺炎病人中的比例高达15%～30%，且耐药率高，对治疗带来困难，预后较差。

近10余年来，金葡菌所致的医院肺炎呈明显上升趋势，估计达5%～20%，而在年轻昏迷、创伤合并伤口感染病人中金葡菌感染率可超过20%。特别要指出的是耐甲氧西林金葡菌（MRSA）引起VAP的比例在上升。Rello报道，在ICU中VAP病人所有MRSA感染中均有前期使用抗生素史，而甲氧西林敏感金葡菌（MSSA）仅21.2%有先期使用抗生素史。MRSA感染的病死率是MSSA的20倍。故控制ICU内抗生素的使用是减少MRSA及其VAP发病的途径之一。

厌氧菌在医院肺炎中的地位不甚清楚。这主要由于厌氧菌标本采集和细菌培养较困难，临床上对厌氧菌检测甚少。通常认为厌氧菌在医院肺炎中所占比例较低，但有人用环甲膜穿刺气管吸引作厌氧菌培养，结果显示厌氧菌占肺炎病原菌比例高达35%，其中7%～9%的医院肺炎系单独为厌氧菌所致。弄清这一情况也许很重要，因为目前推荐医院肺炎单一治疗的抗菌新药对厌氧菌的作用不强。无病原学证据，但临床疗效不佳，且合并有吸入史的病人应考虑厌氧菌感染的可能。

结核菌作为特殊病原体引起医院肺炎，早就引起国外作者的关注。欧美国家的研究表明，免疫损害宿主可引起结核病小规模爆发流行。在我国普通人群结核感染率较高而结核发病的潜伏期又相当长，对病人住院期间发生的结核病，难以判断是社会获得性还是医院获得性感染。除非有相当确切的临床与流行病学资料，否则不应轻易将住院期间发病的结核病诊断为医院感染。

军团菌引起的医院肺炎多为散发病例。医院内供水系统或空调器冷凝水污染可引发军团菌肺炎甚至医院内的流行。军团菌肺炎的确诊依赖于培养阳性结果，但该菌培养技术难度大，国内尚无确切的发病统计学资料，一般认为我国医院军团菌肺炎发病率低于国外。

真菌在医院肺炎中占有一定比例。由于抗生素的广泛应用、器官移植的开展，医院内深部真菌感染显著增加。真菌性医院肺炎病原体包括念珠菌、曲菌、毛霉菌等，以念珠菌最为常见，约占80%以上。主要见于免疫抑制宿主和长期接受广谱抗生素治疗的病人。免疫抑制病人的医院肺炎中重要的病原体尚有卡氏肺囊虫，主要见于器官移植和艾滋病病人。上海中山医院曾报道4例卡氏肺囊虫肺炎，3例为肾脏移植受者。由于该病原体检测未能很好开展，国内无确切的发病率统计资料。

病毒性肺炎的研究，目前大多限于社会获得性肺炎与严重免疫病人（如实质性脏器或骨髓移植）。在免疫功能正常的住院病人中，医院病毒性肺炎发病率尚无统计学资料。这主要是因为临床医师对医院病毒性肺炎认识不足及病毒实验室检查的限制。通常痰及血液病毒培养诊断价值不大，血清学方法难以早期诊断。病毒培养价格贵，几日或几周难以得到结果，即使用适当培养方法，病毒分离鉴定亦很困难（如腺病毒、疱疹病毒），即使发现也少有特异诊断价值（可能为无症状排出病毒）。介入性方法采集下呼吸道标本对诊断有价值，但不易获取。因此医院病毒性肺炎研究较少。一般认为医院病毒性肺炎所占比例小于1%。

但医院肺炎大部分病人病原学并不清楚，病毒传染性比细菌更强，因而可以认为医院病毒性肺炎发病率远高于目前的估计。

（尚秀娟）

# 第四节　发病机理

医院肺部感染的发生与其他感染过程一样，病原体到达支气管远端或肺组织，克服宿主的防御机理后繁殖并引起侵入性损害。呼吸系统的防御机理包括上呼吸道对空气滤进、加温、湿化及咳嗽反射；呼吸道上皮纤毛的运动；肺巨噬细胞的吞噬调理作用；体液及细胞免疫功能。医院肺炎的感染方式主要为吸入，其次为血液传播，潜在感染的激活（如结核、巨细胞病毒感染等）。借助于分子生物学分型技术发现，从肺炎病人下呼吸道分泌物中分离到的菌株与发病前就定植于病人口咽部或胃的菌株具有同源性，表明肺炎病原体来源于口咽部菌群的误吸。有研究提示，口咽部有 $G^-$ 杆菌定植者有 23% 病人发生医院肺炎，无定植者仅 3.3%。

正常人口咽部菌群常包括不少可引起肺炎的致病菌如肺炎链球菌、流感嗜血杆菌、金葡菌及厌氧菌，但肠杆菌科细菌和假单胞菌等非发酵革兰氏阴性杆菌分离率少于 5%。住院后病人口咽部菌群常发生变化，最突出的变化是革兰氏阴性菌定植比例明显升高。这种定植随住院时间延长其增加更加显著。口咽部革兰氏阴性菌定植增加的相关因素还有先期抗生素应用、胃液反流、大手术、严重的基础疾病及内环境的紊乱如糖尿病、酒精中毒、低血压、缺氧、酸中毒、氮质血症等。革兰氏阴性杆菌在住院病人口咽部定植并作为医院肺炎的主要致病菌来源，形成的机理尚不十分清楚，但应激是一个重要的原因。通常认为口咽部上皮细胞表面能与革兰氏阴性菌结合的受体为纤连蛋白所覆盖，使受体免于暴露而不易与细菌结合。应激时唾液中蛋白水解酶分泌增加，受体表面纤连蛋白被清除，受体暴露增多，促进了上皮细胞与细菌的结合。从而使革兰氏阴性杆菌在口咽部粘附，定植概率增加。实验已证实颊黏膜上皮细胞短暂露于胰蛋白酶，可使铜绿假单胞菌粘附性增加 10 倍。

正常胃液呈酸性，当因药物或"胃外分泌衰竭"（如应激）时，胃液 pH 值升至 4 以上，在这种情况下，胃内细菌特别是 $G^-$ 杆菌过度生长，经食管、咽部可移行至下呼吸道致肺部感染。另外受污染器械设备表面及被污染呼吸管道内冷凝水中的病原体，均可直接吸入或藉气溶胶颗粒吸入下呼吸道，引起医院肺炎。

机械通气病人最可能的吸入途径是沿气管导管外呼吸道分泌物的吸入。即使用带低压或高压囊的气管导管，口咽部分泌物的吸入或漏入仍是很常见的。文献报道用高压气囊气管导管病人中有 56%、低压气管导管中有 20% 有微吸入。这主要是气管插管破坏了口咽部与气管间的屏障，损害了对口腔分泌物有效清除功能，气管局部损伤及干燥使气管黏膜纤毛清除功能降低，加剧了微吸入。昏迷、全身麻醉、鼻饲管、支气管镜检查、食管疾病等亦促使微吸入的发生。吸入的口咽部病原体可以来自胃或鼻窦等处。半卧位可减少胃内容物的吸入，但对口咽部分泌物吸入无影响。

近来研究发现气管插管病人声门下导管球囊上穹隆区积液是细菌增殖的场所，细菌浓度可达 $10^8 cfu/ml$。X 线检查证实 50% 以上病人存在积液，这种污染积液无疑增加微吸入。目前已证实气管导管内外表面有由一种不定型的糖蛋白组成的生物膜存在，经培养及电镜观察

73%的生物膜内含有细菌，浓度达 $10^5$cfu/ml。生物膜使抗生素不易渗入，中和或破坏抗生素，从而保护细菌生长。这些微生物经移位或吸痰时导入方式进入下呼吸道，引起肺炎。

通过以上途径或血液，致病微生物进入下呼吸道及肺组织。机体借助于抗体、补体的调理作用、肺泡巨噬细胞和中性粒细胞吞噬消灭病原体。然而机体在疾病状态下（如休克、外伤等），病人肺内常有过多的炎症介质如 TNF、IL－6、IL－8 等引起炎症性肺损伤，致病微生物可隐藏于局部坏死组织内，逃避正常的清除机制。

概言之，病原微生物在上呼吸道粘附定植，继而吸入下呼吸道，突破机体的免疫机理、引起肺炎。因此医院肺炎的发生是病原机体与机体相互作用的结果。

（尚秀娟）

# 第五节　临床特征

医院内肺炎病原体分布和流行病学特征上与社区肺炎有显著不同外，在临床上二者亦有明显差别。由于严重基础疾病、免疫状态低下以及治疗措施（药物、机械通气等）干扰等，医院内的临床表现常常很不典型，概括起来有下列特点。

（一）症状变化不定

激素、免疫抑制药等药物使医院肺炎的症状被干扰或掩盖；尚有病人严重的基础疾病削弱机体反应性，故医院肺炎起病较隐匿，发热和呼吸道症状常不典型。在机械通气病人可以仅表现为紫绀加重、气道阻力上升或肺顺应性下降等。但也有部分病人突发起病，呈爆发性进程，迅速陷入呼吸衰竭，或使原已处于呼吸衰竭状态的病人的病程迅速演进而难以逆转。

（二）X线表现多变

医院肺炎一般表现为支气管肺炎，但常常变化多端。在严重脱水、粒细胞缺乏病人并发医院肺炎和卡氏肺孢子虫肺炎可以在 X 线上无异常表现。而在机械通气病人可以仅显示肺不张，或者因为肺过度充气使浸润和实变阴影变得难以辨认。也有的因为合并存在的药物性肺损伤、肺水肿、肺栓塞等而使肺炎无法鉴别。

（三）并发症多

医院内肺炎极易并发肺损伤和急性呼吸窘迫综合征，以及左心衰竭、肺栓塞等。在接受机械通气病人一旦发生肺炎极易并发间质性肺气肿、气胸。

（尚秀娟）

# 第六节　诊断与鉴别诊断

医院肺炎的诊断应包括临床诊断，组织学诊断、病原学诊断等3方面。临床诊断是发现肺炎的重要线索，也是建立肺炎诊断的前提和基础。组织学诊断是诊断肺炎的"金标准"。而病原学诊断是确定肺炎为感染性、选择抗感染方案和决定治疗成败的关键。

## 一、诊断原则

（1）临床诊断医院肺炎的各项指标均无特异性。一般认为对于先前无肺部疾患，依据1临床标准总能提示肺炎的诊断，但对有肺部基础疾病如心衰、机械通气病人诊断价值降低。因此，临床诊断标准用于前者比较有意义。

（2）在有条件获取肺组织标本时，依据肺组织学改变，结合肺组织病原学检查是诊断医院肺炎的最可靠依据。

（3）医院肺炎尽量采用涂片染色、定量培养并作出病原学的诊断，以指导治疗。有条件时应作病原体分型鉴定，以获取流行病学资料。

## 二、临床诊断

医院肺炎的临床诊断通常并不困难，与社区获得性肺炎一样，医院肺炎临床表现包括发热、咳嗽、咯脓痰、气管支气管吸出脓性分泌物、肺部湿性啰音等局部和全身症状体征。但由于医院肺炎病人常有基础疾病，加上住院期间接受各种诊疗操作，临床表现常有差异，而且其症状体征常被原发基础疾病所掩盖，不像社会获得性肺炎临床表现显而易见。早期诊断依赖对医院肺炎的高度警惕和认识。对以上所描述的具有医院肺炎危险因素的病人出现原因不明的发热或热型改变；咳嗽、咯痰或相关症状较前加重、痰量增多或性质改变，尤其是出现脓性痰；氧疗病人所需浓度增加或机械通气病人病情恶化，所需每分通气量增加且不能用原发基础疾病解释时应想到医院肺炎的可能。及时作血常规、胸部影像学检查，如肺部出现新的浸润灶或病灶明显扩大，在除外其他疾病基础上，可作出医院肺炎的诊断。

临床诊断标准是较敏感的，但特异性差。发热伴发肺部阴影病人肺炎可能性居第一位，但腹部手术后腹腔感染、鼻窦炎、败血症、尿路感染、胰腺炎、肺栓塞、药物热、肺纤维增殖性病变均可引起发热。X线上肺部阴影原因亦很多。据报道一组临床可疑呼吸机相关性肺炎病人X线阴影原因分析发现，感染性肺炎仅占35%（110/315）、肺不张22.4%（71/315）、心衰占11.1%（35/315），其他还有ARDS、肺栓塞、肺纤维增殖性病变、肺出血、肺肿瘤及非细菌性肺炎等原因。因此认为肺不张、心衰是疑似VAP病人中需要加以鉴别的最常见病变。依临床标准诊断肺炎的符合率约2/3左右。

## 三、病原学诊断

医院肺炎的病原学诊断十分重要。只有确定感染的病原体，才能进行针对性治疗。近年来国内外所制定的医院肺炎诊断标准均非常重视病原学的检测。目前有半数医院肺炎未能作出病原学的诊断。主要原因是医院肺炎病原谱广，有些技术（取材和检测）要求高、代价大，一般实验室难以进行。下面就标本采集技术作重点进行讨论。

### （一）普通痰培养

多数医院肺炎病人发病前口咽部已有G⁻杆菌等致病菌定植。培养前标本涂片光镜筛选法（每个低倍视野上皮细胞<10个，白细胞数≥25个），仅能剔除污染严重的痰标本。而免疫抑制病人痰标本中的白细胞数常达不到"合格标本"要求。一般认为痰液普通培养主要用于社会获得性肺炎的诊断，对医院肺炎的病原学诊断价值不大。

## （二）气管内吸出物检测

机械通气病人可直接从气管、其他病人可经环甲膜穿刺吸出下呼吸道分泌物进行检查。

1. 常规培养 气管内吸出物常规培养结果极少阴性，但假阳性率高（主要为 $G^-$ 杆菌），常导致医院肺炎过诊。与组织学诊断标准相比，它的敏感性 82%，但特异性仅 27%。该检查亦不能用作监测肺炎的疗效。

2. 显微镜分析 近端气管分泌物直接涂片作革兰氏染色其结果与半定量培养结果呈线性相关。同时对标本作氢氧化钾溶液处理后观察弹性蛋白，以此作为诊断医院肺炎的指标，它的敏感性为 52%，特异性 100%。弹性蛋白出现可先于肺浸润改变 $1.8 \pm 1.3$ 日。但非感染性肺坏死显然影响它的特异性。

3. 定量培养 临界值定在 $10^6$ cfu/ml，一般认为气管内吸出物定量培养与特异性较高的 PSB 或 BAL 定量培养法（后述）相关性好，敏感性 38%~91%，特异性 59%~92%。发现气管内吸出物细菌定量培养的浓度增加先于肺野出现浸润灶平均 $4.8 \pm 3.2$ 日，有早期诊断意义。

4. 包裹抗体细菌的检测 文献报道该方法对下呼吸道感染诊断的敏感性和特异性分别为 46%~50% 和 50%~100%。对于高度怀疑医院肺炎，但定量培养因事先已使用抗生素或标本送检因素而致细菌浓度低于 $10^6$ cfu/ml 时，该方法起到协助和补充诊断的作用。

## （三）远端气道分泌物的检测

远端呼吸道分泌物检测包括：①确定微生物存在及其浓度；②炎症及其吞噬反应的程度；③可能的坏死组织。按采样方法分以下 3 种。

1. 直接抽吸法（非纤支镜技术） 经鼻或人工气道向气管插入导管或 PSB，通过吸引或刷取方法采集标本。该方法不用纤支镜，创伤小，操作过程中对病人气体交换影响小，可避免纤支镜通道的污染，缺点是对气道无法直视观察，盲采标本难以保证采集部位与病变部位一致，敏感性低。

2. 防污染标本毛刷（protected specimen brush，PSB）采样 经纤支镜通道插入特制双套管防污染刷采样。优点是可直视气道病变情况，并可结合影像学资料，直接进入相应病变部位采集气道分泌物以提高阳性率，并可免受口咽部菌群的污染。缺点是纤支镜可引起交叉感染，病人相对耐受性差，并要求操作者有一定技术。通过 PSB 方法通常可采集远端气道分泌物约 0.001ml 左右，放入 1ml 保菌液中，然后定量培养，一般认为当 $10^3$ cfu/ml 有临床意义。它的敏感性 64%~100%，平均 82%；特异性 69%~100%，平均 92%。

3. 支气管肺泡灌洗（broncial alveolar lavage，BAL） 纤支镜嵌入的远端肺泡面积是相应远端气道面积的 100 倍，BAL 可采集显著多于 PSB 范围内的标本。BAL 液中细菌浓度 $10^4$ cfu/ml 可代表原始肺组织中细菌浓度 $10^5$~$10^6$ cfu/ml。BAL 定量培养诊断医院肺炎的敏感性为 72%~100%，特异性 69%~100%。BAL 取材方法使微生物系列分析成为可能，如在定量培养同时可作离心涂片，早期作出病原学初步诊断，指导治疗；BAL 可作细胞学分析，有助于出血、肿瘤等病变鉴别。

4. 防污染支气管肺泡灌洗（protected bronchoalveolar lavage，PBAL） 该方法可进一步提高 BAL 特异性，文献报道特异性达 92%，敏感性 97%（表 5 - 3）。

表 5 - 3　医院下呼吸道感染病原学检测方法及评价

| 项目 | 标准<br>（cfu/ml） | 敏感性（%） | 特异性（%） | 准确率（%） |
|---|---|---|---|---|
| 气管内分泌物 | | | | |
| 　定性 | - | 57 - 58 | 33 - 14 | - |
| 　定量 | $10^5 - 10^6$ | 67 - 91 | 92 - 59 | 72 - 83 |
| 非支气管镜气道 | | | | |
| 远端标本（mBAL/PSB） | $10^3 - 10^4$ | 61 - 100 | 100 - 66 | 70 - 100 |
| PSB | $\geqslant 10^3$ | 64 - 100 | 95 - 60 | 69 - 90 |
| BAL | $> 10^4$ | 72 - 100 | 100 - 69 | 72 - 93 |
| PBAL | $\geqslant 10^4$ | 82 - 92 | 97 - 83 | 84 - 96 |

5. 开胸肺活检　开胸肺活检采集标本作病原学检查是诊断肺炎的最准确方法。主要通过培养方法获得病原学证据，并同时作组织学检查，以排除其他病变。目前因 BAL、PSB 等技术诊断医院肺炎的可靠性较高，肺活检临床较少使用，仅限于病情持续恶化，经多种检测无感染证据或需尽快作出某种特异性诊断时（如肺纤维增殖性病变）。

### 四、医院肺炎的组织学诊断

肺炎的组织学诊断标准规定为：肺泡及细支气管远端有中性粒细胞浸润、革兰氏染色可见纤维素渗出物和细胞碎片、中性粒细胞吞噬细菌现象或因产生过多的蛋白溶解酶致肺组织坏死。标本采集可通过经支气管肺活检（TBLB）、经皮肺活检、开胸肺活检及尸检。然而这个"金标准"仍存在 3 个主要问题：①肺组织标本难以获取。②即使通过尸检、肺活检获取肺标本，难以在肺炎发病同时获得，也就不能肯定肺病理变化是否代表临床发病时情况。③经验性抗生素、糖皮质激素治疗，常使培养结果及组织学表现变得不可靠。

医院肺炎准确诊断仍是一个难题。它的诊断准确性不但关系到病人病情诊断、治疗、预后，而且是确定医院肺炎流行情况、危险因素评价是否可靠的关键因素。临床上对任何一种检测手段要考虑到它的敏感性和特异性，必要时可同时作多项检查，即联合检测。研究已证实综合 PSB 与 BAL 检测结果，可提高医院肺炎诊断的敏感性和特异性。尽管临床诊断准确性差，但荟萃（meta）分析提示，将临床诊断与其他实验检查结合、分析，可显著提高肺炎诊断的准确性。目前医院获得性肺炎诊断的诊断策略仍是有很大的挑战性，需要继续深入研究。

### 五、诊断标准

不少国家包括我国都制定有医院内下呼吸道感染或医院肺炎的诊断标准（表 5 - 4）。但出发点或目的不完全相同，诊断标准可以差异很大，譬如为控制耐药菌传播，在 ICU 气管插管病人只要气管吸引物出现病原菌特别是肠道 $G^-$ 杆菌，即使临床尚未肯定肺炎，就应按医院肺炎处理，采取控制措施；若为统计医院肺炎的比较发病率，则需要在较长时期内保持相对稳定，适用于所有病人，并能使监控人员根据通常的临床表现和实验室所见便可作出诊断的诊断标准；倘为治疗目的则要求诊断标准具有高度特异性。中华医院管理学会医院感染管理专业委员会 1997 年制定的医院内下呼吸道感染诊断标准适用监控使用，亦强调了病原学诊断，以提高诊断特异性，同样适用于临床工作的一般要求。

**表 5-4 下呼吸道医院感染诊断标准**

临床诊断

　　一、病人出现咳嗽、痰黏稠，并有下列情况之一者：

　　1. 发热

　　2. 出现肺部啰音

　　3. 白细胞总数及中性粒细胞比例增高

　　4. X 线显示肺部有急性浸润性病变，并排除非感染性原因如肺栓塞、心力衰竭、肺水肿、肺癌等。

　　二、病人稳定期的慢性气道疾患（慢性支气管炎伴或不伴阻塞性肺气肿、哮喘、支气管扩张症）出现急性恶化、咳嗽及痰量明显增加，痰液性状变脓性，或者 X 线胸片与入院时比较有明显改变或病变，并排除感染原因（同上述第 4 条）

病原学诊断

　　临床诊断基础上，符合下列情况之一者：

　　1. 经筛选的痰液（涂片镜检鳞状上皮细胞 < 10 个/低倍视野或白细胞 > 25 个/低倍视野；免疫抑制和粒细胞缺乏病人见到柱状上皮细胞与白细胞同时存在，白细胞数量可以不严格限定，连续两次分离到相同病原体）

　　2. 痰定量培养分离到病原菌计数 $10^6$ cfu/ml

　　3. 血培养或并发胸腔积液者的胸液分离到病原体

　　4. 经纤维支气管镜或人工气道的吸引采集的下呼吸道分泌物分离到浓度 $\geqslant 10^5$ cfu/ml 的病原菌、经支气管肺泡灌洗（BAL）分离到浓度 $\geqslant 10^4$ cfu/ml 的病原菌，或经防污染样本毛刷（PSB）、防污染支气管肺泡灌洗（PBAL）采集的下呼吸道分泌物分离到病原菌（对于愿有慢性阻塞性肺病包括支气管扩张者细菌浓度必须 $\geqslant 10^3$ cfu/ml）

　　5. 痰或下呼吸道采样标本中分离到通常非呼吸道定植的细菌或其他特殊病原体

　　6. 免疫血清学、组织病理学的病原学诊断证据

【说明】

　　病变局限于气道者为医院内气管—支气管炎；出现肺实质炎症（X 线显示）者为医院肺炎（包括肺脓肿），报告分别标明。

（尚秀娟）

# 第七节　预防与控制

　　医院肺炎发病率高，病死率居高不下，治疗困难。加强预防可能是控制该病流行、降低病死率的最重要途径。目前预防措施主要是针对易感危险因素及发病机理而提出的。尽管现有医疗条件下，许多易感因素难以避免。但许多研究已证实，部分医院肺炎通过相应的预防措施是可以预防的。预防措施可分抗生素方法（如 SOD）和非抗生素方法（如体位）。下面依医院肺炎发病原理分别叙述。

　　减少或消除口咽部和胃肠病原菌的定植和吸入

## （一）改进营养支持治疗方法

　　营养不良是医院肺炎发病的危险因素之一，营养支持治疗亦是危重病人常规治疗的一部分。从预防医院肺炎发病的角度来看，肠道喂养方法优于全肠外营养。在应激状态下，肠道并不是一个休眠器官，尽管在外伤后一段时间内，结肠蠕动受到抑制，胃肠减压是必要的，但小肠运动及其他功能仍保持完整。小肠喂养可最大限度减少细菌通过肠黏膜向外移行。并

可维持正常肠道菌群平衡。因而肠道喂养可预防感染。喂养应注意以下几个问题，以减少医院肺炎的发病。①喂养过程中尽量减少误吸危险因素，提倡半卧位。②用小号胃管少量持续喂养，当然这样会使胃 pH 值升高，可在喂养过程中监测胃内 pH 值，保持在 3.5 以下，也可用酸化的食物喂养。③可将导管直接插入空肠，以避免对胃液的碱化作用。

### （二）控制胃内容物的反流（体位）

胃内细菌是医院肺炎病原菌的重要来源。这些病人中，胃反流很少见。当病人处于平卧位、鼻胃管的放置及胃中含有大量内容物时，反流更易发生。因此对机械通气病人采用半卧位姿势是减少胃内容物吸入下呼吸道的简单有效方法。

### （三）改进应激性溃疡的防治方法

正常胃内 pH 值保持在 1 ~ 2，当胃内 pH > 4，胃内细菌主要为革兰氏阴性杆菌过度生长。许多研究证实，定植于下呼吸道的革兰氏阴性杆菌的 20% ~ 40% 源于胃内革兰氏阴性杆菌。预防和治疗应激性溃疡所致消化道出血，常用药物有抗酸剂、$H_2$ 受体拮抗药和硫糖铝。抗酸药有提高胃液 pH 值和增加胃容积作用。$H_2$ 受体拮抗药亦有提高胃液 pH 值和增加胃容积作用。而硫糖铝无以上副作用。一般认为 3 类药物防治应激性溃疡效果无差别。许多研究及荟萃分析提示硫糖铝防治方法与 $H_2$ 受体拮抗药和抗酸药相比，可显著降低医院肺炎的发病率。尤以降低晚发性 VAP 的发病率更为显著。这方面仍有争议可能与肺炎诊断标准及研究对象不同有关。目前对医院肺炎的高危人群，若需要防治应激性溃疡时，首选硫糖铝。

### （四）声门下分泌物的引流

气管插管病人的声门下与气管导管气囊之间的间隙常有严重污染的积液存在，误吸入下呼吸道是医院肺炎病原菌的重要来源。文献报道经 X 线检查证实约 56% 病人有明显积液存在，大多约 3 ~ 15ml 左右。应用声门下可吸引气管导管可降低由原发性内源性感染菌群（革兰氏阳性球菌和流感嗜血杆菌等）引起的医院肺炎发病率，但不能降低继发性内源性感染菌群（主要为肠杆菌科菌群和绿脓杆菌）引起的医院肺炎发病率。

### （五）气管导管表面生物膜的清除

尽早拔管或改进导管的生物材料，可减少或消除导管表面生物膜的形成。有报道大环内酯类药（如阿奇霉素）可减少生物膜的形成，增加生物膜对其他抗生素的通透性，减少细菌在生物膜内定植，可望减少医院肺炎的发病。

### （六）选择性消化道脱污染

选择性消化道脱污染（SDD）是通过局部使用抗生素杀灭口咽部和胃肠道的条件致病需氧微生物，避免其移行和易位，切断医院感染的内源性感染途径入手，从而预防医院肺炎的发生。理想的 SDD 用抗生素应具备下列特点：①抗菌谱覆盖肠杆菌科、假单胞菌属和不动杆菌属细菌；②黏膜不吸收或很少吸收，以保证管腔内较高抗生素浓度；③必须是杀菌剂；④具有选择性抗菌活性，即不影响厌氧菌群；⑤药物不易被胃肠道内容物灭活。目前常用 SDD 药包括 3 种不吸收抗生素（妥布霉素、多粘菌素 E、两性霉素 B）。一般认为 SDD 可降低医院肺炎的发病率，但能否降低病死率仍有争议。SDD 是一种预防性使用抗生素的方法，是否易产生耐药性，是目前不少人对 SDD 持谨慎态度的一个原因。有研究显示 SDD 使耐妥布霉素的肠杆菌比例增高，同时 MRSA 引起的医院肺炎发生率高于对照组。所以目前 SDD 不作常规应用于预防医院肺炎，仅仅用于特殊群体的预防（如外伤、高危外科手术病人）。

### （七）合理使用抗生素

抗生素是引起口咽部菌群失调、病原菌特别是革兰氏阴性杆菌和真菌在口咽部定植的主要原因。广谱的甚至超广谱抗生素的应用，使多重耐药致病菌所致医院肺炎的治疗带来了困难，也是该病病死率居高不下的原因之一。因此临床上应合理使用抗生素。

## 二、切断（外源性）传播途径

如前所述，医院获得肺炎是一种流行性、传染性疾病。消灭传染源、切断病原体传播途径是控制医院获得性肺炎的有效方法。一个世纪前推行的消毒隔离和无菌技术曾有效地预防了医院感染的发生。近年来各类抗生素，甚至超广谱抗生素的使用非但没有使医院感染率（包括医院肺炎）下降，反而使发生率有所上升，并出现了许多多重耐药菌株。这除了与宿主因素、各种新的诊疗技术而致的易感性增加外，与医务人员对消毒隔离、无菌技术忽视不无关系。所以医务人员应强调无菌意识，特别注意以下几点。

### （一）洗手

医务人员手是传播医院肺炎病原菌的重要途径。调查发现不少医务人员手常有革兰氏阴性杆菌和金葡菌的定植。研究发现医务人员在护理、检查重症感染的病人后手上所带病原菌量可达 $10^3 \sim 10^5$ cfu/ml，如不洗手就接触另一病人，则极有可能导致病原菌在病人之间的传播定植。并可通过吸痰或其他操作致使细菌进入下呼吸道引起医院肺炎。为鼓励洗手，医院应提供方便的自来水装置及洗手其他设备（如烘干器），并指导医务人员正确洗手。

### （二）共用器械的消毒灭菌

污染器械如呼吸机、纤支镜、雾化器是医院肺炎发生的又一重要传播途径。纤支镜检查后并发肺部感染的发生率约 $0.5\% \sim 3\%$，部分与纤支镜消毒不彻底及污染有关。近年已有纤支镜检查导致肺结核交叉感染的报道，我国是结核病高发区，所以纤支镜的消毒方法应保证有效地杀灭结核分枝杆菌。呼吸机管道是医院肺炎病原体的又一重要来源，这主要是医务人员在常规更换呼吸机管道台，污染了管道系统，从而传播来源于其他病人或医务人员的病原体。传统方法是每 24 小时更换 1 次管道，最近美国 HICPAC 推荐至少 48 小时以上更换 1 次管道，以减少管道被污染的机会。Hess 等发现延长至 7 日更换 1 次管道，并不增加医院肺炎的发病率，反而可轻微减少发病。故目前认为呼吸机管道以 $2 \sim 7$ 日更换 1 次为宜。我们在慢性阻塞性肺病呼吸衰竭接受机械通气病人呼吸机气道细菌学监测，发现超过 24 小时更换呼吸机导管其污染发生率和程度均显著增加，其病原菌与病人下呼吸道菌群有高度一致性。故主张在感染相关呼吸衰竭接受机械通气病人，呼吸机管道仍以每 24 小时更换为宜，并严格避免更换过程中的污染。呼吸机雾化器及氧气湿化瓶的污染也是一个重要的感染源。呼吸机湿化器是通过湿化原理，温度在 50℃ 左右，较高的温度可防止几乎所有病原菌在湿化液中的定植及生长。但许多单位使用的湿化器温度常较低。一般温度保持在 $45 \sim 50℃$ 之间为宜。

## （三） 病人及病原体携带者的隔离

呼吸道合胞病毒（RSV）传播可引起爆发流行，易累及病人、医务人员且较难以控制。对该病毒感染者可隔离。无条件可予病人戴口罩、手套及长衣。由于某些致病菌特别是多重耐药菌给治疗带来困难，病人病死率高。有人建议对 MRSA、铜绿假单胞菌感染病人及携带者有条件在积极治疗的同时，予以隔离。耐万古霉素肠球菌感染则必须隔离。

## （四） 保护性隔离

将医院肺炎高危人群与外界充满各种微生物的医院环境进行保护性隔离，可有效地防止医院肺炎的发生。通常是将病人置于层流室，医务人员进入时必须配戴口罩、帽子及无菌隔离衣，此法可有效阻止部分外源性病原菌所致医院肺炎发生，对内源性感染无甚作用。若结合 SDD 防止效果可能更佳。由于费用昂贵，目前主要用于器官移植、粒细胞缺乏症等严重免疫功能抑制者。

### 三、 提高机体免疫防御功能

全身或局部免疫防御功能受损是住院病人易发生肺炎的原因之一。加强重症病人的营养支持、积极维持内环境的平衡、合理使用糖皮质激素及细胞毒药物，建立人工气道的病人创造条件尽早拔管以及采用调节剂等均有助于减少医院肺炎的发生。近年使用免疫调节剂预防医院肺炎的研究较多，现作简介。

## （一） 免疫球蛋白

有人对一组外科疾病病人静脉使用丙种球蛋白，对照研究发现该治疗方法可使革兰氏阴性杆菌医院肺炎发病率下降。

## （二） 集落刺激因子（CSF）

该制剂可增加外周血中粒细胞数量和功能，可显著降低粒细胞减少或缺乏病人的医院肺炎发病率。动物实验证实 G－CSF 能促进中性粒细胞再循环至受革兰氏阴性杆菌感染的肺，可降低医院内肺炎病死率。

## （三） γ－干扰素气道雾化

γ－干扰素可激活肺泡巨噬细胞，对细菌性或非细菌性肺部感染有潜在治疗和预防作用。局部用者给予全身用药。

## （四） 其他

抗脂多糖抗体 E5 和 HATA、TNT 受体拮抗剂、血小板激活因子拮抗剂、IL－1 受体拮抗剂等正在被研究或已被证明在预防和治疗医院肺炎中有一定疗效。

### 四、 积极治疗病人

采取积极有效措施治疗病人，既是治疗需要也是预防的重要环节。医院肺炎治疗包括抗感染治疗、氧疗、机械通气、支持治疗、免疫治疗、痰液引流等综合措施。成功的治疗取决于感染病原体种类、宿主免疫功能状态、基础疾病种类及严重程度和抗感染治疗的选择。其中抗感染治疗最为重要。按是否依据病原学诊断和病原体体外药敏试验选用抗生素可分为特异性病原学治疗和经验性原学治疗。

## （一）特异性病原学治疗

详见有关专著。

## （二）经验性治疗

医院肺炎的许多病例尽管进行了病原学诊断措施，但仍有 50% 以上病人不能作出病原学诊断。另一方面，病原学检查及药敏试验至少需 2 ~ 3 日，病情危重病人在获取病原学资料前仍主张经验性使用抗生素治疗。经验性治疗原则主要基础于病人存在的危险因素、对发病机理的认识及病人的基础疾病，依不同情况选择相应的治疗。例如，早发性 VAP 与晚发性 VAP 有不同的感染细菌谱。早发性 VAP 很可能由口咽部正常菌群吸入如肺炎球菌、流感嗜血杆菌、金葡菌，混合感染包括厌氧菌群。而晚发性 VAP，需氧革兰氏阴性杆菌占 60% 以上，金葡菌占 20% ~ 25%，另外晚发性 VAP 菌群源于外源性细菌，它们包括铜绿假单胞菌、不动杆菌、MRSA 等。因此早发性 VAP 不伴有医院肺炎危险因素的病人，开始可用 β - 内酰胺类和 β - 内酰胺酶抑制剂，也可选用二代头孢菌素类。晚发性 VAP 或早发性 VAP 合并有医院肺炎危险因素病人，应选用广谱青霉素或三代头孢菌素（应具备抗假单胞菌活性）或碳青霉烯类，必要时联合氨基糖苷类。对不能使用 β - 内酰胺类抗生素者，可选用氟喹诺酮类静脉给药。医院肺炎是地方性、流行性疾病，经验性抗生素治疗应考虑本地区、本单位细菌的流行谱及耐药情况。如在 MRSA 流行广的医院，开始也可加用万古霉素。有误吸入史，厌氧菌可能是主要致病菌，可加用抗厌氧菌制剂。在一些严重病例或肠杆菌科细菌或铜绿假单胞菌引起的感染，联合使用抗生素优于单药治疗。

经验性抗生素治疗的疗效观察十分重要。治疗效果分微生物学疗效（致病微生物清除）和临床疗效（临床症状体征的改善），但是常出现临床表现改善与微生物清除结果不一致。一般认为临床效果价值优于微生物效果。临床效果观察指标有局部的（病灶吸收、脓性分泌物量、低氧血症、肺顺应性、气道阻力等变化）、全身的（发热或体温上升、器官功能衰竭、神志改变、肾功能变化、DIC、低血压等）。治疗无效有 4 种表现。①病情持续恶化；②肺炎持续存在；③一度好转，72 小时后复又恶化；④治疗反应缓慢疗效出现超过预期时间，且欠显著。抗生素治疗失败原因主要有①抗菌谱未有效覆盖致病菌；②致病菌耐药；③抗生素局部浓度低（药动学原因）；④二重感染（肺、肺外）。⑤出现系统性炎症反应综合征和肺损伤。一般认为支气管分泌物定量培养或胸部影像学对于疗效判断、调整抗生素治疗可能是有用的手段。

1994 年，美国 CDC 所属的 HICPAC 制定的医院肺炎防治指南中指出，医务人员教育是有效控制医院感染工程的基础，对控制医院肺炎发病尤其重要。医院肺炎的危险因素甚多，发病机理复杂，这就决定了难以采用一种或数种防治措施来控制医院肺炎的发病。全体医务人员的重视、综合防治可能是控制医院肺炎的最佳策略。

（尚秀娟）

# 参考文献

[1] 尚秀娟，程爱斌，林雅彬，穆树敏，邢文贤，李冬霞．目标性干预在控制老年患者医院下呼吸道感染中的效果分析．中华医院感染学杂志，2014，24（8）：1913－1919.

[2] 尚秀娟．预防老年患者院内下呼吸道感染的干预措施．中华医院感染学杂志，2010，20（15）：2245.

[3] 程爱斌，尚秀娟．吸入布地耐德混悬液对全麻术后患者气道的保护作用．实用医学杂志，2013，29（4）：675－676.

[4] 俞森洋．现代呼吸治疗学．北京：科学技术出版社，2013.

[5] 蒋红，王树珍．临床护理技术规范．上海：复旦大学出版社，2012.

[6] 王辰．临床呼吸病学．北京：科技文献出版社，2009.

[7] 高占成，胡大一．呼吸内科．北京：北京科学技术出版社，2010.

[8] 钟南山，王辰．呼吸病学新进展．北京：人民军医出版社，2009.

# 第六章　消化系统医院感染

消化系统作为机体的开放系统同呼吸系统和泌尿系统一样，很容易遭遇感染性因子的侵袭。在医院感染中，消化系统感染涵盖范围缺少明确界定。我国医院感染诊断标准（试行）中将其与腹部感染一并罗列，范围甚广。本章重点讨论感染性腹泻、抗生素相关性腹泻和病毒性肝炎。

## 第一节　感染性腹泻

医院获得性感染性腹泻指住院病人在医院发生的急性感染性胃肠炎。潜伏期是区分感染系医院获得抑或是社区获得的决定性条件。在流行病学上感染性腹泻属散发性发病，除细菌外尚有其他众多病原体；细菌性食物中毒发病集中，常以爆发和集体发作形式出现，具有共同的传染源，在医院感染中并不少见，但其临床表现与感染性腹泻相同，可以视为它属于感染性腹泻的一种类型。

### 一、流行病学

#### （一）发病率和病死率

美国 CDC 和 NNIS 资料显示，1985—1994 年医院感染性腹泻的发病率为 10.5/万，内科最高，达 1 5/万，以下依次是外科（12/万）、儿科（10.7/万）、妇科（5.1/万）、新生儿病房（2.5/万）和产科（1.0/万）。某些特殊护理单位如烧伤/创伤病室可以高达 23.5/万。不同类型和规模的医院其发病率有差异，小型（＜500 张床位）教学医学医院较高，为13.8%，大型教学医院和非教学医院相近，分别为 7.5% 和 8.8%。按年龄分布儿童和青少年组较低（＜5%），20～59 岁成人组增到 23.6%，而≥60 岁组显著上升，达 64.3%。医院感染性腹泻病死率资料甚少，综合 1986—1988 年巴基斯坦、印度、突尼斯和墨西哥等 5 起有明确记载死亡情况的报道，病死率为 23.8%（28/228），大多为新生儿沙门氏菌感染。

#### （二）感染源和传播途径

感染源主要是携带病原体或发病的病人。医护人员不严格洗手、医疗器械消毒灭菌不严、以及医院内食物污染也是重要感染来源。接触传播是主要传播途径（表 6-1）。

表6-1　医院感染性腹泻的传播途径

| 病原体 | 接触 | | | 共同媒介物 | 蝇 |
| --- | --- | --- | --- | --- | --- |
| | 直接 | 间接 | 飞沫 | | |
| 沙门氏菌 | ＋＋ | ＋ | ± | ＋＋ | ± |
| 志贺氏菌 | ＋＋ | － | － | － | － |
| 耶尔森氏菌 | ＋＋ | ？ | － | － | － |

续　表

| 病原体 | 接触 | | | 共同媒介物 | 蝇 |
|---|---|---|---|---|---|
| | 直接 | 间接 | 飞沫 | | |
| 大肠埃希氏菌 | ＋＋ | ？ | － | － | － |
| 艰难梭菌 | ＋ | ＋ | － | － | ＋ |
| 轮状病毒 | ＋＋ | ？ | ？ | － | ？ |
| 诺沃克病毒 | ＋＋ | ？ | ？ | ？ | ？ |
| 腺病毒 | ＋ | ？ | ？ | ？ | ？ |
| 隐孢子虫 | ＋ | ？ | － | － | ？ |

注：＋＋：常见；＋：偶见；±：罕见；－：很少或无证据；？．不明。

### （三）易感宿主和危险因素

易感宿主有新生儿、老年人和胃酸缺乏病人。危险因素包括：①内在性：在免疫防御机理损害如骨髓移植病人有 40% 发生感染性腹泻，粗病死率高达 55%。HIV/AIDS 病人发生医院感染性腹泻亦很常见。非特异性防御机理损害者最易发生念珠菌肠炎。胃酸作为防御屏障可以阻止细菌自小肠上行至胃腔，胃液酸度降低如应用抗酸药、胃切除术后发生感染性腹泻危险性显著增加。胃肠动力降低和正常肠道菌群改变（接受抗菌药物治疗）也是感染性腹泻的重要危险因素。②外在性：凡改变和导致病原体避开宿主防御机理或增加细菌定植的外界因素，如 ICU 病人更多地接受插管、抗酸药和抗生素等，其获得性感染性腹泻的危险性显著增高，Kelly 等报道一年中进入 ICU 的病人有 41% 发生感染性腹泻。

## 二、病原体

### （一）细菌

最常见，主要有：志氏贺氏菌、沙门氏菌、弯曲杆菌、霍乱弧菌、副溶血弧菌、致病性大肠杆菌、芽胞杆菌、金黄色葡萄球菌及耶尔森氏菌等。其中 B 群沙门氏菌鼠伤寒杆菌常引起爆发性严重医院感染，占沙门氏菌医院感染的 40% ~ 80%。近年有报道艾滋病病人中可见鼠伤寒杆菌引起胃肠炎和败血症。在纽约的一组报道中发现，HIV 阳性病人鼠伤寒杆菌更容易引起胃肠炎，肠炎沙门氏菌倾向于引起败血症；而 HIV 阴性者其易感倾向恰恰相反。若干不同血清型沙门氏菌在健康志愿者的试验中半感染剂量（ID）$_{50}$ 均较高，但在爆发性医院感染中其食入剂量是相当低的，常低于 $10^3$ 个细菌。1979—1984 年间美国和英国 10 起沙门氏菌感染中有 5 起与鼻胃管、十二指肠管或内窥镜污染有关。老年人感染的危险性显著增加；1975—1987 年美国有 26 个州报道护理院 115 起经食物传播的感染性腹泻爆发，沙门氏菌占已知病原菌的 52% 和死亡病例数的 81%，感染来源为鸡蛋或被鸡蛋污染的器具。不论医院感染抑或社区感染，目前出现了沙门氏菌多重耐药菌株的增加，这就进一步增加了问题的严重性和威胁性。致病性大肠杆菌引起医院感染性腹泻在本世纪 40 年代即被发现，50 和 60 年代相当常见，但此后明显减少。近年来肠出血性大肠杆菌 O157：H7 血清型引起社区感染性腹泻，或为流行或为散发，已引起特别关注。尽管在护理院有发生 O157：H7 大肠杆菌爆发感染的报道，但真正意义上的医院感染尚未发现。另一新的血清型 O111：NM 可引起社区的溶血性尿综合征爆发，尚未有医院感染的报道，但是它主要是通过污染牛肉而导致人类感染。而牛肉进入医院完全有可能引起医院感染，需要充分警惕。

（二）病毒

许多病毒可以引起感染性腹泻。常见的有轮状病毒、诺沃克病毒、类诺沃克病毒、腺病毒、杯状病毒、星状病毒、肠道冠状病毒、细小病毒等。以轮状病毒和肠道腺病毒最多见，而诺沃克类病毒、星状病毒和杯状病毒可以污染贝类，引起爆发性发病。

（三）真菌

以白色念珠菌最常见，多发生在免疫抑制和接受抗生素治疗者。

（四）原虫

有溶组织阿米巴、蓝氏贾第鞭毛虫、结肠纤毛虫、隐孢子虫和贝氏等孢球虫。免疫抑制病人最易发生隐孢子虫或贝氏等孢球虫性腹泻。

（五）发病机理

1. 毒素介导性腹泻　又称分泌性腹泻。细菌不入侵肠黏膜组织，仅是毒素与黏膜表面受体结合而致病。以 E1 Tor 弧菌和产肠素大肠杆菌为代表。

2. 侵袭性腹泻　又称渗出性腹泻。细菌侵及黏膜固有层，外毒素使宿主肠黏膜细胞蛋白质合成障碍，黏膜坏死，溃疡形成，出现大量炎性渗出。

三、临床特征

感染性腹泻的临床表现特异性不强。根据不同发病机理，粪便性状有所不同。分泌性腹泻表现为大量水样便，炎症细胞甚少，病变定位于十二指肠和空肠，黏膜无破坏，全身中毒症状较轻；渗出性腹泻大便呈脓血样，量不多，病变位于结肠、回肠，主要为炎症、渗出和溃疡。不同病原体所致症状可略有不同，如轮状病毒肠炎有 2/3 病人可以先有呼吸道症状，然后出现水样便；诺沃克病毒肠炎可伴有肌痛；耶尔森氏菌肠炎除腹泻外常伴有肠外表现，如关节炎、结节红斑、肺炎、肝脓肿、败血症等；弧菌属腹泻据临床表现和粪便改变常有胃肠炎型、肠炎型、痢疾型、消化不良型和霍乱样型等区分。

四、诊断

（一）诊断方法

1. 症状和体检

2. 粪便检查

（1）外观：细菌性痢疾为黏液脓血便，阿米巴痢疾粪便呈果酱样，霍乱弧菌性腹泻如洗肉水样或血水样，霍乱为米泔样。其余病原体所致者可表现为草绿色稀便、水样便（清水样、黄水样、乳白色水样）、黏液便等。

（2）涂片镜检：根据炎症细菌多少，可以初步区分出分泌性和渗出性。悬滴片见有运动活泼、而涂片中呈特殊形态和排列的病原体提示弧菌或弯曲菌可能。涂片若 G⁺ 芽孢菌占优势，应考虑艰难梭菌，涂片中若同时见到孢子体和菌丝体，则对白色念珠菌肠炎有诊断价值。

3. 病原学检查

（1）培养：应根据临床表现和粪便检查的初步筛选，将标本接种不同培养基，以分离细菌或真菌。

（2）其他：有组织培养、免疫电镜、免疫血清学检查、放射免疫法检查、PCR 等技术，可用于非细菌性病原体特别是病毒的检测，亦可用细菌如大肠杆菌进一步分型。

（二）诊断标准

临床诊断：

急性腹泻≥3 次/24 小时，或粪便检查白细胞≥10 个/高倍视野，或伴恶心、呕吐、腹痛、发热，排除非感染性因素（如诊断治疗原因、基础疾病、心理紧张等）所致的慢性胃肠炎急性发作。

病原学诊断：

初步诊断基础上，符合下列情形之一者。

（1）粪便或肛拭子标本培养出肠道病原体。

（2）常规镜检或电镜直接检出肠道病原体。

（3）从血液或粪便中检出病原体的抗原或抗体，达到诊断标准。

（4）从组织培养细胞病理变化（如毒素测定）判定系肠道病原体所致。

**五、预防与控制**

（1）严格执行洗手和无菌操作制度：因为所有肠道病原体都可以经粪－口－手途径引起人与人间的传播。洗手是控制胃肠道医院感染最简单和最重要措施。鼻饲等操作应严格无菌操作制度。

（2）器械消毒和保管要严格：按规定要求和程序办理。

（3）医院用食物采购、保存、烹调，以及向病房运输和分发的整个过程都应按卫生学标准建立完整的规章制度，严格管和监督。

（4）发病病人要根据病原体和传染性确定是否需要隔离，取消隔离至少需要粪培养 3 次阴性。物件处理、消毒、转院（科）等均应按《传染病法》执行。

（尚秀娟）

# 第二节 抗生素相关性腹泻

抗生素相关性腹泻是由于艰难梭菌（Clostridium, difficicile）引起的一种肠炎，表现为假膜性肠炎和腹泻，据此有人将其视作两个类型。过去曾认为本病是由于应用抗生素导致菌群紊乱，金葡菌是其病原体，现已为多数学者所否定。虽然艰难梭菌在抗生素相关性腹泻中的作用在婴儿和学龄前儿童中难以确定，因为从这些健康孩子粪便中有 2% ~30% 能分离到该菌，以后随年龄增长带菌率降低。但是，在成人有大量研究证据表明艰难梭菌是抗生素相关性腹泻的病原体，金葡菌的出现仅是一种伴随现象。

**一、流行病学**

1975—1994 年间西方国家报道抗生素相关性腹泻小规模流行 16 起，发病人数 2 ~187 人不等，持续时间 11 日 ~ 12 月，差异很大。本病传染源是粪便中有艰难梭菌，最初认为是接受抗生素治疗病人消化道中内源性艰难梭菌所致。但其后报道爆发性出现的流行病学特征表明是艰难梭菌在医院内的传播和交叉感染。医院内食物、墙壁、床垫、医务人员手和粪便均可分离到艰难梭菌。传播方式大多属于人与人之间的接触传播。艰难梭菌芽胞可以在环境中长期存活，被食入人体后在胃酸中亦能存活，而且存在多克隆菌株，这就增加了流行病学研究的困难。有报告在一次流行中，109 份临床标本中分离到 88 株（81%）艰难梭菌，电泳分析表明它来自 18 个月前线索病例的分离株。该菌亦在健康动物中分离到，但未能证明动物与人之间的传播。

抗生素相关性腹泻病人中艰难梭菌的检出率为 29% ~ 56%。有人认为血液系统恶性肿瘤病人接受抗肿瘤化疗（不是抗生素）与假膜性肠炎有关，但一项前瞻性研究没有证明二者相关。这一问题仍有待进一步研究。HIV/AIDS 病人本病发生率增加。因此，基础疾病特别是免疫抑制病人、以及抗生素或抗肿瘤药物的应用是构成发病危险因素的重要方面。而前述艰难梭菌污染和传播的媒介与途径也都是重要的危险因素。此外胃肠道操作（反复灌肠，胃肠道外科手术，胃管）、肠蠕动抑制药如阿托品使用和老年人都可能增加发病的危险性或症状的严重性。

## 二、病原体和发病机理

艰难梭菌是产芽胞 $G^+$ 厌氧菌。常规培养很难分离到，需要含选择性介质头霉甲氧吩环丝氨酸果糖卵黄琼脂培养基，酒精加热可以促进该菌的分离。它主要产生细胞毒素（B 毒素）和肠毒素（A 毒素），前者对多种细胞产生病理效应，是假膜性肠炎的标记物，后者对疾病的临床表现可能更有意义。这两种毒素攻击宿主细胞膜或微丝，从而使其收缩、出血及坏死。其他毒素可引起肠液和电解质分泌增加。有人还发现一种能改变胃肠道运动功能的运动改变因子（motility altered factor），刺激平滑肌收缩引起激发性腹泻。在新生儿毒素不能很好地与肠黏膜结合，因而尽管在其粪便中可以分离到产 A 和 B 毒素的艰难梭菌，但并不致病。然而亦有报道婴幼儿假膜炎肠炎的发生。以类毒素 A、B 免疫的仓鼠可以抵御抗生素相关性肠炎的发生，A 毒素的免疫作用似乎更具有保护性，但它们的免疫原性均很弱，目前尚未获得应用于人类的类毒素疫苗。抗艰难梭菌毒素的中和抗体或其他类型的抗体可在成年人中检测到，但其保护作用尚不清楚。

## 三、临床特征

临床症状轻重不一。典型病例在使用抗生素 4 ~ 9 日后发生水泻或者绿色黏液恶臭便，伴上腹痉挛性疼痛。最早者在抗生素应用 1 日后即可发生，约 20% 病例在抗生素治疗 6 周后才发生腹泻症状。此外尚有发热、脱水、上腹压痛和外周血白细胞显著增高，以及低蛋白血症等。按其腹泻程度可分为轻型、中型、重型和爆发型，主要与病变部位和腹泻出现的时间有关。如病变位于乙状结肠到直肠，一般属轻型，病理改变主要为肠壁轻度水肿，偶见伪膜，多见于使用抗生素过程中发病，停药后迅速好转；病变位于升结肠，以肝曲部病变最剧，可见红斑样改变和伪膜，属重型，停药后腹泻仍持续存在。更严重者可并发低容量型休克、中毒性巨结肠、肠穿孔、肠出血和继发性败血症。

## 四、诊断

### （一）诊断方法

1. 临床表现　病人接受抗生素治疗过程中出现腹泻、发热、腹痛、白细胞增高等，特别是尚有危险因素存在时，应高度警惕本病。

2. 形态学证据　结肠镜检查观察到结肠炎症或假膜性损害，活检有助于显示较小的假膜。经肠镜检查有反指征时，CT 或上腹部 X 线、以及钡灌肠 X 线造影检查均有助于诊断。

3. 病原学证据　艰难梭菌毒素检测和培养是确诊本病的最重要依据。研究表明，所有含艰难梭菌毒素的标本均能获得阳性病原菌培养结果，但少数病原菌培养阳性标本却检测不出毒素。95% 以上的伪膜性肠炎病人艰难梭菌毒素试验和细菌培养为阳性；而狭义的抗生素相关性结肠炎病人培养阳性 60% ~ 75%，毒素试验阳性仅 32% ~ 44%；抗生素相关性腹泻病人细菌培养阳性仅 11% ~ 33%，毒素试验则大多为阴性。因此艰难梭菌感染的实验室检查结果必须结合临床进行分析和判断。一般说毒素试验可用于疑似伪膜性肠炎的核实诊断，病原菌培养对疑似抗生素相关性结肠炎或腹泻的成年病人可能更为精确。目前毒素试验方法颇多，而以 ELISA 法最为简便，敏感性 63% ~ 88%，特异性更好。培养应用选择性培养基，厌氧环境下培养 48 小时，通过生化反应或氧相色谱法加以鉴定。

### （二）诊断标准

1. 临床诊断　近期曾应用或正在应用抗生素，而出现腹泻（≥3 次/24 小时），可伴有大便性状改变（水样便、血便、黏液脓血便或见斑块条索状伪膜），排除慢性肠炎急性发作或急性胃肠道感染及非感染性原因所致者，并具有下列情形之一者：①发热≥38℃；②腹痛或腹部压痛、反跳痛；③外周白细胞升高。

2. 病原学诊断　临床诊断基础上，符合下列情形之一者：①大便涂片有菌群失调或培养发现有意义的优势菌群；②如作纤维结肠镜检查见肠壁充血、水肿、出血或见到 2 ~ 20mm 及黄（白）色斑块伪膜。

## 五、预防和控制

1. 合理应用抗生素、加强用药过程中的监测　除万古毒素外，几乎所有抗生素均可能引起抗生素相关性腹泻，而以氨苄西林、林可霉素、克林霉素发生率较高。因此临床上选择抗生素应从感染的病原学诊断、抗生素的抗菌谱和活性、不良反应等多方面综合考虑，切忌乱用、滥用。用药过程中密切观察，一旦出现腹泻即当警惕，及早诊断和治疗。

2. 控制传染源和切断传播途径　确诊本病病人特别是细菌学阳性病人应当隔离，积极治疗，消灭传染源。对于可能导致传播和污染的各种途径均应采取措施，加以防范。如病人粪便、衣物、被褥和床垫都应采取消毒灭菌措施。医务人员洗手是防止传播的重要环节。

3. 消除相关危险因素　如前所述，免疫抑制和严重基础病病人以及老年人等属易感人群，而胃肠道操作和不合理用药改变了胃肠张力和内环境会增加发病危险性。因此临床在处理这些病人应尽量减少和避免相关危险因素。改善病人基础状况。

4. 积极、有效治疗病人　停用一切相关的抗生素。如果基础感染性疾病需要继续使用抗生素，则应加用针对艰难梭菌的抗生素万古霉素。一般地说，轻中症病人停用相关抗生素后症状便会改善和逐渐痊愈。若病人有高热、白细胞显著增加、上腹剧痛或并发腹膜炎时，应使用特异性抗生素。艰难梭菌对万古霉素、甲硝唑和杆菌肽甚为敏感。口服万古霉素不易被吸收，结肠内浓度高，临床疗效好，是最主要的治疗药物。此外，支持治疗和对症治疗亦很重要。双歧杆菌和乳杆菌对艰难梭菌有抑制作用，恢复消化道菌群平衡，亦有一定的辅助治疗功效。

（尚秀娟）

# 第三节　急性病毒性肝炎

　　急性病毒性肝炎（acute viral hepatitis）是多种肝炎病毒引起的传染性疾病，以肝脏炎症和坏死为基本病理特征。临床主要表现乏力、食欲减退，肝脏肿大及肝功能异常。病情严重程度从无症状到重症肝炎个体差异很大。少数演变成慢性肝炎、肝硬化、尚可转变为原发性肝癌。除肝炎病毒外，其他许多病毒如黄热病毒、EB 病毒、巨细胞病毒、单纯疱疹病毒、水痘病毒、麻疹病毒、柯萨奇病毒和腺病毒等均可伴发肝脏炎症和肝功能损害，称为病毒性肝炎样综合征，与真正意义上的急性病毒肝炎不同。医院内急性病毒性肝炎主要源于亚临床感染及病毒携带者（包括病人和医务人员）造成的污染和接触传播，以及经输血或血制品传播，后者尤其常见和重要。偶而可以有医院食品污染引起感染。患病和带病毒产妇引起的母婴垂直传染不属医院感染。

## 一、流行病学

### （一）流行环节

　　1. 传染源　甲型肝炎的传染源为急性期及亚临床感染者，以粪便传染性最大，而在发病前 2 周和起病后 1 周内传染性最强。其病毒血症仅出现于黄疸前 2~3 周，黄疸出现后血液通常无传染性。乙型肝炎从起病前数周开始直至急性期、慢性期和病毒携带期整个过程中均有传染性，其传染性大小与病毒复制指标是否阳性有关。丙型肝炎于起病前 12 日即有传染性，急慢期均有传染性，抗 HCV 或 HCV-RNA 阳性均代表有传染性，由于血液中 HCV 浓度很低，HCV-RNA 阴性不排除传染性的存在。丁型肝炎病人均为 HBV 感染者，HDV 携带者伴随 HBsAg 携带者而出现，传染性与乙型肝炎相同。戊型肝炎的传染源主要是病人和亚临床感染者，于潜伏期末和发病初期传染性较强。

　　2. 传播途径

　　（1）粪-口传播：为甲型和戊型肝炎的重要传播途径。粪便中病毒污染食物是引起爆发流行的主要传播方式，日常的接触性传播则引起散发性发病。

　　（2）血液与体液传播：系乙型、丙型和丁型肝炎的主要传播途径。由于输血、血制品、注射器污染、手术和口腔科器械消毒不严等是引起医院内病毒性肝炎的最常见原因。

　　（3）母婴垂直传播：乙型、丙型、丁型肝炎病毒均可经母婴垂直传播，包括经胎盘、生殖细胞、产道（分娩）、哺乳、喂养等方式。据调查，母婴垂直传播占我国婴儿乙型肝炎感染的1/3，虽然不属医院感染，但其严重性不容忽视。

　　3. 易感因素　甲型肝炎患病后产生保护性抗体可终生免疫，并由母体经胎盘传给胎儿，但出生后 6 个月抗体逐渐消失而成为易感者。非流行区病人对甲型肝炎病毒普遍易感。乙型

·93·

肝炎通常由于隐性感染或预防接种获得免疫力，新生儿通常不能自母体获得保护性抗体，普遍易感。凡未感染过丙型肝炎的人群对丙型肝炎易感，不同丙型肝炎病毒株之间无交叉免疫。丁型肝炎易感者为 HBsAg 阳性者。戊型肝炎感染后获得性免疫仅 1 年左右，故普遍易感。

（二）流行特征

病毒性肝炎是全球性传染病。甲型肝炎的分布无明显地理区域差别，1988 年上海甲型肝炎爆发流行，4 个月内有 31 万人发病。乙型肝炎分布大体分为低、中、高 3 种流行区。低流行区 HBsAg 携带率 0.2% ~ 0.5%，以北美、西欧和澳大利亚为代表；中度流行区 HBsAg 携带率为 2% ~ 7%，以东欧、地中海地区、日本、前苏联为主。高流行区 HBsAg 携带率为 8% ~ 25%，以热带、非洲、东南亚和中国为代表。中国南方 7 个民族部分人群乙型肝炎病毒感染调查，血液 HBsAg 总阳性率 15.3%，以藏、瑶族最高，分别为 26.2% 和 24%，黎族及维吾尔族较低，分别为 7.6% 和 5.3%。北方沈阳和哈尔滨青年中 HBsAg 阳性率为 8.0% ~ 9.3%，北京地区学龄前儿童 HBsAg 阳性率 1.2%。随年龄增长阳性率增加，一组 53 例孕妇 HBsAg 阳性率 9.8%，阳性孕妇新生儿脐血 HBsAg 阳性率高达 83.2%。丙型肝炎分布亦无地理界限，欧美国家感染率为 0.3% ~ 1.5%，中东地区约 5%，中国某城市献血员检测丙型肝炎抗体阳性率 7.9%。丁型肝炎感染呈现明显地区差异，意大利 HBsAg 携带者中丁型肝炎病毒感染率高达 50%，德国和美国分别为 1.9% 和 0.39%，我国调查为 2.1% ~ 33.3%。戊型肝炎遍及世界各地，在发展中国家常出现爆发流行，1986 年我国新疆南部曾出现大规模流行，波及广大农村和 23 个城镇，持续长达 20 个月，计有 12 万人发病。据 13 个省市 31 307 份血清标本检测抗体阳性率 18.1%。肝炎发病常有季节性差异，在北半球甲型肝炎以秋季呈高峰。戊型肝炎多发生在雨季或洪水后。乙、丙、丁型呈慢性经过，季节差异不明显。

医院获得性病毒性肝炎目前尚缺少完整的流行病学资料。输血后肝炎中丙型肝炎占 60% ~ 80%，反复输入了多个献血员血液或血制品感染危险性明显增高，据报道输血 3 次以上者感染丙型肝炎病毒的危险性增加 2 ~ 6 倍。河北省某县曾因单采血浆回输血细胞时污染，造成流行，经 2 年以上随访回输者丙型肝炎病毒抗体全部阳性。

二、病原学

目前发现 7 种肝炎病毒，其中甲、乙、丙、丁、戊 5 型研究比较深入，己型和庚型病毒分别于 1994 年和 1995 年发现，了解尚少。据报道上海在肝癌病人中发现庚型肝炎病毒。5 种肝炎病毒的种、属分类如表 6 - 2。

表 6 - 2　肝炎病毒

| 科别 | 属 | 肝炎类型 |
| --- | --- | --- |
| 微小 RNA 病毒 | 肝病毒 | 甲型肝炎 |
| 嗜肝病毒（DNA） |  | 乙、丁型肝炎 |
| 黄病毒（RNA） | 肝病毒 | 丙型肝炎 |
| 杯状病毒（RNA） | 肝病毒 | 戊型肝炎 |

甲型肝炎病毒只有一个血清型，耐干燥和低温，相对耐热，在60℃时可存活1小时，在98~100℃ 1分钟，对人的传染性可被破坏。乙型肝炎病毒对环境的抵抗力甚强，能耐受60℃温热4小时及通常浓度的消毒剂。100℃ 10分钟、65℃ 10小时和高压蒸汽消毒可使之灭活。丁型肝炎病毒是一种缺陷性负性RNA病毒，必须有HBsAg的存在方能复制，故其外壳为HBsAg，内含两个基因组。戊型肝炎病毒在世界各地发现均属同一型，但株间存在一定差异，虽然它可以感染多种动物，但体外培养尚未成功。

### 三、发病机理

病毒性肝炎的发病机理复杂，与病毒类型和机体免疫应答反应差异密切相关。甲型肝炎早期大量病毒繁殖阶段肝细胞损伤不明显，而IgM抗体、免疫复合物的出现及血清补体水平降低相平行，并与临床病理表现相关。同时还观察到感染靶细胞被自然杀伤细胞和Tc细胞溶解，并且见到血清中IFN增加。提示宿主的间接免疫反应和防御因子在发病机理中起重要作用。乙型肝炎病毒侵袭肝细胞并在其中复制，然后从肝细胞逸出，并不引起肝细胞损害，但在肝细胞表面形成特异性病毒抗原。而进入血循环的病毒刺激免疫系统产生致敏淋巴细胞和特异性抗体。致敏淋巴细胞与肝细胞膜表面上的病毒抗原结合，前者便释放出各种细胞因子，促使Tc细胞毒反应，使病毒感染细胞破坏、病毒杀灭，同时亦招致肝细胞损害，引起炎症和坏死。免疫反应强烈者则发生急性重症肝死。此外免疫复合物亦参与作用，导致肝脏Ⅳ型超敏反应，破坏大量肝细胞。在细胞免疫功能低下者，由于Tc功能不全或特异性抗体封闭部分细胞靶抗原而制约Tc细胞反应，加之产生IFN减少，病毒不能完全消除和持续复制，易造成慢性迁延肝炎。若机体产生自身免疫反应，出现抗细胞膜成分抗体，则进一步加重肝细胞的直接损伤导致慢性活动性肝炎。丙型和丁型肝炎病毒可以直接损伤肝细胞，免疫反应亦可能起重要作用。

### 四、临床特征

急性病毒性肝炎临床症状和体征变化很大，轻者无症状（亚临床型），重者急性肝坏死和肝能衰竭，病死率很高。病程大体可分为4期。

1. 潜伏期 甲型肝炎潜伏期平均21日（15~45日），乙型肝炎70日（30~180日），丙型肝炎50日（15~150日），戊型肝炎40日（15~60日），丁型肝炎的潜伏期不详，由于其常与乙型肝炎相伴随，潜伏期可能与乙型肝炎相仿。

2. 黄疸前期 病人有乏力、倦怠、纳差。部分病人出现类似流感样症状，有寒战、发热、肌痛、亦可有咽痛、咳嗽。少数病人出现"血清病样综合征"（发热、皮疹和关节炎）。症状为一过性，发热时间较短，很少持续到黄疸期。些期通常为3~10日。肝功能在此期已出现异常。

3. 黄疸期 尿色加深和巩膜黄染是主要特征，前者更易被察觉，而后者常呈一过性。黄疸严重者常伴皮肤瘙痒。消化道症状轻重不一，多数病人症状好转，黄疸一般持续2~6周。半数以上病人并不出现黄疸，称为无黄疸型肝炎。少数病人发展为急性重症肝炎（爆发性肝炎）或亚急性重症肝炎，前者指黄疸出现后8周内产生急性肝功能衰竭伴肝性脑病；后者指8~12周内出现的肝功能衰竭。大多见于乙型肝炎，甲型肝炎引起肝功能衰竭者 <0.1%。

4. 恢复期　症状和肝功能逐渐恢复正常。甲型肝炎大多数于 3 个月内完全恢复健康。但急性乙型肝炎有 10%、丙型肝炎有 50% 转变为慢性肝炎。戊型肝炎病情较重，病死率12%，合并妊娠者病死率最高可达 39%。重症肝炎病死率高达 70% 以上。

急性病毒性肝炎病程，临床症状与肝功能损害及病毒学检测之间的联系、如图 6-1。

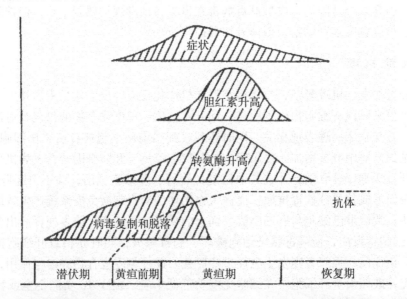

图6-1　急性病毒性肝炎的病程、临床症状与肝功能改变、病毒学标志和血清体产生的时间关系

以上是急性病毒性肝炎的一般过程和典型表现。医院获得性急性肝炎符合上述一般规律。但由于病人基础疾病及各种治疗措施的影响，其表现可能很不典型。

## 五、诊断

### （一）诊断方法和步骤

急性病毒性肝炎的诊断有赖于临床和病毒的血清学检测。在医院获得性肝炎特别需要与药物性肝炎鉴别，肝炎标志物检查非常有帮助。从流行病学和医院感染控制要求出发尚需要进一步追溯传染源。诊断程序概括于图 6-2。

### （二）诊断标准

临床诊断：有输血或血制品史、不洁食物史、肝炎接触史，出现下述症状或体征中的任何两项并有肝功能异常，而无其他原因可解释者：①发热；②厌食；③恶心、呕吐；④肝区疼痛；⑤黄疸。

病原学诊断：在临床诊断基础上，血清甲、乙、丙、丁、戊、己、庚任何一种病毒性肝炎活动性标志阳性。

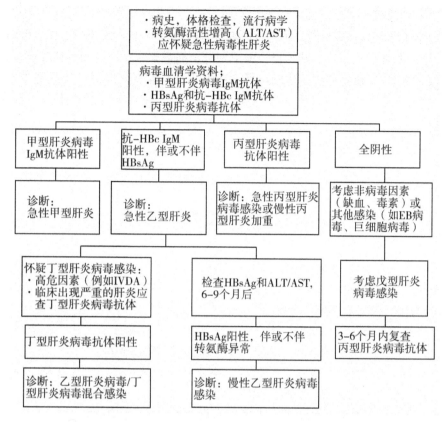

**图 6-2　根据临床症状和流行病学资料用特异性血清学方法检测急性病毒性肝炎**

注：慢性乙型或丙型肝炎的混合感染和两重感染需除外

## 六、预防与控制

### （一）加强传染源管理和清除

对病人进行隔离，甲、戊型肝炎病人自发病之日起隔离 3 周，乙、丙、丁型肝炎病人隔离治疗至症状改善、病情稳定即可出院，时间不限，但对出院病人应定期随访。对集体机构的密切接触者应予医学观察，甲、戊型肝炎接触者观察 45 日，其他类型观察 60 日。献血员每次献血前均需进行肝炎标志物检测。对无症状的病毒携带者加强管理，不允许其从事饮食和托幼工作，此类带病毒者若因其他原因住院，则应注意诊疗器械和日常用品分开使用，并做好使用后的灭菌消毒，若发生医院内急性肝炎爆发流行，应全力找出传染源，加以清除和阻断。积极治疗病人也是控制传染源的重要步骤。

### （二）切断传播途径

1. 甲型肝炎和戊型肝炎　重在建立健全卫生措施，养成良好卫生习惯，饭前便后洗手。提倡分食制和公筷制。公用餐具要严格消毒。做好水源保护、粪便无害化处理。加强饮水和食品卫生的管理监督与检查。在医院内应重点加强对营养室的卫生管理、食品采购、烹调、供应均应严格卫生管理制度，炊事员和配餐员必须定期体检包括各类肝炎标志物检测。

2. 其他类型肝炎　关键在于防止经血液和体液传播。参见输血后病毒性肝炎。

## （三）保护易感人群

甲型肝炎流行期间接触者早期（不超过接触7～14日）注射丙种球蛋白0.02～0.015ml/kg，可防止其发病，尤其是儿童。易感人群注射甲型肝炎病毒灭活疫苗或减毒活疫苗，具有一定保护作用。乙型肝炎疫苗主要用于阻断母婴、新生儿及其他高危人群（接受肾透析治疗者，血库和传染病区工作人员、与其密切接触者）的预防，保护疗效比较肯定，一般认为有效免疫力可维持3～5年。

（尚秀娟）

# 参考文献

[1] 尚秀娟，高立群. 2004～2008年老年住院病人死亡原因分析. 现代预防医学，2010，37（23）：4463-4464.

[2] 尚秀娟，程爱斌，安立红，董善俊，吴玉芳. 三级综合医院医院感染现状调查分析. 中华医院感染学杂志，2013，23（10）：2295-2307.

[3] 尚秀娟，史素丽，程爱斌，穆树敏，李素新. 三级综合医院医院感染现患率调查分析. 中华医院感染学杂志，2015，25（14）：3216-3223.

[4] 林三仁. 消化内科高级教程. 北京：人民军医出版社，2009.

[5] 张军. 消化疾病症状鉴别诊断学. 北京：科学出版社，2009.

[6] 刘新光. 消化内科. 北京：人民卫生出版社，2009.

[7] 唐承薇，程南生. 消化系统疾病. 北京：人民卫生出版社，2011.

# 第七章　免疫力低下病人的感染预防

免疫低下病人常死于感染，如血液系统恶性肿瘤病人约有79%死于感染。由于免疫低下病人的感染发展迅速，死亡率高，因而预防问题，特别是医院感染的预防，就显得特别重要。实际上，预防和治疗常是不可分割的。

预防的概念（含预防感染）包括下述4方面。

（1）在没有发病时预防疾病。

（2）预防某种病的各种合并症，包括合并感染。

（3）防止感染的加重向全身扩展。

（4）预防双重或多重感染。

下面将结合上述几方面内容有重点地加以简要论述。

## 第一节　免疫低下病人的易感性与常见感染

### 一、免疫低下病人的分类

造成免疫力低下的因素来自多方面，但通常可以把它们分成两大类。

1. 遗传性免疫缺损　包括抗体生成障碍（如遗传性无球蛋白血症）、细胞免疫缺损（如重症联合免疫缺损）、中性粒细胞缺陷和补体障碍等。

2. 获得性免疫缺损，又可分成两种类型

（1）人体保护组织的损伤使病原体容易入侵，如化学治疗后的肠黏膜脱落、烧伤、静脉导管插入等。

（2）免疫系统的损伤，如化学治疗、放射治疗、恶性肿瘤（如恶性淋巴瘤）、病毒感染（如艾滋病）、慢性胃肠病、肾病和营养不良（蛋白质、热量、维生素、铁、锌和硒等缺乏）皆可继发免疫低下症状。实际上这两种类型往往合并存在于同一病人身上。

在临床实践中，较常遇到的严重免疫低下病人是接受器官移植者，所以这里以此为主要对象来进行叙述。

### 二、器官移植病人的易感性

器官移植的受者的抗感染能力常表现为极度低下，其原因不外乎：①病人原先的疾病，如血液系统恶性肿瘤、尿毒症等已使病人免疫力低下；②病人在移植前可能已接受长期化疗或放疗；③移植前的预处理方案常包括较大剂量的化疗，甚至放疗；④移植后所接受的预防器官排斥或移植物抗宿主病（GVHD）的药物常抑制免疫功能，这里包括环孢素（cyclosporine）、甲氨蝶呤（MTX）、环磷酰胺、皮质激素等；⑤骨髓移植（BMT）后的 GVHD 可使受者局部或全身丧失抵抗力，如损伤肺泡与胃肠黏膜；⑥骨髓移植后即使白细胞数量已恢复，但在两年内仍有某些细胞（如 T 辅助细胞）的质和量的缺陷；大器官，如肾、肝、心、肺等移植会造成较大的手术损伤。

## （一）感染病原体

免疫低下病人的感染病原体在不同原发病因、不同地区、不同时期，以及人体不同部位皆有所差别，详细情况可参阅表 7-1~7-3 和图 7-1。

表 7-1　免疫低下病人肺炎的常见病原体

| 细菌 | 真菌 | 寄生虫 | 病毒 | 其他 |
|---|---|---|---|---|
| 绿脓杆菌 | 曲霉菌 | 肺囊虫 | 巨细胞病毒 | 支原体肺炎 |
| 克雷白氏菌 | 念珠菌 | 弓形虫 | 单纯性疱疹病毒 | |
| 嗜血杆菌 | 隐球菌 | 带状疱疹病毒 | | |
| 马棒状杆菌 | 组织胞浆菌 | | | |
| 芽孢杆菌 | 毛霉菌 | | | |
| 肺炎双球菌 | | | | |
| 肠杆菌 | | | | |
| 分枝杆菌 | | | | |

表 7-2　免疫低下病人的胃肠道或腹腔内感染常见病原体

| 细菌 | 真菌 | 寄生虫 | 病毒 |
|---|---|---|---|
| 绿脓杆菌 | 念珠菌 | 类圆线虫 | 巨细胞病毒 |
| 梭状芽胞杆菌 | 曲霉菌 | | |
| 脆弱拟杆菌 | 毛霉菌 | | |
| 沙门氏菌 | | | |
| 肠杆菌 | | | |

表 7-3　引起免疫低下的原发病及有关微生物

| 微生物种类 | 原发病 | | | | | |
|---|---|---|---|---|---|---|
| | 移植器官 | | 急性白血病 | 淋巴瘤 | | 艾滋病 |
| | 肾 | 骨髓 | | 何杰金氏病 | 非何杰金氏病 | |
| 金黄色葡萄球菌 | + | + | + | + | + | - |
| 其他葡萄球菌 | + | + + | + + + | - | - | - |
| 绿色葡萄球菌 | - | - | + | - | - | - |
| 大肠杆菌 | + + | + | + | + | + | - |
| 肺炎克雷白氏菌 | + + | + | + | + | + | - |
| 绿脓杆菌 | + | + | + | + | + | - |
| 白色念珠菌 | + | + | + | - | - | + + |
| 曲霉菌 | + | + | + | - | - | + |
| 隐球菌 | - | - | - | + + | + | + + |
| 巨细胞病毒 | + + | + + + | - | - | - | + + |

| 微生物种类 | 原发病 | | | | | |
|---|---|---|---|---|---|---|
| | 移植器官 | | 急性白血病 | 淋巴瘤 | | 艾滋病 |
| | 肾 | 骨髓 | | 何杰金氏病 | 非何杰金氏病 | |
| 单纯疱疹病毒 | + | + + | + + | - | - | + + |
| 利斯特氏菌属 | - | - | - | + + | + | + |
| 若卡氏菌属 | - | - | - | + | + | + |
| 分枝杆菌 | - | - | - | + | + | + + |
| 毒浆原虫 | - | - | - | + | - | + + |
| 肺孢子虫 | + | + | + | + | - | + + + |

注： + + +很常见； + +常见； +不常见； -罕见。

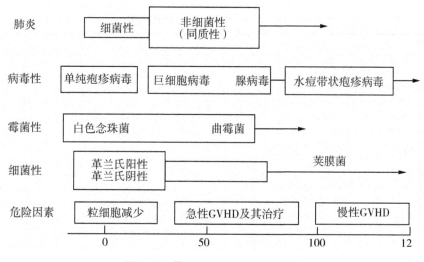

图 7 - 1　骨髓移植不同阶段的感染

### (二) 细菌感染

细菌是大多数器官移植感染的最主要病原体，尤其是在移植后的早期更易感染，常表现为菌血症、肺炎、尿路和伤口感染等。免疫低下病人的感染以革兰氏阴性杆菌，尤其是绿脓杆菌感染为主，大肠杆菌和克雷白氏菌感染次之。近年来，在西方国家中，葡萄球菌又逐渐有上升趋势。据王秋等统计，北京医科大学人民医院在 1981—1988 年内 BMT 的 20 次重症感染与 1986 年合并中性粒细胞低下的 43 次重症感染中的细菌，仍以革兰氏阴性菌，尤其是绿脓杆菌，最为多见（表 7 - 4、表 7 - 5）。据报道，国外希克曼（Hickman）中心静脉导管的感染率平均为 10%，感染菌多为革兰氏阳性菌，包括葡萄球菌、链球菌和棒杆菌（Corynebacterium）。

现代感染病学

表7-4 骨髓移植后感染的病原菌

| 病原菌 | 数量 |
|---|---|
| 绿脓杆菌 | 4 |
| 大肠杆菌 | 1 |
| 伤寒杆菌 | 1 |
| 结核杆菌 | 1 |
| 肺炎克雷白氏菌 | 1 |
| 产气杆菌 | 1 |
| 沙门氏菌 | 1 |
| 金黄色葡萄杆菌 | 1 |
| 溶血性链球菌 | 3 |
| 病原菌不明 | 6 |

表7-5 血液病病人感染的病原菌

| 病原菌 | 数量 | 百分率（%） |
|---|---|---|
| G⁻细菌 | | |
| 绿脓杆菌 | 11 | 25.58 |
| 大肠杆菌 | 4 | 9.30 |
| 产气杆菌 | 3 | 6.97 |
| 硝酸盐阴性杆菌 | 2 | 4.65 |
| 肺炎杆菌 | 1 | 2.33 |
| 变形杆菌 | 1 | 2.33 |
| 合计 | 22 | 51.16 |
| G⁺细菌 | | |
| 金黄色葡萄球菌 | 2 | 4.65 |
| 肺炎双球菌 | 1 | 2.33 |
| 甲型溶血性链球菌 | 2 | 4.65 |
| 乙型溶血性链球菌 | 2 | 4.65 |
| 四联球菌 | 2 | 4.65 |
| 杆菌 | 2 | 4.65 |
| 合计 | 11 | 25.58 |
| 其他 | | |
| 真菌 | 2 | 4.65 |
| 混合感染 | 3 | 6.98 |
| 病原菌不明 | 5 | 11.63 |
| 合计 | 10 | 23.26 |
| 总计 | 43 | 100.00 |

军团菌（LegionelLa）或类军团菌。这类细菌偶尔可引起医院内的小流行。这在肾、心、BMT受者皆有报告。库格勒（Kugler）曾报道5例BMT后的军团菌肺炎，并在该医院的热水系统中分离出军团菌。据回顾性的40例移植受者的调查（包括血清检查），说明18%可能为军团菌肺炎。

结核菌。国内外皆有肾移植后发生结核病的报道。斯彭斯（Spence）甚至建议，凡密切接触结核菌者必须在移植后联合应用多种抗结核药物至少18个月；在移植后还有结核复燃者则需改变免疫抑制剂，甚至不惜完全放弃免疫抑制治疗。BMT后的结核在国外尚不构成问题。人民医院22例BMT受者中有1例在移植后发生结核播散，而且其早期的病理表现与常人迥异。在国外，艾滋病病人的结核发病率明显高于常人。

### （三）病毒感染

巨细胞病毒（CMV）、单纯疱疹病毒（HBV）与水痘疱疹病毒（VZV）为对免疫低下病人构成威胁的3种疱疹病毒。疱疹病毒的共同特点是它们可在宿主体内长期持续存在。当宿主抵抗力下降时病毒又重新增殖而使疾病复燃。CMV感染与CIV病是二个不同概念，前者属检验诊断，它并不与临床表现发生联系；后者属临床诊断，说明临床医师认为症状与体征最符合检验所见。CMV感染是全球性的，感染率自50%至95%在较重的CMV病病人身上，病毒几乎存在于病人的所有分泌物和排泄物，包括唾液、尿、鼻涕、乳汁中。输血或输粒细胞是医院感染的重要途径。妊娠妇女亦可因免疫力低下而使CMV复燃，并可通过胎盘而感染胎儿。CMV病还可进一步削弱人体抵抗力，形成恶性循环。间质性肺炎是CMV病的一个重要表现。异基因BMT后间质性肺炎的发病率为35%，其中约有37%病人可肯定肺部CMV感染，但其确诊则有赖于开胸活检。据国际BMT登记组报道，肺部CMW感染合并间质性肺炎的死亡率为92%。

曾有关于HSV感染的移植受者的报道，多数在移植后早期复燃。这在BMT病人中约占70%~82%。除口唇疱疹外，它可延展到邻近的口腔黏膜和食管，亦可引起病毒血症，从而导致肺炎和肝炎。

VZV所致带状疱疹常在BMT后第3~10个月发病。发病率常高达50%以上。肾移植和心脏移植受者在国外亦有7%~22%发病。阿昔洛韦（无环鸟苷）能预防HSV和VZV的复燃，详细情况将在后面叙述。

### （四）真菌感染

虽然在肾移植后的真菌感染率随各医院的条件不同而有所差距，但BMT与心移植后的真菌感染则均较为常见。据马丁（Martin）报道，在160例BMT后尸体解剖中真菌的入侵者占48例；在温斯顿（Winston）的报告里，60例中则占22例（33%），其中以念珠菌最常见，曲霉菌次之。实际上，相当一部分病人在器官移植的预处理前已可在尿与粪便中培养出念珠菌，而从口腔标本中培养的阳性率则更高（Brooks和Remington）。对真菌的检测必须用特殊的培养基，否则必然会导致假阴性反应。

### （五）寄生虫

鼠弓形体（Toxoplasma gondii）与卡氏肺囊虫（Pneumocystis carinii）皆为原虫，前者常由猫传播至人；不少人有隐性感染。免疫低下病人的鼠弓形体可引起脑损伤。卡氏肺囊虫通常通过空气传播，在免疫低下病人身上可引起间质性肺炎。在复方新诺明未广泛用于预防

BMT 与肾移植受者的感染时，卡氏肺囊虫间质性肺炎的发病率较高，而且常与 CMV 肺炎合并存在，并促使死亡率增高。

（尚秀娟）

# 第二节　免疫低下病人的病房与微生物检测

## 一、免疫低下病人病房

免疫低下病人的特殊病房可简称为免疫低下病房。该病区一般设计可以英国哈默史密斯（Hammersmith）医院的血液病房为例。进入病区前需要先脱去外衣并洗手，在跨过一个低矮的栏门后换拖鞋或套鞋罩，并穿上一次性的塑料衣罩，随后再进入设有脚踏开关的自动大门。病区内设有多个单人病室。有的病室还安装双重门；两道门之间为过渡带，设有专用的洗手池。这里的洗手池为装卸式不锈钢制成，以便于卸下后消毒。病室门口设有一次性应用的口罩供应盒。医师在检查病人前先用热水洗烫手或戴手套。该院高尔顿（Galton）主任认为，热水可烫死手上的绿脓杆菌。室内不用窗帘，以免积尘，而是用内夹百叶窗的双层玻璃窗。为了避免医院内的交叉感染，该病区的中心空调常设计成独立的系统。

对骨髓移植病人则应采用更严格控制的病室，它亦可供重症急性放射病人等应用。这样的病室通常有 3 种类型。

1. 超洁净单人房间（ultraclean room）　基本要求如前段所介绍。一般皆设双重门，内有过渡地带。室内仅有空调系统的出气口，以使室内保持正压，而且尘埃容易排出。空调带有除菌过滤设施。在英国的皇家马兹登（Royal Marzden）医院，送入的清洁消毒饭菜皆须通过墙壁上的双层小门，其中装有紫外线灯。馈赠的花束皆置于窗口。这种房间的优点为进出与操作方便，并可改作各种用途；缺点是空气中细菌含量较下述 2 种病室多和病人较难防止外源性感染。

2. 带塑料罩的密闭式隔离床（closed plastic tent isolator），亦称"生命岛"（life island）病人经消毒药浴后再进入塑料帐罩内。空气通过除菌的过滤器送入帐罩。罩内的一切物品皆需先经消毒。床尾处有一带紫外线灯的小型无菌柜，借以送入无菌饭菜或物品。医务人员通过安在塑料帐罩上的橡皮手套检查病人。本设备的优点是设备耗资较少；医务人员完全处在帐罩外，不必穿无菌隔离衣。缺点是病人活动范围较小；不能直接接触病人；病床不能作其他用途。

3. 层流室或层流床　层流室的主要设备为高效过滤板，英语称 HEPA（high efficiencyparticulate aerosol）。空气先经过初效过滤膜，再通过鼓风机压过高效过滤板。过滤后的空气平行前进。合格者可清除 99.97% 的直径 0.3μm 以上的 μm。故每 1 万个颗粒只有 3 个可进入。高效过滤板非但能阻止绝大部分细菌，而且，由于空气中的病毒一般是附着在尘埃上的，所以病毒亦均被滤去。

层流室可分为垂直与水平气流 2 种。前者主要见于欧洲各地，缺点是气流垂直向下冲击地面或物面致使尘埃飞扬，而且工作人员不宜进入室内检查或护理病人，否则头部的尘埃可吹落至病人口鼻内。在瑞士的苏黎世和巴塞尔二处的骨髓移植病区，由于工作人员严格不进入室内，所以病人的感染率很低。

水平气流的层流室目前应用较广泛。空气的流速一般为每分钟约30m。10微米直径的沙粒在此气流中须行进约6m才能下降约10cm。1微米大小的尘埃则在气流中进行约6m后仅能下降不到0.5cm。因此，在水平层流室中，尘埃实际上并不下落。此外，水平层流的气流可以设计成重复使用，从而达到反复过滤的目的。医务人员可进入该室内，但必须穿无菌隔离衣和戴口罩，并站在下风口。接触病人时须戴无菌手套。本室造价较高，是其缺点。

北京医科大学人民医院比较了水平层流室与普通血液病病人病房的感染发生情况。结果说明，层流室中病人的感染率与感染日数皆明显少于后者：总的感染率下降了43%。这种优点在白细胞水平极低的病人身上表现尤为明显。当白细胞数在（0.2~0.5）×$10^9$/L（101~500/$mm^3$）时，层流室中的病人仅3.41%发生感染，而普通病房内的感染率则高达100%。

层流床的设计与层流室基本相似，但层流床仅仅在床头部位设置一个高效过滤装置。空气先通过初效过滤膜，再由小鼓风机压过高效过滤板。滤过后的空气由床头向床尾方向水平流动。病床上方安有塑料帐罩。它与"生命岛"不同之处是：它的帐罩在床尾部不密闭；根据不同设计，可能在床旁二侧下方或床的后半部亦呈不密封状态，所以医务人员可以在帐罩下方或帐边接触病人。如果医务人员每次都先穿无菌衣袍，戴口罩、帽子及手套，然后再接触病人，则同样能达到较理想的无菌反向隔离目的。人民医院在1981—1983年间就利用这样的层流床成功地开始了我国的异基因BMT（骨髓移植）手术。

## 二、微生物检测

微生物检测已逐渐成为医院中定期进行的监测项目，是评价医院中各种卫生和灭菌措施效果的主要手段。它对免疫低下病房和无菌操作地域尤为重要。美国弗雷德·哈钦森（Fred Hutchinson）肿瘤中心的无菌层流室的规则要求每次接收病人前必须进行细菌检测，证实合格后方能启用。空气采样后再作微生物培养。空气采样器有不同类型。由于免疫低下病人的病房中已有空气净化装置，空气中细菌数已很少，所以必须采用捕获率较高的大流量空气采样器，或用中小流量采样器，但必须延长采样时间。空气中自然沉降在平皿上的采样法尚能勉强用于普通病区空气中细菌的半定量，但不适合于层流室的微生物检测。下面分别介绍空气采样器的3种类型。

1. 离心式空气采样器（centrifuge air sampler，德国BiotestRCS型） 在国内已有同类产品（辽阳红波无线电厂制品）。本机为手提式，可固定在三脚架上，安置在层流室内连续采样。本机外形类似大长手电筒，前端有高速旋转的叶轮，能把0.4m距离内的空气吸进采样头，并把它撞击到周围的琼脂培养基条上。经过培养可推算出空气中的菌落形成单位数。本机以电池驱动，每分钟可采集空气40L，使用方便，带叶轮的涡壳消毒简易。缺点是空气采集量不够大，而且需要特制的培养基条，定量的准确性尚不充分。

2. 大流量空气采样器（large volume. air sampler，LVAS） 这种仪器以静电式者较为理想，其功效可达到每分钟采集空气1 000L。空气中直径0.1~5μm的微粒有70%~100%（或80%~95%）通过静电效应被吸引至液体培养基上。所以，该机的捕获率高，定量比较准确。缺点是价格昂贵，操作较繁琐。

3. 缝隙撞击式空气微生物采样器（JWL－I型，军事医学科学院微生物流行病研究所与北京市环保仪器厂研制产品） 体积介于上述两者之间。采样头内可放置培养平皿。空气和所含细菌流经采样头前部旋转的缝隙，并撞击于平皿的培养基上。这种采样器的价格较低，使用与携带均较方便，但其准确性不如大流量空气采样器。

王秋等应用上述大流量采样器、缝隙撞击法（小流量采样器）和平皿沉降法，对层流无菌室（国产水平气流式）和血液病房进行了空气细菌和真菌测定，其结果列于表7-6和7-7。此外，还对比了3种采样方法在层流室中的检测结果，其捕获阳性率分别为：大流量采样器为100%；缝隙撞击法为4.2%；平皿沉降法则完全不能捕获层流室中的细菌。

**表7-6 层流洁净室空气微生物测定（cfu/m³）**

| 洁净室 | 细 菌 | | | 真 菌 | | |
|---|---|---|---|---|---|---|
| | 大流量采样器 | 小流量采样器 | 平皿沉降法 | 大流量采样器 | 小流量采样器 | 平皿沉降法 |
| 无病人占用 | 0.90±1.88 | 0 | 0 | 0.35±1.16 | 0 | 0 |
| 有病人占用 | 1.03±1.96 | 0 | 0 | 0.21±0.90 | 1.33±2.25 | 0 |

**表7-7 层流洁净室与血液病房空气细菌、真菌分布（%）**

| 细菌 | 洁净室 | 血液病房 | 真菌 | 洁净室 | 血液病房 |
|---|---|---|---|---|---|
| 绿脓杆菌 | 0.0 | 4.60 | 曲霉菌 | 0.00 | 55.08 |
| 大肠杆菌 | 0.0 | 7.28 | 青霉菌 | 18.75 | 35.49 |
| 变形杆菌 | 0.0 | 2.30 | 蜡叶枝孢霉 | 6.25 | 3.05 |
| 其他 G－杆菌 | 0.0 | 1.91 | 根霉属 | 6.25 | 3.05 |
| 枯草杆菌 | 60.0 | 11.49 | 毛属 | 0.00 | 1.44 |
| 蜡样芽孢杆菌 | 36.4 | 9.58 | 木霉属 | 0.00 | 0.63 |
| 梭状芽孢杆菌 | 1.8 | 4.60 | 镰刀霉属 | 0.00 | 0.63 |
| 金黄色葡萄球菌 | 0.0 | 1.53 | 腐质霉属 | 0.00 | 0.25 |
| 肺炎双球菌 | 0.0 | 8.43 | 出芽短梗霉 | 0.00 | 0.25 |
| 乙型溶血性链球菌 | 0.0 | 8.43 | 互隔交链孢霉 | 12.50 | 0.13 |
| 四联球菌 | 1.8 | 17.24 | 假丝酵母菌 | 56.25 | 0.00 |
| 其他 G⁺球菌 | 0.0 | 12.27 | | | |
| G⁻球菌 | 0.0 | 10.34 | | | |
| 总计 | 100.0 | 100.0 | 总 计 | 100.0 | 100.01 |

（尚秀娟）

# 第三节 无菌措施

这里的无菌措施主要是对免疫低下病人而言的，通常是指病房消毒、病人的药浴与无菌护理，以及穿刺部位的消毒等。

## 一、病房的消毒

在住入新的免疫低下病人之前对病房要进行下述步骤清洗和消毒。

（1）先用去污剂将层流室或超洁净室的墙、窗、架等上面的污垢擦掉。可用喷雾器，但需特别注意勿将液体喷在高效过滤板上，否则液体会使过滤低失效。

（2）再用氯己定（洗必泰）1∶200水溶液擦拭内壁、天花板与地板。亦可用喷雾器，同样不能喷在高效过滤板上。在无氯己定时，亦可用苯扎溴铵（新洁尔灭）代替。

（3）凡曾经用氯己定或苯扎溴铵擦拭过的塑料帐罩及玻璃，需用75%乙醇将留下的痕迹擦净。

（4）关闭病区门窗后，以每立方米空间用10ml福尔马林（临时加高锰酸钾5g）的比例的蒸气车消毒10～12小时。此时须切断空气压缩机电源。福尔马林蒸气只能消毒物体的表面，不能进入内部。

（5）10～12小时后先打开病区窗户，通风约2小时后再开动层流室的压缩机。此后不能再切断压缩机电源，有病人并必要时切断电源的时间不能超过半分钟。直到病人搬出层流室。

（6）褥垫、被单、棉被等福尔马林不易消毒者，则需用塑料单包裹后放入环氧乙烷气体内消毒。环氧乙烷能进入塑料包内，但具有爆炸危险性。在传染病医院内常设有此种特殊消毒室。

虽经过上述各步骤消毒，但对于有病人居住的层流室仍应定期消毒，不过一般不再需用去污剂。地面应每日用1∶200氯己定溶液擦洗；床下地面则仅需每周擦洗一次。墙壁与塑料帐罩每周用75%乙醇洗擦一次。工作人员在室内擦拭或工作时，注意勿站在病人的上风口。

## 二、药浴与无菌护理

病人在进入层流室前2日起就应开始服用胃肠道消毒剂（详见下节）。食物需连器皿一起加热蒸透。水果食前必须先用氯己定溶液浸洗。同时，每日3次用1∶2 000氯己定溶液漱口和喷咽部，以及用1∶1 000氯己定油膏涂鼻前庭。但是，外耳道应用75%酒精棉棒擦洗，因为耳膜穿孔的病人氯己定可导致耳聋。1∶1 000依沙吖啶（雷凡奴尔）亦可代替氯己定漱口。杆菌肽或碘伏（亦称络合碘）油膏也可代替氯己定油膏涂鼻前庭。

病人在进入层流室前须进行药浴消毒：先修短头发、指甲，并用肥皂洗发、洗澡。然后，再在1∶2 000氯己定溶液中浸泡20分钟，同时擦洗头部与头发。尤其要注意耳后、指甲下、腋下、肚脐、会阴和腹股沟等处的清洗。亦可用稀释的碘伏代替氯己定溶液药浴。浴完后用消毒毛巾将病人擦干；在上述的腋下、肚脐和外阴附近等部位亦可涂擦碘伏油膏。随后置病人于用无菌床单覆盖的推车上，再覆以无菌床单或被套，推入层流室。

病人大小便皆须用消毒便盆，亦可便于移动式的特制抽水马桶上。用消毒便盆大便时，须在盆内垫以消毒塑料纸。大便后将塑料纸扎起再处理。大便完毕时须用氯己定或碘伏溶液洗手及洗肛门附近，并戴手套取碘伏油膏涂在肛门内及肛门处，因为肛门附近的微小破损常可引起肛周感染或脓肿。

免疫低下病人有时会发生急性结膜炎，甚至进而引起眼睑附近的蜂窝织炎。因此，宜于每日4次用氯霉素及利福平液交替滴眼并滴鼻。呼吸道感染在很大程度上是病原体从鼻咽部下行而引起的，因此鼻腔除菌及上述多次用氯己定液喷咽部和漱口是必须实行的。病人若有口腔溃疡存在，白天还须每小时漱口1次，亦可用过氧化氢尿素（carbamide peronide，Glyoxide）每日4次，每次3滴，滴入口内。Glyoxide（10%过氧化氢尿素溶于无水甘油中）

滴入口腔内可缓慢释放含初生氧的泡沫，能在口腔内起到清洗与除菌作用。

静脉穿刺部位的消毒可用碘伏，方法与外科手术时的皮肤消毒相同，亦可先用碘酒消毒，待干后再用0.5%氯己定的75%乙醇或丙二醇溶液擦拭，以起到脱碘与消毒作用。为了保证局部有充分的消毒时间，北京医科大学人民医院骨髓移植病室要求用浸乙醇的无菌纱布覆盖局部皮肤5分钟后再行穿刺。

### 三、对医务人员的要求

对免疫低下病房的医务人员的一般要求已在对该病房的介绍中概要地作了叙述。但是，对于进入层流室的工作人员则尚有进一步的要求。

（1）所有人员必须定期做咽部及鼻前庭的拭子细菌培养。由于绿脓杆菌和金黄色葡萄球菌等易于通过空气传播，所以带菌者应先经治愈后方可进入。患感冒或流感等传染性疾病的人员不得入内。

（2）在进入层流室前必须更换拖鞋，并按严格要求穿着无菌隔离衣；必须戴与手术室相同的无菌帽和口罩。

（3）必须处在病人的下风口。

（4）应先戴消毒手套才能接触病人。

（5）必须掌握发生污染时的应急措施。

（6）禁止坐在病床上，亦不许听病人的耳机或用电话机。

（7）需要使用听诊器时必须先用酒精棉或纱布擦拭耳塞部分，然后将用过的棉花或纱布扔到室外。北京医科大学人民医院骨髓移植病区要求医务人员在进入病区前先洗手，并换上手术室衣裤（除夏季外，皆用长袖）和拖鞋。在临入层流室前得先在氯己定或苯扎溴铵稀释液中浸手5分钟。

病人注射用药的配制须在垂直式无菌层流柜（或层流台）中或层流室内操作。进入层流室的药瓶皆须经福尔马林熏蒸消毒；亦可先在氯己定中浸泡。病人口服的药物同样必须用适当方法除菌。某些价格便宜的注射剂常可用作口服，以保证无菌，但应注意勿服用必须稀释后注射的有刺激性的药物。很多药液可过滤除菌。有的可用γ射线（25/kGy）消毒，其优点是能穿透药片或悬液，并且无加温的破坏作用。表7-8中所列的是英国威斯敏斯特（Westminster）医院已证实的、可用此法消毒的药品。这种方法的缺点是可产生自由基，能导致药物的氧化、还原或水解作用。由于其长远影响还未肯定，故布朗（A. Brown）等建议，药物最好在消毒后一个月内服用。不能用γ射线消毒的药物有氯己定、很多种维生素、大部分油膏和香料等。国内还常采用紫外线消毒药片，方法简便，但药片要经常翻动，最好亦在消毒后不久服用。

**表7-8 可用γ射线消毒的药物**

| 别嘌醇 | 咪（密）康唑膏 |
| --- | --- |
| 氢氧化铝 | 萘啶酸 |
| 两性霉素B（锭剂、悬浮液或片剂） | 新霉素 |
| 氨苄西林 | 苄氟噻嗪和氯化钾 |
| 制酸药 | 多糖铁复合物 |

| | |
|---|---|
| 头孢氨苄（先锋Ⅳ） | 呋喃妥因（呋喃咀啶） |
| 头孢噻啶（先锋Ⅱ） | 炔诺酮片 |
| 头孢拉定（先锋Ⅵ） | 制霉菌素膏 |
| 多粘菌素E（抗敌素） | 硫酸多粘菌素B |
| 复方新诺明 | 可溶性泼尼松（强的松）片 |
| 地西泮（安定）片 | 10%过氧化苯酰 |
| 红霉素 | 利福平 |
| 氟氯西林 | 番泻式A片 |
| 甘油栓剂 | 硫酸呋喃唑酮 |
| 醋酸氢化考的松 | 磺胺吡啶 |
| 白陶土泥敷剂 | 替卡西林（羧噻吩青霉素） |
| 甲硝唑（灭滴灵） | 万古霉素 |
| 维生素C | |

（尚秀娟）

# 第四节 抗微生物药物的预防性应用

对于免疫低下的病人来说，抗微生物药物的预防性应用可分为胃肠道消毒和系统应用两方面。另外，本节还要概要提及加速免疫恢复与免疫低下病人的输血等问题。

## 一、胃肠道消毒

免疫低下者的动物性感染的细菌往往自胃肠道侵入，因此人们亦试图用胃肠道消毒来降低其感染率。胃肠道消毒在30年前已用于胃肠道手术的准备。目前，胃肠道消毒已普遍用于免疫功能严重低下病人，特别是在骨髓移植前后。胃肠道消毒分为完全性与选择性两种；它们的主要区别见表7-9。

表7-9 完全性与选择性胃肠道消毒的区别

| 项目 | 完全性胃肠道消毒 | 选择性胃肠道消毒 |
|---|---|---|
| 被消灭的细菌 | 厌氧菌与非厌氧菌 | 主要为非厌氧菌 |
| 在严格反向隔离环境下 | 感染率明显下降 | 感染率明显下降 |
| 局部抗细菌成集落力 | 厌氧菌被清除，故抗细菌成集落力下降 | 仍有厌氧菌，故局部抗细菌成集落力存在 |
| 常用的联合药物 | 万古霉素、庆大霉素、新霉素（>2克/日）、抗真菌药 | 复方新诺明、新霉素（1克/日）多粘菌素E、抗真菌药 |

完全性胃肠道消毒可同时清除厌氧菌与非厌氧菌。由于前者可构成阻抗致病菌在肠道形成集落的定植抵抗力，因此病人在接受完全性胃肠道消毒的同时必须实施严格的无菌隔离（反向隔离），并应作皮肤与口腔消毒和执行无菌饮食。否则，环境中的耐药菌很容易入侵肠道，并在其中定植。由于病人在解除完全性肠道消毒和解除隔离时，很容易发生病菌在肠

道中的繁殖，因此迪特里希（Dietrich）等建议采取二步法来解除肠道消毒。他主张，先让病人服用某些厌氧菌，再服用大肠菌、类链球菌，并用之灌肠。当粪便中这些细菌含量达到正常时，即可进食普通餐。

选择性胃肠道消毒的费用较低，而且操作简便，在严格的隔离环境下其效果至少不亚于完全性胃肠道消毒。所以绝大多数医疗机构已采用它来治疗重症粒细胞缺乏病人，包括接受骨髓移植病人。

## 二、抗微生物药物的系统应用

过去曾经认为，预防性应用抗菌药物是不合理的，但目前却已公认，在某些场合对于免疫低下病人是合理的。例如，复方新诺明在骨髓移植时的常规预防性应用（常口服长达数月之久）已使肺孢子虫病的发生率明显下降；外科大手术后一次性应用头孢菌素类药物已使手术后的感染现象明显减少。我们对极易发生感染的异基因骨髓移植和其他重症免疫低下病人的经验如下：

（1）在移植前首先详细检查病灶，包括牙、阑尾、肺等部位。此外，尚须交替应用抗微生物药物药物以清除体内已存在的感染灶。由于此时体内的免疫力尚存在，它与抗菌药物可发生增效作用，但只须选用较普通的抗菌药，如复方新诺明、阿波霉素（白霉素）、第二代头孢菌素、青霉素、氨苄或苯唑西林（新青Ⅱ）、大蒜素和喹诺酮类等；对于曾患结核者则须用抗痨药物。

（2）在骨髓植活前，由于白细胞可低达无法计数程度，极易受细菌感染，此时可轮番应用作用较强的抗菌药物，包括对绿脓杆菌有效的药物，如哌拉西林（氧哌嗪青霉素）、磺苄西林、羧苄西林、庆大霉素、阿米卡星（丁胺卡那霉素）和妥布霉素等。上述药物亦可与另一种对革兰氏阳性球菌有作用的药物配合应用。联合用药时必须注意各种药物的毒性不宜雷同。

（3）病人如发热（体温超过38.5℃）3小时不退，即宜作血培养；长期发热不退则须作骨髓培养，包括普通培养与真菌培养。培养所得菌种须保留作药物敏感测试。医师应每日询问培养结果，并根据体温及培养出的细菌调整用药。药物的抗菌谱可参见表7-10。

表7-10　抗微生物药物作用谱

| 抗微生物药物 | | 衣原体属 | 立克次氏体 | 支原体属 | 链球菌 | 葡萄球菌 | 肠肝菌科 | 绿脓杆菌 | 革兰氏阳性厌氧菌 | 革兰氏阴性厌氧菌 | 分枝杆菌属 | 弯曲菌 | 军团病菌 |
|---|---|---|---|---|---|---|---|---|---|---|---|---|---|
| | | | | | | | 微生物种类 | | | | | | |
| 窄谱 | 克林霉素 | - | - | V | + | + | - | - | + | + | - | + | - |
| | 异烟肼 | - | - | - | - | - | - | - | - | - | + | - | - |
| | 甲硝唑 | - | - | - | - | - | - | - | + | + | - | + | - |
| | 利福平 | + | ○ | ○ | + | + | - | - | V | V | + | + | + |
| | 万古霉素 | - | - | - | + | + | - | - | + | - | - | - | - |
| 广谱 | 氨基糖苷类 | - | - | + | - | + | + | + | - | - | + | + | + |

续　表

| 抗微生物药物 | 微生物种类 | | | | | | | | | | | |
|---|---|---|---|---|---|---|---|---|---|---|---|---|
| | 衣原体属 | 立克次氏体 | 支原体属 | 链球菌 | 葡萄球菌 | 肠肝菌科 | 绿脓杆菌 | 革兰氏阳性厌氧菌 | 革兰氏阴性厌氧菌 | 分枝杆菌属 | 弯曲菌 | 军团病菌 |
| 头孢菌素类 | - | - | | V | V | V | V | V | V | V | - | - |
| 青霉素 | - | - | - | + | V | V | V | + | V | V | - | - |
| 喹诺酮类 | V | - | - | V | + | + | + | V | V | V | V | - |
| 其他　氯霉素 | + | + | + | + | + | V | - | + | V | - | V | ○ |
| 红霉素 | ○ | ○ | + | + | + | - | - | - | V | - | + | + |
| 四环素 | + | + | + | V | V | - | - | V | V | - | V | V |
| 复方新诺明 | ○ | ○ | ○ | + | V | | | | | | | |

注：+：常有效；

V：随不同菌株或同属抗生素中不同药物而异；

-：常无效；

○：资料不足。

（4）头孢他啶复达欣（ceftazidime）为对绿脓杆菌有较强力的广谱抗生素，可选用于危重感染而病原为绿脓杆菌。由于本药抗菌谱广，已有不少报告认为，采用头孢他啶时已无必要再联合用药。

（5）阿昔洛韦无环鸟苷（acyclovir）对治疗单纯疱疹和带状疱疹病毒颇为有效。异基因骨髓移植的受者如果不用本药预防，则单纯疱疹和带状疱疹的发病率在国内可达50%以上，而且病情常甚为严重。所以，可常规在骨髓移植后第10~30日及第2.5~3.5个月时采用预防性口服本药。阿昔洛韦对肾功能有一定影响，故仅用口服而不用静脉注射作预防性用药。只有在病情已显著严重，或出现脑炎等合并症时才采用静脉点滴给药。肾移植后的带状疱疹发病率可达90%，病情亦不如骨髓移植后那样严重，故不必要常规采用本药。

（6）大蒜提取物有较强的抗真菌功能，对某些病毒感染和间质性肺炎亦有防治作用。因此，可长期口服或静脉点滴。在北京医科大学血液病研究所静脉滴注大蒜素或大蒜提取物的异基因骨髓移植病例中虽有1例还是发生了间质性肺炎，但经加大滴注剂量后病情即得到了控制。而2例未应用大蒜的病例中有1例死于巨细胞病毒（CMV）所致的间质性肺炎。

有报道认为，干扰素和阿昔洛韦虽然对CMV病的疗效并不肯定，但具有预防作用。曲氟尿苷（trifluridine），即TFT（trifluorothymidine）与更昔洛韦（ganciclovir），即DHPG（di-hydroxypropoxymethyl guanosine）在体外皆有很强的抑制CMV增殖的作用。某些DHPG的衍生物在体外有更强的效果，它的临床应用能使CMV性视网膜炎与胃肠道疾病稳定或好转。虽然DHPG对CMV肺炎的疗效欠佳，但它的预防作用都已受到重视，并正处在有针对性的观察试验中。

### 三、加速免疫恢复与输血

#### (一) 促进免疫恢复

免疫低下病人的根本治疗乃是促进其免疫恢复。近年来由于 DNA 重组技术的发展，IL-2 和 IL-3 的商品化与药品化的重要性日益突出。IL-3 即 multi-CSF（multipotential CSF），它对造血祖细胞中的 CFU-Mix，CFU-GM，BFU-F 等皆有促进增殖作用，所以可加速粒细胞系、单核巨噬细胞系统的恢复。虽然目前尚未见临床应用的成熟报道，但可预见不久将在临床上对免疫抑制治疗后及骨髓移植后的骨髓恢复起重要作用。中药，其中某些药物已由实验研究证明具有提高机体免疫功能效用。如补气药中的党参、黄芪、灵芝等增加吞噬细胞的数量，也有增强其吞噬功能的作用，补阳药中的肉桂、仙茅等能加速抗体的形成。滋阴药中的炙鳖甲、玄参等又能使抗体持续地产生并在体内长期存留。

在扶正药中最引人注意的是人参与刺五加（ElurtherococcuS senticosus）。当前对人参与刺五加的药理作用，已经进行了大量的研究，发现这类药物能增强机体对外界有害刺激因素抵抗能力。

#### (二) 输血与血液制品问题

（1）白细胞的输注问题：血细胞分离机所浓缩的白细胞中包括粒细胞、淋巴细胞与单核细胞。由于这些细胞的极大多数并不存在于循环血液中，而是在组织中，所以从血液中可能采集到的只是人体白细胞的极小一部分，用此不足以增加受者的白细胞；更何况粒细胞的存活期短暂。此外，由于在血液中的 CMV 主要存在于粒细胞中，输注粒细胞会增加受者感染的机会，因此应用输白细胞来提高粒细胞和预防细菌感染的做法目前已日益减少。

（2）为了减少血源性感染的可能性，免疫低下病人所接受的血液或血清制品应严格检查肝炎和其他病毒的污染：在美国，近年来要求对 CMV 血清学检查阴性的骨髓移植受者（说明没有 CMV 感染）只接受 CMV 血清检查阴性的血液后，骨髓移植后的 CMV 病发生率已显著下降。在我国，由于城市中的 CMV 感染率很高，所以还很难做到这一点。

（3）免疫球蛋白或高免疫球蛋白静脉输注较大剂量，并维持较长时间，对 CMV 感染具有一定的预防作用：温斯顿（Winston DJ）归纳了 1982 年来的 6 份报告共 263 例骨髓移植病人后发现，凡接受免疫球蛋白或 CMV 高免疫球蛋白者仅 8% 发生 CMV 肺炎，35% 发生新的 CMV 感染；而对照组中有 23% 发生 CMV 肺炎，51% 感染 CMV。温斯顿认为，免疫球蛋白虽然不一定能预防 CMV 感染，但却可减轻它的严重程度，同时能预防 cMV 间质性肺炎。

（尚秀娟）

# 参考文献

［1］尚秀娟，史素丽，程爱斌，吴玉芳，李冬霞．联合干预后抗菌药物临床应用与医院感染控制效果的调查．中华医院感染学杂志，2015，25（19）：4430－4437.

［2］尚秀娟，高立群．2004～2008 年老年住院病人死亡原因分析．现代预防医学，2010，37（23）：4463－4464.

［3］尚秀娟，程爱斌，安立红，董善俊，吴玉芳．三级综合医院医院感染现状调查分析．中华医院感染学杂志，2013，23（10）：2295－2307.

［4］尚秀娟，史素丽，程爱斌，穆树敏，李素新．三级综合医院医院感染现患率调查分析．中华医院感染学杂志，2015，25（14）：3216－3223.

［5］尚秀娟．医院消毒灭菌效果的监测与管理对策．现代预防医学，2010，37（16）：3080－3084.

［6］程爱斌，尚秀娟，习增利，王瑞刚．卡巴胆碱对严重脓毒症患者细胞免疫功能的影响．医药导报，2012，9，31（9）：1154－1156.

# 第二篇

# 感染科常见疾病

## 第八章 感染病的基本治疗

### 第一节 感染病的支持治疗

支持治疗是管理感染病患者的一项重要内容。支持治疗有广义和狭义之分，广义的支持治疗是指解除患者痛苦或疾病感觉以外的满足患者生理、心理需求的全部措施，包括心理支持和代谢支持。恰当的心理护理和必要的心理治疗有助于增进患者战胜疾病的信心，也是医疗方案顺利实施的一条重要措施。狭义的支持治疗是指满足患者生理需求的全部措施，主要是指满足营养需求的措施，目的是维持体液平衡（水、电解质和酸碱平衡），维持热量平衡（糖、脂肪）和维持氮平衡（蛋白质），适当的维生素和微量元素的补充也有助于改善机体的代谢状态、免疫状态和促进患者康复。需要指出的是，纠正缺氧、体液平衡紊乱的治疗不属支持治疗之列。

（胡瑞华）

### 第二节 感染病的对症治疗

对症治疗是指减轻患者痛苦的措施，目的是帮助患者渡过难关。对大多数感染病来说，对症治疗是必要和必需的，但是，对症治疗不一定有助于病情改善和疾病恢复。因此，对症治疗的实施需要合适的时机和条件。例如，适度发热的机体代谢旺盛，清除病原体的免疫应答增强，没有必要实施退热措施；但过度发热的机体代谢反而衰退，清除病原体的免疫应答减弱，必须采取适当的退热措施。此外，对症治疗的实施需要适度和适当。例如，退热药物的剂量、方法和频度应适当，过量、过快或过频使用可能会导致虚脱；退热药物对有些发热没有作用，不恰当使用可能导致不良反应。

严格来说，针对发病机制的病理生理治疗也属于对症治疗，目的是阻断病理过程，促进疾病恢复。需要指出的是，病理生理治疗需要正确认识疾病所处的阶段，如弥散性血管内凝血的治疗和合理预测疾病的发展趋势；做到恰如其分，如肾综合征出血热的治疗。

（胡瑞华）

## 第三节　感染病的免疫调节治疗

对于目前尚无特效抗感染化疗药物或抗感染化疗效果不佳的传染病，不论何种病因，免疫治疗可能起关键作用。例如，抗感染化疗药物问世以前，免疫血清曾经挽救许多生命。

已经被开发的免疫治疗药物很多。例如，胸腺素类、细胞因子类、免疫调节肽类、免疫球蛋白类、疫苗类等，但其中的大多数只是作为感染病的辅助性病因治疗药物被使用。

免疫治疗药物可分为 3 类。第一类为免疫血清和免疫球蛋白，包括抗病毒血清、抗菌血清、抗毒素、特异性免疫球蛋白和非特异性免疫球蛋白等，属于特异性免疫调节药物；第二类为疫苗，也属于特异性免疫调节药物；第三类为干扰素类、胸腺素类及其诱导制剂，属于非特异性免疫调节药物。

临床试验和实践已经显示，聚乙二醇干扰素 - α 治疗慢性丙型肝炎可以获得卓越疗效，治疗慢性乙型肝炎有一定疗效；胸腺素 - α1 在稳定病情和延长干扰素 - α 慢性乙型肝炎也有一定作用。

（胡瑞华）

## 第四节　感染病的微生态调节治疗

微生态失调是指在宿主外部或（和）内部环境的影响下，宿主表面或内部的微群落由生理性组合转变为病理性组合的状态。微生态失调包括暂时性微生态失调和持久性微生态失调。前者经过辅助调节，正常微群落可最终恢复；后者即使经过辅助调节，正常微群落也不能恢复。

从微生态的角度来理解，感染是指微种群在原籍或外籍生境过度增殖和定植，并造成宿主组织损伤并诱导免疫反应的状态。换言之，感染是微生态失调的同义语。因此，感染病最根本的治疗是纠正微生态失调和恢复微生态平衡。

感染病的微生态治疗谓之微生态调整。微生态调整应遵循 3 个原则：保护微生态环境、提高宿主免疫力和扶植正常微群落。保护微生态环境的措施包括去除导致微生态失调的病理状态和异常结构等，提高宿主免疫力的方案包括改善宿主的营养状况和合理使用免疫调节剂或抑制剂等，扶植正常微群落的策略包括合理应用抗感染药物和适当补充微生态制剂等。

从微生态的角度来理解，抗感染药物使用的目的是抑杀异常种群，但同时也抑杀正常种群，因为没有任何一种抗感染药物对微种群的抑杀是专一的。抗感染药物合理使用的合理性包括三方面：首先是"人"之理，不同年龄、性别及生理状态的患者，其微生态平衡的标准不同；其次是"病"之理，不同病因、病程和疾病阶段的感染病，其微生态失调的程度不同；再次是"药"之理，不同种类、剂量与使用期限的抗感染药物，其破坏或恢复正常微群落的能力不同。无论如何，抗感染药物合理使用的基本原则应当是，尽量使用窄谱抗感染药物，避免使用广谱抗感染药物，避免联合使用抗感染药物，选择合适的剂量和疗程。

在治疗传染病的过程中，抗感染药物对微生态的影响包括两方面：破坏正常微群落和恢复正常微群落。因此，适当补充微生态制剂，不仅可能预防抗感染药物破坏正常微群落，而且可能帮助机体恢复正常微群落。微生态制剂可分为两类：益生菌（probiotics）和益生元

（prebiotics）。前者是指活的正常优势菌种制剂，后者是指选择性的促进益生菌生长的化学制剂。目前已经广泛使用的益生菌包括双歧杆菌、酪酸梭菌、乳杆菌、肠球菌和地衣芽孢杆菌等；益生元包括乳果糖、乳梨醇、果寡糖和菊糖。

（胡瑞华）

# 第五节　感染病的糖皮质激素治疗

肾上腺皮质激素是肾上腺皮质所合成和分泌激素的总称，属类固醇化合物。根据其生理作用，肾上腺皮质激素可分为 3 类：盐皮质激素、糖皮质激素和性激素。临床上使用的肾上腺皮质激素是指糖皮质激素类药物。糖皮质激素作用广泛而复杂，且随剂量不同而异。生理情况下所分泌的糖皮质激素主要影响物质代谢过程，超生理剂量的糖皮质激素则还具有抗炎、抗免疫等药理作用。

## 一、生理效应

糖皮质激素能增加肝糖原、肌糖原含量和升高血糖；其机制为促进糖原异生，减慢葡萄糖分解氧化，减少组织对葡萄糖的利用；能促进面部、胸部、背部及臀部皮下脂肪组织脂肪合成，抑制四肢皮下脂肪组织脂肪合成，导致皮下脂肪重新分布；能促进皮肤、肌肉、骨骼、淋巴等组织的蛋白质分解，同时抑制蛋白质合成。此外，糖皮质激素有弱的盐皮质激素样作用和稳定血压作用。

## 二、药理作用

1. 抗炎作用　在药理剂量时，糖皮质激素具有强大的抗炎作用，能对抗各种原因引起的感染性和非感染性炎症。糖皮质激素的抗炎作用表现在 4 个方面：抑制炎症细胞浸润及吞噬反应、抑制细胞因子介导的炎症反应、抑制炎症介质介导的炎症反应和抑制毛细血管和纤维增生。

2. 免疫抑制作用　药理剂量的糖皮质激素对免疫过程的许多环节均有抑制作用。首先，糖皮质激素可抑制巨噬细胞对抗原的吞噬和处理。其次，糖皮质激素可引起淋巴细胞凋亡，引起暂时性淋巴细胞减少。

3. 抗毒素作用　糖皮质激素能提高机体对有害刺激的应激能力，提高机体对细菌内毒素的耐受力。糖皮质激素还能稳定溶酶体膜，减少内源性致热原释放，降低体温调节中枢对致热原的反应；但糖皮质激素不能中和内毒素，对外毒素引起的损害亦无保护作用。

4. 抗休克作用　大剂量的糖皮质激素已被广泛用于各种严重休克，特别是中毒性休克的治疗。其机制可能是，扩张收缩的血管和加强心脏收缩，改善微循环；降低血管对某些缩血管活性物质的敏感性，改善重要器官的氧供，使微循环血流动力学恢复正常；稳定溶酶体膜，减少心肌抑制因子的形成，阻断该因子对心肌收缩力的影响及对内脏血管收缩的作用；抑制血小板激活因子，减轻微血栓形成。

## 三、药理特点

根据患者的病情、药物作用和不良反应确定制剂、剂量、用法及疗程，但对于严重中毒性感染及各种休克，宜采用大剂量短期突击疗法。氢化可的松首次剂量可静脉滴注 200 ~ 300mg，1 日量可达 1g 以上，但疗程不超过 3 日。常用糖皮质激素类药物的药理特点见（表 8 - 1）。

表 8 - 1  糖皮质激素类药物的药理特点

| 药物名称 | 类别 | 等效剂量（mg） | 受体亲和力（比值） | 抗炎效能（比值） | 潴钠效力（比值） | 血清半衰期（分钟） | 药理半衰期（小时） | 维持时间（小时） |
|---|---|---|---|---|---|---|---|---|
| 氢化可的松 | 短效 | 20 | 1.0 | 1 | 1.0 | 90 | 8 ~ 12 | 8 ~ 12 |
| 可的松 | | 25 | 0.01 | 0.8 | 0.8 | 30 | 8 ~ 12 | |
| 泼尼松 | 中效 | 5 | 0.05 | 4 | 0.6 | 60 | 12 ~ 36 | 12 ~ 36 |
| 泼尼松龙 | | 5 | 2.2 | 4 | 0.6 | 200 | 12 ~ 36 | |
| 甲泼尼龙 | | 4 | 12 | 5 | 0.5 | 180 | 12 ~ 36 | |
| 曲安西龙 | | 4 | 2 ~ 3 | 5 | 0 | 300 | 12 ~ 36 | |
| 地塞米松 | 长效 | 0.75 | 10 | 25 | 0 | 200 | 36 ~ 72 | 36 ~ 72 |
| 倍他米松 | | 0.75 | 5.4 | 25 | 0 | >300 | 36 ~ 72 | |

在疾病病因未明确前，应慎用糖皮质激素。对一些感染病而言，在掌握好适应证的情况下，适当使用糖皮质激素可缓解症状和改善病情。

1. 病毒性疾病  由于缺乏特异性抗病毒药物，病毒性疾病一般不用激素，但对于重型患者，在综合治疗的基础上加用糖皮质激素，可能有助于减轻病情和减少并发症。例如，传染性非典型肺炎的重型或肺部病变进展迅速，流行性乙型脑炎的重型或脑膜脑炎，病毒性肝炎的重型肝炎和淤胆型肝炎，等，可用糖皮质激素治疗。

2. 细菌性疾病  严重急性细菌感染，如中毒性细菌性痢疾、暴发型脑膜炎球菌病、中毒性肺炎、重症伤寒、急性粟粒性肺结核、猩红热及败血症等，在应用有效的抗菌药物的同时，可使用皮质激素作辅助治疗，但对其疗效尚有不同看法。

3. 螺旋体疾病  钩端螺旋体病的肺大出血型、休克型，可用糖皮质激素治疗；梅毒、回归热、莱姆病，为预防嘉 - 赫氏反应，也可用糖皮质激素。

4. 寄生虫病  重型或脑型疟疾或合并黑尿热，脑囊尾蚴病有颅内高压，应短程使用糖皮质激素治疗。

5. 中毒性休克  在有效的抗菌药物治疗下，可及早、短时间突击使用大剂量皮质激素，见效后即停药。

## 四、不良反应

长期和大剂量使用糖皮质激素类药物可引起不良反应和停药反应。

不良反应包括类肾上腺皮质功能亢进综合征，诱发或加重感染，诱发或加剧胃、十二指肠溃疡，诱发或加剧高血压和动脉粥样硬化，诱发或加剧骨质疏松、肌肉萎缩，伤口愈合迟缓，精神障碍或癫痫，等。

停药反应包括肾上腺皮质萎缩和机能不全，原有疾病反跳等。

### 五、禁忌证

非感染性疾病包括曾患或现患严重精神病和癫痫，活动性消化性溃疡病，新近胃肠吻合术，骨折，创伤修复期，角膜溃疡，肾上腺皮质功能亢进症，严重高血压，糖尿病等。感染性疾病包括水痘，深部真菌病等。

当适应证与禁忌证同时并存时，应全面分析，权衡利弊，慎重决定。一般来说，病情危重的适应证，虽有禁忌证存在，仍不得不用，待危急情况过去后，应尽早停药或减量。

（胡瑞华）

# 参考文献

[1] 马亦林，李兰娟．传染病学．第五版．上海：上海科学科技出版社，2011.

[2] 吴艳玲，丛黎明．手足口病新进展．北京：人民军医出版社，2015.

[3] 斯崇文，贾辅忠，李学泰．感染病学．北京：人民军医出版社，2004.

[4] 杨绍基，任红．传染病学．7版．北京：人民卫生出版社，2008.

[5] 李梦东，王宇明．实用传染病学．第3版．北京：人民军医出版社，2005.

[6] 王宇明，胡仕琦．新发感染病．北京：科学技术文献出版社，2006.

[7] 傅华．预防医学．第6版．北京：人民卫生出版社，2014.

[8] 孙贵范．预防医学．第2版．北京：人民军医出版社，2014.

# 第九章 呼吸系统疾病中医治疗

## 第一节 肺痨

### 一、概述

"肺痨"又作"肺劳",有广义与狭义之分。古所谓"肺劳",乃虚劳的一种,系指以肺脏虚损为主要表现的一类病证。

综上可知,本病的致病因素,不外于内外两因。外因系指痨虫传染,内因系指气血虚弱。二者互为因果,正气不足之人,最易感染成疾。平素不知保养元气,纵欲多淫,精血内耗,或久病不愈,正气不足,常是致生本病的关键;而受痨虫传染,亦是发生肺痨的重要因素。痨虫侵犯人体之后,最初主要危害肺经,表现出咳嗽、咯血、声嘶等一系列症候。继及脾胃,甚则传遍五脏。其始为阴亏气耗,病在于肺;继则损伤脾气,或阴亏及肾,使脾肺或肺肾同病,兼及心肝;终则阴损及阳,元气耗损,阴阳俱亏。总而言之,本病以阴虚为主要特点。

本病的治疗,应以咳嗽、咳血、潮热、盗汗四大主证为辨证中心,再结合其他兼证,区别其病机属性,从而得出施治的目标。具体用药,以补虚为主,参以杀虫,临床尤须以补虚培元的整体疗法作为重点。

现代临床,按照病因辨证与脏腑辨证等方法,可将肺痨分为6个症候类型:①气阴亏耗;②肺阴不足;③阴虚火旺;④脾肺气虚;⑤心肾阳虚;⑥血瘀痹阻。以上证型,除"血瘀痹阻"为虚中挟实外,①~⑤型均为虚证。由于各型之间常可互相转化,互为因果,故在临证时绝不可固执于一型一方,而应根据证情的变化灵活变通,才能收到较好的治疗效果。

检查:X线检查可早期发现肺结核,X线摄片大多可见肺部结核病灶。活动性肺结核痰涂片或结核菌培养多呈阳性。听诊病灶部位呼吸音减弱或闻及支气管呼吸音及湿啰音。红细胞沉降率增快、结核菌素试验皮试呈强阳性有助于诊断。

### 二、辨证治疗

#### (一)气阴亏耗

主症:咳嗽无力,干咳少痰,或痰唾黏白,或痰中夹血,如丝如缕,或有潮热,手足如灼,胸痛,口燥咽干,畏风自汗,盗汗,声嘶失音,饮食少进,气短懒言,神疲乏力,舌红少苔,脉细数或虚大。

治法:益气养阴,润燥止咳。

首选方剂:琼玉膏。方解:方中生地黄滋肾水,白蜜养肺阴,合用有金水相生之意。人参、茯苓健脾益气，脾旺则土能生金，肺虚可复；且茯苓味淡气薄，用于甘寒滋润药中，滋而不腻。故全方有滋阴润肺、调补脾胃之功。可用于气阴两虚，虚火上炎，干咳少痰，或咽燥咯血者。

备用方剂：保真汤。方解：人参、白术、茯苓、黄芪益气健脾，可培土而生金；当归、生地黄、熟地黄、白芍、赤芍清热而养血；天冬、麦冬、地骨皮、五味子、知母养阴生津而清虚火；柴胡疏肝；赤茯苓、黄柏以降肾火；妙在用陈皮、厚朴、甘草入胃宽中行滞，导诸药各尽其功。故全方有益气养阴、培土生金、清热润燥的作用，适用于肺痨气阴不足，症见咳嗽无力，干咳少痰，潮热盗汗，手足灼热，声嘶失音，饮食减少者。

随症加减：咳嗽较剧者加紫菀、款冬、枇杷叶；食少便溏者加扁豆、豆蔻仁、薏苡仁，并酌情减地黄、阿胶等滋腻之品；自汗畏风加防风、浮小麦、桂枝；潮热盗汗加地骨皮、鳖甲、浮小麦、牡蛎、麻黄根；咯血者，加三七粉、仙鹤草。

## （二）肺阴不足

主症：干咳，或咳少量黏白痰，咳声短促，痰中有时带血，如丝如点。午后手足心热，皮肤干灼，口燥咽干，甚则喉痒暗哑。胸部隐隐闷痛，饮食不佳，疲乏少力。舌边尖红，苔薄少津，脉细而数。

治法：滋阴润肺。

首选方剂：月华丸加减。方解：生地黄、熟地黄、天冬、麦冬、沙参润肺生津，兼以滋肾，使金水得以相生；贝母、桑叶、菊花清肺润燥，兼能化痰；百部、獭肝为杀痨虫而设；广三七、阿胶，止血而兼能活络；佐以茯苓、山药以资脾胃化源。故全方有滋阴润肺、止血杀虫之作用，适用于肺痨因肺阴不足而咳嗽痰血者。《血证论》曰："痨虫之生，由瘀血所化。而痨虫既生，蚀人精血，人之正气，日以消耗。不治其虚，但杀其虫，病终不能愈也。月华丸主之，义取补虚，而祛瘀杀虫兼施，其治乃万全之策。"

备用方剂：百合固金汤。方解：生地黄、熟地黄、玄参滋阴清热；百合、麦冬润肺生津；当归、芍药柔润养血；桔梗、贝母清肺除痰；甘草协调诸药，协同桔梗且能清利咽喉。合而有养阴清热、止咳化痰的作用，适用于肺痨而咳嗽痰血，兼见咽喉燥痛，咳嗽气喘，痰中带血，手足烦热者。

随症加减：咳甚加川贝母、杏仁、桑白皮；盗汗加糯米根；咯血加阿胶珠、藕节、白茅根；骨蒸潮热加青蒿、地骨皮、白薇、白薇；胸痛加广郁金；惊悸加茯神、远志、柏子仁、酸枣仁。

## （三）阴虚火旺

主症：咳呛气急，痰少质黏，或吐稠黄痰，咳血反复发作，量多色鲜红，混有泡沫，胸肋掣痛，盗汗，骨蒸潮热，午后为甚。颧红，眩晕，耳鸣耳聋，口渴，心烦失眠，性急善怒，形体日瘦，男子可见梦遗，女子可致月经量少或经闭。舌质红绛而干，脉细弦数。

治法：滋阴清热，潜阳安神。

首选方剂：清离滋坎汤。方解：本方用六味地黄汤滋补肾阴；天冬、麦冬养阴润肺；知母、黄柏滋阴降火；当归、白芍滋养肝血；白术、甘草健脾培中，土旺则能生金。全方有润肺止咳、滋阴清热、潜阳安神的作用。适用于肺肾阴虚，虚火上炎而致的肺痨，兼见头晕耳鸣，腰膝酸软，遗精盗汗，烦躁不安者。

备用方剂：

（1）秦艽鳖甲散：方解：鳖甲、知母滋阴清热，当归补血和血，柴胡解肌退热，地骨皮、青蒿清热除蒸，乌梅酸涩敛阴止汗，协和以成滋阴养血、清热除蒸之效。可用于肺痨因阴虚火旺而以骨蒸潮热、盗汗为主证者。

（2）十灰散：方解：大蓟、小蓟、茜草、柏叶、白茅根、栀子皆为凉血止血之药，棕榈皮收敛止血，荷叶破血散瘀，牡丹皮凉血祛瘀，大黄泄热下行，兼以化瘀。综合本方，具有凉血止血之功。可用于肺痨因虚火过旺而大量咯血之证。然本方究为治标之方，不宜久服，等血止之后，应审其因以图其本。

随症加减：咳嗽痰黏色黄者加黄芩、知母、海蛤粉、鱼腥草；咯血者加牡丹皮、栀子、茜草炭、黑大黄、紫珠草；血出紫黯，伴有胸痛者加煅花蕊石、血余炭、广郁金、参三七；潮热加银柴胡、炙鳖甲、白薇；盗汗加乌梅、牡蛎、浮小麦；遗精加煅龙牡。

注意：以上气阴亏耗、肺阴不足、阴虚火旺三型均有咳嗽痰血、潮热盗汗、口燥咽干、五心烦热等肺阴不足之证，临床须注意鉴别。气阴亏耗型除上述肺阴不足的症状之外，尚有咳嗽无力、神疲乏力、气短懒言或饮食少进等气虚症状；阴虚火旺型则为肾阴不足，虚火上炎，肺津被灼，或为肺劳，病久及肾，阴精被耗而致。除可见肺阴不足之证外，尚有耳鸣耳聋、梦遗或经闭、头目眩晕、腰酸膝软等肾精亏损症状，且常发生大量咯血，血色鲜红等。三者的临床表现是有差别的。

（四）肺脾气虚

主症：气短，咳喘无力，胸闷纳呆，腹泻，神疲乏力，语声低弱，自汗，面色㿠白或萎黄，畏寒怕冷，舌淡苔白，脉细弱。

治法：健脾益气，培土生金。

首选方剂：四君子汤加黄芪、陈皮、百部。方解：四君子汤是补气健脾益胃的基本方剂。方中人参甘温，扶脾养胃，补中益气；白术苦温，健脾燥湿，扶助运化；茯苓甘淡，健脾利湿；炙甘草补中和胃。加黄芪，补益肺脾之气；陈皮理气化痰；百部止咳化痰，且善杀痨虫。诸药合而共奏健脾益气，培土生金，止咳化痰之功。

备用方剂：补中益气汤。方解：凡脾胃一虚，肺气先绝，故用黄芪补肺气、护皮毛而闭腠理，不令自汗；元气不足，人参补之；炙甘草补脾胃之生气，兼泻心火，此三味是甘温除热之主药；佐以白术健脾，当归和血，陈皮理气散滞，升麻、柴胡升举清阳。全方有补中益气、升阳固卫之效，可用于脾肺气虚型肺痨，兼见怠惰嗜卧，四肢不收，少气懒言，畏寒自汗，脉大而虚者。

随症加减：自汗者加浮小麦、麻黄根，若兼恶风寒者再加桂枝；痰多者加制半夏、杏仁、厚朴；腹胀纳呆者加焦三仙；腹泻便溏者加扁豆、山药、莲子肉。

（五）心肾阳虚

主症：面浮肢肿，喘息少气，心慌，形寒肢冷，面色㿠白，五更泄泻。男子阳痿、滑精，女子闭经不孕。舌润质淡，脉象细弱或结代。

治法：温肾阳，养心气。

首选方剂：新定拯阳理劳汤。方解：方内人参、黄芪、白术、甘草益气而养心脾，当归补血，陈皮理气，桂心补阳助火，五味子补肾敛阴。全方有两补心脾、温阳益气的作用。适用于肺痨日久，心阳不足，兼见心悸气短，动则喘促，形寒怕冷，面色虚浮者。

备用方剂：

（1）济生肾气丸加党参、龙眼肉：方解：本方用桂附地黄丸温补肾阳，党参、龙眼肉配茯苓益心气，车前子利水，牛膝引药下行。全方有温补心肾之阳、利尿行水的作用，适用于心肾阳虚而兼浮肿，小便不利者。

随症加减：五更腹泻者加肉豆蔻、补骨脂；阳痿者加淫羊藿、巴戟天；滑精者加莲须、煅龙牡、鹿角霜；浮肿者加白术、猪苓；动而喘息者加五味子、补骨脂、胡桃肉；形体瘦削者加紫河车。

（2）补天大造丸：方解：方内人参、白术、黄芪健脾益气；山药、茯苓滋养肺脾两脏；当归、白芍补肝养血；酸枣仁、远志养血宁心；熟地黄、龟甲滋补肾阴；紫河车、鹿角胶补阳填精。诸药合用，适用于气血阴阳两虚、偏重于阳虚的虚劳疾患。

随症加减：腹泻者加补骨脂、肉豆蔻；早泄、遗精加金樱子、桑螵蛸；自汗肢冷加桂枝、炮附子；纳差加鸡内金、神曲；喘息甚加蛤蚧、山茱萸；阴虚内热加牡丹皮；阳虚内寒加肉桂。

（六）瘀血痹阻

主症：除有肺痨的一症证状外，兼有胸痛如刺，午后或夜间发热。或肌肤甲错，面目黧黑，羸瘦不能饮食，腹部胀满，小便自利，大便色黑，女子月经量少或夹有瘀块，舌质黯或有瘀斑，脉沉涩。

治法：活血祛瘀生新。

首选方剂：芩部丹。方解：百部杀痨虫，治痨瘵之咳；黄芩清热，肃肺止咳，并可清肝；丹参化瘀血生新血，兼清血热。全方有清肺止咳、活血杀虫、祛瘀生新的作用。适用于肺痨咳嗽或兼瘀血之证。

备用方剂：

（1）血府逐瘀汤：方解：柴胡、赤芍、枳壳、甘草解郁疏肝；当归、生地黄养血润燥；桃仁、红花、赤芍、川芎活血祛瘀而生新；桔梗载药上达胸中血府；牛膝引所化之瘀血下行。全方有疏肝解郁、化瘀血、生新血的作用。适宜于肺痨而兼胸部刺痛、内热瞀闷、心悸怔忡、急躁善怒者。

（2）大黄䗪虫丸：方解：方中大黄、䗪虫、干漆、桃仁、水蛭、虻虫、蛴螬等活血通络，消瘀破瘕以行死血，这是祛邪的一面，即《金匮心典》所谓"虫以动其瘀，通以去其闭"之意。并以地黄、芍药、甘草濡养血脉，和中缓急，这是扶正的一面，即《金匮心典》所谓"濡以润其干"之意，有扶正祛邪的作用。杏仁、黄芩可宣肺气以解郁热，酒服以行药势。故本方有祛瘀生新、"缓中补虚"之功，适用于肺痨虚极，腹满羸瘦，不能饮食，内有干血，肌肤甲错，面目黧黑者。

随症加减：有午后或夜间低热者加黄芩、牡丹皮、地骨皮；羸瘦不能饮食者加沙参、白术、茯苓、鸡内金、谷芽等生发胃气，培土生金；大便色黑者加大黄炭、生地炭。

注意：肺痨属虚羸劳极之病，由瘀血致虚、或虚而兼瘀血之证者亦每有所见。所以临证当审其有无瘀血，对确属纯虚无实者，自当施以补益之法；若属虚而狭瘀者，则非祛瘀不能生新血，补亦罔效。当先祛其瘀，后补其虚，或用攻补兼施之法，则正气可复。如《血证论·瘀血》所说："瘀血不去，新血且无生机，况是干血不去，则新血断无生理。故此时虽诸虚毕见，总以祛干血为主也。如胆识不及，可以滋补之药送下此丸（指大黄䗪虫丸），亦调停之一术。"

### 三、病案选录

郭××，女，20岁，1976年3月25日初诊。

病史：咳嗽，发热两个多月，伴精神不振，身软乏力，食欲减退，口苦乏味，吐痰不多，两颧潮红，午后发热，体温在37.4～38.3℃，夜间盗汗，有时心悸，睡眠不实，停经一个多月，血沉38mm，胸透为浸润型肺结核，注射链霉素有反应。现仅服雷米封，但症状不减。脉沉弦数，舌质红，苔薄。

辨证施治：肺阴不足，阴虚火旺，肺失清肃，虚热内生。治以滋阴清热之法。

处方：沙参12g，生地12g，黄芩9g，夏枯草15g，连翘15g，麦冬12g，丹皮6g，地骨皮12g，百部12g，甘草6g。

二诊：服上方六剂，精神佳，咳嗽轻，痰少，仍低热，纳呆。上方加麦芽24g，银柴胡9g。

三诊：服药十剂，症状明显好转，精神好，食欲增，体温降低，37.2～37.5℃。原方加赤芍12g，银柴胡9g。

四诊：又服十剂，一般情况好转，体重增加，身不发热，体温正常，盗汗也不明显。仍以上方化裁，共服四十余剂，病情稳定，60多天后复查血常规、血沉均属正常，5个月后胸部透视病灶已趋硬结。

（袁成波）

## 第二节　传染性非典型肺炎

传染性非典型肺炎是由SARS冠状病毒（SARS–CoV）引起的一种具有明显传染性、可累及多个脏器系统的特殊肺炎，世界卫生组织（WHO）将其命名为严重急性呼吸综合征（severe acute respiratory syndrome，SARS）。临床上以发热、乏力、头痛、肌肉关节酸痛等全身症状和干咳、胸闷、呼吸困难等呼吸道症状为主要表现，部分病例可有腹泻等消化道症状；胸部X线检查可见肺部炎性浸润影；实验室检查外周血白细胞计数正常或降低；抗菌药物治疗无效是其重要特征。重症病例表现明显的呼吸困难，并可迅速发展成为急性呼吸窘迫综合征（acute respiratory distress syndrome，ARDS）。全球32个国家与地区累计发病例数为8 422例，死亡919例，病死率10.9%。中国内地发病5 327例，死亡349例，病死率6.6%。

SARS符合《素问·刺法论》"五疫之至，皆相染易。无问大小，病状相似"的论述，属于中医学"瘟疫""热病"的范畴。

### 一、病因病机

#### （一）中医

疫毒之邪自口鼻而入，首先犯肺，可累及心、肾、胃、肠等脏腑。肺主表，受邪而寒热身痛；肺主气、司呼吸，因疫毒之邪郁闭肺气而致干咳、呼吸困难、气促胸闷、喘息憋气。邪之所凑其气必虚，气阴受损而致极度乏力。在病变过程中，虚实变化尤为迅速与突出。本病的基本病因病机可概括为以下 4 个方面：

1. 疫毒壅肺　自口鼻而入，首先犯肺，肺主表、肺主气，正邪交争于肺表，故寒热身痛；疫毒壅肺，肺失宣降。故高热汗出不解、干咳、喘憋。正邪交争，疫毒之邪深入。可见气营同病，部分患者可见邪入心包，出现烦躁、神昏、谵语。疫毒壅肺，高热持续不退。则病情严重，易发变证。

2. 肺气郁闭　本病疫毒之邪蕴结于肺。肺失宣降、肺气郁闭的病机在本病病程中有重要意义，故可出现气促胸闷，喘息憋气。肺胃相关，气机失降，则出现脘腹胀满、纳差、恶心、呕吐。肺与大肠相表里，肺肠同病，可见便秘或泄泻。肺主气朝百脉，心肺同居上焦，肺气郁闭，百脉失调，可见喘憋发绀。

3. 湿痰瘀阻　疫毒之邪犯肺，肺气郁闭，气不流津，则津变为湿，湿蕴为痰；气为血帅，气不行则血不行。血不行则为瘀。故形成湿痰瘀阻于肺的状态，湿痰瘀既是病理产物也是致病因素。肺气郁闭，气不流津，痰瘀闭肺，损伤肺络，故表现为干咳、痰难咳出或痰中有血丝等。

4. 气阴亏虚　疫毒之邪耗气伤阴，肺之气阴亏虚在感邪后发病初期就可出现。发病早期即可见乏力、倦怠、懒言、口干、自汗等症，而且气阴损伤越早出现，病情越重。随病程进展，肺之气阴进一步损伤，则肺病及心、气病及血、肺病及肾、肾不纳气，可见不同程度心悸心慌、喘憋欲脱，严重者心阳暴脱，可见心率猝然缓慢，体温、血压下降，四末发冷，冷汗淋漓等。后期所见口干口渴、五心烦热、动则汗出气喘等更为气阴亏虚的表现。

## （二）西医

2002 年 11 月在我国广东省部分地区悄然出现的 SARS，在经历了两个多月的始发期后，扩散到我国内地 24 个省、自治区、直辖市。在全球共波及亚洲、美洲、欧洲等 32 个国家和地区。自 2003 年 1 月以来，SARS 疫情引起了众多中外科学家的关注。作为疫情的首发地，中国科学家在排除了大量常见病因后，将目光集中到"新病原"的寻找上。2003 年 3 月 17 日，WHO 建立了全球网络实验室，开始了 SARS 病原的联合攻关。经过全球 9 个国家 13 个网络实验室的科学家从病毒形态学、分子生物学、血清学及动物实验等多方面研究，4 月 16 日 WHO 在日内瓦宣布，一种新的冠状病毒是 SARS 的病原，并将其命名为 SARS 冠状病毒。

经典冠状病毒感染主要发生在冬春季节，广泛分布于世界各地。该病毒包括三个群，第一、二群主要为哺乳动物冠状病毒，第三群主要为禽类冠状病毒。人冠状病毒有两个血清型（HCoV – 229E，HCoV – OC43），是人呼吸道感染的重要病原，人类 20% 的普通感冒由冠状病毒引起。冠状病毒也是成人慢性气管炎急性加重的重要病因之一。基因组学研究结果表明，SARS – CoV 的基因与已知三个群经典冠状病毒均不相同，第一群病毒血清可与 SARS – CoV 反应，而 SARS 患者血清却不能与已知的冠状病毒反应。因此，作为一种新的冠状病毒，SARS – CoV 可被归为第四群。

形态结构：SARS – CoV 属冠状病毒科冠状病毒属，为有包膜病毒，直径多为 60 ~ 120nm，包膜上有放射状排列的花瓣样或纤毛状突起，长约 20nm 或更长，基底窄，形似王冠，与经典冠状病毒相似。病毒的形态发生过程较长而复杂，成熟病毒呈圆球形、椭圆形，成熟的和未成熟的病毒体在大小和形态上都有很大差异，可以出现很多古怪的形态，如肾形、鼓槌形、马蹄形、铃铛形等，很容易与细胞器混淆。在大小上，病毒颗粒从开始的 400nm 减小到成熟后期的 60 ~ 120nm。在患者尸体解剖标本切片中也可见到形态多样的病毒颗粒。

SARS－CoV 由呼吸道进入人体，在呼吸道黏膜上皮内复制，进一步引起病毒血症。被病毒侵染的细胞包括气管支气管上皮细胞、肺泡上皮细胞、血管内皮细胞、巨噬细胞、肠道上皮细胞、肾脏远段曲管上皮细胞和淋巴细胞。肺泡上皮细胞和肺血管内皮细胞受累可损伤呼吸膜血气屏障的完整性，同时伴有炎症性充血，引起浆液和纤维蛋白原的大量渗出，渗出的纤维蛋白原凝集成纤维素，进而与坏死的肺泡上皮碎屑共同形成透明膜。

机体对 SARS－CoV 感染的反应可表现为肺间质内有巨噬细胞和淋巴细胞渗出，激活的巨噬细胞和淋巴细胞可释放细胞因子和自由基，进一步增加肺泡毛细血管的通透性和诱发成纤维细胞增生。受损的肺泡上皮细胞脱落到肺泡腔内可形成脱屑性肺泡炎，且肺泡腔内含有多量的巨噬细胞，增生脱落的肺泡上皮细胞和巨噬细胞可形成巨细胞。就巨细胞表型来说，主要为肺泡上皮细胞源（AE1/AE3 阳性），少数为巨噬细胞源（CD68 阳性）。巨细胞的形成可能与 SARS－CoV 侵染有关。因为体外实验证明，SARS－CoV 感染可使 Vero 细胞融合形成合体细胞。肺脏的以上改变符合弥漫性肺泡损伤（diffuse alveolar damage，DAD）的渗出期变化。病变严重或恢复不良的患者随后出现 DAD 的增殖期和纤维化期的变化，增生的细胞包括肌纤维母细胞和成纤维细胞，并产生 I 型和 II 型胶原纤维。肠道上皮细胞和肾脏远段曲管上皮细胞被 SARS－CoV 侵染，一方面可解释部分临床患者的消化道症状，另一方面也可能在疾病的传播途径方面有一定意义。由于 DAD 和弥漫性肺实变致血氧饱和度下降以及血管内皮细胞损伤等因素所引起的弥散性血管内凝血，常常造成多器官功能衰竭而导致患者死亡。

SARS 患者末梢血淋巴细胞减少，特别是 CD4、CD8 细胞数减少，而且有证据表明 SARS－CoV 直接感染淋巴细胞，可能与 SARS－CoV 的细胞毒性作用以及诱导细胞凋亡作用有关。虽然 SARS 患者的体液免疫反应似乎正常，但从 SARS 患者恢复期血清有明显的治疗作用的角度看，SARS－CoV 感染也会不同程度地影响患者的体液免疫反应。SARS－CoV 影响细胞免疫和体液免疫反应在 SARS 发生发展过程中起一定作用，至少意味着细胞免疫和体液免疫损伤的患者预后较差。

## 二、临床表现

### （一）症状

1. 潜伏期　SARS 的潜伏期通常限于 2 周之内，一般 2～10 天。

2. 临床症状　急性起病，自发病之日起，2～3 周内病情都可处于进展状态。主要有以下三类症状。

（1）发热及相关症状：常以发热为首发和主要症状，体温一般高于 38℃，常呈持续性高热，可伴有畏寒、肌肉酸痛、关节酸痛、头痛、乏力。在早期，使用退热药可有效；进入进展期，通常难以用退热药控制高热。使用糖皮质激素可对热型造成干扰。

（2）呼吸系统症状：可有咳嗽，多为干咳，少痰，少部分患者出现咽痛。可有胸闷，严重者渐出现呼吸加速、气促，甚至呼吸窘迫。常无上呼吸道卡他症状。呼吸困难和低氧血症多见于发病 6～12 天以后。

（3）其他方面症状：部分患者出现腹泻、恶心、呕吐等消化道症状。

（二）体征

SARS 患者的肺部体征常不明显，部分患者可闻少许湿啰音，或有肺实变体征。偶有局部叩诊浊音、呼吸音减低和少量胸腔积液的体征。

（三）临床分型、分期

1. 临床分型　重症非典：大约有 30% 的病例属于重症病例，其中部分可能进展至急性肺损伤或 ARDS，甚至死亡。

2. 临床分期

（1）早期：一般为初病的 1～7 天。起病急，以发热为首发症状，体温一般 >38℃，半数以上的患者伴有头痛、关节肌肉酸痛、乏力等症状，部分患者可有干咳、胸痛、腹泻等症状；但少部分患者有上呼吸道卡他症状，肺部体征多不明显，部分患者可闻及少许湿啰音。X 线胸片肺部阴影在发病第 2 天即可出现，平均在 4 天时出现，95% 以上的患者在病程 7 天内出现阳性改变。

（2）进展期：多在病程的 8～14 天，个别患者可更长。在此期，发热及感染中毒症状持续存在，肺部病变进行性加重，表现为胸闷、气促、呼吸困难，尤其在活动后明显。X 线胸片检查肺部阴影发展迅速，且常为多叶病变。少数患者（10%～15%）出现 ARDS 而危及生命。

（3）恢复期：进展期过后，体温逐渐下降，临床症状缓解，肺部病变开始吸收，多数患者经 2 周左右的恢复，可达到出院标准，肺部阴影的吸收则需要较长的时间。少数重症患者可能在相当长的时间内遗留限制性通气功能障碍和肺弥散功能下降，但大多可在出院后 2～3 个月内逐渐恢复。

（四）常见并发症

1. 继发肺部感染　是重要的并发症，可使病变影像的范围增大及病程延长。在疾病恢复过程中，继发感染可使肺内片状影像再次增多。一般在发病 2～3 周以后，肺部继发感染也可引起空洞及胸腔积液，空洞可为单发及多发。病原诊断需要经相应的病原学检查。有的患者在出院后复查时发现并发空洞及胸腔积液。据报道也有并发脑内感染的病例。当患者出现中枢神经系统的症状和体征时，建议作颅脑 CT 或磁共振成像（MRI）检查。

2. 肺间质改变　少数患者在肺内炎症吸收后残存肺间质纤维化，表现为局部的不规则的高密度斑片、索条状及蜂窝状影像，可引起牵拉性支气管扩张。严重的肺间质增生使肺体积缩小。肺间质纤维化的影像表现是不可逆的。炎症吸收过程中在 X 线上可能出现肺纹理增粗和条状阴影，在 HRCT 上可出现支气管血管束增粗、小叶间隔和小叶内间质增厚、胸膜下弧线影等。在疾病的康复过程中这些改变多数可以逐渐吸收。

3. 纵隔气肿、皮下气肿和气胸　纵隔气肿表现为纵隔间隙有气体影，呈条状或片状，气体量较多时可位于食管、气管、大血管等结构周围。皮下气肿较为明显。气胸的量一般较少。部分病例的纵隔气肿、皮下气肿和气胸发生在使用呼吸机之后。

4. 胸膜病变　肺内病变可引起邻近胸膜的局限性胸膜增厚，或轻度幕状粘连。胸膜改变可随肺内病变的吸收而消退。明显的胸腔积液较少见。

5. 心影增大　可能为心肌病变所致。判断心影大小要根据标准的立位后前位胸片。床旁胸片要注意心脏横位及心影放大的影响。

6. 骨质缺血性改变　患者在治疗后若出现关节疼痛和活动受限等症状，建议作 CT 或 MRI 检查。骨质异常改变以髋关节多见，也可发生在膝、肩等关节和长骨骨干。

### 三、实验室和其他辅助检查

#### （一）外周血象

早期 WBC 总数不升高，或降低，中性粒细胞可增多。晚期并发细菌感染时 WBC 可升高。部分患者血小板可减少。多数重症患者 WBC 总数减少，$CD_4$ 淋巴细胞减少。

#### （二）血生化及电解质

多数患者出现肝功能异常，ALT、LDH、CK 升高。少数患者人血白蛋白降低。肾功能及血清电解质大都正常。

#### （三）血气分析

部分患者出现低氧血症和呼吸性碱中毒，重者出现 I 型呼衰。

#### （四）细菌培养

继发细菌感染时痰及血培养可阳性。

#### （五）影像学检查

影像检查是 SARS 临床综合诊断的主要组成部分，也是指导治疗的重要依据。包括疾病的早期发现、鉴别诊断、监视动态变化和检出并发症。放射科医师要在各级诊疗机构中充分发挥影像诊断的作用。

1. 影像检查方法

（1）影像检查技术：X 线平片和 CT 是 SARS 的主要检查方法。普通 X 线检查一般采用立位后前位胸片。床旁胸部摄片在患者情况允许的情况下应采用坐位拍摄后前位胸片。数字化影像技术如计算机 X 线摄影术（computed radiography，CR）和数字 X 线摄影术（digital radiography，DR）有助于提高胸部 X 线检查的诊断质量。CT 可检出 X 线胸片难以发现的病变，一般应采用高分辨 CT（high revolution CT，HRCT）检查。在图像的存储与传输系统（picturearchiving and communication system，PACS）基础上建立的影像工作流程可提高工作效率，减少交叉感染。放射科医务人员要严格遵守 SARS 的消毒防护规定，预防感染，同时要严格执行 X 线的防护措施。

（2）影像检查程序

1）初次检查：对于临床怀疑为 SARS 的患者应当首先选用 X 线平片检查。若 X 线平片未见异常，则应及时复查。如有条件可采用 CT 检查。

2）治疗复查：在 SARS 治疗过程中，需要复查胸片了解疾病的病情变化和治疗效果。一般 1～2 天复查胸片 1 次，或根据患者的病情发展及治疗情况缩短或延长复查时间。如果胸片怀疑并发空洞或肺纤维化，有条件者可进行 CT 检查。

3）出院检查：出院时需要拍摄胸片。出院后应定期复查，直至炎性影像完全消失。对于 X 线胸片已恢复正常的病例，CT 可以显示 X 线胸片不能发现的病变。

2. 基本影像表现　SARS 的 X 线和 CT 基本影像表现为磨玻璃密度影像和肺实变影像。

（1）磨玻璃密度影：磨玻璃密度影像在 X 线和 CT 上的判定标准为病变的密度比血管密

度低，其内可见血管影像。在X线上磨玻璃密度影像也可以低于肺门阴影的密度作为识别标准。磨玻璃密度影像的形态可为单发或多发的小片状、大片状，或在肺内弥漫分布。在CT上密度较低的磨玻璃影内可见肺血管较细的分支，有的在磨玻璃样影像内可见小叶间隔及小叶内间质增厚，表现为胸膜下的细线影和网状结构。磨玻璃影内若合并较为广泛的网状影像，称为"碎石路"征。密度较高的磨玻璃影内仅能显示或隐约可见较大的血管分支。有的磨玻璃影内可见空气支气管征。

（2）肺实变影：在X线和CT上肺实变影的判定标准为病变的密度比血管密度高，其内不能见到血管影像，但有时可见空气支气管征。在X线上肺实变影像又可以以高于肺门阴影的密度作为识别的依据。病变形态为单发或多发的小片状、大片状，或弥漫分布的影像。

## 四、诊断要点

### （一）诊断依据

1. 流行病学史

（1）与发病者有密切接触史，或属受传染的群体发病者之一，或有明确传染他人的证据。

（2）发病前2周内曾到过或居住于报告有传染性非典型肺炎疫情的地区。

2. 症状与体征　起病急，以发热为首发症状，体温一般 >38℃，偶有畏寒；可伴有头痛、关节酸痛、肌肉酸痛、乏力、腹泻；常无上呼吸道卡他症状；可有咳嗽，多为干咳、少痰，偶有血丝痰；可有胸闷，严重者出现呼吸加速、气促，或明显呼吸窘迫。肺部体征不明显，部分患者可闻及少许湿啰音，或有肺实变体征。注意少数患者不以发热为首发症状。

3. 实验室检查　外周血白细胞计数一般不升高，或降低；常有淋巴细胞计数减少。

4. 胸部X线检查　肺部有不同程度的片状、斑片状浸润性阴影或呈网状改变，部分患者进展迅速，呈大片状阴影；常为多叶或双侧改变，阴影吸收消散较慢；肺部阴影与症状、体征可不一致。若检查结果为阴性，1~2天后应予复查。

5. 抗菌药物无明显疗效。

### （二）诊断

结合上述流行病学史、临床症状和体征、一般实验室检查、胸部X线影像学变化，配合SARS病原学检测阳性，排除其他表现类似的疾病，可以做出SARS的诊断。

具有临床症状和出现肺部X线影像改变，是诊断SARS的基本条件。

流行病学方面有明确支持证据和能够排除其他疾病，是能够做出临床诊断的最重要支持依据。对于未能追及前向性流行病学依据者，需注意动态追访后向性流行病学依据。

对病情演变（症状、氧合状况、肺部X线影像）、抗菌治疗效果和SARS病原学指标进行动态观察，对于诊断具有重要意义。应合理、迅速安排初步治疗和有关检查，争取尽速明确诊断。

1. 临床诊断　对于有SARS流行病学依据，有症状，有肺部X线影像改变，并能排除其他疾病诊断者，可以做出SARS临床诊断。

在临床诊断的基础上，若分泌物SARS-CoV RNA检测阳性，或血清SARS-CoV抗体阳转，或抗体滴度4倍及以上增高，则可做出确定诊断。

2. 疑似病例　对于缺乏明确流行病学依据，但具备其他 SARS 支持证据者，可以作为疑似病例，需进一步进行流行病学追访，并安排病原学检查以求印证。

对于有流行病学依据，有临床症状，但尚无肺部 X 线影像学变化者，也应作为疑似病例。对此类病例，需动态复查 X 线胸片或胸部 CT，一旦肺部病变出现，在排除其他疾病的前提下，可以做出临床诊断。

3. 医学隔离观察病例　对于近 2 周内有与 SARS 患者或疑似 SARS 患者接触史，但无临床表现者，应自与前者脱离接触之日计，进行医学隔离观察 2 周。

附：【分诊类别及相应处理方式的建议】

在临床思维上可将 SARS 诊断问题分为五个层面，将患者划分为五个类别并予相应处理。

1. 不是 SARS 者　可以排除 SARS 诊断，进入正常诊疗程序。

2. 不像 SARS 者　不像 SARS，但尚不能绝对排除。安排医学隔离观察。可采用居家隔离观察并随诊的形式。

3. 疑似 SARS 者　综合判断与 SARS 有较多吻合处，但尚不能做出临床诊断。留院观察，收住单人观察室。

4. 临床诊断者　基本定为 SARS 病例，但尚无病原学依据。收置 SARS 定点医院，但为避免其中少数非 SARS 者被交叉感染，需置单人病房。

5. 确定诊断者　在临床诊断基础上有病原学证据支持。收置 SARS 定点医院，可置多人病房。

## （三）重症传染性非典型肺炎的诊断标准

（1）呼吸困难，成人休息状态下 RR≥每分钟 30 次且伴有下列情况之一：

1）胸片显示多叶病变或病灶总面积在正位胸片上占双肺总面积的 1/3 以上。

2）病情进展，48h 内病灶面积增大超过 50% 且在正位胸片上占双肺总面积的 1/4 以上。

（2）出现低氧血症，氧合指数低于 300mmHg。

（3）休克或出现多器官功能障碍综合征（MODS）。

## 五、鉴别诊断

临床上要注意与上呼吸道感染、流行性感冒、细菌性或真菌性肺炎、获得性免疫缺陷综合征（AIDS）并发肺部感染、军团菌病、肺结核、流行性出血热、肺部肿瘤、非感染性间质性肺疾病、肺水肿、肺不张、肺血栓栓塞症、肺嗜酸性粒细胞浸润症、肺血管炎等疾病相鉴别。

### （一）细菌性肺炎

在社区获得性肺炎中常见的病原体为肺炎链球菌，这是在历史上一直称为典型的或经典的肺炎。其临床的特点为突然发热，咳脓性痰，痰可带血性或铁锈痰，胸部 X 线检查多为节段性或大叶性浸润阴影，现由于抗生素的大量应用，临床上只多见一侧或双侧肺部不规则斑片状浸润阴影。血象示白细胞计数和中性粒细胞比例高于正常和有核左移。近期发现门诊革兰阴性杆菌感染增加，但其临床特点一般与上述相近。但脓性痰没有铁锈样，某些病原体如克雷白杆菌感染的痰液如棕色果冻样、大肠杆菌感染痰液带粪臭味、流感嗜血杆菌可见血性痰等改变。

### （二）真菌性肺炎

一般为低中度发热，胸部 X 线示多形性改变，如斑片、网纹、粟粒、团块和放射状改变。烟曲菌感染还可有内为纺锤状改变的空洞表现。痰液稀白、淡黄或带小粒渣样，痰液涂片找到菌丝和抗酸杆菌。

### （三）其他非典型肺炎

肺炎支原体、肺炎衣原体和肺炎军团菌在社区获得性肺炎中是主要病原体，前两者感染率在近期调查中排列第一、二位。它们的临床表现和传染性非典型肺炎十分相似，但后者传染性特强，抗生素治疗无效，发展为急性肺损伤和急性呼吸窘迫综合征者较多见。肺炎支原体和衣原体肺炎临床症状表现一般较轻，多有较严重的干咳，对大环内酯类和喹诺类药物疗效较好。肺炎军团菌肺炎一般临床症状较重，常带有血性痰，并较早出现其他器官功能损害，尤其容易出现急性肾衰竭。而且目前已有实验室血清学和微生物病原体培养检查技术协助诊断。

### （四）肺结核

主要是急性播散性粟粒性肺结核因为高热和早期 X 线胸片表现不典型而容易混淆。但此病多有盗汗，胸部 X 线显示只有较均匀分布的、大小相似的粟粒样，没有网纹样、淡薄浸出阴影和迅速斑片浸润融合扩大改变。而且 PDD 试验强阳性，痰涂片找到抗酸杆菌。必要时可采用纤维支气管镜深部取痰检查和肺组织活检以作鉴别。本病少见发展为急性呼吸窘迫综合征。

### （五）原发性肺间质纤维化

病程一般发展缓慢，发热多为低中度，虽然偶可见其急进性发展、肺间质和肺泡大量纤维素渗出而导致急性呼吸窘迫综合征，但胸部 X 线也只有网纹和一般没有互相融合的粟粒性改变。

### （六）肺嗜酸性粒细胞浸润症

也可出现高热，但胸部 X 线显示多为大片淡薄浸出性阴影，患者多伴有哮喘样发作，血常规检查见嗜酸性粒细胞百分比升高和嗜酸性粒细胞绝对计数增加。

### （七）肺血管炎

本病发病机制复杂，也可发展为Ⅰ型呼吸衰竭。一般少见发病急峻。多为低中度发热。X 线多提示为大小和密度不均一的粟粒斑点样改变。或可伴有其他器官、特别是肾脏损害。特殊的血清学检查和肺活检可作鉴别。

附：【流感与 SARS 的鉴别诊断要点】

流行病学特点：流感于冬春季节高发，传播快，通过空气飞沫及接触呼吸道分泌物传播。潜伏期 1~3 天，潜伏期末即有传染性，病初 2~3 天传染性最强。暴发流行时常有先学校、后居民区的特点。小儿和老人易并发肺炎。

症状和体征特点：流感起病急，常以高热起病，全身症状重而呼吸道症状相对较轻，表现为头痛、乏力、全身酸痛。体温可达 39~40℃，2~3 天后体温可消退，但流涕、鼻塞等卡他症状及咽痛、咳嗽转为显著。部分严重患者可出现呼吸困难、发绀。少数患者可有恶心、便秘或腹泻等轻度消化道症状。查体呈急性病容，面颊潮红，眼结膜轻度充血，眼球压痛，咽充血，口腔黏膜可有疱疹，肺部听诊很少有湿性啰音。

实验室检查：流感患者外周血象白细胞计数正常、减少或略增加，淋巴细胞比例可增加。流感病毒的病原学检查有助于明确诊断。

肺部 X 线影像改变：流感患者可无变化或仅见肺纹理重，并发肺部感染时于初期见沿肺门向周边走向的炎性浸润影，以后出现阶段性片状影，常分布于多个肺野，后期可呈融合改变，多集中于肺野的中内带，类似肺水肿表现。

在发病 48h 内投以奥司他韦（oseltamivir）有助于减轻发病和症状。

根据当时、当地流感疫情及周围人群发病情况，无 SARS 流行病学依据，卡他症状较突出，外周血淋巴细胞常增加，发病早期投以奥司他韦有助于减轻发病和症状，必要时辅以流感和 SARS 的病原学检查，可以帮助做出鉴别。

## 六、治疗

### （一）辨证治疗

根据 SARS 病理阶段不同并按照中医理论进行分期分型辨证论治。针对不同时期的关键病机特点进行辨治，早期多在发病后 1~5 天左右；针对湿遏肺卫的病机特点及时辨证配伍使用辛凉解表或适当配伍芳香化浊之品，以透邪外达；中期多在发病后 3~10 天左右，针对湿热毒邪壅滞的病机特点，重视宣畅气机以和解达邪，如虚证已现，及时适当配伍扶正之品如西洋参、太子参等以扶正达邪；极期多在发病后 7~14 天左右，针对湿热毒瘀互结而正气耗损明显的特点，在清热化湿、解毒化瘀的同时大力扶正以助患者度过危险期；恢复期多在发病后 10~14 天以后；病机以正虚邪恋，易夹湿夹瘀为主要特点；治疗强调扶正透邪，并重视化湿、活血；促进人体正气恢复及炎症病灶吸收以减少后遗症，加速脏器功能的修复。

1. 早期　时间：多在发病后 1~5 天左右。

（1）湿热遏阻肺卫

证候特点：发热，伴恶寒，无汗或汗出不畅，身重，乏力，胸闷脘痞，口干饮水不多，或见呕恶纳呆，大便溏泄，舌淡红或偏红，苔薄白腻，脉浮略数。

治法：宣化湿热，透邪外达。

推荐方剂：三仁汤合升降散加减。

基本处方：杏仁 10g，滑石 15g，通草 6g，白蔻仁 5g（打、后煎），竹叶 10g，厚朴 6g，生苡仁 20g，法半夏 10g，白僵蚕 6g，片姜黄 9g，蝉蜕 6g，苍术 6g，青蒿 15g（后下），黄芩 10g。

加减法：恶寒重者，加麻黄 6g、羌活 10g、防风 10g；呕恶纳呆，大便溏泄者加藿香 10g、佩兰 10g、苏梗 10g；恶寒发热明显者，加麻黄 6g、生石膏 30g；寒热往来，舌苔如积粉者，加用草果 10g、知母 10g。

（2）表寒里热夹湿

证候特点：发热恶寒俱重，甚则寒战壮热，伴有头痛，身痛、关节痛，咽干或咽痛，口干饮水不多，干咳少痰，舌偏红，苔薄黄微腻，脉浮数。

治法：疏风解表，清热解毒，宣肺化湿。

推荐方剂：方选银翘散、麻杏甘石汤合升降散加减。

基本处方：炙麻黄6g，生石膏30g（先煎），炒杏仁10g，炙甘草6g，白僵蚕10g，片姜黄9g，蝉蜕6g，薄荷6g（后下），连翘15g，金银花15g，黄芩10g，芦根15g，生苡仁20g。

加减法：呕吐：①属湿热：黄连3～5g、竹茹10g、橘皮10g；②属寒湿：苏梗12g、藿香梗10g、生姜3片。大便秘结：生大黄3～9g、虎杖15g、枳壳12g、全瓜蒌30g；泄泻：①偏湿热：葛根15g、黄连3～5g、车前子15g（包煎）；②偏寒湿：藿香10g、砂仁3～6g、茯苓15g。

2. 中期　时间：多在发病后3～10天左右。

（1）湿痰热毒壅肺

证候特点：发热，或伴恶寒，气促明显，呛咳少痰，胸闷、口干饮水不多，舌红，苔薄黄腻，脉滑数。

治法：清热解毒，理气化湿，泻肺除壅。

推荐方剂：五虎汤合葶苈大枣汤合苇茎汤加减。

基本处方：炙麻黄6g，生石膏30g（先煎），炒杏仁10g，炙甘草6g，绿茶5g，葶苈子15g，芦根30g，生薏苡仁20g，冬瓜仁30g，桃仁6g。

加减法：肺气壅塞明显、咳喘剧烈，加大葶苈子用量，并伍用桑白皮10g、白芥子10g、胆南星15g、青礞石20g泻肺平喘；大便秘结者，加生大黄5g、虎杖10g、全瓜蒌15g通腑泻热；发热明显，加大生石膏用量，并伍用知母10g清热养阴。

（2）湿遏热郁

证候特点：发热、胸闷脘痞、口干饮水不多，干咳或呛咳，或伴有咽痛，口苦或口中黏腻，舌红、苔黄腻或黄厚腻，脉滑数。

治法：清热解毒，理气化湿。

推荐方剂：甘露消毒丹合蒿芩清胆汤加减。

基本处方：生石膏30g（先煎），炒杏仁10g，茵陈蒿15g，虎杖15g，白蔻仁6g（打、后煎），滑石20g，法半夏10g，白僵蚕10g，蝉蜕6g，苍术6g，姜黄10g，石菖蒲10g，青蒿15g，黄芩10g，竹茹10g，枳实12g。

加减法：寒热往来、口苦，加柴胡10g、茵陈蒿10g解表化湿；大便溏泻、肛门灼热，加葛根15g、黄连5g、车前子15g清热利湿；气虚乏力明显，加太子参15g、苏叶10g、生黄芪15g益气固表；舌黯者，加郁金10g、丹参10g行气活血。

（3）邪阻膜原

证候特点：发热、恶寒，或有寒热往来，伴有身痛、呕逆，口干苦，纳差，或伴呛咳、气促，舌苔白浊腻，脉弦滑数。

治法：疏解透达膜原湿浊。

推荐方剂：达原饮加减。

基本处方：厚朴6～9g，知母10g，草果3～5g（后下），黄芩12g，柴胡15g，法半夏10g，杏仁10g，生薏仁30g，滑石20g。

加减法：干咳或呛咳明显：加百部10g、前胡15g、杏仁10g宣肺止咳；咯血丝痰；加用桑叶15g、白茅根15g、三七粉3g凉血止血。

3. 极期（高峰期）　本期多在发病后7～14天左右。

（1）湿热毒瘀闭肺，气阴两伤

证候特点：气促明显，喘促烦躁，呛咳少痰，胸闷，甚则不能活动，或言不成句，口干，气短乏力，汗出，舌红或略绛，苔薄微腻，脉细数或细促。

治法：清热解毒化湿，理气活血，泻肺除壅，佐以益气养阴。

荐方剂：五虎汤、葶苈大枣汤、苇茎汤合生脉散加减。

基本处方：炙麻黄6g，生石膏30g（先煎），炒杏仁10g，生甘草6g，绿茶5g，葶苈子15g，芦根30g，生薏苡仁20g，冬瓜仁30g，桃仁6g，西洋参15g，麦门冬15g，生蒲黄9g（包），益母草20g，青皮9g，陈皮6g，沉香5g（后下）。

加减法：咯血丝痰，加用桑叶10g、白茅根15g、三七粉3g凉血止血；舌黯、唇紫，加郁金10g、丝瓜络10g、忍冬藤10g、毛冬青10g行气祛瘀；气虚欲脱，加红参10g、山茱萸9g益气固脱。

（2）逆传心包、邪入营血

证候特点：身热夜甚，烦躁，或昏蒙，喘促，倦卧于床，甚则不能活动、不能言语，呛咳或有咯血，口干不欲饮，汗出，舌红绛或黯紫，苔少，脉虚细数，唇黯面紫；或汗出如雨，四肢厥逆，脉微欲绝。

治法：清营解毒开窍。

推荐方剂：清营汤合生脉散加减。

基本处方：水牛角30g，生地黄15g，玄参15g，金银花15g，西洋参5g（另炖服），麦门冬10g，山茱萸15g。

加减法：阳虚欲脱：加熟附子15g、红参10g温阳固脱；阴虚欲脱，加大山茱萸用量，伍用红参10g收敛固脱。

4. 恢复期　多在发病后10～14天以后。

（1）气阴两伤

证候特点：热退，心烦，口干、汗出，乏力，气短，纳差，舌淡红，质嫩，苔少或苔薄少津，脉细或细略数。

治法：益气养阴。

推荐方剂：生脉散或沙参麦冬汤加减化裁。

基本处方：太子参15g，沙参10g，麦门冬10g，白扁豆12g，炙甘草3g，山药10g，玉竹10g，法半夏6g，芦根15g。

加减法：纳差明显加神曲10g、炒麦芽15g、鸡内金6g健脾消食；汗出明显加煅牡蛎30g、五味子6g，浮小麦15g收敛止汗；心悸、怔忡加珍珠母30g、生龙齿15g（先煎）、酸枣仁15g安神定惊。

（2）气虚夹湿夹瘀

证候特点：气短、疲乏，活动后略有气促，纳差，舌淡略黯，苔薄腻，脉细。

治法：益气化湿活血通络。

推荐方剂：据虚实不同可分别选用李氏清暑益气汤、参苓白术散或血府逐瘀汤等加减化裁。

基本处方：太子参15～30g，生白术15g，茯苓15g，扁豆10g，生薏苡仁30g，佩兰10g，郁金10g，法半夏10g，桃仁10g，丹参12g，当归10g，赤芍12g，忍冬藤30g。

加减法：纳差明显加神曲10g、炒麦芽15g、鸡内金6g健脾消食；舌黯，或胸片病灶吸收慢加桃仁 10g、赤芍 12g、郁金 10g 活血祛瘀；腹胀，苔厚腻加佩兰 10g、生薏苡仁 20g、厚朴 10g 理气化湿；气短、乏力明显加太子参 30g、五爪龙 30g、白术 15g 补脾益气；心悸、怔忡加珍珠母 30g、生龙齿 15g（先煎）、酸枣仁 15g 安神定惊；汗出明显加煅牡蛎 30g、五味子 6g、浮小麦 15g 收敛止汗。

## （二）其他治疗

1. 中成药　应当辨证使用中成药，可与中药汤剂综合应用。

（1）退热类适用于早期、进展期发热，可选用瓜霜退热灵胶囊、紫雪、新雪颗粒、小柴胡片（或颗粒）、柴银口服液等。

（2）清热解毒类适用于早期、进展期的疫毒犯肺证、疫毒壅肺证、肺闭喘憋证。注射剂可选用清开灵注射液、鱼腥草注射液、双黄连粉针剂、复方苦参注射液等。口服剂可选用清开灵口服液（或胶囊）、清热解毒口服液（或颗粒）、双黄连口服液、金莲清热颗粒、苦甘颗粒、葛根芩连微丸、梅花点舌丹、紫金锭等。

（3）活血化瘀、祛湿化痰类适用于进展期和重症 SARS 的肺闭喘憋证。注射剂可选用丹参注射液、香丹注射液、川芎嗪注射液、灯盏细辛注射液等，口服剂可选用血府逐瘀口服液（或颗粒）、复方丹参滴丸、藿香正气口服液（或胶囊）、猴枣散等。

（4）扶正类适用于各期有正气亏虚者：注射剂可选用生脉注射液、参麦注射液、参附注射液、黄芪注射液等。口服剂可选用生脉饮、百令胶囊、金水宝胶囊、宁心宝胶囊、诺迪康胶囊、六味地黄丸、补中益气丸等。

2. 针灸　恢复期患者：艾灸大椎、膏肓俞、足三里可提高机体免疫力。此外，北京中医医院 SARS 康复门诊选择肺部症状较严重患者 20 例，采用火针疗法，结果提示全部 20 例患者胸部 X 线片均有不同程度改善。故而对针灸在改善 SARS 出院康复治疗患者临床症状、提高肺功能、促进肺部炎症吸收方面做出了初步探索。

## （三）西医治疗

虽然 SARS 的致病原已经基本明确，但发病机制仍不清楚，目前尚缺少针对病因的治疗。基于上述认识，临床上应以对症支持治疗和针对并发症的治疗为主。在目前疗效尚不明确的情况下，应尽量避免多种药物（如抗生素、抗病毒药、免疫调节剂、糖皮质激素等）长期、大剂量地联合应用。

1. 一般治疗与病情监测　卧床休息，注意维持水、电解质平衡，避免用力和剧烈咳嗽。密切观察病情变化（不少患者在发病后的 2～3 周内都可能属于进展期）。一般早期给予持续鼻导管吸氧（吸氧浓度一般为每分钟 1～3L）。

根据病情需要，每天定时或持续监测脉搏容积血氧饱和度（$SpO_2$）。

定期复查血常规、尿常规、血电解质、肝肾功能、心肌酶谱、T 淋巴细胞亚群（有条件时）和 X 线胸片等。

2. 对症治疗

（1）发热 >38.5℃，或全身酸痛明显者，可使用解热镇痛药。高热者给予冰敷、乙醇擦浴、降温毯等物理降温措施。儿童禁用水杨酸类解热镇痛药。

（2）咳嗽、咳痰者可给予镇咳、祛痰药。

（3）有心、肝、肾等器官功能损害者，应采取相应治疗。

（4）腹泻患者应注意补液及纠正水、电解质失衡。

3. 糖皮质激素的使用　应用糖皮质激素的目的在于抑制异常的免疫病理反应，减轻全身炎症反应状态，从而改善机体的一般状况，减轻肺的渗出、损伤，防止或减轻后期的肺纤维化。应用指征如下：①有严重的中毒症状，持续高热不退，经对症治疗 3 天以上最高体温仍超过 39℃；②X 线胸片显示多发或大片阴影，进展迅速，48h 之内病灶面积增大 >50% 且在正位胸片上占双肺总面积的 1/4 以上；③达到急性肺损伤或 ARDS 的诊断标准。具备以上指征之一即可应用。

成人推荐剂量相当于甲泼尼龙 1 日 80 ~ 320mg，静脉给药具体剂量可根据病情及个体差异进行调整。当临床表现改善或胸片显示肺内阴影有所吸收时，逐渐减量停用。一般每 3 ~ 5 天减量 1/3，通常静脉给药，1 ~ 2 周后可改为口服泼尼松或泼尼松龙。一般不超过 4 周，不宜过大剂量或过长疗程，应同时应用制酸剂和胃黏膜保护剂，还应警惕继发感染，包括细菌或（和）真菌感染，也要注意潜在的结核病灶感染扩散。

4. 抗病毒治疗　目前尚未发现针对 SARS – CoV 的特异性药物。临床回顾性分析资料显示，利巴韦林等常用抗病毒药对 SARS 没有明显治疗效果。可试用蛋白酶抑制剂类药物 Kaletra［咯匹那韦（Iopinavir）及利托那韦（Ritonavir）］等。

5. 免疫治疗　胸腺素、干扰素、静脉用丙种球蛋白等非特异性免疫增强剂对 SARS 的疗效尚未肯定，不推荐常规使用。SARS 恢复期血清的临床疗效尚未被证实，对诊断明确的高危患者，可在严密观察下试用。

6. 抗菌药物的使用　抗菌药物的应用目的主要为两个，一是用于对疑似患者的试验治疗，以帮助鉴别诊断；二是用于治疗和控制继发细菌、真菌感染。

鉴于 SARS 常与社区获得性肺炎（CAP）相混淆，而后者常见致病原为肺炎链球菌、支原体、流感嗜血杆菌等，在诊断不清时可选用新喹诺酮类或 β – 内酰胺类联合大环内酯类药物试验治疗。继发感染的致病原包括革兰阴性杆菌、耐药革兰阳性球菌、真菌及结核分枝杆菌，应有针对性地选用适当的抗菌药物。

7. 心理治疗　对疑似病例，应合理安排收住条件，减少患者担心院内交叉感染的压力；对确诊病例，应加强关心与解释，引导患者加深对本病的自限性和可治愈的认识。

8. 重症 SARS 的治疗原则　尽管多数 SARS 患者的病情可以自然缓解，但大约有30% 的病例属于重症病例，其中部分可能进展至急性肺损伤或 ARDS，甚至死亡。因此对重症患者必须严密动态观察，加强监护，及时给予呼吸支持，合理使用糖皮质激素，加强营养支持和器官功能保护，注意水、电解质和酸碱平衡，预防和治疗继发感染，及时处理并发症。

（1）监护与一般治疗：一般治疗及病情监测与非重症患者基本相同，但重症患者还应加强对生命体征、出入液量、心电图及血糖的监测。当血糖高于正常水平，可应用胰岛素将其控制在正常范围，可能有助于减少并发症。

（2）呼吸支持治疗：对重症 SARS 患者应该经常监测 $SpO_2$ 的变化。活动后 $SpO_2$ 下降是呼吸衰竭的早期表现，应该给予及时的处理。

1）氧疗：对于重症病例，即使在休息状态下无缺氧的表现，也应给予持续鼻导管吸氧。有低氧血症者，通常需要较高的吸入氧流量，使 $SpO_2$ 维持在 93% 或以上，必要时可选用面罩吸氧。应尽量避免脱离氧疗的活动（如：上洗手间、医疗检查等）。若吸氧流量≥ 5L/min（或吸入氧浓度≥40%）条件下，$SpO_2$ <93%，或经充分氧疗后，$SpO_2$ 虽能维持在

93%，但呼吸频率仍在每分钟30次或以上，呼吸负荷仍保持在较高的水平，均应及时考虑无创人工通气。

2）无创正压人工通气（NIPPV）：NIPPV可以改善呼吸困难的症状，改善肺的氧合功能，有利于患者度过危险期，有可能减少有创通气的应用。应用指征为：①呼吸频率 > 30次/分钟；②吸氧≥5L/min条件下，SpO₂ < 93%。禁忌证为：①有危及生命的情况，需要紧急气管插管；②意识障碍；③呕吐、上消化道出血；④气道分泌物多和排痰能力障碍；⑤不能配合NIPPV治疗；⑥血流动力学不稳定和有多器官功能损害。

NIPPV常用的模式和相应参数如下：①持续气道正压通气（CPAP），常用压力水平一般为4~10cmH₂O（1cmH₂O = 0.098kPa）；②压力支持通气（PSV）+ 呼气末正压通气（PEEP），PEEP水平一般4~10cmH₂O，吸气压力水平一般10~18cmH₂O。吸入氧浓度（FiO₂）< 0.6时，应维持动脉血氧分压（PaO₂）≥70mmHg，或SpO₂≥93%。

应用NIPPV时应注意以下事项：选择合适的密封的鼻面罩或口鼻面罩；全天持续应用（包括睡眠时间），间歇应短于30min。开始应用时，压力水平从低压（如4cmH₂O）开始，逐渐增加到预定的压力水平；咳嗽剧烈时应考虑暂时断开呼吸机管道，以避免气压伤的发生；若应用NIPPV 2h仍没达到预期效果（SpO₂≥93%，气促改善），可考虑改为有创通气。

3）有创正压人工通气：对SARS患者实施有创正压人工通气的指征为：①使用NIPPV治疗不耐受，或呼吸困难无改善，氧合改善不满意，SpO₂ < 70mmHg，并显示病情恶化趋势；②有危及生命的临床表现或多器官功能衰竭，需要紧急进行气管插管抢救。

人工气道建立的途径和方法应该根据每个医院的经验和患者的具体情况来选择。为了缩短操作时间，减少有关医务人员交叉感染的机会，在严格防护情况下可采用经口气管插管或纤维支气管镜诱导经鼻插管。气管切开只有在已经先行建立其他人工气道后方可进行，以策安全。

实施有创正压人工通气的具体通气模式可根据医院设备及临床医生的经验来选择。一般可选用压力限制的通气模式。比如，早期可选择压力调节容量控制（PRVC）+ PEEP、压力控制（PC）或容量控制（VC）+ PEEP，好转后可改为同步间歇指令通气（SIMV）+ PSV + PEEP，脱机前可用PSV + PEEP。

通气参数应根据"肺保护性通气策略"的原则来设置：①应用小潮气量（6~8ml/kg），适当增加通气频率，限制吸气平台压；②加用适当的PEEP，保持肺泡的开放，让萎陷的肺泡复张，避免肺泡在潮气呼吸时反复关闭和开放引起的牵拉损伤。治疗性PEEP的范围是5~20cmH₂O，平均为10cmH₂O左右。同时应注意PEEP升高对循环系统的影响。

在通气的过程中，对呼吸不协调及焦虑的患者应予充分镇静，必要时予肌松药，以防止氧合功能下降。下列镇静药可供选用：①马来酸咪达唑仑（Midazolam Maleate），先予3~5mg静脉注射，再予0.05~0.20mg/（kg·h）维持；②丙泊酚（Propofol），先予1mg/（kg·h）静脉注射，再予1~4mg/（kg·h）维持。在此基础上可根据需要间歇使用吗啡类药物，必要时加用肌松药。肌松药可选维库溴铵（Vecuronium Bromide）4mg静脉注射，必要时可重复使用。

（3）糖皮质激素的应用：对于重症且达到急性肺损伤标准的病例，应该及时规律地使用糖皮质激素，以减轻渗出、损伤和后期的肺纤维化，并改善肺的氧合功能。目前多数医院使用的成人剂量相当于甲泼尼龙1日80~320mg，具体可根据病情及个体差异来调整。少数危重患者可考虑短期（3~5天）甲泼尼龙冲击疗法（1日500mg）。待病情缓解或（和）胸片有吸收后逐渐减量停用，一般可选择每3~5天减量1/3。

（4）临床营养支持：由于大部分重症患者存在营养不良，因此早期应鼓励患者进食易消化的食物。当病情恶化不能正常进食时，应及时给予临床营养支持，采用肠内营养与肠外营养相结合的途径，非蛋白热量105~126kJ（25~30kcal）/（kg·d），适当增加脂肪的比例，以减轻肺的负荷。中/长链混合脂肪乳剂对肝功能及免疫方面的影响小。蛋白质的入量过多对肝肾功能可能有不利影响。要补充水溶性和脂溶性维生素。尽量保持血浆清蛋白在正常水平。

（5）预防和治疗继发感染：重症患者通常免疫功能低下，需要密切监测和及时处理继发感染，必要时可慎重地进行预防性抗感染治疗。

### 七、难点与对策

1. 难点一　传染性非典型肺炎的预防。

传染性非典型肺炎属于中医温热疫病范畴，是一种新出现的疫病。尽管对它已积累了一定的经验，无论在病因病机、证候规律、预防、辨治方面均总结了一定的经验，但仍有较多未知的和不确定因素需要进一步研究。其中，首要是它的预防问题。

对策：中医药预防SARS的研究，主要包括两方面，一是充分发挥中医优势以提高易感人群的免疫力。二是从中提取有效的抗SARS病毒药物。辨证施防是中医预防疾病的基本原则，所谓"正气内存，邪不可干"，预防应因时因地因人制宜。因时春季多温热之邪，且易犯肺，方药宜选清热解毒并走上之轻扬之品；因地要考虑南北地区的差异，气候环境对人的体质和发病的影响。北方较之南方偏燥，选方应少用燥湿之品；南方气候温暖而潮湿，预防应选清热解毒兼化湿之品。因人则要根据年龄、性别、体质、气血盈亏、阴阳盛衰等不同特点而选方用药。此外，中医讲究"精神内守，病安从来"，所以预防SARS，要调摄精神，放松心理，减少恐惧和焦虑，增强正气抗邪能力。平时讲究卫生，均衡饮食，根据气候变化增减衣服，适当运动，充足休息，即如张仲景所云："五脏元真通畅，人即安和……不遗形体有衰，病则无由入其腠理"。综上所述，根据中医体质辨识的理论，遵照中医辨证施治的原则，因时因地因人制宜，辨证施治，调摄精神，适时起居对于SARS的预防将有不可替代的作用。此外，展开中医药对疫病类的预防研究是有必要的，通过中医药研究的一些结论和结合中医治病防病的特点，筛选有效的抗病毒药物虽不是研究的重点，但开展提高免疫功能的相关研究则值得深入。因此，进行人群预防的临床研究，在兼顾中医特点的同时，一定要注意方法设计的科学性和可行性，以利于得出高水平的能得到全医疗界认可的证据结论。

2. 难点二　传染性非典型肺炎高热的治疗。

SARS发病早期，患者突出的症状之一是高热持续不退，而高热持续不退，患者十分痛苦。如何有效、及早退热是SARS治疗内容之一，但由于其退热困难，又成为治疗的难点之一。

对策：临床研究显示，中医通过辨证论治，有助于改善发热的程度和缩短热程。因此，充分发挥中医辨证论治优势，减轻患者高热症状将是中医治疗亟待解决的问题。中医应充分研究SARS的证候规律，把握病机特点，选择有针对性的辨治策略。分析SARS早、中期高热不退的原因可能与以下几方面有关：一则疫毒之邪过盛，正气尚存，正邪交争激烈；二是湿邪阻碍气机，枢机不利，疫邪不易透达，故使热势持续。故中医辨治的要点，当针对此两点原因，促使疫邪外达，而使发热症除。对于前一点病机特点，当加强解表发汗、清热解毒之力以清透疫邪，临证当结合患者具体情况，或采用"截断扭转"法，大力清解，突出解毒祛邪，由于本病为疫疠之邪所致，在清解的同时可适当反佐少许芳香辟秽之品，以助疫邪之外达。对于湿邪阻碍气机，枢机不利，临证多表现为邪伏膜原。故治疗当重视辛温苦燥、清解透邪为思路，针对湿热疫的特点，重视宣畅气机、用药不可过于苦寒而冰伏湿邪。早期湿疫秽浊盛时，芳香苦燥，宣上畅中力度宜强，但当注意中病即止。此外，对于热结腑实患者，宜适当给予通腑泻热之法，使邪有出路，则高热自退。综上所述，通过发汗、清热、通腑这些治法，起到助邪外达，防止传变入里，自然邪去而正安。

3. 难点三　传染性非典型肺呼吸困难的治疗。

呼吸困难多在 SARS 发病中、极期而出现，多于重症 SARS 患者表现突出，严重者可发展至急性肺损伤（acute lung injury，ALI）或急性呼吸窘迫综合征（acute respiratory distress syndrome，ARDS）阶段，其突出的表现为呼吸窘迫，即呼吸困难。对该阶段积极有效的治疗，是降低病死率和促进早期康复的重要环节也是本病治疗的难点。

对策：从呼吸困难的中医病机分析，早期以实为主，多为湿热疫毒壅塞肺气，肺气不得宣降而喘，故治疗的重点在于祛邪泻肺为主，邪气得除，肺气得宣，故喘促得复。而呼吸困难发展到中后期，此时邪实尚未有效解除，而正气损耗明显，治疗当重视扶正与祛邪并重，防止正不胜邪，邪毒内陷而发展成喘脱之危候。故对于呼吸困难的治疗，仍当采取辨证施治，防止虚虚实实之弊。

从现代病理机制分析，重症 SARS 患者出现 ALI 及 ARDS 时，由于炎症反应扩大，过量氧自由基生成并产生脂质过氧化是导致肺组织及其他脏器损伤而形成 ALI 及 ARDS 的病理机制之一。运用扶正解毒、活血通脉的中药可产生较好的抗炎及抗脂质过氧化损伤作用，从而抑制肺部炎症反应，预防呼吸困难的出现。研究显示，扶正的参脉注射液、清热解毒的清开灵注射液及活血通脉的复方丹参注射液均有较好的抗自由基损伤的作用。因此，从此途径入手，加强相关研究，有望成为防治 SARS 呼吸困难产生的重要策略。

## 八、经验与体会

根据对 SARS 证候规律及辨治方案研究及验证观察，我们认为 SARS 的病因病机为温热疫邪，阻遏中上二焦，气机郁闭，瘀血阻络，肺气壅塞，耗气伤阴，严重者出现阴盛阳微，内闭外脱。治疗上宣畅气机，清热化湿解毒贯穿全程，而及早扶正，以安未受邪之地亦为本病的重要治法。

### （一）早期——及早透邪外达，阻断病程发展

分期辨治，阻断病程发展，尽量使患者从早、中期直接过渡到恢复期，尽量避免发展成极期是临床辨治的重要指导思想。因此，早期强调清解宣透，因势利导，透邪外达。可予宣透化湿清热之法，根据疫邪湿热毒病机偏重不同，治疗当有所侧重。早期要及时清解，可选择金银花、忍冬藤、连翘、蒲公英等清热解毒药。夹湿不重者，可选银翘散加杏仁、滑石、薏苡仁、通草；湿邪偏重可宗温病湿温早期治法，以宣上畅中或以渗下，方选三仁汤、藿朴夏苓汤等思路为治；部分患者可表现为疫邪湿浊伏于膜原者，则可宗吴又可温疫论说及薛生白于湿热证提纲自注中谈及的膜原理论，以达原饮法以透达膜原，逐邪外出。如此辨治，有

助于早期阻断病程，减少患者发展成极期的危重阶段。

（二）扶正祛邪并重，防喘脱危候

危重 SARS 患者在广谱抗生素、大剂量激素或是气道开放机械辅助通气多种因素影响下，一方面为患者度过危机赢得时间，同时亦为正邪斗争邪正盛衰转归增加了变数。正气耗损、多脏腑功能损伤，一则易复感外邪，一则浊邪内生；水谷精微不运，气血生化乏源则脏腑失养；津液布散失司，气化不利，则水湿痰浊内聚；血脉不利，络脉受损，则瘀血内生；外来疫毒与内生诸邪互结，蕴毒生变，虚、痰、瘀、毒互结、脏腑络脉痹阻而成虚虚实实交错之势，一旦正不胜邪，则发生内闭外脱，甚则阴阳离绝而亡

因此，针对危重患者其正气耗损、脏腑功能衰微，疫邪、湿、痰、瘀、毒等相合、脉络痹阻的复杂病机，治疗的着眼点在虚实两端，扶正与祛邪并重，治疗方案当简化，扶正解毒，通畅气机和血脉。急症则急治，静脉给药为先，分三组：扶正一组（首选参麦针，剂量宜大，每日 100ml 以上）、解毒一组（首选清开灵每日 20～40ml）、活血通脉一组（选复方丹参注射液 1 日 30ml 或灯盏细辛注射液 1 日 30ml）；口服汤药据个体特征辨证论治：当时时注意保胃气、存津液，策略上当重视肺肠同治和宣畅三焦气机以给邪以出路，并杜绝浊毒内生之源，当注意防止苦寒伤胃助湿，温燥助热生变。

（三）遵五脏相关理论，据症辨治促恢复

本期正虚邪恋为主要特点。主要分为气阴两伤、肺脾气虚两种证候，易夹热夹湿夹瘀，治疗强调扶正透邪。

如属气短倦怠，口渴多汗，气阴两虚而咳者，沙参麦冬汤为治；若湿瘀阻于肺络，血脉不畅，肺失清肃则咳，当以活血化湿，宣肺通络。

如属湿热未尽，津气已伤，四肢困倦，精神减少，身热气高，心烦溺黄，口渴自汗，脉虚者，用东垣清暑益气汤为治。

若患者元气受伤，脾虚不运，则宗气化生不足，宗气虚则气短，甚则动喘；心阴血不足，心神失守，宗气外泄则动悸。治当清补元气，补益肺脾，药选西洋参、山药、莲子肉、薏苡仁，佐以麦芽、神曲、法半夏、荷叶、佩兰、芦根。

如属湿热余邪未尽，胃气未醒，中气亏损、升降悖逆，而出现纳差、恶心等症，宜生用谷芽、莲心、扁豆、薏苡仁、法半夏、茯苓等味以复脾胃运化升降。如属胃气不输、肺气不布、元神大亏，表现为疲乏、神倦、纳差者，宜人参、麦门冬、石斛、木瓜、生甘草、生谷芽、鲜莲子等味。

如属余邪内留，胆气未疏，湿热扰心而悸者，可选用温胆汤法；如属阴血不足，热扰心神而悸者，可选用黄连阿胶汤法。

由于激素的使用，患者可出现痤疮，或并发皮肤真菌感染。分析属气虚夹风夹湿蕴毒，外发肌肤所致：治疗当以扶正达邪，清热化湿疏风解毒，表里双解，麻黄连翘赤小豆汤、防风通圣散、麻杏石甘汤合三仁汤，脾经湿热者，可选用泻黄散（生石膏、防风、藿香、山栀、生甘草）。

本期可辨证静脉使用参麦针、黄芪注射液、香丹针；或口服生脉饮口服液、血府逐瘀口服液、百令胶囊等，以促进机体脏器功能恢复。

### 九、预后与转归

传染性非典型肺炎为自限性疾病，大多预后良好，2002—2003 年流行中，我国 SARS 的病死率为 6.6%。老年人所占比例较大（60 岁以上患者的病死率为 11% ~ 14%，其死亡人数约占全部死亡人数的 44%）。随着年龄增加，病死率也增加，合并其他疾病如高血压病、糖尿病、心脏病、肺气肿及肿瘤等疾病的患者病死率高。

相当数量的 SARS 患者在出院后仍遗留有胸闷、气短和活动后呼吸困难等症状，这在重症患者中尤为常见。复查 X 线胸片、HRCT 可发现不同程度的肺纤维化样改变和肺容积缩小，血气分析可有 $PaO_2$ 下降，肺功能检查显示限制性通气功能（包括肺总量和残气量）障碍和弥散功能减退。通常以 HRCT（high revolution CT）的改变最明显。部分 SARS 患者在出院后遗留有肝肾功能损害，但原因尚不完全清楚，不排除药物性损害的可能。骨质疏松和股骨头缺血性坏死在 SARS 患者恢复期并非罕见，尚未证实此种异常表现与 SARS 病变波及骨骼有关。主要发生于长期大剂量使用糖皮质激素的患者。对于长期大剂量使用糖皮质激素的患者，出院后应定期复查骨密度、髋关节 X 线片，特别是对有骨关节症状的患者，必要时还应进行股骨头 MRI 检查，以早期发现股骨头的缺血性病变。

### 十、预防与调护

根据中医防治疾病的理论和经验，预防疾病主要是在日常生活中要注意养生保健，合理饮食，劳逸适度，增强体质。在"社区综合性预防措施（试行）"的基础上，在疫病流行地区，对接触或可疑接触传染性非典型肺炎患者的极易感者，可在医师的指导下合理应用中医药预防方法和措施。在应用中药预防时，要区别不同情况，因时、因地、因人选择中药预防处方。老人、儿童应在医师的指导下减量服用；慢性疾病患者及妇女经期、产后慎用；孕妇禁用。中药预防处方不宜长期服用，一般服 3 ~ 5 天。服用中药预防处方后感觉不适者，应立即停止服药，并及时咨询医师；对中药预防处方中的药物有过敏史者禁用；过敏体质者慎用。在实施"社区综合性预防措施（试行）"的基础上，为提高健康人群对非典型肺炎的抵抗力，建议参考使用以下中药预防措施。

（一）预防

1. 一般健康人群服用的中药处方

（1）鲜芦根 20g，金银花 15g，连翘 15g，蝉蜕 10g，白僵蚕 10g，薄荷 6g，生甘草 5g。水煎代茶饮，连续服用 7 ~ 10 天。

（2）苍术 12g，白术 15g，黄芪 15g，防风 10g，藿香 12g，沙参 15g，金银花 20g，贯众 12g。水煎服，每日 2 次，连续服用 7 ~ 10 天。

（3）贯众 10g，金银花 10g，连翘 10g，大青叶 10g，苏叶 10g，葛根 10g，藿香 10g，苍术 10g，太子参 15g，佩兰 10g。水煎服，每日 2 次，连续服用 7 ~ 10 天。

2. 与非典型肺炎病例或疑似病例有接触的健康人群在医生指导下服用的中药处方　生黄芪 15g，金银花 15g，柴胡 10g，黄芩 10g，板蓝根 15g，贯众 15g，苍术 10g，生薏苡仁 15g，藿香 10g，防风 10g，生甘草 5g。水煎服，每日 2 次，连续服用 10 ~ 14 天。

3. 国家中医药管理局预防"非典"参考中药处方

（1）处方一

主要功能：益气化湿，清热解毒。

药物组成：生黄芪 10g、败酱草 15g、薏苡仁 15g、桔梗 6g、生甘草 3g。

用法：水煎服，日服 1 剂。

（2）处方二

主要功能：清热解毒，利湿化浊。

药物组成：鱼腥草 15g、野菊花 6g、茵陈蒿 15g、佩兰 10g、草果 3g。

用法：水煎服，日服 1 剂。

（3）处方三

主要功能：清热解毒，散风透邪。

药物组成：蒲公英 15g、金莲花 6g、大青叶 10g、葛根 10g、苏叶 6g。

用法：水煎服，日服 1 剂。

（4）处方四

主要功能：清热解表，疏风透邪。

药物组成：芦根 15g、金银花 10g、连翘 10g、薄荷 6g、生甘草 5g。

用法：水煎服，日服 1 剂。

（5）处方五

主要功能：健脾益气，化湿解毒。

药物组成：生黄芪 10g、白术 6g、防风 10g、苍术 6g、藿香 10g、沙参 10g、金银花 10g、贯众 6g。

用法：水煎服，日服 1 剂。

（6）处方六

主要功能：益气宣邪，解毒化湿。

药物组成：太子参 15g、贯众 6g、金银花 10g、连翘 10g、大青叶 10g、苏叶 6g、葛根 10g、藿香 10g、苍术 6g、佩兰 10g。

用法：水煎服，日服 1 剂。

中药汤剂的煎、服方法：加水量超过药物表面约 2～3cm，中火加热至沸腾后，小火加热 15～20min，倾出药液，每剂煎煮两次。将两次煎煮药液混合后，分两次饭后温服，服用量每次不超过 200ml。处方中的薄荷、藿香、苏叶在药液沸腾后加入共煎。

（二）调护

1. 生活调护

（1）SARS 患者在患病期间应注意卧床休息，病房内要保持空气流通，定期消毒。患者在发热期高热汗出，适时增减衣服，防止汗出当风，避免复感外邪。患者患病后为减少传染性，要注意戴口罩，勤洗手，消毒液漱口，鼻腔内滴药等。患者在喘憋期要注意减少活动，多卧床休息。患者后期体温正常符合出院标准，出院居家观察 2 周，尽可能保持居室环境相对独立。注意室内通风、空气消毒。

（2）SARS 患者康复期间，当注意休息，减少活动。在后期可以适当活动，但此时患者的活动量宜小不宜大，可以采取床边活动。活动时间宜短不宜长，动作宜慢不宜快。应循序渐进，量力而行。

2. 饮食调养

（1）早期：患者连续高热，体力消耗较大，应加强营养，提高抗病能力。根据中医辨证施膳的理论，宜给予清热生津、调理脾胃之品，给患者补充含丰富蛋白质的食物如牛奶、豆浆、鸡蛋等，富含维生素、纤维素的食物如新鲜的蔬菜、水果、谷类食品。同时注意补钙，可适当饮用骨头汤，或配合服用钙剂和鱼肝油。

（2）进展期：患者呼吸困难，乏力，喘憋气促。宜给予清肺化痰、益气健脾之品。以营养丰富、易于消化、清淡不易生痰的食物为主，忌食辛辣刺激、油腻生痰之品。可注意食用新鲜水果蔬菜，如梨、橘子、枇杷等。多饮水，或用鲜芦根、梨、贝母等煎水饮用。

（3）恢复期：此期患者正气大伤，或有余邪未尽、痰瘀阻络，饮食宜给予益气养阴，醒脾开胃之品。慎用温补之品，以防敛邪碍胃，山药薏米粥（山药、薏仁米、莲肉、大枣各少量，粳米 100g）、枸杞百合粥（枸杞、百合、山药、大枣等各少量，粳米 100g）等可经常食用，可收益气养阴、调补脾胃之效。

3. 精神调理　SARS 是一种突发的烈性传染病，患者及群众对此都非常恐惧，SARS 患者患病后长期处于一种隔离封闭状态，缺乏与外界沟通产生的强烈的孤独感、恐惧感，多种因素可能产生的精神焦虑急躁、自卑自闭心理等等副作用，均是 SARS 患者常见的情志不调的情况。"思则气结，恐则气下，惊则气乱"。情志不调可以导致人体的脏腑功能失调，气机逆乱，机体免疫功能紊乱，抵抗力低下，不利于患者的治疗与康复。对此，应针对患者的异常心理变化，应加强与患者的交流、沟通，帮助患者正确认识病情，了解 SARS 的发生发展规律，对患者讲解健康教育知识和心理指导，帮助患者消除孤独、恐惧的不良心理因素，树立战胜疾病的信心，使患者保持心态平和，情绪稳定，积极配合治疗，以利于早日康复。对于病愈后仍有心理障碍的患者，当给予适当的心理治疗，配合中药治疗以达到调畅气机、疏肝养阴的目的。

（袁成波）

# 参考文献

[1] 肖振辉. 中医内科学. 北京：人民卫生出版社，2010.

[2] 俞森洋. 现代呼吸治疗学. 北京：科学技术出版社，2013.

[3] 康健. 呼吸内科疾病临床诊疗思维. 北京：人民卫生出版社. 2009.

[4] 李义，张劭夫. 实用呼吸病学. 北京：化学工业出版社，2010.

[5] 倪子俞. 呼吸基础与临床. 北京：中国医药科技出版社，2011.

[6] 吕坤聚. 现代呼吸系统危重症. 广州：世界图书出版广东有限公司，2012.

[7] 王吉耀主编. 内科学. 第二版. 北京：人民卫生出版社，2012.

[8] 王辰. 临床呼吸病学. 北京：科技文献出版社，2009.

# 第十章　肝脏病毒性疾病

## 第一节　甲型病毒性肝炎

甲型病毒性肝炎（甲型肝炎）是由甲型肝炎病毒（hepatitis A vlrus，HAV）感染引起的、主要通过粪－口途径传染的自限性急性肠道传染病。我国是甲型肝炎的高发区，自 20 世纪 80 年代在上海暴发流行后，近年呈现散发和小规模流行的特点。大部分 HAV 感染表现为隐性或亚临床性感染，少部分感染者在临床上表现为急性黄疸/无黄疸型肝炎。一般而言，甲型肝炎不会转为慢性，发展为重型肝炎者也十分少见，大部分预后良好。

### 一、病原学

HAV 属微小 RNA 病毒科（picornavirus），1973 年 Feinston 应用免疫电镜在急性肝炎患者的大便中发现，1987 年获得 HAV 全长核苷酸序列。HAV 基因组由 7 478 个核苷酸组成，包括 3 个部分：①5′－非编码区；②结构与非结构编码区，单一开放读码框架（ORF）可编码一个大的聚合蛋白和蛋白酶，后者将前者水解为至少 3～4 个结构蛋白和 7 个非结构蛋白；③3′－非编码区。目前 HAV 只有一个血清型和一个抗原－抗体系统，感染 HAV 早期产生 IgM 抗体，一般持续 8～12 周，少数持续 6 月以上。

HAV 对外界抵抗力较强，耐酸碱，能耐受 60℃至少 30min，室温下可生存 1 周；于粪便中在 25℃时能存活 30d，在贝壳类动物、污水、淡水、海水、泥土中能存活数月。采用紫外线（1.1W，0.9cm）1min、85℃加热 1min、甲醛（8%，25℃）1min、碘（3mg/L）5min 或氯（游离氯浓度为 2.0～2.5mg/L）15min 可将其灭活。

### 二、流行病学

#### （一）传染源

急性期患者和隐性感染者为主要传染源，后者多于前者。粪便排毒期在起病前 2 周至血清 ALT 高峰期后 1 周；黄疸型患者在黄疸前期传染性最强；少数患者可延长至其病后 30d。一般认为甲型肝炎病毒无携带状态，近年有报道部分病例表现为病程迁延或愈后 1～3 个月再复发，但比例极小，传染源的意义不大。

#### （二）传染途径

HAV 主要由粪－口途径传播。粪便污染水源、食物、蔬菜、玩具等可引起流行。水源或食物污染可致暴发流行，如 1988 年上海市由于食用受粪便污染的未煮熟的毛蚶而引起的甲型肝炎暴发流行，4 个月内发生 30 余万例，死亡 47 人。日常生活接触多为散发病例，输血感染或母婴垂直传播极为罕见。

### （三）易感人群

人群普遍易感。在我国，大多在儿童、青少年时期受到隐性感染，人群抗 HAV - IgG 阳性率可达80%。感染 HAV 后可获持久免疫力，但与其他型肝炎病毒无交叉免疫性。

## 三、发病机制及病理组织学

甲型肝炎的发病机制尚未完全阐明。经口感染 HAV 后，由肠道进入血液，引起短暂病毒血症。目前认为，其发病机制倾向于以宿主免疫反应为主。发病早期，可能由于 HAV 在肝细胞中大量复制及 CD8$^+$细胞毒性 T 细胞杀伤作用共同造成肝细胞损害；在疾病后期，体液免疫产生的抗 HAV，可能通过免疫复合物机制破坏肝细胞。

其组织病理学特点包括：以急性炎症病变为主，淋巴细胞浸润，小叶内可见肝细胞点状坏死；也可引起胆汁瘀积（瘀胆型肝炎）和大块或亚大块坏死（重型肝炎）。

## 四、临床表现

感染 HAV 后，不一定都出现典型的临床症状，大部分患者感染后没有任何症状，甚至肝功能也正常，而到恢复期却产生抗 HAV - IgG，为亚临床型感染。经过 2 ~ 6 周的潜伏期（平均为30d），少部分患者可出现临床症状，主要表现为急性肝炎，少数患者可表现为瘀胆型肝炎（可参见"戊型肝炎"部分）和急性或亚急性重型肝炎（肝衰竭）（可参见"乙型肝炎"部分）。

### （一）急性黄疸型肝炎

80%患者以发热起病，伴乏力，四肢酸痛，似"感冒"。热退后患者出现食欲缺乏，伴恶心或呕吐，腹胀等消化道症状，临床似"急性胃肠炎"。皮肤及巩膜出现黄染，尿颜色深，似浓茶色。极少数患者临床症状重，可出现腹水、肝性脑病及出血倾向等肝功能衰竭的表现。总病程为 2 ~ 4 个月。

### （二）急性无黄疸型肝炎

占50% ~ 90%，尤以儿童多见。起病较缓，症状较轻，恢复较快，病程大多在 2 个月内。

### （三）HAV 双重或多重感染

按与其他肝炎病毒感染的时间顺序，可分为混合感染、重叠感染。例如，甲肝病毒感染和乙肝病毒感染同时发生，称混合感染。在慢性乙型肝炎或乙肝表面抗原携带者基础上又发生甲肝病毒感染，称重叠感染。无论 HAV 是同时感染或重叠感染所引起的临床症状，少部分患者与单纯 HAV 感染所致的急性肝炎相似。大部分 HAV 与其他肝炎病毒同时感染或重叠感染患者的临床症状严重，病情也较复杂。重叠感染的预后取决于原有肝脏病变的严重程度，大多数患者预后良好。

## 五、辅助检查

### （一）肝功能及凝血象检查

丙氨酸转氨酶（ALT）、天冬氨酸转氨酶（AST）明显升高，AST/ALT 比值常 <10 如果

患者可出现 ALT 快速下降，而胆红素不断升高（即所谓酶、胆分离现象）或 AST/ALT >1，常提示肝细胞大量坏死。如果直接胆红素/总胆红素 >10%，且伴血清谷氨酰转肽酶（γ - GT）、碱性磷酸酶（ALP）升高，则提示肝内胆汁瘀积。绝大部分患者人血白蛋白及 γ 球蛋白、凝血酶原活动度（PTA）均在正常范围。PTA <40% 是诊断重型肝炎（肝衰竭）的重要依据之一，亦是判断其预后的重要指标。

### （二）病原学检查

1. 抗 HAV - IgM　在病程早期即为阳性，3 ~ 6 个月后转阴，极少部分患者的抗 HAV - IgM 在 6 个月后才转阴，因而是早期诊断甲型肝炎最简便而可靠的血清学标志。但应注意，接种甲型肝炎疫苗后 2 ~ 3 周，有 8% ~ 20% 接种者可呈抗 HAV - IgM 阳性。

2. 抗 HAV - IgG　于 2 ~ 3 个月达高峰，持续多年或终身。因此，它只能提示感染 HAV，而不能作为诊断急性甲型肝炎的指标。

3. HAV - RNA　PCR 检测血液或粪便中 HAV - RNA，阳性率低，临床很少采用。HAV - RNA 载量与轻 ~ 中度甲型肝炎患者血清 ALT、PTA 正相关，而与严重甲型肝炎患者血清 ALT、PTA 水平无明显相关。但是，HAV - RNA 载量与血清 C - 反应蛋白呈正相关，与外周血血小板计数呈负相关。

### 六、诊断及鉴别诊断

#### （一）诊断依据

1. 流行病学资料　发病前是否到过甲型肝炎流行区，有无进食未煮熟海产品如毛蚶、蛤蜊等不洁饮食及饮用可能被污染的水等病史。

2. 临床特点　起病较急，以"感冒"样症状起病，常伴乏力、食欲差、恶心、呕吐、尿颜色深似浓茶色等症状。

3. 病原学诊断　血清抗 HAV - IgM 阳性，是临床确诊甲型肝炎的依据。

4. 临床要注意的特殊情况

（1）HAV 混合感染/重叠感染：患者原有慢性 HBV 感染或其他慢性肝脏疾病，出现上述临床症状；或原有慢性性肝炎、肝硬化病情恶化，均应考虑重叠感染甲型病毒肝炎的可能，应及时进行有关病原学指标检测。

（2）甲型肝炎所致重型肝炎（急性肝衰竭）：占 0.5% ~ 1.5%。早期表现极度疲乏；严重消化道症状如腹胀、频繁呕吐、呃逆；黄疸迅速加深，出现胆酶分离现象；中晚期表现出血倾向、肝性脑病、腹水等严重并发症，PTA <40%。

#### （二）鉴别诊断

1. 其他原因引起的黄疸

（1）溶血性黄疸：常有药物或感染等诱因，表现为贫血、腰痛、发热、血红蛋白尿、网织红细胞升高，黄疸大都较轻，主要为间接胆红素升高，ALT、AST 无明显升高。

（2）梗阻性黄疸：常见病因有胆石症，壶腹周围癌等。有原发病症状、体征，肝功能损害轻，以直接胆红素为主，B 超等影像学检查显示肝内外胆管扩张。

2. 其他原因引起的肝炎

（1）急性戊型肝炎：老年人多见，临床表现与甲型肝炎相似。根据病原学检查可资鉴别。

（2）药物性肝损害：有使用肝损害药物的明确病史，临床常表现为发热伴皮疹、关节痛等症状。部分患者外周血嗜酸性粒细胞增高，肝炎病毒标志物阴性。

（3）感染中毒性肝炎：如流行性出血热，伤寒，钩端螺旋体病等所导致的肝功能试验异常。主要根据原发病的临床特点和相关实验室检查加以鉴别。

## 七、并发症

甲型肝炎的并发症较少，一般多见于婴幼儿、老年人等免疫功能较低者。临床常见的有胆囊炎、胰腺炎、病毒性心肌炎等。少见并发症如皮疹、关节炎、吉兰-巴雷综合征等，可能与 HAV 感染后血清中有短暂的免疫复合物形成有关。严重并发症还包括再生障碍性贫血，发病率为 0.06% ~ 0.4%，机制尚未明确。

## 八、治疗

甲型肝炎一般预后良好，在急性期注意休息及给予适当的保肝药物治疗，如甘草酸制剂、还原型谷胱甘肽制剂等，1 ~ 2 周临床症状完全消失，2 ~ 4 个月肝脏功能恢复正常。HAV 感染，由于病毒血症短，不需要抗病病毒治疗。对于有明显胆汁瘀积或发生急性重型肝炎（急性肝衰竭者），则应给予相应的治疗。

## 九、预防

养成良好的卫生习惯，防止环境污染，加强粪便、水源管理是预防甲型肝炎的主要方法。在儿童及高危人群中注射甲型肝炎疫苗是预防甲型肝炎的有效方法。甲型肝炎减毒活疫苗在我国人群中广泛应用，其价格相对较便宜，但其抗体水平保持时间相对较短，而且必须在冷链条件下运输和保存。灭活疫苗在国内外人群中广泛使用，其抗体水平较高且持续时间较长（至少 20 年）、无需冷链条件下运输和保存，但其价格相对较贵。

## 十、预后

多在 2 ~ 4 个月临床康复，病理康复稍晚。病死率约为 0.01%。妊娠后期合并甲型肝炎病死率 10% ~ 40%。极少数患者的病程迁延超过 6 个月或临床病程出现"复发"，但至今尚未确认真正的慢性甲型肝炎病例。

（郑延和）

# 第二节　乙型病毒性肝炎

## 一、病原学

乙型肝炎病毒（hepatitis B virus，HBV）属于嗜肝 DNA 病毒科（hepadnavirus）正嗜肝 DNA 病毒属（orthohepadnavirus）。1965 年 Blumberg 等报道在研究血清蛋白多样性中发现澳大利亚抗原，1967 年 Krugman 等发现其与肝炎有关，故称其为肝炎相关抗原（hepatitis associated antigen，HAA），1972 年世界卫生组织将其正式命名为乙型肝炎表面抗原（hepatitis B surface antigen，HBsAg）。1970 年 Dane 等在电镜下发现 HBV 完整颗粒，称为 Dane 颗粒。HBV 基因组由不完全的环状双链 DNA 组成，长链（负链）约含 3 200 个碱基（bp），短链（正链）的长度可变化，为长链的 50% ~ 80%。HBV 基因组长链中有 4 个开放读码框（open reading frame，ORF）即 S 区、C 区、P 区和 X 区，它们可分别编码 HBsAg、HBeAg/HBcAg、DNA 聚合酶及 HBxAg。

## 二、流行病学

全世界 HBsAg 携带者约 3.5 亿，其中我国约 9 千多万，约占全国总人口的 7.18%（2006 年调查数据）。按流行的严重程度分为低、中、高度三种流行地区。低度流行区 HBsAg 携带率 0.2% ~ 0.5%，以北美、西欧、澳大利亚为代表。中度流行区 HBsAg 携带率 2% ~ 7%，以东欧、地中海、日本、俄罗斯为代表。高度流行区 HBsAg 携带率 8% ~ 20%，以热带非洲、东南亚和中国部分地区为代表。本病婴幼儿感染多见；发病男性高于女性；以散发为主，可有家庭聚集现象。

1. 传染源　乙型肝炎患者和携带者血液和体液（特别是组织液、精液和月经）的 HBV 都可以成为传染源。

2. 传播途径　HBV 通过输血、血液制品或经破损的皮肤、黏膜进入机体而导致感染，主要的传播途径下列几种。

（1）母婴传播：由带有 HBV 的母亲传给胎儿和婴幼儿，是我国乙型肝炎病毒传播的最重要途径。真正的宫内感染的发生只占 HBsAg 阳性母亲的 5% 左右，可能与妊娠期胎盘轻微剥离等因素有关。围生期传播或分娩过程传播是母婴传播的主要方式，系婴儿因破损的皮肤、黏膜接触母血、羊水或阴道分泌物而传染。分娩后传播主要由于母婴间密切接触导致。虽然母乳中可检测到 HBV，但有报道显示母乳喂养并不增加婴儿 HBV 的感染率。HBV 经精子或卵子传播未被证实。

（2）血液、体液传播：血液中 HBV 含量很高，微量的污染血进入人体即可造成感染，如输血及血制品、注射、手术、针刺、血液透析、器官移植等均可传播。

（3）日常生活接触传播：HBV 可以通过日常生活密切接触传播给家庭成员。主要通过隐蔽的胃肠道外传播途径，如共用剃须刀、牙刷等可引起 HBV 的传播；易感者的皮肤、黏膜微小破损接触带有 HBV 的微量血液及体液等，是家庭内水平传播的重要途径。

（4）性接触传播：无防护的性接触可以传播 HBV。因此，婚前应做 HBsAg 检查，若一方为 HBsAg 阳性，另一方为乙型肝炎易感者，则应在婚前应进行乙肝疫苗接种。

（5）其他传播途径：经破损的消化道、呼吸道黏膜或昆虫叮咬等只是理论推测，作为传播途径未被证实。

3. 易感人群　抗 HBs 阴性者均为易感人群，婴幼儿是获得 HBV 感染的最危险时期。高危人群包括 HBsAg 阳性母亲的新生儿、HBsAg 阳性者的家属、反复输血及血制品者（如血友病患者）、血液透析患者、多个性伴侣者、静脉药瘾者、经常有血液暴露的医务工作者等。

## 三、发病机制与病理学

### （一）发病机制

乙型肝炎的发病机制非常复杂，目前尚不完全清楚。HBV 侵入人体后，未被单核 - 吞噬细胞系统清除的病毒到达肝脏或肝外组织（如胰腺、胆管、脾、肾、淋巴结、骨髓等）。病毒包膜与肝细胞膜融合，导致病毒侵入。HBV 在肝细胞内的复制过程非常特殊，其中包括一个逆转录步骤，同时细胞核内有稳定的 cDNA 作为 HBV 持续存在的来源。

乙型肝炎慢性化的发生机制亦是研究关注的热点和难点。HBeAg 是一种可溶性抗原，其大量产生可能导致免疫耐受。非特异性免疫应答方面的功能障碍亦可能与慢性化有明显关系，慢性化还可能与遗传因素有关。在围生期和婴幼儿时期感染 HBV 者，分别有 90% 和 25%～30% 发展成慢性感染；在青少年和成人期感染 HBV 者，仅 5%～10% 发展成慢性。

慢性 HBV 感染的自然病程一般可分为 4 个时期：

第一时期为免疫耐受期，其特点是 HBV 复制活跃，血清 HBsAg 和 HBeAg 阳性，HBV - DNA 滴度较高，但血清丙氨酸氨基转移酶（ALT）水平正常或轻度升高，肝组织学亦无明显异常，患者无临床症状。与围生期感染 HBV 者多有较长的免疫耐受期，此期可持续存在数十年。

第二时期为免疫清除期，随年龄增长及免疫系统功能成熟，免疫耐受被打破而进入免疫清除期，表现为 HBV - DNA 滴度有所下降，但 ALT 升高和肝组织学有明显坏死炎症表现，本期可以持续数月到数年。成年期感染 HBV 者可直接进入本期。

第三时期为非活动或低（非）复制期，这一阶段表现为 HBeAg 阴性，抗 - HBe 阳性，HBV - DNA 检测不到（PCR 法）或低于检测下限，ALT/AST 水平正常，肝细胞坏死炎症缓解，此期也称非活动性 HBsAg 携带状态。进入此期的感染者有少数可以自发清除 HBsAg，一般认为每年有 1% 左右的 HBsAg 可以自发转阴。

第四时期为再活动期，非活动性抗原携带状态可以持续终身，但也有部分患者可能随后出现自发的或免疫抑制等导致 HBV - DNA 再活动，出现 HBV - DNA 滴度升高（血清 HBeAg 可逆转为阳性或仍保持阴性）和 ALT 升高，肝脏病变再次活动。HBV 发生前 C 区和 C 区变异者，可以通过阻止和下调 HBeAg 表达而引起 HBeAg 阴性慢性乙型肝炎。

在 6 岁以前感染的人群，最终约 25% 在成年时发展成肝硬化和 HCC，但有少部分患者可以不经过肝硬化阶段而直接发生 HCC。慢性乙型肝炎患者中，肝硬化失代偿的年发生率约 3%，5 年累计发生率约 16%。

（二）病理学

慢性乙型肝炎的肝组织病理学特点是：汇管区炎症，浸润的炎症细胞主要为淋巴细胞，少数为浆细胞和巨噬细胞；炎症细胞聚集常引起汇管区扩大，并可破坏界板引起界面肝炎（interface hepatltis）。小叶内可见肝细胞变性、坏死，包括融合性坏死和桥形坏死等，随病变加重而日趋显著。肝细胞炎症坏死、汇管区及界面肝炎可导致肝内胶原过度沉积，肝纤维化及纤维间隔形成。如病变进一步加重，可引起肝小叶结构紊乱、假小叶形成最终进展为肝硬化。

目前国内外均主张将慢性肝炎进行肝组织炎症坏死分级（G）及纤维化程度分期（S）。目前国际上常用 Knodell HAI 评分系统，亦可采用 Ishak、Scheuer 和 Chevallier 等评分系统或半定量计分方案，了解肝脏炎症坏死和纤维化程度，以及评价药物疗效。

四、临床表现

乙型肝炎潜伏期 1～6 个月，平均 3 个月。临床上，乙型肝炎可表现为急性肝炎、慢性肝炎及重型肝炎（肝衰竭）。

（一）急性肝炎

急性肝炎包括急性黄疸型肝炎和急性无黄疸型肝炎。具体表现可参见"戊型肝炎"部分。5岁以上儿童、少年及成人期感染HBV导致急性乙型肝炎者，90%～95%可自发性清除HBsAg而临床痊愈；仅少数患者可转为慢性。

（二）慢性肝炎

成年急性乙型肝炎有5%～10%转慢性。急性乙肝病程超过半年，或原有HBsAg携带史而再次出现肝炎症状、体征及肝功能异常者；发病日期不明确或虽无肝炎病史，但根据肝组织病理学或症状、体征、化验及B超检查综合分析符合慢性肝炎表现者。慢性乙型肝炎依据HBeAg阳性与否可分为HBeAg阳性或阴性慢性乙型肝炎。

（三）瘀胆型肝炎

瘀胆型肝炎（cholestatic viral hepatitis），是一种特定类型的病毒性肝炎，可参见"戊型肝炎"部分。

（四）重型肝炎

又称肝衰竭（liver failure），是指由于大范围的肝细胞坏死，导致严重的肝功能破坏所致的临床症候群；可由多种病因引起、诱因复杂，是一切肝脏疾病重症化的共同表现。在我国，由病毒性肝炎及其发展的慢性肝病所引起的肝衰竭亦称"重型肝炎"。临床表现为从肝病开始的多脏器损害症候群：极度乏力，严重腹胀、食欲低下等消化道症状；神经、精神症状（嗜睡、性格改变、烦躁不安、昏迷等）；有明显出血倾向，凝血酶原时间显著延长及凝血酶原活动度（PTA）<40%；黄疸进行性加深，胆红素每天上升≥17.1μmol/L或大于正常值10倍；可出现中毒性巨结肠、肝肾综合征等。

根据病理组织学特征和病情发展速度，可将肝衰竭分为四类：

1. 急性肝衰竭（acute liver failure，ALF）　又称暴发型肝炎（fulminant hepatitis），特点是起病急骤，常在发病2周内出现Ⅱ度以上肝性脑病的肝衰竭症候群。发病多有诱因。本型病死率高，病程不超过3周；但肝脏病变可逆，一旦好转常可完全恢复。

2. 亚急性肝衰竭（subacute liver failure，SALF）　又称亚急性肝坏死。起病较急，发病15日～26周出现肝衰竭症候群。晚期可有难治性并发症，如脑水肿、消化道大出血、严重感染、电解质紊乱及酸碱平衡失调。白细胞升高、血红蛋白下降、低血糖、低胆固醇、低胆碱酯酶。一旦出现肝肾综合征，预后极差。本型病程较长，常超过3周至数月。容易转化为慢性肝炎或肝硬化。

3. 慢加急性（亚急性）肝衰竭（acute-on-chronic liver failure，ACLF）　是在慢性肝病基础上出现的急性肝功能失代偿。

4. 慢性肝衰竭（chronlc liver failure，CLF）　是在肝硬化基础上，肝功能进行性减退导致的以腹水或门脉高压、凝血功能障碍和肝性脑病等为主要表现的慢性肝功能失代偿。

（五）肝炎肝硬化

由于病毒持续复制、肝炎反复活动而发展为肝硬化，其主要表现为肝细胞功能障碍和门脉高压症。

## 五、实验室检查

### (一) 血常规

急性肝炎初期白细胞总数正常或略高，黄疸期白细胞总数正常或稍低，淋巴细胞相对增多，偶可见异型淋巴细胞。重型肝炎时白细胞可升高，红细胞及血红蛋白可下降。

### (二) 尿常规

尿胆红素和尿胆原的检测有助于黄疸的鉴别诊断。肝细胞性黄疸时两者均阳性，溶血性黄疸以尿胆原为主，梗阻性黄疸以尿胆红素为主。深度黄疸或发热患者，尿中除胆红素阳性外，还可出现少量蛋白质、红、白细胞或管型。

### (三) 病原学检查

1. 乙肝抗原抗体系统的检测意义

（1）HBsAg 与抗 HBs：成人感染 HBV 后最早 1 ~ 2 周，最迟 11 ~ 12 周血中首先出现 HBsAg。急性自限性 HBV 感染时血中 HBsAg 大多持续 1 ~ 6 周，最长可达 20 周。无症状携带者和慢性患者 HBsAg 可持续存在多年，甚至终身。抗 HBs 是一种保护性抗体，在急性感染后期，HBsAg 转阴后一段时间开始出现，在 6 ~ 12 个月逐步上升至高峰，可持续多年。抗 HBs 阳性表示对 HBV 有免疫力，见于乙型肝炎恢复期、既往感染及乙肝疫苗接种后。

（2）HBeAg 与抗 HBe：急性 HBV 感染时 HBeAg 的出现时间略晚于 HBsAg，在病变极期后消失，如果 HBeAg 持续存在预示转向慢性。HBeAg 消失而抗 HBe 产生称为血清转换（HBeAgSeroconversion）。一般来说，抗 HBe 阳转阴后，病毒复制多处于静止状态，传染性降低；但在部分患者由于 HBV 前 – C 区及 BCP 区发生了突变，仍有病毒复制和肝炎活动，称为 HBeAg 阴性慢性肝炎。

HBcAg 与抗 HBc 血液中 HBcAg 主要存在于 Dane 颗粒的核心，故一般不用于临床常规检测。抗 HBc – IgM 是 HBV 感染后较早出现的抗体，绝大多数出现在发病第一周，多数在 6 个月内消失，抗 HBc – IgM 阳性提示急性期或慢性肝炎急性活动。抗 HBc IgG 出现较迟，但可保持多年甚至终身。

2. HBV – DNA 测定　HBV – DNA 是病毒复制和传染性的直接标志。目前常用聚合酶链反应（PCR）的实时荧光定量技术测定 HBV，对于判断病毒复制水平、抗病毒药物疗效等有重要意义。

3. HBV – DNA 基因耐药变异位点检测　对核苷类似物抗病毒治疗有重要指导意义。

### (四) 甲胎蛋白 (AFP)

AFP 含量的检测是筛选和早期诊断 HCC 的常规方法。但在肝炎活动和肝细胞修复时 AFP 有不同程度的升高，应动态观察。急性重型肝炎 AFP 升高时，提示有肝细胞再生，对判断预后有帮助。

### (五) 肝纤维化指标

透明质酸（HA）、Ⅲ型前胶原肽（PⅢP）、Ⅳ型胶原（C - Ⅳ）、层连蛋白（LN）、脯氨酰羟化酶等，对肝纤维化的诊断有一定参考价值。

### (六) 影像学检查

B 型超声有助于鉴别阻塞性黄疸、脂肪肝及肝内占位性病变。对肝硬化有较高的诊断价值，能反映肝脏表面变化，门静脉、脾静脉直径，脾脏大小，胆囊异常变化，腹水等。在重型肝炎中可动态观察肝脏大小变化等。彩色超声尚可观察到血流变化。CT、MRI 的临床意义基本同 B 超，但更准确。

（七）肝组织病理检查

对明确诊断、衡量炎症活动度、纤维化程度及评估疗效具有重要价值。还可在肝组织中原位检测病毒抗原或核酸，有助于确定诊断。

## 六、并发症

慢性肝炎时可出现多个器官损害。肝内并发症主要有肝硬化，肝细胞癌，脂肪肝。肝外并发症包括胆道炎症、胰腺炎、糖尿病、甲状腺功能亢进、再生障碍性贫血、溶血性贫血、心肌炎、肾小球肾炎、肾小管性酸中毒等。

各型病毒型肝炎所致肝衰竭时可发生严重并发症，主要有：

（一）肝性脑病

肝功能不全所引起的神经精神症候群，可发生于重型肝炎和肝硬化。常见诱因有上消化道出血、高蛋白饮食、感染、大量排钾利尿、大量放腹水、使用镇静剂等，其发生可能是多因素综合作用的结果。

（二）上消化道出血

病因主要有：①凝血因子、血小板减少；②胃黏膜广泛糜烂和溃疡；③门脉高压。上消化道出血可诱发肝性脑病、腹水、感染、肝肾综合征等。

（三）腹水、自发性腹膜炎及肝肾综合征

腹水往往是严重肝病的表现，而自发性细菌性腹膜炎是严重肝病时最常见的临床感染类型之一。发生肝肾综合征者约半数病例有出血、放腹水、大量利尿、严重感染等诱因，其主要表现为少尿或无尿、氮质血症、电解质平衡失调。

（四）感染

肝衰竭时易发生难于控制的感染，以胆道、腹膜、肺多见，革兰阴性杆菌感染为主，细菌主要来源于肠道，且肠道中微生态失衡与内源性感染的出现密切相关，应用广谱抗生素后，也可出现真菌感染。

## 七、诊断

病毒性肝炎的诊断主要依靠临床表现和实验室检查，流行病学资料具有参考意义。

（一）流行病学资料

不安全的输血或血制品、不洁注射史等医疗操作，与 HBV 感染者体液、血液及无防护的性接触史，婴儿母亲是 HBsAg 阳性等有助于乙型肝炎的诊断。

（二）临床诊断

1. 急性肝炎　起病较急，常有畏寒、发热、乏力、纳差、恶心、呕吐等急性感染症状。肝大、质偏软，ALT 显著升高，既往无肝炎病史或病毒携带史。黄疸型肝炎血清胆红素 > 17.1μmol/L，尿胆红素阳性。

2. 慢性肝炎 病程超过半年或发病日期不明确而有慢性肝炎症状、体征、实验室检查改变者。常有乏力、厌油、肝区不适等症状，可有肝病面容、肝掌、蜘蛛痣、胸前毛细血管扩张、肝大质偏硬、脾大等体征。根据病情轻重，实验室指标改变等综合评定轻、中、重三度。

3. 肝衰竭 急性黄疸型肝炎病情迅速恶化，2 周内出现 Ⅱ 度以上肝性脑病或其他重型肝炎表现者，为急性肝衰竭；15 天至 26 周出现上述表现者为亚急性肝衰竭；在慢性肝病基础上出现的急性肝功能失代偿为慢加急性（亚急性）肝衰竭。在慢性肝炎或肝硬化基础上出现的渐进性肝功能衰竭为慢性肝衰竭。

4. 瘀胆型肝炎 起病类似急性黄疸型肝炎，黄疸持续时间长，症状轻，有肝内胆汁瘀积的临床和生化表现。

5. 肝炎肝硬化 多有慢性肝炎病史。可有乏力、腹胀、肝掌、蜘蛛痣、脾大、白蛋白下降、PTA 降低、血小板和白细胞减少、食管胃底静脉曲张等肝功能受损和门脉高压表现。一旦出现腹水、肝性脑病或食管胃底静脉曲张破裂出血则可诊断为失代偿期肝硬化。

（三）病原学诊断

1. 慢性乙型肝炎

（1）HBeAg 阳性慢性乙型肝炎：血清 HBsAg、HBV - DNA 和 HBeAg 阳性，抗 HBe 阴性，血清 ALT 持续或反复升高，或肝组织学检查有肝炎病变。

（2）HBeAg 阴性慢性乙型肝炎：血清 HBsAg 和 HBV - DNA 阳性，HBeAg 持续阴性，抗 HBe 阳性或阴性，血清 ALT 持续或反复异常，或肝组织学检查有肝炎病变。

2. 病原携带者

（1）慢性 HBV 携带（免疫耐受状态）：血清 HBsAg 和 HBV - DNA 阳性，HBeAg 阳性，但 1 年内连续随访 3 次以上，血清 ALT 和 AST 均在正常范围，肝组织学检查一般无明显异常。

（2）非活动性 HBsAg 携带者：血清 HBsAg 阳性、HBeAg 阴性、抗 HBe 阳性或阴性，HBV - DNA 检测不到（PCR 法）或低于最低检测限，1 年内连续随访 3 次以上，ALT 均在正常范围。肝组织学检查显示：Knodell 肝炎活动指数（HAI）<4 或其他的半定量计分系统病变轻微。

## 八、鉴别诊断

（一）其他原因引起的黄疸

1. 溶血性黄疸 常有药物或感染等诱因，表现为贫血、腰痛、发热、血红蛋白尿、网织红细胞升高，黄疸大多较轻，主要为间接胆红素升高。治疗后（如应用肾上腺皮质激素）黄疸消退快。

2. 肝外梗阻性黄疸 常见病因有胆囊炎、胆石症、胰头癌、壶腹周围癌、肝癌、胆管癌、阿米巴脓肿等。有原发病症状、体征，肝功能损害轻，以直接胆红素为主。肝内外胆管扩张。

（二）其他原因引起的肝炎

1. 其他病毒所致的肝炎 巨细胞病毒感染、EB 病毒等均可引起肝脏炎症损害。可根据原发病的临床特点和病原学、血清学检查结果进行鉴别。

2. **感染中毒性肝炎** 如流行性出血热、恙虫病、伤寒、钩端螺旋体病、阿米巴肝病、急性血吸虫病、华支睾吸虫病等。主要根据原发病的临床特点和实验室检查加以鉴别。

3. **药物性肝损害** 有使用肝损害药物的病史，停药后肝功能可逐渐恢复。如为中毒性药物，肝损害与药物剂量或使用时间有关；如为变态反应性药物，可伴有发热、皮疹、关节疼痛等表现。

4. **酒精性肝病** 有长期大量饮酒的病史，可根据个人史和血清学检查综合判断。

5. **自身免疫性肝病** 主要有原发性胆汁性肝硬化（PBC）和自身免疫性肝炎（AIH）。鉴别诊断主要依靠自身抗体的检测和病理组织检查。

6. **肝豆状核变性（Wilson 病）** 先天性铜代谢障碍性疾病。血清铜及铜蓝蛋白降低，眼角膜边沿可发现凯－弗环（Kayser－Fleischer rlng）。

## 九、预后

### （一）急性肝炎

多数患者在 3 个月内临床康复。成人急性乙型肝炎 60%～90% 可完全康复，10%～40% 转为慢性或病毒携带。

### （二）慢性肝炎

慢性肝炎患者一般预后良好，小部分慢性肝炎发展成肝硬化和 HCC。

### （三）肝衰竭

预后不良，病死率 50%～70%。年龄较小、治疗及时、无并发症者病死率较低。急性重型肝炎（肝衰竭）存活者，远期预后较好，多不发展为慢性肝炎和肝硬化；亚急性重型肝炎（肝衰竭）存活者多数转为慢性肝炎或肝炎后肝硬化；慢性重型肝炎（肝衰竭）病死率最高，可达 80% 以上，存活者病情可多次反复。

### （四）瘀胆型肝炎

急性者预后较好，一般都能康复。慢性者预后较差，容易发展成胆汁性肝硬化。

### （五）肝炎肝硬化

静止性肝硬化可较长时间维持生命。乙型肝炎活动性肝硬化者一旦发生肝功能失代偿，5 年生存率低于 20%。

## 十、治疗

### （一）急性肝炎

急性乙型肝炎一般为自限性，多可完全康复。以一般对症支持治疗为主，急性期症状明显及有黄疸者应卧床休息，恢复期可逐渐增加活动量，但要避免过劳。饮食宜清淡易消化，适当补充维生素，热量不足者应静脉补充葡萄糖。避免饮酒和应用损害肝脏药物，辅以药物对症及恢复肝功能，药物不宜太多，以免加重肝脏负担。急性乙型肝炎一般不采用抗病毒治疗，但症状重或病程迁延者可考虑给予核苷（酸）类抗病毒治疗。

## （二）慢性乙型肝炎

根据患者具体情况采用综合性治疗方案，包括合理的休息和营养，心理疏导，改善和恢复肝功能，系统有效的抗病毒治疗是慢性乙型肝炎的重要治疗手段。

1. 一般治疗　包括适当休息（活动量已不感疲劳为度）、合理饮食（适当的高蛋白、高热量、高维生素）及心理疏导（耐心、信心，切勿乱投医）。

2. 常规护肝药物治疗

（1）抗炎保肝治疗只是综合治疗的一部分，并不能取代抗病毒治疗。对于 ALT 明显升高者或肝组织学有明显炎症坏死者，在抗病毒治疗的基础上可适当选用抗炎保肝药物。但不宜同时应用多种抗炎保肝药物，以免加重肝脏负担及因药物间相互作用而引起不良反应。

（2）甘草酸制剂、水飞蓟宾制剂、多不饱和卵磷脂制剂及还原型谷胱甘肽：他们有不同程度的抗炎、抗氧化、保护肝细胞膜及细胞器等作用，临床应用这些制剂可改善肝脏生化学指标。联苯双酯和双环醇等也可降低血清氨基转移酶的水平。

（3）腺苷蛋氨酸注射液、茵栀黄口服液：有一定的利胆退黄作用，对于胆红素明显升高者可酌情应用。对于肝内胆汁瘀积明显者亦可口服熊去氧胆酸制剂。

3. 抗病毒治疗　对于慢性乙型肝炎，抗病毒治疗是目前最重要的治疗手段。目的是抑制病毒复制改善肝功能；减轻肝组织病变；提高生活质量；减少或延缓肝硬化、肝衰竭和 HCC 的发生，延长存活时间。符合适应证者应尽可能积极进行抗病毒治疗。

抗病毒治疗的一般适应证包括：①HBV－DNA ≥ $10^5$ 拷贝/mL（HBeAg 阴性肝炎者为 ≥ $10^4$ 拷贝/mL）；②ALT ≥ 2 × ULN；③如 ALT < 2 × ULN，则需肝组织学显示有明显炎症坏死或纤维化。

（1）普通 α－干扰素（IFN－α）和聚乙二醇化干扰素：它通过诱导宿主产生细胞因子，在多个环节抑制病毒复制。以下预测其疗效较好的因素：ALT 升高、病程短、女性、HBV－DNA 滴度较低、肝组织活动性炎症等。

有下列情况者不宜用 IFN－α：①血清胆红素 > 正常值上限 2 倍；②失代偿性肝硬化；③有自身免疫性疾病；④有重要器官病变（严重心、肾疾患、糖尿病、甲状腺功能亢进或低下以及神经精神异常等）。

IFN－α 治疗慢性乙型肝炎：普通干扰素 α 推荐剂量为每次 5MU，每周 3 次，皮下或肌内注射，对于 HBeAg 阳性者疗程 6 个月至 1 年，对于 HBeAg 阴性慢性乙肝疗程至少 1 年。聚乙二醇化干扰素 α 每周 1 次，HBeAg 阳性者疗程 1 年，对于 HBeAg 阴性慢性乙肝疗程至少 1 年；多数认为其抗病毒效果优于普通干扰素。

干扰素者治疗过程中应监测：①使用开始治疗后的第 1 个月，应每 1～2 周检查 1 次血常规，以后每月检查 1 次，直至治疗结束；②生化学指标，包括 ALT、AST 等，治疗开始后每月检测 1 次，连续 3 次，以后随病情改善可每 3 个月 1 次；③病毒学标志，治疗开始后每 3 个月检测 1 次 HBsAg、HBeAg、抗－HBe 和 HBV－DNA；④其他，如 3 个月检测 1 次甲状腺功能、血糖和尿常规等指标，如治疗前就已存在甲状腺功能异常，则应每月检查甲状腺功能；⑤定期评估精神状态，尤其是对有明显抑郁症和有自杀倾向的患者，应立即停药并密切监护。

IFN－α 的不良反应与处理：①流感样综合征，通常在注射后 2～4h 发生，可给予解热镇痛剂等对症处理，不必停药。②骨髓抑制，表现为粒细胞及血小板计数减少，一般停药后可自行恢复。当白细胞计数 $< 3.0 \times 10^9/L$ 或中性粒细胞 $< 1.5 \times 10^9/L$，或血小板 $< 40 \times 10^9/L$ 时，应停药。血象恢复后可重新恢复治疗，但须密切观察。③神经精神症状，如焦虑、抑郁、兴奋、易怒、精神病。出现抑郁及精神症状应停药。④失眠、轻度皮疹、脱发，视情况可不停药。出现少见的不良反应如癫痫、肾病综合征、间质性肺炎和心律失常等时，应停药观察。⑤诱发自身免疫性疾病，如甲状腺炎、血小板减少性紫癜、溶血性贫血、风湿性关节炎、1 型糖尿病等，亦应停药。

（2）核苷（酸）类似物：核苷（酸）类似物作用于 HBV 的聚合酶区，抑制病毒复制。本类药物口服方便、抗病毒活性较强、直接毒副作用很少，但是治疗过程可产生耐药及停药后复发。

1）拉米夫定（lamivudine）：剂量为每日 100mg，顿服。其抗病毒作用较强，耐受性良好。随着其广泛使用，近年来耐药现象逐渐增多。

2）阿德福韦酯（adefovir dipivoxil）：剂量为每日 10mg，顿服。在较大剂量时有一定肾毒性，应定期监测血清肌酐和血磷。本药对初治和已发生拉米夫定、恩替卡韦、替比夫定耐药变异者均有效。目前主张对已发生拉米夫定、恩替卡韦、替比夫定耐药变异者加用阿德福韦酯联合治疗；反之，对于已发生阿德福韦酯耐药变异者，加用另外的三种药物之一治疗仍有效。

3）恩替卡韦（entecavir）：初治患者每日口服 0.5mg 能迅速降低患者 HBV 病毒载量。其耐药发生率很低。本药须空腹服用。

4）替比夫定（telbivudine）：为 600mg，每天 1 次口服。抗病毒活性很强，耐药性较低。

5）特诺福韦（tenofovir）对初治和拉米夫定耐药变异的 HBV 均有效。在美国和欧洲国家已上市。

核苷（酸）类似物的疗程：HBeAg 阳性慢性肝炎患者使用口服抗病毒药治疗时，如 HBV - DNA 和 ALT 复常，直至 HBeAg 血清学转换后至少再继续用药 6 ~ 12 个月，经监测 2 次（每次至少间隔 6 个月）证实 HBeAg 血清学转换且 HBV - DNA（PCR 法）仍为阴性时可以停药，最短疗程不少于 2 年。

对于 HBeAg 阴性慢性肝炎患者如 HBV - DNA（定量 PCR 法）检测不出，肝功能正常，经连续监测 3 次（每次至少间隔 6 个月），最短疗程不少于 3 年可以停药观察。

核苷（酸）类似物治疗过程中的监测：一般每 3 个月测定一次 HBV - DNA、肝功能（如用阿德福韦酯还应测定肾功能），根据具体情况每 3 ~ 6 个月测定一次乙肝 HBsAg、HBeAg/抗 HBe。

治疗结束后的监测：不论有无应答，停药后 6 个月内每 2 个月检测 1 次，以后每 3 ~ 6 个月检测 1 次 ALT、AST、HBV 血清标志和 HBV - DNA。如随访中有病情变化，应缩短检测间隔。

（3）抗肝纤维化：有研究表明，经 IFN - α 或核苷（酸）类似物抗病毒治疗后，肝组织病理学可见纤维化甚至肝硬化有所减轻，因此，抗病毒治疗是抗纤维化治疗的基础。

根据中医学理论和临床经验，肝纤维化和肝硬化属正虚血瘀证范畴，因此，对慢性乙型肝炎肝纤维化及早期肝硬化的治疗，多以益气养阴、活血化瘀为主，兼以养血柔肝或滋补肝肾。据报道，国内多家单位所拟定的多个抗肝纤维化中药方剂均有一定疗效。今后应根据循证医学原理，按照新药临床研究管理规范（GCP）进行大样本、随机、双盲临床试验，并重视肝组织学检查结果，以进一步验证各种中药方剂的抗肝纤维化疗效。

## 十一、预防

### （一）对患者和携带者的管理

对于慢性乙肝患者、慢性 HBV 携带者及 HBsAg 携带者，应注意避免其血液、月经、精液及皮肤黏膜伤口污染别人及其他物品。这些人除不能献血及从事有可能发生血液暴露的特殊职业外，在身体条件允许的情况下，可照常工作和学习，但要加强随访。

### （二）注射乙型肝炎疫苗

接种乙型肝炎疫苗是预防 HBV 感染的最有效方法。乙型肝炎疫苗的接种对象主要是新生儿，其次为婴幼儿和高危人群。乙型肝炎疫苗全程接种共 3 针，按照 0、1、6 个月程序，即接种第 1 针疫苗后，间隔 1 及 6 个月注射第 2 及第 3 针疫苗。新生儿接种乙型肝炎疫苗越早越好，要求在出生后 24h 内接种。接种部位新生儿为大腿前部外侧肌肉内，儿童和成人为上臂三角肌中部肌内注射。

对 HBsAg 阳性母亲的新生儿，应在出生后 24h 内尽早注射乙型肝炎免疫球蛋白（HBIG），最好在出生后 12h 内，剂量应≥100IU，同时在不同部位接种 10μg 重组酵母乙型肝炎疫苗，可显著提高阻断母婴传播的效果。新生儿在出生 12h 内注射 HBIG 和乙型肝炎疫苗后，可接受 HBsAg 阳性母亲的哺乳。

### （三）切断传播途径

大力推广安全注射（包括针刺的针具），对牙科器械、内镜等医疗器具应严格消毒。医务人员应按照医院感染管理中标准预防的原则，在接触人的血液、体液、分泌物、排泄物时，均应戴手套，严格防止医源性传播。服务行业中的理发、刮脸、修脚、穿刺和文身等用具也应严格消毒。注意个人卫生，不共用剃须刀和牙具等用品。

（郑延和）

# 第三节　丙型病毒性肝炎

丙型病毒性肝炎（丙型肝炎）是一种主要经血液传播的由丙型肝炎病毒（hepatitis C virus，HCV）感染引起的急、慢性肝脏疾病。急性丙型肝炎部分患者可痊愈，但转变为慢性丙型肝炎的比例相当高。HCV 感染除可引起肝炎、肝硬化、肝细胞癌等肝脏疾病之外，还可能产生一系列的肝脏外病变。聚乙二醇化干扰素（PEG - IFN）联合利巴韦林是目前治疗慢性丙型肝炎的标准方案。未来的发展趋势是，在此基础上与小分子蛋白酶和 RNA 聚合酶抑制剂的联合应用，有望进一步提高慢性丙型肝炎的抗病毒疗效，使得大部分患者临床治愈。

## 一、丙型肝炎的病原学

### （一）HCV 的特点

HCV 属于黄病毒科（flaviviridae），其基因组为单股正链 RNA，易变异。目前国际广泛采用的 Simmonds 基因分型系统，将 HCV 分为 6 个基因型及不同亚型，以阿拉伯数字表示基因型，以小写英文字母表示基因亚型（如 1a、2b、3c 等）。HCV 基因型和疗效有密切关系。基因 1 型呈全球性分布，占所有 HCV 感染的 70% 以上，对干扰素疗效较差。

### （二）HCV 基因组结构

HCV 基因组含有一个开放读码框（ORF），长度约 10kb，编码一种多聚蛋白，然后在其蛋白酶和宿主细胞信号肽酶的作用下，水解成为 10 余种结构和非结构（NS）蛋白。非结构蛋白 NS3 是一种多功能蛋白，其氨基端具有蛋白酶活性，羧基端具有螺旋酶/三磷酸核苷酶活性；NS5B 蛋白是 RNA 依赖的 RNA 聚合酶。针对 NS3 的丝氨酸蛋白酶、针对 RNA 依赖性 RNA 聚合酶的小分子抑制剂，目前已进入新药三期临床的研究阶段。

### （三）HCV 的灭活方法

HCV 对一般化学消毒剂敏感，100℃5min 或 60℃10h、高压蒸汽和甲醛熏蒸等均可灭活 HCV 病毒。

## 二、丙型肝炎的流行病学

### （一）世界丙型肝炎流行状况

丙型肝炎呈全球性流行，在欧美及日本等乙型肝炎流行率较低的国家，它是终末期肝病以及肝移植的最主要原因。据世界卫生组织统计，全球 HCV 的感染率约为 3%，估计约 1.7 亿人感染 HCV，每年新发丙型肝炎病例约 3.5 万例。

### （二）我国丙型肝炎流行状况

1992—1995 年全国病毒性肝炎血清流行病学调查结果显示，我国一般人群抗 - HCV 阳性率为 3.2%。各地抗 - HCV 阳性率有一定差异，以长江为界，北方（3.6%）高于南方（2.9%）。普通人群中抗 - HCV 阳性率随年龄增长而逐渐上升，男女间无明显差异。近年的小样本调查显示目前我国的 HCV 感染率可能低于上述数字，但全国丙型肝炎血清流行病学测定尚未完成。

HCV 1b 基因型在我国最为常见，约占 80% 以上，是难治的基因型。某些地区有 1a、2b 和 3b 型报道；6 型主要见于香港和澳门地区，在南方边境省份也可见到此基因型。

### （三）丙型肝炎传播途径

1. 血液传播　主要有：①经输血和血制品传播。我国自 1993 年开始对献血员筛查抗 - HCV 后，该途径得到了有效控制。但由于抗 - HCV 存在窗口期及检测试剂的质量问题及少数感染者不产生抗 - HCV 的原因，目前尚无法完全筛除 HCV - RNA 阳性者，大量输血和血液透析仍有可能感染 HCV。②经破损的皮肤和黏膜传播。这是目前最主要的传播方式，在某些地区，因静脉注射毒品导致的 HCV 传播占 60% ~ 90%。使用非一次性注射器和针头、未经严格消毒的牙科器械、内镜、侵袭性操作和针刺等也是经皮肤和黏膜传播的重要途径。一些可能导致皮肤破损和血液暴露的传统医疗方法也与 HCV 传播有关；共用剃须刀、牙刷、文身和穿耳环孔等也是 HCV 潜在的经血传播方式。

2. 性传播　性伴侣为 HCV 感染者及多个性伙伴者发生 HCV 感染的危险性较高。同时伴有其他性传播疾病者，特别是感染人类免疫缺陷病毒（HIV）者，感染 HCV 的危险性更高。

3. 母婴传播　抗 – HCV 阳性母亲将 HCV 传播给新生儿的危险性为 2%，若母亲在分娩时 HCV – RNA 阳性，则传播的危险性可达 4% ~7%；合并 HIV 感染时，传播的危险性增至 20%。母体血液中 HCV 病毒水平高也会增加 HCV 传播的危险性。

4. 其他　部分 HCV 感染者的传播途径不明。接吻、拥抱、喷嚏、咳嗽、食物、饮水、共用餐具和水杯、无皮肤破损及其他无血液暴露的接触一般不会传播 HCV。

（四）HCV 传播的预防

因目前尚无可预防丙型肝炎的有效疫苗，主要靠严格筛选献血人员、医院、诊所、美容机构等场所严格按照标准防护（standard precaution）的规定进行消毒、灭菌和无菌操作，通过宣传教育避免共用剃须刀、牙刷及注射针具，减少性伙伴和不安全性活动。

## 三、丙型肝炎的自然史

暴露于 HCV 感染后 1~3 周，在外周血可检测到 HCV RNA。但在急性 HCV 感染者出现临床症状时，仅 50% ~70% 患者抗 – HCV 阳性，3 个月后约 90% 患者抗 – HCV 阳转。

感染 HCV 后，病毒血症持续 6 个月仍未清除者为慢性感染，丙型肝炎慢性转化率为 50% ~85%。40 岁以下人群及女性感染 HCV 后自发清除病毒率较高；感染 HCV 时年龄在 40 岁以上、男性及合并感染 HIV 并导致免疫功能低下者可促进疾病的进展。合并 HBV 感染、嗜酒（50g/d 以上）、非酒精性脂肪肝（NASH）、肝脏铁含量高、血吸虫感染、肝毒性药物和环境污染所致的有毒物质等，均可促进疾病进展。

儿童和年轻女性感染 HCV 后 20 年，肝硬化发生率为 2% ~4%；中年因输血感染者 20 年后肝硬化发生率为 20% ~30%；一般人群为 10% ~15%。

HCV 相关的 HCC 发生率在感染 30 年后为 1% ~3%，主要见于肝硬化和进展性肝纤维化患者；一旦发展成为肝硬化，HCC 的年发生率为 1% ~7%。上述促进丙型肝炎进展的因素以及糖尿病等均可促进 HCC 的发生。

发生肝硬化和 HCC 患者的生活质量均有所下降，也是慢性丙型肝炎患者的主要死因，其中失代偿期肝硬化最为主要。有报道，代偿期肝硬化患者的 10 年生存率约为 80%，而失代偿期肝硬化患者的 10 年生存率仅为 25%。

## 四、丙型肝炎的实验诊断

（一）血清生化学检测

急性丙型肝炎患者的 ALT 和 AST 水平一般较低，但也有较高者。发生人血白蛋白、凝血酶原活动度和胆碱酯酶活性降低者较少，但在病程较长的慢性肝炎、肝硬化或重型肝炎时可明显降低，其降低程度与疾病的严重程度成正比。

慢性丙型肝炎患者中，约 30% 的患者 ALT 水平正常，约 40% 的患者 ALT 水平低于 2 倍正常值上限（ULN）。虽然大多数此类患者只有轻度肝损伤，但部分患者可发展为肝硬化。

（二）抗 – HCV 检测

用第三代 ELSIA 法检测丙型肝炎患者，其敏感度和特异度可达 99%。抗 – HCV 不是保护性抗体，也不代表病毒血症，其阳性只说明人体感染了 HCV；一些血液透析、免疫功能缺陷或自身免疫性疾病患者可出现抗 – HCV 假阴性或假阳性。

（三）HCV RNA 检测

在 HCV 急性感染期，血浆或血清中的病毒基因组水平可达到 $10^5 \sim 10^7$ 拷贝/mL（实时荧光定量 PCR 检测技术）。最新的 TaqMan 技术可以检测到更低水平的 HCV RNA 的复制。临床上决定是否应该抗病毒治疗及评价抗病毒治疗的疗效，都依赖于 HCV RNA 病毒载量的检测结果。

## 五、丙型肝炎的病理学

急性丙型肝炎可有与甲型和乙型肝炎相似的小叶内炎症及汇管区各种病变。但也有其特点：①汇管区大量淋巴细胞浸润、甚至有淋巴滤泡形成；胆管损伤伴叶间胆管数量减少，类似于自身免疫性肝炎。②常见以淋巴细胞浸润为主的界面性炎症。③肝细胞大泡性脂肪变性。④单核细胞增多症样病变，即单个核细胞浸润于肝窦中呈串珠状；病理组织学检查对丙型肝炎的诊断、衡量炎症和纤维化程度、评估药物疗效以及预后判断等方面至关重要。

## 六、丙型肝炎的临床诊断

（一）急性丙型肝炎的诊断

急性丙型肝炎可参考流行病学史、临床表现、实验室检查，特别是病原学检查结果进行诊断。

1. 流行病学史　有输血史、应用血液制品或有明确的 HCV 暴露史。输血后急性丙型肝炎的潜伏期为 2～16 周（平均 7 周），散发性急性丙型肝炎的潜伏期目前缺乏可靠的研究数据，尚待研究。

2. 临床表现　可有全身乏力、食欲减退、恶心和右季肋部疼痛等，少数伴低热，轻度肝大，部分患者可出现脾大，少数患者可出现黄疸。部分患者无明显症状，表现为隐匿性感染。

3. 实验室检查　ALT 多呈轻度和中度升高，抗 – HCV 和 HCV RNA 阳性。HCV RNA 常在 ALT 恢复正常前转阴，但也有 ALT 恢复正常而 HCV RNA 持续阳性者。

（二）慢性丙型肝炎的诊断

1. 诊断依据　HCV 感染超过 6 个月，或发病日期不明、无肝炎史，但肝脏组织病理学检查符合慢性肝炎，或根据症状、体征、实验室及影像学检查结果综合分析，亦可诊断。

2. 重型肝炎　HCV 单独感染极少引起重型肝炎，HCV 重叠 HBV、HIV 等病毒感染、过量饮酒或应用肝毒性药物时，可发展为重型肝炎。HCV 感染所致重型肝炎的临床表现与其他嗜肝病毒所致重型肝炎基本相同，可表现为急性、亚急性病程。

3. 肝外表现　肝外临床表现或综合征可能是机体异常免疫反应所致，包括类风湿关节炎、眼口干燥综合征（Sjogren's syndrome）、扁平苔藓、肾小球肾炎、混合型冷球蛋白血症、B 细胞淋巴瘤和迟发性皮肤卟啉症等。

4. 混合感染　HCV 与其他病毒的重叠、合并感染统称为混合感染。我国 HCV 与 HBV 或 HIV 混合感染较为多见。

5. 肝硬化与 HCC　慢性 HCV 感染的最严重结果是进行性肝纤维化所致的肝硬化和 HCC。

6. 肝脏移植后 HCV 感染的复发　丙型肝炎常在肝移植后复发，且其病程的进展速度明显快于免疫功能正常的丙型肝炎患者。一旦移植的肝脏发生肝硬化，出现并发症的危险性将高于免疫功能正常的肝硬化患者。肝移植后丙型肝炎复发与移植时 HCV RNA 水平与移植后免疫抑制程度有关。

## 七、丙型肝炎的抗病毒治疗

### （一）抗病毒治疗的目的

抗病毒治疗的目的是清除或持续抑制体内的 HCV 复制，以改善或减轻肝损害，阻止进展为肝硬化、肝功能衰竭或 HCC，并提高患者的生活质量，延长生存期。

### （二）抗病毒治疗的有效药物

干扰素（IFN）特别是聚乙二醇化干扰素（PEG - IFN）联合利巴韦林是目前慢性丙型肝炎抗病毒治疗的标准方法。国内外研究结果表明，最好根据 HCV 基因分型结果决定抗病毒治疗的疗程和利巴韦林的用药剂量。

### （三）抗病毒治疗的适应证

只有确诊为血清 HCV RNA 阳性的丙型肝炎患者才需要抗病毒治疗。单纯抗 - HCV 阳性而 HCV RNA 阴性者，可判断为既往 HCV 感染者，不需要抗病毒治疗。

### （四）一般丙型肝炎患者的治疗

1. 急性丙型肝炎　急性丙型肝炎患者是否需要进行积极的抗病毒治疗，目前尚存在争议。有研究表明，IFN - α 治疗能显著降低急性丙型肝炎的慢性转化率，因此，如检测到 HCV RNA 阳性，即应开始抗病毒治疗。目前对急性丙型肝炎治疗尚无统一方案，建议给予普通 IFN - α 3MU，隔日 1 次肌内或皮下注射，疗程为 24 周，应同时服用利巴韦林 800 ~ 1 000mg/d。也可考虑使用 PEG - IFN 联合利巴韦林的治疗方案。

2. 慢性丙型肝炎　①ALT 或 AST 持续或反复升高，或肝组织学有明显炎症坏死（G≥2）或中度以上纤维化（S≥2）者，应给予积极治疗。②ALT 持续正常者大多数肝脏病变较轻，应根据肝活检病理学结果决定是否治疗。对已有明显肝纤维化（$S_2$、$S_3$）者，无论炎症坏死程度如何，均应给予抗病毒治疗；对轻微炎症坏死且无明显肝纤维化（$S_0$、$S_1$）者，可暂不治疗，但每隔 3 ~ 6 个月应检测肝功能。③ALT 水平并不是预测患者对 IFNα 应答的重要指标。最近有研究发现，用 PEG - IFNα 与利巴韦林联合治疗 ALT 正常的丙型肝炎患者，其病毒学应答率与 ALT 升高的丙型肝炎患者相似。因此，对于 ALT 正常或轻度升高的丙型肝炎患者，只要 HCV RNA 阳性，也可进行治疗。

3. 丙型肝炎肝硬化　①代偿期肝硬化（Child - Pugh A 级）患者，尽管对治疗的耐受性和效果有所降低，但为使病情稳定、延缓或阻止肝功能衰竭和 HCC 等并发症的发生，目前有干扰素以外的治疗方案，建议在严密观察下，从小剂量的 IFN 开始，给予抗病毒治疗。②失代偿期肝硬化患者，多难以耐受 IFNα 治疗的不良反应，使用 IFN 的抗病毒治疗部分患者导致肝衰竭等使病情加重，应该慎用，有条件者应考虑行肝脏移植术。

4. 肝移植后丙型肝炎复发　HCV 相关的肝硬化或 HCC 患者经肝移植后，HCV 感染复发率很高。IFNα 治疗对此类患者有一定效果，但有促进对移植肝排斥反应的可能，可在有经验的专科医生指导和严密观察下进行抗病毒治疗。

（五）特殊丙型肝炎患者的治疗

1. 儿童和老年人  有关儿童慢性丙型肝炎的治疗经验尚不充分。初步临床研究结果显示，IFNα 单一治疗的 SVR 率似高于成人，对药物的耐受性也较好。65～70 岁以上的老年患者原则上也应进行抗病毒治疗，但一般对治疗的耐受性较差。因此，应根据患者的年龄、对药物的耐受性、并发症（如高血压、冠心病等）及患者的意愿等因素全面衡量，以决定是否给予抗病毒治疗。

2. 酗酒及吸毒者  慢性酒精中毒及吸毒可能促进 HCV 复制，加剧肝损害，从而加速发展为肝硬化甚至 HCC 的进程。由于酗酒及吸毒患者对于抗病毒治疗的依从性、耐受性和 SVR 率均较低，因此，治疗丙型肝炎必须同时戒酒及戒毒。

3. 合并 HBV 或 HIV 感染者  合并 HBV 感染会加速慢性丙型肝炎向肝硬化或 HCC 的进展。对于 HCV - RNA 阳性、HBV - DNA 阴性者，先给予抗 - HCV 治疗；对于两种病毒均呈活动性复制者，建议首先以 IFNα 加利巴韦林清除 HCV，对于治疗后 HBV - DNA 仍持续阳性者可再给予抗 - HBV 治疗。

合并 HIV 感染也可加速慢性丙型肝炎的进展，抗 - HCV 治疗主要取决于患者的 $CD4^+$ 细胞计数和肝组织的纤维化分期。免疫功能正常、尚无立即进行高活性抗逆转录病毒治疗（HAART）指征者，应首先治疗 HCV 感染；正在接受 HAART 治疗、肝纤维化呈 S2 或 S3 的患者，需同时给予抗 - HCV 治疗；但要特别注意观察利巴韦林与抗 - HIV 核苷类似物相互作用的可能性，包括乳酸酸中毒等。对于严重免疫抑制者（$CD4^+$ 淋巴细胞 $< 2 \times 10^8/L$），应首先给予抗 - HIV 治疗，待免疫功能重建后，再考虑抗 - HCV 治疗。

4. 慢性肾衰竭  对于慢性丙型肝炎伴有肾衰竭且未接受透析者，不应进行抗病毒治疗。已接受透析且组织病理学上尚无肝硬化的患者（特别是准备行肾移植的患者），可单用 IFNα 治疗（应注意在透析后给药）。由于肾功能不全的患者可发生严重溶血，因此，一般不应用利巴韦林联合治疗。

（六）慢性丙型肝炎治疗方案

治疗前应进行 HCV RNA 基因分型（1 型和非 1 型）和血中 HCV RNA 定量，以决定抗病毒治疗的疗程和利巴韦林的剂量。目前临床上有 PEG - IFN - α2a 和 PEG - IFN - α2b 两种，IDEAL 临床研究 3 000 多例患者直接比较两种 PEG - IFN 的临床研究结果表明，两者的持续病毒学应答（SVR）的比率没有显著差别。

HCV RNA 基因为 1 型和（或）HCV RNA 定量 $\geq 2 \times 10^6$ 拷贝/mL 者，可选用下列方案之一：PEG - IFNα 联合利巴韦林治疗方案；普通 IFNα 联合利巴韦林治疗方案；一般疗程为 12 个月。

HCV RNA 基因为 2、3 型和（或）HCV RNA 定量 $< 2 \times 10^6$ 拷贝/mL 者，可选用下列方案之一：PEG - IFNα 联合利巴韦林治疗方案；普通 IFNα 联合利巴韦林治疗方案；一般疗程为 6～12 个月。

（七）抗病毒治疗应答预测及个体化治疗方案的调整

抗病毒治疗过程中，在不同时间点上的 HCV RNA 检测结果对于最终的持续病毒性应答（即停药后 24 周时的应答，SVR）具有很好的预测价值。慢性丙型肝炎抗病毒治疗第 4 周 HCV RNA 低于检测限，称之为快速病毒学应答（RVR）。抗病毒治疗第 12 周 HCV RNA 低于检测限，称之为完全早期病毒学应答（cEVR）；如果 HCV RNA 下降 2log10 以上但仍然阳性，称之为部分早期病毒学应答（pEVR）；如果 HCV RNA 下降不足 2log10，则称之为无早期病毒学应答（nEVR）。

获得 RVR 或 cEVR 的患者，完成整个疗程后其疗效较好，取得较高的 SVR；但对于只获得 pEVR 的患者，需要提高用药剂量或延长抗病毒治疗的疗程方能提高 SVR。对于 nEVR 的患者，即使完成全部疗程，获得 SVR 的概率一般不超过 3%，因此，为避免承受不必要的副作用和经济花费，应及时停止治疗。

（八）对于治疗后复发或无应答患者的治疗

对于初次单用 IFNα 治疗后复发的患者，采用 PEG–IFNα 或普通 IFNα 联合利巴韦林再次治疗，可获得较高 SVR 率（47%，60%）；对于初次单用 IFNα 无应答的患者，采用普通 IFNα 或 PEG–IFNα 联合利巴韦林再次治疗，其 SVR 率仍较低（分别为 12%～15% 和 34%～40%）。对于初次应用普通 IFNα 和利巴韦林联合疗法无应答或复发的患者，可试用 PEG–IFNα 与利巴韦林联合疗法。

### 八、丙型肝炎患者的监测和随访

对接受抗病毒治疗患者的随访监测

1. 治疗前监测项目　治疗前应检测肝肾功能、血常规、甲状腺功能、血糖及尿常规。开始治疗后的第 1 个月应每周检查 1 次血常规，以后每个月检查 1 次直至 6 个月，然后每 3 个月检查 1 次。

2. 生化学检测　治疗期间每个月检查 ALT，治疗结束后 6 个月内每 2 个月检测 1 次。即使患者 HCV 未能清除，也应定期复查 ALT。

3. 病毒学检查　治疗 3 个月时测定 HCV–RNA；在治疗结束时及结束后 6 个月也应检测 HCV–RNA。

4. 不良反应的监测　所有患者在治疗过程中每 6 个月、治疗结束后每 3～6 个月检测甲状腺功能，如治疗前就已存在甲状腺功能异常，则应每月检查甲状腺功能。对于老年患者，治疗前应做心电图检查和心功能判断。应定期评估精神状态，尤其是对有明显抑郁症和有自杀倾向的患者，应停药并密切防护。

5. 提高丙型肝炎患者对治疗的依从性　患者的依从性是影响疗效的一个重要因素。医生应在治疗开始前向患者详细解释本病的自然病程，并说明抗病毒治疗的必要性、现有抗病毒治疗的疗程、疗效及所需的费用等。还应向患者详细介绍药物的不良反应及其预防和减轻的方法，以及定期来医院检查的重要性，并多给患者关心、安慰和鼓励，以取得患者的积极配合，从而提高疗效。

（郑延和）

## 第四节　丁型病毒性肝炎

### 一、病原学

1977 年 Rezzetto 在 HBsAg 阳性肝组织标本中发现 δ 因子，它呈球形，直径 35～37nm，

1983 年命名为丁型肝炎病毒（hepatitis D virus，HDV）。HDV 是一种缺陷病毒，在血液中由 HBsAg 包被，其复制、抗原表达及引起肝损害须有 HBV 辅佐；但细胞核内的 HDV RNA 无需 HBV 的辅助即可自行复制。HDV 基因组为单股环状闭合负链 RNA，长 1 679bp，其二级结构具有核酶（ribozyme）活性，能进行自身切割和连接。黑猩猩和美洲土拨鼠为易感动物。HDV 可与 HBV 同时感染人体，但大部分情况下是在 HBV 感染的基础上引起重叠感染。当 HBV 感染结束时，HDV 感染亦随之结束。

## 二、流行病学

丁型肝炎在世界范围内均有流行，丁型肝炎人群流行率约 1%。急、慢性丁型肝炎患者和 HDV 携带者是主要的传染源。

其传播途径与乙型肝炎相似。HDV 可与 HBV 以重叠感染或同时感染形式存在，以前者为主。

人类对 HDV 普遍易感，抗 HDV 不是保护性抗体。HBV 感染者，包括无症状慢性 HBsAg 携带者是 HDV 感染的高危人群；另外，多次输血者、静脉药瘾者、同性恋者发生 HDV 感染的机会亦较高。

我国由于 HBsAg 携带率较高，故有引起 HDV 感染传播的基础。我国西南地区感染率较高，在 HBsAg 阳性人群中超过 3%；但 HDV 感染也存在于中原及北方地区。

## 三、发病机制

同乙型病毒性肝炎一样，丁型肝炎的发病机制还未完全阐明。目前的研究认为 HDV 的复制对肝细胞有直接的致病作用。体外实验表明，高水平表达的 HDAg 对体外培养中的肝癌细胞有直接的细胞毒作用。且 HDV 与 HBV 重叠感染时，使得肝细胞损害加重，并向慢性化发展，免疫抑制剂对丁型肝炎肝细胞病变并无明显缓解作用。但最近研究提示，免疫应答可能也是 HDV 导致肝细胞损害的重要原因。因此，在丁型肝炎的发病机制中可能既有 HDV 的直接致病作用，又有宿主免疫应答介导的损伤。

## 四、临床表现

丁型肝炎的潜伏期 4～20 周。急性丁型肝炎可与 HBV 感染同时发生（同时感染，concurrent infection）或继发于 HBV 感染（重叠感染，superinfection），这两种感染形式的临床表现有所不同。临床上，乙型及丁型肝炎均可转化为慢性肝炎。

同时感染者临床表现与急性乙型肝炎相似，大多数表现为黄疸型，有时可见双峰型 ALT 升高，分别代表 HBV 和 HDV 感染所致的肝损害，一般预后良好，极少数可发展为重型肝炎。

重叠感染者可发生与慢性乙肝患者或无症状 HBsAg 携带者，其病情常较重，ALT 升高可达数月之久，部分可进展为急性重型肝炎（急性肝衰竭），此种类型大多会向慢性化转化。

## 五、实验室检查

HDV 的血清学标记如下。

1. HDVAg　是 HDV 唯一的抗原成分，因此 HDV 仅有一个血清型。HDVAg 最早出现，然后分别是抗 HDV-IgM 和抗 HDV-IgG，一般三者不会同时存在。抗-HDV 不是保护性抗体。

2. HDV-RNA　血清或肝组织中 HDV-RNA 是诊断 HDV 感染最直接的依据。

（1）HDVAg、抗 HDV-IgM 及抗 HDV-IgG：HDVAg 是 HDV 的唯一抗原成分，HDVAg 阳性是诊断急性 HDV 感染的直接证据。抗 HDV-IgM 阳性也是现症感染的标志，当感染处于 HDVAg 和 HDV-IgG 之间的窗口期时，可仅有抗 HDV-IgM 阳性。在慢性 HDV 感染中，由于有高滴度的抗 HDV，故 HDVAg 多为阴性。抗 HDV-IgG 不是保护性抗体，高滴度抗 HDV-IgG 提示感染的持续存在，低滴度提示感染静止或终止。

（2）HDV-RNA：血清或肝组织中 HDV-RNA 是诊断 HDV 感染最直接的依据。可采用分子杂交和定量 RT-PCR 方法检测。

## 六、诊断

病毒性肝炎的诊断主要依靠临床表现和实验室检查，流行病学资料具有参考意义。

### （一）流行病学资料

输血、不洁注射史，有与 HDV 感染者接触史，家庭成员有 HDV 感染者以及我国西南地区感染率较高。

### （二）临床诊断

包括急性和慢性丁型肝炎，临床诊断同乙型病毒性肝炎。

### （三）病原学诊断

在现症 HBV 感染者，如果血清抗 HDVAg 或抗 HDV-IgM 阳性，或高滴度抗 HDV-IgG 或 HDV-RNA 阳性，或肝内 HDVAg 或 HDV-RNA 阳性，可诊断为丁型肝炎。低滴度抗 HDV-IgG 有可能为过去感染。对于不具备临床表现、仅血清 HBsAg 和 HDV 血清标记物阳性时，可诊断为无症状 HDV 携带者。

## 七、鉴别诊断

同乙型病毒性肝炎。

## 八、预后

### （一）急性肝炎

多数患者在 3 个月内临床康复。急性丁型肝炎重叠 HBV 感染时约 70% 转为慢性。

### （二）慢性肝炎

慢性肝炎患者一般预后良好，小部分发展成肝硬化和 HCC。

## 九、治疗

### （一）急性肝炎

急性肝炎一般为自限性，多可完全康复。以一般治疗及对症支持治疗为主，急性期应进行隔离，症状明显及有黄疸者应卧床休息，恢复期可逐渐增加活动量，但要避免过劳。饮食宜清淡易消化，适当补充维生素，热量不足者应静脉补充葡萄糖。避免饮酒和应用肝脏损害药物，辅以药物对症及恢复肝功能，药物不宜太多，以免加重肝脏负担。急性肝炎一般不采用抗病毒治疗。

### （二）慢性肝炎

同乙型病毒性肝炎，对于慢性丁型肝炎，目前无特殊专门针对 HDV 的抗病毒药物。

## 十、预防

### （一）控制传染源

急性患者应隔离至病毒消失。慢性患者和携带者可根据病毒复制指标评估传染性大小。现症感染者不能从事有可能导致血液暴露从而传播本病的工作。应对献血人员进行严格筛选 HBsAg，不合格者不得献血。

### （二）切断传播途径

在医院内应严格执行标准防护（standard precaution）措施。提倡使用一次性注射用具，各种医疗器械及用具实行一用一消毒措施；对被血液及体液污染的物品应按规定严格消毒处理。加强血制品管理，每一个献血人员和每一个单元血液都要经过最敏感方法检测 HBsAg。

### （三）保护易感人群

对丁型肝炎尚缺乏特异性免疫预防措施，目前只能通过乙肝疫苗接种来预防 HBV 感染从而预防 HDV 感染。

（郑延和）

# 第五节 戊型病毒性肝炎

## 一、概述

戊型病毒性肝炎（viral hepatitis E，戊型肝炎），是由戊型肝炎病毒（hepatitis E virus，HEV）引起的急性消化道传染病，既往称为肠道传播的非甲非乙型肝炎。本病主要经粪-口途径传播，可因粪便污染水源或食物引起暴发流行，多发生于青壮年，儿童多为亚临床型；主要发生在亚洲、非洲和中美洲等发展中国家。临床表现为急性起病，可有发热、食欲减退、恶心、疲乏、肝大及肝生化检查异常，部分病例可出现黄疸，孕妇患病常病情较重，病死率高。

## 二、流行病学

1. 传染源 主要是潜伏期末期和急性期早期的患者，其粪便排病毒主要出现在起病后 3 周内。最近文献报道，从猪、羊和大鼠等动物血清中也检测到 HEV，因此这些动物有可能作为戊型肝炎的传染源。

2. 传播途径 本病主要是经过消化道传播，包括水、食物和日常接触传播；有报道静脉应用毒品者，抗 HEV 阳性率明显增高，提示可能存在血液传播。水源传播常常是暴发流行的原因，如 1986 年 9 月至 1988 年 4 月我国新疆南部发生的粪便污染水源导致的大流行，总计发病近 12 万例，死亡 700 人。食物传播可以造成小规模的暴发。

3. 人群易感性　人群普遍易感，但以青壮年发病率高，儿童和老年人发病率较低。儿童感染 HEV 后，多表现为亚临床型感染，成人则多为临床型感染。孕妇感染 HEV 后病情较重，病死率较高。我国一般人群的抗 HEV 阳性率为 18%。戊型肝炎流行多发生在农村人群。

4. 流行特征　本病主要发生在亚洲、非洲和中美洲等一些发展中国家，其中印度、尼泊尔、孟加拉国、巴基斯坦和缅甸等国为高流行区，我国和印度尼西亚等为中流行区。我国各省市自治区均有本病发生，其中吉林、辽宁、河北、山东、内蒙古、新疆和北京曾有本病暴发或流行。本病发生有季节性，流行多见于雨季或洪水后。男性发病率一般高于女性，男女发病率之比为 (1.3 ~ 3) : 1。

## 三、病原学

1989 年在日本东京举行的国际非甲非乙型肝炎学术会议上，正式将其命名为戊型肝炎（hepatitisE）和戊型肝炎病毒（hepatitis E virus，HEV），确定戊型肝炎是 HEV 通过消化道传播引起的急性肠道传染病。

戊型肝炎病毒（HEV）属于嵌杯病毒科，为 RNA 病毒，呈圆球状颗粒，直径 27 ~ 38nm，平均 33 ~ 34nm，无包膜。HEV 抵抗力弱，4℃保存易裂解，对高盐、氯化铯、氯仿敏感，其在碱性环境中较稳定，在镁或锰离子存在下可保持其完整性。HEV 基因组为单股正链 RNA，全长 7.2 ~ 7.6kb，编码 2400 ~ 2533 个氨基酸，由 3 个开放读码框架（ORF）组成。HEV 有 8 个基因型，1 型分布于我国及东南亚和非洲，2 型见于墨西哥，3 型见于美国，4 型见于我国和越南，6 ~ 8 型分别见于意大利、希腊和阿根廷。

## 四、发病机制

和甲型肝炎相似，HEV 感染所导致的细胞免疫是引起肝细胞损伤的主要原因。HEV 病毒血症持续时间在不同个体差异较大，可以是一过性感染，也可持续至发病后 100 天。HEV 可引起急性肝炎、重型肝炎和瘀胆型肝炎，其具体发病机制尚不完全清楚。

## 五、病理学

急性戊型肝炎的组织病理学改变有其特点，主要表现为汇管区炎症、库普弗细胞增生、肝细胞气球样变、形成双核，常有毛细胆管内胆汁瘀积。可有灶状或小片状肝细胞坏死，重者甚至大面积坏死，尤以门脉周围区严重。

## 六、临床表现

### （一）潜伏期

本病的潜伏期为 10 ~ 60d，平均 40d。我国曾对 3 次同源性戊型肝炎流行进行调查，结果潜伏期为 19 ~ 75d，平均 42d。

### （二）临床类型

人感染 HEV 后，可表现为临床型或亚临床型感染。临床戊型肝炎可表现为急性肝炎、重型肝炎（肝衰竭）和瘀胆型肝炎，无慢性肝炎发生。

1. 急性肝炎

（1）急性黄疸型肝炎：总病程 2~4 个月，可分为三期。黄疸前期：持续 1~21d，平均 5~7d；起病较急，有畏寒、发热和头痛等上呼吸道感染的症状，伴有全身乏力、食欲减退、恶心、呕吐、厌油、腹胀、肝区痛、尿色加深等。黄疸期：持续 2~6 周；发热消退，自觉症状好转，但尿黄加深，出现眼黄和皮肤黄疸，肝脏肿大，可有压痛和叩击痛，部分患者可有脾大。部分患者可有一过性灰白色大便、皮肤瘙痒等梗阻性黄疸表现。恢复期：本期持续 2 周至 4 个月，平均 1 个月；表现为症状逐渐消失，黄疸消退。

（2）急性无黄疸型肝炎：除无黄疸外，其他临床表现与黄疸型相似，但较黄疸型轻，恢复较快，病程大多在 3 个月内。部分患者无临床症状，呈亚临床型，易被忽视。

2. 重型肝炎（肝衰竭） 在急性黄疸型基础上发生，多见于孕妇和既往有 HBV 感染者，以及老年患者等。孕妇感染 HEV 后易发展成急性或亚急性重型肝炎（肝衰竭），尤其是妊娠晚期的孕妇，其病死率可达 20%。其他诱因如过度疲劳、精神刺激、饮酒、应用肝损药物、合并细菌感染等。具体可参见"乙型肝炎"部分。

3. 急性瘀胆型肝炎 曾称为"毛细胆管肝炎"、"胆汁瘀积性肝炎"。起病类似急性黄疸型肝炎，但自觉症状较轻。黄疸较深，持续 3 周以上，甚至持续数月或更长。有皮肤瘙痒，大便颜色变浅，肝大。肝生化检查血清胆红素明显升高，以直接胆红素为主，常伴 $\gamma$ - 谷氨酰转肽酶（GGT）、碱性磷酸酶（ALP）、总胆汁酸及胆固醇等升高，而自觉症状常相对较轻。血清转氨酶常轻度至中度增高。大多数患者可恢复。

## 七、实验室检查

1. 肝生化检查 主要表现为丙氨酸氨基转移酶（ALT）和天冬氨酸氨基转移酶（AST）明显升高；重型肝炎时常表现为酶胆分离；瘀胆型肝炎时则表现为肝内胆汁瘀积，即除 ALT 和 AST 升高外，可伴有 GGT 和 ALP 明显升高。在重型肝炎时常有人血白蛋白明显下降、凝血酶原时间延长和凝血酶原活动度下降至 40% 以下。

2. 病原学检查

（1）抗 HEV - IgM 和抗 HEV - IgG：抗 HEV - IgM 阳性是近期 HEV 感染的标志。急性肝炎患者抗 HEV - IgM 阳性，可诊断为戊型肝炎。抗 HEV - IgG 在急性期滴度较高，恢复期则明显下降。如果抗 HEV - IgG 滴度较高，或由阴性转为阳性，或由低滴度升为高滴度，或由高滴度降至低滴度甚至阴转，亦可诊断为 HEV 感染。少数戊型肝炎患者始终不产生抗 HEV - IgM 和抗 HEV - IgG，故两者均阴性时不能完全排除戊型肝炎，需结合详细的流行病学暴露史进行诊断。

（2）HEV - RNA：采用 RT - PCR 法在粪便和血液标本中检测到 HEV - RNA，可明确诊断。但本方法尚未作为临床常规检测手段应用。

## 八、诊断

应根据患者的流行病学史、临床表现、实验室检测和病原学检查综合诊断。

1. 流行病学史 HEV 主要经粪 - 口途径传播，戊型肝炎患者多有饮生水史、进食海鲜史、生食史、外出用餐史、接触戊型肝炎患者史、或到戊型肝炎地方性流行地区出差及旅游史。

2. 临床表现　戊型肝炎为自限性疾病，一般仅根据临床表现很难与其他型肝炎区分，尤其是甲型肝炎。但一般而言，急性黄疸型戊型肝炎的黄疸前期持续时间较长，病情较重，黄疸较深；孕妇常发生重型肝炎，在中、轻度黄疸期即可出现肝性脑病，常发生流产和死胎，产后可导致大出血，出血后常使病情恶化并导致多脏器功能衰竭而死亡。

3. 实验室诊断　急性戊型肝炎患者血清抗－HEV 阳转阴或滴度由低到高，或抗 HEV 阳性滴度 >1：20，或逆转录聚合酶链反应法（RT－PCR）检测血清和（或）粪便 HEV－RNA 阳性。

### 九、鉴别诊断

需要和其他肝炎病毒所导致的肝炎及药物等其他原因所致的肝损害相鉴别，请参见甲型肝炎。

### 十、治疗

戊型病毒性肝炎目前无特效治疗方法，主要是休息、支持和对症治疗，以及抗炎、抗氧化等保肝治疗，可以参考甲型肝炎的治疗。

### 十一、预防

本病的主要预防策略是以切断传播途径为主的综合性预防措施，包括保护水源，防止水源被粪便污染，保证安全用水；加强食品卫生和个人卫生；改善卫生设施，提高环境卫生水平。

目前尚无批准的戊型肝炎疫苗可用于预防。

### 十二、预后

戊型肝炎为自限性疾病，一般预后良好，总的病死率为 1% ~2% 。

（郑延和）

## 第六节　淤胆型病毒性肝炎

### 一、病因

目前甲至戊型肝炎病毒均有报道可致淤胆型肝炎。急性淤胆型肝炎中，急性甲型肝炎病毒有 2.7% ~4.59% 发展为淤胆型肝炎；虽然急性乙型肝炎淤胆型并不比其他型病毒性肝炎常见，但在中国为乙型肝炎高发区，病毒性肝炎肝内胆汁淤积中 HBsAg 阳性者占 36.5%；丙型肝炎病毒目前尚无报道；急性戊型肝炎 20% 发展为淤胆型肝炎，尤其老年患者更常见。慢性淤胆型肝炎较急性淤胆型肝炎常见，资料显示 32% 慢性肝炎，43% 肝炎后肝硬化的可发生胆汁淤积。患者中男性明显多于女性，男：女为（2~4）：1，中年多见。乙型肝炎病毒感染占 80% ~87% ，丙型病毒感染占 6% ，乙型和丙型肝炎病毒混合感染占 10.8% ~15% 。

## 二、发病机制

淤胆型肝炎发生肝内胆汁淤积的机制尚不明确，可能与毛细胆管微绒毛原发性损伤有关，或者由于肝细胞的损伤，致使肝细胞合成、分泌和排泄胆汁的功能障碍。肝炎病毒感染时，肝细胞的细胞结构发生明显改变，包括微管的断裂、中间丝的增加和毛细胆管周围紊乱的肌动蛋白微丝蓄积。这些改变可使毛细胆管微绒毛卷缩、数量减少，甚至消失，小胆管膜的收缩性减少，毛细胆管管腔扩大，造成胆汁淤积；也可使肝细胞间的紧密连接处出现漏孔，细胞旁渗透性降低，从而发生胆汁淤积。肝炎病毒可使肝细胞内胆汁代谢的主要细胞器－内质网肥大，功能减退，使胆红素转换机制障碍以及形成的结合胆红素不能顺利通过囊泡转运的小胆管而发生胆汁淤积。此外肝细胞炎症、水肿、变性、坏死及毛细胆管破裂致使毛纲胆管与血窦相通，当毛细胆管内压增高时更易与 Disse 腔交通而引起胆汁淤积。

近年来，分子水平研究证明，在炎症性胆汁淤积的患者中，钠离子－牛磺胆酸共转运蛋白（$Na^+$/taurocholate cotransporting polypeptide，NTCP）和 OATP2 mRNA 和 NTCP 蛋白表达显著减少，且与血清胆盐水平呈负相关。BSEPmRNA 也有中等度降低，且 BSEP 阳性小胆管的数目减少。表明肝细胞和毛细胆管上皮细胞的这些转运泵表达减少与炎症性胆汁淤积密切相关。

另外，有人提出用抗原刺激肝炎患者的末梢血淋巴细胞时，产生一种淋巴因子。该因子能诱发实验动物的急性肝内胆汁淤积，因而称为胆汁淤积因子（cholestatic factor，CF）。这种因子主要是抑制毛细胆管胆汁的排出而引起胆汁淤积，也有认为胆汁淤积因子可能引起微丝功能丧失或微丝损害而造成胆汁淤积。

## 三、临床特征

### （一）急性淤胆型肝炎

患者起病多较急，初为急性黄疸型肝炎，可有畏寒、发热、食欲减退、恶心、呕吐、厌油腻食物，全身乏力、腹胀、肝区痛、尿黄、皮肤巩膜黄染。随着病程延长，尿色加深似浓茶，皮肤巩膜黄染加深，而消化道症状反而减轻，皮肤瘙痒，皮肤有抓痕，甚至可达到难以忍受的程度，以夜间为主，部分患者影响睡眠。这种瘙痒感通常被认为是由于血中胆汁酸增加并刺激皮肤感觉神经所致。大便呈淡黄或灰白色似白陶土样。肝大，一般在右锁骨中线肋缘下 2~3cm，少数可达 6cm 以上，质地中等，边缘钝，表面光滑，部分病例可有轻度触痛和叩击痛，少数病例可有脾大，质呈中等硬度。一般黄疸持续 1~4 个月，部分病例可达 1年以上。

### （二）慢性淤胆型肝炎

患者消化道症状及周身疲乏等症状相对较慢性肝炎轻，且肝外脏器损害表现也较之少见。除急性淤胆型肝炎的一些表现，由于黄疸持续时间过长，可使皮肤变厚，并可有色素沉着。患者的面色晦暗，可有肝掌、蜘蛛痣和面部等处的毛细血管扩张，有时可于眼睑、面颊、躯干及腹股沟皮肤皱褶处出现黄色瘤（xanthoma）。部分患者出现腹泻，腹泻多与黄疸程度一致，可分为脂肪性腹泻和胆汁性腹泻。脂肪性腹泻是由于流入十二指肠胆汁不足，食物中的脂质乳化不充分，小肠中脂肪和脂溶性维生素（维生素 A、维生素 D、维生索 K 和维生素 E) 的吸收不良。粪便溏烂、色浅、量多而有异味。胆汁性腹泻是由于结肠中的胆酸过多。胆汁酸正常时进行肝肠循环，当其受阻时进入结肠的浓度增高，以 $Ca^{2+}$ 和 cAMP 依赖的机制引起 $Cl^-$ 分泌，从而引起腹泻。整个肝均匀增大，表面多光滑，中等硬度，无压痛。脾大也较多见，尤其是肝硬化伴有淤胆的病例。

### 四、诊断与鉴别诊断

（一）诊断

1. 病史　与病毒性肝炎患者有密切接触史或输血史、不洁饮食史、在外就餐史等。

2. 临床表现　起病类似急性黄疸型肝炎，可有畏寒、发热、食欲缺乏、恶心呕吐、厌油腹胀和全身乏力等。但随着症状的减轻，黄疸逐渐加深，出现皮肤瘙痒，大便灰白。肝内梗阻性黄疸持续 3 周以上，并除外其他肝内外梗阻性黄疸者。黄疸具有"三分离"特征，即黄疸深而消化道症状轻；黄疸深而 ALT 上升的幅度低；黄疸深而凝血酶原活动度下降不明显。常有明显肝大，表面光滑，有触痛和肝区叩击痛，部分患者可有脾大。

3. 实验室检查　血清总胆红素升高，以直接胆红素为主，占胆红素总量的 60% 以上。血清 ALT 和 AST 早期升高，当黄疸加深时反而下降甚至降至正常，而肝外梗阻性疾病，早期轻度升高，后期肝细胞受损时则明显升高。γ 谷氨酰转肽酶（γ - GT 或 GGT）、碱性磷酸酶（ALP 或 AKP）、总胆汁酸（TBA）、胆固醇（CHO）、β - 脂蛋白、三酰甘油（甘油三酯）和脂蛋白 - X 可升高。腺苷脱氨酶（ADA）在肝细胞有损害时，其表现与 ALT 相似。凝血酶原时间（PT）正常或轻度延长，凝血酶原活动度（PTA）一般在 60% 以上（要在补充维生素 K 后再检测）。可检出某型肝炎病毒标志物。

4. 影像学检查　可做 B 超、CT、MRI、MRCP 和 ERCP 等检查，无胆管扩张、胆结石或肿瘤等引起梗阻性黄疸的证据。

（二）鉴别诊断

1. 急性性黄疸型肝炎　由于细胞的肿胀、坏死，毛细胆管内胆汁反流，在黄疸期可出现短暂的肝内胆汁淤积，皮肤瘙痒，大便呈灰白色，多数在数日内消退。老年人肝细胞生理功能减退，肝内胆汁淤积时间可延长，故应予以注意，并应结合有关化验进行分析，通过临床治疗观察来加以判断。

2. 药物性肝内胆汁淤积　参见本书"药物性肝病"。

3. 妊娠期肝内胆汁淤积　又称妊娠复发性良性肝内胆汁淤积，多发生于妊娠中、晚期，占 88.1%，也有早至妊娠 8 周。

4. 原发性胆汁性肝硬化　参见本书"自身免疫性肝病"。

5. 原发性硬化性胆管炎　参见本书"自身免疫性肝病"。

6. 先天性家族性非溶血性黄疸　此类黄疸是由于肝细胞在摄取、结合和排泄胆红素的功能有先天性缺陷，自幼年起慢性间歇性黄疸，可呈隐性，随年龄增长而消退。常见的有三类，为间接胆红素增高型、直接胆红素增高 I 型和直接胆红素增高 II 型。黄疸多在疲劳、饮酒、饥饿、手术和感染等情况下首次发生。多无明显的消化道症状，偶有乏力、食欲缺乏，肝区不适等症状，多无皮肤瘙痒。患者常有家族史，多为轻中度黄疸，胆红素升高在 41.04 ~ 331.74μmol/L，血清 ALP、ALT 正常。本病易被误诊为淤胆型肝炎，故应仔细鉴别。

7. 其他伴肝内胆汁淤积的疾病　手术后良性肝内胆汁淤积，有麻醉手术创伤、低血压休克、感染史等。大约25%慢性酒精性肝病合并肝内胆汁淤积，此病有长期大量饮酒史，且往往提示预后不良。

此外，还应与肝外胆汁淤积鉴别，常见的引起肝外胆汁淤积的疾病有胰头癌、壶腹周围癌、肝外胆管癌、肝癌、肝门部或胆总管周围淋巴结肿大（各种转移癌和结核等）、胆总管囊肿或狭窄、胆总管结石等。在鉴别中B超检查有很大意义，只要能肯定肝外和（或）肝内胆管有扩张（如胆总管扩张，胆囊胀大，脂餐后不缩小，常提示梗阻在胆总管下端，如只有肝内胆管明显扩张常提示肝门部有梗阻）表明为肝外梗阻性黄疸。另外，B超还可以发现肝内肝外、胰腺等处的占位性病变。必要时可做MRCP或ERCP，常可肯定梗阻的部位。对于占位性病变较小，B超不能肯定时亦可应用CT、MRI等检查以免误诊。

## 五、治疗

### （一）一般治疗

患者早期应卧床休息，进食流质、易消化的饮食，禁饮酒，避免应用对肝有损害的药物。给予一般护肝药，如还原型谷胱甘肽、多烯磷脂酰胆碱、甘草酸类制剂、葡醛内酯肝泰乐等。补充维生素如施尔康、复合维生素B、维生素C等，黄疸深者可加用维生素$K_1$ 10～20mg肌内注射，每日1～2次，疗程根据病情而定。

### （二）退黄治疗

1. 药物治疗

（1）腺苷蛋氨酸（思美泰）：腺苷蛋氨酸通过甲基转移作用，活化细胞膜磷脂的生物转移反应，保障细胞膜的流动性和$Na^+-K^+-ATP$酶的活性。肝细胞浆膜保持良好的流动性和$Na^+-K^+-ATP$酶的活性有利于肝细胞摄取和分泌胆红素。腺苷蛋氨酸还通过转硫基作用，合成半胱氨酸、谷胱甘肽、牛磺酸等化合物，有利于肝细胞的解毒功能。腺苷蛋氨酸对急、慢性肝炎合并肝内胆汁淤积有较好疗效，且对皮肤瘙痒症状也有较好疗效。初始治疗每日1 000～2 000mg，加入5%葡萄糖液250mL中静脉滴注，治疗2周黄疸无下降者可停止治疗，有效者可延长疗程或改为维持治疗，疗程视黄疸消退情况而定，急性肝炎2～4周，慢性肝炎为4～6周。维持治疗每日500～1 000mg，口服，连用1～2个月，该药未见严重不良反应。

（2）熊去氧胆酸：新近研究认为，熊去氧胆酸可增加毛细胆管碳酸盐的分泌，从而促进胆汁分泌，增加胆汁流量。用法为8～10mg/（kg·d），分2次，早晚进餐时口服。疗程视病情而定，一般用2～4周或更长时间。不良反应较少见，有腹泻便秘、过敏反应、瘙痒、头痛、头晕、胃痛、心动过缓等。本药对肝毒性小，严重肝功能减退者禁用。

（3）苯巴比妥：临床上此药只适用于治疗血清胆红素水平较低的淤胆型肝炎，因其对肝有一定的损害，对肝功能损害较严重或胆红素水平较高的淤胆型肝炎不用此药治疗。成人每次30～60mg，每日2～3次，口服，小儿每日每千克体重1～2mg，分3次服。一般用药5～7d黄疸开始下降，待黄疸消退约50%（2周左右）可适当减量，总疗程4～8周，黄疸深者可用至4个月。该药治疗淤胆型肝炎，多属个例报道，实际疗效尚需进一步观察。

（4）门冬氨酸钾镁：门冬氨酸是草酰乙酸的前体，能促进三羧酸循环，并参与鸟氨酸循环，促进氨与二氧化碳生成尿素。钾离子既是细胞生存所必需，也是高能磷酸化合物合成与分解的催化剂。可用于治疗急、慢性病毒性肝炎伴有高胆红素血症者，无明显不良反应，忌用于高钾血症者。用法为门冬氨酸钾镁 20mL 加入 5% ~10% 葡萄糖液 250 ~500mL 缓慢静脉滴注（每分钟 30 滴），每习 1 次，2 ~3 周为 1 个疗程。

（5）低分子右旋糖酐与肝素：低分子右旋糖酐加小剂量肝素，能改善胆汁黏稠度，加快胆汁流量，有利于胆栓的溶解，从而有利于胆红素的清除。可用低分子右旋糖酐 500mL 加肝素 50mg 静脉滴注，每日 1 次，1 个疗程为 3 ~4 周。据报道，用药 2 周左右黄疸下降。有出血倾向时禁用。

（6）酚妥拉明：酚妥拉明具有扩张门静脉，特别是肝微小血管的扩张，改善肝细胞的营养和血供，降低门脉压力，增加肾血流量等作用。据报道该药单独应用或联合丹参治疗淤胆型肝炎，联合当归素治疗重度黄疸型慢性乙型肝炎，联合强力宁治疗黄疸持续不退的慢性重型肝炎高度胆汁淤积均获得疗效。成人每日 10 ~20mg 溶于 500mL 液体中静脉滴注，每分钟 20 ~25 滴。疗程视病情而定，有报道疗程 1 个月。酚妥拉明常见的不良反应为低血压，血容量不足者禁用。

（7）胰高血糖素 – 胰岛素（GI）疗法：胰高糖素是胰岛 A 细胞分泌的由 29 个氨基酸组成的多肽激素，主要位于肝细胞膜上，具有坏状腺嘌呤酶的功能，使 cAMP 形成 ATP，促进肝细胞生长，减少线粒体及肝内转化性囊泡的膨胀，使之功能恢复，通过 $Na^+ - K^+ - ATP$ 酶活力增强，使 $Na^+$ 的主动传递作用增强，使不依赖和依赖胆汁酸的胆汁流均增加，胆红素排出也相应增加。肝细胞和毛细胆管上皮均表达胰岛素受体。胰岛素对胆汁分泌有调节作用。此疗法主要用于重型肝炎，但治疗淤胆型肝炎，有人认为疗效较差。实际疗效尚需进一步观察。

（8）前列地尔：对肝细胞具有保护作用，直接作用于血管平滑肌，可使肝、胆囊血管扩张，改善肝胆微循环，增加血流量，并可促进肝细胞再生，调节肝代谢促进肝细胞的修复，减轻炎症及水肿，阻止肝细胞坏死，促进蛋白质合成，阻止胆红素升高，具有利胆、抑制和清除免疫复合物的作用。

（9）肾上腺皮质激素：毛细胆管上皮细胞的主要功能之一是通过 $H^+ - HCO_3^-$ 转运过程和 $Cl^- - HCO_3^-$ 交换泵的协调作用分泌 $HCO_3^-$ 进入胆汁中，毛细胆管上皮细胞表达糖皮质激素受体（GcR），毛细胆管增殖时 GcR 上调。实验证明投药 2d 后皮质激素通过毛细胆管上皮受体表达和转运过程活性增加胆汁流和 $HCO_3^-$ 分泌入胆汁中，另外皮质激素还能减轻毛细胆管非特异性炎症，降低毛细胆管的通透性，减轻水肿，以利于胆汁排泄，皮质激素治疗淤胆型肝炎有效率约为 60%，常用制剂为泼尼松龙每日 30 ~60mg，早上顿服或分 2 ~3 次口服，若 7d 后胆红素下降 50% 以上者认为有效，可继续减量使用，否则即应停药。有人主张短疗程（12d）较好，收效快，不良反应少，反跳率低。因长期使用激素可促使肝细胞对非结合胆红素的摄取，当肝细胞微粒体催化酶葡萄糖醛酸转移酶活力下降时，大量非结合胆红素进入肝细胞会加重肝细胞变性、水肿甚至坏死。激素还能抑制微粒体呼吸链中的电子转移，ATP 相应减少，胆汁排泌障碍。另外长期应用激素可引起较严重的不良反应，如诱发感染、消化性溃疡及溃疡病出血、糖尿病、精神障碍和骨质疏松等。基于上述原因，目前大多不主张皮质激素作为首选药。

其适应证：①急性淤胆型肝炎黄疸上升难以用其他疗法控制时。②自身免疫性肝炎胆汁淤积。慢性淤胆型肝炎很少有效，尽量不用。激素作为鉴别肝内、外梗阻性黄疸的诊断性治疗，假阳性和假阴性机会较多，如有10%的肝外梗阻性黄疸下降50%，而部分肝内胆汁淤积不降或上升，故应予以注意，用激素治疗应严格掌握适应证，注意不良反应的发生。

（10）中药治疗：在西医治疗效果不佳时，针对不同患者具体表现进行中药辨证治疗。若早期中阳偏盛，湿从热化，湿热为患，则按阳黄辨证；晚期中阳不足，湿从寒化，寒湿为患，则按阴黄辨证，治疗原则根据病期不同而有差异，在黄疸早期以"理肝健脾，清热利湿，佐以活血化瘀，疏肝利胆"为原则，以茵陈蒿汤为主方，加用赤芍、丹参、郁金、金钱草等中药，具有活血化瘀，疏肝利胆之功效。中药基本方如下。醋柴胡、郁金各12g，炒枳实、生白术、鸡内金、瓜蒌皮各15g，金钱草、丹参、茵陈各30g，大黄10g，广木香9g，每天1剂，每次150mL，每天3次。一些中成药物如丹参、川芎嗪联合其他西药治疗淤胆型肝炎也取得不错的效果。

2. 高压氧治疗　能提高肝细胞含氧量，促进肝组织毛细血管增生，改善肝组织微循环，加强线粒体内以细胞色素P-450为重要成分加单氧酶的功能，增强肝细胞解毒和胆色素的运输和排泄功能，对慢性淤胆型肝炎可明显改善症状，减轻肝细胞和毛细胆管胆汁淤积。纯氧单舱治疗，每日1次，每次2h，10d为1个疗程，间隔2d后进行下一疗程，共6个疗程。

3. 物理方法治疗　对高胆红素血症经药物治疗下降不明显的，采用人工肝支持系统（包括血浆置换法和胆红素吸附法）或血液透析治疗尽早降低胆红素阻止肝进一步损伤。能去除致病抗原、抗体或抗原抗体复合物，可部分清除血浆中的白三烯、胆红素、胆酸、内毒素等循环毒性物质，减轻其对肝及其他脏器的毒性作用。血浆置换一般每次置换血浆2 000~3 000mL，间隔3~5d治疗3~5次。血浆置换和血液透析患者发生HIV、HBV、HCV、TTV感染的危险性增加。

4. 肝移植　慢性肝内胆汁淤积致终末期肝硬化和肝衰竭者需行肝移植。

（郑延和）

# 第七节　老年人病毒性肝炎

## 一、病原体及流行病学特点

### （一）病原分类

老年人肝炎的病原国外以丙型和戊型肝炎病毒占绝大多数，而国内老年人肝炎病原的感染率各家报道不一，对各型病毒的敏感性、不同临床类型的病原分型差异、检测的方法，所用试剂不统一等诸因素有关。据老年病毒性肝炎病因学分析，前3位的依次是乙型肝炎、丙型肝炎和戊型肝炎，分别占55.47%、16.45%和6.42%。近年老年人慢性肝炎中仍以乙型肝炎为主，占50.3%；在肝炎肝硬化者中，HBV感染发生率可达94.9%。老年人丙型肝炎发生率高于中青年人。

### （二）流行病学特点

1. 流行率　老年人急性肝炎占全年龄组的10.5%左右，约占老年人肝炎的1/3。对老年人肝炎发病是否逐年增多，目前尚无数据资料分析。

2. 性别　发病男性多于女性，（2~3）：1。

3. 季节　一般急性肝炎发病率有春季高峰和秋季小高峰，7、8 月份处于发病低峰，老年人急性肝炎发病季节以冬春略多于夏秋季，前者约占 58%，1、5 月份发病较多。老年人慢性肝炎及肝炎肝硬化的复发以夏秋季略多于冬春季，约占 60%。

## 二、临床特征

老年肝炎发病多隐匿，发热者不多见，消化道症状不典型，自觉症状与病变程度不一致，多数慢性肝炎病例缺乏明确的急性肝炎病史。在部分老年急性肝炎中，少数病例清蛋白降低，γ 球蛋白升高，提示有隐匿性慢性肝病存在可能。

老年人急性肝炎有以下特点。

（1）黄疸发生率高（>80%），且多在中度以上，高度黄疸者占 30% 左右。

（2）淤胆型肝炎发生率高，出现皮肤瘙痒、粪便颜色变浅等淤胆表现，黄疸消退较慢，持续时间长。

（3）易发生肝衰竭，可达 10%~15%，以亚急性和慢加急性肝衰竭为主，易出现出血、感染、肝性脑病、电解质紊乱、肝肾综合征等并发症，病死率高。

（4）合并症和并发症多且复杂，40%~70% 的患者有心血管、呼吸系统疾病及糖尿病、消化性溃疡病、胆道疾病、血吸虫肝病、酒精性肝病等；并发症的发生率为 20%~30%，而肝衰竭者并发症达到 100%。老年患者肾实质萎缩，肾小动脉硬化，肾储备能力下降，在肝衰竭、出血、感染、电解质紊乱时易发生肝肾综合征，其他并发症如消化道出血、感染、电解质紊乱、肝性脑病也很常见，并发症之间互相影响，互为因果而促使病情加重。老年人感染症状不典型易致延误病情并促使其他并发症出现。

（5）要注意是否同时存在药物性肝损害，老年人存在糖尿病、高血压病、关节病、感染等，使用降压、降糖、中草药等药物会加重肝损害。

（6）在老年慢性肝炎中，重叠病毒感染多见，约占 17.5%，而慢性肝病基础又以乙肝多见，丙肝少见。重叠感染以乙肝病毒基础上重叠戊肝病毒多见，其病情重，病死率高。

（7）老年病毒性肝炎中，据报道在有手术或输血史的，其丙型肝炎达 86.5%，而乙肝表面抗原在老年病毒性肝炎中检出率低于 5%，处于 HBV 感染的低感染和高免疫状态，老年人 HBV 引起的慢性肝炎，其血清学表现不典型，病毒较多出现变异。

## 三、实验室特点

除血清胆红素升高外，ALT 增加和 PT 延长的幅度较非老年组轻，但持续时间较长。AKP 异常者占 50%，高于非老年组。此外，常有血清蛋白降低，血清免疫球蛋白 IgA 和 IgG 的升高，还有肾功能和电解质紊乱，细胞免疫功能减弱，可有多种自身免疫抗体形成等。在肝组织内检测乙、丙、丁型肝炎表面抗原阳性率老年组明显高于非老年组，与老年人机体免疫功能减退，免疫应答能力下降，清除病毒抗原的作用减弱相关。

## 四、诊断与鉴别诊断

（一）诊断要点

（1）由于老年人的记忆力减退，回答问题的真实性较差。另外，老年人不容易发现自己的疾病，有时患重病也毫无感觉，加之有视力、听力障碍更增加采集病史的困难，故对老年人应耐心、细致地询问病史，进行全面仔细的查体。

（2）老年人常患有多系统疾病，即使患有肝炎，有时可被其他症状所掩盖，故在诊断时应特别警惕。

（3）老年人黄疸常见且严重，多有肝脾肿大，发热少见，易误诊为阻塞性黄疸或其他疾病。

（4）老年人肝、胆肿瘤及其他原因所致的阻塞性黄疸多见，即使诊断为病毒性肝炎，也要尽量使用其他必要手段（如 B 超、CT、MRCP、ERCP 等）进行全面检查，排除易与肝炎混淆的疾病。

（5）老年人易出现消化道症状，意识障碍及继发感染，注意不要把其他疾病引起的上述症状误诊为肝炎、肝性脑病；反之，也不应把肝炎引起的并发症误诊为其他系统的疾病。

## （二）鉴别诊断

1. 黄疸　老年肝炎以黄疸多见且深，持续时间长，故需其他疾病所致的黄疸加以鉴别。高龄者肝外梗阻性黄疸常见的原因有胆道结石，肝和胆道肿瘤，胰腺炎或肿瘤。肝内阻塞性黄疸常见原因有药物性胆汁淤积症、胆管炎、原发性或继发性胆汁性肝硬化等。此外，尚应与其他疾病引起的肝细胞性黄疸作鉴别诊断，如门脉性肝硬化、原发性或转移性肝癌、心源性肝硬化和药物性肝炎等。

2. 意识障碍　由于中枢神经系统老化，储备能力降低，易于引起老年人一过性或长时间的意识障碍。引起老年意识障碍有各种原因，最多者为脑血管疾病如脑出血、脑栓塞等，此外，感染、阿 – 斯综合征、病窦综合征、心力衰竭、高血压脑病、肺栓塞、肺性脑病、糖尿病或低血糖、胃肠出血、急慢性肾衰竭、电解质紊乱、脱水、药物中毒、过度疲劳或精神损伤等均可引起意识障碍。故诊断肝性脑病时，应与这些鉴别。

## 五、治疗

### （一）一般治疗

老年肝炎饮食宜低脂肪、低糖，以免诱发老年性疾病，老年性肝炎易发生低蛋白血症，故主张高蛋白饮食，以植物蛋白为主，如肝衰竭患者应控制动物蛋白的摄入。如口服困难者，可静脉补充复方氨基酸、水解肝素、血浆或清蛋白等。另外需补充足够的维生素和纤维素，有助于病情恢复。根据临床类型和病情轻重，适当安排卧床休息或动静结合。随着年龄的增加体内的水分含量显著减少，减少的主要为细胞内液及其所含的钾、镁、磷等。故老年人易发生细胞内脱水和低血钾，一旦发生应及时给予纠正。

### （二）护肝药物治疗

适当使用还原型谷胱甘肽、多烯磷脂酰胆碱、维生素等保护肝细胞药。对黄疸上升速度快，凝血酶原时间延长的要尽早按肝衰竭处理，在治疗肝衰竭的同时，应积极预防并及时处理各并发症，以防多脏器功能衰竭发生，注意防治水及电解质的紊乱，及时纠正酸碱失衡。老年患者肝血供差，可使用一些活血化瘀改善微循环的药，如丹参、川芎嗪、前列地尔等。

### （三）合并症的治疗

1. 保护其他重要脏器的功能　老年人的脑、心、肺、肾等重要脏器在结构和功能上减退，或伴有这些脏器的疾病，肝炎时使这些器官的损害加重，或出现某些治疗矛盾，治疗中要权衡利弊，以防加重其他脏器的损害。

2. 控制感染　老年人免疫功能减退，并发感染时应积极治疗。抗生素应选择对肝无毒或毒性小者。老年人用药剂量偏小。此外，输血或血浆、免疫调节药等支持疗法，对老年肝炎更为必要。

（郑延和）

# 参考文献

［1］高燕，王宇，魏来，等. 丙型肝炎病毒感染的自然演变规律分析. 中国实用内科杂志，2005，25（3）：223－226.

［2］王方华. 肝癌的早期诊断和治疗进展. 中国现代普通外科进展，2012，15（12）：984－985.

［3］卢时国，牛久欣，李平. 肝癌疼痛的综合治疗［J］. 临床肿瘤学杂志，2006.

［4］路再英，钟南山. 内科学. 北京：人民卫生出版社，2008.

［5］陈灏珠，林果为. 实用内科学 A 版. 北京：人民卫生出版社，2010.

［6］李兰娟. 感染病学（第 3 版）. 北京：人民卫生出版社，2015.

［7］王宇明. 感染病学精粹. 北京：科技文献出版社，2008.

［8］贾辅忠，等. 感染病学. 江苏：科学技术出版社，2010.

# 第十一章　肝感染性疾病

## 第一节　细菌性肝脓肿

细菌性肝脓肿是细菌所致的肝化脓性疾病，近年来，由于诊断技术的进步、有效抗生素品种增多及创伤性较小的经皮穿刺脓肿置管引流术的应用，治愈率有显著提高，预后也大有改观。

### 一、感染途径

1. 胆管感染　胆管逆行感染是细菌性肝脓肿的主要病因。如肝内、外胆管结石，化脓性胆管炎，肝内胆囊炎，急性胰腺炎。其中20%与总胆管、胰腺管、壶腹部恶性肿瘤，胆囊癌等疾病有关。多系分布于肝两叶的多发性脓肿。

2. 直接蔓延或感染　由胃、十二指肠溃疡或胃癌性溃疡穿透至肝，膈下脓肿、胆囊积脓直接蔓延至肝而发病。经肝动脉插管灌注化疗药物引起肝动脉内壁或肝组织损伤、坏死等也可引起。

3. 门静脉血源性感染　20世纪30年代以前，细菌性肝脓肿最主要原因是化脓性阑尾炎，细菌沿门静脉血流到达肝而引起，由此所致的肝脓肿现已少见。此外，多发性结肠憩室炎、Crohn病、肠瘘也可经门脉导致肝脓肿发生，但国内少见。

4. 肝动脉血源性感染　体内任何器官或部位的化脓性病灶、菌血症如金黄色葡萄球菌败血症都有可能经肝动脉而致细菌性肝脓肿。此种肝脓肿常被原发病掩盖而漏诊。

5. 转移性肝癌　胰腺癌、胆管癌、前列腺癌出现坏死时，经血道也可引起细菌性肝脓肿。

6. 腹部创伤　除肝直接受刀、枪弹伤外，肝区挫伤也可引致发病。既往腹部手术史。

7. 隐源性　据估计，约有15%的细菌性肝脓肿的起因为隐源性。

8. 其他因素　近年发现老年人细菌性肝脓肿有所增多，这可能与糖尿病、心血管疾病、肿瘤、胰腺炎等在老年人发病率高有关。

### 二、致病菌

从胆系和门静脉入侵多为大肠埃希菌、肺炎克雷白或其他革兰阴性杆菌；从肝动脉入侵多为革兰阳性球菌，如链球菌、金黄色葡萄球菌等；厌氧菌如微需氧性链球菌、脆弱杆菌、梭状芽孢菌也有发现。在长期应用激素治疗免疫功能减退患者时，经化学治疗的肝转移癌患者中，也有霉菌引起的霉菌性肝脓肿。多数细菌性肝脓肿由单种细菌感染，20%由两种细菌甚至多种细菌混合感染。

### 三、临床表现与诊断

临床表现轻重不一，与脓肿的数量、体积、肝受累的范围、是否有并发疾病有关。发热、寒战最常见，体温多在38.0℃以上。呈稽留型、弛张型或不规则热，伴大汗。右上腹、肝区或右下胸部疼痛。多为持续性钝痛，可放射至右侧腰背部，于咳嗽或深呼吸时加剧。有恶心、呕吐、腹泻、食欲缺乏、消瘦、乏力、全身衰弱等脓毒症表现。多发性肝脓肿易出现黄疸。

肝增大，有叩击痛。有时似可触及非实性包块。胸部听诊偶可发现胸膜或心包摩擦音、肺部湿啰音或胸腔积液征象。部分伴有轻度脾增大。

贫血常见，白细胞增高，多 $> 10 \times 10^9/L$，中性粒细胞明显升高。50%患者转氨酶增高，可有总胆红素增高，90%患者碱性磷酸酶升高。不少患者清蛋白 $< 30g/L$，球蛋白增高。

胸部 X 线检查可见患侧膈肌抬高，运动受限，少量胸腔积液等。腹部超声可了解病变部位、大小、性质等。CT、能发现 2cm 以上的病灶，为低密度不均匀，形态多样化，单发或多发边界较清楚的圆形病灶。MRI 能发现 1cm 以上的病灶，多微小脓肿可获早期诊断。对于不典型的肝脓肿进行肝穿刺活检，可提供重要的诊断线索。

### 四、治疗

#### （一）抗菌治疗

利用脓肿穿刺尽可能获得病原学结果。对穿刺标本进行常规及厌氧菌培养，细菌革兰染色涂片，还应依据临床加做真菌培养。根据菌种和药敏结果，选用抗生素。革兰阴性杆菌感染常用药物为碳青霉烯类、第三代头孢＋酶抑制药；厌氧菌感染可选用替硝唑、哌拉西林等；肠球菌感染常用万古霉素、替考拉宁等；对致病菌尚未明确时，可针对革兰阴性杆菌及革兰阳性球菌进行联合治疗。

#### （二）经皮穿刺排脓或置管引流

穿刺排脓可以帮助确定诊断，并为置管引流做准备。先超声定位穿刺点，避开血管、胆管和重要器官，患者屏住呼吸，穿刺针在超声引导下进入脓肿内，置入导引钢丝，再在钢丝外套入猪尾巴导管，导管先端位于脓肿的最低部位后固定好导管。先抽脓后做闭式持续引流。脓液过于黏稠时用盐水或含抗生素液间断冲洗。脓腔过大、脓液过多影响排脓时换用管腔较大的导管，或在原引流导管附近再放置一导管。以后观察脓腔大小的改变直至闭合为止。对多发性脓肿可同时 1 次多处穿刺引流排脓治疗。

穿刺置管引流术的侵袭性小，较安全，在有效的抗菌治疗配合下，治愈率高。置管引流失败的原因有引流导管放置位置欠佳，引流不畅；脓液黏稠，堵塞导管或脓液过多，此时需换用较粗引流管进行排脓；脓腔多发，深部脓腔未能引流；或脓腔壁纤维化增厚以致脓腔不能塌陷闭合。

#### （三）手术切开引流

20 世纪 60 年代前，细菌性肝脓肿主要采用手术切开引流，病死率高，可达40%。近年来认为对胆管有病变而直接种植引起的或已经置管引流而脓腔久治不愈合者，可考虑手术切开引流。切开引流术前应了解脓肿的数目及部位，并进行详细的超声检查以确定肝内、外胆管系统有无病变。无论采用前方或侧腹部切口，经腹膜腔或腹膜外途径，都应充分显露肝叶的前面及后面，才不致将深部小脓肿遗漏。对置管或切开引流效果较差的慢性厚壁性脓肿，或有出血危险的左叶脓肿，可做部分肝切除术。

（胡瑞华）

# 第二节　阿米巴肝脓肿

人感染溶组织内阿米巴包囊后，阿米巴原虫侵入肠黏膜下层，随之进入黏膜下小血管和淋巴管，再随血流和淋巴液迁徙到肝形成肝脓肿。

阿米巴肝脓肿可仅数毫米至数厘米大，若治疗延迟脓肿体积可扩大，直径可达 10cm 以上。脓肿中心为果酱色混浊黏稠液体，由液化溶解的肝细胞等组成，一般无气味。继发感染后，呈黄色脓样，有臭味。液体的周围为残存的肝基质。外层为脓肿壁及其周围的正常肝组织，可发现有阿米巴虫体侵蚀其间。多数脓肿位于右叶，左叶仅占 15% 左右。

## 一、临床表现

多见于青壮年男性农民。发病缓慢，多数无典型肠阿米巴病史，甚至无腹泻病史。

肝区疼痛或不适是最常见症状，多为钝痛，肝顶部脓肿疼痛可放射至右肩背部，呼吸、咳嗽时加重。肝增大，有压痛及叩击痛。右叶包膜下肝脓肿常致邻近肋间隙饱满，微隆起，肋间隙增宽，表面皮肤水肿，隆起最高处常压痛最明显。畏寒、发热，很少有寒战发作。热型多不规则，可呈弛张热，少数无发热或仅轻微体温升高。呼吸道症状可有刺激性咳嗽，咳白色黏痰；检查可见右下胸膜炎，右下肺呼吸音减低等。其他如恶心、食欲下降、腹胀、乏力等常见，黄疸少见，贫血和下肢水肿可见于重症患者。

实验室检查有白细胞及中性粒细胞增高，与细菌性肝脓肿相似，阿米巴肝脓肿继发细菌性感染时更高。肝功能试验大致正常，脓肿巨大时，人血清蛋白可明显降低。

## 二、病原学检查

1. 粪便检查　收集粪样的容器要洁净，应选择有黏液、脓、血的粪便取样送检，粪便检到溶组织内阿米巴包囊或滋养体时，只能作为带虫者或肠阿米巴病患者诊断依据，不能直接诊断为阿米巴肝脓肿。

2. 血清学检查　可用间接血凝试验、间接荧光抗体试验、酶联免疫吸附试验等。血清学检查阴性临床意义大，可排除阿米巴肝脓肿或现症阿米巴肠病感染，而阳性只能为阿米巴肝脓肿的诊断提供线索。

## 三、诊断

胸部 X 线检查可见右膈抬高，肝影增大，膈肌运动受限，其征象与细菌性肝脓肿不易区分。B 超检查与细菌性肝脓肿超声图像也不易区分。脓液积聚时，阿米巴肝脓肿的脓腔中心为无回声区或低回声区。中心液体周围为一圈异常组织反应区，呈现边界不清晰不规则低回声区。脓腔壁毛糙不规则，并有不同程度后方增强。在 B 超引导下定位穿刺抽脓可确定诊断。典型脓液呈巧克力或果酱色，混浊液体，一般为无菌。显微镜下所见为细胞碎片或无定形物，不含或少含脓细胞。脓肿穿刺液标本中，较容易发现阿米巴滋养体。

### 四、治疗

1. 抗阿米巴治疗　甲硝唑是治疗阿米巴肝脓肿最安全而有效的药物。剂量是甲硝唑，0.4～0.6g，每日3次。可连续服用3～4周，根据脓肿体积消长调整剂量。

2. 肝穿刺排脓　国外报道阿米巴肝脓肿无需经皮肝穿刺置管引流，而只用药物治疗即可痊愈，国内多认为肝穿刺排脓有加速愈合、缩短住院治疗天数的作用。但反复穿刺必须注意无菌操作，避免继发感染。对于巨大的肝脓肿，位于肝表浅的脓肿或有穿破先兆者，应行肝穿刺排脓，以预防严重并发症发生。

3. 手术　手术适应证为内科治疗无效，左叶脓肿，或脓肿破裂而诊断不能确定者。

（徐　君）

# 第三节　肝结核

肺外结核病例中，肝结核实非少见，由于临床表现轻重程度相差很大，无特异征象，如无肺结核同时存在则临床诊断非常困难。国内尸检资料显示慢性结核病患者中肝结核的发生率为50%～80%，必须引起重视。

肝结核的基本病理变化为肉芽肿，分粟粒型和孤立型。粟粒型结节小，但分布广，可累及包膜；孤立型为小结节融合形成，结节大，中央往往有干酪样坏死，有时形成脓肿。

## 一、临床表现

### （一）症状与体征

肝结核可能没有任何症状，已经确诊的病例，其症状与体征并无特异性。发热者为80%～98%，多为低热和弛张热，少数为稽留热，畏寒，少有寒战。可见消瘦，食欲缺乏，上腹胀痛，肝区痛，恶心、呕吐，盗汗等。10%～35%出现黄疸，黄疸高低与肝脏受损的严重程度相关，可发生阻塞性黄疸，个别病例还出现黄色瘤。无黄疸的病例自觉症状很少，而且较轻。肝大者76%～100%，多属轻度增大，个别病例肝大平脐，有的病例增大的肝可触到结节，多数病例增大的肝有触痛，1/4～1/2的病例脾大，其中有的并有触痛。还可出现门静脉高压，并因食管静脉曲张出血而死亡，以及脾功能亢进、出血倾向或昏迷。

### （二）实验室检查

常有轻度贫血，白细胞计数多数正常或偏低，少数病例可能增高，个别病例出现类白血病反应。血沉多数加快，清蛋白减少，丙种球蛋白增多，絮状试验阳性，转氨酶升高，ICG潴留量增加，胆红素升高，瘀胆患者血清ALP及$\gamma$-GT升高，胆固醇升高，约1/4的患者凝血试验异常。约9%的病例肝活检组织中可能发现结核菌，肝穿刺所抽吸的内容物培养可提高阳性率，或动物接种则可能引起典型的结核病变。

结核菌素试验（PPD）为结核患者体液免疫检测，肝结核患者结核菌素试验一般为强阳性，但阴性结果不能排除结核，因为重症病例、合并糖尿病、酒精中毒、营养不良及老年人均可出现假阴性，60岁以上的老年结核患者阳性率约80%，每增加10岁阳性率下降10%。

如果原来阴性的病例以后转为阳性，则具有重要的诊断价值。

### （三）影像学检查

胸部 X 线平片可发现大部分不同程度的肺结核现象，但有 1/4～1/3 的病例胸片正常，对胸片未见结核者应定期复查，在以后的胸片中可能发现肺结核。腹部平片可能发现肝内钙化灶。腹部 CT 或 MRI 联合应用可为诊断各型肝结核提供更准确的诊断依据。B 超检查可确定肝大小，发现较大的结节、钙化灶和脓肿。胆管阻塞时，可发现阻塞的部位及其上游的胆管扩张。它还可以引导穿刺的部位和方向。

### （四）腹腔镜检查

通过腹腔镜可见到肝表面有大小不等的结核结节呈乳酪色或白垩样白色，有时可见到突起的块物。通过腹腔镜还可收集腹水标本，进行肝穿刺活检。

### （五）细胞免疫检测

如特异性结核抗原刺激 T 细胞分泌 γ 干扰素试验，包括 γ 干扰素释放分析试验（IGRA）、释放 γ 干扰素的特异性 T 细胞检测（T 细胞斑点试验，T－SPOT）等。IGRA 和 T－SPOT 在鉴别结核分枝杆菌感染和卡介苗接种影响及非结核分枝杆菌感染方面比 PPD 皮试更有意义。体液免疫检测与细胞免疫检测结果可以互相补充，但不能互相替代。

## 二、诊断

肝结核的诊断很难，如无肺结核或其他肺外结核存在，诊断就更困难，特别是老年患者。因而误诊率很高，常误诊为肝炎、肝硬化、肿瘤、胆石症、胆囊炎、肺炎、败血症、白血病、伤寒、肝脓肿或结缔组织病等。以下情况为肝结核确诊提供了重要线索：①原因不明的发热，伴有消瘦、乏力、食欲缺乏、上腹部胀痛及盗汗；②肝大并有压痛，肝功能异常；③中等贫血，白细胞计数正常或稍低，血沉加快；④肺结核或其他肺外结核的检测中，结核菌素试验（PPD）为结核患者体液免疫检测，肝结核患者结核菌素试验一般为强阳性，但阴性结果不能排除结核；⑤结核菌素试验强阳性或由阴性转为阳性者；⑥细胞免疫检测结果阳性；⑦试验性抗结核治疗后，症状与体征有改善者。

最可靠的诊断依据是活检获得病理诊断，肝穿刺有禁忌证者，可经肝静脉途径活检，寻找组织学特征性变化，穿刺抽吸到的内容可能是干酪样坏死物质或脓液，干酪化本身为结核的特点，将抽吸到的内容物进行结核菌培养，或动物接种引起典型的结核病变，均支持结核的诊断。

## 三、治疗

### （一）基础治疗

主要包括休息、增加营养、保护肝脏、避免加重肝损伤的因素，密切观察病情演变，防治并发症以及对症治疗。

### （二）抗结核治疗

根据药物的作用分 3 级。

一级：为强有力的杀菌药（包括细胞内细菌），如异烟肼、利福平。

二级：虽有杀菌作用，但受细胞内、外菌群和血清药物浓度等的限制，影响疗效，如乙胺丁醇、链霉素、卡那霉素、卷曲霉素、吡嗪酰胺、乙硫异烟胺和环丝氨酸等。

三级：仅有抑菌作用而无杀菌作用，如对氨柳酸钠、氨硫脲等。

选用药物时，应当兼顾结核菌对药物的敏感性和患者的耐受性，以减少药物的不良反应。表 11 - 1 列举了抗结核药的用法、用量和主要的不良反应。

治疗用药最好是选择作用机制不同的两种以上的药物联用，可提高疗效，减少耐药。因为，大多数耐药菌只耐受一种药，同时两种以上药物耐药者少见。对肝结核以联合用 3 种药为宜，治疗 1 ~ 2 个月后病情好转，可考虑减少 1 种，继续用 2 种药，总疗程不宜少于 18 个月。治疗中应注意药物性肝损伤，严密观察病情，反复检查肝功能，如治疗中症状加重或出现黄疸，转氨酶超过 200U/L，则应停药；联合用药应当注意药物之间的相互关系，例如利福平具有广谱抗菌作用，还是诱导药，能促进药物代谢，与异烟肼同用可能增加对肝的毒性，利福平还进入肠肝循环，停药后还继续发挥作用。

表 11 - 1　抗结核药的用法用量和主要的不良反应举例

| 药品 | 用法与用量 | 主要不良反应 |
|---|---|---|
| 异烟肼 | 300mg/d，顿服或分次服 | 神经炎、肝炎 |
| 链霉素 | 0.75 ~ 1g，每日或隔日肌内注射 | 听神经、前庭损伤，肾损伤 |
| 利福平 | 450 ~ 600mg/d，分次服 | 肝炎 |
| 乙胺丁醇 | 前 3 个月 25mg/（kg·d），以后 15mg/kg | 视神经炎 |
| 吡嗪酰胺 | 1.5 ~ 2g/d，1 次或分 3 次服 | 肝炎，高尿酸血症 |
| 卡那霉素 | 1g/d，1 次或分 2 次肌肉注射 | 听神经及肾损伤 |
| 卷曲霉素 | 0.75 ~ 1g/d，分 2 次肌肉注射 | 听神经及前庭神经损伤 |
| 乙硫异烟胺、丙硫异烟胺 | 0.5 ~ 1g/d，分 4 次服 | 胃肠症状，肝损伤 |
| 紫霉素 | 0.5 ~ 1g/d，肌肉注射 | 听神经及肾损伤 |
| 结核胺 | 100 ~ 150mg/d，1 次或分次服 | 胃肠症状，肝损伤，皮疹 |
| 环丝氨酸 | 15mg/（kg·d），分 3 ~ 4 次服 | 中枢神经毒性反应 |
| 对氨柳酸钠 | 8 ~ 12g/d，分次服 | 胃肠刺激、肝炎、皮炎和肾损伤 |

## （三）手术治疗

肝结核一般不需手术，具有下列情况之一者，可考虑手术：①肝结核瘤，即结核结节融合形成较大的干酪性脓肿，药物治疗不能消除或向胆系穿破引起胆管出血者；②并发门静脉高压食管静脉曲张出血，或有脾结核与脾功能亢进者；③肝门部淋巴结结核阻塞胆管者；④肠结核并发穿孔者；⑤诊断不明，必须剖腹探查时。

## （四）其他治疗措施

1. 中医药　传统中医并无肝结核一词，但发热、黄疸、腹水及肺结核等辨证方法可以借鉴。近代发现有些中草药具有抗结核作用，如酒花素、石吊兰素、百部、狼毒、星秀花、白花蛇舌草、卷柏、黄连、柴胡、防风、连翘、崔草、蒺藜等，可作为选方择药的参考。

2. 糖皮质激素　有报道加用糖皮质激素治疗肝结核取得较好效果，如患者毒血症状明显又无较严重的禁忌，可在有力的抗结核治疗的基础上慎重进行短程治疗。

3. 增强免疫力 结核患者细胞免疫功能降低，特别是老年患者可应用转移因子、胸腺素及维生素 C 等。实验证明白细胞介素 – 2、异丙肌苷（isoprinosine）及左旋咪唑（levamisole）等均有提高免疫功能的作用。中药黄芪、党参、灵芝等不仅有增强单核巨噬细胞系统的吞噬作用，而且能增强异烟肼、利福平等的作用。

（徐 君）

# 第四节　肝肉芽肿病

肉芽肿病是由多种原因引起的一种增生性炎症反应病变，可发生于体内任何器官或组织，具有相似的病理改变。肝肉芽肿是肝组织的一种非特异性的病理反应。

## 一、病因

肝活检标本中肝肉芽肿发生率为 3% ~ 10.5%，据报道引起肉芽肿的病因达 60 余种（表 11 – 2）。其中以结核和结节病是最为重要的病因，占全部肉芽肿病例的 50% ~ 70%。

不同疾病引起的肉芽肿常有地区性的变化，在美国结节病和结核是最重要的病因。麻风在墨西哥属地方病，因此成为肝肉芽肿的主要病因。亚太地区和东南亚诸国，包括我国在内是病毒性肝炎的高发流行区，由于肝炎患者多，病毒性肝炎成为肝肉芽肿的主要病因。

**表 11 – 2　肝肉芽肿病因**

| | |
|---|---|
| 一、感染 | |
| 细菌 | 结核、麻风、布鲁菌病、沙门菌感染、兔热病（土拉伦菌病）、腹肌沟肉芽肿、类鼻疽、李斯特菌病、惠特摩尔病 |
| 病毒 | 病毒性肝炎、单核细胞增多症、巨细胞病毒感染、性病性淋巴肉芽肿、鹦鹉热、猫抓热、流行性感冒、水痘 |
| 真菌 | 组织胞浆菌病、球孢子菌病、芽生菌病、奴卡（放射）菌病、隐球菌病、念珠菌病、放线菌病、酵母菌病、曲菌病、土壤丝菌病、囊球菌病 |
| 寄生虫 | 血吸虫病、弓形体病、蛔虫病、舌虫病、类圆线虫病、阿尔巴病、华支睾吸虫病、贾第虫病 |
| 立克次体 | Q 热 |
| 螺旋体 | 梅毒（Ⅱ、Ⅲ期） |
| 二、系统性疾病 | |
| 结节病、霍奇金病、克罗恩病、溃疡性结肠炎、淋巴瘤、风湿性多发性肌病、系统性红斑狼疮、Wegener 肉芽肿、结节性动脉周围炎、嗜伊红细胞性胃肠炎、结节性红斑、过敏性肉芽肿 | |
| 三、药物与外来物质 | |
| 氟乙烷、青霉素、磺胺、别嘌醇、保泰松、氯丙嗪、奎尼丁、甲基多、肼苯达嗪、头孢菌素、苯妥英、普鲁卡因酰胺、避孕药、奎尼、妥卡因、卡巴西平、铍、锆、硅、金 | |
| 四、肝胆疾病 | |
| 慢性肝炎、坏死后肝硬化、门脉性肝硬化、原发性胆汁性肝硬化、自身免疫性肝炎 | |
| 五、其他 | |
| 空回肠搭桥、低 γ – 球蛋白血症、各种癌、肉瘤 | |

## 二、临床表现

肝肉芽肿可发生于任何年龄、性别的患者，临床表现无特异性，患者的表现取决于基础疾病。

1. 发热 为最常见的症状，见于结核病、结节病和其他感染性疾病引起的肉芽肿。热型依病因不同而异，结核病多为午后低热，霍奇金病常为持续高热，有的呈自限性发热，时间可长达10余年，也可短至数周不等。伴随发热的非特异性症状有夜间盗汗、乏力、体重减轻、肢痛和非特异性消化道症状，如恶心、食欲减退、腹胀等。

2. 肝、脾大 多数肉芽肿可扪及肝脾，肝质地韧或硬，有肝大者占77%，23%病例有脾大，肝脾均有增大者约22%。一般为轻至中度增大。患者可有肝区隐痛症状。

3. 淋巴结肿大 亦常见。多见于结节病、结核病、霍奇金病和梅毒。多为原发病表现之一。霍奇金病及癌肿时淋巴经常增大，扪之硬而有压痛。

4. 其他表现 结核病、结节病、麻风和梅毒可引起皮肤的结节性红斑。肝肉芽肿病黄疸不常见，出现黄疸提示结核或结节病，偶尔结节病患者有中至重度黄疸，与原发性胆汁性肝硬化所引起的黄疸难以鉴别。少数患者引起门静脉高压，出现脾大、腹水、食管静脉曲张等，此种情况仅在慢性结节病、原发性胆汁性肝硬化、日本血吸虫病、酒精性肝病和结核病联合发生时出现。儿童慢性肉芽肿时腹水少见。

### 三、实验室检查和特殊检查

肝肉芽肿时有非特异性肝功能试验异常。最多见为血清碱性磷酸酶呈中至显著增高，血清转氨酶轻度增高（为正常的2~8倍），也常见有轻度的血清总胆红素和直接胆红素增高，但前者很少超过51μmol/L，除原发性胆汁性肝硬化和有些结节病外，常有BSP潴留试验异常。肝合成功能常能保持正常，凝血酶原和清蛋白水平改变常不明显。结节病性肝肉芽肿时γ-球蛋白增高，但其他肉芽肿很少增高。

血常规可有贫血，白细胞减少，血沉加快，嗜酸性粒细胞增高，常见于结节病、药物过敏、霍奇金病或寄生虫感染。系统性红斑性狼疮、克罗恩病、结节病和一些感染性疾病时血清免疫球蛋白增高。

B超可出现肝内实质性占位病变。核素扫描显示肝、脾大或核素分布有融合性充盈缺损。CT显示境界较清楚，为低密度的占位性病变，不易与原发性肝癌鉴别。腹腔镜检查可直接窥视肉芽肿表面并取组织检查，它和经皮穿刺肝活检可确诊。

### 四、组织和实验室诊断

（一）组织学诊断

首先应分清上皮样肉芽肿和非上皮样肉芽肿坏死。结核、结节病、麻风、慢性组织胞浆菌病、球孢子菌病和慢性布鲁杆菌病多为上皮样肉芽肿，而Q热、急性布鲁杆菌病、感染性单核细胞增多症、巨细胞病毒感染、伤寒、土拉伦菌病和药物所致肉芽肿多为非上皮样肉芽肿坏死。其他疾病如原发性胆汁性肝硬化和霍奇金病可伴有上皮样或上皮样肉芽肿坏死。

结节病为多叶肉芽肿。结核肉芽肿常在肝门静脉周围发现，小静脉周围少见。麻风肉芽肿含有大量泡沫组织细胞，如同上皮样细胞，且肉芽肿的大小和部位可有改变。结核、结节病、组织胞浆菌病和球孢子菌病肉芽肿可伴有干酪性坏死。

许多疾病肝活检可见成群的组织细胞或淋巴细胞，这种损害称为肉芽肿坏死，应与上皮样肉芽肿鉴别。见于单核细胞增多症、巨细胞病毒感染、病毒性肝炎、伤寒、沙门菌病和土拉伦菌病。结核病、结节病、Q热、布鲁杆菌病可见典型的肉芽肿组织学改变。

（二）特殊组织学诊断

结核性肉芽肿干酪化后，用抗酸染色或荧光金丝雀黄染色可查到结核杆菌。在非干酪化上皮样麻风瘤样肉芽肿中常可发现大量的麻风分枝杆菌，也可通过抗酸染色或荧光金丝雀黄染色确认。组织胞浆菌病和球孢子菌病可用苏木精嗜酸性染色证实。Ⅱ期梅毒即梅毒性肝炎用 Levaditi 染色法或其他染色可确定肝螺旋体。

（三）皮肤试验

结核病精制结核菌素（PPD）皮肤试验常为阳性，而结节病阴性。一个新近的研究报道，结节病患者<50%对100U结核菌素呈阴性反应，少数结节病患者对结核菌素有高度的敏感。此外皮肤试验可估计细胞免疫功能。Kveim试验是对结节病脾提取液，在注射部位产生延迟肉芽肿反应。结节病时有少数病例呈假阴性，这可能是由于抗原物质不足、疾病处于缓解期、缺乏淋巴结受累或用类固醇治疗所致。克罗恩病时此试验也可出现假阳性。

（四）血清学试验

血清凝集试验和补体结合试验用于布鲁杆菌病、Q热、单核细胞增多症、巨细胞病毒感染、球孢子菌病、组织胞浆菌病和芽生菌病的诊断。试验是否阳性取决于疾病持续的时间，为了解有无滴度增高可于2~4周后复查。梅毒血清学假阳性结果可用荧光密螺旋体抗体吸收（fluore – sent treponemdl 抗体吸收，FTA – ABS）试验加以排除。日本血吸虫病也可用血清学试验诊断，活动性血吸虫病也可从粪便取样做诊断。

（五）辅助试验

大部分活动性结节病患者血清中血管紧张素转换酶水平升高，眼底镜和裂隙灯检查可发现结节病或结核病累及眼的表现。少数结节病患者血钙水平升高，其发生率报道悬殊，为2%~60%。高钙血症的发生与肠钙吸收增加、骨溶解增加及患者对维生素D敏感有关。结节病时血循环中 $\alpha_2$ 和 β 球蛋白增加，使蛋白结合钙增加，也可引起高钙血症。

## 五、治疗

（一）一般治疗

一般治疗对于改善患者的全身状况和提高病因治疗有重要作用。应重视饮食和休息，给予足够的热量，高糖、高蛋白、低脂饮食，同时注意各种维生素的补充和维持水、电解质的平衡。

（二）对症治疗

对于高热患者可给予物理或药物降温。不能进食者应加强支持疗法，一日液体量不能少于2 500~3 000ml，以等渗晶体液为主，也可适当加用高渗葡萄糖液静脉滴注，必要时补充复方氨基酸、血浆等，重症患者亦可采用静脉高营养疗法。低蛋白血症时给予静脉补充清蛋白。

（三）保肝治疗

肝功能损害时可用异甘草酸镁150mg（或甘草酸二胺150mg）、多烯磷脂酰胆碱20ml或门冬氨酸钾镁（potassium – magnesium aspartatis）20ml加10%葡萄糖250ml液体中静脉滴注。黄疸升高患者可加用还原型谷胱甘肽 1 200~2 400mg，静脉滴注，每日 1 次，退黄药物还可选用前列腺素 E₁、腺苷蛋氨酸。病情较重者可加用维生素 K₁ 20~40mg 和促肝细胞生长素（hepatocyte growthpromoting factor，pHGF）120~200mg 加 10% 葡萄糖 100ml 静脉滴注，以上药物均为每日 1 次。

（四）激素治疗

糖皮质激素对肉芽肿治疗有显著疗效。其治疗作用有：①抑制成纤维细胞的活力，减少透明质酸酶和硫酸软骨素的合成，使组织中可溶性胶原成分和组织已糖胺减少，故能阻止肉芽组织和结缔组织的形成，促进间质组织炎症的消退。②减轻炎症，消除水肿。通过其抗蛋白合成作用，抑制受损细胞产生炎症促进因子，使炎症反应减轻；通过降低毛细血管和细胞膜的通透性，抑制组胺、5-羟色胺等致敏物质的释放，减少渗出，使水肿消退。③提高血浆蛋白，改善肝功能，提高糖原在肝中的储存，增强肝解毒能力。④降黄作用。肝肉芽肿引起的黄疸为肝内胆汁淤积型黄疸，故用激素治疗有效。由于肝肉芽肿多呈慢性经过，故在用激素治疗时也主张长程用药，即 15~30mg/d，持续应用半年以上。

（五）中医治疗

本病主要特征为长期发热、肝脾大等，可给清利湿热、调补气血，或舒肝理气、活血化瘀等方剂。

1. 桃红四物汤　当归 9g，赤芍 9g，生地黄 15g，川芎 3~9g，桃仁 6~9g，红花 3~9g。

2. 膈下逐瘀汤　五灵脂 9g，当归 9g，川芎 6g，桃仁 9g，牡丹皮 6g，赤芍 6g，乌药 6g，延胡索 3g，甘草 9g，香附 4.5g，红花 9g，枳壳 4.5g。

（徐　君）

# 参考文献

[1] 李兰娟，王宇明. 感染病学（第3版）. 北京：人民卫生出版社，2015.
[2] 田庚善. 感染病学. 江苏：科学技术文献出版社，2010.
[3] 张海陵. 急症传染病学. 北京：人民军医出版社，2009.
[4] 马亦林，李兰娟. 传染病学. 第五版. 上海：上海科学科技出版社，2011.
[5] 孙贵范. 预防医学. 第2版. 北京：人民军医出版社，2014.
[6] 王宇明. 感染病学. 2版. 北京：人民卫生出版社，2010.

# 第十二章　病毒性常见感染疾病

## 第一节　流行性感冒

### 一、概述

流行性感冒（influenza）简称流感，是由流感病毒引起的急性呼吸道传染病。病原体为甲、乙、丙三型流感病毒（influenza virus）。通过飞沫传播，临床上有急起高热、乏力、全身肌肉酸痛和轻度呼吸道症状，病程短，有自限性。小儿、老年人和伴有慢性呼吸道疾病或心脏病患者易并发肺炎，少数可并发心肌炎、脑炎等，有导致死亡的可能。

1. 病原体简介　流感病毒属于正黏病毒科，系 RNA 病毒，呈球形或长丝状。球形颗粒直径 $80 \sim 120nm$，丝状结构长度可达 40nm，后者主要在新分离的或传代不多的菌种中。流感病毒的结构由外至内分为 3 层。包膜是位于膜蛋白外的双层脂质，其上有放射状排列的刺状突起。一种是柱状的血凝素（hemagglutinin，HA），另一种是蕈状的神经氨酸酶（neuraminidase，NA），两者均为流感病毒基因编码的糖蛋白。血凝素是由 3 条糖蛋白肽链分子以非共价结合的三聚体，由一条重链（HA1）和一条轻链（HA2）经二硫键连接而成。只有 HA 被切割裂解为 HA1 和 HA2 后流感病毒才具有感染性。HA 能与多种动物红细胞表面的糖蛋白受体相结合而使红细胞发生凝集，与宿主细胞膜结合而使细胞受染。抗血凝素抗体有抑制病毒血凝和中和病毒的作用。神经氨酸酶是由 4 条相同的糖肽组成的四聚体。神经氨酸酶能水解宿主细胞表面糖蛋白末端的 N - 乙酰神经氨酸，有利于成熟病毒从感染细胞内释放；神经氨酸酶还可以破坏细胞膜上病毒特异的受体，液化细胞表面的黏液，使病毒从细胞上解离，避免病毒聚集而易于扩散。抗神经氨酸酶抗体不能中和病毒，但有抑制病毒从细胞内释放的作用。血凝素和神经氨酸酶都是决定甲型流感病毒亚型的抗原结构。第 3 种整体膜蛋白称 M2 蛋白（仅甲型流感病毒存在），零星排列于细胞包膜上。包膜内层排列整齐的一层膜样结构为 M1 蛋白，起稳定病毒结构的作用，含量多，抗原性稳定，也具有型特异性。流感病毒的核心是由核蛋白包绕 RNA 形成双螺旋状的核糖核蛋白（ribonucleoprotein，RNP），这种核糖核蛋白是一种可溶性抗原，抗原性稳定，具有型特异性。流感病毒的 RNA 为单股负链，甲、乙型有 8 个节段，丙型有 7 个节段。每一节段分别编码病毒的结构蛋白或非结构蛋白。病毒复制时每一节段单独复制。流感病毒基因组呈节段分布的特点是基因重组频率高、病毒容易发生变异的物质基础。流感病毒核心还含有与病毒复制密切相关的多聚酶（PBIPB2PA）及功能尚不清楚的非结构蛋白（NSINS2）。

根据病毒核蛋白和膜蛋白的抗原性，将流感病毒分为甲、乙、丙 3 型。甲型又根据血凝素（$H_1 \sim H_{16}$）和神经氨酸酶（$N_1 \sim N_9$）抗原的不同分为若干亚型。因为 RNA 聚合酶缺乏校正功能，所以流感病毒基因突变的发生频率高。流感病毒抗原性的变异有两种形式：一种称为抗原漂移（antigendrift），是同一亚型内因编码血凝素的基因突变而产生的新毒株，甲型流感病毒经常发生抗原漂移。由于人群中很少人对新毒株有抗体，故易于在人与人间传播而造成流感的小流行。另一种称为抗原转变（antigen shift），即新毒株的血凝素和（或）神经氨酸酶［H 和（或）N］与原来的流行株完全不同，是一种新亚型，而每次流感病毒新亚型出现都引起流感的大流行。

2. 流行特征　患者和隐性感染者是本病的传染源。主要是急性期患者和隐性感染者。发病 1～7d 内均有传染性，在潜伏期末至病初 2～3d 传染性最强，退热后 2d 传染性消失。主要通过空气和飞沫传播，亦可间接传播。病毒存在于患者的鼻涕、口涎和痰液中，随咳嗽、喷嚏排出体外，散播至空气中并可保持活性 30min。易感者吸入后即可受染。人群对流感病毒普遍易感，病后可获得同型和同株免疫力。但 3 型流感病毒之间和甲型流感病毒的不同亚型之间无交叉免疫，同一亚型的不同毒株之间有一定的交叉免疫力。

流感发病率高，流行期短，传播也极快。流行的严重程度与人口密集和交通情况有关，可沿交通线迅速传播。流感流行多发生在冬、春季，四季均可有散发。无性别差异。一般 5～20 岁年龄段发病最多，但新亚型流感病毒引起的流行则无年龄差异。甲型流感除散发外可以发生爆发、流行、大流行甚至世界大流行。乙型流感一般呈散发或小流行。丙型流感仅呈散发。

在同一亚型内的各种变异株流行 10～40 年后，人群对该亚型内的各种变异株都具有很高的免疫力，流行规模也越来越小。一旦流感病毒发生抗原转变而出现新的亚型时，人群对新亚型普遍易感又引起新的世界大流行。流感病毒自 20 世纪以来已有 5 次世界性大流行的记载，分别发生于 1900 年、1918 年、1957 年、1968 年和 1977 年，其中以 1918 年的一次流行最为严重，死亡人数达 2 000 万之多。目前，全球活动的流感病毒以甲型为主，且大多数是甲亚型（$H_3N_2$）。WHO 检测结果表明：1977—1998 年全世界共有 49 个国家出现甲型流感爆发流行；1999—2000 年，欧、美、亚三洲均发生了中度以上爆发流行，均以 $H_3N_2$ 型为主。我国居民已大多具备了对 $H_3N_2$ 毒株的免疫力，人群的抗体阳性率达到 70%～80%。1998 年 1 月，我国北部地区出现乙型流感爆发流行，到 2000 年，分离到的病毒仍多数为乙型流感病毒。由于国际上几次大规模的流行都起源于东南亚地区及我国，因此无论是 WHO 还是欧美等国都密切关注这一地区的流感毒株变异，并依次制备相应的疫苗，以防止可能出现的流感新变异病毒在全球的大流行。

3. 临床特征　流感潜伏期 1～3d，最短 6h，最长 4d。

（1）典型流感：急起畏寒、高热、头痛、肌痛、乏力、纳差等全身中毒症状重，而呼吸道症状相对轻。体温可高达 39～40℃，多在 1～2d 达高峰，3～4d 内热退，少数患者可有鼻塞、流涕、畏光、流泪等症状。咳嗽、咽干、咽痛也较常见。查体急性病容，鼻、咽部及结膜轻度充血。肺部可有干性啰音。一般病程 3～7d。退热后呼吸道症状反而加重，可持续 3～4d，但乏力可持续 1～2 周。此型最常见。轻型患者发热不超过 39℃，症状较轻，病程 2～3d。

（2）流感病毒性肺炎：此型少见。主要发生于老年人、小儿、有基础病或使用免疫抑制剂的患者。发病初与典型流感相同，1～2d 后症状迅速加重，高热、衰竭、烦躁、剧烈咳嗽、咯血性痰，继之出现呼吸困难、发绀。两肺满布湿性啰音，但无肺实变体征，X 线胸片检查显示两肺有散在分布的絮状或结节状阴影。痰培养无致病菌生长，但容易分离出流感病毒。抗菌药物治疗无效。本型病死率高，多在发病 5 ~ 10d 内死于呼吸循环衰竭。

（3）少见类型：胃肠型流感以吐泻为突出表现；脑型以惊厥、意识障碍及脑膜刺激征为特征；少数病例心电图示心肌炎改变或伴有心律失常。

4. 实验室检查

（1）血常规：白细胞计数减少，淋巴细胞相对增加。合并细菌感染时白细胞计数总数和中性粒细胞可增高。

（2）流感病毒抗原检测：免疫荧光染色（FIA）和酶免疫试验（EIA）检测流感病毒抗原快速、灵敏，有助于早期诊断。以患者鼻冲洗液中黏膜上皮细胞涂片检测。用单克隆抗体还能鉴定甲、乙型流感及甲型流感的 $H_1$、$H_3$ 及非 $H_1$、$H_3$ 亚型。

（3）病毒分离：取咽部含漱液或咽拭子作鸡胚接种或组织细胞培养分离病毒。

（4）血清学检查：主要用于回顾性诊断和流行病学调查。血凝抑制试验或补体结合试验测定发病 5d 内和发病 2 ~ 4 周血清中抗体。恢复期抗体效价升高 4 倍以上有诊断价值。

（5）分子生物学检测：采用患者呼吸道标本抽提病毒 RNA，再进行实时荧光定量反转录酶聚合酶联反应（RT – PCR）检测流感病毒基因，有助于早期诊断及治疗评价。

5. 诊断要点　流感流行季节，有流感疫区滞留史或过境史，或有与流感确诊病例接触史，并有典型临床症状者首先考虑本病。流感流行季节，短期内一个单位或地区出现较多的呼吸道感染病例，或医院门诊、急诊上呼吸道感染患者明显增加，则应考虑流感流行的可能。根据典型临床表现，诊断一般不难。首发病例、轻型病例及非流行期的散发病例则不易诊断。应进一步作有关的实验室检查，以尽快明确诊断。

本病应注意与普通感冒、其他上呼吸道病毒感染、急性细菌性扁桃体炎、脑膜炎球菌脑膜炎、钩端螺旋体病、支原体肺炎等相鉴别。

## 二、治疗原则和目标

1. 治疗原则　隔离患者，流行期间对公共场所加强通风和空气消毒。尽早应用抗流感病毒药物（起病 1 ~ 2d 内）治疗。加强支持治疗和预防并发症：休息，多饮水、注意营养，食易消化食物，儿童和老年人患者需密切观察，预防并发症，在明确继发细菌感染时应用抗生素。谨慎合理使用对症治疗药物：早期应用抗流感药物大多能有效改善症状，必要时可以联合应用缓解鼻黏膜充血药物、止咳祛痰药物。儿童忌用阿司匹林（或含阿司匹林成分药品）及其他水杨酸制剂。因为此类药物容易与流感的肝脏和神经系统产生并发症即雷耶综合征（Reye's syndrome）相关，偶可致死。

2. 治疗目标　典型和轻型流感一般预后良好，应该达到治愈目的，对于老年体弱，尤其伴有并发症的患者，在治疗原发病的同时应积极防治并发症，最大限度地减少病死率。

## 三、常规治疗方案

1. 一般治疗　早期发现、早期隔离患者是最重要的措施。呼吸道隔离 1 周至主要症状消失。宜卧床休息，多饮水，给予易消化的流质或半流质饮食，保持鼻咽和口腔卫生，补充维生素 C、维生素 $B_1$ 等，预防并发症。

2. 对症治疗　主要用解热镇痛药及防止继发细菌感染等，但不宜使用含有阿司匹林的退热药物。尤其是年龄 <16 岁的患者。高热、食欲不佳、呕吐者应予静脉补液。

3. 病因治疗　发病初 1 ~ 2d 及时进行抗病毒治疗是流感病因治疗的关键措施，一旦错过有效时机，不应再使用抗病毒药物，非但无效，反而会增加病毒对药物的耐药率。目前抗病毒药物有两类，即离子通道 M2 阻滞剂和神经氨酸酶抑制剂。前者只对甲型流感病毒有效，治疗患者中约 30% 可分离到耐药毒株；而后者对甲、乙型流感病毒均有很好作用，且耐药发生率低。

（1）离子通道 M2 阻滞剂：甲型流感可在病程第 1 ~ 2d 用金刚烷胺（amantadine），成人 100mg/次，2 次/天，儿童每日 4 ~ 5mg/kg，分 3 次口服，疗程 5 ~ 7d。金刚烷胺可引起中枢神经系统和胃肠道不良反应。中枢神经系统不良反应有神经质、焦虑、注意力不集中和轻微头痛等，前者较后者发生率高；胃肠道反应主要表现为恶心、呕吐，一般较轻，停药后大多可迅速消失。

（2）神经氨酸酶抑制剂：目前有两个品种，即奥司他韦（oseltamivir，商品名达菲）和扎那米韦（zanarmvir）。我国目前只有奥司他韦被批准临床使用。成人 75mg/次，儿童 30 ~ 75mg/次，2 次/天，连服 5d，应在症状出现 2d 内开始用药。1 岁以下儿童不推荐使用。不良反应少，一般为恶心、呕吐等消化道症状，也有腹痛、头痛、头晕、失眠、咳嗽、乏力等不良反应的报道。

4. 继发细菌感染的治疗　根据细菌培养和药敏试验结果，选择敏感的抗菌药物治疗。

5. 中医学治疗流感的方法　中医学上有句话："正气存内，邪不可干"，认为若身体强健，便不受外邪（病毒）干扰。但这个理论不适用于流感。流感病毒感染后发病率高达 95%，是一种基本无视免疫力的病毒性疾病。中医学常使用的感冒药物如板蓝根和小柴胡等，均不具备对抗病毒（而不是细菌）的功能。

## 四、并发症及其治疗

流感并发症多为并发细菌感染所致，主要包括细菌性咽炎、鼻窦炎、气管炎、支气管炎、肺炎等，另外，还可发生流感雷耶综合征、中毒性休克等。

1. 细菌性咽炎　以化脓性链球菌、葡萄球菌和肺炎链球菌为主。有严重的咽痛、吞咽痛和发热，也可以出现头痛、寒战和腹痛。咽黏膜呈火红色，上面有斑点。扁桃体上有灰黄色分泌物，同时可以看到咽后壁上的淋巴滤泡，常有明显的腭垂水肿。可以触到增大柔软的颈部结节及血白细胞计数增高。化脓性链球菌产生的红细胞毒素导致猩红热样红斑皮疹，随后脱皮。舌头发红（草莓舌）。近期有报道称化脓性链球菌造成的非侵袭性咽炎可能是链球菌中毒性休克综合征的原因。C 族和 G 族链球菌感染的病例常来自于食物（牛奶、鸡蛋沙拉等）的传播（参照细菌性炎治疗方案）。

2. 鼻窦炎　以上颌窦炎最常见，筛窦炎次之，额窦炎、蝶窦炎较少见。从临床表现上不可能将病毒性鼻窦炎（VRS）与急性社区获得性细菌性鼻窦炎（acute ACABS）分开，都有喷嚏、流涕、鼻塞、面部压迫感和头痛，嗅觉可以减退。体温可达 38℃ 或更高。脓性或有色鼻涕一般认为是 ACABS 的特征。蝶窦细菌感染的患者有严重的额、颞部或后眼眶痛，或放散到枕部区域并有第 III 或第 V 对脑神经的上颌骨皮区感觉减退或过敏，出现昏睡，可以出现空洞窦或皮层静脉血栓。参照鼻窦炎治疗方案。

3. 气管炎　流感并发气管炎主要表现为：

（1）咳嗽：支气管黏膜充血、水肿或分泌物积聚于支气管腔内均可引起咳嗽。咳嗽严重程度视病情而定，一般晨间咳嗽较重，白天比较轻，晚间睡前有阵咳或排痰。

（2）咳痰：由于夜间睡眠后管腔内蓄积痰液，加以副交感神经相对兴奋，支气管分泌物增加。因此，起床后或体位变动引起刺激排痰，常以清晨排痰较多，痰液一般为白色黏液或浆液泡沫性，偶可带血，若有严重而反复咯血，提示严重的肺部疾病，如肿瘤。急性发作伴有细菌感染时，则变为黏液脓性，咳嗽和痰量亦随之增加。

（3）喘息或气急：喘息性慢支有支气管痉挛，可引起喘息，常伴有哮鸣音。早期无气急现象。反复发作数年，并发阻塞性肺气肿时，可伴有轻重程度不等的气急，先有劳动或活动后气喘，严重时动则喘甚，生活难以自理，总之，咳、痰、喘为慢支的主要症状，并按其类型、病期及有无并发症，临床可有不同表现。

4. 支气管炎　流感患者出现咳嗽通常说明已患支气管炎。流感发病第 3 天可有70%的患者出现咳嗽。吸入冷空气、起身或躺下时，咳嗽加剧，有时终日咳嗽，如有支气管痉挛时，可出现哮鸣和气急，甚至演变为成人发作性哮喘（adult - onset asthma）。起初无痰或痰不易咳出，1～2d 之后便有少量黏痰，随后痰量逐渐增多，由黏液样转为黏液脓性，脓性痰提示已混有细菌感染。剧烈咳嗽导致胸骨后疼痛及呕吐。体检可发现干性或湿性啰音及哮鸣音。外周血白细胞计数正常，继发性细菌感染时白细胞总数和中性粒细胞比例均升高。胸部X 线检查也无异常。参照支气管炎治疗方案。

5. 肺炎　流感并发肺炎者，主要表现为：①呼吸系统症状：如咳嗽、咳痰、呼吸困难及胸痛等；②全身症状：如发热、疲劳、多汗、头痛、恶心及肌肉酸痛。在老年人临床表现可不典型。支原体肺炎多见于青年人，老年人患支原体肺炎病情较重，常常需要住院治疗。革兰阴性杆菌肺炎老年人多见。X 线检查可见肺部炎性浸润。参照肺炎治疗方案。

6. 雷 - 耶综合征　为甲型和乙型流感的肝脏、中枢神经系统并发症。主要发生于 2～16 岁患者，成人罕见。因与流感有关，故有时可呈暴发流行。雷耶综合征的临床表现为：在流感高热消退数日后，出现恶心、呕吐，继而出现嗜睡昏迷、惊厥等神经系统症状，脑脊液压力升高，细胞数正常，脑脊液中可检出流感病毒 RNA；肝脏肿大，无黄疸，肝功能轻度损害、血氨升高。病例基础为脑水肿和缺氧性神经细胞退行性病变，肝细胞脂肪变性。雷耶综合征病因不明，目前认为可能与服用阿司匹林有关。

7. 其他并发症　少数患者可能发生肌炎，儿童多见，表现为腓肠肌和比目鱼肌的疼痛和压痛，可发生下肢抽搐，严重者影响行走。乙型流感病毒较甲型更易发生这一并发症。血清肌酸激酶可短暂升高，3～4d 后可完全康复。极少数患者可出现肌红蛋白尿和肾衰竭，也有出现心肌损害者，表现为心电图异常、心律失常、心肌酶升高等，还可有心包炎。参照相关治疗。

## 五、预防

1. 做好疫情监测　各国国内要加强疫情观察和病毒的分离鉴定。各基层卫生单位发现门诊上呼吸道感染病人数连续上升3d 或一户发现多例患者时，应立即报告防疫站及时进行调查和病毒分离。全球流感监测的基本目的是掌握各国流感流行情况及病毒亚型的分布情况；从新暴发流行中分离病毒并提供疫苗生产。世界卫生组织总部每周公布流感的部分疫情，每年2 月提出下一年度流感疫苗毒株选择的建议。

2. 隔离患者　阻断传播途径。流感患者就地隔离，及时治疗，患者用具严格消毒。公共场所应加强通风和空气消毒。必要时停止一切大型集会和文娱活动。

3. 疫苗

（1）灭活疫苗：适用于老年人，婴幼儿，孕妇，慢性心、肺疾病、免疫功能低下及长期服用水杨酸类药物者。基础免疫应接种两次，每次 1ml，儿童每次 0.5ml，于秋冬皮下注射，间隔 6~8 周。每年应加强免疫 1 次。保护率可达 80%。不良反应小。

（2）减毒活疫苗：适用于健康人。青少年及医务人员、保育员、交通运输人员等易传播人群是优先接种的对象。保护率与灭活疫苗相似。鼻腔内喷雾，每侧 0.25ml，可出现轻度发热和轻度上呼吸道感染症状。

目前，各国正尝试应用基因工程技术防治流感。日本制备了与流感病毒 RNA 相对应的人工 RNA，把它包裹在类似细胞膜的脂质膜胶囊中，注射到患者体内。脂质膜胶囊一接触到感染了流感病毒的人体细胞，就将人工 RNA 释放出去，并与病毒 RNA 结合，使它不能很快与人体细胞中的遗传物质结合，从而延缓了病毒的增殖过程。

4. 药物预防

（1）M2 受体阻滞剂：金刚烷胺和金刚乙胺可抑制流感病毒进入呼吸道上皮细胞，每日 0.2g，分 2 次日服，连用 7~10d 可减少流感发病率。不良反应有兴奋、眩晕、共济失调、幻觉等，但发生率低，停药后消失。动脉硬化症患者、有中枢神经系统疾病者慎用。孕妇、哺乳妇女及癫痫患者禁用。流感病毒对此类药物极易产生耐药性。

（2）神经氨酸酶抑制剂：盐酸奥司他韦，75mg，2 次/天，持续服用超过 6 周以避过流感传播期；另外，扎那米韦在发病前鼻内给药，预防感染的有效率达 82%，可在流行期间试用于健康人群。

## 六、预后

典型和轻型流感一般预后良好，但对于老年体弱的患者，尤其是有并发症者，仍有可能导致严重后果，应予以重视。老年人如发生肺炎型流感或继发细菌感染，容易并发呼吸衰竭和心力衰竭而死亡。中毒型流感症状严重，病死率高。罕见的暴发性出血性流感、急性肺水肿和雷耶综合征是流感死亡的主要原因。

（李　烨）

# 第二节　副流感病毒感染

副流感病毒（parainfluenza virus，PIV）是一种常见的呼吸道感染的病原，可引起咽炎、喉炎、气管炎、支气管炎和肺炎。

副流感病毒属于副黏病毒科（Paramyxoviridae）的副黏病毒亚科（Paramyxovirinae）。人副流感病毒（human parainfluenza virus，HPIV）在 1953 年由 Kuroyo 首先从日本仙台一名死于肺炎儿童的肺组织中分离得到，故以前也称之为仙台病毒（Sendal virus）。该病毒与流感病毒相似之处在于能在鸡胚上繁殖，且具有与红细胞凝集的现象，副流感病毒虽然与流感病毒的核酸类型都是 RNA（核糖核酸），而且两种病毒的结构相似，都由遗传物质 RNA 和蛋白质外壳组成，但由于副流感病毒 RNA 中的某些基因与流感病毒不同，其翻译的蛋白质外壳和抗原不同，在之后的研究中发现其诸多特性与流感病毒不同，加之又陆续分离到其他毒株，在 1959 年这一类病毒被命名为副流感病毒。目前副流感病毒根据血清学和遗传学特点主要分 5 型，其中Ⅳ型又分 a 和 b2 个亚型，仙台病毒就属于副流感病毒Ⅰ型。Ⅰ－Ⅳ型的副流感病毒都是人呼吸道感染的主要病原，虽然主要的结构和生物学特征相似，但其各自的流行病学和所引发疾病的临床特征有所差异。目前的研究显示副流感病毒Ⅴ型主要感染灵长类，对人可引起潜伏持续感染，是否致病目前尚不明确。

## 一、病原学

副流感病毒是有包膜的 RNA 病毒，基因组由非节段的负单链 RNA 组成，长约 15 500 个碱基，编码至少 6 种常见的结构蛋白（3′－NP－P－M－F－HN－L－5′）。其直径 125～250nm，近似球形，具有 2 层蛋白质膜。内层膜为基质或称膜蛋白，外层膜为磷脂蛋白。在外层膜的棘突样突出为两种糖蛋白，嵌合在磷脂层中：一种具有红细胞凝集活性和神经氨酸酶活性，称为 HN 糖蛋白；另一种为融合蛋白（F 蛋白），有两种亚型 F1 和 F2，具有促进细胞融合作用和溶血特性。包膜内层由维持结构完整性的非糖基化蛋白组成，即基质蛋白（M 蛋白）。HPIV 结构中也包含细胞肌动蛋白，但在病毒结构和复制过程中功能不十分明确。

病毒基因组为负单链 RNA，由核衣壳蛋白（NP）紧密包绕，无感染性。核衣壳呈双股螺旋对称，是由一种单一结构的蛋白质以人字形围绕着 RNA 排列而成。病毒的核心内亦含有 RNA 依赖的 RNA 聚合酶，即以 RNA 为模板转录 cRNA。另外核衣壳还有 2 种蛋白：P 蛋白和 L 蛋白，它们是不连续的，P 和 L 也是 RNA 聚合酶复合体的组成成分，与转录有关。见（图 12－1，图 12－2）。

病毒首先通过其表面的 HN 糖蛋白与细胞膜受体结合并与之融合，而 F 蛋白促使它易于进入细胞。一旦病毒进入细胞质，就可以利用特异性 RNA 依赖的 RNA 聚合酶（L 蛋白）开始原发转录。其全长的病毒基因组首先合成正链 RNA，再互补合成负链 RNA，然后以 cRNA 为模板，合成子代病毒 RNA。RNA 通过继发转录为 mRNA，再翻译合成病毒蛋白。在转录过程中 F 蛋白由宿主细胞的酶裂解转换为 F1 和 F2，使病毒具有感染性，有引起细胞融合的效应，融合使病毒在细胞与细胞间扩散。如果宿主细胞缺乏相应的蛋白水解酶，就会导致产生非感染型病毒，也不能维持复制增殖周期。最后合成的核衣壳蛋白（NP）与 RNA 在细胞质基质部位装配，并定向转移到胞膜部位，核衣壳披上囊膜而芽生释放出子代病毒，至此完成了病毒的复制。

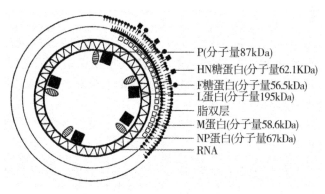

图 12－1　副流感病毒分子结构示意图

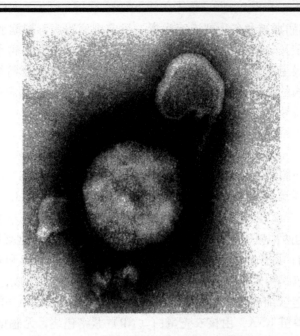

**图 12 - 2　电镜下 HPIV - 3 型显示，可观察到其表面糖蛋白（×275 000）**

副流感病毒抵抗力弱，在外环境下很不稳定，在物体表面存活几个小时，因其包膜由脂蛋白组成，对有机溶剂如乙醚、氯仿敏感。其不耐酸碱也不耐热，在 pH 3 ~ 3.4 会迅速失去传染性，50℃几乎所有病毒 15min 内灭活，但副流感病毒在寒冷、干燥的环境中相对活跃。HPIV 在 4℃或冻结时（如 - 70℃）有最大的稳定性，甚至认为冻结导致的病毒破坏超过90% 时，其剩余的少量的感染力也足够导致病毒复苏。

抗原性：流感病毒的每一型均有其主要抗原成分。有 2 种表面抗原，一种是 HN（血凝素/神经氨酸酶），一种是 F（溶血素/细胞融合）。免疫学研究发现，HN 糖蛋白和 F 蛋白是HPIV - 3 的主要保护性抗原，针对这两种蛋白的抗体对病毒具有中和作用。在内部为核衣壳抗原 NP。副流感病毒的抗原性较稳定，不像流感病毒那样容易发生变异。虽然副流感病毒的抗原都有型的特异性，但各型之间有一定的交叉反应，与腮腺炎病毒和动物副流感病毒也有交叉反应。

## 二、流行病学

副流感病毒感染分布广泛，成全球性分布，是呼吸道感染性疾病的常见病源，最易引起婴幼儿呼吸道疾病，据统计30% ~ 40%的婴幼儿急性呼吸道感染都是由人副流感病毒引起的。营养不良、维生素 A 缺乏、居住条件拥挤、非母乳喂养、吸烟和环境污染等是其易感因素。主要通过人与人直接接触或飞沫传播。

副流感病毒感染主要在温带及热带地区，我国主要以Ⅲ型为主。其感染一年四季均可发生。不同类型季节流行各有不同，Ⅰ型主要在秋季流行，Ⅱ型主要在秋末冬初流行。Ⅲ型主要流行于春夏季，且常年均有散发，一般是呈地方性流行，很少发生大流行。一般每隔 1 年发生一次较大的交替流行是Ⅰ、Ⅱ型的特点。Ⅳ型季节特点不明。

副流感病毒Ⅰ、Ⅱ型感染，4 个月以前婴儿很少引起严重下呼吸道感染，4 个月以后可引起哮喘，严重下呼吸道感染明显增加，其中国外研究显示Ⅰ型主要感染人群年龄为 7 ~ 36

个月，高峰为 2~3 岁并维持较高发病率一直至 5 岁，Ⅱ型高峰年龄为 1~2 岁。Ⅲ型主要感染 1 岁以内的婴儿，新生儿和小婴儿（<6 个月）的感染率仅次于呼吸道合胞病毒（RSV），3 岁以后发病率逐渐减少。Ⅳ型发病率低，病情亦轻，其流行病学报道研究也较少，其研究数据在小于 1 岁、学龄前儿童、小学适龄儿童和成年人各组的分布较分散。

总的来说，成人的感染率明显低于儿童，副流感病毒约与 10% 的成人急性呼吸道感染有关。而据国内流行病学调查显示，4 岁儿童血清副流感病毒阳性率已达 85%~90%，5 岁儿童高达 90%~100%。此外，副流感病毒产生局部免疫反应是不牢固的，可重复感染，免疫功能低下者可再感染。

### 三、发病机制和病理

副流感病毒外层包膜的 2 种糖蛋白 HN 糖蛋白与 F 蛋白在病毒感染中起着重要作用。其中 HN 糖蛋白与靶细胞表面的神经氨酸残基受体结合，吸附于细胞。裂解的 F 蛋白（F1 和 F2）对病毒感染靶细胞以及病毒在细胞与细胞间传导是必不可少的。当病毒吸附到能裂解 F 蛋白的细胞时，F 蛋白被活化才能产生传染性。如果宿主细胞缺乏相应的丝氨酸蛋白酶，F 蛋白不能裂解，就会导致产生非感染性病毒，也不能维持复制增殖周期。

HPIV 大多侵犯呼吸道黏膜的表层组织，在上皮细胞内增殖，引起的病变轻，在成人一般表现为轻度上呼吸道感染。<5 岁婴幼儿，病毒可侵犯气管、支气管黏膜上皮细胞、引起细胞变性、坏死、增生或黏膜糜烂。如果侵犯到肺泡上皮及间质细胞则引起间质性肺炎，导致中性粒细胞、单核细胞、淋巴细胞等在肺泡壁和肺泡间隙浸润，可表现为急性阻塞性喉 - 气管 - 支气管炎和肺炎。

副流感病毒感染后可产生血清抗体和局部抗体，但一次感染后产生抗体滴度低，不能产生持久免疫性，多次重复感染产生的抗体才能减轻临床症状。抗 NH 糖蛋白及抗 F 蛋白对预防疾病很重要。相对于成人，婴幼儿的免疫系统发育不完善，是副流感病毒反复感染的原因之一。对于具有免疫活性的个体，再次感染的症状一般较轻。

### 四、临床表现

潜伏期 3~6d，临床表现差别很大，轻者症状不明显，重者可发生严重下呼吸道感染，甚至威胁生命。疾病严重程度与病毒型别、年龄、发病季节、初次或再次感染等因素有关。

HPIV 引起上呼吸道感染是最常见的，可表现为流涕、打喷嚏、咽炎、喉炎和咳嗽。若有发热、痉挛性犬吠样咳嗽、喘鸣、呼吸困难等症状则提示已经发展为下呼吸道感染。

Ⅰ、Ⅱ型很少感染 4 月龄以下的小婴儿，大于 6 岁的儿童及成人感染后主要表现为鼻炎、咽炎等感冒症状，也可伴有声嘶及咳嗽。在 7 个月至 3 岁患儿，Ⅰ、Ⅱ型副流感病毒是引起急性喉炎、气管炎、支气管炎的主要病原，表现为哮喘，痉挛性咳嗽，吐大量浓稠黏液痰，并可引起程度不等的气道阻塞和呼吸困难，有 2%~3% 的严重病例有发绀。Ⅱ型副流感病毒感染症状较型轻。

Ⅲ型副流感病毒是引起 6 月龄以下婴儿毛细支气管炎和肺炎的重要病原，仅次于呼吸道合胞病毒感染而居第二位。Ⅲ型副流感病毒最易传播，也可引起地方性流行。约 3/4 初次感染副流感病毒者有发热，体温可高达 39~40℃。据多个研究显示，Ⅲ型副流感病毒在喘息性支气管炎患儿的检出率较Ⅰ、Ⅱ型高，说明Ⅲ型感染引起的病情较重。年长儿童及成人均可发生Ⅰ、Ⅱ、Ⅲ型的再感染，但一般病情较轻。老年人、免疫功能低下的成人可引起严重下呼吸道感染甚至致死性肺炎。

Ⅳ型副流感病毒感染不常见，多数无症状或仅有轻微症状，但也有引起人群的感染甚至暴发的报道。

有研究表明HPIV病毒株在某些宿主可能有神经亲和力，其在神经系统疾病中可能起着重要作用。另有研究显示HPIV还可导致急性中耳炎。

## 五、诊断与鉴别诊

副流感病毒引起的呼吸道感染的临床表现无特异性，同时要结合流行病学特点，但确诊必须依靠特异性病原学检查。

常用的病原学检测方法包括如下几种。①病毒分离：它是诊断的金标准。一般采用患者的鼻咽冲洗液或鼻咽拭子标本接种在敏感细胞株上，其敏感细胞株包括原代人胚肾细胞、猴肾细胞、传代细胞如MEK、LCC-MK细胞，目前广泛采用的是LCC-MK细胞培养分离HPIV。②通过特异性抗体抑制红细胞吸附可鉴定HPIV的血清型。③直接免疫荧光检测呼吸道分泌物HPIV抗原，但是其结果往往是不稳定的，而且有些HPIV病毒株不容易被特异性单克隆抗体检测到。④放射免疫测定法和酶免疫测定法检测HPIV抗体，恢复期抗体效价较疾病期升高4倍以上有诊断价值。⑤PCR法：典型的诊断方法，如病毒分离和血清学，要在病毒感染后好几周才能获得诊断结果，因此这些诊断方法很少在治疗上发挥作用。近年来利用PCR技术检测鼻咽分泌物标本中的病毒DNA，方法灵敏性高，可早期诊断，但假阳性较多。

其鉴别诊断主要是与流感病毒和呼吸道合胞病毒鉴别。前者特点是急起高热，体温可达39~40℃，一般3~4d热退，其全身症状较重，呼吸道症状相对较轻，流行病学特征为突然发病、传播迅速、流传广泛、发病率高、流行过程短。而后者的发病年龄、临床表现与副流感病毒Ⅲ型类似，需要通过血清学或病毒学检查区分。

## 六、治疗

1. 抗病毒药物的应用　目前在体外研究中发现有抗副流感病毒的药物包括NA抑制剂（如扎那米韦）、蛋白质合成抑制剂（嘌呤霉素）、核酸合成酶抑制剂、抗坏血酸等但并未应用于临床。金刚烷胺以及其衍生物已经证实对副流感病毒感染无效。在免疫功能低下或使用免疫抑制剂患者的感染中，虽然有个案关于雾化或口服利巴韦林导致病毒数下降和病情改善的报道，但最近在Fred Hutchinson癌症研究中心的调查中表明其对HPIV-3导致的肺部感染缺乏反应。总之，目前尚无肯定有效的针对副流感病毒的感染的抗病毒药物。

也有研究发现非特异性免疫激活剂可以抵御副黏病毒感染（如dihydro heptaprenol，咪喹莫特，polyri-boinosinic和多核糖胞啶酸），其中部分的机制是由于刺激内源性细胞因子，包括干扰素（α和γ），人粒细胞集落刺激因子和IL-1β。另外蛋白酶抑制剂和高剂量的免疫球蛋白可能有一定疗效。同时上述抗病毒方案也只宜在病情早期试用。

2. 对症及支持治疗　是治疗的关键，可改善病情，缩短病程，降低病死率。尤其是副流感病毒感染所引起的哮喘、毛细管支气管炎或肺炎在处理上都以对症治疗和支持疗法为主。很多研究包括最近的一些Meta分析已经表明，治疗开始6h后口服或系统性短期使用糖皮质激素可以有效改善哮喘症状。哮喘宜发展成急性呼吸道梗阻及呼吸衰竭，必要时应进行气管切开和机械性辅助呼吸。另外冷湿空气可减轻呼吸道黏膜水肿，促进分泌物排出，缓解临床症状。

同时根据具体情况预防和治疗继发细菌感染治疗。

### 七、预防

从 20 世纪 60 年代人们就试图利用灭活的 HPIV－3 疫苗保护儿童免遭感染，但其仅是一个免疫原，缺乏保护作用。目前研制主要有利用通过反向遗传学技术将重组病毒转化为安全而有效的减毒活疫苗以及亚单位疫苗、基因工程疫苗，但由于这些疫苗接种后产生的免疫力不完全，在人体的实际应用尚未取得理想效果。

（胡瑞华）

# 第三节　麻疹

麻疹（measles，rubeola morbilli）是由麻疹病毒引起的一种具有高度传染性的急性传染病，以发热、结膜炎、上呼吸道炎、口腔黏膜斑（Koplik 斑）以及全身性红色斑丘疹为其主要特征。麻疹经呼吸道传播，广泛流行于全世界，患者多为儿童。在疫苗问世前，几乎是人人必得的疾病，死亡率很高。

据记载，我国在公元 307 年即已知麻疹是一种传染性很强的疾病。在国外，公元 10 世纪阿拉伯医师 Rhazes 第 1 个描述了麻疹并将其与天花相区别。18 世纪 Home 肯定了它是一种传染病。在 1840 年的法罗群岛（Faroe）麻疹流行中 Panum 首先证实了麻疹是由人到人经呼吸道传播的传染病，潜伏期约 14d，并可终生免疫。1911 年 Goldberger 与 Anderson 证实了传染因子的存在。1954 年的 Enders 与 Peebles 用人胚肾和猴肾细胞分离培养了本病毒，并在组织培养物上连续传代，为深入研究该病毒奠定了基础。1963 年经由鸡胚羊膜腔适应和鸡胚单层细胞连续多次传代而减毒的麻疹活疫苗在英国等国家正式应用。我国亦于 1957 年分离到病毒，以后用我国自制的麻疹减毒活疫苗于 1965 年开始了普种，从此，我国麻疹的发病率迅速下降，大大减轻了麻疹的危害。

### 一、病原学

麻疹病毒（measles virLIS，MV）属于副黏病毒科（paramyxoviridae）麻疹病毒属（morbillivirus），麻疹病毒与其他副黏病毒不同，有血细胞凝集素抗原，但无神经氨酸酶。

1. 形态结构　多形态，呈球形或丝状，直径 120～250nm。病毒外层为一含脂类的双层包膜，厚 10～22nm，表面有 8～10nm 的突起结构物，呈放射状排列，突起间距约 5nm，带有血细胞凝集（H）蛋白和融合（F）蛋白两个表面抗原。内部有核衣壳，是病毒的主要蛋白，与病毒的 RNA 结合，以磷酸化形式存在，呈螺旋对称。多数核衣壳长度为 $1.0\mu m$，由 2 000 个蛋白分子包裹。核衣壳外径 17～18nm，螺距 5～6nm。

2. 基因组结构和组　成麻疹病毒为单股负链 RNA 病毒，基因组不分节段，分子量为 $6.2\times10^3 ku$，其长度约 15.893kb，从 3'～5' 依次排列 6 个结构基因：N 为核衣壳蛋白基因（60ku）；PN/C 为 3 个顺式基因（72ku），可编码三种不同的蛋白：P、C、V、P 蛋白是磷酸化蛋白，与 N 及 mRNA 结合成复合物，V 和 C 蛋白可能具有调控复制与转录的功能；M 为基质蛋白基因（37ku），其编码的膜蛋白存在于病毒包膜与核衣壳之间，与病毒的装配和芽生有关；F 为融合蛋白基因（60ku），其编码的融合蛋白在外膜表面，与病毒的血溶活性和细胞膜融合活性有关，其前体为 F0，无生物活性，裂解为 F1 和 F2 蛋白时才有活性；H 为血细胞凝集蛋白基因（78~80ku），其编码的血细胞凝集蛋白有血细胞凝集作用，与病毒吸附于敏感细胞有关；L 为大多聚酶蛋白基因（210ku），其编码的蛋白与一般依赖 RNA 的 RNA 聚合酶相同。P 和 L 蛋白与核衣壳共同形成核糖体复合物（RNP）就其功能而言，H、F、N 三种蛋白最为重要，可分别在人体中诱生血细胞凝集抑制（HAI）、血溶抑制（HLI）和中和（NT）抗体，与保护性免疫、免疫持久性以及抗再感染有关。非编码区位于 M 和 F 基因之间，约 1 000kb。

3. 血清型和基因型　长期以来，麻疹病毒一直被认为是遗传稳定、抗原稳定的病毒，只有一个血清型，可分为 8 个基因组（A、B、C、D、E、F、G、H），共 21 个基因型。但现在证实麻疹野毒株存在多个谱系的实验结果越来越多，N、F、H、M、P 和 L 基因的异质性均有报道，而且在世界各地均有暴发流行的报告，根据 H 和（或）N 蛋白的基因序列同源性的差异，按目前资料大致可将当前流行的麻疹病毒分为 6 个谱系（genetic lineages），麻疹野毒株的分子流行病学的研究有利于找到麻疹病毒发生变异的原因；鉴定变异毒株及其起源地，流行途径等，对改进现有麻疹疫苗，更好更快地达到消除麻疹的世界目标十分重要。

4. 复制、表达及感染细胞过程　MV 感染细胞时以其突起（H 蛋白）吸附于细胞表面，经细胞吞饮作用或包膜与病毒外膜互相融合使病毒脱去外膜，核酸进入细胞内。数小时后核酸开始复制。由于病毒核酸为负链，没有 mRNA 功能，需先复制成多片段的互补正链（cRNAs），由 cRNAs 联合成完整的 cRNA，作为复制病毒的模板。部分 cRNAs 则作为 mRNA 转译病毒蛋白，在细胞质内装配后经细胞膜芽生。

5. 理化特性（抵抗力）　麻疹病毒可在许多原代细胞（如人胚肾、猴肾、狗肾、人羊膜、人胚肺等）或传代细胞（如 Vero、HeLa、Hep2、Bhk21 等）中复制，并引起融合巨细胞病变，而以绒猴类原淋巴细胞 B95a 分离 MV 最为敏感。

麻疹病毒对外界抵抗力不强，对热极不稳定而耐受寒冷，56℃ 30min、37℃ 5d、室温 26d 可灭活。4℃能存活数周，－70℃存活数年，冰冻干燥可保存 20 年。病毒对紫外线、β、γ 射线均敏感，乙醚、氯仿等脂溶剂以及过酸过碱能灭活病毒。

## 二、流行病学

1. 传染源　急性患者为唯一传染源，无症状感染和带病毒者少见。患者从潜伏期最后 1~2d 至出疹后 5d 都有传染性，以前驱期最强，出疹后迅速减弱。传染期患者口、鼻、咽、眼结合膜分泌物、痰、尿、血液特别在白细胞内都存在病原体。值得重视的是过去一直认为亚临床型感染者几乎是没有传染性的，但近几年来从这些患者的体液中可分离出麻疹病毒，因此，这些患者被认为可能是另外一个重要的传染源。

2. 传播途径　主要经呼吸道传播，患者咳嗽、喷嚏或眼分泌物中带有病毒，并以气溶胶形式散布于周围空气中，易患者吸入或眼结合膜接触病毒即受感染。儿童也可通过密切接触污染病毒的手传播，经第三者或经衣服、用具等间接传播的机会极少。本病传染性强，易患者一旦接触病毒 80%~90% 发病。

3. 易患人群　在麻疹疫苗问世以前，除新生儿短时期内受母传抗体保护外，人人易患，易患者初次感染麻疹野病毒，几乎百分百表现为显性感染。自应用疫苗后，易患者表现复杂。

4. 流行特征和现状　20 世纪前 50 年代，世界各国都有麻疹流行，其流行情况各地区无明显差别，但随着 20 世纪 60 年代麻疹疫苗的广泛应用，麻疹的流行特征发生了显著变化，其特点大致如下。

(1) 发病率、死亡率大幅度下降：自 20 世纪 70 年代全球实施扩大免疫接种规划以前，全球每年麻疹病例达 1.3 亿，几乎每人都会感染麻疹，其中 700 万～800 万人死亡。麻疹疫苗普及接种后，麻疹发病率、死亡率大幅度下降，但在发展中国家，麻疹仍是严重威胁儿童健康和生命的公共卫生问题。据 WHO 报告，尽管 1995 年以来全球麻疹疫苗接种率达到了 79%，每年仍有 4 400 万麻疹患者，并有 100 万儿童死于麻疹。广泛使用麻疹疫苗后，1987 年以来我国的麻疹报告发病率一直在 0.01% 左右，死亡率则在 0.1/10 万以下。

(2) 流行周期打破或消失：使用疫苗前，麻疹在世界各地呈典型的周期性流行，城市 2 年一次小流行，4 年一次大流行，农村 1 年一次小流行，5～6 年一次大流行。大规模应用麻疹疫苗后，麻疹的流行周期则被打破或消失。我国自 1977 年以来麻疹一直呈递减趋势，至 20 世纪 90 年代则稳定在一个较低水平上。

(3) 流行季节高峰延迟：疫苗前时代，麻疹发病季节高峰在冬春季，应用疫苗后，流行季节延迟约 1 个月。若出现麻疹暴发，发病高峰可出现在任何月份。

(4) 患病年龄后移：疫苗前时代，患者大多为婴幼儿，8 个月龄至 5 岁为高发年龄。疫苗时代，青少年及成人发病者增多。此外，由于人工获得与自然感染麻疹获得的免疫力的差异，8 月龄以下的婴儿的发病比例有所增加。

(5) 临床表现差异性大：临床上有的麻疹症状和体征、出疹时间、顺序及疹形都非常典型。但一部分患者的临床表现则不典型，并可见"异型"麻疹，如出血性麻疹、出血性大疱性麻疹等。

(6) 严重并发症减少：严重的并发症指支气管肺炎、急性心衰、脑炎、喉炎等，现在已很少见。

(7) 麻疹的亚临床型隐性感染增多：麻疹的隐性感染，指受感染者无任何麻疹的临床症状出现而实验室检测证明机体确实已被麻疹病毒感染过，即麻疹的特异血清抗体从阴性转变为阳性，或抗体水平比感染前高出 4 倍或 4 倍以上。

多年以来，麻疹一直被认为是传染病中一个只有显性感染而没有隐性感染的典型。现已证明，麻疹的隐性感染是普遍存在的。隐性感染是 1964 年由徐特璋提出并证明其存在的，且已成为当前麻疹的主要感染类型。麻疹隐性感染的前提是机体曾经受到麻疹病毒感染或者接种过麻疹疫苗，可以是麻疹野病毒株，也可以是麻疹疫苗病毒株。感染的条件是机体必须处于既有免疫力又不能排除感染的状态。

### 三、发病机制

通过动物实验和志愿者的试感染，人们对麻疹病毒感染过程和发病机制有了比较清楚的认识，麻疹病毒随患者喷射的飞沫小滴侵入人体后，先在呼吸道上皮细胞增殖，然后入血形成第 1 次病毒血症，并经血流扩散至淋巴组织和单核吞噬细胞系统进一步增殖并再次释放入血，引起第 2 次病毒血症，继而侵袭皮肤黏膜、眼结合膜、口腔、呼吸道、肝、脾、胸腺、淋巴结及中枢神经系统，从而出现一系列临床表现。

## 四、病理变化

麻疹的特征性病理变化是广泛的细胞融合，形成多核巨细胞，皮肤及上呼吸道黏膜可见到这种细胞。皮疹为真皮内毛细血管内皮细胞肿胀、增生、毛细血管扩张、红细胞和血浆渗出，血管周围单核细胞浸润，并可见多核巨细胞。有时在细胞核内或细胞质内见到嗜酸性包涵体。皮疹表皮细胞变性、细胞间水肿，形成空泡、坏死，而后形成脱屑。皮疹处由于毛细血管炎引起血液瘀滞，通透性增加，黏附于血管内膜的红细胞崩解，血红蛋白渗出血管外，使皮疹消退后遗留色素沉着。口腔麻疹黏膜斑系黏膜及黏膜下炎症，局部充血、渗出、细胞浸润、坏死及脱落，可见到角化不全、角化不良和海绵形成。真皮内有少量淋巴细胞浸润。

## 五、免疫反应

1. 特异性抗体的升降　麻疹过程是一种全身性迟发型细胞免疫反应。B 淋巴细胞在感染细胞释放的游离细胞或细胞表面抗原的刺激下产生抗体，感染麻疹后第 12 天左右，特异性 IgM、IgG 抗体均增高，以后 IgG 逐渐升高，4 ~ 6 周达到高峰后 IgG 抗体水平逐渐下降，6 个月内降至 1/4 ~ 1/2，随后下降幅度减缓，维持在低水平。而 IgM 出现早而最多只存在 6 周。

2. 特异性细胞免疫反应　麻疹病毒感染可引起宿主细胞免疫反应，使 T 细胞致敏，出现对麻疹病毒特异的 I 和 II 类具有细胞毒的 T 细胞，导致细胞发生病变，释放出各种淋巴细胞活性因子，其结果是导致单核细胞浸润、多核巨细胞形成和受病毒侵犯细胞的发生坏死，同时也使得感染的过程被终止。

3. 干扰素的作用　感染麻疹病毒或者接种麻疹疫苗后第 6 ~ 11d 可在血清中检测到干扰素水平上升，持续 30d 后消失，推测这种干扰素可能具有保护作用。

4. 麻疹的恢复和预防　研究发现麻疹的恢复主要依靠细胞免疫、特异性抗体和干扰素的产生，三者同时在疾病早、中、晚期发生十分复杂的互动作用，而细胞免疫所起到的作用可能最为重要，而麻疹的预防主要是依赖血清抗体。因此，对麻疹的免疫应答是机体综合的免疫功能。

5. 非特异免疫反应　感染麻疹病毒的过程中还可以伴有其他的非特异免疫反应：如急性期中性粒细胞移动能力减弱，白细胞总数（包括中性粒细胞和淋巴细胞）下降，血小板减少，补体系统受到抑制等，结果使得患者原有的肾病综合征、哮喘、皮肤湿疹等自身免疫性疾病得到暂时的缓解，但也使得患者出现肺部继发感染，原有结核病灶恶化，伤口愈合延迟等不良后果。

## 六、临床表现

潜伏期为（10 ± 2）d，曾接受主动免疫或被动免疫者可延长至 21 ~ 28d。

1. 典型麻疹　疫苗接种失败和未接种疫苗者几乎均表现为典型麻疹，继发性免疫失败者中约有 1/6 左右的人也表现为典型麻疹。病程可分为三期：

（1）前驱期：一般为 3 ~ 4d。主要表现为上呼吸道炎及眼结膜炎症，有发热、咳嗽、喷嚏、流涕、流泪、畏光、眼结膜充血、咽部充血等，并可出现腹痛、腹泻。于起病后 2 ~ 3d，约有 90% 患者在口腔两侧正对第一白齿的颊黏膜上出现麻疹黏膜斑，即 Kolip 斑，为早期诊断的重要依据。此黏膜斑为 0.1~1mm 大小的灰白色小点，绕以红晕，初起为几个，很快增多，且融合成碎片状，似鹅口疮，持续 2~3d 即消失。此斑在牙龈、口唇、内眦、结膜、鼻黏膜等处也可见到，但硬软腭上极为少见。有时在腭垂、扁桃体、咽后壁、软腭处见到红色斑点，出疹期始消退，称为黏膜疹。偶见前额、颈、胸、腹部出现风疹样或猩红热样皮疹，数小时后即消失，称前驱疹。发热 2~4d 后，部分患者在皮疹出现前，体温可暂时下降至正常，出疹时再度上升，在发热同时伴有全身不适、精神萎靡、食欲缺乏等症状。

（2）出疹期：3~5d。一般是在发热第 4 天，当呼吸道症状及体温达高峰时开始出现皮疹。出疹顺序为耳后、发际、额、面、颈、渐延至躯干、四肢，最后达手掌和足底，2~5d 达高峰。皮疹开始为淡红色斑丘疹，直径 2~4mm，散在分别，渐增多，呈鲜红色，以后逐渐融合成暗红色、形状不规则或小片状斑丘疹，疹间皮肤正常。皮疹为充血性，压之褪色，少数病例皮疹可呈出血性。出疹时全身症状加重，体温高达 40℃ 左右，结膜充血、畏光、嗜睡、有时谵妄。同时，呼吸道症状加重，咳嗽频繁、咽部红肿疼痛、嘶哑、颈部淋巴结大、舌乳头红肿增大，有时颇似猩红热的杨梅舌，可有轻度脾大。此期肺部常有干、湿性啰音。

（3）恢复期：10~14d，出疹 3~5d 达高峰后，体温开始下降，于 12~24h 内降至正常，全身情况迅速改善，皮疹开始消退，消退的顺序与出疹的顺序相同。疹退后留有浅褐色色素沉着，以躯干为主，1~2 周消失，对麻疹恢复期有诊断价值。皮疹约 2 周退净，局部可见糠状细屑。

2. 非典型麻疹

（1）轻型麻疹：大多因体内有一定量对麻疹病毒具有免疫力的机体所致，如 6 个月以下婴儿、近期注射过免疫球蛋白、以往接种过麻疹减毒活疫苗者或第 2 次患麻疹者。感染麻疹后临床症状较轻，发热及上呼吸道症状较轻，麻疹黏膜斑不典型或不出现，皮疹稀疏，病程短，较少并发症。但病后所获免疫力与典型麻疹相同。

（2）无皮疹型：在免疫力低下患者，如患白血病、恶性肿瘤、先天性免疫力低下者，或应用免疫抑制药者，当患麻疹时可不出现皮疹、麻疹黏膜斑，必须依据流行病学及实验室检查诊断。

（3）重症麻疹：多见于营养不良，免疫力低下或缺陷，或正在患其他疾病的幼儿，或伴有继发细菌感染的患者，或频繁接触麻疹的患者，易患重型。起病急骤，患者高热或超高热、惊厥、热程长、反复抽搐、呼吸急促，唇指发绀，脉搏细速，中毒症状重，发疹严重、密集成片，呈暗红色且融合成片（中毒性麻疹）。有时可见出血性皮疹，伴内脏出血（出血性麻疹）；有时麻疹呈疱疹样，可融合成大疱（疱疹性麻疹）；有时皮疹突然隐退或出疹不透、遗留少数青紫色皮疹，面色苍白或青灰色，全身症状及呼吸道症状严重、心率加快、四肢末端发绀发凉，往往是因心功能不全或循环衰竭引起（休克性麻疹）。这类患者病情危重，病死率高。

（4）非典型麻疹综合征（atypical measles syndrome）：急起高热、头痛、肌痛、咳嗽、流涕等，多无麻疹黏膜斑，2~3d 后出现，发疹顺序由四肢远端开始，渐及躯干及面部。皮疹与普通型不同，呈小点状、斑丘疹、疱疹、紫癜，或风团，呈多形性。常并发肺炎、胸腔积液，肺内阴影可持续数月至 1~2 年。血中嗜酸性粒细胞增多，有的肝脾大、肢体麻木、无力和瘫痪。诊断依据为恢复期麻疹抗体上升，血细胞凝集抑制抗体和补体结合抗体可呈强阳性。本型见于接种麻疹灭活疫苗后 4 ~ 6 年再接种麻疹灭活疫苗；或再接触麻疹患者者；偶见于曾接受麻疹病毒活疫苗者。大多认为此系一种对麻疹病毒的迟发性超敏反应所致的临床表现。

（5）新生儿麻疹：胎儿在出生前几天母亲患麻疹，出生的新生儿可患麻疹，有发热、上呼吸道炎、眼结膜炎及密集的皮疹。

（6）成人麻疹：全身症状较小儿为重，麻疹黏膜斑往往与皮疹同时出现，或迟于皮疹出现皮疹多密集，70% ~ 80% 患者出现肝功能损害，孕妇患麻疹可发生死胎。

## 七、并发症

1. 肺炎　继发细菌或其他病毒感染的肺炎为麻疹最常见的并发症，也是麻疹死亡的主要原因，约占麻疹死亡病例的 90% 以上，大多发生在出疹期。

2. 喉炎　麻疹病程中的轻度喉炎，为麻疹的自身症状之一，预后良好。继发性喉炎多由金黄色葡萄球菌或溶血性链球菌引起，重者可因喉痉挛梗阻引起窒息而死亡。

3. 功能不全　多见于 2 岁以下小儿，由于麻疹病毒血症，或并发肺炎、高热、缺氧、脱水等导致心功能不全。少数患者有心肌炎或心包炎。

4. 肝损害　多见于成人患者，其发生率为 31% ~ 86%。肝损害多见于麻疹急性期，即病程的第 5 ~ 10d。肝功能大多于 2 ~ 4 周内恢复正常，个别患者可持续半年左右。

5. 其他　因护理不当、饮食不周、环境阴暗潮湿常使患者发生并发症。长期忌口、忌油引起营养不良、维生素 A 缺乏等，使全身免疫力下降，严重者出现角膜软化甚至穿孔引起失明。忽视口腔卫生引发口腔炎，甚至发生走马疳等严重并发症。麻疹后可因为毛细血管通透性增加引起皮肤紫斑、黏膜出血。继发感染可引起局部淋巴结炎、化脓性眼结合膜炎、肠炎、阑尾炎、脑膜炎等。麻疹后人体免疫力下降易发生百日咳、白喉等呼吸道传染病，又容易使原有结核病灶复发、扩散引起粟粒性肺结核及结核性脑膜炎。

## 八、实验室检查

1. 血常规　白细胞总数前驱期正常或增多，出疹期稍减少，淋巴细胞相对增多。

2. 细胞学检查　于前驱期末至发疹后 1 ~ 2d 阳性率最高、鼻咽拭子涂片、Wright 染色，或 Giemsa 染色，可检出多核巨细胞（Warthin - Finkeldys 巨细胞），阳性率可高达 90% 以上。采用免疫荧光法还可查到麻疹抗原，可作为早期诊断的根据。

3. 血清抗体检测　采用 ELISA 或免疫荧光法检测患者血清中麻疹 IgM 抗体，在发病后 2 ~ 3d 即可测到，可作为早期特异性诊断方法。血清血细胞凝集抑制抗体、中和抗体和补体结合抗体检测，恢复期上升 4 倍以上方有诊断意义，只能作为回顾性诊断。

4. 麻疹病毒分离　常用于 MV 分离的细胞有人胚肾、人胚肺等二倍体细胞，以及 HeLa、Vero、Hep2 细胞等传代细胞，以 Vero 细胞更敏感。因分离技术要求条件高，临床较少开展。

5. RT - PCR 技术　可检测到麻疹患者咽拭子、含漱液、涎液、尿液等多种标本中的 MV 基因，方法快速、灵敏、特异，已广泛用于 MV 感染的实验室诊断。

## 九、诊断依据

典型麻疹根据流行病学资料和临床表现即可诊断。易患者在 2~4 周内有麻疹接触史，出现发热、咳嗽、喷嚏、流涕、结合膜充血、流泪等症状，即应怀疑麻疹，如出现麻疹黏膜斑即可诊断。出疹后根据皮疹特定，出疹顺序及皮疹分别情况也易做出诊断。疹退后有脱屑和色素沉着在恢复期有诊断意义。不典型者可结合实验室检查进行确诊。

## 十、鉴别诊断

1. 风疹　与麻疹相似，但发热及呼吸道症状较轻，无麻疹黏膜斑。发热 1~2d 出疹，迅速见于全身，1~2d 内消退，不脱屑，不留色素沉着。耳后、枕后、颈部淋巴结常肿大。常无并发症，预后良好。多见于幼儿及学龄前小儿，成人少见。

2. 幼儿急疹　多见于婴幼儿，1 岁以内为主，高热骤起，持续 3~5d，无其他明显症状，热退后出疹，呈散在玫瑰斑丘疹，以躯干为多，疹退不脱屑，不留色素沉着。发热时外周血白细胞总数下降，淋巴细胞相对增多。

3. 猩红热　前驱期发热、咽痛明显，1~2d 全身出现大头针帽大小红疹，疹间皮肤充血呈一片猩红色，压之褪色，疹退后可见大片脱皮。白细胞总数及中性粒细胞增高，咽拭子培养为 A 组 β 溶血性链球菌。

4. 药物疹　出疹前有服用青霉素类、磺胺类、巴比妥类、水杨酸盐等药物史。可根据皮疹形态、瘙痒、停药后疹退、病程中无呼吸道卡他炎症及麻疹黏膜斑等特点进行鉴别。

5. 肠道病毒感染　柯萨奇病毒及艾柯病毒等肠道病毒感染时常伴发各种类型皮疹。多发生于夏秋季。出疹前常有呼吸道症状，发热、咳嗽、腹泻等，偶可见黏膜斑，常伴全身淋巴结大，继而出疹，也有体温正常后方出疹者。皮疹多种多样，大多数为斑丘疹，也可为小疱疹，麻疹样。皮疹消退后不留痕迹。外周血象无特殊变化，或可有白细胞轻度增加。

6. 其他　如败血症、斑疹伤寒、过敏性皮疹、川崎病（黏膜皮肤淋巴结综合征）等亦需与麻疹鉴别。根据流行病学、临床表现、皮疹特点和实验室检查可以区分。

## 十一、治疗

因至今为止无特异性抗麻疹病毒的药物，因此麻疹的治疗重点应放在加强护理，对症处理和防治并发症上。

1. 一般治疗和护理　卧床休息至体温正常，给予易消化、富含营养食物，补充足够水分。保持室内空气新鲜、晒到阳光，室温和湿度适宜。注意保持眼、鼻、口腔及皮肤清洁。可用 3% 硼酸水或 1:1 000 依沙吖啶溶液清洗眼、鼻、口腔等。

2. 对症治疗　对病情严重，高热、咳嗽、烦躁、惊厥等症状予以对症治疗，剧咳和烦躁不安者可试用少量镇静药，为减轻中毒症状，特别是对年老体弱多病者可在早期给予丙种球蛋白制剂 0.2~0.5ml/kg 体重，肌内注射，1 次/d，共 2 次或 3 次。无并发症者不用抗生素。

3. 中医治疗　治则为初热期（前驱期）应驱邪外出，宜辛凉透表，方用宣毒发表汤或升麻葛根汤；见形期（出疹期）宜清热解毒透疹，方用清热透表汤或银翘解毒丸；收没期（恢复期）宜养阴清热，方用沙参麦冬汤或竹叶石膏汤加减。

4. 并发症治疗　可根据病情选用适当药物进行治疗，注意对症支持治疗，加强护理，密切观察病情变化。

## 十二、预后

预后与患者的年龄、体质及有无其他疾病和并发症有关。其中以年龄最为重要，2 岁以下小儿易并发肺炎，病死率约为 10%。重症麻疹或并发肺炎、喉炎、脑炎和心功能不全预后不佳。

## 十三、预防

1. 控制传染源　对麻疹患者做到早发现、早隔离、早治疗，并做好疫情报告。确诊者应隔离至出疹后 5d，并发肺炎或喉炎延长到出疹后 10d。易患者接触麻疹后应隔离检疫 3周，已作被动免疫者隔离 4 周。

2. 切断传播途径　流行期间避免带易患者到公共场所或探亲访友，注意通风和消毒。

3. 主动免疫

（1）全病毒灭活疫苗：最初采用的甲醛溶液灭活疫苗有暂时保护作用，但接种后有时有过敏反应，再次感染麻疹野病毒，则会引起罕见且严重的异型麻疹，因此各国都停止使用灭活疫苗。

（2）减毒活疫苗：1963 年美国成功地应用了经鸡胚羊膜腔适应和鸡胚单层细胞传代的减毒活疫苗，我国也于 1965 年自行研制出麻疹减毒活疫苗，并开始普种。目前我国初次免疫对象主要为 8 个月以上未患过麻疹的小儿，复种时间为 7 周岁。

（3）基因工程活疫苗：理想疫苗应具有以下特点：热稳定，廉价，安全有效，可诱导终身免疫保护，出生时或出生后早期即可接种，不需加强免疫，可与其他抗原联合免疫，无痛接种。包括重组痘苗病毒活疫苗、非复制型重组痘类病毒活疫苗、重组腺病毒活疫苗、基因工程亚单位疫苗等。

（4）预防接种

1）方法和注意事项：通常在麻疹流行季节前 1 个月完成易患者的接种。常在上臂三角肌俯着处皮下注射 0.2ml，儿童与成人剂量相同。也可采用无针注射或较大儿童集体气雾免疫法，成功率可达 90% 以上。有发热性疾病时应暂缓接种，病愈后应及时补种。活动性肺结核或结核菌素试验阳性者应先治疗再考虑接种。凡 1 个月内注射过其他病毒疫苗，或者 8周内接受过输血、血制品或其他被动免疫制剂者均应推迟接种至少 1 个月。麻疹疫苗对于孕妇、过敏体质、免疫功能低下者或者免疫功能缺陷者均属于禁忌。

2）接种反应：无论全身或者局部反应均轻微，个别接种者可在接种后 5～14d 有低热，同时伴有乏力、全身出稀疏皮疹，一般持续 1～2d 可消失。

3）接种效果：接种麻疹疫苗后抗体都有上升，最早于接种后第 12 天可检测到相应的抗体，接种后 1 个月时抗体水平达到高峰，接种 2 个月后逐渐下降，但仍维持在一定低水平，部分儿童在接种后 4～6 年可消失，故接种 1 次疫苗不能获得终身免疫，徐建中等对 2005 年冬春季节江苏南通市发生 163 例麻疹患儿所进行的回顾性分析发现。大部分患儿均有麻疹疫苗的接种史，也提示接种 1 次疫苗并非终身免疫。因此，在初种后一段的时间有必要进行 1 次复种，国外有许多国家要求 6～14 岁时需进行第 2 针复种，以提高人群的免疫力。

4. 被动免疫　适用于在麻疹流行期间体弱、患病、年幼的易患者，可在接触患者 5d 内注射人血丙种球蛋白或胎盘丙种球蛋白，起预防保护作用；接触患者 6d 后注射，可减轻症状。

5. 其他综合性预防措施　当地发生麻疹流行后，而以往又从未严格实施疫苗普种，则应向当地社区广大人民群众大力宣传防治麻疹知识，同时组织医务人员对易患染者，如儿童、体弱有病者进行有计划的应急接种疫苗，并密切监视疫情发展。对麻疹患者做到早发现、早诊断、早治疗、早报告，早隔离，严格防止麻疹播散而引起第 2 代患者。患者应进行呼吸道隔离，住过的房间应开窗通风 30min 以上。接触过患者的人员应彻底肥皂流水洗手，更换外衣或至少在室外通风处停留 20min 以上，方可接触他人。有麻疹接触史的易患染者应检疫 3 周，并根据年龄、健康状况及接触时间，进行自动免疫或被动免疫。易患染者集中的场所如托幼机构和学校必要时可进行分区隔离。

### 十四、与麻疹病毒有关的几种疾病

1. 亚急性硬化性全脑炎（subacute sclerosing panencephalitis，SSPE）　是一种由有缺陷的麻疹病毒持续感染中枢神经系统所致的慢性致死性脑退行性变疾病。其临床表现早期为智力和情绪改变，不久出现全身肌肉痉挛、抽搐，伴典型的脑电图改变，脑脊液 IgG 增多，血清和脑脊液中抗麻疹抗体水平升高。本病呈进行性发展，患者一般于发病后 1～3 年死亡，病死率几乎达 100%。患者的神经系统症状一般出现于麻疹病毒感染后 6～15 年，其致病机制尚不清楚。麻疹疫苗接种可显著降低其发病率，β-干扰素治疗可使病情改善。

1933 年，Dawson 首先报道本病，1969 年从脑组织中分离出麻疹病毒。1981 年有人发现 SSPE 患者有高于普通麻疹患后数十倍的体液抗体，经过进一步检查后确定该病是由麻疹病毒引起的，但长期分离不到麻疹病毒，后来发现该患者体内的麻疹病毒 M 抗原有变异，M 基因偏态性超突变引起 M 蛋白的缺失及功能缺陷，使其不能折叠与核衣壳结合，而不能形成完整的病毒颗粒释放到细胞外，只能细胞间扩散。因此，SSPE 患者体内有高滴度抗体但不能终止感染。

1972 年，Jabbour 提出 6 条 SSPE 诊断标准：①典型的临床病程，可分为脑功能障碍期（智力减退和行为改变）、运动障碍期（肌痉挛、惊厥）、去皮质强直期；终末期（大脑皮质功能丧失、自主/下丘脑功能障碍）四期；②特征性脑电图改变：在低幅活动中周期性（3～20s）出现 2～5Hz 的高波幅慢波和尖慢波；③脑脊液中 β 球蛋白增高或呈麻痹痴呆型胶金曲线；④血清或脑脊液中出现高水平麻疹抗体，尤其是麻疹特异性 IgM 抗体；⑤脑组织活检或尸检发现全脑炎的病理变化：脑灰质和白质广泛受累，血管周围淋巴细胞和浆细胞袖套样浸润，胶质细胞增生，白质片状脱髓鞘改变，神经细胞和胶质细胞核及细胞质内可见嗜伊红包涵体；⑥脑组织中分离出麻疹样病毒。符合其中 4 条即可确诊。

2. 巨细胞性肺炎（giant cell pneumonia）　在免疫功能缺陷如获得性免疫缺陷病、白血病、先天性无球蛋白血症等的患者中可发生严重的或致死性的巨细胞性肺炎，其临床特征为缺乏皮疹和血清中不能形成麻疹特异性抗体，其病理变化为间质性肺炎，肺泡及小支气管上皮可见多核巨细胞，其核内和细胞质内都有麻疹病毒包涵体，该肺炎病情重，病死率高。

3. 炎症性肠病　包括溃疡性结肠炎和节段性回肠炎（Crohn 病），是原因不明的一种免疫性疾病。1993 年，伦敦炎症性肠病研究组发表了一篇文章报道在 Crohn 病患者的肠组织中发现似为麻疹病毒的粒子。因此有人提出麻疹可引起 Crohn 病或其他慢性炎症性肠病，但目前这仍只是一个假设，因为现有的微生物学及流行病学资料并不能证明麻疹病毒与炎症性肠病有关。现在认为，儿童早期麻疹病毒感染与此有关，并从病变组织中检测到麻疹病毒抗原。其原因可能是血管内皮细胞中麻疹病毒持续感染引起的慢性肉芽肿性血管炎。

4. 其他　如多发性硬化、系统性红斑狼疮、慢性自身免疫性肝病等均被认为与麻疹病毒感染相关。

（胡瑞华）

# 第四节　流行性腮腺炎

## 一、概述

流行性腮腺炎简称流腮，是由腮腺炎病毒（MuV）引起的急性呼吸道传染病。

1. 病原体简介　MuV属于副黏液病毒科的单股RNA病毒，仅一个血清型。截止2004年，MuV已发现了12个基因型，不同的MuV基因型之间有抗原交叉性。这种抗原交叉性可保护接种疫苗后的人群免受不同基因型MuV的感染。

人是MuV的唯一宿主。该病毒对物理和化学因素敏感，对低温有相当的抵抗力。

流行病学数据表明，某些毒株和基因型或基因型内某一组病毒具有神经毒性。近年来，调查了不同MuV的神经毒性，但目前引起神经毒性的遗传学基础还不清楚。

2. 流行特征　全年均可发病，冬春季节多见。以学龄儿童多见，无免疫的成人亦可发病。感染后可获得持久的免疫力。

患者是传染源，飞沫的吸入是主要传播途径，接触患者后2～3周发病。在腮腺肿大前6d到发病后5d或更长的时间内排出病毒。

孕妇感染本病可通过胎盘传染胎儿，而导致流产、胎儿畸形或死亡。

3. 发病机制　MuV经呼吸道进入口腔黏膜及鼻黏膜上皮细胞中增殖，引起局部炎症和免疫反应。病毒随血流（第1次病毒血症）播散至全身各器官，首先使多种腺体（腮腺、舌下腺、颌下腺、胰腺和生殖腺等）发生炎变，也可侵犯神经系统。在这些器官中病毒再度繁殖，并再次侵入血循环（第2次病毒血症），散布至第1次未曾侵入的其他器官，引起炎症，临床呈现不同器官相继出现病变的症状。

4. 临床特征　潜伏期为14～25d，平均18d。

起病大多较急，患者大多无前驱期症状，而以耳下部肿大为首发病象。部分患者伴有全身不适，如厌食，恶心，呕吐，乏力，肌肉酸痛，头痛，发热等前驱症状。数小时至1～2d后腮腺肿胀，疼痛，且逐日明显，体温上升至39℃以上。一般先单侧肿胀，1～2d（偶尔1周）后对侧亦肿胀。双侧肿胀者约占75%。

腮腺肿大的特点：以耳垂为中心，向前，向后，向下蔓延，呈梨形，边缘不清，触之有弹性，疼痛明显，进食酸性食物疼痛加剧。由于水肿使局部皮肤发亮但不红，表面发热但不化脓。腮腺肿胀于48h（1～3d）达高峰，持续4～5d后渐退。病程10～14d。病程早期可见腮腺管口红肿，压迫无脓液溢出。

颌下腺，舌下腺可同时受累而肿大，亦可单独受累而单纯表现为颌下腺、舌下腺炎。

妊娠前3月感染流行性腮腺炎，常引起胎儿死亡及流产，并可能引起先天性心内膜弹力纤维增生。

5. 并发症

（1）神经系统并发症：为儿童腮腺炎常见的并发症，多发生在肿后1周内，也可发生在腮腺肿胀前6d或肿后2周。主要表现为脑膜炎、脑膜脑炎，预后一般良好。

（2）睾丸炎：病毒多侵犯成熟生殖腺，故发病以成人为多。发生率30%，常发生于病后6~10d。表现为高热、睾丸肿大、疼痛，鞘膜腔内可有黄色积液，多为单侧，疼痛持续5~10d消退。病后约1/3患者睾丸萎缩，但很少引起不育症。

（3）卵巢炎：约占成年女性患者的5%~7%，有轻微的下腹疼痛，明显者卵巢可触及并有触痛，但全身症状轻，一般不影响生育。

（4）胰腺炎：发生率在10%左右，发生于腮腺肿大后3~4d至1周，表现为体温再度升高、恶心、呕吐、上中腹疼痛和压痛。由于单纯腮腺炎即可引起血、尿淀粉酶增高。因此需做脂肪酶检查。若升高（>1.5U/ml）有助于胰腺炎的诊断。

（5）其他：可并发乳腺炎、心肌炎、肾炎、甲状腺炎、关节炎、前列腺炎等。

6. 实验室检查

（1）血清和尿淀粉酶测定：90%患者发病早期有血清和尿淀粉酶轻度和中度增高。淀粉酶增高程度往往与腮腺肿胀程度成正比，2周左右恢复正常。故测定淀粉酶可与其他原因的腮腺肿大或其他病毒性脑膜炎相鉴别。血脂肪酶增高，有助于胰腺炎的诊断。

（2）血清学检查：早期及恢复期双份血清测定补体结合及血凝抑制抗体，有显著增长者可确诊（效价4倍以上）。中和抗体特异性强，但不作常规应用。

（3）病毒分离：患者唾液、脑脊液、尿或血中可分离出病毒。

7. 诊断

（1）临床诊断：主要依靠流行病学史（发病前2~3周有与腮腺炎患者接触史或当地有本病流行）、腮腺和（或）邻近腺体肿大，或伴有睾丸炎、卵巢炎和脑炎等临床症状作出临床诊断，但确诊或对非典型或亚临床型感染的诊断，必须通过血清学和病原学检查。

（2）确诊：临床诊断结合：①急性期血清中特异性IgM抗体阳性（前提是1个月内未接种过腮腺炎减毒活疫苗）；或②双分血清特异性IgG抗体效价有4倍或4倍以上增高；或③腮腺炎病毒分离阳性。即可作出。

## 二、治疗原则

主要是对症处理。常采用中西医结合的方法对症处理。

## 三、常规治疗方案

1. 一般治疗　隔离患者至腮腺肿胀完全消退。注意口腔清洁，饮食以流质或软食为宜，避免酸性食物，保证液体摄入量。

2. 对症治疗　宜散风解表，清热解毒。必要时内服去痛片、阿司匹林等解热镇痛药。

3. 局部治疗　腮腺局部涂敷中药，紫金锭或青黛散用醋调，一日数次；或用仙人掌、鱼腥草、水仙花根和马齿苋等捣烂外敷，可减轻局部胀痛。

4. 病因治疗　由于流腮是自限性疾病，一般不给予抗病毒治疗。对于重症患者，早期（起病4d内）应用利巴韦林［15mg/（kg·d），静滴，疗程5~7d］，可以缩短病程。有报道试用干扰素者似有疗效。

5. 激素　肾上腺皮质激素治疗尚无肯定效果，对重症或并发脑膜脑炎、心肌炎等时可应用地塞米松，每日 5 ~ 10mg，静脉滴注，疗程 5 ~ 7d。可缓解症状，减轻或防止出现后遗症。

## 四、并发症的处理

（1）重症并发脑膜脑炎、严重睾丸炎、心肌炎时，可短期使用肾上腺皮质激素。如氢化考的松，成人 200 ~ 300mg/d，或泼尼松 40 ~ 60mg/d，连续 3 ~ 5d，儿童酌减。

（2）睾丸炎治疗：成人患者在本病早期应用己烯雌酚，每次 1mg，3 次/天，有减轻肿痛之效。睾丸胀痛可用棉花垫和丁字带托起。

（3）脑膜脑炎治疗：可按乙型脑炎疗法处理。高热、头痛、呕吐时给予适量利尿剂脱水。

（4）胰腺炎治疗：禁饮食、输液、反复注射阿托品或山莨菪碱，早期应用皮质激素。

## 五、预后

本病目前虽尚无特效疗法，但通过积极的对症支持和中医中药治疗，除个别有严重并发症者外，大多预后良好。

## 六、预防

1. 加强防病宣传　培养学生养成良好卫生习惯，做到勤洗手，以免传染病交叉感染。冬春季节，学校的教室、宿舍要经常开窗通风，保持环境整洁、空气流通。

2. 管理传染源　早期发现患者，早期进行隔离，隔离期一般认为应从起病到腮肿完全消退为止，约 3 周左右。对一般接触者可不检疫，但对集体儿童、学校、部队的接触者应检疫 3 周。

3. 切断传播途径　由于腮腺炎病毒对外界的各种物理因素抵抗力较低，故不需终末消毒，但被患者污染的饮、食具仍需煮沸消毒。合理使用口罩，也可作为切断传染途径的有效办法。

孕妇应避免与腮腺炎患者接触，在腮腺炎流行季节应注意隔离。如孕妇在临产期或围产期患腮腺炎，婴儿应隔离，并停止哺乳。

4. 被动免疫　一般免疫球蛋白、成人血液或胎盘球蛋白均无预防本病的作用。恢复期患者的血液及免疫球蛋白或特异性高价免疫球蛋白可有一定作用，但来源困难，不易推广。

5. 自动免疫　腮腺炎减毒活疫苗免疫效果好，免疫途径有皮内注射、皮下注射，还可采用喷鼻或气雾吸入法，该疫苗不能用于孕妇、先天或获得性免疫低下者以及对鸡蛋白过敏者。近年国外报道使用腮腺炎疫苗（麻疹、腮腺炎和风疹三联疫苗）后，虽然明显降低了腮腺炎的发病率，但疫苗所致腮腺炎病毒的感染问题应引起高度重视。

6. 药物预防　采用板蓝根 30 克或金银花 9 克煎服，1 剂/天，连续用 6d。

（李　烨）

# 参考文献

［1］李兰娟. 感染病学（第3版）. 北京：人民卫生出版社，2015.

［2］王宇明. 感染病学精粹. 北京：科技文献出版社，2008.

［3］贾辅忠，等. 感染病学. 江苏：科学技术出版社，2010.

［4］赵成梅，李庆春，于清华. 红光治疗带状疱疹痛30例疗效分析. 中国组织工程研究与临床康复，2001，16：93.

［5］张海陵. 急症传染病学. 北京：人民军医出版社，2009.

［6］谭德明. 感染病学住院医师手册. 北京：科学技术文献出版社，2008.

［7］王宇明. 感染病学. 2版. 北京：人民卫生出版社，2010.

［8］刘朝晖. 临床肺部感染病学. 广州：广东科技出版社，2010.

# 第十三章　细菌性疾病

## 第一节　败血症

败血症（septicemia）是指病原菌侵入血液循环，并在其中生长繁殖、产生毒素而引起的全身性严重感染综合征，也称为血流感染（blood stream infection，BSI）。常见引起败血症的病原菌为各类细菌，也可为真菌、螺旋体、立克次体等。临床表现为发热、严重毒血症状、皮疹、瘀点、肝脾肿大、白细胞总数及中性粒细胞数增高等。革兰阳性球菌败血症易发生迁徙性病灶；革兰阴性杆菌败血症易出现感染性休克。菌血症（bacteremia）是指细菌在血流中短暂出现的现象，一般无明显毒血症表现。近年国外学者更倾向将败血症与菌血症统称血流感染。在我国，当败血症伴有多发性脓肿时称为脓毒败血症（sepsis）。

近年来，对败血症的研究越来越重视机体针对侵入微生物及其毒素所产生的全身性反应。临床上有许多病例具有感染的临床表现，同时也伴随 2 个或以上全身炎症反应综合征（systemic inflammatory responsesyndrome，SIRS）的表现，国外学者称之为"sepsis"。sepsis的病因多数为革兰阳性或阴性细菌，但病毒、立克次体、真菌等也可引起，而微生物分子信号（microbialsignal molecules）或毒素的全身播散也可引起。严重 sepsis（severe sepsis）是指 sepsis 加上器官功能不全（organdysfunction），例如低灌注、酸中毒、少尿（oliguria）、神志改变，可进一步发展为多器官功能衰竭（multiple organfailure，MOF 或 multiple organ dysfunction syndrome，MODS）及感染性休克、ARDS、DIC 等。值得注意的是 SIRS 除主要由微生物感染引起外，其他非感染因素也可引起，如急性胰腺炎、严重的创伤、灼伤、缺氧等，SIRS 的诊断并不强求血培养阳性结果的佐证。

### （一）病原学

各种致病菌都可引起败血症。常见者有金黄色葡萄球菌、溶血性链球菌、肺炎链球菌、肠球菌、大肠埃希菌、脑膜炎奈瑟菌、铜绿假单胞菌、变形杆菌、沙门菌属、克雷白菌属、结核分枝杆菌、真菌等。当机体抵抗力降低时，致病力较弱的细菌或条件致病菌，如表皮葡萄球菌等也可引起败血症。近年来致病菌种已发生变化，由革兰阳性球菌引起的败血症有所下降，而革兰阴性杆菌、厌氧菌和真菌所致者逐年上升，这与血管插管、体内异物置入、器官移植增多等医学新技术的开展和抗菌药物的过度应用有一定关系。

### （二）常见致病菌

1. 革兰阳性菌　葡萄球菌属包括金黄色葡萄球菌、表皮葡萄球菌及腐生葡萄球菌等；链球菌属包括肺炎链球菌、溶血性链球菌等；肠球菌属（Enterococcussp.）包括粪肠球菌、屎肠球菌等；其他包括炭疽芽孢杆菌、产单核细胞李斯特菌、红斑丹毒丝菌及梭状产气荚膜杆菌等。

2. 革兰阴性菌　大肠埃希菌、克雷白菌属、变形杆菌属、肠杆菌属；铜绿假单胞菌、嗜麦芽窄食单胞菌、脑膜炎败血型黄杆菌等。其他一些寄居于肠道内的条件致病性革兰阴性杆菌包括摩拉菌属（Moraxella）、产碱杆菌、沙雷杆菌属（Serratia）、枸橼酸杆菌属（Citrobacter）、爱德华菌属（Edwardsiella）、黄色杆菌属（Flavobacterium）及不动杆菌属（Acinetobacter）等在某些特定的条件下，亦可引起败血症。

3. 厌氧菌　包括革兰阴性脆弱拟杆菌、革兰阳性消化球菌和消化链球菌。

4. 分枝杆菌　结核分枝杆菌及快速生长的非肺结核分枝杆菌（rapidly growing Mycobacteria nontuberculous，RGMs）也可以引起血流感染。

5. 真菌　最常见为白念珠菌、毛霉及曲霉等。

（三）流行病学

近 20 年来，由于医学科学的发展，各种抗菌药物、肾上腺皮质激素等免疫抑制药及抗肿瘤药物的广泛应用，使许多慢性病患者生命得以延长，但机体防御功能降低。此外，医疗诊断技术及治疗手段有了很大进步，各种导管检查、器官移植、心瓣膜及关节等人工装置、透析疗法和高能量输液等逐渐增多，细菌与机体间的相互关系有了显著变化。因此，尽管强有力的抗菌药物不断问世，败血症的发病率及病死率并无下降。美国每年有 30 万～40 万人患 sepsis，造成约 10 万人死亡。2/3 为院内感染，多数由革兰阴性杆菌引起。

（四）发病机制与病理

1. 发病机制　细菌经以下途径侵入血液循环，一是通过皮肤或黏膜上的创口；二是通过疖子、脓肿、扁桃体炎、中耳炎、肺炎、急性肾盂肾炎、急性胆囊胆管炎等化脓性病灶。患有营养不良、贫血、糖尿病及肝硬化的患者因抵抗力减退，更易患败血症。致病菌进入血液以后，迅速生长繁殖，并产生大量毒素，引起许多中毒症状。

不同病原菌侵入机体的途径也有一定差异：葡萄球菌常经毛囊炎、疖、脓肿、脓疱病、新生儿脐炎等皮肤感染侵入机体，或由中耳炎、肺炎等病灶播散入血；革兰阴性杆菌则多由肠道、泌尿生殖系统、胆管等途径侵入；铜绿假单胞菌感染多见于皮肤烧伤或免疫功能低下的患者；医源性感染，如通过留置导管、血液或腹膜透析、脏器移植等造成者则以耐药细菌多见。

细菌进入血循环后，在生长、增殖的同时产生了大量毒素，革兰阴性杆菌释出的内毒素或革兰阳性细菌胞膜含有的脂质胞壁酸与肽聚糖形成的复合物首先造成机体组织受损，进而激活 TNF、1L－1、IL－6、IL－8、IFN－γ 等细胞因子，由此触发了机体对入侵细菌的阻抑反应，称为 SIRS。这些病理生理反应包括：补体系统、凝血系统和血管舒缓素－激肽系统被激活；糖皮质激素和 β 内啡肽被释出；这类介质最终使毛细血管通透性增加、发生渗漏，血容量不足以致心、肺、肝、肾等主要脏器灌注不足，随即发生休克和 DIC。

（1）细菌因素：金葡菌可产生多种外毒素，其中起主要致病作用的有血浆凝固酶、α溶血毒素、杀白细胞素（PVL）、肠毒素（A～E，以 A 型多见）、剥脱性毒素、红疹毒素等可导致严重的败血症；近年来分离到的肠毒素 F，与中毒性休克综合征（TSS）的发生有关。肺炎链球菌致病主要依赖其荚膜，后者有抗吞噬作用，尚可产生溶血毒素和神经氨酸酶。革兰阴性杆菌所产生的内毒素能损伤心肌和血管内皮，激活补体系统、激肽系统、凝血与纤溶系统，以及交感肾上腺髓质系统、ACTH/内啡肽系统等，并可激活各种血细胞和内皮细胞。

产生多种细胞因子（如 TNF - α，1L - 1，IL - 6、IL - 8 等各种细胞因子，其中 TNF - α 在病理生理改变中起关键性作用）、炎症介质、心血管调节肽等，导致微循环障碍、感染性休克等。肺炎克雷白杆菌等亦具有荚膜，有拮抗和吞噬体液中杀菌物质的作用。铜绿假单胞菌可产生多种蛋白质合成抑制物，如蛋白酶、杀白细胞素、磷脂酶 C 及外毒素 A 等，后者是一很强的蛋白质合成抑制物，可引起组织坏死；外毒素 A 和弹性蛋白酶同时存在时，其毒力最大。

（2）人体因素：机体防御免疫功能缺陷是败血症的最重要诱因。健康者在病原菌入侵后，一般仅表现为短暂的菌血症，细菌可被人体的免疫防御系统迅速清除，并不引起明显临床症状；但各种免疫防御功能缺陷者（包括局部和全身屏障功能的丧失），都易出现败血症。

1）各种原因引起的中性粒细胞缺乏或减少是诱发败血症的重要原因，尤其中性粒细胞降至 $0.5 \times 10^9/L$ 以下时败血症的发病率明显增高，多见于急性白血病、骨髓移植后、恶性肿瘤患者接受化疗后及再生障碍性贫血等患者。

2）肾上腺皮质激素、抗特异药物等免疫抑制剂和广谱抗菌药物、放射治疗、细胞毒类药物的应用，以及各种大手术的开展等都是败血症的重要诱因。

3）气管插管、气管切开、人工呼吸器的应用。静脉导管、动脉内导管、导尿管留置；有烧伤创面；各种插管检查，如内镜检查、插管造影或内引流管的安置等都可破坏局部屏障防御功能，有利于病原菌的入侵。

4）严重的原发疾病，如终末期肝硬化、结缔组织病、糖尿病、尿毒症、慢性肺部疾病等也是败血症的诱因。如患者同时存在 2 种或 2 种以上诱因时，发生败血症的危险性将明显增加。在上述各种诱因中静脉导管留置引起的葡萄球菌败血症，也称导管相关血流感染（catheter related blood stream infections，CR - BSI），在院内感染败血症中占重要地位，静脉导管留置 72h 以上者局部可发生静脉炎，由此可诱发败血症。静脉导管留置和辅助呼吸器的应用亦是不动杆菌属、铜绿假单胞菌、沙雷菌属等革兰阴性菌败血症的常见诱因之一；留置导尿管则常是大肠埃希菌、铜绿假单胞菌败血症的诱因。长期肾上腺皮质激素和广谱抗菌药物的应用是诱发真菌败血症的重要因素。

儿童期败血症多与小儿机体免疫功能有关，因为：①年龄愈小，机体免疫功能愈差，局部感染后局限能力愈弱，极易导致感染扩散。②由于小儿时期皮肤黏膜柔嫩、易受损伤，血液中单核细胞和白细胞的吞噬功能差，血清免疫球蛋白和补体水平亦低，为败血症的发生创造了条件。③营养不良、先天性免疫缺陷病、肾病综合征患儿应用糖皮质激素治疗时，白血病和肿瘤患儿用化疗或放疗时等均可因机体免疫功能低下而引发败血症。

2. 病理变化　病原菌的毒素可引起组织和脏器细胞变形，可发生水肿、坏死和脂肪变形。毛细血管损伤造成皮肤和黏膜瘀点和皮疹。病菌引起的迁徙性多见于肺、肝、肾、骨、皮下组织等处，可并发心内膜炎、脑膜炎、骨髓炎等。单核巨噬细胞增生活跃，肝脾均可增大。

（五）临床表现

1. 一般临床表现　败血症的临床表现随致病菌的种类、数量、毒力以及患儿年龄和抵抗力的强弱不同而异。轻者仅有一般感染症状，重者可发生 SIRS、感染性休克、DIC、ARDS、多器官功能衰竭等。

（1）SIRS 诊断标准：具有以下 2 项或 2 项以上者，可诊断 SIRS。①体温 >38℃或 <36℃；②心率 >90 次/min；③呼吸 >20 次/nun 或 $PaCO_2$ <4.3kPa（32mmHg）；④白细胞计数 >$12 \times 10^9$/L 或 <$4 \times 10^9$/L 或杆状核粒细胞 >10% 等。

（2）感染中毒症状：败血症多起病急骤，发病前多数患者存在原发感染灶或引起感染的诱因。先有畏寒或寒战，继之高热，热型不定，以弛张热及间歇热为多见，少数呈稽留热、双峰热，可见于革兰阴性菌败血症。体弱、重症营养不良和小婴儿可无发热，甚至体温低于正常。老年体弱患者、慢性疾病及免疫力低者，也常出现体温不升甚至降低，这些患者往往预后不良。过度换气是败血症极其重要的早期体征，甚至可出现在发热和寒战前。由于过度换气，可导致呼吸性碱中毒。败血症可有精神状态的改变，早期仅表现为定向障碍或性格改变，后期可出现显著的感觉迟钝、精神萎靡或烦躁不安，严重者可出现面色苍白或青灰，神志不清至昏迷。常无神经系统的定位体征。精神状态改变尤易发生于婴幼儿、老年人及原有中枢神经系统疾患者。另外还可出现四肢末梢厥冷、呼吸急促、心率加快、血压下降，婴幼儿还可出现黄疸。

（3）皮肤损伤：部分败血症患者可出现皮肤损害，表现多种多样，以瘀点、瘀斑、猩红热样皮疹、荨麻疹样皮疹常见。皮疹常见于四肢、躯干皮肤或口腔黏膜等处。葡萄球菌和链球菌败血症可有瘀点、猩红热样皮疹等。脑膜炎双球菌败血症可见大小不等的瘀点或瘀斑；铜绿假单胞菌败血症可出现"牛眼样"皮损，称为坏疽性深脓疱（ecthyma gangrenosum），从水疱发展而来，皮损呈圆形或卵圆形，直径 1～5cm，边缘隆起，周围皮肤呈红斑和硬结或红晕样改变，中心为坏死性溃疡。

（4）胃肠道症状：大约 1/3 的败血症患者有胃肠道症状，如恶心、呕吐、腹痛、腹泻，甚至呕血、便血等。少数可发生应激性溃疡、上消化道出血。部分患者出现中毒性肝炎，有轻至中度黄疸，肝脾可见肿大。严重者可出现中毒性肠麻痹或脱水、酸中毒。

（5）关节症状：部分患儿可有关节肿痛、活动障碍或关节腔积液，多见于大关节。

（6）肝脾肿大：以婴、幼儿多见，轻度或中度肿大；部分患儿可并发中毒性肝炎；金黄色葡萄球菌迁徙性损害引起肝脏脓肿时，肝脏压痛明显。

（7）感染性休克：约 30% 的败血症出现休克，多见于革兰阴性败血症中。有些败血症起病时即表现为休克或快速（数小时内）发展为休克，但多数先有血流动力学改变（如血压不稳），数小时后才出现休克。

（8）其他症状：重症患者常伴有中毒性心肌炎、急性心力衰竭、意识模糊、嗜睡、昏迷、少尿或无尿、DIC、ARDS 等，尤其革兰阴性菌败血症易并发休克和 DIC。金黄色葡萄球菌、化脓性球菌、厌氧菌和少数革兰阴性杆菌如肺炎克雷白菌、鼠伤寒沙门菌所致败血症可引起迁徙性病灶或损害，称为脓毒血症（pyemia），较常见者有肺脓肿、肝脓肿、化脓性关节炎、骨髓炎等。

2. 常见不同病原菌败血症的临床特点

（1）金黄色葡萄球菌败血症：原发病灶常为疖、痈、皲裂等皮肤及伤口感染，多见于男性青年，病前一般情况大多良好。从口腔黏膜及呼吸道入侵者多数为机体防御功能低下者的医院内感染。临床急起发病、寒战高热、皮疹形态多样化，可有瘀点、荨麻疹、猩红热样皮疹及脓疱疹等。关节症状比较明显，大关节疼痛，有时红肿。迁徙性病灶是金黄色葡萄球菌败血症的特点，常见多发性肺部浸润，甚至形成脓肿，其次有肝脓肿、骨髓炎、关节炎、皮下脓肿等。有文献结合尸检报告，金黄色葡萄球菌败血症并发感染性心内膜炎者可高达8%，由于急性感染性心内膜炎可侵犯正常心瓣膜，病理性杂音的出现不及亚急性者为多，因此，如发热不退，有进行性贫血、反复出现皮肤瘀点、内脏血管栓塞、血培养持续阳性等，应考虑感染性心内膜炎的可能，需进一步做经胸壁或经食管超声心动图等检查以明确诊断。感染性休克较少见。由于耐甲氧西林金黄色葡萄球菌（methicillin resistant Staphylococcus aureus，MRSA）医院感染菌株（hospital acquired MRSA，HA - MRSA）及社区感染（community acquired MRSA，CA - MRSA）菌株逐年增多，金黄色葡萄球菌败血症已经引起全球关注。国内对各地共 1 000 余例败血症的病原学分析表明，金黄色葡萄球菌败血症所占比例高达 20% ~30%。

（2）表皮葡萄球菌败血症：血浆凝固酶阴性的表皮葡萄球菌正常存在于人体皮肤、黏膜表面。早年忽视此菌的致病性。20 世纪 60 年代以后发现表皮葡萄球菌败血症逐渐增多，可占败血症总数的 10% ~15%，尤多见于大医院的院内感染，常见于体内异物留置者，如静脉导管、人工关节、人工瓣膜、起搏器、脑室 - 腹腔引流管等。表皮葡萄球菌可黏附于人工假体装置及导管表面，繁殖并且分泌一种黏液状物质（slimelibe）覆盖在表面而影响吞噬细胞及抗菌药物的作用。当人体接受广谱抗菌药物治疗时，呼吸道及肠道中该菌的数量增多，可导致二重感染性败血症。表皮葡萄球菌十分耐药，耐甲氧西林（MRSE）的菌株多见，病死率可达 30% 以上。

由于表皮葡萄球菌为正常皮肤表面的细菌，因此，血培养阳性常难以鉴别是污染或感染而致。如患者有人工假体装置或免疫缺陷者，应多考虑感染，假体装置局部疼痛、有压痛，导管进入皮肤处有红肿，人工关节功能障碍，人工瓣膜者有新出现的心脏杂音或多发性血栓形成，都是感染的有力证据。

（3）肠球菌败血症：其发病率在近 30 年来明显增高，在医院内感染的败血症中可占10% 左右，泌尿生殖道是常见的入侵途径，也易发生于消化道肿瘤、胆管感染及腹腔感染的患者。由于易伴发感染性心内膜炎，且对多种抗菌药物耐药，病情多危重。

（4）革兰阴性杆菌败血症：常从泌尿生殖道、肠道（特别是下消化道）或胆管入侵。肺炎克雷白菌及铜绿假单胞菌也常从呼吸道入侵。病前一般健康情况较差，多数伴有各种影响机体免疫功能的原发病，因此多见于医院感染。部分患者可有体温不升、双峰热、相对缓脉等，40% 左右的患者可发生休克，有低蛋白血症者更易发生。严重者出现多脏器功能损害，有心律紊乱、心力衰竭、ARDS、急性肾功能衰竭、DIC 等，病情危重。肺炎克雷白菌败血症可出现迁徙性病灶或（和）血栓性静脉炎。铜绿假单胞菌败血症继发于恶性肿瘤、淋巴瘤、白血病者尤为多见，临床表现较一般革兰阴性杆菌败血症凶险，可有较特征性中心坏死性皮疹，休克、DIC、黄疸等的发病率均较高。

（5）厌氧菌败血症：厌氧菌正常存在于人类口腔、肠道、泌尿道及生殖道中，人体对厌氧菌感染的防御是组织中正常氧化还原电势。当皮肤黏膜破损时厌氧菌易于入侵，如有组织缺氧坏死，则氧化还原电势下降，细菌易于生长繁殖而扩散。厌氧菌产生的外毒素可导致溶血、黄疸、发热、血红蛋白尿、肾功能衰竭等；所产生的肝素酶可使肝素降解而促凝，有利于脓毒性血栓形成，脱落后致迁徙性病灶。厌氧菌常从肠道的肿瘤、憩室炎、女性生殖道、压疮溃疡坏疽处入侵，从肠道入侵者多为脆弱拟杆菌。从生殖道入侵者也可为厌氧链球菌。厌氧菌常与其他需氧菌同时存在，形成复数菌感染。临床表现毒血症状重，可有高热、黄疸、休克、DIC、迁徙性病灶、脓毒性血栓性静脉炎、感染性心内膜炎等。病变组织有脏而臭的分泌物，含有气体，并可有假膜形成。

（6）真菌性败血症：近年来发病率明显增高，美国某肿瘤医院统计其发病率每年以31%递增。几乎全部病例发生在机体防御功能低下者的医院内感染，常见于长期接受广谱抗菌药物治疗后的内源性感染及静脉插管输液、透析疗法、肿瘤及白血病的化疗者，多数合并细菌感染。一般发生在严重原发疾病的病程后期，病情进展缓慢，临床表现的毒血症状可较轻而被原发疾病及同时存在的细菌感染掩盖，相当一部分患者在尸检时始获确诊。真菌性败血症为扩散型，病变累及肝、脾、肺、心内膜等，有助于诊断。当免疫缺陷者的感染应用了足量广谱抗菌药物后未见好转时需考虑有真菌感染。除血培养外，痰、尿、咽拭子等培养常可获同一真菌。

（7）其他：单核细胞增多性李斯特菌是革兰阳性小杆菌，引起的败血症常见于新生儿、老年人、孕妇和免疫功能缺陷者。动物是重要的储存宿主，健康带菌者可能是本病主要的传染源，通过粪 - 口途径传播。孕妇受染后可通过胎盘或产道传播给胎儿或新生儿，前者引起流产，后者导致新生儿严重的全身播散性感染。成人败血症常与单核细胞增多性李斯特菌脑膜炎并存。临床表现无特殊，但有时体温稽留，颇似伤寒，也有合并感染性心内膜炎的报告。

JK 组棒状杆菌败血症于 1976 年初次报道，住院患者，特别是白血病化疗等粒细胞减少者可有 40% 皮肤带菌。由于 JK 组棒状杆菌对青霉素、头孢菌素、氨基糖苷类等抗生素均耐药，因此感染易发生在粒细胞减低而又应用广谱抗生素的患者，也可由静脉导管带入感染。

近年来发现婴幼儿鼠伤寒沙门菌败血症的病死率高达 40%，以腹泻为早期症状，以后有多脏器损害，出现休克、DIC、呼吸衰竭、脑水肿等临床表现，40% 以上为医院感染。

3. 特殊类型的败血症

（1）新生儿败血症：指出生后第 1 个月内的血流感染。大肠埃希菌、B 群溶血性链球菌、金黄色葡萄球菌等为常见病原菌。由母亲产道感染、吸入感染羊水、脐带或皮肤等感染而入侵。临床表现为食欲减退、呕吐腹泻、精神萎靡、呼吸困难、黄疸、惊厥等，仅部分患者有发热。由于新生儿血脑屏障功能尚不健全，因此，25% ~30% 的患者感染可扩散至中枢神经系统。

（2）老年人败血症：以革兰阴性杆菌引起者多见，肺部感染后发生败血症的机会较青年人多。从褥疮入侵者也不少，病原多数为金黄色葡萄球菌、大肠埃希菌、铜绿假单胞菌等，厌氧菌不应忽视。易发生感染性心内膜炎。预后较差。

（3）烧伤后败血症常于烧伤后 36h 组织液由外渗开始回收时细菌随之而入。国内有人对 1 800 余例烧伤患者进行了调查，败血症发生率为 2.5%，多发生于急性感染期（23.4%）、创面修复期（42.5%）和残余创面期（24.1%）。耐药的金黄色葡萄球菌和铜绿假单胞菌是其顽固的病原菌，且常可发生混合感染。临床表现较一般败血症为重，可出现过高热、休克、中毒性心肌炎、中毒性肝炎等，部分患者可有体温不升。病死率较高。

（4）医院内感染败血症：近年来发病率在逐年增加，占败血症总数的 30% ~60%，其中绝大多数有严重的基础疾病，如各种血液病、慢性肝肾疾病、肿瘤、器官移植等。部分为医源性感染，如继发于免疫抑制剂的应用、气管切开、导尿、静脉输液、透析疗法和各种手术等。常见的病原菌为表皮葡萄球菌、金黄色葡萄球菌、铜绿假单胞菌、不动杆菌等。由于患者的基础健康情况差，免疫功能缺陷，感染往往危重，且耐药情况严重，治疗效果差。病死率可达 40% ~ 60%。

并发于粒细胞减少者的败血症很多见，多数发生在白血病的病程中，致病菌以耐药的葡萄球菌、铜绿假单胞菌及其他革兰阴性杆菌为主。原发感染有肺炎、齿龈炎、皮肤软组织炎、肛周炎等。由于白细胞低下、炎症反应差，诊断有时较为困难，因此，凡白血病等粒细胞减少者发热 38℃ 以上时均需做血培养，并及时给予抗菌药物治疗。

输液引起的败血症常与体液污染及留置导管有关。液体内细菌以肺炎克雷白菌及聚团肠杆菌生长最快，24h 内细菌数可达 $10^5$/ml（> $10^6$/ml 时液体可变浑浊）。静脉高营养液中含有丰富的葡萄糖，真菌易于生长。全血则因存在抗体且保存于低温，细菌不易生长，若发生污染则多为耐药细菌，如大肠埃希菌或铜绿假单胞菌，病情极为严重，输血小板由于操作过程复杂，且贮存于 25℃，因此污染的机会多。与留置导管相关的感染有 3 种类型，即：①导管插入处的蜂窝织炎。②感染性血栓性静脉炎。③无症状的导管内细菌寄生。3 种均可致败血症。病原菌以葡萄球菌为最多，革兰阴性杆菌及念珠菌等也可见。

## （六）并发症

败血症患者容易并发肾功能衰竭、呼吸功能衰竭、凝血功能障碍；其他器官损害包括中毒性心肌炎变、感染中毒性脑病、中毒性肝炎及中毒性肠麻痹等，一旦发生均可加重败血症，并影响预后。发生多器官功能衰竭者，预后极差。

## （七）实验室检查

1. 血象　白细胞总数大多显著增高，达（10 ~ 30）× $10^9$/L，中性粒细胞百分比增高，多在 80% 以上，可出现明显的核左移及细胞内中毒颗粒。少数革兰阴性败血症及机体免疫功能减退者白细胞总数可正常或稍减低，但仍以中性粒细胞为主。

2. 中性粒细胞四唑氮蓝（NBT）试验　此试验仅在细菌感染时呈阳性，可高达 20% 以上（正常在 8% 以下），有助于病毒性感染和非感染性疾病与细菌感染的鉴别。

3. 病原学检查

（1）细菌培养：血培养及骨髓培养阳性是确诊的主要依据，后者阳性率更高。为获得较高的阳性率，应尽可能在抗菌药物使用之前及寒战、高热时采集标本，反复多次送检，每次采血 5 ~ 10ml。有条件宜同时做厌氧菌、真菌培养。对已使用抗菌药物治疗的患者，采血应避免血中抗菌药物高峰时间，或在培养基中加入适当的破坏抗生素的药物如青霉素酶、硫酸镁等或做血块培养，以免影响血培养的阳性率。脓液或分泌物的培养有助于判断败血症的病原菌。细菌培养阳性时宜进行有关的抗菌药物敏感试验，以供治疗时选用适宜的抗菌药物。

（2）细菌涂片：瘀点、瘀斑、脓液、脑脊液、胸腔积液、腹水、关节液、心包积液等直接涂片检查，也可检出病原菌，对败血症的快速诊断有一定的参考价值。

一般培养基上无细菌生长，疑有 L 型细菌败血症时，应做高渗盐水培养。厌氧菌分离培养至少也需 1 周，不能及时为临床治疗提供细菌学依据。近年已开展气相色谱法、离子色谱法等快速诊断技术。色谱法也能在 1h 内对标本作出有无厌氧菌的诊断，便于指导用药。免疫荧光法快速、敏感，且能特异地鉴定厌氧菌；其他尚有免疫酶标组化快速鉴定产气荚膜梭菌等，对早期诊断有良好效果。

4. 其他检查 鲎试验（limulus lysate test，LLT）是利用鲎细胞溶解物中的可凝性蛋白质，在有内毒素存在时可形成凝胶的原理，测定各体液中的内毒素，阳性时有助于革兰阴性杆菌败血症的诊断。气相色谱法可用于厌氧菌的鉴定与诊断。

5. 真菌感染实验室检测 真菌生长缓慢，培养阳性率亦较低。乳胶凝集实验测定抗原或相应抗体（用于隐球菌病），以及病理组织检查等均有助于诊断。除了常规真菌涂片、培养外，近年开展的 β 甘露聚糖、(1→3)→β-D-葡聚糖定量、烯醇化酶、Cand-Tec 方法以及 PCR 都有助于真菌感染的诊断。

（八）诊断与鉴别诊断

1. 临床表现 凡有不明原因的急性高热、寒战、白细胞总数及中性粒细胞显著增高而无局限于单一系统的症状与体征或同时出现 2 个以上系统感染表现时，应考虑败血症的可能。凡新近有皮肤局部炎症，或挤压疖疮史，或有尿路、胆管、呼吸道等处感染，治疗后仍不能控制体温者应高度怀疑败血症的可能。若病程中出现瘀点、肝脾肿大、迁徙性脓肿、感染性休克等，则败血症诊断基本确立。仔细询问病史、认真查体既有助于确立诊断，又可发现原发病灶，并由原发病灶的部位及性质推测出病原菌的种类，利于治疗。

2. 实验室检查 根据外周血象，白细胞总数大多显著增高，中性粒细胞达 80% 以上，并出现明显的核左移及细胞内中毒颗粒。白细胞总数可正常或稍减低，但仍以中性粒细胞为主者，应注意革兰阴性细菌败血症及机体免疫功能减退者败血症可能。鲎试验有助于判定革兰阴性细菌败血症。中性粒细胞四唑氮蓝试验有助于病毒性感染和非感染性疾病与细菌感染的鉴别。血培养或骨髓培养阳性是诊断败血症的金标准。但一次血培养阴性不能否定败血症的诊断。细菌涂片检出病原菌，对败血症的快速诊断有一定的参考价值。

3. 鉴别诊断

（1）粟粒性结核：多有结核史或阳性家族史；起病较缓，持续高热，毒血症症状较败血症为轻；可有气急、发绀及盗汗；血培养阴性；起病 2 周后胸部 X 线拍片可见均匀分布的粟粒型病灶。

（2）疟疾：虽有寒战、高热，但有明显的间歇缓解期，恶性疟发热、寒战多不规则，但白细胞总数及中性粒细胞不高；血培养阴性；血液及骨髓涂片可找到疟原虫。

（3）大叶性肺炎：病前常有受寒史；除寒战、高热外，尚有咳嗽、胸痛、咳铁锈色痰等呼吸道症状；体检肺部有实变征；胸片示大片炎性阴影；血培养阴性。某些败血症常继发于肺炎病变基础上，此时血培养可发现阳性致病菌。

（4）伤寒与副伤寒：某些革兰阴性菌败血症的临床表现类似伤寒、副伤寒，也有发热、相对缓脉、肝脾肿大、白细胞总数不高等改变，但伤寒、副伤寒发热多呈梯形上升，1 周后呈稽留热，有特殊的中毒症状如表情淡漠、听力下降等，起病后第 6 日可出现玫瑰疹。白细胞总数下降明显，中性粒细胞减少，肥达反应阳性，血及骨髓培养可发现致病菌。

（5）恶性组织细胞增多症：多见于青壮年，持续不规则发热伴恶寒，常出现消瘦、衰竭、贫血，肝脾及淋巴结肿大，出血倾向较明显。白细胞总数明显减少。血培养阴性。抗生素治疗无效。血液和骨髓涂片、淋巴结活检可发现恶性组织细胞。

（6）变应性亚败血症：属变态反应性疾病，青少年多见。具有发热、皮疹、关节痛和白细胞增多四大特点，临床表现酷似败血症。患者发热虽高，热程虽长，但中毒症状不明显，且可有缓解期。皮疹呈多形性可反复多次出现。血象白细胞及中性粒细胞增高，但嗜酸粒细胞多不减少。多次血培养阴性。抗生素治疗无效。肾上腺皮质激素及非甾体类抗炎药物如消炎痛治疗有效。

（7）其他：尚需与深部淋巴瘤、系统性红斑狼疮、布鲁菌病、风湿病、病毒性感染及立克次体病等相鉴别。

（九）治疗

1. 抗菌治疗　应尽早针对可能的病原菌给予经验性治疗（empiric chemotherapy），但在用药前，尽可能取感染相关标本进行病原菌检查。当病原菌不明时，可根据细菌入侵途径、患儿年龄、临床表现等选择药物，通常应用广谱、强效、杀菌性抗菌药物，或针对革兰阳性球菌和革兰阴性杆菌联合用药，而后可根据培养和药敏试验结果目标性治疗（target chemotherapy）。

（1）甲氧西林敏感金黄色葡萄球菌（MSSA）感染：宜用苯唑西林、头孢菌素类治疗，耐甲氧西林金黄色葡萄球菌感染宜用去甲万古霉素、万古霉素或利奈唑胺等药物治疗，重症感染者常需要联合 2 种以上静脉给药，体温降至正常后继续应用 10d，或总疗程在 3 周以上。

（2）革兰阴性杆菌：如大肠埃希菌、肺炎克雷白菌感染可选用第 3 代头孢菌素与氨基糖苷类联合应用，如果是产超广谱 β 内酰胺酶（extended spectrumβ - lactamase，ESBL）菌株，可以选择碳青霉烯类、哌拉西林三唑巴坦、头孢哌酮钠舒巴坦钠或头霉素类，严重感染者可联合用药。铜绿假单胞菌感染者选用头孢他定与氨基糖苷类或羧苄西林联用；重症感染者可选择碳青霉烯类、哌拉西林三唑巴坦、头孢哌酮钠舒巴坦钠或氨曲南，但要注意多重耐药（multi - drug resistance，MDR）或泛耐药（pan - drug resistance，PDR）发生。不动杆菌感染者选用头孢哌酮钠舒巴坦钠，重症感染者也可选择碳青霉烯类、氟喹诺酮类，也应注意多重耐药或泛耐药的发生。

（3）厌氧菌感染：可选甲硝唑、替硝唑、克林霉素、头孢西丁、亚胺培南、氯霉素等治疗。

2. 治疗局部感染病灶及原发病　糖尿病患者应积极控制血糖水平；化脓性病灶无论是原发或继发，都应该在全身应用抗菌药物的同时进行外科切开引流；化脓性心包炎、脓胸、化脓性关节炎及肝脓肿应行穿刺引流排脓；胆管或泌尿系统感染伴梗阻者，应进行手术治疗；假体植入感染者，酌情拔除或更换，抗菌治疗应适当延长；免疫抑制剂使用者感染，应酌情停用或调整用量。厌氧菌败血症首先应该清楚病灶或行脓肿切开引流以改变厌氧环境等。

3. 其他治疗　给予高蛋白质、高热量、高维生素饮食以保障营养。可静脉给予丙种球蛋白或少量多次输入血浆、全血或白蛋白。感染中毒症状严重者可在足量应用有效抗生素的同时给予肾上腺糖皮质激素短程（3~5d）治疗。高热时可给予物理降温，烦躁者给予镇静剂等。

（十）预防

医护人员应加强洗手。尽量避免皮肤黏膜受损；及时发现和处理感染病灶；各种诊疗操作应严格执行无菌要求；杜绝无指征、不合理应用抗菌药物或肾上腺皮质激素。静脉置管可应用肝素化（heparin - coated）或被覆抗生素（antibiotic - impregnated）的中心静脉导管

（central venous catheters）。进行静脉置管前，操作者应该戴帽、面罩及穿外科手术衣。置管时超声引导穿刺可减少穿刺损伤次数，剃毛应该用剪刀（clipper）而不是剃刀（razor）。

（李　烨）

## 第二节　葡萄球菌肺炎

葡萄球菌（staphylococcus）是感染性疾病常见致病菌。几乎所有组织、器官都可受累，葡萄球菌感染后的临床表现多种多样。葡萄球菌肺炎（staphylococcus pneumonia）是致病性葡萄球菌引起肺部急性炎症。临床病情较重，细菌耐药率高，预后多较凶险。

金黄色葡萄球菌（金葡菌）是葡萄球菌属中最重要的致病菌，致病力极强，近年来，耐药株逐渐增多。有资料显示，金葡菌肺炎约占社区获得性肺炎的20%～30%，在医院获得性肺炎中占10%～15%，随着第三代头孢菌素的广泛使用，其在院内感染致病菌中的地位呈上升趋势。近年来社区获得性耐甲氧西林金黄色葡萄球菌（CA‑MRSA）感染的出现，葡萄球菌感染更引起关注。

（一）流行病学

人体是金葡菌在自然界中最主要的宿主之一，通常金葡菌主要定植于鼻前庭黏膜，其他还有腋窝、阴道、皮肤破损处以及会阴等部位。皮肤黏膜的定植对于金葡菌感染是重要的危险因素。社区人群中的带菌率一般为30%～50%，而医院内医护人员则高达70%，其中50%为耐甲氧西林金黄色葡萄球菌（methicillin‑resistant S. aureus，MRSA）菌株。根据带菌与否及其带菌特征可区分3类人群：①周期性带菌者，占50%；②慢性带菌者，正常成人中有10%～20%为慢性带菌；③持续不带菌者，占20%～25%。

金葡菌肺炎可发生于任何年龄，一般以5～15岁的儿童和50～80岁的老年人多见，而且病死率较高。患病率与性别的关系不肯定，通常男性人群中金葡菌肺炎的患病率高于女性，且疾病较为严重，容易威胁生命。临床上长期应用糖皮质激素、抗肿瘤药物和其他免疫抑制剂及慢性消耗性疾病患者，如糖尿病、恶性肿瘤、再生障碍性贫血、严重肝病尤其是门脉高压侧支循环者，急性呼吸道传染病如麻疹、流行性感冒患者，长期应用广谱抗生素而致体内菌群失调者以及静脉应用毒品者，均为金葡菌的易感人群。

金葡菌肺炎的传染源主要为有葡萄球菌感染病灶特别是感染医院内耐药菌株的患者，其次为带菌者。主要通过接触传播和空气传播，医护人员的手、诊疗器械、患者的生物用品及铺床、换被褥可能是院内交叉感染的主要途径。在呼吸监护病房内，气管插管、呼吸机导管、雾化装置及吸痰操作、长时间胃肠外高营养、导管留置均有导致交叉感染的可能。

金葡菌肺炎可常年发病，以冬、春季最多，尤其是并发于流感、麻疹等呼吸道传染性疾病时。金葡菌肺炎常为散发病例，亦可出现医院内、社区性或世界性的暴发流行，如1941年和1957年曾发生流感合并金葡菌肺炎的暴发流行。

（二）病原学和发病机制

1. 病原学　葡萄球菌属于细球菌科、葡萄球菌属的一组革兰阳性球菌，共有22个种。葡萄球菌是革兰阳性球菌，直径0.5～1.5μm，成葡萄状排列。葡萄球菌可在许多环境下生长，最适宜条件是30℃～37℃中性环境。葡萄球菌可以耐受干燥、常用化学消毒剂，能在

10%～12%的氯化钠环境下生存。葡萄球菌大多为需氧或兼性厌氧生长,营养要求简单,在肉汤培养基中生长旺盛,孵育24h后培养即现混浊,并有部分细菌沉于管底。在肉汤琼脂平板上培养24h后菌落达3～4mm,圆形,边缘整齐,表面湿润光泽,不透明。在血琼脂平板上菌落周围可见明显的溶血环。在溶血者大多为致病菌株。

早年根据葡萄球菌在固体培养基上产生不同色素分为:金黄色葡萄球菌、白色葡萄球菌和柠檬色葡萄球菌。1965年国际葡萄球菌和微球菌分类委员会将其分为凝固酶阳性的金葡菌与凝固酶阴性的表皮葡萄球菌,凡凝固酶阳性、甘露醇发酵的细菌称为金葡菌,有致病性;凝固酶阴性、甘露醇不发酵的细菌称为表皮葡萄球菌,为条件致病。1974年Bergey细菌学鉴定手册又增加了凝固酶阴性的腐生葡萄球菌。此后又陆续分离到许多新种。其中除中间葡萄球菌、部分(约25%)猪葡萄球菌猪亚种菌株为凝固酶阳性外,均为凝固酶阴性。其中至少有6种葡萄球菌呈凝固酶(coagulase)阳性,金葡菌是其中最重要的一种,菌落为金黄色,含多种溶血素。

2. 发病机制  金葡菌致病主要有两个方面:中毒反应(如中毒性休克综合征,TSS)和感染(如金葡菌肺炎)。中毒症状与细菌分泌的毒素有关,感染症状是由于金葡菌的增殖、侵袭、破坏宿主组织造成的。金葡菌产生的凝固酶可在菌体外形成保护膜抵抗宿主吞噬细胞的杀灭作用,所释放的多种酶可导致肺组织的坏死和脓肿形成。病变累及或穿破胸膜可形成脓胸或脓气胸;病变消散时可形成肺气囊。

葡萄球菌侵入机体后,在敏感组织中大量繁殖,产生多种毒素和酶,导致相应病理损害;而机体的中性粒细胞及巨噬细胞进入感染部位,吞噬致病菌,炎症局限化。局部大量炎症细胞浸润、血栓形成、纤维蛋白沉积、组织坏死、液化,形成脓肿,是为葡萄球菌感染典型的病理改变。各种原因导致的中性粒细胞减少和吞噬细胞功能降低的患者容易发生葡萄球菌感染的扩散。

葡萄球菌能分泌多种酶和毒素,与其致病性有一定关系。凝固酶能使血浆或体液中的纤维蛋白附着于葡萄球菌的菌体表面,成为一种纤维性外衣,保护细菌不易被吞噬细胞吞噬、消化,使葡萄球菌的毒素或其他酶得以发生作用。葡萄球菌毒素有溶血素,具有溶血作用,可引起白细胞增多,血小板溶解,使组织坏死,作用于人和哺乳动物的丘脑,具致死作用。葡萄球菌还能产生肠毒素、杀白细胞素和中毒性休克毒素(toxic shock syndrome toxin,TSST),它们分别可以引起食物中毒、破坏白细胞、侵犯皮肤引起猩红热综合征和休克。葡萄球菌尚产生溶菌酶和透明质酸酶、蛋白酶、过氧化氢酶、纤维蛋白溶解酶、脂肪酶、核酸酶等。细胞外多糖作为一种黏附素,使细菌易于与导管和植入物黏附,是该类细菌好发血管内装置和植入物医院感染的重要因素。

(三)金葡菌的耐药性

20世纪60年代青霉素曾是治疗葡萄球菌最有效的抗生素,而目前临床分离株中约90%由于产生β-内酰胺酶(青霉素酶)而对青霉素耐药。60年代初发现的MRSA对临床用β-内酰胺类抗生素均耐药,80年代庆大霉素曾为治疗MRSA感染的有效药物,但目前MRSA对庆大霉素的耐药率已经超过50%。80年代末金葡菌对氟喹诺酮类高度敏感,曾作为治疗MRSA感染的保留用药,但现在80%以上的MRSA和MRSE对氟喹诺酮类耐药。凝固酶阴性葡萄球菌的耐药性与金葡菌相似,除万古霉素、去甲万古霉素、替考拉宁等糖肽类和利福平外,许多医院中临床分离株对常用抗菌药物的耐药率>50%。

1997 年日本首次发现万古霉素中介金葡菌（Vancomycin Intermediate Staphylococcus au-reus，VISA），后来相继又有报道。VISA 菌株通过增厚细胞壁产生耐药。自 2002 年在美国报道了第一例耐万古霉素金葡菌（Vancomycin Resistant Staphylococcus aureus，VRSA）后，美国已鉴定出耐万古霉素金葡菌（VRSA）。在这些由 VRSA 引起感染的患者中，还分离出耐万古霉素肠球菌，可见耐药基因 vanA 能在体内转运。VRSA 的出现虽然是个别现象，但却是金葡菌耐药性不断提高的必然结果。因此，当前应该在优化抗菌药物使用的同时，应该最大程度的减少细菌耐药现象发生。

当今，金葡菌（特别是 MRSA）的流行病学主要有下列 4 种趋势：①在很多国家，多重耐药株（尤其是 MRSA）引起的感染得到了极大关注；②一些国家 MRSA 的检出率相对较低；③社区获得性肺炎中发现 MRSA（CA - MRSA）；④已出现万古霉素中介和耐药金葡菌（VRE）。由于 MRSA 具有多重耐药性，可以引起高危人群的严重感染，因此得到了世界各国的普遍关注，目前 MRSA 感染已经成为全球性的公共医疗问题。

1. 葡萄球菌耐药机制

（1）产生灭活酶和修饰酶：葡萄球菌产生的青霉素酶可破坏多种青霉素类抗生素，产酶量高的某些菌株可表现为对苯唑西林耐药。产生氨基糖苷类修饰酶可灭活氨基糖苷类，使菌株表现为对氨基糖苷类耐药。葡萄球菌还可产生乙酰转移酶灭活氯霉素而使其耐药。

（2）靶位改变：青霉素结合蛋白（peniciⅡin - binding protein，PBP）是葡萄球菌细胞壁合成的转肽酶，葡萄球菌有 4 种 PBP，甲氧西林耐药金葡菌的染色体上有 mecA 基因，编码产生一种新的青霉素结合蛋白 PBP2a，PBP2a 与 β - 内酰胺类抗生素的亲和力低，能在高浓度 β - 内酰胺类环境中维持细菌的胞壁合成，使细菌表现为耐药。耐甲氧西林的金葡菌和表皮葡萄球菌分布简称为 MRSA 和 MRSE，其耐药机制相同，这些耐药菌除对甲氧西林耐药外，对所有青霉素类、头孢菌素类和其他 β - 内酰胺类抗生素均耐药，同时对喹诺酮类、四环素类、某些氨基糖苷类抗生素、氯霉素、红霉素、林可霉素耐药率也很高（＞50%）；DNA 旋转酶靶位改变和拓扑异构酶Ⅳ变异是葡萄球菌对喹诺酮类耐药的主要机制。此外，葡萄球菌还可改变磺胺药等叶酸抑制剂、利福平、莫匹罗星、大环内酯类和林可霉素类等的作用靶位而对这些抗菌药耐药。

（3）外排作用：葡萄球菌可排出胞内的四环素类、大环内酯类和克林霉素而对这些药物耐药。

2. MRSA 的分类　目前 MRSA 分为两大类，即：医院获得性 MRSA（healthcare - ac-quiredmethicillin - resistant Staphylococcus aureus，HA - MRSA）和社区获得性 MRSA（com-munity - ac - quired methicillin - resistant Staphylococcus aureus，CA - MRSA）。

人类是耐甲氧西林金葡菌（MRSA）的携带者，也是造成 MRSA 传播的重要来源。通常 30% ~ 60% 的健康成人体内有金葡菌定植，其中 10% ~ 20% 为长期定植，定植的部位主要在鼻前庭。Ⅰ型糖尿病、血液透析、静脉途径吸毒者、外科手术以及获得性免疫缺陷综合征的患者，其金葡菌（包括 MRSA）的定植率明显增加。金葡菌定植者发生金葡菌感染的危险性明显增加。在医院内，MRSA 可以通过患者与患者、环境与患者以及器械与患者之间进行传播。然而，患者与患者之间传播常常通过医务人员的手进行传播。这可能是医院内、尤其是 ICU 中 MRSA 主要的传播途径之一。另外，特别需要注意 MRSA 往往可以在医疗器械和用品表面存活数天至数周。因而，MRSA 经常可以通过医务人员的手，从医疗用品表面传播到患者。现在 MRSA 已经成为医院内感染的重要病原体之一。

HP - MRSA 的危险因素包括老年患者、男性、入住 ICU、慢性病患者、先前抗菌药物的用药史、皮肤黏膜屏障破坏、导管的放置等。研究表明，外科 ICU 中最常见的 MRSA 感染是血流感染，其次是 MRSA 肺炎和切口感染。ICU 病房内 MRSA 感染的有显著意义的危险因素包括：入住 ICU 的时间、机械通气、中心静脉导管的放置、完全胃肠外营养、先前抗菌药物的使用、鼻前庭 MRSA 定植以及在同一个 ICU 中同时有 2 名以上的患者有 MRSA 定植。MRSA 的独立危险因素分别为：①患者的来源，是否来自疗养院；②先前抗菌药物的使用经历；③医院内发生的感染；④接受胰岛素治疗的糖尿病；⑤血管内介入装置。

CA - MRSA 感染的患者往往缺乏上述的危险因素。CA - MRSA 是区别于 HA - MRSA 的另一种病原所致，分离的许多菌株是极具有毒力的，且多发于健康人群，可以引起肺炎、坏死性筋膜炎、脓毒血症。目前对于 CA - MRSA 还缺乏统一的定义。根据美国疾病控制和预防中心（CDC）的定义，CA - MRSA 是指在门诊或入院 48h 内即分离出 MRSA 菌株；患者无 MRSA 感染或 MRSA 定植的病史，一年内无护理中心居住史，未接受过临终关怀，也未经血液透析，过去一年内无外科手术史及无永久性导管或医疗装置植入。CA - MRSA 感染多发生在社区儿童和年轻人，常出现皮肤或皮肤软组织感染。主要危险因素有：经济条件差、居住环境恶劣以及身体接触多的人群，包括男性同性恋、运动员、士兵以及监狱内人员等。CA - MRSA 通常只对 β - 内酰胺类抗生素耐药，而 HA - MRSA 菌株可以对多种药物耐药。由此可见，CA - MRSA 和 HA - MRSA 在危险人群、基因型、细菌毒力和药物敏感性等方面均存在显著的不同（见表 13 - 1）。

（四）病理学

原发性吸入性金葡菌肺炎常常呈大叶性分布，一般以右肺居多，可发生于单侧或双侧，多肺段炎症。化脓性炎症可破坏肺组织，形成肺脓肿。病变可侵及叶间胸膜及邻近肺叶。侵及胸腔，则形成脓胸或脓气胸。可引起细支气管炎性狭窄，起着活瓣作用，形成肺气囊，这在小儿多见。

血源性金葡菌肺炎多发生于葡萄球菌菌血症患者。细菌栓子引起肺部多发的化脓性炎症病灶，进而发展成多发肺脓肿，可侵及胸腔、心包，也可伴其他葡萄球菌引起的炎症，如脑膜炎、关节炎等。

（五）临床表现

金葡菌肺炎的发生与其在呼吸道的定植和宿主防御屏障的破坏有关，一些人群如婴儿、老年人；住院患者和体质严重虚弱，尤其是气管切开、气管插管、使用免疫抑制剂或近期做过手术的患者；囊性纤维化或肉芽肿性疾病的儿童和青年；病毒性肺炎，特别是甲型或乙型流感病毒感染后继发细菌感染的患者，这些人群易发生金葡菌肺炎。例如，儿童患者发病前常有上呼吸道感染、支气管炎；青壮年患者常因患流行性感冒而合并金葡菌肺炎；年老体弱及慢性病变患者因基础疾病常反复住院、接受侵袭诊疗技术和不适当应用抗生素，易发生医院内金葡菌肺炎。除继发于病毒感染外，也可由败血症或皮肤感染的血行播散发病。如血源性金葡菌肺炎常有皮肤疖痈等金葡菌感染史。

金葡菌肺炎一旦发生，常来势凶猛，症状较重，仅个别病例表现轻微，病程较为缓慢，形成慢性肺炎或慢性肺脓肿。金葡菌肺炎的临床表现与肺炎球菌性肺炎相似，发热、反复寒战、咳嗽、咳黄色脓痰、胸痛、组织坏死伴脓肿形成和肺囊肿（大多见于婴幼儿），病变广泛时可有肺实变的表现；病情大多进展快且有明显衰竭，脓胸、脓气胸常见。

（1）多数急性起病，血源性金葡菌肺炎常有皮肤疖痈史，皮肤黏膜烧伤裂伤破损等金葡菌感染史。有血管留置导管史者易并发感染性心内膜炎，患者胸痛明显，呼吸困难，高热、寒战，而咳嗽、咳脓性痰较少见，可出现心悸、心功能不全的表现。一些患者有金葡菌败血症病史，部分病例找不到原发病灶。

（2）通常全身中毒症状突出，衰弱，乏力，大汗，全身关节肌肉酸痛，急起高热，体温 39~40℃，呈稽留热型，伴有寒战，咳嗽，由咳黄脓痰演变为脓血痰或粉红色乳样痰，无臭味，胸痛和呼吸困难进行性加重，发绀，重者甚至出现呼吸窘迫及血压下降，少尿等末梢循环衰竭的表现。少部分患者肺炎症状不典型，可亚急性起病。

（3）血行播散引起者早期以中毒性表现为主，呼吸道症状不明显。此外，老年患者及患有慢性疾病的患者及某些不典型病例，可呈亚急性经过，起病较缓慢，症状较轻，低热、咳少量脓性痰，有时甚至无临床症状，仅在胸片时发现肺部点状或边缘模糊的片状阴影。有时虽无严重的呼吸系统症状及高热，而患者已发生中毒性休克，出现少尿、血压下降。临床上尤其要注意。

（4）早期呼吸道体征轻微与其严重的全身中毒症状不相称是其特点之一，不同病情及病期体征不同，典型大片实变少见，如有则病侧呼吸运动减弱，局部叩浊音，可闻管样呼吸音。有时可闻湿啰音，双侧或单侧。合并脓胸脓气胸时，视程度不同可有相应的体征。部分患者可有肺外感染灶，皮疹等。

（5）社区获得性 MRSA（CA – MRSA）感染的临床特点：CA – MRSA 主要引起皮肤组织感染，但也可以造成严重的坏死性肺炎。这种重症呼吸系统感染可以伴有脓毒性休克、咯血和呼吸衰竭，患者常常需要入住 ICU，进行呼吸支持和循环支持。CA – MRSA 所致社区获得性肺炎通常发生在原先健康的成年人，75% 的患者发病前往往有流感样症状。患者常常很快出现严重的呼吸道症状，常包括咯血、白细胞减少和 C – 反应蛋白增加（ >350mg/ml）。胸片表现为多叶空洞性病变和肺泡浸润阴影。这些特点并不是 CA – MRSA 感染的特色，但与葡萄球菌产生杀白细胞素相一致，临床上如果发现以下情况则应该怀疑 CA – MRSA（表 13 –1）。

表 13 –1 临床上提示 CA – MRSA 感染的可能性

| CA – MRSA 感染的可能性 |
| --- |
| 流感样的前驱症状 |
| 严重的呼吸道症状伴迅速进展的肺炎，发展为急性呼吸紧迫综合征 |
| 体温 >39℃ |
| 咯血 |
| 低血压 |
| 白细胞降低 |
| 胸片显示多叶浸润阴影伴有空洞 |
| 近期接触 CA – MRSA 患者 |
| 属于 CA – MRSA 寄植增加的群体 |
| 近 6 个月来家庭成员中有皮肤脓肿或疖肿的病史 |

**（六）实验室及影像学检查**

1. 血常规　外周血 WBC 在 $20 \times 10^9$/L 左右，可高达 $50 \times 10^9$/L，重症者 WBC 可低于正常。中性粒细胞数增高，有中毒颗粒、核左移现象。而重症病例（CA – MRSA 感染）由于细菌分泌的杀白细胞素（leukocidin）导致白细胞计数明显减少。血播性者血培养阳性率可达 50%。原发吸入者阳性率低。痰涂片革兰染色可见大量成堆的金葡菌和脓细胞，白细胞内见到球菌有诊断价值。普通痰培养阳性有助于诊断，但有假阳性，通过保护性毛刷采样定量培养，细菌数量 $10^3$ cfu/ml 时几乎没有假阳性。

血清胞壁酸抗体测定对早期诊断有帮助，血清滴度 1：4 为阳性，特异性较高。

2. 影像学检查　肺浸润、肺脓肿、肺气囊肿和脓胸、脓气胸为金葡肺炎的四大 X 线征象，在不同类型和不同病期以不同的组合表现。多发性小脓肿、肺气囊肿和脓胸、脓气胸为婴幼儿金葡肺炎的特征，且早期临床表现常与胸部 X 线摄片表现不一致，即临床症状已很严重，而胸片表现不明显。但病变发展变化极快，可于数小时发展成为多发性肺脓肿、肺气囊肿、脓胸，并可产生张力性气胸、纵隔气肿。因此，在病变早期胸片的随访对疾病的诊断帮助很大。

一般而言，金葡肺炎最常见的胸片异常为支气管肺炎伴或不伴脓肿形成或胸腔积液，大叶性实变不多见，肺气囊强烈提示为金葡菌感染。原发性感染者早期胸部 X 线表现为大片絮状、密度不均的阴影。可成节段或大叶分布，亦有成小叶样浸润，病变短期内变化大，可出现空洞或蜂窝状透亮区，或在阴影周围出现大小不等的气肿大泡（图 13 – 1）。栓塞性金葡菌性肺炎的特征是在不相邻的部位有多发性浸润，浸润易形成空洞，这些现象表示病因来源于血管内（如右侧心内膜炎或脓毒性血栓性静脉炎）。通常，血源性感染者的胸片表现呈两肺多发斑片状或团块状阴影或多发性小液平空洞。血源性金葡菌肺炎早期在两肺的周边部出现大小不等的斑片状或团块状阴影，边缘清楚，直径为 1.3cm，有时类似于转移性肺癌，随病变发展，病灶周围出现肺气囊肿，并迅速发展成肺脓肿。

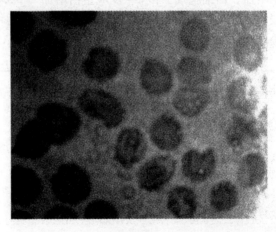

**图 13 – 1　金黄色葡萄球菌肺炎患者胸片和 CT**
示：右肺门旁巨大空洞，空洞内壁不规则，有液平形成

从临床过程来看，除早期病变发展极为迅速外，金葡肺炎的另一特征呈迁徙性，当临床表现已明显缓解时，而影像学上肺气囊肿仍可存在数月，最后可自然痊愈。

## （七）诊断和鉴别诊断

对于有金葡菌感染易患因素的病员，一旦出现典型的临床表现，诊断并不困难。通常根据典型临床表现、胸部 X 线征象、呼吸道分泌物涂片及培养可作出诊断。但本病早期临床表现与胸部 X 线改变不符合，早期诊断常有困难，胸部 X 线检查随访追踪肺部病变的动态变化对诊断有帮助。

细菌学检查是确诊金葡菌肺炎的依据，患者咳出痰液中发现有金葡菌可怀疑本病，确定诊断要从血液培养、脓胸的脓液或气管或胸腔抽出物中发现金葡菌。金葡菌与肺炎球菌不同，较易培养，因此假阴性不多见。需要鉴别的疾病主要是可以形成肺脓肿的细菌性肺炎，如肺炎球菌肺炎、真菌性肺炎等。鉴别主要依赖痰培养的结果。

痰液涂片检查可见大量脓细胞、成堆革兰阳性球菌，白细胞内可见到革兰阳性球菌。痰液、鼻咽拭子，浆膜腔液、下呼吸道分泌物、肺穿刺物及血液培养应及早进行，抗菌药物使用之前即应留取标本。由于正常人鼻咽部可带菌，因此，咳痰培养前必须清洁口腔，并作多次培养，痰培养阳性率高达 95%，血培养的阳性率较低。应在高热时多次（2 ~ 3 次，每隔 1/2 ~ 1h 一次）或自两处不同部位采血，血标本量应 >10ml。表皮葡萄球菌血培养需要 2 次阳性才能确认有意义。除胸液、肺穿刺物和血培养分离到葡萄球菌具有肯定诊断价值，其他标本包括下呼吸道防污染技术所采集到的标本培养到葡萄球菌，其诊断价值需结合临床（如迅速发展的坏死性肺炎）进行判断。临床上需与其他疾病鉴别。

1. **其他细菌性肺炎**　如流感嗜血杆菌、克雷白杆菌、肺炎链球菌引起的肺炎，典型者可通过发病年龄、起病急缓、痰的颜色、痰涂片、胸部 X 线等检查加以初步鉴别。各型不典型肺炎的临床鉴别较困难，最终的鉴别均需病原学检查。

2. **肺结核**　上叶金葡菌肺炎易与肺结核混淆，尤其是干酪性肺炎，也有高热、畏寒、大汗、咳嗽、胸痛，胸片也有相似之处，还应与发生在下叶的不典型肺结核鉴别，通过仔细问病史及相关的实验室检查大多可以区别，还可以观察治疗反应帮助诊断。

## （八）治疗

1. 抗菌治疗

（1）经验性治疗：临床上可以按金葡菌感染的来源（社区还是医院）和本地区近期药敏资料来选择抗菌药物。社区获得性肺炎考虑可能为金葡菌所致时，不宜选用青霉素，而应选用苯唑西林和头孢唑林等第一代头孢菌素；若效果不好，在进一步进行病原学诊断相关检查时试用可考虑换用糖肽类抗生素治疗。住院患者若怀疑医院获得性金葡菌肺炎，首选糖肽类抗生素治疗。在经验治疗过程中，应尽各种可能获得病原菌，并根据其药敏情况及时修改治疗方案。

（2）针对病原菌治疗：培养获得并确认病原菌为金葡菌时，应根据其药敏结果选药。治疗应依据痰培养及药物敏感试验的结果选用抗生素。分离出的金葡菌应进行凝固酶、β - 内酰胺酶的检测。药敏试验除常用药物外，还要包括苯唑西林（或甲氧西林）和万古霉素，以便临床参考。常规药敏试验对氨苄西林、头孢唑啉和阿米卡星耐药的金葡菌，基本可确定为耐甲氧西林的金葡菌（MRSA）。

1）对青霉素敏感株，首选大剂量青霉素治疗，过敏者可以使用大环内酯类、林可霉素类、半合成四环素类、SMZCo 或第一代头孢菌素。

2）大多数金葡菌产青霉素酶，且对甲氧西林的耐药株不断增加。如为甲氧西林敏感菌株，一般主张用一种能抗青霉素酶的青霉素，可选用苯唑西林，或氯唑西林等；如苯唑西林或萘夫西林 2g，静脉注射，每 4～6h 1 次。

3）另一类主要药物是头孢菌素，常用的为头孢噻吩或头孢孟多 2g，静脉注射，每 4～6h 1 次，头孢唑啉 0.5～1.0g，静脉注射，每 8h 1 次，或头孢呋辛 750mg，静脉注射，每 6～8h 1 次。第三代头孢菌素对金葡菌几乎无效。另外，林可霉素 600mg，静脉注射，每 6～8h 1 次对 90%～95% 菌株有效。阿米卡星和磷霉素对部分病员有效。

4）一般认为，对甲氧西林耐药的菌株，对所有 β-内酰胺抗生素均耐药。在许多医院，此类菌株占医院获得性金葡菌的 30%～40%，占社区获得性感染的 5%。如怀疑或经体外药敏试验证明为 MRSA，首选糖肽类抗生素，并根据药敏结果可加用磷霉素、SMZco、利福平等。

糖肽类抗生素：①万古霉素，成人剂量 2.0g/d，分 2 次缓慢静脉滴注；②去甲万古霉素，成人 1.6g/d，分 2 次缓慢滴注；③替考拉宁，成人 0.4g 加入液体中静脉滴注，首 3 次剂量每 12h 一次给药，以后维持剂量 0.4g 每日给药一次。本品亦可肌内注射。肾功能减退患者应调整剂量。疗程不少于 3 周。

其他可选药物为氟喹诺酮类、二甲胺四环素、亚胺培能、阿米卡星等。

治疗上除选用适当的药物外，还要注意避免各种导致中心粒细胞减少或吞噬功能降低的发生，如导致白细胞减少的药物和糖皮质激素的使用等。

2. 体位引流　脓（气）胸应及早胸腔置管引流。肺脓肿应嘱患者按病变部位和全身情况作适当体位引流。金葡菌呼吸机相关肺炎患者亦应加强湿化吸痰，并严格执行无菌操作。

3. 其他　营养支持和心肺功能维护等均十分重要。伴随葡萄球菌心内膜炎患者在抗菌治疗症状有所改善应即早进行心脏赘生物的手术治疗。

### （九）HA-MRSA 和 CA-MRSA 感染的治疗

HA-MRSA 主要引起医院内高危患者肺部感染和血流感染；而 CA-MRSA 则更容易导致皮肤软组织感染，但也可能引起如坏死性肺炎和骨髓炎等严重感染。MRSA 常有迁移到包括骨、关节、肾脏和肺等特定部位形成脓肿的倾向，成为反复发生感染的潜在病因，所以临床上已经给予适当的治疗、但仍然持续发热的患者，应该注意有无发生迁移性脓肿的可能性。

万古霉素、替考拉宁等糖肽类药物既往一直作为治疗 MRSA 感染的首选药物，当前在临床上已经获得广泛应用。但近年来因为 MRSA 对糖肽类药物的敏感性正在逐渐下降，尤其是异质性万古霉素中介的金葡菌（heterogeneous vancomycin intermediate staphylococcus aureus，h-VISA）、万古霉素中介的金葡菌（VISA）以及万古霉素耐药的金葡菌（VRSA）的出现使耐药金葡菌的治疗出现了严重的困难，从而引起医学界的极大关注；而 CA-MRSA 的出现则需要对 MRSA 感染的治疗原则进行重新认识。

1. h-VISA 与 VISA　h-VISA 是指对万古霉素敏感性降低的金葡菌，其原代菌对万古霉素敏感，但存在耐药的细胞亚群，经过长时间的万古霉素筛选之后变成均质性 VISA。h-VISA 目前被认为是 VISA 的前体，主要出现于存在 MRSA 感染的病例，故推测 h-VISA 可能来源于 MRSA。由于 h-VISA 主要见于长期应用糖肽类药物治疗 MRSA 感染的医疗单位，因此认为 h-VISA 的发生可能与临床上大量使用万古霉素造成的选择有一定的关系。当前

h - VISA 的发生率呈现出上升趋势。据报道 h - VISA 的发生率在 1986—1993 年期间为 3.3%，2003—2006 年期间则达到 21%。有资料显示，h - VISA 常见于近期内做过外科手术、长期住院、曾经感染过 MRSA 的患者。此外，既往接受过万古霉素治疗也是 h - VISA 感染的一个独立危险因素。实际上，医务人员的手也可以引起 h - VISA 的传播。

h - VISA 的发现可以解释体外药敏试验对万古霉素敏感的 MRSA 感染病例、而在临床治疗过程中却未获得成功的现象。由于常规的检测方法很难发现 h - VISA，因此 h - VISA 的发生率明显增加预示着糖肽类抗菌药物的疗效将越来越差，病死率将不断增加。

2. MRSA 感染的治疗原则 MRSA 除对甲氧西林耐药外，临床上对包括 β - 内酰胺类药物在内的多种抗菌药物也表现出耐药。HA - MRSA 携带葡萄球菌染色体 mec 盒（staphylococcal chromosomal cassette mec，SCC - mec）Ⅰ、Ⅱ、Ⅲ；CA - MRSA 主要携带 SCC - mec Ⅳ和V。SCC - mec Ⅰ、Ⅱ、Ⅲ基因片段较大，携带多重耐药基因，除对 β - 内酰胺类抗菌药物耐药之外，对大环内酯、林可酰胺类等多种非 β - 内酰胺类抗菌药物耐药；SCC - mec Ⅳ基因碱基序列长度短，缺乏编码对除 β - 内酰胺类之外抗菌药物耐药的基因。因此，目前对于 HA - MRSA 感染的病例糖肽类药物仍为首选，此外，治疗金葡菌的新药：利奈唑胺（linezolid）、达托霉素（dapto - mycin）、替加环素（tigecycline）也可选用。此外，CA - MRSA 感染除了上述药物之外，还可以根据病情选择林可酰胺类、大环内酯类、氟喹诺酮类以及复方新诺明等抗菌药物。

CA - MRSA 感染的治疗应该根据感染的临床特点、药物药代动力学以及当地细菌耐药状况等综合考虑。CA - MRSA 也可呈现多重耐药性，对 β - 内酰胺类抗菌药物表现为耐药，但对其他类型的抗菌药物，如红霉素、克林霉素、链阳菌素、复方新诺明以及利奈唑胺等敏感。利福平联合其他药物通常也可以防止耐药突变的产生，但不宜单独使用利福平。

（1）糖肽类抗菌药物：万古霉素和替考拉宁主要作用于细菌的细胞壁，为杀菌剂。糖肽类抗菌药物对革兰阳性球菌如金葡菌、表皮葡萄球菌（包括甲氧西林耐药株）、化脓性链球菌、肺炎链球菌、草绿色链球菌及大多数肠球菌拥有良好的抗菌活性，对革兰阳性杆菌如白喉棒状杆菌、厌氧革兰阳性杆菌如艰难梭菌等也具有很好的抗菌活性。由于近年来对糖肽类抗菌药物不敏感的革兰阳性球菌不断的出现，对于限制糖肽类抗菌药物的使用的呼吁也越来越多。美国 CDC 建议应该在以下情况使用万古霉素：耐甲氧西林葡萄球菌感染；肠球菌及链球菌性心内膜炎；多重耐药耐青霉素肺炎链球菌（penicillin resistant streptococcus pneumoniae. PRSP）所致的脑膜炎；高度怀疑革兰阳性球菌感染的粒缺患者；经甲硝唑治疗无效的艰难梭菌所致假膜性肠炎。在以下情况则不宜使用万古霉素：如外科常规预防用药、中心或周围静脉导管留置者的全身或局部预防用药、持续腹膜透析或血液透析的预防用药、MRSA 带菌状态的清除、粒细胞缺乏症患者发热的经验治疗、单次血培养凝固酶阴性葡萄球菌生长而不能排除污染者、不作为假膜性肠炎的首选药物以及用于局部冲洗等。

（2）对 MRSA、VISA 以及 VRSA 具有较好抗菌活性的新的抗菌药物：针对耐药革兰阳性球菌的不断出现，制药企业陆续开发出了多种新的抗菌药物，对包括 MRSA、VISA 以及 VR - SA 在内的革兰阳性球菌具有较好的抗菌活性。主要包括奎奴普丁/达福普汀（quinupristin/dalfopristin）、利奈唑胺、达托霉素、替加环素、糖肽类抗生素 oritavancin、telavancin 和 dalba - vancin 以及 Ceftaroline 等。

（十）治疗 MRSA 感染的新抗菌药物

1. 利奈唑胺（Linezolid） 利奈唑胺主要用于治疗多重耐药的革兰阳性球菌感染，特别是对下列由对万古霉素耐药的肠球菌、多重耐药的肺炎球菌和对甲氧西林耐药的金葡菌或表皮葡萄球菌引起的感染，如：①医院内获得性肺炎和社区获得性肺炎；②复杂的皮肤和皮肤组织感染（包括未伴发骨髓炎的糖尿病足感染）；③单纯皮肤和皮肤组织感染。

（1）常规剂量（静脉给药）：①由肺炎链球菌（包括多重耐药株）或金葡菌（甲氧西林敏感和 MRSA）引起的社区获得性肺炎和医院内获得性肺炎：推荐剂量为一次 600mg，每 12h 1 次，疗程 10~14 日；②由金葡菌（甲氧西林敏感和 MRSA）、化脓性链球菌或无乳链球菌引起的复杂的皮肤和皮肤组织感染（包括未伴发骨髓炎的糖尿病足感染患者）：推荐剂量为一次 600mg，每 12h 1 次，疗程 10~14 日；③万古霉素耐药的粪肠球菌感染（包括伴发菌血症的患者）：推荐剂量为一次 600mg，每 12h 1 次，疗程 14~28 日。

（2）常规剂量（口服给药）：①由肺炎链球菌（包括多重耐药株）或金葡菌（甲氧西林敏感和 MRSA）引起的社区获得性肺炎（包括伴发菌血症的患者）：推荐剂量为一次 600mg，每 12h 1 次，疗程 10~14 日；②由肺炎链球菌（包括多重耐药株）或金葡菌（甲氧西林敏感和 MRSA）引起的医院内获得性肺炎：推荐剂量为一次 600mg，每 12h 1 次，疗程 10~14 日；③由金葡菌（甲氧西林敏感和 MRSA）、化脓性链球菌或无乳链球菌引起的皮肤和皮肤组织感染（包括未伴发骨髓炎的糖尿病足感染患者）：对于复杂的感染，推荐剂量为一次 600mg，每 12h 1 次，疗程 10~14 日，对于单纯的感染，推荐剂量为一次 400mg，每 12h 1 次，疗程 10~14 日；④万古霉素耐药的粪肠球菌感染（包括伴发菌血症的患者）：推荐剂量为一次 600mg，每 12h 1 次，疗程 14~28 日。

（3）肾功能不全时剂量：不推荐调整剂量。但在肾功能不全患者，利奈唑胺的两个主要代谢物可能产生蓄积。在肌酐清除率为 10~80ml/min 的成年患者的研究表明，有肾损害时，不需要调整剂量。

（4）肝功能不全时剂量：在轻到中度肝功能不全的患者，不推荐调整剂量。尚未评价利奈唑胺在严重肝功能不全患者的药代动力学。

（5）老年人剂量：不推荐调整剂量。

（6）透析时剂量建议透析后给予补充剂量（如 200mg）。

2. 替加环素（Tigecycline） 替加环素具有超广谱抗菌活性，对革兰阳性或革兰阴性需氧菌、非典型致病菌以及厌氧性细菌，特别是耐药致病菌，如：MRSA，青霉素耐药肺炎链球菌（PRSP），VRE 和对糖肽类抗生素敏感性降低的葡萄球菌等，均具有非常高的活性。另外替加环素对产超广谱 β-内酰胺酶（ESBL）的大肠埃希菌、肺炎克雷白菌和产酸克雷白菌，以及大部分脆弱拟杆菌在内的多数肠杆菌属也具有活性。替加环素作为一种新型的广谱抗菌活性的静脉注射用抗生素，尤其对 MRSA 也有活性。

用法和用量：替加环素的初始剂量为 100mg，随后每 12h 补充 50mg。静脉输注应经过 30~60min 完成给药。并发性皮肤和皮肤结构感染以及并发性腹内感染的治疗持续时间一般为 5~14d。治疗的持续时间要依感染的严重性、患者的临床和细菌学进展情况而定。对严重肝损伤患者初始剂量仍为 100mg，但随后每 12h 的维持量要减为 25mg，并密切观察肝功能的变化。

## （十一）预后和预防

葡萄球菌肺炎的预后通常与感染菌株的致病力、患者的基础状态、肺部病变范围、诊断和治疗是否及时和正确，以及有无并发症如菌血症、心内膜炎、脑膜炎等均有密切的关系。在抗菌药物问世前，合并葡萄球菌菌血症的肺炎患者病死率高达 80%。尽管现在抗葡萄球菌的药物较多，但病死率仍在 10%~30%，年龄大于 70 岁的患者病死率为 75%。痊愈患者中少数可遗留支气管扩张等。

尽管金葡菌感染后可出现多种后继免疫反应，并且曾经尝试制造金葡菌菌苗、葡萄球菌类毒素等免疫制剂，但至今尚未证明任何一种免疫性预防措施是有效的。

有人主张治疗金葡菌带菌者。用鼻咽拭子采样后培养结果阳性者，可予每日口服利福平 0.45~0.6g，连服 5d，或与其他敏感的抗菌药物合用可明显地减少金葡菌的感染，在 6~12 周后根据个体的具体情况，必要时重复一个疗程。亦有应用抗生素如杆菌肽或新霉素滴鼻液、莫匹罗星或杆菌肽软膏搽鼻前庭部局部治疗的报道。

医护人员应严格无菌操作技术，做好病区内消毒隔离，在医院内接触每一患者后要洗手。对于有金葡菌感染病灶者尤其是感染医院内耐药菌株者应进行隔离，阻断传染源和传播途径，相关医护人员同时行鼻咽拭子培养，若培养出同一型细菌，则医护人员亦属医院内金葡菌感染有关的带菌者，必要时应更换工作岗位。

由金葡菌（尤其是 MRSA）引起的感染将继续成为世界范围内医学界面临的主要挑战之一。同时金葡菌耐药形式的出现与新型抗菌药物使用紧密相关。因此，不应过于强调寻找与研制新的抗菌药。尽管出现耐万古霉素和耐替考拉宁的金葡菌，静脉应用糖肽类抗生素仍可作为治疗全身感染的主要药物。对万古霉素治疗无反应的 MRSA 感染，治疗药物的选择取决于感染部位、药物抗菌活性、药动学和安全性、潜在耐药性以及治疗费用。治疗肺炎及皮肤和软组织感染，利奈唑胺比万古霉素可能更有效。因利奈唑胺即可口服又可静脉注射给药，更适于长期门诊治疗，为临床医师和患者提供了更加灵活有效的治疗方案。

（李　烨）

# 第三节　猩红热

## 一、概述

猩红热（scarlet fever）为 A 组 B 型溶血性链球菌产生的红斑毒素 A、B 及 C 所导致的急性呼吸道传染病，有全身性红斑及中毒症状。近年来认为皮疹是对链球菌外毒素的一种过敏反应，而非红斑毒素直接作用于皮肤的结果。以胃肠道为特殊表现的猩红热，其发病机理可能为 B 型溶血性链球菌产生的红斑毒素及其溶解产物或类肠毒素物质，作用于肠黏膜和肠上皮细胞引起肠液过度分泌所致。引起休克的原因主要由腹泻致有效循环血容量不足。普通型猩红热也有心、肝、肾等脏器功能的损伤，其发病机理除与传统的退行性中毒性改变有关外，还与激活的白细胞的释放炎性介质引起炎症反应有关。

## 二、临床表现

（1）多见于幼儿及学生。

（2）潜伏期 2～5d，长者 1～7d。

（3）临床上比较典型的病例有三期发展经过，即：前驱期、出疹期、脱屑期。前驱期表现为骤然。

（4）咽部红、肿胀，软腭见针尖大红斑或瘀斑。发病初，红肿肥大的舌乳头突出于白色舌苔上，呈"白色杨梅舌"；3～4d 后白色舌苔脱落，舌乳头红肿突出于鲜红的舌质之上，状似杨梅，称"红色杨梅舌"。

（5）多伴全身淋巴结肿大。

（6）若治疗不及时或不当，可导致扁桃体脓肿、风湿热、急性肾小球肾炎、败血症性关节炎及心肌炎等并发症。

### 三、诊断要点

（1）根据接触史、临床表现及病原学证据可以诊断。

（2）血常规早期可见白细胞总数及中性粒细胞升高，恢复期嗜酸性粒细胞升高，咽拭子培养有溶血性链球菌生长。

### 四、鉴别诊断

1. 川崎病　为多见于儿童的急性发热性、出疹性疾病，与猩红热不同，前者发热伴有结膜充血及唇红干裂，肛周皮肤潮红、脱屑或卡介苗接种处再现红斑，这两项体征多出现于川崎病急性期。2 岁以下儿童多见，男孩比例高。我国发病率较低，但病死率较高，心脏并发症较多。

2. 麻疹　起病初有明显的上呼吸道卡他症状及口腔麻疹黏膜斑，起病后第四天出疹，为斑丘疹，面部亦有发疹，皮疹虽有融合，但疹间有正常皮肤。

3. 药疹　可呈猩红热样皮疹，发疹前有用药史，有一定的潜伏期，发疹没有顺序，无咽峡炎、杨梅舌、口周苍白圈等，中毒症状轻。

### 五、治疗方案及原则

1. 一般治疗　急性期应卧床休息，补充液体及营养。应注意避免并发症的发生。

2. 全身治疗　主要用抗生素静脉滴注治疗。首选青霉素，剂量 5 万 U/（kg·d）；对青霉素过敏者选用红霉素，剂量 30～50mg/（kg·d），或林可霉素 40mg/（kg·d）；疗程 7～10d。

3. 局部治疗　注意口腔清洁，可用 3% 硼酸水或生理盐水漱口。手足大片脱屑时，应避免感染。

（李　烨）

## 第四节　肺炎克雷白菌感染

### 一、概述

克雷白杆菌（Klebsiella）属为肠杆菌科中一类有荚膜的革兰阴性杆菌。肺炎克雷白菌为呼吸道感染的重要病原体，常引起重症肺炎，还可引起泌尿道感染、胆管感染、败血症和化脓性脑膜炎等严重疾病。20 世纪 80 年代以来肺炎克雷白菌耐药率明显增加，特别是产生超广谱 β - 内酰胺酶（ESBL）的菌株，能水解所有第 3 代头孢菌素和单酰胺类抗生素。目前国内不少报道肺炎克雷白菌中产 ESBL 比率高达 40% 以上，并可引起医院感染暴发流行，在医院内获得性肺炎中占第 2、3 位或第 3、4 位，在社区获得性肺炎中也常见到。该感染好发于营养不良、原有慢性肺部疾病、糖尿病、手术后、酒精中毒者、白细胞减少及免疫功能受损等患者。婴儿及老年人多见。本病的病死率各家报道不一，医院内获得性肺炎患者的病死率在 15% ~ 30%。

## （一）病原学

肺炎克雷白菌呈粗短、卵圆形杆菌，直径 0.3 ~ 1.0μm，长 0.6 ~ 6.0μm，单个或成双排列，无鞭毛，有荚膜，无动力，兼性厌氧。能在普通培养基上生长。革兰染色阴性。根据其荚膜多糖结构及抗原性的不同，肺炎克雷白菌可分为 38 个以上的荚膜血清型。这些血清型的致病性及流行病学之间的关系尚无定论。国外学者认为，呼吸道感染以 K1 ~ K6 为多见，也有人认为以 K47、K21、K3、K23、K31 和 K51 等为多见。罗文侗等调查上海地区主要来自呼吸道的肺炎克雷白杆菌菌株 282 株，以 K1 和 K33 分离率最高。

克雷白菌属分为 7 个种，其中肺炎克雷白菌、臭鼻克雷白菌、催生克雷白菌和硬鼻克雷白菌 4 种与人类疾病有关，肺炎克雷杆菌约占临床分离株的 95%。在 MacConkey 琼脂培养基上形成较大的有多糖荚膜的类熟液样菌落。肺炎克雷白菌能发酵乳糖，与枸橼酸反应生成碳，Voges - Proskauer 试验阳性，能在氰化钾中生长，$H_2S$ 试验阳性。

## （二）流行病学

正常人的肠道与呼吸道可存在克雷白菌，呼吸道本菌的检出率 2% ~ 5%，粪便为 5%。克雷白菌寄植胃肠道后，不仅可成为带菌者（传染源），当人体抵抗力降低时，可以引起局部或全身感染。易感者从口咽部吸入肺炎克雷白菌，在呼吸道黏膜 - 纤毛活动受损的情况下引起肺部感染。细菌可在患者之间相互传播，或经奶瓶、人工呼吸机的湿化器、导尿管、内镜、静脉补液、医护人员的手而传播。肺炎克雷白菌是医院内感染的重要致病菌，在某些国家中已占医院内感染病原菌的第 2 位，仅次于铜绿假单胞菌。在重症监护病房（ICU）、泌尿科病房中常发生流行。肺炎克雷白菌对多种抗生素耐药，细菌通过耐药质粒的传播而在医院内造成感染的局部流行。

## （三）发病机制

肺炎克雷白菌可寄居于健康人的呼吸道和消化道以及存在于水中。当机体抵抗力降低，如患营养不良、糖尿病、粒细胞减少症、白血病、淋巴瘤、各种癌症的患者，以及应用糖皮质激素、免疫抑制剂、抗肿瘤药物者、气管插管、患各种严重疾病以及吸烟、酗酒者等，或见于新生儿、老人、各种手术尤其是器官移植等大手术后，均可使咽喉部的肺炎克雷白菌寄居数量显著增加，使细菌吸附机体上皮细胞的能力增强。当胃酸缺乏或 pH 升高时，胃液内细菌数量可明显增加，当胃液反流时，便成为引起肺炎或支气管炎的致病菌的来源之一。本病主要经吸入咽喉部或气管内的致病菌而发病，少数可直接从外界吸入引起。肺炎克雷白菌有丰富的荚膜多糖物质，在进入肺泡后可抵抗巨噬细胞吞噬，并在肺泡内生长繁殖而致病。肺炎克雷白菌的荚膜、菌毛、需氧菌素产物（aerobactin production）是其毒力因子。有证据表明 KI 荚膜抗原可能是致病的主要物质。

（四）病理

感染可累及多种器官与组织。

（1）肺炎：肺炎克雷白菌在肺泡内生长繁殖，破坏肺泡组织引起小叶或大叶实变，以右肺多见。病理变化与肺炎链球菌肺炎不同之处是肺泡内含有大量黏稠渗出液，使叶间隙下坠。渗出液中有大量中性粒细胞、单核细胞及红细胞，少量纤维蛋白及肺炎杆菌。肺泡壁坏死、液化，形成多发性或单个薄壁脓肿，坏疽样改变。炎症消散慢而不完全，可留有纤维增生、残余化脓病灶或支气管扩张。病变常累及胸膜和心包，引起脓胸。

（2）尿路感染：在有原发病及留置导尿管的患者，肺炎克雷白菌可上行引起尿路感染。

（3）败血症：肺炎克雷白菌可在各脏器形成多发性脓肿，如肝、肾、脑、心包等。

肺炎克雷白菌也可引起人体局部感染，如伤口、眼结合膜、静脉、蜂窝织以及肠道、脑膜等系统或全身感染。

（五）临床表现

1. 症状

（1）肺部表现：与其他化脓性病原菌引起的肺炎相似，常继发于支气管扩张、流行性感冒、结核等。起病突然，畏寒、发热、咳嗽、咳痰和胸痛等。发热不规则，或呈高热，2/3 患者体温在 39～40℃。部分患者在起病前先有上呼吸道感染症状，少数患者有上腹部痛与呕吐。痰液无臭，黏稠，脓性，难以咳出，血液和黏液均匀混合的典型的红棕色黏稠胶冻状痰（25%～50%），也可痰中带血或铁锈色痰，个别患者有咯血。严重者有黄疸、发绀、全身衰竭，在发病 24～36h 内发生感染性休克、肺水肿和呼吸衰竭。可并发脓胸、心包炎、败血症、脓毒血症和脑膜炎。16%～50% 患者发生肺脓肿。小婴儿多以消化道症状为首发表现。本病早期即常有全身衰竭，预后较差，病死率约 50%，发生广泛肺坏疽者则预后更差。

肺炎克雷白菌肺炎也可由急性延续成为慢性，呈肺脓肿、支气管扩张症与肺纤维化的临床表现。

（2）肺外表现：克雷白菌肺外感染并非少见。在尿路感染中仅次于大肠埃希菌而居第 2 位，临床表现和发病机制与大肠埃希菌感染相似。有尿频、尿急和尿痛等尿路刺激征，尿培养阳性。更常见于原有夹杂病或有排尿不畅（前列腺肥大、尿道狭窄和膀胱输尿管反流等）的患者，保留导尿和尿路器械检查常为诱因。克雷白菌败血症好发于原有基础疾病的患者，多发生于住院患者。病情凶险，多有高热、寒战、大汗等内毒素血症的中毒症状。可出现感染性休克表现，如四肢厥冷、脉搏细速、皮肤发花及血压下降等，休克发生率有时高达 63%。还可伴神志改变、皮肤及消化道出血、静脉穿刺部位渗血不止等。约 13% 病例并发心、肺、肾、脑的迁徙性病灶，病死率为 37%～50%，死因多为感染未控制或严重毒血症。克雷白菌脑膜炎具有一般化脓性脑膜炎的症状和体征：高热、头痛、意识不清和颈项强直，脑脊液呈化脓性改变（白细胞计数和蛋白质明显增高、糖低）。

2. 体征  急性发热病容，呼吸快，常有发绀。肺部体征多数有叩诊浊音，呼吸音减低和湿性啰音。也可有典型的肺部实变体征。有时可见相应病变部位的胸廓下陷，扩张度减小，肋间隙变窄及气管偏向患侧。部分患者表现为慢性过程或急性迁延，表现为慢性炎症的临床表现。

3. 实验室检查 周围血白细胞计数和中性粒细胞多数增高，血液病患者、应用免疫抑制剂者白细胞计数可不升高。痰涂片可见有荚膜的革兰阴性杆菌。可从血液、痰液、尿液等标本中培养查菌。肺炎克雷白菌肺炎患者血培养阳性率25%。肺炎克雷白菌在普通培养基上生长良好，但单纯靠痰培养阳性尚不能确立诊断。

4. 胸部 X 线检查 炎症浸润病变多见于右上叶或两上叶，呈大片状浓密阴影及脓肿形成，可融合。部分患者为小叶性改变，以两下肺为多。叶间隙下坠已较少见，有时可见少量胸腔积液。慢性病例呈慢性化脓性改变，肺纤维化，肺容积减少及胸膜增厚等。上叶实变伴叶间裂下垂等肺炎综合征，现已很少见到。

（六）诊断及鉴别诊断

1. 诊断 对急性起病有典型的临床表现，病变在右肺上叶或小叶性肺炎，尤其发生在一些免疫防御功能较差者，结合痰液的病原学检查，可确立诊断。痰液检查要规范留取"合格"的痰标本，行涂片及培养，连续两次阳性，且呈优势菌生长，或经纤支镜防污染标本毛刷取病变部位分泌物或脓液行定量培养，符合诊断标准者结合临床表现可确立诊断。血或胸腔积液培养阳性也可确立诊断。在其他严重疾患基础上并发本病者，常可与其他细菌，包括其他需氧菌和厌氧菌混合感染。

2. 鉴别诊断 本病应与其他病原引起的肺炎及肺结核相鉴别。肺炎链球菌引起的肺炎较少有脓肿形成，对青霉素治疗有效，可与之鉴别。与金葡菌肺炎的鉴别，重在病原学检查，且金葡菌肺炎的中毒症状常较本病更重，脓血痰较多见。肺结核一般起病较慢，有慢性中毒表现、抗炎治疗无效，痰结核菌检查阳性可确立诊断。

二、治疗

（一）抗生素应用

近些年来，革兰阴性杆菌的耐药性有明显增多趋势，尤其是产 ESBL 的细菌常表现为多重耐药，即不仅对 β – 内酰胺类抗生素耐药，而且对阿米卡星和环丙沙星等非 β – 内酰胺类抗菌药物也耐药，给临床治疗带来极大威胁。其中肺炎克雷白菌是产 ESBL 的重要细菌之一，国内外报道产 ESBL 比例相差较大，5% ~37%，国内多数城市且 >40%。

因此，对于肺炎克雷白菌感染，积极有效的抗生素治疗是关键。而不同菌株之间对药物的敏感性差异甚大，故治疗药物的选用应以药敏结果为准。一般病例，在未获药敏结果前最常应用头孢菌素和氨基糖苷类，两者体外具有协同作用，可以联合应用；可首选第3、4 代头孢菌素，如头孢噻肟、头孢曲松、头孢他啶和头孢吡肟等，头孢呋辛一般为 1.5g，3 次/天，严重感染可给药 4 次。儿童平均 1d 量为 60mg/kg，严重感染者可用至 100mg/kg，分3 ~4 次给药。头孢他啶为 1 ~2g，2 次/天。病情严重者，可加用氨基糖苷类药物，如阿米卡星或庆大霉素等。庆大霉素因不良反应较大，临床已较少使用；阿米卡星成人 15 ~20mg/（kg·d），分 2 次给药，剂量不超过每天 1.5g；儿童 4 ~8mg/（kg·d），分 2 次给药，疗程至少 2 周。但应注意氨基糖苷类药物有听力损害、眩晕、以及肾损害、神经肌肉阻滞作用等不良反应，与头孢菌素合用会增加肾毒性，故需注意患者的肾功能，对老年人尤应重视。替代药物有氟喹诺酮类药物，或用 β – 内酰胺类/β – 内酰胺酶抑制剂的复合制剂如头孢哌酮/舒巴坦、哌拉西林/三唑巴坦等。

对于产 ESBL 的细菌感染，不再选用第 3 代头孢菌素或第 4 代头孢菌素。应首选碳青霉烯类抗生素，如亚胺培南/西司他丁、厄他培南、比阿培南、帕尼培南和美罗培南等，给药剂量和时间间隔应根据感染类型、严重程度及患者的具体情况而定，肾功能不全者剂量需根据肌酐清除率进行调整。美罗培南成人 0.5~1g，每 6~8h 1 次静滴；儿童 10~20mg/kg。治疗脑膜炎时建议每次 2g，每 8h 1 次。近来对碳青霉烯类药物的研究主张持续静脉滴注给药，并维持 2~3h，以提高碳青霉烯类药物抗菌活性。此类药物有恶心、呕吐、腹痛、腹泻等胃肠道反应以及外周血嗜酸性粒细胞增多、白细胞计数减少、中性粒细胞减少等。对孕妇更应权衡利弊后慎重用药。大剂量使用时可出现神经系统毒性，尤以亚胺培南为显著，故不适于脑膜炎的治疗，肾功能减退的患者应按肌酐清除率相应减少剂量。次选药物药物为 β内酰胺类/β内酰胺酶抑制剂的复合制剂，如头孢哌酮/舒巴坦、哌拉西林/他唑巴坦等。头孢哌酮/舒巴坦成人剂量 1~2g/次，2~4 次/天；小儿为 40~80mg/kg，分 2~4 次给药，大剂量使用时应考虑凝血功能障碍。哌拉西林/他唑巴坦成人剂量每 6h 3.375g，滴注应缓慢，至少 30min 以上，需注意肾功能损害及电解质紊乱。严重病例上述药物可与氨基糖苷类联合应用。疗程 3~4 周。有脓肿或空洞形成者，用药时间可适当延长。有脓胸者，需积极行胸腔穿刺抽液或插管引流，冲洗及局部抗菌药物治疗。败血症与化脓性脑膜炎的临床治疗可能需 6 周以上。克雷白菌脑膜炎常伴有脑室炎，可选用庆大霉素等药物行脑室内给药，一次给药后 24h 内大部分时间脑脊液药物浓度能达到治疗量的抗菌浓度 4~6mg/L。

个别城市大医院已出现对常用抗菌药物均耐药肺炎的泛耐药肺炎克雷白杆菌，严重感染者可考虑选用多黏菌素 B 或 E。常用剂量为 200 万 U，分 2~4 次肌注。有时可选用两种药敏呈"耐药"的抗菌药联合治疗，如碳青霉烯类或头孢哌酮/舒巴坦与氨基糖苷类、磷霉素或氟喹诺酮类联合，常可奏效。

## (二) 对症及支持治疗

增强患者的免疫功能、积极有效的营养支持及对症治疗在整个治疗体系中占重要地位。可用止咳祛痰剂，发绀者给氧、补充营养和维生素，注意水、电解质和酸碱平衡。尤其对于老年患者更为重要。

1. 保持呼吸道通畅

(1) 祛痰剂：氨溴索、复方甘草合剂；

(2) 雾化吸入：可稀释痰液，促进痰排出。

(3) 支气管解痉剂：对喘憋严重者可选用；

(4) 保证液体摄入量，有利于痰液排出。

2. 氧疗 一般用鼻前庭导管，氧流量为 0.5~1L/min；氧浓度不超过 40%；氧气宜湿化，以免损害气道纤毛上皮细胞及使痰液黏稠。缺氧明显者宜用面罩给氧，氧流量为 2~4L/min，氧浓度为 50%~60%。若出现呼吸衰竭，应使用人工呼吸器。

3. 纠正水、电解质与酸碱平衡、免疫及营养支持 补充能量、电解质、氨基酸、维生素等，可适当应用胸腺素加强免疫支持，严重病例可酌情予新鲜血浆（贫血时可给予全血）、白蛋白等。对重症患者条件允许时可用球蛋白。

4. 防治感染性休克、脑水肿和呼吸衰竭等并发症的发生。

## 三、预后

肺炎克雷白菌肺炎、败血症预后差，患者大多有严重基础疾病，在抗生素应用前，肺炎克雷白菌肺炎的病死率达51%～97%，在抗生素治疗下其病死率仍达20%～50%。若并发广泛性肺坏疽，则病死率达100%。克雷白菌败血症的病死率在30%～50%，并发休克或多器官功能衰竭的死亡率更高。克雷白菌所致的化脓性脑膜炎预后亦欠佳。

（李 烨）

# 第五节 肺炎链球菌肺炎

肺炎链球菌肺炎是社区获得性肺炎的一种重要类型。发病率高，病死率也很高。近10年，肺炎链球菌对青霉素，其他 β－内酰胺类抗生素，以及非 β－内酰胺类抗生素的耐药率逐渐上升，成为世界范围广泛关注的问题。

### （一）流行病学

肺炎链球菌是一种革兰染色阳性的双球菌，在培养基上短链或成对生长。根据细菌荚膜多糖的不同，肺炎链球菌分成84种不同的血清型。但是与毒力、致病性有关的血清型只有20多种，可引起90%以上的肺炎链球菌感染。

除肺炎外，肺炎链球菌的致病谱很广，如中耳炎、鼻窦炎、菌血症以及骨髓炎、脑膜炎等。肺炎链球菌肺炎在老年人、儿童、有慢性肝肾病基础、慢性阻塞性肺疾病、营养不良、原发性或继发性免疫缺陷病的患者容易发生。

### （二）耐药肺炎链球菌流行趋势

10年前，用青霉素治疗肺炎链球菌感染，几乎总是成功的，但现在情况完全不同了。在中国，青霉素耐药的肺炎链球菌的比例为14.5%，其中青霉素高耐株（MIC≥2mg/L）占2%左右。我们的邻国，如日本、韩国、新加坡，青霉素耐药肺炎链球菌达到60%～70%。在美国，根据多中心的调查结果，从1999年11月到2000年4月，青霉素耐药的肺炎链球菌达到35%，其中青霉素高耐株（MIC≥2mg/L）的比例为60%。其他国家，如西班牙、匈牙利、南非，青霉素中介和耐药的比例更高，达到70%。

如果肺炎链球菌对青霉素耐药，那么对其他 β－内酰胺类抗生素也可能产生耐药。根据北京协和医院的资料，青霉素敏感株对阿莫西林、头孢肤辛、头孢噻肟、头孢曲松均敏感，而青霉素中介及高耐株对上述四种 β－内酰胺类抗生素的耐药性分别为8%、11%、8%和8% 高耐青霉素的菌株对上述4种 β－内酰胺类药物均耐药。

除了对 β－内酰胺抗生素耐药外，肺炎链球菌还可能对非 β－内酰胺抗生素产生耐药。与其他国家相比，在中国，肺炎链球菌对青霉素的耐药率虽然不是很高，但对红霉素的耐药率却高达60%以上。据报道，在中国香港、加拿大，肺炎链球菌对氟喹喏酮的耐药率（定义为环丙沙星 MIC≥4mg/L）增加。

肺炎链球菌不产生 β－内酰胺酶，它耐 β－内酰胺抗生素的机制是青霉素接合蛋白（PBP 主要 1a、2a、2b、2x 四种）的改变，降低了对 β－内酰胺的亲和力。肺炎链球菌对红霉素的耐药机制为：核糖体靶位点的改变和主动外排机制的增强。

· 235 ·

肺炎链球菌产生耐药的危险因素为：高龄、最近使用过抗生素、最近住院史、免疫功能低下

### （三）病因和发病机制

鼻咽部携带肺炎链球菌是肺炎链球菌发生的一个重要危险因素。冬季，在拥挤、通风条件差的环境里，鼻咽部肺炎链球菌的携带率高，因此肺炎链球菌肺炎容易发生。人与人的直接接触是肺炎链球菌传播的重要途径，也可以通过飞沫和血液传播。

肺炎链球菌首先附着于人的上皮细胞，并在此寄居生长。寄居的肺炎链球菌进入组织后，在某些情况下，由于吞噬细胞缺乏识别肺炎链球菌荚膜抗原的受体，或抗体或补体系统被封闭，肺炎链球菌逃脱了吞噬细胞系统的防御，在组织内繁殖，形成炎症。

宿主上皮细胞的完整性对于抵御肺炎链球菌的入侵非常重要，因此，吸烟者、严重空气污染环境下、呼吸道病毒感染等情况下，患肺炎链球菌肺炎的危险性增加。血液循环中荚膜特异性抗体是一种保护性抗体，在链球菌感染后5d左右形成，在体外具有很强的杀灭链球菌的活性。但这种抗体的保护作用并不完全，因此，各个年龄段的患者对肺炎链球菌普遍易感。脾脏对于清除抗体包被的链球菌有很大作用，因此，对于由于某种原因脾脏被切除的患者，患肺炎链球菌肺炎的危险性增大。

### （四）临床表现

肺炎链球菌肺炎多急性起病，表现为寒战和高热，呼吸道症状有咳嗽、咳痰、呼吸困难和胸痛。痰的性状典型表现为铁锈色，但现在较少见。其他伴随症状包括头痛、恶心、呕吐以及腹部不适，食欲下降等。如果有肺外感染存在（如骨髓炎、脑膜炎等），则有相应脏器受累的表现。

体格检查表现为：急性病容，发热，心率快，呼吸急促。肺部检查有叩击痛，吸气相湿性啰音，有时表现为肺实变的体征，包括管状呼吸音、叩诊浊音、听觉语颤增强等。

实验室检查：外周血白细胞增多，中性粒细胞增多。但在严重感染患者，可有白细胞的减少。某些患者，有肝酶和胆红素轻度升高。

胸部X线检查表现为片状密度增高影，或表现为大片实变影。约25%的患者会出现胸腔积液，但脓胸和空洞不多见，如果出现，往往有抗生素耐药肺炎链球菌或合并其他类型致病菌的感染。

### （五）诊断

病原学诊断是肺炎链球菌肺炎的金标准，但是确诊很困难。首先，有大约一半的患者，尤其老年人，没有咳痰症状；其次，即使痰细菌学检查在很短时间进行，也只有大约50%培养阳性；另外，由于肺炎链球菌在口咽部寄生，有假阳性的可能。新鲜合格痰标本涂片，革兰染色直接镜检，如果找到典型革兰染色阳性双球菌，同时排除其他优势菌生长，对于诊断肺炎链球菌肺炎有提示价值。血液、胸腔积液、经皮肺穿刺组织，如果细菌培养出肺炎链球菌，则有确诊价值。

一些研究者使用乳胶凝胶试验、免疫荧光法、酶联免疫法（ELISA），检测不同体液如痰、血清、胸腔积液、尿中肺炎链球菌抗原。但是这种检查的敏感性和特异性还有待提高，其临床诊断价值需要慎重评价。

另外，还有一些研究评估了肺炎链球菌诊断中PCR技术的作用。其中一项研究比较了

传统培养方法、乳胶凝集试验、及 PCR 方法检测经皮肺穿刺标本。以培养方法作参照，乳胶凝集法和 PCR 法诊断肺炎链球菌肺炎的敏感性分别为 52% 和 91%，特异性分别为 89% 和 83%。

（六）肺炎链球菌耐药与预后的关系

肺炎链球菌的耐药性增加了，但是，耐药菌感染的死亡率有无增加呢？1964 年 Austrian 和 Gold 报道伴有菌血症的肺炎链球菌肺炎患者的病死率是 13%，这些患者为 1952—1962 年 10 年间的病例，那时还没有耐药肺炎链球菌出现。有趣的是，Feikin 报道 1995—1997 年侵袭性肺炎链球菌肺炎的病死率为 12%（与 40 年前相比，差别不大），而此时肺炎链球菌的耐药率为 18%。Feikin 发现与青霉素敏感肺炎链球菌相比，青霉素耐药肺炎链球菌肺炎的病死率没有明显增加（耐药株 14%，敏感株 11%，P < 0.05）。相反，高龄和基础病是肺炎链球菌肺炎死亡的危险因素。Ewing 通过对超高耐肺炎链球菌（MIC≥4mg/L）的研究发现，只有在住院 4d 后，耐药株感染的死亡率才有明显增加。这一研究与 40 年前 Austrian 和 Gold 的研究相似，他们发现青霉素减少肺炎链球菌感染死亡的效果，在住院 5d 后才变得明显。

体外试验和临床试验的结果不一致。现在，有很多专家认识到美国实验室标准化委员会（NCCLS）关于肺炎链球菌耐药折点的判定标准可能不适用于呼吸道感染。以前规定的 MIC≥2mg/L 作为肺炎链球菌对青霉素耐药的判定折点，对肺炎链球菌脑膜炎有很高的预后预测价值，但是，对判断肺炎链球菌肺炎的预后意义不大。现在趋向认为，只有青霉素 MIC≥4mg/L，治疗失败的危险才会增加。

（七）肺炎链球菌肺炎的治疗

1. 抗生素的选择　对于青霉素敏感的肺炎链球菌肺炎，首选抗生素为青霉素 G50 万 U，静脉滴注 q4h，或阿莫西林 500mg q8h。可替代的抗生素包括氨苄西林、头孢唑林、头孢噻肟、头孢曲松、大环内酯类如红霉素、克拉霉素、阿奇霉素、多西环素等。对于青霉素中介的肺炎链球菌肺炎。首选抗生素为青霉素 G200 万~300 万 U，静脉滴注 q4h，或头孢噻肟 1~2g 静脉滴注 q8h，或头孢曲松 1~2g 静脉滴注 qd，或新氟喹喏酮抗生素如：左氧氟沙星、莫西沙星、司帕沙星等。可替代的抗生素包克林霉素、多西环素等。对于青霉素高耐肺炎链球菌肺炎，推荐使用万古霉素 0.5g，静脉滴注 q12h，或新氟喹喏酮抗生素如：左氧氟沙星、莫西沙星、司帕沙星等。

美国耐药肺炎链球菌治疗工作组的建议为：对于肺炎链球菌肺炎，如果青霉素 MIC≤1mg/L，肺炎链球菌判定为敏感，中介为青霉素 MIC≤2mg/L，如果青霉素 MIC≥4mg/L，判定为耐药肺炎链球菌。对于社区获得性肺炎链球菌肺炎，如果是门诊患者，经验性抗生素选择为：口服大环酯类如红霉素、克拉霉素、阿奇霉素，多西环素（或四环素），或口服 β-内酰胺类如头孢肤肟、阿莫西林、阿莫西林/克拉维酸。肺炎链球菌肺炎住院患者推荐：头孢噻肟、头孢曲松，或氨苄西林/舒巴坦。为了减少肺炎链球菌对氟喹喏酮抗生素的耐药性，新氟喹喏酮仅限于下列情况：①上述治疗方案无效；②对上述抗生素过敏；③明确的高耐青霉素的肺炎链球菌感染（青霉素 MIC≥4mg/L）。万古霉素不推荐作为社区获得性肺炎链球菌肺炎的常规用药。

2. 肺炎链球菌疫苗　虽然肺炎链球菌有 84 种抗原型（血清型），但与毒力、流行和耐药有关的抗原型只有 20 多种，它可包括 90% 的肺炎链球菌感染。用某种载体蛋白结合多价抗原，研制肺炎链球菌疫苗是目前的热点，目前科学家正在研制安全、有效、价廉的肺炎链球菌疫苗。接受疫苗免疫接种的重点对象为老人、幼儿和免疫功能低下者。

（八）预后

肺炎链球菌肺炎预后通常较好，但如有下列因素存在，预后则较差：年龄过小或过老，特别是1岁以下或60岁以上，原有心、肺、肝、肾及代谢疾病基础者，体温及血白细胞计数不高者以及免疫缺陷者；病变广泛、肺部多叶受累者，严重并发症，如有感染性休克者。肺炎链球菌脑膜炎的病死率高，一般在30%～60%，远高于流脑。凡有以下情况，如高龄、意识障碍、抽搐频繁、脑脊液白细胞数 $<1\,000\times10^6/L$ 等者，预后均差。

（李　烨）

# 参考文献

[1] 李兰娟. 感染病学（第3版）. 北京：人民卫生出版社，2015.
[2] 王宇明. 感染病学精粹. 北京：科技文献出版社，2008.
[3] 贾辅忠，等. 感染病学. 江苏：科学技术出版社，2010.
[4] 谭德明. 感染病学住院医师手册. 北京：科学技术文献出版社，2008.
[5] 王宇明. 感染病学. 2版. 北京：人民卫生出版社，2010.
[6] 尚秀娟. 老年病房肺感染患者健康教育探讨. 现代预防医学，2010，37（22）：4271-4272.

# 第十四章 真菌性疾病

## 第一节 头癣

头癣是由皮肤癣菌直接和间接感染头皮和头发所致的浅部真菌病。常见致病菌为红色毛癣菌、须癣毛癣菌、紫色毛癣菌和犬小孢子菌，偶见断发毛癣菌、许兰毛癣菌、石膏小孢子菌、奥杜益小孢子菌、铁锈色小孢子菌等。

近年由于饲养宠物的增多，以犬小孢子菌为代表的亲动物性真菌感染成为世界范围内主要的流行致病菌。

### 一、诊断要点

1. 好发年龄 多见于儿童，由紫色毛癣菌或断发癣菌所致的黑癣也可见于成人，男女均可发病。

2. 好发部位 主要发生于头皮和头发，偶可合并其他部位皮肤感染。

3. 典型损害 本病临床表现较为复杂，不同菌种感染其损害表现也各异。

（1）白癣：头皮散在大小不等圆形或椭圆形境界清楚的灰白色鳞屑性斑，头发在距头皮3~4毫米处折断，病发根部有灰白色菌鞘包绕，愈后不留瘢痕和永久秃发斑。

（2）黑癣：病发出头皮即折断，断发在毛囊口内留黑色小点，感染部位头皮呈面积大小不等的片状脱发斑，其内有多数毛囊性黑点，秃发斑头皮可有少量鳞屑或散在毛囊性丘疹、脓疱，愈后留有瘢痕。

（3）黄癣：为面积大小不等的碟形硫磺色痂，周围散在粟粒大丘疹和脓疱，其中心有毛发贯穿。病发颜色灰暗，参差不齐，病久可形成萎缩性瘢痕，造成永久性脱发。

（4）脓癣：头皮单发或多发境界清楚隆起的红肿包块，质软有波动感，破溃后有少量浆液或半透明脓液流出，表面结污褐色厚痂，其下为鲜红色浸润糜烂面或溃疡，其上头发干枯无光泽、松动易拔除，愈后留有萎缩性瘢痕和永久秃发斑。

4. 自觉症状 患处常有不同程度的瘙痒，继发细菌感染可有胀痛感，甚至剧痛。

5. 病程 脓癣病程较短，一般数月自愈，而白癣则至青春期方自愈。黄癣和黑癣则无自愈倾向，常持续多年。

6. 实验室检查 病发和痂屑直接镜检，白癣可见发干外包绕密集排列的孢子、黑癣可见发内成串密集镶嵌排列的孢子、黄癣可见发内菌丝或关节孢子与气泡、黄癣痂中可见鹿角状菌丝和成群孢子、脓癣可见多数发外圆形小孢子及发内菌丝。真菌培养可进一步确定致病菌种。伍德灯下白癣发出亮绿色荧光、黄癣发出暗绿色荧光，而黑点癣不发荧光。

## 二、治疗

1. 一般治疗  头癣应早期发现及时进行综合治疗，遵循"服、搽、洗、剃、消"防治原则，即口服结合外用抗真菌药物的同时，定期理发和拔除并焚烧病发、消毒理发工具和病发接触的生活用品等，以增强疗效、缩短疗程、防止复发和交叉感染。

2. 全身治疗  首选灰黄霉素，儿童用量为 15 ~ 20mg/kg·d，分 2 ~ 3 次口服，疗程 6 ~ 8 周，若病发镜检仍为阳性，疗程应延长。

近年研究证实，新型抗真菌药物较灰黄霉素疗效更佳，如特比萘芬，体重 < 20kg 者用量为 62.5mg/d，体重 20 ~ 40kg 者用量为 125mg/d，体重 > 40kg 者用量为 250mg/d；伊曲康唑 3 ~ 5mg/kg·d，儿童最大用量 200mg/d，可采用连续或间歇疗法；氟康唑 3 ~ 5mg/kg·d，儿童最大用量不超过 50mg/d 等。疗程均为 4 ~ 6 周，白癣可延长至 8 周。

应用新型抗真菌药物在治疗前、后 2 周，以及治疗过程中每 2 周，应分别查肝肾功能及血常规，并定期进行真菌镜检，连续 3 次镜检阴性，结合临床症状消失方可判为治愈。

继发细菌感染可给予罗红霉素 5 ~ 10mg/kg·d、红霉素 30 ~ 50mg/kg·d、阿奇霉素 10 ~ 12mg/kg·d、头孢氨苄 25 ~ 50mg/kg·d 或阿莫西林 – 克拉维酸钾 50 ~ 60mg/kg·d（按阿莫西林计算）等抗生素，分次口服。脓癣在急性期给予小剂量糖皮质激素，如醋酸泼尼松 0.5 ~ 1mg/kg·d 或地塞米松 2.5 ~ 5mg/d，可明显缓解症状。

3. 局部治疗  应用 2% 酮康唑香波或 2.5% 硫化硒洗剂清洗头皮后，患处涂搽 5% ~ 10% 硫磺软膏、5% 水杨酸软膏、2% 咪康唑霜、1% 联苯苄唑霜或溶液、1% 环吡酮胺溶液或软膏、0.125% ~ 1% 阿莫罗芬软膏或搽剂、1% 布替萘芬软膏、2% 硝酸舍他康唑软膏、1% 特比萘芬霜或 2.5% 碘酊，每日 2 次，疗程至少 8 周。

继发细菌感染者，可选用 2% 莫匹罗星软膏、0.5% 新霉素软膏（溶液或乳剂）、0.5% ~ 1% 盐酸金霉素软膏（溶液或乳剂）、3% 磷霉素软膏或 1% ~ 3% 红霉素软膏等抗生素制剂，炎症控制后再外用抗真菌制剂，或两者交替使用。红肿较明显的损害，可外用复方益康唑软膏、复方咪康唑软膏、复方酮康唑软膏等含糖皮质激素的抗真菌制剂，禁止单纯外用糖皮质激素。脓癣禁忌切开排脓，以免炎症扩散。

（李　烨）

# 第二节  体股癣

## 一、体癣

### （一）概述

体癣（tinea corporis）是由皮肤癣菌引起的皮肤的浅部真菌感染。红色毛癣菌所致体癣常先在手、足、甲、头或腹股沟等部位出现皮损，因搔抓而蔓延至躯干，也可因直接或间接接触被病原菌污染的澡盆、浴巾、尿布等而感染。糖尿病、慢性消耗性疾病及长期服用糖皮质激素等患者较易患病。由亲动物性的须癣毛癣菌和犬小孢子菌引起的体癣与近年来家庭饲养宠物增多有关，人们嬉戏带菌猫狗或接触其脱落的毛或皮屑后被传染而发病。

（二）临床表现

（1）体癣早期损害为针头到绿豆大小丘疹、水疱或丘疱疹，从中心向周围发展，中心有自愈趋向，皮损边缘由散在的丘疹、水疱、丘疱疹、痂和鳞屑连接成狭窄隆起，呈环状，向周围逐渐扩大。中心部可再次出现第二、第三层同心圆样损害，伴有红斑和丘疹。炎症较轻时可只有脱屑。有时可见毛囊炎样、湿润的脓疱疮样及隆起的疣状损害。

（2）耳廓部的体癣仅表现为鳞屑性红斑，没有中心愈合趋向。

（3）瘙痒明显，搔抓后可引起局部湿疹样改变，易继发细菌感染。

（4）个别病例皮损可泛发全身，皮损融合呈红皮病样表现，但仍可见单个损害的特征。

（5）一般夏秋季皮损初发或症状加重，冬季减轻或转入静止阶段，留下色素沉着。

（6）婴儿尿布区体癣初发部位以臀部为多，其次为腹股沟、耻骨、会阴、股内侧及腰部，甚至蔓延至上腹、背、小腿等处。

不同病原菌感染所致皮损，其形态有一定特点，由亲动物性（须癣毛癣菌、疣状毛癣菌、犬小孢子菌）和亲土壤性（石膏样小孢子菌）真菌引起的损害炎症反应多较明显，以水疱为主，可见小脓疱，皮损面积较小但是数目较多。疣状毛癣菌所致损害主要为与毛孔一致的小脓疱。犬小孢子菌感染在女性及幼儿多见，由于菌体常随动物皮毛传播，病灶呈多发性，不易见到中心愈合趋向。由亲人性的红色毛癣菌引起的损害炎症反应较不明显，常呈大片状，数目较少，愈后多有色素沉着，复发皮损常呈暗红色或棕褐色，边缘不清楚。絮状表皮癣菌所致皮损炎症症状不明显，病灶不易扩大，边缘少有隆起。各种原因引起机体抵抗力下降、糖尿病、慢性消耗性疾病、长期内服或外用糖皮质激素等患者皮损分布广泛甚至泛发全身，无冬季缓解趋势，无明显边缘和丘疹、丘疱疹，难以治愈。

滥用糖皮质激素外用制剂使体癣的皮损不典型者，称为难辨认癣（tinea incognito）或激素修饰癣（steroid modified tinea），以面部较多见，其原因除每天受洗脸、化妆、剃须等因素影响外，还与局部外用药物频度高、颜面皮肤的解剖学特点有关，皮损表现为边界不清楚的糜烂性红斑，无由心自愈趋向及丘疹，临床上很像湿疹；有的皮损中心以糠秕状鳞屑为主，边缘为米粒大的脓疱；有的全身遍布黄豆至小指头大的皮损，分布对称，与玫瑰糠疹相似；还有的表现为叶片状脱屑斑，无炎症性潮红，边缘仅轻度发红。由于皮质激素有抗炎作用，初用时局部症状可一时减轻，继续使用则症状加重，皮损面积急速扩大。有报告指出外用激素者菌丝侵入表皮更深，量更多，毛囊容易受累。

（三）诊断要点

（1）有与动物密切接触史，有典型皮损，瘙痒明显。

（2）实验室检查

1）真菌镜检：用钝刀在皮损边缘处刮取鳞屑，置于载玻片上，滴10％ KOH 溶液后盖上盖玻片，在酒精灯火焰上稍加热以溶解角质。镜下可见菌丝和孢子。菌丝较细长，有分隔，宽度一致有折光，位于角质细胞之间；孢子为圆形或卵形，有时可见关节样孢子。加棉兰或10％KOH、50％派克墨水染色后更容易辨认菌丝和孢子。

2）真菌培养：将鳞屑接种在含氯霉素－放线菌酮的沙堡弱培养基中室温培养，3～5d后可长出菌落，以后可根据菌落形态或做小培养鉴定菌种。

鳞屑真菌镜检和培养阳性即可确诊，必要时可做组织病理检查。

（3）组织病理：在 HE 染色切片上见湿疹样改变。PAS 或银染见菌丝和孢子位于表皮角质层，有时可在毛囊开口处见到菌体成分。

（四）鉴别诊断

1. 玫瑰糠疹　有"母斑"，皮损为玫瑰红色，以躯干为主，对称分布，皮损沿皮纹长轴排列，表面有细小糠状鳞屑，病程为自限性，真菌镜检阴性等。

2. 银屑病　好发于头皮、躯干和四肢伸侧，皮损多为红斑、丘疹或斑块，上覆较厚银白色的鳞屑，分布对称，一般冬重夏轻。鳞屑做真菌镜检阴性。

3. 接触性皮炎　皮损处常有明确的药物或化学物品直接接触史，局部发红明显，边界清楚，常与接触物形态一致。在组织疏松处可出现明显水肿，有时可出现水疱或大疱，痒、痛剧烈。真菌镜检阴性。

4. 花斑糠疹　由嗜脂性马拉色菌所致，皮损为淡红色、褐色和棕色鳞屑斑，也有点状色素减退斑，常好发于胸背、颈部等皮脂分泌旺盛部位。刮取鳞屑镜检能查到菌丝和孢子，但菌丝较粗短，略带弧形，孢子为圆形或卵圆形，成簇分布，以此可与皮肤癣菌相区别。马拉色菌在含油培养基上才能生长，在普通沙氏培养基上不能生长。

5. 湿疹　为变态反应性皮肤病，皮损表现为多形性（如丘疹、水疱、糜烂、渗出、结痂等），分布呈对称性，病程为复发性，皮损鳞屑一般查不到真菌，但有时湿疹继发真菌感染或体癣出现湿疹样改变时可查到菌丝或孢子。

（五）治疗方案及原则

1. 局部治疗　在确定诊断后应在药物种类、剂型以及用药方法上给患者以科学指导，尽可能针对性使用抗真菌药，并根据皮损特点正确选择剂型和药物浓度。治疗体癣原则上以外用药为主，局部使用抗真菌药反应良好，包括水杨酸苯甲酸酊、复方雷琐辛搽剂、10%冰醋酸溶液、1%益康唑霜、1%克霉唑霜、2%咪康唑霜、1%联苯苄唑霜、1%酮康唑霜、1%特比萘芬软膏、1%布替萘芬软膏等，每日用药 1～2 次，一般疗程在 2 周以上。

2. 口服抗真菌药物　全身泛发性体癣除外用药外，可同时口服灰黄霉素，成人每日 0.6g，疗程 2～4 周或口服伊曲康唑、特比萘芬、氟康唑等治疗，疗程 2 周。

3. 注意事项

（1）对同时患有手、足癣，甲真菌病，头癣者应积极治疗，避免和其他患者，包括有癣病的动物密切接触。避免接触污染的毛巾、浴盆，防止交叉感染。贴身衣物、被单等应消毒。肥胖者夏季保持皮肤干燥。避免滥用可能影响机体抵抗力的药物如糖皮质激素、免疫抑制剂等。

（2）教育患者不要以增加用药次数来达到快速治愈的目的，因为在炎症明显时用药次数过多反而刺激局部使炎症反应加重。对儿童患者及面部皮损者应适当降低药物浓度和减少用药次数，避免用药过度而引起局部刺激反应。一旦出现局部刺激反应，应停用抗真菌药，按照急性皮炎进行局部湿敷处理，待炎症反应减轻后再逐渐加用抗真菌药物。

（3）为了巩固疗效，防止复发，应在皮损消失后再继续擦药一段时间，避免皮损稍有好转就停药。

（4）典型的体癣诊断不难，但刮取皮损边缘处鳞屑作真菌镜检和/或真菌培养是非常必要的，这不仅可以帮助明确诊断，而且可筛选出"难辨认癣"，防止误诊和漏诊。对那些临床上不能排除体癣，真菌镜检阴性者，应取鳞屑做真菌培养，在培养结果报告之前，可暂时使用复方咪康唑霜等复合制剂以控制炎症（这些药同时亦有抗真菌作用），待培养结果报告后再改为单纯的抗真菌药（真菌培养阳性时）或抗炎药物（真菌培养阴性时）。

## 二、股癣

### （一）概述

股癣（tinea cruris）是由皮肤丝状真菌引起的发生于腹股沟、会阴、肛周和臀部皮肤的感染。发病与夏季气候温暖潮湿、患者肥胖或身体局部潮湿多汗有关。集体生活者可发生小范围流行。致病真菌主要为红色毛癣菌（占93.7%），其次为絮状表皮癣菌（占3.1%）、须癣毛癣菌（占1.1%）、白念珠菌（占1.0%，最终诊断应为皮肤念珠菌病）、紫色癣菌（占0.3%）等。在菌种构成比上与体癣有明显不同。

### （二）临床表现

（1）股癣的临床表现与体癣相似，开始为少数丘疱疹，逐渐增多扩大，在上股部近腹股沟处形成弧形皮损。由于皱褶两侧皮肤相互接触，皮损常为鲜红色水肿性红斑，可有多个小片红斑沿腹股沟处播散，融合成匐形状，无中心痊愈。红斑皮损上缘常不甚清晰，皱褶以下部位损害呈半圆形，炎症显著，边缘可有丘疱疹。皮损可扩展至股阴囊皱褶，阴囊较少受累或仅表现为边界不清的鳞屑性红斑，阴茎受累罕见。

（2）皮损可向后累及肛周、臀间沟及臀部皮肤，俗称"马鞍癣"。重者可从腹股沟向上蔓延至会阴及耻骨上部，形成有明显边缘的大片红斑。由于瘙痒明显患者不断搔抓，在夏季可引起急性炎症反应，出现少量渗液和结痂，甚至红肿化脓，到秋凉时才缓解。反复搔抓使局部皮肤逐渐变粗增厚，呈苔藓样变，酷似神经性皮炎。炎症消退后局部皮肤的红色逐渐变淡，全部消退时可遗留色素沉着。一般为双侧股部对称受累，也有单侧受累。

### （三）诊断要点

1. 有典型皮损，瘙痒明显。

2. 实验室检查

（1）真菌镜检：刮取皮损边缘处鳞屑加10% KOH溶液后在酒精灯火焰上稍加热以溶解角质。镜下可见真菌菌丝和孢子。对鳞屑较少者可用透明胶带粘贴取材镜检。亦可加棉兰或10% KOH－50%派克墨水染色后观察。

（2）真菌培养置鳞屑于含氯霉素－放线菌酮的沙堡培养基中培养3～5d后可长出菌落，并可进一步鉴定菌种。皮损部取鳞屑作真菌镜检和（或）培养阳性可确诊。

3. 组织病理　PAS或银染见菌丝和孢子位于表皮角质层。

### （四）鉴别诊断

1. 阴囊湿疹　为变态反应性皮肤病，皮损以苔藓化或糜烂、渗出、结痂为主，边缘不清，无中央"痊愈"趋向，瘙痒明显，皮损轻重与季节无关，皮损鳞屑内一般查不到真菌。但股癣累及阴囊后局部经过搔抓、外用药物刺激也可引起阴囊的湿疹样变，这种情况可查到真菌。

2. 维生素 $B_2$ 缺乏　为维生素 $B_2$ 缺乏所致的皮肤病，多见于生活困难、青菜供应不足，又缺少其他来源的维生素 $B_2$ 补充的人群。主要表现为阴囊炎，可见阴囊出现弥漫性淡红斑，边缘清楚，略高于皮面，上覆灰白色鳞屑或棕黑色厚痂，鳞屑内查不到真菌。常合并有舌炎或口角炎。

3. 接触性皮炎　在腹股沟及会阴部出现的接触性皮炎易与股癣相混淆。鉴别要点为，皮损部位常有明确的使用药物史或与化学物品接触史，表现为边界清楚的红斑，阴囊、阴茎等组织疏松部位水肿明显，有时还可出现水疱或大疱，痒、痛剧烈。取鳞屑做真菌镜检阴性。

4. 红癣　是由微小棒状杆菌引起，在靠近阴囊处发生对称性淡黄色或淡红褐色鳞屑斑。皮损表面呈皱纹纸样改变，边界清楚，边缘无丘疹、水疱或结痂，中央无痊愈趋向，传染性很小，患者常无自觉症状。真菌镜检阴性，皮损在滤过紫外线照射下显示珊瑚色荧光。

5. 疥疮　是由疥螨所致，常累及阴囊、龟头及会阴部皮肤，皮损表现为针头大小的丘疹和水疱，在阴囊、龟头可出现暗红色结节，称疥疮结节。因瘙痒搔抓可使腹股沟皮肤呈苔藓样改变，易误诊为股癣。以针头挑取水疱在镜下可查到疥虫或虫卵，真菌镜检和培养阴性。

（五）治疗方案及原则

1. 股癣的治疗方法　与体癣相同。原则上以使用外用药为主，如10%冰醋酸溶液、1%克霉唑霜、1%联苯苄唑霜、2%咪康唑霜、1%益康唑霜、1%酮康唑霜、1%特比萘芬软膏等。每日用药 1 ~ 2 次，疗程一般在 2 周以上。

2. 严重股癣　可同时口服灰黄霉素、氟康唑、特比萘芬、伊曲康唑等，疗程 2 周。

3. 注意事项　原则上与体癣基本相同，由于股部皮肤比较薄而且阴囊对外用药物的吸收率高，所以在未明确诊断前不能随便用药，应先做真菌镜检和培养确定诊断，确诊后选择刺激性小、浓度低的外用药物。每天用药次数不超过 2 次，疗程至少 2 周，在皮损消退后还应坚持涂药 1 ~ 2 周，以防止停药后复发。平时所穿内裤不宜过厚过紧，应保持通风透气。

（李　烨）

# 第三节　须癣

## 一、病因

多种皮肤癣菌所引起的口周皮肤及胡须的癣菌病。多见于欧美牧区。系嗜动物性小孢子菌及毛癣菌（如羊毛状小孢子菌、石膏样毛癣菌、疣状毛癣菌、紫色毛癣菌及黄癣菌等）所致。多由牛传染人，也可通过理发工具传播。此病在我国较少见。

## 二、临床表现

1. 浅表型须癣　先从须部开始，少数毛囊口发生红丘疹，皮肤红斑逐渐扩大而类似平滑皮肤上的体癣，中心区脱屑，须毛脱落，周边可见活动性水疱或脓疱。患处皮肤明显肿胀，但与正常皮肤间境界清楚。患区胡须松动易拔或自行折断。

2. 深在型须癣　为深在性毛囊性脓疱或脓肿，皮肤浸润，胡须变脆且容易拔出，压迫病区有脓液从多个毛囊口中溢出，毛囊内可形成瘘管。严重者愈后遗留永久性脱毛。

3. 好发部位　须癣好侵犯下颌部，很少侵犯上唇靠近鼻孔处（据此可与须疮鉴别）。

## 三、实验室检查

取患处鳞屑或病发直接镜检,可见到菌丝及孢子。由于病原菌不同可呈发内型或发外型。小孢子菌所致须癣的病发在滤过紫外线下有亮绿色荧光。

## 四、病理变化

真菌存在于毛干及毛囊中。由红色毛癣菌引起的结节性毛囊周围炎,在毛囊及真皮炎性浸润中的菌丝和孢子,可被 PAS 及乌洛托品硝酸银染色法,分别染成深红色和黑色。真菌可穿过毛囊壁而进入真皮。日久病灶可变为化脓性。在慢性或正在消退的病灶中,可见淋巴样细胞、上皮样细胞、组织细胞及多形核巨细胞等浸润。

由疣状毛癣菌引起的须癣,可证实菌丝和孢子位于毛囊内,但在围绕毛囊的真皮中则无菌,在真皮内主要是围绕毛囊的急性或慢性炎细胞浸润。

## 五、诊断及鉴别诊断

胡须部位的体癣样损害,伴有主要分布于边缘的毛囊性丘疹或深部毛囊性脓疱,胡须无光泽,易拔出,直接镜检真菌阳性,即可确诊。

本病应与须疮鉴别,后者为细菌感染,好侵犯上唇靠近鼻孔部的胡须,胡须也可松动,但不自行折断,真菌检查阴性。

## 六、治疗

(1)有继发细菌感染者应内用抗生素,外用3%硼酸溶液或锌铜溶液湿敷,待急性炎症消退后再作进一步治疗。

(2)病区范围较小时,用拔毛镊将患病区胡须拔除,并涂擦5%硫磺软膏、1%益康唑霜、1%克霉唑霜或2%咪康唑霜,2次/日。病区胡须应多次拔除,直至局部表面完全正常,然后应再搽药2周以上。

(3)范围较大,拔须困难者,可用内服药治疗,药物及其用法用量参照头癣治疗方法。

## 七、预防

(1)患者的洗理用品,包括毛巾、手帕、面盆、剃须刀等在治愈前要特别注意消毒。

(2)平时避免接触有癣病的家畜或宠物,对患病的动物及时处理,处理时注意隔离及事后清洗消毒。

(李 烨)

# 第四节 甲真菌病

甲真菌病是皮肤癣菌侵犯甲板和/或甲下组织的浅部真菌病。免疫功能低下、HIV 感染、甲损伤或患有其他甲病等可为其发病的易感因素。致病菌主要为毛癣菌属和絮状表皮癣菌,少数可有白念珠菌和其他霉菌感染。

## 一、诊断要点

1. 好发年龄　主要见于成年人，儿童患者较成人明显要少，男女均可患病。

2. 好发部位　发生于指（趾）甲和/或甲下组织。常最先侵犯甲板远端和甲下皮，然后逐渐向甲板近端发展。少数从甲板两侧或近端开始。

3. 典型损害　病甲依其感染的菌种、受侵方式的不同而表现各异，如白色浅表型甲癣表现为甲板浅层云雾状不规则形白色斑点或斑片，表面可有凹点和脱屑；远端侧位甲下型甲癣为前缘和侧缘的甲板增厚混浊，呈黄色、褐色或灰白色；近端甲下型甲癣表现为近端甲板粗糙增厚、凹凸不平，多呈灰白色；甲内型甲癣表现为甲板增厚，呈灰白、黄褐色等。

全甲营养不良型甲癣为以上各型甲真菌病发展的最终改变，表现为整个甲板增厚、甲下鳞屑堆积，或甲板萎缩、甲结构丧失、甲板远端或大部分毁损、甲床表面残留粗糙角化的堆积物。偶可继发甲沟炎，出现红、肿、热、痛等炎症表现。

念珠菌性甲真菌病常伴有甲沟炎，甲周红肿，可有少量渗液但不化脓，有痒痛感，以婴幼儿和儿童较为多见。

4. 自觉症状　单纯甲板感染，一般无任何症状，但指甲癣影响手指精细动作和生活质量。累及甲板周围组织时可有轻微痒感和触痛。

5. 病程　慢性经过，无自愈倾向，未经治疗者常迁延数十年。

6. 实验室检查　病甲甲屑直接镜检可见分隔菌丝或关节孢子。将甲屑接种于沙堡培养基中，可有绒毛状或乳酪状菌落生长。

## 二、治疗

1. 一般治疗　根据临床分型、甲损害程度和致病菌的不同，采用局部搽药、口服药物和联合治疗的方法，以提高疗效，缩短疗程。修剪指（趾）甲时应先修剪正常甲，然后再修剪患甲，剪刀及患甲脱落物应高温消毒。

2. 全身治疗　近端甲下感染及全甲受累者需系统应用抗真菌药物，可选用伊曲康唑400mg/d，分2次口服，连服1周停药3周为一个疗程，指甲真菌病需2~3个疗程，趾甲真菌病需3~4个疗程；特比萘芬250mg/d，每日1次，连服1周后改为隔日1次，一般指甲真菌病6周，趾甲真菌病12周，亦可根据甲板皮屑涂片真菌检测结果确定疗程；氟康唑150mg/次，每周1次，或100mg，每周2次，疗程至少8周，儿童用量酌减。幼儿可选用灰黄霉素10mg/kg·d，分次口服，疗程10~14周。

近年采用伊曲康唑和特比萘芬联合或交替服用的方法治疗甲真菌病，取得了较好的疗效，拓宽了抗菌谱。

3. 局部治疗　抗真菌药物单纯外用可治愈白色浅表型、远端侧位型甲真菌病，若系统应用抗真菌药物的同时患甲外用抗真菌剂，可增强疗效、缩短疗程。

治疗前先用指甲刀或锉刀尽量除去病甲甲屑，用40%尿素软膏、30%冰醋酸溶液、50%碘化钾软膏、0.1%醋酸铅溶液或剥甲硬膏封包或浸泡使病甲软化后，再涂搽3%~5%乳酸碘酊、1%特比萘芬软膏、5%阿莫罗芬甲搽剂、8%环吡酮胺甲搽剂、28%噻康唑溶液（含22%十一烯酸和50%乙酸乙酯）10%益康唑霜或复方酮康唑霜，每日2次，疗程4~6个月或更长。

采用拔甲术拔除病甲后，口服和外用抗真菌药物，可使疗程明显缩短、治愈率提高，但拔甲过程中可因机械性损伤甲母造成新甲畸形，且患者较难接受，故临床较少采用，除非甲板下形成癣菌瘤者。

（李　烨）

# 第五节　手足癣

## 一、手癣

### （一）概述

手癣（tinea manus）是指手指屈面、指间及手掌侧缘皮肤感染皮肤癣菌。因手背皮肤的解剖特点与躯体皮肤相近，故将发生在手背的感染归为体癣。手掌侧缘皮肤角质层较厚，是亲角质的皮肤癣菌最常侵犯的部位。作者在1981—1997年诊断1 132例手癣，其中红色毛癣菌1 035株（91.4%），白念珠菌28株（2.5%），须癣毛癣菌23株（2.0%）；絮状表皮癣菌18株（1.6%），酵母菌16株（1.4%），紫色癣菌2株（0.2%），克柔念珠菌2株（0.2%），铁锈色小孢子菌、犬小孢子菌、曲霉菌、近平滑念珠菌、链互隔菌各1株，污染菌3株。这些真菌可分泌蛋白酶，分解皮肤角质层的角蛋白使菌体易于侵入。手的活动范围较大，在身体其他部位有癣时常以手搔抓，故手易受感染，合并有足癣者用手搓足或剥离趾甲真菌病甲屑是引起手癣的常见主要原因，此种情况常为两足和一手患癣，称为两足一手综合征（two feet - one hand syndrome）。患癣的手搔抓身体其他部位也可引起发病。

### （二）临床表现

本病男性略多于女性，其中21~40岁患者超过总例数的一半以上。一般两手都可受累，但以一手受累更多见。手癣中以鳞屑型和慢性湿疹型多见，因两手暴露，皮肤干燥，浸渍糜烂损害相对较少。一般将手癣分为四型：

1. 水疱型　在掌心或指侧发生散在或成群分布的小水疱，水疱针头大小，位置深在。疱壁发亮、较厚、内容清澈，有不同程度的炎症和瘙痒，水疱自行干燥后疱壁破裂，形成白色点状及环形鳞屑。

2. 鳞屑型　在手掌部发生片状红斑，表面覆有鳞屑，一般边缘清楚，中心纹理比较显著，触之有粗糙感。皮损可为一小片或几片，或融合成大片，累及大部分掌心，在虎口处形成较深的裂隙和鳞屑，也可向手背发展，形成有鳞屑的斑片，皮损可只发于一侧，亦可对称分布。病程慢性，可终年不愈。

3. 浸渍型　指间皮肤浸渍发白，基底湿润潮红糜烂，常有渗液，与念珠菌所致的指间擦烂相似。

4. 慢性湿疹型　此型祖国医学称之为"鹅掌风"。无明显水疱，掌心皮肤逐渐弥漫性粗糙变厚，皮纹变深，常伴小片鳞屑，边界不清。瘙痒明显。冬季易发生皲裂，引起疼痛。

### （三）诊断要点

1. 手部皮损　可呈小水疱，红斑鳞屑，糜烂渗液或皮肤粗糙变厚，伴有瘙痒。

2. 实验室检查

（1）真菌镜检：刮取皮损鳞屑于载玻片上，加 10% 氢氧化钾溶液后加盖玻片，在酒精灯上稍加热以溶解角质，镜下可见孢子和菌丝。由于双手处于暴露状态以及经常洗手等原因，真菌直接镜检的阳性率相对较低，慢性湿疹型更难查到菌丝，同时做真菌培养可提高阳性率。

（2）真菌培养：应尽量多刮取鳞屑，对外用过抗真菌药物者应停药 2 周后再取标本做培养，反复多次培养可提高阳性率。

（四）鉴别诊断

1. 汗疱症 易与水疱型手癣相混淆。本病为双手对称性较深在的小水疱，半球形，无炎症反应，水疱不易破裂，常伴有多汗症，自觉瘙痒或灼痛感，夏季症状加重，秋冬季自愈，真菌镜检阴性，汗疱症患者容易合并真菌感染，此时真菌镜检可阳性。

2. 癣菌疹 由原发真菌感染灶（头癣、足癣等）释放的真菌抗原，经血流带至皮肤，在该处发生了抗原抗体反应所呈现的一种变态反应性损害。本病皮损标本真菌镜检和培养均阴性，并随原发癣的皮损好转而减轻。

3. 慢性湿疹 临床上较难与慢性湿疹型手癣相鉴别，可根据病史、反复多次真菌培养和治疗反应鉴别。

4. 掌跖脓疱病 在掌跖部位反复发生群集的约针头至米粒大小的无菌性小脓疱。脓疱常在 1～2 周内干涸、结痂、脱屑，缓解期一般以红斑鳞屑为主，轻度角化，少有糜烂。

（五）治疗方案及原则

1. 局部治疗 常用的局部抗真菌药物成分有克霉唑、咪康唑、联苯苄唑及特比奈芬，干燥皲裂的皮损宜用含以上任一成分的霜或软膏，每日 1～2 次，连用 4 周。慢性湿疹型损害可用复方苯甲酸软膏局部封包治疗。

2. 口服抗真菌药物 对局部外用抗真菌药物治疗效果欠佳或不能坚持外用药者，可考虑同时口服抗真菌药物，常用药如伊曲康唑、特比萘芬或氟康唑。伊曲康唑每日 200mg～400mg，连服 1～2 周；特比萘芬每日 250mg，连服 1～2 周；氟康唑 150mg，1 周 1 次，连服 3～4 次。上述药物对肝功能影响轻微，但既往有肝病者应慎用，用药期间应监测肝功能。

## 二、足 癣

（一）概述

足癣（tinea pedis）是一种由皮肤癣菌感染引起的足趾间、足底、足跟、足侧缘的皮肤病。本病在人群中发病率 50%～90%，是发病率最高的癣病。可自身传染引起手癣、体股癣及甲真菌病，也可通过共用洗脚盆、毛巾或拖鞋等途径传播给他人；患处常由于搔抓继发细菌感染，引起淋巴管炎、蜂窝织炎或丹毒等。

（二）临床表现

该病的男女患者比例无明显差异。10 岁以下儿童患者少见，20 岁左右患者明显增加，老年人相对较少。21～40 岁患者约占总数的 48.4%。典型的临床表现如下：

1. 水疱型 趾间、足底、足侧缘可见针头至绿豆大的深在性水疱，散在或群集分布，疱壁厚、疱液清澈，不易破裂，有不同程度的炎症和瘙痒。随病情发展水疱或干燥或者融合成多房性水疱，除去疱壁露出蜂窝状基底及鲜红色的糜烂面，易继发细菌感染。此型在夏季年轻女性多见，与真菌的种类（须癣毛癣菌更易引起此型），及机体的变态反应有关。本型易引起癣菌疹。

2. 趾间型　病变常发生在第三、四趾和第四、五趾缝间。该处皮肤相对较薄而嫩、相互紧密接触、不透气、较潮湿，有利于癣菌滋生繁殖。局部皮肤浸渍发白，呈腐皮状，祛除腐皮后见鲜红色的糜烂面甚至裂隙，伴渗液，呈湿疹样改变，常伴有恶臭及瘙痒。可因搔抓引起淋巴管炎、蜂窝织炎或丹毒。发生在趾屈侧或趾前部的水疱、脓疱有时发展迅速呈湿疹样变，常继发细菌感染、化脓，形成溃疡。

3. 鳞屑角化型　最多见，开始偶见趾间有小水疱干燥后形成的环状鳞屑，此后鳞屑逐渐增多，同时出现足底、足侧缘和足跟部的皮肤弥漫性变厚、粗糙、脱屑，鳞屑片状或小点状，反复脱落和新发，鳞屑以下皮肤正常或微红，大都干燥无汗，很少潮湿。此型在冬季多见，常出现皲裂，疼痛出血，影响工作。到夏季又可出现水疱。

临床上将足癣分为 3 型，同一患者在不同时期可以某一型为主，例如夏季可表现为水疱型，冬季可表现为鳞屑角化型。

（三）诊断要点

（1）有典型临床表现。

（2）实验室检查同手癣，足癣鳞屑标本比手癣易刮取，真菌镜检和培养阳性率较手癣高。

（四）鉴别诊断

与手癣大致相同，除应与慢性湿疹、汗疱症、癣菌疹、掌跖脓疱病等鉴别外，鳞屑角化型足癣还应与发生在双足的进行性对称性红斑角化症相鉴别，后者为常染色体显性遗传病，皮损为边界清楚的红斑，常伴有角化过度和鳞屑，有时可见皮损边缘色素加深，鳞屑镜检和培养真菌阴性。

（五）治疗方案及原则

1. 局部治疗　同手癣，如 1%~2% 克霉唑霜、咪康唑霜、益康唑霜、酮康唑霜、联苯苄唑霜、特比萘芬软膏或 10% 冰醋酸溶液及水杨酸制剂等。不同皮损性状对不同药物浓度和剂型的反应不同，如何根据皮损正确选用药物浓度和剂型是治疗的难点。一般对鳞屑角化型应用渗透性比较强，药物浓度比较高的剂型如复方水杨酸软膏，对角化增厚较著者可先用 10% 水杨酸软膏厚搽，再用塑料薄膜封包，每晚一次，促使其角质剥脱，然后再外用上述抗真菌药。对足底多汗伴有臭味者，可先用 10% 聚维酮碘溶液浸泡，后用咪康唑（达克宁），可以除臭止汗，使足底保持清洁干燥。

2. 口服抗真菌药物　同手癣。对严重足癣或伴有趾甲甲真菌病者，在外用抗真菌药的同时，可加用内服药物如伊曲康唑、特比萘芬或氟康唑，方法和疗程与手癣相同。

3. 注意事项　足癣皮损呈湿疹样改变并继发感染时，应首先治疗继发感染。可选用抗生素抗感染治疗，同时，局部使用 1/5 000 高锰酸钾、0.5% 醋酸铅、0.1% 依沙吖啶（利凡诺）或 10% 聚维酮碘溶液浸泡 20min 左右，或者每天使用上述药物之一湿敷 2~3 次，待渗出好转后再外用刺激性小的抗真菌霜剂。

足癣的治疗效果受到很多因素影响。致病癣菌分布的广泛性和传播途径的多样性，决定了抗真菌药物的使用应该是经常性和长期性的。在治疗同时还应采取预防措施，搞好个人卫生，保持足部干燥，勤换袜子，不与其他人共用拖鞋、毛巾、浴巾、洗脚盆等以免交叉感染，洗脚盆、浴缸要经常消毒，家庭中其他成员患足癣也要同时治疗。

（李　烨）

# 参考文献

[1] 李兰娟．感染病学（第3版）．北京：人民卫生出版社，2015.
[2] 王宇明．感染病学精粹．北京：科技文献出版社，2008.
[3] 贾辅忠，等．感染病学．江苏：科学技术出版社，2010.
[4] 马亦林，李兰娟．传染病学．第五版．上海：上海科学科技出版社，2011.
[5] 谭德明．感染病学住院医师手册．北京：科学技术文献出版社，2008.
[6] 王宇明．感染病学．2版．北京：人民卫生出版社，2010.

# 现代感染病学

## （下）

尚秀娟等◎主编

吉林科学技术出版社

# 第十五章 胃肠疾病

## 第一节 病毒性胃肠炎

### 一、概述

病毒性胃肠炎（viral gastroenteritis）又称病毒性腹泻，是一组由多种病毒引起的急性肠道传染病。各种病毒所致胃肠炎的临床表现基本类似。引起病毒性胃肠炎的病毒主要有轮状病毒（rotavirus）、诺如病毒（norovirus）、肠腺病毒（enteric adenovirus）和星状病毒（astrovirus）等。

#### （一）病原体简介

轮状病毒由 Bishop 等于 1973 年首次在急性非细菌性胃肠炎儿童十二指肠黏膜超薄切片中发现。轮状病毒归属呼肠病毒科轮状病毒属。成熟病毒颗粒呈球形，二十面体立体对称，无包膜，直径 60～80nm。基因组为节段性双链 RNA 病毒，全长约 18 550 bp。

诺如病毒由 Kapikian 等于 1972 年首次用免疫电镜在患者的粪便中检测到。诺如病毒归属人类杯状病毒科（human caliciviridae），诺瓦克病毒（Norwalk virus）是诺如病毒属的原型代表株。诺如病毒呈球形，20 面体对称，无包膜，表面粗糙，直径 26～35nm。电镜下缺乏显著的形态学特征，负染色电镜照片具有典型的羽状外缘、表面有凹痕。基因组为单股正链 RNA，全长约 7 642bp。

1953 年，Rowe 等采用电镜首次从一名儿童的腺样体发现腺病毒。目前已经发现人类腺病毒有 51 个血清型，分别归属于哺乳类腺病毒属（Mastadenovirus）的 A～F 亚属。其中血清型 40 和 41 感染主要引起腺病毒性胃肠炎，称为肠腺病毒，归属于 F 亚属。腺病毒核衣壳呈规则 20 面体，无胞膜，直径 80～110nm。基因组为线状双链 DNA，长约 36kb。

星状病毒于 1975 年由 Appleton 和 Higgins 采用电镜在腹泻儿童的粪便标本中首次发现，因其颗粒在电镜下呈星形外观而谓之。星状病毒科包括哺乳类星状病毒（Mamastroviruses）和鸟星状病毒（Avastroviruses）两个属，分别感染哺乳动物和鸟类。星状病毒呈球形，核衣壳为规则 20 面体，无胞膜。自然感染获得的病毒颗粒直径为 28nm，约 10% 的病毒颗粒有特征性的 5～6 个角；细胞培养获得的病毒颗粒直径为 41nm，包括 10nm 的刺突。基因组长约 6.8kbp。

#### （二）流行特征

患病和隐性感染的人和动物为轮状病毒性胃肠炎的主要传染源。最常见的传播方式是粪－口途径。轮状病毒常通过污染物品如玩具和台面而传播，可通过污染水体而造成爆发流行。轮状病毒也可通过飞沫传播。轮状病毒性胃肠炎为世界性传染病，是发展中国家婴幼儿腹泻最常见的原因，也是发达国家婴幼儿腹泻住院的主要原因。轮状病毒性胃肠炎在热带地区无明显的季节高峰；在亚热带和温带地区多流行于干燥和寒冷季节，流行多发生在11～4月份，流行高峰多在11～12月份。轮状病毒性胃肠炎具有年龄依赖性，多发生在4～24月龄的儿童，几乎所有儿童在5岁以前经历过至少一次轮状病毒感染。成年人轮状病毒感染流行非常少见。

患者、隐性感染者和健康携带者均可为诺如病毒性胃肠炎的传染源；人类是唯一已知传染源。粪-口传播为主要传播方式，气溶胶传播和接触传播为辅助传播方式。流行地区极为广泛，分布于各大洲。已经证明，诺如病毒感染在我国普遍存在。流行时间表现为全年散发，无明显季节性，但有冬季或冬春季高峰。受累人群以学龄期儿童和成年人为主。基因Ⅰ群感染主要是学龄期儿童和成年人，而基因Ⅱ群感染主要是学龄前期儿童和婴幼儿。诺如病毒感染多以集体机构爆发流行的形式出现。

患者、隐性感染者和病毒携带者是腺病毒性胃肠炎的主要传染源。腺病毒有多种宿主动物，但很少有动物作为传染源的报道。粪-口传播是主要传播方式，易感者通过接触带病毒粪便污染的物品或食品而传播。虽然浮体传播和水体传播在腺病毒性胃肠炎传播中的作用非常有限。腺病毒性胃肠炎属世界性传染病。肠腺病毒和星状病毒感染是婴幼儿腹泻的第2位原因，仅次于轮状病毒。腺病毒血清型40感染没有明显的季节性，血清型41感染则多发于晚秋。约90%的腺病毒性胃肠炎发生在3岁以下婴幼儿，大多数病例集中在24～36月龄。腺病毒性胃肠炎最常见的流行环境是社区、托幼中心和医院，以散发或爆发形式流行。

患者、隐性感染者和病毒携带者是星状病毒性胃肠炎的主要传染源。已经证实粪-口传播是主要传播方式，接触传播为辅助传播方式，水体污染和食品污染偶可造成爆发。星状病毒性胃肠炎属世界性传染病，人类星状病毒血清型1（HastV21）是流行最广泛的血清型。星状病毒和肠腺病毒感染是婴幼儿腹泻的第2位原因，仅次于轮状病毒。星状病毒性胃肠炎在热带地区主要流行于雨季；在亚热带和温带地区多流行于干燥和寒冷季节，流行多发生在11～5月份，流行高峰多在3～4月份。星状病毒性胃肠炎的年龄分布尚不清楚，但有研究指出，星状病毒性胃肠炎主要发生在年龄<5岁的儿童，也可见于托老院的老年人。

（三）临床特点

轮状病毒性胃肠炎的潜伏期通常为1～2天。症状期通常持续3～8天。疾病谱从隐性感染到严重脱水。约50%的轮状病毒感染无明显不适。显性感染的特点为起病急，先出现发热和呕吐，随后出现喷射性水样腹泻。腹泻频度每天10次左右。显性感染的严重度，轻度、中度和重度分别占62%、35%和3%；约7%的患儿需要住院。

诺如病毒性胃肠炎的潜伏期通常为12～48小时，平均24～48小时。病程较短，持续12～60小时，平均24～48小时。急性起病，首发症状表现为腹部痉挛、恶心、呕吐或腹泻，其中腹部痉挛出现的比例约占50%，恶心、呕吐或腹泻出现的比例65%～75%；25%～35%的患者伴畏寒、发热、头痛和乏力。原发患者多表现为呕吐，可为唯一症状；成人和续发患者多表现为水样腹泻。儿童患者多表现为呕吐，成人患者多表现为腹泻。严重呕吐和（或）腹泻患者可出现脱水，但死亡病例罕见。死亡主要见于出现严重脱水的婴幼儿、体弱或老年患者。没有长期腹泻或后遗症的报道。

腺病毒性胃肠炎的潜伏期3～10天，病程多超过1周。腹泻为腺病毒性胃肠炎的最突出症状，多表现为黄水或清水样腹泻，呕吐为腺病毒性胃肠炎的另一突出症状。腺病毒性胃肠炎可伴有发热和腹痛，发热多为中低热，腹痛多呈痉挛性。腺病毒性胃肠炎的住院率超过 50%。

星状病毒性胃肠炎的潜伏期为 1~4 天，腹泻持续时间 2~6 天。其临床特点为轻度水样腹泻，相当于轮状病毒性胃肠炎的轻型，可伴有发热、厌食、恶心和腹痛。虽然星状病毒性胃肠炎很少导致脱水或住院，但有营养不良、免疫缺陷、联合感染和基础肠道疾病的患儿病情较重。

（四）实验室检查特点

电镜是确诊各种病毒性胃肠炎的金标准，但灵敏度低，通常不用于临床诊断。

轮状病毒感染后 5 天，血清可检测出特异性 IgM 抗体，有一定的诊断价值。轮状病毒株的电泳型（electropherotype）可通过 RNA 电泳（进入 11 个不同的条带）来确定，主要用于流行病学调查。

血清学试验不能用于诸如病毒性胃肠炎的诊断。反转录 PCR（RT-PCR）检测病毒核酸具有快速、准确、灵敏度高的优点，常规以 RNA 依赖的 RNA 多聚酶基因作为检测模板，但近年发现该基因也有显著异质性。

采集发病初期和恢复期（2~3 周后）双份血清，检测型特异性抗体滴度的消长也可作为腺病毒性胃肠炎的确诊依据。用 PCR 检测腺病毒 DNA 具有很高的灵敏度和特异度。采用 SDS/EDTA 预处理的色谱试纸条收集大便标本中的腺病毒 DNA，不仅能够长期保存，而且检出率很高。

星状病毒血清学检测可用于流行病学调查，很少用于临床诊断。用 RT-PCR 检测星状病毒 RNA 具有比酶免疫检测（EIA）病毒抗原和电镜颗粒更高的灵敏度和特异度，并可用于病毒分型、临床诊断和流行病学调查。

（五）诊断要点

起病急，以恶心、呕吐、腹痛、腹泻和水样便为主要表现，不管是否有发热，粪便检查常见病原性细菌和原虫阴性，应想到病毒性胃肠炎的可能。

各种病毒性胃肠炎的临床特点和流行病和流行特征对病因诊断有一定参考价值。确诊有赖于病毒分离。病毒性胃肠炎流行期间，血清学和分子生物学诊断很少使用。

## 二、治疗原则和目标

（一）治疗原则

病毒性胃肠炎为自限性疾病，多数患者预后良好；婴幼儿患者病情较重，需要及时治疗。目前尚无特效的治疗药物。支持治疗，即补充丢失的液体和电解质，预防和治疗脱水和电解质紊乱仍是轮状病毒性胃肠炎的主要治疗原则。

（二）治疗目标

病毒性胃肠炎一般预后良好，可达到治愈目的，在治疗原发病的同时应积极防治并发症，预防和治疗脱水和电解质紊乱，最大限度地减少病死率。

### 三、常规治疗方案

#### （一）一般治疗

有发热的患儿不推荐使用阿司匹林，因为可能导致 Reye's 综合征；头痛和乏力非常严重者可使用乙酰氨基酚。大多数急性胃肠炎所致脱水的患儿对口服补液盐治疗有效。因此，口服补液盐被推荐为一线治疗；静脉补液治疗只被推荐用于严重脱水的情况。严重呕吐或不能饮水时，可采用静脉补液或通过鼻胃管应用口服补液盐治疗。要维持肠道微生态，纠正菌群失调和易位可使用双歧杆菌、乳酸菌和粪球菌。应用肠黏膜保护剂蒙脱石（思密达）覆盖于肠黏膜，防御病毒及其毒素进一步攻击；固定病毒体，尤其适用于儿童急性腹泻，也用于肠易激惹综合征（IBS）。

#### （二）液体疗法

通过补充（或限制）某些液体维持体液平衡的治疗方法。广义上也包括静脉营养、胶体液的输入、输血或腹膜透析等。

（1）补液原则：先盐后糖，先快后慢，见惊补钙，见酸补碱，见尿补钾。

（2）补液途径：①胃肠道：尽量采用口服补液，在口服或吸收液体发生困难时，可采用其他方法；必要时可采用胃管点滴输液。②胃肠道外：静脉输液最常用。

（3）液体种类：常用液体大致分为两种：①非电解质液：包括饮用白开水及静脉输入 5%～10% 葡萄糖注射液。主要功能是补充由呼吸、皮肤蒸发所失水分及排尿丢失的液体；纠正体液高渗状态；不能补充体液丢失。②等渗含钠液。包括生理盐水、林格液等。主要功能是补充体液损失，纠正体液低渗状态及酸碱平衡紊乱；不能用以补充不显性丢失及排稀释尿时所需的液体。

基本液体的张力：张力为等渗液体的水渗透压倍数。①等张溶液：5% 葡萄糖溶液、0.9% 氯化钠溶液、1.4% 碳酸氢钠溶液、1/6mol 乳酸钠溶液。②高张溶液：10% 葡萄糖溶液（2 张）、10% 氯化钠溶液（11 张）、5% 碳酸氢钠溶液（3.5 张）、10% 氯化钾溶液（8.9 张）。说明：5% 葡萄糖溶液和 10% 葡萄糖溶液的即时张力分别为 1 张和 2 张，但进入机体后最终被氧化和提供热量。因此，其总张力为 0 张。

常用组合液体的配制：①口服补液盐：世界卫生组织推荐的口服补液盐（ORS）适用于急性腹泻所致的轻、中度脱水，其配方是：氯化钠 3.5g、碳酸氢钠 2.5g、氯化钾 1.5g 及无水葡萄糖 20g，加饮用水至 1 升。②等张溶液：2 : 1 溶液：2 份 0.9% 氯化钠溶液 + 1 份 1.4% 碳酸氢钠溶液。③1/2 张溶液：1 : 1 溶液：1 份 0.9% 氯化钠溶液 + 1 份 5% 葡萄糖溶液；2 : 3 : 1 溶液：2 份 0.9% 氯化钠溶液 + 3 份 5% 葡萄糖溶液 + 1 份 1.4% 碳酸氢钠溶液。④1/3 张溶液：1 : 2 溶液：1 份 0.9% 氯化钠溶液 + 2 份 5% 葡萄糖溶液；2 : 6 : 1 溶液：1 份 0.9% 氯化钠溶液 + 6 份 5% 葡萄糖溶液 + 1 份 1.4% 碳酸氢钠溶液。⑤2/3 张溶液：4 : 3 : 2 溶液：4 份 0.9% 氯化钠溶液 + 3 份 5% 葡萄糖溶液 + 2 份 1.4% 碳酸氢钠溶液。⑥1/5 张溶液：1 : 4 溶液：1 份 0.9% 氯化钠溶液 + 4 份 5% 葡萄糖溶液；生理维持液：1 : 4 溶液 + 10% 氯化钾溶液 15ml/L。说明：基本液体的份数以体积为单位。

（4）补液内容：包括累积丢失量、继续丢失量和生理需要量。①累积丢失量：累积丢失量与脱水程度有关。脱水程度的判断见（表 15 - 1）。轻度脱水 90～120ml/kg，中度脱水

120～150ml/kg，重度脱水150～180ml/kg。儿童体液总量随年龄增长逐渐减少而达成人水平，故学龄前和学龄儿童应分别用依据脱水估计量的3/4和2/3。补充液体张力根据脱水的性质决定：等渗性脱水用1/2张，低渗性脱水用2/3张，高渗性脱水用1/3张。②继续丢失量：10～40ml/kg；补充液体张力为1/3张。③生理需要量：机体每日生理需要液量与其代谢热量有关，环境温度、湿度、对流条件改变或机体情况变化（如体温升高、呼吸增快等）均可影响生理需要量。在补充生理液的同时，需补充电解质的丢失。液体疗法时，生理需要液量可按基础代谢热量计算，并需根据患者及环境情况作适当调整，如高热、多汗时液量需适当增加；长期雾化吸入，抗利尿激素分泌异常综合征时需减少用量。生理需要液量一般为60ml/kg；补充液体张力为1/3～1/5张或生理维持液。

表15-1　脱水程度的判断

| 症状和体征 | 脱水程度 | | |
|---|---|---|---|
| | 轻度 | 中度 | 重度 |
| 精神状态 | 正常或机敏 | 不安或烦躁 | 淡漠或嗜睡 |
| 口渴 | 无意或拒绝饮水 | 意向或渴望饮水 | 无力或不能饮水 |
| 心率 | 正常 | 正常或增加 | 过速或过缓 |
| 脉搏 | 正常 | 正常或减弱 | 纤细或消失 |
| 呼吸 | 正常 | 正常或加快 | 深大 |
| 眼窝 | 正常 | 似乎下陷 | 明显下陷 |
| 泪液 | 存在 | 减少 | 缺失 |
| 唇舌 | 湿润 | 干燥 | 焦躁 |
| 皮肤回缩 | 立即 | 缓慢（<2秒） | 迟滞（>2秒） |
| 血管充盈 | 立即 | 缓慢（<2秒） | 迟滞（>2秒） |
| 肢端 | 温暖 | 冰凉 | 发绀 |
| 尿量 | 正常 | 减少 | 无尿 |

（5）补液速度：第1天内补液的3个部分和2个阶段。第1个阶段为前8～12小时，8～10ml/（kg·h），主要补充累积丢失量；重度脱水或中度伴外周循环障碍者，应首先在头半小时内扩容；低钠血症的纠正速度可稍快，高钠血症则宜稍慢。第2个阶段为后12～16小时，4～5ml/（kg·h），主要补充继续丢失量和生理需要量。

（6）注意事项：①口服补液盐主要用于腹泻时脱水的预防、轻度脱水、中度脱水而无明显周围循环障碍者；有明显呕吐、腹胀、休克、心肾功能不全、新生儿、有严重并发症者不宜使用。②第2天补液的内容主要是补充继续丢失量和生理需要量。③根据血液分析和血浆电解质检查，进行适当纠酸、补钙、补镁和补钾。若pH<7.3或有重度酸中毒，需另加碱液纠正。若无条件行血气分析，可按提高血浆［$HCO_3^-$］5mmol/L计算，5% NaHCO₃ 1ml/kg可提高［$HCO_3^-$］1mmol/L。轻度低钾每日口服氯化钾20～30mg/kg；重度低钾需静脉补钾，浓度常为0.2%（不超过0.3%），全日氯化钾总量30～45mg/kg，均匀分布于全日静脉补液中，时间不宜短于8小时。若低钙可用10%葡萄糖酸钙5～10ml，稀释1倍后缓慢静脉推注。然后根据病情及血钙调整用量。低镁可用25%硫酸镁每次0.1mg/kg，深部肌内注射，3～4次/天，症状缓解后停用。补钾应遵循见尿补钾的原则。

### 四、预防和随访

应采取以切断传播途径为主的综合性预防原则。减少水源和食品污染以及做好隔离消毒工作为最重要的措施。

轮状病毒性胃肠炎流行期间,采用被动免疫如提倡母乳喂养有一定预防作用,但母乳喂养不能提供全部保护,只能推迟轮状病毒感染的发病年龄。轮状病毒疫苗已经在临床推广使用,4~24个月的儿童口服含各型轮状病毒的减毒疫苗可刺激肠道局部产生 IgA 抗体,为目前最为有效的预防措施。

预防诸如病毒性胃肠炎应遵循以切断传播途径为主的综合性原则。最重要的措施是减少水源和食品污染;加大食品卫生执法力度和加强对供水单位的管理,确保饮食卫生和饮用水安全;加强宣传,重点教育群众尽量不吃或半生吃海产品等食物;做好疫情监测和规范疫情报告。

腺病毒性胃肠炎流行期间,隔离患儿对限制扩大流行非常重要。肠腺病毒的主要传播方式为粪－口途径,洗手是关键,不饮生水很重要,免饮生水可以防止腺病毒污染水源而扩散。

虽然各种病毒性胃肠炎症状轻重不一,病程长短不一,但病程自限,预后良好。痊愈后一般不需要随访。

(郑延和)

# 第二节　细菌性胃肠炎

### 一、概述

细菌性胃肠炎广义系指各种细菌感染引起的一组急性肠道传染病,是发展中国家婴幼儿罹患和死亡的主要原因之一,也是各种常见的食物细菌感染或细菌性食物中毒的主要表现。为《中华人民共和国传染病防治法》中规定的丙类传染病。较常见的如沙门菌肠炎、肠致泻性大肠埃希菌肠炎、致泻性弧菌肠炎、空肠弯曲菌肠炎、小肠结肠炎耶尔森菌肠炎、轮状病毒肠炎、蓝氏贾第鞭毛虫肠炎等。其临床表现均可有腹痛、腹泻,并可有发热、恶心、呕吐等症状;处理原则亦相似,但不同病原体引起之腹泻,在流行病学、发病机制、临床表现及治疗上又有不同特点。有的为炎症型腹泻,有的为分泌型腹泻,最后确诊须依赖病原学检查。

本文内容主要参照中华人民共和国制定的《感染性腹泻的诊断标准及处理原则[GB17012－1997]》。

1. 分类　按照病原体侵袭或刺激肠上皮细胞,细菌性胃肠炎分为:

(1) 炎症型腹泻 (inflammatory diarrhea):指病原体侵袭肠上皮细胞,引起炎症而导致的腹泻。常伴有发热,粪便多为黏液便或脓血便,镜检有较多的红白细胞,如侵袭性大肠埃希菌肠炎、弯曲菌肠炎等。

(2) 分泌型腹泻 (secretory diarrhea):指病原体刺激肠上皮细胞,引起肠液分泌增多和(或) 吸收障碍而导致的腹泻。患者多不伴有发热,粪便多为稀水便。镜检红白细胞不多,如肠产毒大肠埃希菌肠炎、轮状病毒肠炎等。

细菌性胃肠炎常见的主要病原体见图15-1。

2. 流行特征　各类人群普遍易感，一般来说，患腹泻病后可以获得一定水平的免疫力，但通常持续时间不长，而且免疫力也不稳固。因此，人们一生中甚至一年中可多次发病。儿童、老年人及免疫抑制或慢性疾病患者为细菌感染性腹泻的高危人群，外出旅游者也是特殊的高危人群。

就地区性分布而言，细菌性胃肠炎是一种世界性分布的传染性疾病，但发展中国家的流行比发达国家严重。

就流行强度来说，可以表现为散发、爆发或流行。一般而言，经水和食物传播的细菌性胃肠炎以爆发和流行为主，尤其是霍乱、痢疾、沙门菌感染、致泻性弧菌感染、致泻性大肠埃希菌感染等。在流行季节和流行地区可以表现为爆发或流行，而在非流行季节和地区常表现为散发。卫生状况较差、人口密度高的地区和人群容易发生爆发和流行。我国发病率最高的感染性腹泻是由志贺菌或轮状病毒引起的，其次为大肠埃希菌或空肠弯曲菌引起的。在沿海地区，由于经常进食海产品，由副溶血性弧菌、沙门菌属所致的急性细菌性胃肠炎比较多见。

从季节特点来看，本病全年均可发病，但具有明显的季节高峰。如沙门菌属感染、致病性大肠埃希菌肠炎、空肠弯曲菌肠炎等症一般好发于夏秋季节，发病高峰季节随地区和病原体的不同也可以有一些变化。

3. 传染源　细菌性胃肠炎的传染源主要是患者及病原携带者，少数家禽、家畜也可能是传染源。此病主要经"粪-口"途径传播，由于传播因素的复杂性导致传播途径的多样化，如通过被污染的食品、水、生活用品而传播；人与人或人与动物密切接触也可被感染。如果日常膳食中的肉类、蛋类、乳类、海产品等食品受到了腹泻病原体的污染，而人们在食用时又未能煮熟、蒸透，就容易导致细菌性胃肠炎的发生（图15-1）。

4. 细菌性胃肠炎的发病机制

（1）肠毒素的产生：已知多种病原菌进入肠道后，并不侵入肠上皮细胞，仅在小肠内繁殖，并黏附于黏膜，释放致病性肠毒素。肠毒素为外毒素，能在肠道中引起分泌性反应。大多数肠毒素通过细胞毒或非细胞毒机制使黏膜的分泌增加。非细胞毒性肠毒素称为细胞兴奋素（cytotonic），或细胞兴奋型肠毒素；细胞毒性肠毒素称为细胞毒素（cytotoxin），或细胞毒素型肠毒素。各种细菌产生的肠毒素不尽相同。

（2）侵袭和破化上皮细胞：侵袭性病原菌通过其侵袭力，可直接侵入上皮细胞，并在其内生长繁殖，从而引起细胞发生功能障碍和坏死。

（3）侵入黏膜固有层和肠系膜淋巴结：沙门菌属是重要的肠道致病菌，除伤寒沙门菌外，该类细菌可侵入肠上皮细胞，通过吞饮囊穿过细胞，进入肠壁固有层，引起造成固有层大量多形核白细胞聚集的趋化反应和炎性病变，导致渗出性腹泻。并可迅速进入肠系膜淋巴结内，甚至引起全身感染或菌血症。除沙门菌外，以上过程也见于空肠弯曲菌、耶尔森菌及少数志贺菌。

（4）穿透黏膜固有层和侵及全身：伤寒沙门菌、副伤寒沙门菌和其他部分沙门菌等肠道致病菌，可穿透黏膜上皮到达固有层引起巨噬细胞的聚集如形成伤寒结节，并可在肠壁与肠系膜淋巴结内繁殖，然后经胸导管进入血循环而引起菌血症或迁徙性病变，而肠上皮细病变轻微。

（5）黏附作用：病原体黏附于肠黏膜，不侵入上皮细胞，不损害肠黏膜，也不产生肠毒素，而是通过其菌毛抗原的定居因子，黏附于上皮细胞刷状缘，可瓦解微绒毛，并使之变钝、扭曲、变形、液化，致使肠黏膜吸收面积减少及刷状缘表面酶含量减少，造成吸收障碍，从而导致吸收障碍性腹泻或渗透性腹泻。

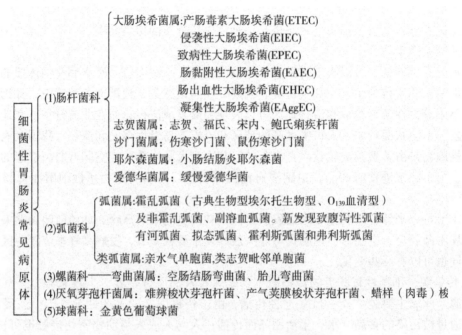

图 15-1　细菌性胃肠炎常见主要病原体

5. 诊断原则　由于引起腹泻的病因比较复杂，除细菌、病毒、寄生虫等病原体可引起感染性腹泻外，其他因素，如化学药品等还可引起非感染性腹泻，故感染性腹泻的诊断须依据流行病学资料、临床表现和粪便常规检查来综合诊断。而其病原确诊须依据粪便检测相关病原体，或特异性抗原核酸，或从血清中检测出特异性抗体。

6. 诊断标准

（1）流行病学资料：一年四季均可发病，一般夏秋季多发。有不洁饮食（水）和（或）与腹泻患者、腹泻动物、带菌动物接触史，或有去不发达不卫生地区旅游史。如为食物源性则常为集体发病及有共进可疑食物史。某些沙门菌（如鼠伤寒沙门菌等）、肠道致泻性大肠埃希菌（EPEC）等感染则可在婴儿室内引起爆发流行。

（2）临床表现

1）腹泻，大便每天≥3 次，粪便的性状异常，可为稀便、水样便，亦可为黏液便、脓血便及血便，可伴有恶心、呕吐、食欲不振、发热、腹痛及全身不适等。病情严重者，因大量丢失水分引起脱水、电解质紊乱甚至休克。

2）已除外霍乱、痢疾、伤寒、副伤寒。

3）并发症可有溶血性尿毒综合征（HUS）、吉兰-巴雷综合征（GBS）、血栓性血小板减少性紫癜（TTP）和瑞特尔综合征（Reiter syndrome）等。

（3）实验室检查：

1）粪便常规检查：粪便可为稀便、水样便、黏液便、血便或脓血便。镜检可有多量红白细胞，亦可有少量或无细胞。

2）病原学检查：粪便中可检出霍乱、痢疾、伤寒、副伤寒以外的致病微生物，如肠致泻性大肠埃希菌、沙门菌、轮状病毒或蓝氏贾第鞭毛虫等。或检出特异性抗原、核酸或从血清检出特异性抗体。临床诊断：具备临床表现1）、2）和3）者，可作临床诊断，实验室检查1）供参考。病原确诊：临床诊断加实验室检查2）。

## 二、常见的细菌性胃肠炎简介

### （一）沙门菌属胃肠炎

1. 病原体　沙门菌属有 2 000 个血清型，我国已发现 100 多个。致病性最强的是猪霍乱沙门菌，其次是鼠伤寒沙门菌和肠炎沙门菌。沙门菌为具有鞭毛、能运动的革兰阴性杆菌，不耐热，55℃ 1 小时或 60℃ 15～30 分钟可被杀灭，100℃ 立即死亡。自然界中广泛存在，存活力较强，该菌在适宜的基质上、20～30℃ 条件下可迅速繁殖，经 2～3 小时即可达到引起中毒的细菌数量。

2. 传播媒介　主要是肉类，其次是蛋类、奶类及其他动物性食品。肉类主要来自动物生前感染。一般情况下，畜禽类的肠道内都带有沙门菌，在其抵抗力低下时，即可通过血液循环引起全身感染，使肉尸和内脏大量带菌。另外宰杀后经各种途径使肉尸受到污染。蛋类可在卵巢和产蛋过程中被污染。带菌的牛羊所产的奶中也含有大量沙门菌，或受到带菌挤奶员、不卫生的容器具的污染。

带有沙门菌的食品，在较高温度下久存，细菌可在食品上大量繁殖，如果烹调时食品加热不彻底，或熟食品再次受到污染，食用前又未加热，即可因食入大量活菌而发生中毒。

3. 中毒机制　大量细菌进入机体后，可在小肠或结肠内继续繁殖，破坏肠黏膜，并通过淋巴系统进入血流，引起全身感染，出现菌血症。当沙门菌在淋巴结和网状内皮系统被破坏后，释放出毒力很强的内毒素，与活菌共同侵犯肠黏膜，引起炎症改变，抑制水和电解质的吸收，从而出现胃肠炎症状。

4. 临床表现　进入机体活菌数量达到 10 万～10 亿个才会出现临床症状，潜伏期 6 小时～3 天，一般为 12～24 小时。临床表现依症状不同可分为 5 型：胃肠炎型、类霍乱型、类伤寒型、类感冒型和类败血症型。其中以胃肠炎型最为多见，表现为：体温升高（38～40℃）、恶心、呕吐、痉挛性腹痛、腹泻，大便多为黄绿色水样便，一日 7～8 次，大便有恶臭，内有未消化的食物残渣，偶带脓血。病程 3～5 天，一般两天后停止腹泻，食欲恢复正常，预后良好。

### （二）变形杆菌性胃肠炎

1. 病原体　可引起细菌性胃肠炎的有普通变形杆菌、奇异变形杆菌和摩根变形杆菌等。变形杆菌属在自然界广泛存在于土壤、污水和植物以及人和动物肠道中。健康人变形杆菌带菌率为 1.3%～10.4%，腹泻患者为 13.3%～52%，动物为 0.9%～62.7%。因此，食品受到污染的机会很多，食品中的变形杆菌主要来自外界的污染。

2. 传播媒介　引起中毒的食品以动物性食品为主，尤其以水产类食品更为多见；也见于凉拌菜、剩饭菜和豆制品。

3. 发病机制 基本同沙门菌。摩根变形杆菌可产生脱羧酶，能分解组胺酸形成组胺，每千克体重随摄入 1.5mg 组胺时，可发生过敏型组胺中毒。

4. 临床表现

（1）急性胃肠炎型：潜伏期一般为 10 ~ 12 小时，主要表现为恶心、呕吐、头晕、头痛、乏力、阵发性剧烈腹痛、腹泻；腹泻为水样便伴有黏液，有恶臭，一天 10 余次。体温一般在 39℃ 以下，病程 1 ~ 2 天，也有 3 ~ 4 天者。预后一般良好。

（2）过敏型潜伏期短，一般为 30 分钟 ~ 2 小时，主要表现为面部和上身皮肤潮红、头晕、头痛并有荨麻疹。病程为 1 ~ 2 天。

（3）混合型：上述两型症状同时存在。

（三）副溶血性弧菌食物中毒

1. 病原体 副溶血性弧菌最适生长的 pH 为 7.5 ~ 8.5，温度 37℃，不耐高温，80℃ 1 分钟或 56℃ 5 分钟即可杀灭。对酸敏感，在 2% 醋酸中或 50% 的食醋中 1 分钟即可死亡。

2. 传播媒介 副溶血性弧菌广泛存在于海岸和海水中，海生动植物常会受到污染而带菌。引起中毒的食品除鱼、虾、蟹、贝等海产品外，肉类、咸菜、凉拌菜也可因受到污染而引起中毒。带用少量该菌的食物，在适宜的温度下，经 3 ~ 4 小时细菌可急剧增加至中毒数量。

3. 中毒机制 随食物进入人体 $10^6$ 个以上的活菌，在肠道内继续繁殖，侵入肠上皮细胞，引起肠黏膜上皮细胞和黏膜下组织病变，数小时后出现急性胃肠炎症状。该菌破坏后可释放肠毒素和耐热性溶血素，后者是具有心脏毒性。

4. 临床表现 潜伏期多为 10 小时左右，一般 8 ~ 40 小时，主要症状有恶心、呕吐、上腹部阵发性剧烈腹痛、频繁腹泻、洗肉水样或带黏液便，无里急后重，每日 5 ~ 6 次，体温 39℃。重症患者可有脱水、血压下降、意识不清等。病程 2 ~ 4 天，一般预后良好，无后遗症，少数患者因休克、昏迷而死亡。

（四）肉毒杆菌胃肠炎

1. 病原体 肉毒梭状芽孢杆菌 180℃ 5 ~ 15 分钟或湿热 100℃ 6 小时方被杀灭。10% 盐酸 1 小时或 20% 甲醛 24 小时方能杀死芽孢。在适宜条件（无氧、发酵、适宜的营养基质、18 ~ 30℃）下肉毒梭菌可迅速生长，大量繁殖，同时产生一种以神经毒性为主要特征的可溶性剧毒的肉毒毒素（外毒素）。该毒素毒性极强，1μg 即可使人致死。依据毒素的抗原性不同可分成 A ~ G7 型，人类肉毒中毒主要是由 A、B、E 3 型所致。

2. 传播媒介 可因饮食习惯和膳食结构不同而异。国外多为火腿、香肠、罐头食品；我国主要见于家庭自制发酵豆、面制品（豆酱、面酱、红豆腐、臭豆腐、豆豉等），也见于肉类和其他食品。

3. 中毒机制 肉毒毒素经消化道吸收后进入血液循环，主要作用于中枢神经系统脑神经核、神经肌肉接头处及自主神经末梢，阻止神经末梢释放乙酰胆碱，引起肌肉麻痹和神经功能不全。

4. 临床表现 潜伏期 6 小时 ~ 10 天，一般 1 ~ 4 天。早期有全身乏力、头晕、食欲不振，以后逐渐出现视力模糊、眼睑下垂、复视、瞳孔散大等神经麻痹症状；重症患者则出现吞咽、咀嚼、语言、呼吸困难，头下垂，运动失调，心力衰竭等。体温、血压正常，无感觉障碍，意识清楚。病死清楚。病死率较高，多死于发病后 10 天内。经积极治疗后逐渐恢复健康，一般无后遗症。

### （五）葡萄球菌食物中毒

1. 病原体　葡萄球菌广泛分布于自然界，健康人的皮肤和鼻咽部、化脓灶都有该菌存在。该菌为革兰阳性球菌，不耐热，但能耐受干燥和低温。在 28 ~ 38℃ 生长良好，繁殖的最适温度为 37℃，最适 pH7.4，在含 20% ~ 30% $CO_2$ 条件下有利于产生大量肠毒素。肠毒素（外毒素）是一种蛋白质，已知有 A ~ E 5 种抗原型，A 型的毒力最强，食物中毒多由此型所致。该肠毒素耐热性强，在食品中一般烹调方法不能破坏，须经 100℃ 2 小时方可破坏。

2. 传播媒介　主要为肉制品、剩饭、凉糕、奶及其制品。

3. 中毒机制　仅随食物摄入活细菌而无葡萄球菌肠毒素不会引起食物中毒，只有摄入达中毒剂量的该菌肠毒素才会致病。肠毒素作用于胃肠黏膜，引起充血、水肿、甚至糜烂等炎症改变及水与电解质代谢紊乱，出现腹泻；同时刺激迷走神经的内脏分支而引起反射性呕吐。

4. 临床表现　潜伏期一般为 1 ~ 6 小时，多为 2 ~ 4 小时。主要症状有恶心、剧烈反复呕吐、上腹部疼痛、水样便、体温正常或低热。病程短，1 ~ 2 天内即可恢复健康，预后一般良好。

### 三、防治原则

1. 治疗原则及病原体治疗　针对不同腹泻类型，治疗应有所侧重，分泌性腹泻以补液疗法为主，病因治疗为辅；侵袭性腹泻除补液外，尚需积极进行病因治疗；病毒性腹泻大部分为自限性，对小儿与衰弱者应注意纠正脱水等。

（1）病毒及细菌毒素（如食物中毒等）引起的腹泻一般不需用抗菌药物。

（2）腹泻次数和粪便量较多者，应注意改善中毒症状及时纠正水电解质的平衡失调。世界卫生组织（WHO）推荐以口服补液盐（oral rehydration salt，ORS）治疗重度腹泻伴脱水或即将脱水的患者。采用 2% 葡萄糖电解质溶液（1 000ml 溶液中含氯化钠 3.5g，碳酸氢钠 2.5g，氯化钾 1.5g，葡萄糖 20g），补液量应为丢失量的 1.5 倍，应少量多次给予，每 2 ~ 3 小时 1 次，4 ~ 6 小时服完规定量。也有人用蔗糖 10g 或稻米粉 40g 或蜂蜜代替葡萄糖。1984 年起 WHO 推荐用枸橼酸三钠 2.9g 替代上述中的碳酸氢钠，制成 "ORS – Citrate" 液，其对纠正酸中毒更有利，且减少排便量效果更佳。

（3）病原治疗：针对引起腹泻的病原体必要时给予相应的病原治疗。

首先留取粪便做常规检查与细菌培养，结合临床情况给予抗菌药物经验治疗，通常选用氟喹诺酮类药，如诺氟沙星口服，成人一般用量为每日 400 ~ 800mg，分为 3 ~ 4 次服。如疗效满意可继续用药，一般疗程 3 ~ 8 天。待明确病原菌后，如临床疗效不满意者可根据药敏试验结果调整用药。轻症病例可口服用药；病情严重者应静脉给药，病情好转后并能口服时改为口服。本类型组病症须针对不同的病原体选用不同的抗生素（表 15 – 2）。

表 15 - 2　细菌性胃肠炎的病原治疗简表

| 疾病 | 病原体 | 宜选药物 | 可选药物 | 备注 |
|---|---|---|---|---|
| 细菌性痢疾 | 志贺菌属 | 氟喹诺酮类 | 复方磺胺甲噁唑，阿莫西林，呋喃唑酮，磷霉素，第 1 代或第 2 代头孢菌素 | 疗程 5~7 天 |
| 霍乱（包括副霍乱） | 霍乱弧菌，EITor 霍乱弧菌 | 氟喹诺酮类 | 复方磺胺甲噁唑，多西环素、氨苄西林 | 纠正失水及电解质紊乱为首要治疗措施 |
| 沙门菌属胃肠炎 | 沙门菌属 | 氟喹诺酮类 | 复方磺胺甲噁唑，氨苄西林，磷霉素 | 轻症对症治疗 |
| 大肠埃希菌肠炎 | 大肠埃希菌（产肠毒素性、肠致病性、肠侵袭性、肠出血性、肠黏附性） | 重症用氟喹诺酮类、磷霉素 | | 轻症对症治疗 |
| 葡萄球菌食物中毒 | 金葡菌（产肠毒素） | | | 对症治疗 |
| 旅游者腹泻 | 产肠毒素大肠埃希菌、志贺菌属、沙门菌属、弯曲杆菌等 | 重症用氟喹诺酮类 | | 轻症对症治疗 |
| 副溶血弧菌食物中毒 | 副溶血性弧菌 | 多西环素 | 复方磺胺甲噁唑，氟喹诺酮类 | 轻症对症治疗 |
| 空肠弯曲菌肠炎 | 空肠弯曲菌 | 氟喹诺酮类 | 红霉素等大环内酯类 | 轻症对症治疗，重症及发病 4 日内患者用抗菌药物 |
| 抗生素相关性肠炎及假膜性肠炎 | 艰难梭菌（重症） | 甲硝唑 | 甲硝唑无效时用万古霉素或去甲万古霉素 | 轻症患者停用抗生素即可，万古霉素及去甲万古霉素均需口服给药 |
| 耶尔森菌小肠结肠炎 | 耶尔森菌属 | 氟喹诺酮类或复方磺胺甲噁唑 | 氨基糖苷类 | 对症治疗，合并菌血症时用抗菌药物 |

　　（4）营养治疗：此类患者多有营养障碍，一般不必禁食，如病情允许，可进食流质或半流质食物，忌食多渣、油腻或刺激性食物。但所有急性感染性腹泻患者都应暂时停饮牛奶及其他乳制品，腹泻频繁、伴有呕吐和高热等严重中毒症状者，应卧床休息、禁食、多饮水。

　　（5）对症治疗：包括抗肠蠕动药、黏附剂及抗分泌药物 3 种

　　1）抗肠蠕动药或解痉剂：可用于治疗分泌性腹泻、慢性非感染性腹泻，以减少肠道分泌。

　　2）黏附剂或收敛剂：前者如白陶土、活性炭等可与细菌内毒素结合，但一般不作常规治疗使用。后者对于分泌性腹泻可增加大便形成度，以减少水分丢失。

　　3）抗分泌药物：针对肠毒素作用机制，选用适当分泌抑制剂。小檗碱可抑制肠毒素活

化，并延长其致病潜伏期；吲哚美辛、阿司匹林可抑制肠毒素与神经节苷脂（GM1）受体结合；烟酸、氯丙嗪、氯苯哌酰胺（洛哌胺）和地西泮可抑制环化酶活性，均可减少肠道分泌；而肾上腺皮质激素则可促进小肠吸收和抑制肠毒素的分泌作用。此外，将纯化的肠毒素 B 单位，或人工合成的 GM1 制成口服制剂服用，可以竞争性抑制肠毒素与肠毒素结合，而使腹泻明显减轻，在发病 8～15 小时内使用更为有效。

（6）特殊治疗：细菌性食物中毒患者可用抗生素治疗，但葡萄球菌毒素中毒一般不需要用抗菌药，以保暖、输液、饮食调节为主。对肉毒中毒早期病例可用清水或 1：4 000 高锰酸钾溶液洗胃，并应尽早使用多价抗毒血清，注射前要做过敏试验；并可用盐酸胍以促进神经末梢释放乙酰胆碱。

2. 多发、暴发疫情的处理

（1）立即隔离及治疗患者，必要时须隔离患者的密切接触者，并向立即医院上级领导和上级卫生防疫机关或卫生管理部门报告。

（2）采样做病原学和（或）血清学检查，尽快查明病原。

（3）尽快查明传染来源，并采取相应防疫措施，切断病原传播途径，阻断疫情发展。

### 四、预防措施

预防原则应以切断传播途径为主，同时加强对传染源的管理，采取综合性预防措施，对重点人群、集体单位及临时性大型工地应特别注意预防爆发和流行。

1. 一级预防　主要针对致病因素（包括环境和个体）的预防策略，也称病因预防。内容主要包括改善环境卫生（完善上下水道设施、处理粪便垃圾等），强制食品部门执行有关卫生法规，对公众开展健康教育（特别是不随地便溺，养成饭前便后洗手习惯等），早期发现和管好传染源，杜绝医院内交叉感染，开展特异性预防措施（疫苗预防、药物预防）等。

2. 二级预防　采取"三早"（早发现、早诊断、早治疗）策略，防止和减缓感染性腹泻的发生和发展。主要通过宣传教育群众和提高医务人员的诊疗水平，做到把知识交给群众，特别是培训儿童的母亲，提高医务人员的诊断技术及对口服补液疗法（oral rehydratlon salt，ORS）的积极应用，反对滥用抗生素，开展流行病学监测等。实际上，对感染性腹泻这样的传染性疾病还得强调另外"二早"，即早隔离和早报告。

3. 三级预防　主要包括在医疗单位的正确处理和良好护理、合理膳食、家庭随访和指导等，尽可能使患者全面康复，减少并发症、后遗症或其他由于严重或反复腹泻可能造成的伤残。

具体措施可参考如下几项：

（1）加强宣传教育：搞好卫生常识的普及教育，提高人们的自身防护能力，教育人们要自觉养成良好的个人卫生习惯，做到饭前、便后洗手，不吃不洁食物，生吃瓜果、蔬菜要洗净，严禁生食海产品，宣传不要乱用滥用抗生素及发病后及时就诊，及时妥善处理呕吐物和排泄物的必要性和重要性等。

（2）管好传染源：医院、门诊部要设立腹泻病专科门诊，对感染性腹泻患者做到早发现、早诊断、早隔离、早治疗；对从事饮食服务、幼儿保教和饮水管理工作的人员要定期为他们做体检，防止慢性患者或病原携带者从事公众服务性工作。

（3）切断传播途径：要做好"三管一灭"（即管好水、管好饮食、管好粪便，消灭苍蝇），防止"病从口入"，做好丰水期的水源管理，不喝生水；集体食堂实行分餐制，食品加工做到生熟分开；生活垃圾日产日清，粪便、污物实施无害化处理；定期搞好环境消杀灭处理，有效控制蚊蝇鼠虫的密度。

（4）保护易感人群：加强身体锻炼，提高机体免疫力；重点人群在特殊季节可采取预防性服药等措施；有条件的可进行预防接种，如轮状病毒疫苗可有效预防轮状病毒性腹泻。

（5）建立监测点，有计划地进行腹泻病监测。监测点的主要任务有：进行发病和死亡的登记与调查，掌握发病率、死亡率和病死率的动态变化；进行病原学监测；进行传染源、传播途径、人群免疫水平及流行因素的调查；进行外环境、食品污染情况的调查与卫生评价；对各项防治措施进行效果评价；总结经验教训，开展相关问题的科学研究。

（6）开设腹泻病专科门诊（肠道门诊），早期发现和诊断患者，防止交叉感染。

（7）鼓励母乳喂养：母乳喂养婴儿可以有效地预防婴幼儿感染性腹泻的发生。国内调查显示母乳喂养组儿童感染性腹泻的发病率明显低于混合喂养组和人工喂养组。

（郑延和）

# 第三节　消化性溃疡

消化性溃疡（peptic ulcer，PU）是最常见的消化疾病之一，主要包括胃溃疡（gastric ulcer，GU）和十二指肠溃疡（duodenal ulcer，DU），此外亦可发生于食管下段、小肠、胃肠吻合口及附近肠襻以及异位胃黏膜。本文中胃溃疡特指胃消化性溃疡，区别于胃溃疡性病灶的总称，后者可包括各种良、恶性病灶。溃疡的黏膜缺损超过黏膜肌层，与糜烂不同。

## 一、流行病学

消化性溃疡是全球性多发性疾病，但在不同国家、地区的患病率可存在不同差异。通常认为大约10%的个体一生中曾患消化性溃疡。近年来消化性溃疡发病率有逐渐下降趋势，而随着药物与诊断技术的不断发展，严重并发症的发病率亦有降低。

本病好发于男性，十二指肠溃疡常较胃溃疡常见。国内统计资料显示男女消化性溃疡发病率之比在十二指肠溃疡为4.4∶1~6.8∶1，胃溃疡为3.6∶1~4.7∶1。消化性溃疡可发生于任何年龄，但十二指肠溃疡多见于青壮年，而胃溃疡多见于中老年，两者的发病高峰可相差10岁。统计显示我国南方发病率高于北方，城市高于农村，可能与饮食习惯、工作精神压力有关。自1980年代以来，随着社会老龄化与期望寿命的不断延长，中老年溃疡患者的比率呈增高趋势。溃疡病发作有季节性，秋冬和冬春之交是高发季节。

## 二、病因和发病机制

消化性溃疡的发生是由于对胃、十二指肠黏膜有损害作用的侵袭因素和黏膜自身防御、修复因素之间失衡的综合结果。具体在某一特例可表现为前者增强，或后者减弱，或兼而有之。十二指肠溃疡与胃溃疡在发病机制上存在不同，表现为前者主要是防御、修复因素减弱所致，而后者常为胃酸、药物、幽门螺杆菌（Helicobacter pylori，Hp）等侵袭因素增强。所以说，消化性溃疡是由多种病因导致相似结果的一类异质性疾病。

关于溃疡病的主导发病机制，经历了一个世纪的变迁。长久以来人们一直认为胃酸是发生溃疡的必需条件，因此 1910 年 Schwartz 提出的"无酸，无溃疡"的设想，在 1971 年被 Kirsner 更名为"酸消化性溃疡"的观点曾长期在溃疡的发病机制中占据统治地位。自 1983 年 Warren 和 Marshall 首先从人胃黏膜中分离出 Hp 后，这一理论逐渐受到挑战。近年来胃肠病学界盛行的溃疡病的病因是 Hp，因此又提出了"无 Hp，无溃疡"的论点，认为溃疡是 Hp 感染的结果。依照以上理论，联合应用抑酸药与根除 Hp，确实起到了愈合溃疡、降低复发率的成果，Warren 和 Marshall 亦因此获得了 2005 年诺贝尔生理学和医学奖。然而进一步研究却发现上述药物虽可使溃疡愈合，但黏膜表层腺体结构排列紊乱，黏膜下结缔组织处于过度增生状态，从而影响细胞的氧合、营养和黏膜的防御功能，是溃疡复发的病理基础。临床工作中亦发现溃疡多在原来的部位或其邻近处复发。据此，1990 年 Tarnaw - ski 提出了溃疡愈合质量（quality of ulcer healing；QOUH）的概念。近年来强化黏膜防御被作为消化性溃疡治疗的新途径，大量临床试验证实多种胃黏膜保护药与抑酸药联合使用，均可有效提高溃疡愈合质量，减少溃疡复发。

1. Hp 感染　大量研究证明 Hp 感染是消化性溃疡的重要病因。规范化试验证实十二指肠患者的 Hp 感染率超过 90%，而 80%～90% 的胃溃疡患者亦存在 Hp 感染。因此，对于 Hp 感染阴性的消化性溃疡，应积极寻找原因，其中以 Hp 感染检测手法不当造成假阴性、非甾体类抗炎药（NSAIDs）应用史为常见，其他原因尚包括胃泌素瘤、特发性高酸分泌、克罗恩病、心境障碍等。反之，在存在 Hp 感染的个体中亦观察到了消化性溃疡发病率的显著上升。Hp 感染可使消化性溃疡出血的危险性增加 1.79 倍。若合并 NSAIDs 应用史，Hp 感染将使罹患溃疡的风险增加 3.53 倍。

Hp 凭借其黏附因子与黏膜表面的黏附因子受体结合，在胃型黏膜（胃黏膜，尤其是幽门腺黏膜和伴有胃上皮化生的十二指肠黏膜）上定植；凭借其毒力因子的作用，诱发局部炎症和免疫反应，损害黏膜的防御修复机制；通过增加胃泌素分泌形成高酸环境，增加了侵袭因素，此两者在十二指肠溃疡和胃溃疡的发生中各有侧重。空泡毒素 A（vacuo - lating cytotoxin A，Vac A）和细胞毒相关基因 A（cytotoxln - associated gene A，Cag A）是 Hp 的主要毒力标志，而其黏液酶、尿素酶、脂多糖、脂酶/磷脂酶 A、低分子蛋白及其自身抗原亦在破坏黏膜屏障、介导炎症反应方面各具作用。在 Hp 黏附的上皮细胞可见微绒毛减少、细胞间连接丧失、细胞肿胀、表面不规则、胞内黏液颗粒耗竭、空泡样变、细菌与细胞间形成黏着蒂和浅杯样结构等改变。

幽门螺杆菌致胃、十二指肠黏膜损伤有以下 4 种学说，各学说之间可相互补充。

"漏雨的屋顶"学说 Goodwin 把 Hp 感染引起的炎症胃黏膜比喻为"漏雨的屋顶"，无雨（无胃酸）仅是暂时的干燥（无溃疡）。而根除 Hp 相当于修好屋顶，房屋不易漏雨，则溃疡不易复发。许多研究显示溃疡自然病程复发率超过 70%，而 Hp 根除后溃疡的复发率明显降低。

胃泌素相关学说：指 Hp 尿素酶分解尿素产生氨，在菌体周围形成"氨云"，使胃窦部 pH 增高，胃窦黏膜反馈性释放胃泌素，提高胃酸分泌水平，从而在十二指肠溃疡的形成中起重要作用。临床工作中，十二指肠溃疡几乎总伴有 Hp 感染。若能真正根除 Hp，溃疡几乎均可治愈。

胃上皮化生学说：Hp 一般只定植于胃上皮细胞，但在十二指肠内存在胃上皮化生的情况下，Hp 则能定植于该处并引起黏膜损伤，导致十二指肠溃疡的发生。此外，Hp 释放的毒素及其激发的免疫反应导致十二指肠炎症。炎症黏膜可自身引起、或通过对其他致溃疡因子的防御力下降而导致溃疡的发生。在十二指肠内，Hp 仅在胃上皮化生部位附着定植为本学说的一个有力证据。

介质冲洗学说：Hp 感染可导致多种炎性介质的释放，这些炎性介质被胃排空至十二指肠而导致相关黏膜损伤。这个学说亦解释了为什么 Hp 主要存在于胃窦，却可以导致十二指肠溃疡的发生。

根除 Hp 的疗效体现于：Hp 被根除后，溃疡往往无需抑酸治疗亦可自行愈合；联合使用根除 Hp 疗法可有效提高抗溃疡效果，减少溃疡复发；对初次使用 NSAIDs 的患者根除 Hp 有助于预防消化性溃疡发生；反复检查已排除恶性肿瘤、NSAIDs 应用史及胃泌素瘤的难治性溃疡往往均伴 Hp 感染，有效的除菌治疗可收到意外效果。根除 Hp 的长期效果还包括阻断胃黏膜炎症 - 萎缩 - 化生的序贯病变，并最终减少胃癌的发生。

2. 非甾体类抗炎药 一些药物对消化道黏膜具有损伤作用，其中以 NSAIDs 为代表。其他药物包括肾上腺皮质激素、治疗骨质疏松的双磷酸盐、氟尿嘧啶、甲氨蝶呤等均有类似作用。一项大型荟萃分析显示，在服用 NSAIDs 的患者中，Hp 感染将使罹患溃疡的风险增加 3.53 倍；反之，在 Hp 感染的患者中，服用 NSAIDs 将使罹患溃疡的风险增加 3.55 倍。Hp 感染和 NSAIDs 可相互独立地显著增加消化性溃疡的出血风险（分别增加 1.79 倍和 4.85 倍）。目前 NSAIDs 和 Hp 已被公认为互相独立的消化性溃疡危险因素，在无 Hp 感染、无 NSAIDs 服用史的个体发生的消化性溃疡终究是少见的。比较公认的 NSAIDs 溃疡风险因素除了与药物的种类、剂量、给药形式和疗程有关外，还与既往溃疡病史、高龄患者、两种以上 NSAIDs 合用、与华法林合用、与糖皮质激素合用、合并 Hp 感染、嗜烟酒和 O 型血有关。

NSAIDs 损伤胃肠黏膜的机制包括局部直接作用和系统作用。NSAIDs 药物具有弱酸性的化学性质，其溶解后释放 $H^+$ 破坏胃黏膜屏障。环氧合酶（cyclooxygenase，COX）和 5 - 脂肪加氢酶在花生四烯酸生成前列腺素（PG）和白三烯的过程中起核心催化作用，而 PG 对胃肠道黏膜具有重要的保护作用。传统 NSAIDs 抑制 COX - 1 较明显，使内源性前列腺素合成受阻，大量花生四烯酸通过脂肪加氢酶途径合成为白三烯，局部诱导中性粒细胞黏聚和血管收缩。COX - 2 选择性/特异性抑制药减轻了对 COX - 1 的抑制作用，但近来研究发现 COX - 2 与内皮生长因子、转化生长因子的生成关系密切，提示其对胃肠道的细胞屏障亦可能存在一定保护作用。NSAIDs 可促进中性粒细胞释放氧自由基增多，导致胃黏膜微循环障碍，还通过一系列途径引起肠道损伤，导致小肠和结肠的糜烂、溃疡等病变。NSAIDs 溃疡多发生于胃窦部、升结肠和乙状结肠，亦可见于小肠，多为单发，溃疡较表浅，边缘清晰。

3. 胃酸和胃蛋白酶 消化性溃疡被定义为由胃液中的胃酸和胃蛋白酶对胃壁的自身消化而引起，这一论点直到今天仍被广泛认同。尽管 Hp 和 NSAIDs 在溃疡的发病中非常重要，但其最终仍通过自我消化的途径引起溃疡，只是上游机制在不同个体中不尽相同，即消化性溃疡的异质性。胃蛋白酶原由胃黏膜主细胞分泌，经胃酸激活转变为胃蛋白酶而降解蛋白质分子。由于胃蛋白酶的活性收到酸分泌的制约，因而探讨消化性溃疡的发病机制时重点讨论胃酸的作用。无酸的情况下罕见溃疡发生；胃泌素瘤患者好发消化性溃疡；抑酸药物促进溃疡愈合；难治性溃疡经抑酸治疗愈合后，一旦停用药物常很快复发，这些事实均提示胃酸的存在是溃疡发生的重要因素。

高酸环境在十二指肠溃疡的发病机制中占据重要地位，而胃溃疡则更多地表现为正常胃酸分泌或相对低酸。十二指肠溃疡患者对五肽胃泌素、胃泌素、组胺、氨乙吡唑、咖啡因等刺激产生的平均最大胃酸分泌量（maximal acid output，MAO）高于正常个体，但变异范围较广。约 1/3 的患者平均基础胃酸分泌量（basic acid output，BAO）亦较高。消化间期胃酸分泌量反映基础酸分泌能力，该指标通常用 BAO 和 MAO 的比值来反映。十二指肠溃疡患者具有较高的基础酸分泌能力，其原因尚不甚明了。

相比之下，胃溃疡患者的 BAO 和 MAO 均与正常人相似，甚至低于正常；一些胃黏膜保护药虽无减少胃酸的作用，却可以促进溃疡的愈合。研究提示胃溃疡的发生主要起因于胃黏膜的局部。由于胃黏膜保护屏障的破坏，不能有效地对抗胃酸和胃蛋白酶的侵蚀和消化作用，而致溃疡发生。

4. 胃十二指肠运动异常　主要包括胃排空过速、排空延缓和十二指肠液反流。前者可使十二指肠球部酸负荷显著增加而促使十二指肠溃疡发生，而后二者可通过胃窦局部张力增加、胃泌素水平升高、反流的胆汁和胰液对胃黏膜产生损伤而在胃溃疡的发病机制中起重要作用。

5. 环境和生活因素　相同药物治疗条件下，长期吸烟者溃疡愈合率较不吸烟者显著降低。吸烟可刺激胃酸分泌增加，引起血管收缩，抑制胰液和胆汁的分泌而减弱其在十二指肠内中和胃酸的能力；烟草中烟碱可使幽门括约肌张力减低，导致胆汁反流，从而破坏胃黏膜屏障。食物对胃黏膜可引起物理和化学性损害。暴饮暴食或不规则进食可能破坏胃分泌的节律性。咖啡、浓茶、烈酒、高盐饮食、辛辣调料、泡菜等食品，以及偏食、饮食过快、太烫、太凉、不规则等不良饮食习惯，均可能是本病发生的相关因素。

6. 精神因素　根据现代的心理－社会－生物医学模式观点，消化性溃疡属于典型的心身疾病。心理因素如精神紧张、情绪波动、过分焦虑可直接导致胃酸分泌失调、胃黏膜屏障削弱。消化性溃疡病的人格特征表现为顺从依赖、情绪不稳、过分自我克制、内心矛盾重重等。此类性格特点倾向于使患者在面对外来应激时，情绪得不到宣泄，从而迷走神经张力提高，胃酸和胃蛋白酶原水平上调，促进消化性溃疡的发生。

7. 遗传因素　争论较多，早年的认识受到 Hp 感染的巨大挑战而变得缺乏说服力。尽管如此，在同卵双胎同胞中确实发现溃疡发病一致性高于异卵双胎，而消化性溃疡亦为一些遗传性疾病的临床表现之一。

## 三、病理学

1. 部位　胃溃疡可发生于胃内任何部位，但大多发生于胃窦小弯与胃角附近。年长者则多发生于胃体小弯及后壁，而胃大弯和胃底甚少见。组织学上，胃溃疡大多发生在幽门腺区与胃底腺区移行区域靠幽门腺区一侧。该移行带在年轻人的生理位置位于胃窦近幽门 4 ~ 5cm。随着患者年龄增长，由于半生理性胃底腺萎缩和幽门腺上移［假幽门腺化生和（或）肠上皮化生］，幽门腺区黏膜逐渐扩大，此移行带位置亦逐渐上移，伴随胃黏膜退行性变增加，黏膜屏障的防御能力减弱，高位溃疡的发生机会随年龄而增加。老年人消化性溃疡常见于胃体后壁及小弯侧。Billroth Ⅱ式胃肠吻合术后发生的吻合口溃疡则多见于吻合口的空肠侧。

2. 数目　消化性溃疡大多为单发，少数可为2个或更多，称多发性溃疡。

3. 大小　十二指肠溃疡的直径一般＜1cm；胃溃疡的直径一般＜2.5cm。巨大溃疡尤需与胃癌相鉴别。

4. 形态　典型的胃溃疡呈类圆形，深而壁硬，于贲门侧较深作潜掘状，在幽门侧较浅呈阶梯状。切面因此呈斜漏斗状。溃疡边缘常有增厚而充血水肿，溃疡基底光滑、清洁，表面常覆以纤维素膜或纤维脓性膜而呈现灰白或灰黄色。溃疡亦可呈线状或不规则形。

5. 深度　浅者仅超过黏膜肌层，深者可贯穿肌层甚至浆膜层。

6. 并发病变　溃疡穿透浆膜层即引起穿孔。前壁穿孔多引起急性腹膜炎；后壁穿孔若发展较缓慢，往往和邻近器官如肝、胰、横结肠等粘连，称为穿透性溃疡。当溃疡基底的血管特别是动脉受到侵蚀时，会引起大出血。多次复发或肌层破坏过多，愈合后可留有瘢痕，瘢痕组织可深达胃壁各层。瘢痕收缩可成为溃疡病变局部畸形和幽门梗阻的原因。

7. 显微镜下表现　慢性溃疡底部自表层至深层可分为4层。①渗出层：最表层有少量炎性渗出（中性粒细胞、纤维素等）覆盖；②坏死层：主要由坏死的细胞碎片组成；③新鲜的肉芽组织层；④陈旧的肉芽组织——瘢痕层。瘢痕层内的中小动脉常呈增殖性动脉内膜炎，管壁增厚，管腔狭窄，常有血栓形成，有防止血管溃破的作用，亦可使局部血供不良，不利于组织修复。溃疡边缘可见黏膜肌和肌层的粘连或愈着，常伴慢性炎症活动。

## 四、临床表现

本病临床表现不一，部分患者可无症状，或以出血、穿孔为首发症状。

1. 疼痛　慢性、周期性、节律性上腹痛是典型消化性溃疡的主要症状。但无疼痛者亦不在少数，尤其见于老年人溃疡、治疗中溃疡复发以及NSAIDs相关性溃疡。典型的十二指肠溃疡疼痛常呈节律性和周期性疼痛，可被进食或服用相关药物所缓解。胃溃疡的症状相对不典型。疼痛产生机制与下列因素有关：①溃疡及周围组织炎症可提高局部内脏感受器的敏感性，使痛阈降低；②局部肌张力增高或痉挛；③胃酸对溃疡面的刺激。

（1）疼痛部位：十二指肠溃疡位于上腹正中或偏右，胃溃疡疼痛多位于剑突下正中或偏左，但高位胃溃疡的疼痛可出现在左上腹或胸骨后。疼痛范围一般较局限，局部有压痛。若溃疡深达浆膜层或为穿透性溃疡时，疼痛因穿透出位不同可放射至胸部、左上腹、右上腹或背部。内脏疼痛定位模糊，不应以疼痛部位确定溃疡部位。

（2）疼痛的性质与程度：溃疡疼痛的程度不一，其性质视患者的痛阈和个体差异而定，可描述为饥饿样不适感、隐痛、钝痛、胀痛、烧灼痛等，亦可诉为嗳气、压迫感、刺痛等。

（3）节律性：与进食相关的节律性疼痛是消化性溃疡的典型特征，但并非见于每个患者。十二指肠溃疡疼痛多在餐后2~3h出现，持续至下次进餐或服用抗酸药后完全缓解。胃溃疡疼痛多在餐后半小时出现，持续1~2h逐渐消失，直至下次进餐后重复上述规律。十二指肠溃疡可出现夜间疼痛，表现为睡眠中痛醒，而胃溃疡少见。胃溃疡位于幽门管处或同时并存十二指肠溃疡时，其疼痛节律可与十二指肠溃疡相同。当疼痛节律性发生变化时，应考虑病情加剧，或出现并发症。合并较重的慢性胃炎时，疼痛多无节律性。

（4）周期性：周期性疼痛为消化性溃疡的又一特征，尤以十二指肠溃疡为突出。除少数患者在第一次发作后不再复发外，大多数患者反复发作，持续数天至数月后继以较长时间的缓解，病程中出现发作期与缓解期交替。发作频率及发作/缓解期维持时间，因患者个体差异、溃疡发展情况、治疗及巩固效果而异。发作可能与下列诱因有关：季节（尤秋末或冬春）、精神紧张、情绪波动、饮食不调或服用与发病有关的药物等。

2. 其他症状　其他胃肠道症状如嗳气、反酸、胸骨后烧灼感、上腹饱胀、恶心、呕吐、便秘等可单独或伴疼痛出现。恶心、呕吐多反映溃疡活动。频繁呕吐宿食，提示幽门梗阻。部分患者有失眠、多汗等自主神经功能紊乱症状。

3. 体征　消化性溃疡缺乏特异性体征。疾病活动期可有上腹部局限性轻压痛，缓解期无明显体征。幽门梗阻时可及振水音、胃型及胃蠕动波等相应体征。少数患者可出现贫血、体重减轻等体质性症状，多为轻度。部分患者的体质较瘦弱。

### 五、特殊类型的消化性溃疡

1. 巨大溃疡　指直径 > 2.5cm 的胃溃疡或 > 2cm 的十二指肠溃疡。症状常难以鉴别，但可伴明显的体重减轻及低蛋白血症，大出血及穿孔较常见。临床上需要同胃癌及恶性淋巴瘤相鉴别。随着内科抗溃疡药物的飞速发展，巨大溃疡的预后已大大好转。

2. 复合性溃疡　指胃和十二指肠同时存在溃疡，大多先发生十二指肠溃疡，后发生胃溃疡。男性多见，疼痛多缺乏节律性，出血和幽门梗阻的发生率较高。

3. 对吻溃疡　指在球部的前后壁或胃腔相对称部位同时见有溃疡。胃腔内好发于胃体部和幽门部的前、后壁。当消化腔蠕动收缩时，两处溃疡恰相合，故名。

4. 多发性溃疡　指胃或十二指肠有两个或两个以上的溃疡，疼痛程度较重、无节律性，疼痛部位不典型。

5. 食管溃疡　通常见于食管下段、齿状线附近。多并发于胃食管反流病和食管裂孔疝患者。发生于鳞状上皮的溃疡多同时伴有反流性食管炎表现，亦可发生于化生的柱状上皮（Barrett 食管）。食管 - 胃或食管 - 小肠吻合术后较多见。症状可类似于胃食管反流病或高位胃溃疡。

6. 高位胃溃疡　指胃底、贲门和贲门下区的良性溃疡，疼痛可向背部及剑突下放射，尚可向胸部放射而类似心绞痛。多数患者有消瘦、贫血等体质症状。值得注意的是在老年人，由于半生理性胃底腺萎缩和幽门腺上移，幽门腺与胃底腺交界亦逐渐上移，伴随胃黏膜退行性变增加，黏膜屏障的防御能力减弱，高位溃疡的发生机会随年龄而增大。老年人消化性溃疡常见于胃体后壁及小弯侧，直径常较大，多并发急慢性出血。较小的高位溃疡漏诊率高，若同时伴有胃癌，常进展较快。

7. 幽门管溃疡　指溃疡位于胃窦远端、十二指肠球部前端幽门管处的溃疡。症状极似十二指肠溃疡，表现为进餐后出现腹痛，疼痛剧烈，无节律性，多数患者因进餐后疼痛而畏食，抗酸治疗可缓解症状，但不能彻底，易发生幽门痉挛和幽门梗阻，出现腹胀、恶心、呕吐等症状。疼痛的节律性常不典型，但若合并 DU，疼痛的节律可较典型。常伴高胃酸分泌。内科治疗效果较差。

8. 球后溃疡　发生于十二指肠球部环形皱襞远端的消化性溃疡，多发生在十二指肠降部后内侧壁、乳头近端。具有十二指肠溃疡的症状特征，但疼痛较重而持久，向背部放射，夜间疼痛明显，易伴有出血、穿孔等并发症。漏诊率较高。药物疗效欠佳。

9. 吻合口溃疡　消化腔手术后发生于吻合口或吻合口附近肠黏膜的消化性溃疡。发病率与首次胃切除术式有关，多见于胃空肠吻合术，术后第 2～3 年为高发期。吻合口溃疡常并发出血，是不明原因消化道出血的重要原因。

10. 无症状性溃疡　亦称沉默性溃疡，约占全部消化性溃疡的 5%，近年来发病率有所增加。多见于老年人，无任何症状。常在体检时甚至尸检时才被发现，或以急性消化道出血、穿孔为首发症状。

11. 应激性溃疡　指由烧伤、严重外伤、心脑血管意外、休克、手术、严重感染等应激因素引起的消化性溃疡。由颅脑外伤、手术、肿瘤、感染及脑血管意外所引起者称 Cushing 溃疡；由重度烧伤所致者称 Curling 溃疡。多发生于应激后 1～2 周内，以 3～7d 为高峰期。溃疡通常呈多发性、浅表性不规则形，周围水肿不明显。临床表现多变，多数症状不典型或被原发病掩盖。若应激因素不能及时排除则可持续加重。消化道出血常反复发作，部分患者可发生穿孔等严重并发症，预后差，病死率高。若原发病能有效控制，则溃疡可快速愈合，一般不留瘢痕。

12. 继发于内分泌瘤的溃疡　主要见于胃泌素瘤（Zollinger – Ellison 综合征）。肿瘤分泌大量胃泌素，促使胃酸分泌水平大幅上调，主要表现为顽固性溃疡，以 DU 多见，病程长，症状顽固，常伴有腹泻，易出现出血、穿孔等并发症，药物疗效较差。

13. Dieulafoy 溃疡　发生于胃恒径动脉基础上的溃疡，是引起上消化道致命性大出血的少见病因。男性常见，好发于各种年龄，部位多见于贲门周围 6cm。病理解剖基础是异常发育的胃小动脉在自浆膜层深入黏膜下层时未能逐渐变细，而始终维持较粗的直径。该动脉易纤曲或瘤样扩张，一旦黏膜受损、浅溃疡形成则容易损伤而形成无先兆的动脉性出血。其溃疡面较小，内镜下常见裸露的动脉喷血。若不能及时有效干预，病死率甚高。

14. Meckel 憩室溃疡　Meckel 憩室是最常见的先天性真性憩室，系胚胎期卵黄管之回肠端闭合不全所致。位于末端回肠，呈指状，长 0.5～13cm，平均距回盲瓣 80～85cm。半数的憩室含有异位组织，大多为胃黏膜，可分泌胃酸引起局部溃疡。大部分患者无症状，可能的症状包括肠套叠、肠梗阻及溃疡所致出血或穿孔，多见于儿童。一旦出现症状，均应接受手术治疗。

## 六、辅助检查

1. 内镜检查　电子胃镜不仅可直接观察胃、十二指肠黏膜变化及溃疡数量、大小、形态及周围改变，还可直视下刷取细胞或钳取活组织做病理检查，对消化性溃疡作出准确诊断。此外，还能动态观察溃疡的活动期及愈合过程，明确急性出血的部位、出血速度和病因，观察药物治疗效果等。

临床上通常将消化性溃疡的内镜下表现分为 3 期，每期又可细分为 2 个阶段。

活动期（active stage，A），又称厚苔期。溃疡初发，看不到皱襞的集中。$A_1$ 期：溃疡覆污秽厚苔，底部可见血凝块和裸露的血管，边缘不整，周围黏膜肿胀。$A_2$ 期：溃疡覆清洁厚苔，溃疡边缘变得清晰，周边出现少量再生上皮，周围黏膜肿胀消退，并出现皱襞向溃疡中心集中的倾向。

愈合期（healing stage，H），又称薄苔期。此期可见皱襞向溃疡中心集中。$H_1$ 期：溃疡白苔开始缩小，再生上皮明显，并向溃疡内部长入。溃疡边缘界限清晰，至底部的黏膜倾斜度变缓。$H_2$期：溃疡苔进一步缩小，几乎全部为再生上皮所覆盖，毛细血管集中的范围较白苔的面积大。

瘢痕期（scarring stage，S）。白苔消失，溃疡表面继续被再生上皮修复，可见皱襞集中至溃疡中心。$S_1$期（红色瘢痕期）：稍有凹陷的溃疡面全部为再生上皮所覆盖，聚集的皱襞集中于一点。当A期溃疡较大时，此期可表现为皱襞集中于一定的瘢痕范围。再生上皮起初为栅栏状，逐渐演变为颗粒状。$S_2$期（白色瘢痕期）：溃疡面平坦，再生上皮与周围黏膜色泽、结构完全相同。皱襞集中不明显。

2. 上消化道钡剂X线检查 上消化道气钡双重对比造影及十二指肠低张造影术是诊断消化性溃疡的重要方法。溃疡的X线征象有直接和间接两种。龛影为钡剂填充溃疡的凹陷部分所形成，是诊断溃疡的直接征象。胃溃疡多在小弯侧，侧面观位于胃轮廓以外，正面观呈圆形或椭圆形，边缘整齐，周围可见皱襞呈放射状向溃疡集中。胃溃疡对侧常可见痉挛性胃切迹。十二指肠球部前后壁溃疡的龛影常呈圆形密度增加的钡影，周围环绕月晕样浅影或透明区，有时可见皱襞集中征象。间接征象多系溃疡周围的炎症、痉挛或瘢痕引起，钡剂检查时可见局部变形、激惹、痉挛性切迹及局部压痛点。十二指肠球部变形常表现为三叶草形和花瓣样。间接征象特异性有限，需注意鉴别。钡剂检查受钡剂及产气粉质量、体位和时机、是否服用有效祛泡剂、检查者操作水平、读片能力等影响明显，对小病灶辨别能力不理想。

3. Hp感染的检测 Hp感染状态对分析消化性溃疡的病因、治疗方案的选择具有重要意义。检查方法可分为侵入性和非侵入性。前者需在内镜下取胃黏膜活组织，包括组织学涂片、组织病理学切片、快速尿素酶试验（RUT）、细菌培养、多聚酶链反应（PCR）等；非侵入性检测手段无需借助内镜检查，包括$^{13}$C或$^{14}$C标记的尿素呼气试验（UBT）、血清学试验和粪便抗原试验（多克隆抗体、单克隆抗体）等。检查前应停用质子泵抑制药、铋剂、抗生素等药物至少2周，但血清学试验不受此限。

UBT的诊断准确性 >95%，是一项准确、实用且易开展的检测方法。RUT阳性患者足以开始根除治疗，阴性患者存在取样偏倚可能，需在不同部位重复取材。病理切片以War-thin Starry银染色或改良Giemsa染色效果好，细菌清晰可辨，但菌落密度低、分布不均时易漏诊。粪便抗原试验适合多个标本的成批检测，但对标本保存要求高。血清学试验仅宜用于流行病学调查、评估出血性溃疡、因胃黏膜重度萎缩或黏膜相关淋巴样组织（MALT）淋巴瘤导致低细菌密度的患者以及近期使用相关药物的患者。确认Hp根除的试验应在治疗结束4周后再进行。对于一般的Hp感染，根除治疗后复查首选UBT；但当患者有指证复查内镜时，可选择侵入性检查方式。

4. 胃液分析 胃溃疡患者的胃酸分泌正常或稍低于正常；十二指肠溃疡患者则多增高，以夜间及空腹时更明显。一般胃液分析结果不能真正反映胃黏膜泌酸能力，现多用五肽胃泌素或增大组胺胃酸分泌试验，分别测定BAO、MAO和高峰胃酸分泌量（PAO）。胃液分析操作较烦琐，且结果可与正常人群重叠，临床工作中仅用于排除胃泌素瘤所致消化性溃疡。如BAO超过15mmol/h，MAO超过60mmol/h，或BAO/MAO比值大于60%，提示胃泌素瘤。

5. 血清胃泌素测定 若疑为胃泌素瘤引起的消化性溃疡，应做此项测定。血清胃泌素水平一般与胃酸分泌呈反比，而胃泌素瘤患者常表现为两者同时升高。

6. 粪便隐血试验　溃疡活动期以及伴有活动性出血的患者可呈阳性。经积极治疗多在1~2周内阴转。该试验特异性低，且无法与胃癌、结肠癌等疾病鉴别，临床价值有限。

## 七、诊断和鉴别诊断

根据患者慢性病程、周期性发作的节律性中上腹疼痛等症状，可作出本病的初步诊断。上消化道钡剂检查、特别是内镜检查可确诊。内镜检查应进镜至十二指肠降段，并做到完整、细致。

本病应与以下疾病相鉴别。

1. 胃癌　典型表现者鉴别并不困难。活动期消化性溃疡、尤其是巨大溃疡与胃癌之间有时不易区别。活动期溃疡需要与 $0~Ⅲ$ 型或 $0~Ⅲ+Ⅱc$ 型早期胃癌鉴别；愈合期溃疡需要与 $0~Ⅱc$ 型或 $0~Ⅱc$ 型 $+Ⅲ$ 型早期胃癌鉴别；溃疡瘢痕需要与 $0~Ⅱc$ 型早期胃癌鉴别。即便是内镜下表现为几乎完全愈合的 $S_2$ 期胃溃疡，亦不能排除早期胃癌可能。良恶性胃溃疡的鉴别诊断见表15-3。对于内镜或钡剂下形态可疑、恶性不能除外的病灶，应特别注意病灶部位、边缘有无蚕食改变、周围黏膜皱襞的变细、中断、杵状膨大的现象。内镜下活检部位应选择溃疡边缘、黏膜糜烂表面、皱襞变化移行处。早期胃癌的内镜下表现可酷似良性溃疡或糜烂，蠕动良好不应作为良性病变的依据。活检提示为上皮内瘤变者须经警惕，低级别上皮内瘤变可消退，或为活检欠理想所致；提示为高级别上皮内瘤变者应警惕常已同时伴有胃癌，甚至已发展至进展期。

表15-3　良恶性胃溃疡的鉴别诊断

| | 良性溃疡 | 恶性溃疡 |
|---|---|---|
| 年龄 | 青中年居多 | 多见于中年以上 |
| 病史 | 较长 | 较短 |
| 临床表现 | 周期性腹痛明显，上腹无包块，全身症状轻，制酸剂可缓解疼痛，内科治疗效果好 | 疼痛进行性加重，上腹部有包块，全身表现明显，制酸药效果差，内科治疗无效 |
| 便潜血检查 | 暂时阳性 | 持续阳性 |
| 胃液分析 | 胃酸正常或偏低，但无真性缺酸 | 缺酸者较多 |
| X线钡餐检查 | 溃疡呈圆形或椭圆形，常小于2cm，边缘光滑，凸出于胃腔轮廓之外，周围黏膜皱襞向龛影聚集，胃蠕动正常 | 之外，黏膜皱襞粗乱、僵硬、中断，胃蠕动减弱或消失 |
| 胃镜检查 | 溃疡呈圆形或椭圆形，常小于2cm，边缘光滑清楚，触之较软 | 溃疡呈不规则形，常大于2cm，边缘隆起，凹凸不平或肿物，触之较硬 |

2. 胃黏膜相关淋巴样组织（MALT）淋巴瘤　症状多非特异性，内镜下形态多样，典型表现为多发性浅表溃疡，与早期胃癌相比，界限不清，黏膜面可见凹凸颗粒状改变，充血明显。溃疡经抗溃疡治疗后可愈合、再发。早期 MALT 淋巴瘤几乎均伴有 Hp 感染，根除治疗多可有效缓解甚至治愈。进展至晚期可发展为高度恶性淋巴瘤，内镜下表现为多发的巨大溃疡和结节状隆起，缺乏皱襞蚕食状、变尖、中断等癌性所见，但与胃癌相比，胃壁舒展性较好。

3. 胃泌素瘤（Zollinger – Ellison 综合征）　由胰腺非 B 细胞瘤分泌过量胃泌素、导致胃酸过度分泌所致，表现为反复发作的消化性溃疡、腹泻等症状。溃疡大多为单发，多发生于十二指肠或胃窦小弯侧，穿孔、出血等并发症发生率高，按难治性溃疡行手术治疗后易复发。由于胃泌素对胃黏膜具有营养作用，患者胃黏膜过度增生，皱襞肥大。

4. 功能性消化不良　部分患者症状酷似消化性溃疡，但不伴有出血、Hp 感染等器质性改变。内镜检查可明确鉴别。

5. 慢性胆囊炎和胆石症　疼痛与进食油腻食物有关，通常位于右上腹，并发射至肩背部，可伴发热及黄疸。可反复发作。对典型表现患者不难鉴别，不典型者需依靠腹部 B 超检查。

## 八、治疗

消化性溃疡病因复杂，影响因素众多，需要综合性治疗，目的在于缓解临床症状，促进溃疡持久愈合，防止复发和减少并发症，提高生活质量。治疗原则需注意整体治疗与局部治疗、发作期治疗与巩固治疗相结合。

1. 一般治疗　消化性溃疡是临床常见病，普及宣教是治疗本病的重要环节。应让患者了解本病的背景因素、发病诱因及发作规律，帮助患者建立规律的生活制度，增强恢复痊愈的信心，积极配合治疗，从而达到持久愈合的目标。

生活上须避免过度紧张与劳累，缓解精神压力，保持愉快的心态。禁烟戒酒，慎用 NSAIDs、肾上腺皮质激素等易致胃黏膜损伤的药物，必须应用时应尽量选用胃肠黏膜损害较小的制剂或选择性 COX - 2 抑制药，或用质子泵抑制药、胃黏膜保护药同服。米索前列醇是被公认能减少 NSAIDs 所致胃肠道并发症的预防性药物。根除 Hp 对预防 NSAIDs 相关溃疡有益。饮食要定时定量，进食不宜太快，避免过饱过饥，避免粗糙、过冷过热和刺激性大的食物如香料、浓茶、咖啡等。急性活动期症状严重的患者可给流质或软食，进食频数适当增加，症状缓解后可逐步过渡至正常饮食。消化性溃疡属心身疾病，对明显伴有焦虑、抑郁等精神症状的患者，应鉴别疾病的因果关系，并给予针对性治疗。

2. Hp 感染的治疗　根除 Hp 可有效治疗消化性溃疡，防止复发，阻遏胃黏膜持续损伤及其引起的一系列萎缩、化生性改变，从而降低胃癌发病的风险。大量证据支持对存在 Hp 感染的溃疡患者，预防溃疡复发和并发症的第一步是给予 Hp 根除治疗。对有溃疡并发症病史，多次复发或顽固性的溃疡病患者，应该持续治疗至证实 Hp 感染确实已被治愈。研究显示单用 Hp 根除疗法可使超过 90% 的十二指肠溃疡愈合。胃食管反流病与根除 Hp 不存在冲突。

一种质子泵抑制药 + 两种抗生素组成的三联疗法是最常用的 Hp 根除方案。质子泵抑制药常用剂量为奥美拉唑 40mg/d、兰索拉唑 60mg/d、泮托拉唑 80mg/d、雷贝拉唑 20mg/d、埃索美拉唑 40mg/d，上述剂量分 2 次，餐前服用。质子泵抑制药可替换为铋剂或 $H_2$ 受体拮抗药，但疗效相应削弱。雷尼替丁铋盐复方制剂（RBC）是可选择的另一种药物。常用抗生素及剂量分别为阿莫西林 2 000mg/d、克拉霉素 1 000mg/d、甲硝唑 800 ~ 1 500mg/d 或替硝唑 1 000mg/d、呋喃唑酮 400mg/d（小儿不宜）、左氧氟沙星 400 ~ 500mg/d（未成年患者不宜）、利福布汀 300mg/d、四环素 1 500 ~ 2 000mg/d，每日分 2 次服用。常用组合如 PPI + 阿莫西林 + 克拉霉素、PPI + 阿莫西林/克拉霉素 + 甲硝唑、PPI + 克拉霉素 + 呋喃唑酮/替硝唑、铋剂 + 甲硝唑 + 四环素等。

由于 Hp 耐药性发展很快，导致在很多国家和地区对甲硝唑、克拉霉素、左氧氟沙星等药物的敏感度显著下降。在三联疗法的基础上，加上含有铋剂的四联疗法已成为一线标准方案。胶体次枸橼酸铋常用量为 480mg/d，每日分 2 次服用。二线、三线抗生素如呋喃唑酮、利福布汀等可根据本地区 Hp 耐药率及患者情况决定是否应用。

Hp 根除治疗至少应持续 7d，亦有推荐 10d 或 14d。研究显示 14d 疗程的疗效较 7d 高 12%，然而较长的疗程对患者依从性要求更高。Maastricht Ⅲ 共识认为，若选择 14d 疗程，四联疗法可能是更好的选择。若 Hp 初治失败，挽救疗法应根据患者的 Hp 药敏试验决定；或暂停所有药物 2 个月以上，待 Hp 敏感性恢复后再选择复治方案。

近年来有报道认为序贯疗法是治疗 Hp 感染的一种有效方法。

3. 药物治疗

（1）制酸药为弱碱或强碱弱酸盐，能结合或中和胃酸，减少氢离子的逆向弥散并降低胃蛋白酶的活性，缓解疼痛，促进溃疡愈合。常用药物种类繁多，有可溶性和不可溶性两类。可溶性抗酸药主要为碳酸氢钠，不溶性抗酸药有碳酸钙、氧化镁、氢氧化镁、氢氧化铝及其凝胶剂、次碳酸铋等。中药珍珠粉、乌贼骨主要成分也是碳酸钙类。由于铋、铝、钙制剂可致便秘，而镁制剂可致腹泻，故常将上述元素搭配使用，制成复盐或复方制剂，以抵消各自副作用。中和作用取决于药物颗粒大小及溶解速度，通常以凝胶最佳，粉剂次之，片剂又次之，后者宜嚼碎服用。由于此类药物副作用较大，临床长期应用受限。

（2）$H_2$ 受体拮抗药（$H_2$RA）：选择性阻断胃黏膜壁细胞上的组胺 $H_2$ 受体，抑制胃酸分泌。由于 $H_2$ 受体拮抗药疗效确切、价格低廉，为临床常用药物。常用的 $H_2$ 受体拮抗药详见表 15 - 4。

表 15 - 4　常用的 $H_2$ 受体拮抗药抑酸作用比较

| 药物 | 相对抑酸强度 | 抑酸等效剂量（mg） | 标准剂量（mg） | 长期维持剂量（mg） |
|---|---|---|---|---|
| 西咪替丁（甲氰咪胍） | 1 | 600 ~ 800 | 400bid | 400qd |
| 雷尼替丁（呋喃硝胺） | 4 ~ 10 | 150 | 150bid | 150qd |
| 法莫替丁 | 20 ~ 50 | 20 | 20bid | 20qd |
| 尼扎替丁 | 4 ~ 10 | 150 | 150bid | 150qd |

$H_2$ 受体拮抗药口服吸收完全，如与制酸药合用则吸收被轻度抑制。通常认为食物不影响药物吸收。药物半衰期 1 ~ 4h 不等，在体内广泛分布，可通过血 - 脑屏障和胎盘屏障，并分泌到乳汁，故此类药物不适合用于正在哺乳中的妇女。妊娠安全分级为 B 级（无证据显示相关风险）。4 种药物均通过肝脏代谢、肾小球滤过和肾小管分泌而从体内清除。$H_2$ 受体拮抗药治疗消化性溃疡的效果呈时间依赖性，4 周疗程溃疡愈合率 70% ~ 80%，疗程延长至 8 周，则愈合率可达 87% ~ 94%。然而，除非维持治疗，$H_2$ 受体拮抗药治愈的溃疡复发率较高，即溃疡愈合质量欠理想。此外，泌酸反跳现象亦是 $H_2$ 受体拮抗药的主要不足。$H_2$ 受体拮抗药是相当安全的药物，其可能的不良反应包括抗雄激素作用、免疫增强效应、焦虑、头痛等神经系统症状、肝脏及心脏毒性等，发生率低，大多轻微且可耐受。

（3）质子泵抑制药（PPI）：作用于壁细胞分泌面的 $H^+ - K^+ - ATP$ 酶（质子泵）并使其失活，从而显著阻断任何刺激引起的胃酸分泌。仅当新的 $H^+ - K^+ - ATP$ 酶合成后，壁细胞分泌胃酸的功能才得以恢复，因此质子泵抑制剂抑制胃酸分泌的时间较长。质子泵抑制药安全高效，价格亦随着国际专利的到期、国内仿制品的大量推出而明显下调。目前此类药物已成为治疗消化性溃疡和其他一系列酸相关性疾病的首选药物。目前临床上常用的质子泵抑制药包括奥美拉唑、兰索拉唑、雷贝拉唑、泮托拉唑和埃索美拉唑。

奥美拉唑是第一代的质子泵抑制药，于1987年在瑞典上市。其本身是一种苯并咪唑硫氧化物。在通常剂量下，可抑制90%以上的胃酸分泌。4周疗程后十二指肠溃疡愈合率90%，6~8周几乎完全愈合，复发风险低。治疗消化性溃疡常用剂量20~40mg/d，餐前服用，DU和GU的疗程分别为4周和6~8周。

兰索拉唑在其化学结构侧链中导入了氟元素，生物利用度较奥美拉唑提高了30%以上，而对幽门螺杆菌的抑菌活性比奥美拉唑提高了4倍。十二指肠溃疡患者通常口服15~30mg/d，连用4~6周；胃溃疡和吻合口溃疡患者通常30mg/d，疗程同奥美拉唑。维持治疗剂量15mg/d。

泮托拉唑为合成的二烷氧基吡啶化合物，其生物利用度比奥美拉唑提高7倍，在弱酸性环境中稳定性较好，对壁细胞的选择性更高。治疗十二指肠溃疡与胃溃疡的常用剂量分别为40mg/d和80mg/d，疗程同奥美拉唑。维持剂量为40mg/d。

雷贝拉唑与$H^+-K^+-ATP$酶可逆性结合，可通过内源性谷胱甘肽分离。其体外抗分泌活性较奥美拉唑强2~10倍。研究显示雷贝拉唑缓解溃疡患者疼痛症状优于奥美拉唑。本品可直接攻击Hp，非竞争性地、不可逆地抑制Hp的尿素酶。常用剂量为20mg/d，疗程同奥美拉唑。维持剂量10mg/d。

埃索美拉唑是奥美拉唑的（S）-异构体，而奥美拉唑则是（S）-型和（R）-型的外消旋体。其代谢过程具有立体选择性，较奥美拉唑的生物利用度更高，药动学一致性较强，抑酸作用优于奥美拉唑。常用剂量为40mg/d，疗程同奥美拉唑。维持剂量为20mg/d。

在药物相互作用方面，研究发现奥美拉唑对细胞色素同工酶CYP2C19的亲和力较CYP3A4大10倍。奥美拉唑对其他药物的代谢影响较大，能降低地西泮、氯胍、苯妥英的血浆清除率，抑制吗氯贝胺的代谢，延缓甲氨蝶呤的清除，提高华法林和苯丙香豆素的抗凝血活性，对环孢素的研究结果不一。埃索美拉唑和外消旋奥美拉唑的生物转化过程相同，总代谢清除率则稍低。大量研究证实泮托拉唑的药物相互作用发生率较低。对兰索拉唑和雷贝拉唑的相关研究不如奥美拉唑和泮托拉唑广泛，但初步研究倾向于此两种药物与临床有关的严重药物相互作用较少。

对于妊娠期间用药，需仔细权衡其治疗益处与可能造成的风险。美国食品和药品管理局将奥美拉唑的妊娠安全分级定为C级（风险不能除外），其余质子泵抑制药均为B级（无证据显示相关风险）。由于研究指出动物实验中药品会转移到乳汁中，故本药品不适合用于正在哺乳中的妇女。如不得已需服药时，应避免哺乳。

总的说来，质子泵抑制药是非常安全的临床药物，不良反应少见。部分患者服用后可出现头晕、口干、恶心、腹胀、腹泻、便秘、皮疹等，大多轻微而无需中断治疗。正因如此，使得其在全球范围的过度使用问题变得越来越突出。有证据显示这种长期过度使用可导致接受治疗者胃内菌群过度生长，导致弯曲菌肠炎和假膜性肠炎的感染风险显著上升，肺炎的发病率亦因此上升。长期应用可能导致胃底腺息肉增生，虽然绝大多数情况下这是无害的。急性间质性肾炎和骨质疏松症虽不常见，亦需给予警惕。质子泵抑制药引起高胃泌素血症，动物研究发现长期大剂量应用可能导致胃黏膜肠嗜铬样细胞的过度增生并诱发胃类癌。此外，研究已提示接受质子泵抑制药治疗后，患者的 Hp 感染部位倾向于由胃窦转移至胃体，由此而致的全胃炎、胃黏膜萎缩是否因此增加，亦已成为临床研究的新热点。

（4）胃黏膜保护药：胃黏膜保护药可保护和增强胃黏膜的防御功能，部分品种尚能促进胃黏膜分泌，促进内源性 PG 合成、增加黏膜血流量等，加速黏膜的自身修复。黏膜保护药一般于餐后 2~3h 服用。

1）米索前列醇（喜克溃）：是前列腺素 $E_1$ 的衍生物，能抑制胃酸和胃蛋白酶分泌，增加胃十二指肠黏膜分泌功能，增加黏膜血流量。临床研究表明米索前列醇对预防 NSAIDs 引起的胃肠道损伤有效。不良反应主要是痉挛性腹痛和腹泻，可引起子宫收缩，孕妇禁用。常用剂量为 200mg1 次/d，4~8 周为 1 个疗程。

2）铋剂：为经典的消化不良与消化性溃疡药物，常用剂型包括胶体次枸橼酸铋（CBS，如三钾二枸橼酸铋）和次水杨酸铋（BSS）。在酸性环境下效果佳，胃内 pH 升高可妨碍铋盐激活。铋剂可能通过螯合溃疡面蛋白质、抑制胃蛋白酶活性、促进 PG 合成、一刺激黏膜分泌及血供等作用促进溃疡愈合，其本身尚有杀灭 Hp 的作用。CRS 常用剂量 120mg 1 次/d 或 240mg 2 次/d。主要不良反应为长期应用可能致铋中毒，又以 CBS 较 BSS 为突出，故本药适合间断服用。铋盐与结肠内硫化氢反应生成氢化铋盐，可使粪便变为黑色。

3）硫糖铝：是硫酸化多糖的氢氧化铝盐，在酸性环境下可覆盖胃黏膜形成保护层，并可吸附胆汁酸和胃蛋白酶，促进 PG 合成，并吸附表皮生长因子使之在溃疡处浓集。硫糖铝亦有部分抗 Hp 的作用。常用剂量为 1g1 次/d，餐前口服。便秘较常见。主要临床顾虑为慢性铝中毒，应避免与柠檬酸同服，肾功能不全时应谨慎。铝剂可妨碍食物中磷的吸收，长期应用有导致骨质疏松、骨软化的风险。

4）铝碳酸镁：市售品达喜为层状网络晶格结构，作用包括迅速中和胃酸、可逆而选择性结合胆汁酸、阻止胃蛋白酶对胃的损伤，上调表皮生长因子及其受体表达、上调成纤维细胞生长因子及其受体的表达、促进前列腺素生成等。常用剂量 0.5~1.0g 3 次/d。常见不良反应为腹泻。由于同为铝制剂，应用注意事项同硫糖铝。

5）瑞巴派特（膜固思达）：可促进胃黏膜 PG 合成、增加胃黏膜血流量、促进胃黏膜分泌功能、清除氧自由基等。临床研究证明瑞巴派特可以使 Hp 相关性胃炎和 NSAIDs 引起的胃炎的组织学明显改善。常用剂量 100mg 3 次/d。不良反应轻微，包括皮疹、腹胀、腹痛等，多可耐受。

6）替普瑞酮（施维舒）：萜类化合物，可增加胃黏膜分泌功能、增加内源性 PG 生成、促进胃黏膜再生、增加胃黏膜血流量等，从而减轻多种因子对胃黏膜的损害作用。国内外临床研究表明替普瑞酮可以促进溃疡愈合，提高溃疡愈合质量，并可防治门脉高压性胃病。常用剂量 50mg tid。不良反应轻微。

7）吉法酯：市售品惠加强-G 为吉法酯和铝硅酸镁的复方制剂，具有促进溃疡修复愈合，增加胃黏膜前列腺素，促进胃黏膜分泌，增加可视黏液层厚度，促进胃黏膜微循环等作用。常用剂量 400~800mg 3 次/d。偶见口干、恶心、心悸、便秘等不良反应。

其他胃黏膜保护药还包括 L-谷氨酰胺呱仑酸钠、伊索拉定、蒙脱石散剂、表皮生长因子、生长抑素等，对一般患者除后二者外可选择应用。

（5）其他药物：包括促胃肠动力药物和抗胆碱能药物。对于伴有恶心、呕吐、腹胀等症状的患者，排除消化道梗阻后可酌情合用促动力药物，如甲氧氯普胺、多潘立酮、莫沙比利、伊托必利等，宜餐前服用。抗胆碱能药物能抑制胃酸分泌，解除平滑肌和血管痉挛，延缓胃排空作用，可用于十二指肠溃疡，如颠茄、普鲁本辛等。由于副作用较大，目前已少用。促胃肠动力药物和抗胆碱能药物药理相悖，不宜合用。

4. 药物治疗的选择　对于 Hp 阳性的消化性溃疡患者，应首先根除 Hp 感染，必要时（尤其对于胃溃疡）在根除治疗结束后再续用抗溃疡药物治疗。Hp 阴性患者直接应用抗溃疡药物治疗，主要药物首选标准剂量质子泵抑制药，次选 H₂ 受体拮抗药或铋剂。胃黏膜保护药亦是有效的辅助药物，可选择 1~2 种合用。促动力药物等可酌情选用。通常治疗十二指肠溃疡和胃溃疡的疗程为 4 周和 6~8 周。

对消化性溃疡患者符合下列情况者，宜考虑维持治疗：不伴有 Hp 感染者；Hp 未能成功根除者在再次根除 Hp 间期；Hp 已根除但溃疡复发者；不能避免溃疡诱发因素（如烟酒、生活精神压力、非选择性 NSAIDs 药物应用）；有严重并发症而不能手术者。维持治疗方案包括：①正规维持治疗，适合于症状持久、反复发作、部分药物依赖者。可选择维持剂量质子泵抑制药、H₂ 受体拮抗药或胃黏膜保护药。长期治疗需充分考虑药物体内蓄积危险、与其他药物相互作用及其他潜在风险。②间歇治疗，即当症状发作或溃疡复发时，按初发溃疡给予全疗程标准治疗。③按需治疗，即当症状发作时给予标准剂量治疗，症状控制后停药，易导致治疗不彻底，甚至可能贻误病情。

5. NSAIDs 溃疡的治疗和预防　首先应尽可能停用 NSAIDs，必须使用时，应选用临床证明对胃肠黏膜损害较小的药物或选择性 COX-2 抑制药。合理应用外用型 NSAIDs 可有效减少包括胃肠道症状在内的全身不良反应。对于伴有 Hp 感染、长期服用 NSAIDs 的患者，应予根除 Hp 治疗。质子泵抑制药可有效对抗此类溃疡，故为临床首选，H₂ 受体拮抗药则疗效欠佳。米索前列醇是唯一能减少 NSAIDs 所致胃肠道并发症的预防性药物，而多种胃黏膜保护药与质子泵抑制药联用均可取得更巩固的疗效。

6. 难治性溃疡的鉴别诊断　随着消化性溃疡的药物治疗的飞速发展，真正的难治性溃疡已罕见。若消化性溃疡经质子泵抑制药正规治疗仍不能痊愈或反复发作者，在排除精神与生活习惯因素、Hp 感染、服用 NSAIDs 药物史后，应警惕是否伴有其他基础疾病，如胃泌素瘤、甲状旁腺功能亢进或克罗恩病；亦应高度疑及溃疡本身性质。早期胃癌在抗溃疡药物的作用下可几乎完全愈合（假性愈合），经验丰富的内镜操作者常可辨别。这种情况下极易发生漏诊或误诊。少见但非常严重的情况是，Borrmann Ⅳ型胃癌（皮革胃）的原发病灶，胃体或胃底部小 0~Ⅱc 型凹陷灶，在抗溃疡药物作用下出现假性愈合。当再次被诊断时，肿瘤往往已进展至非常严重的程度。十二指肠反复不愈的溃疡也可能是恶性淋巴瘤或十二指肠腺癌。

7. 内镜下治疗　溃疡的内镜治疗通常仅限于紧急止血术。消化性溃疡出血是上消化道出血的最常见病因，其风险随着患者年龄增大而急剧增加。尤其合并严重基础疾病、手术的风险较大时，内镜下紧急止血是最核心的处理措施。较常用的方法包括内镜直视下喷洒去甲肾上腺素、5%~10% 孟氏液（碱式硫酸铁溶液）、凝血酶；局部注射肾上腺素、硬化药、黏合剂；使用热探头、热活检钳、氩离子凝固术等电外科设备；使用钛夹钳夹止血等。

8. 手术治疗　外科治疗通常限于：胃泌素瘤患者；大量或反复出血，内科治疗无效者；急性穿孔；慢性穿透性溃疡；器质性幽门梗阻；癌溃疡或高度疑及恶性肿瘤，或伴有高级别上皮内瘤变；顽固性及难治性溃疡。术中应行冷冻切片查明病变性质，避免遗漏恶性肿瘤。

## 九、并发症

1. 上消化道出血　消化性溃疡所致消化道出血是其最常见并发症，也是上消化道出血的首要病因。发生率20%～25%。十二指肠溃疡发生概率多于胃溃疡。部分患者可以消化道出血为首发症状。

溃疡出血的临床表现取决于溃疡深度、出血的部位、速度和出血量。出血量大者同时表现为呕血和黑粪，出血量较少时则仅表现为黑粪或粪便隐血试验阳性。短时间内大量出血可引起头晕、心悸、晕厥、血压下降甚至急性失血性休克。发生出血前可因病灶局部充血致疼痛症状加剧，出血后疼痛反可好转。

根据典型病史和出血的临床表现，诊断不难确立。应争取在出血后24～48h内进行急诊内镜检查，既可进行鉴别诊断，又可明确出血情况，还可进行内镜下治疗，详见上文。急诊出血量大、内科及内镜处理无效者应外科手术治疗。出血容易复发，对于反复出血的患者，按难治性溃疡再次进行鉴别诊断。

2. 穿孔　溃疡穿透胃壁浆膜层达游离腹膜腔即导致急性穿孔，好发于十二指肠和胃的前壁。由于胃和十二指肠球部后壁紧贴脏器和组织，故当溃疡穿孔发生时，胃肠内容物不流入腹膜腔而穿透入邻近器官、组织或在局部形成包裹性积液，称为穿透性溃疡，属于溃疡慢性穿孔。穿透性溃疡以男性患者为多，常见于十二指肠球部后壁溃疡；胃溃疡较少发生，一旦发生则多数穿透至胰腺。较少的情况是溃疡穿透至肠腔形成内瘘，此时患者口中可闻及粪臭。部分情况下后壁亦可发生游离性穿孔，若仅引起局限性腹膜炎，称为亚急性穿孔。穿孔可为溃疡的首发症状。

消化性溃疡急性穿孔为外科急腹症，症状表现为突发剧烈上腹痛，可累及全腹并放射至右肩，亦常伴恶心、呕吐。患者极度痛苦面容，取蜷曲位抵抗运动。体格检查可见腹肌强直如板状、腹部明显压痛及反跳痛等急性腹膜炎体征。实验室检查提示外周血白细胞总数及中性粒细胞明显增高，大部分患者腹部X线片均可见膈下游离气体。腹膜炎症反应累及胰腺时可出现血清淀粉酶升高。慢性溃疡穿透后原先疼痛性质、频率、对药物的反应出现改变，并出现新的放射痛，疼痛位置可位于左上腹、右上腹或胸、背部。溃疡向胰腺穿透常致放射性腰背痛，重症者伸腰时疼痛加重；溃疡穿透入肝、胆囊时，疼痛放射至右肩背部；穿入脾脏时疼痛放射致左肩背部；与横结肠粘连时，疼痛放射致下腹部。同时可伴粘连性肠梗阻征象。体检往往可有局部压痛，部分患者尚可触到腹块，易误诊为恶性肿瘤。

溃疡穿孔需与急性阑尾炎、急性胰腺炎、急性胆道感染、宫外孕破裂、附件囊肿扭转等外科急腹症鉴别，尚需与心肌梗死相鉴别。急性穿孔一般均需急诊外科手术，慢性穿透性溃疡可试行内科治疗，疗效不佳时应选择外科手术。

3. 幽门梗阻　多由十二指肠球部溃疡引起，幽门管及幽门前区溃疡亦可致。因急性溃疡刺激幽门引起的痉挛性，或由溃疡组织重度炎症反应引起的炎症水肿性幽门梗阻均属暂时性，胃肠减压、内科抗溃疡治疗常有效。由于溃疡愈合瘢痕挛缩引起的瘢痕性，以及周围组织形成粘连或牵拉导致的粘连性幽门梗阻均属器质性幽门梗阻，常需外科治疗。

幽门梗阻可引起明显的胃排空障碍，表现为上腹饱胀、嗳气、反酸、呕吐等症状。呕吐物为酸臭的宿食，不含胆汁，量大，常发生于下午或晚上，呕吐后自觉舒适。由于患者惧怕进食，体重可迅速减轻，并出现消耗症状及恶病质。反复呕吐可致胃液中 $H^+$ 和 $K^+$ 大量丢失，引起低氯低钾性代谢性碱中毒，出现四肢无力、烦躁不安、呼吸短促、手足搐搦等表现。晨起上腹部饱胀、振水音、胃型及胃蠕动波是幽门梗阻的特征性体征。

幽门梗阻应与食管排空障碍及肠梗阻相鉴别，并需排除恶性肿瘤。禁食、胃肠减压后行胃镜检查或口服水溶性造影剂后行 X 线摄片可确诊。器质性幽门梗阻和内科治疗无效的幽门梗阻应行外科手术。手术目的在于解除梗阻，使食物和胃液能进入小肠，从而改善全身状况。

4. 癌变 既往认为胃溃疡癌变的发生率 1% ~ 3%，目前更倾向于认为消化性溃疡与胃癌是两种不同发展的疾病，真正由慢性溃疡在反复发生 - 修复的过程中癌变的病灶罕见。更多见的情况是癌黏膜表面易于受到破坏而反复发生消化性溃疡。早期胃癌的恶性循环理论较好地解释了这一现象。此外，在明显炎症背景上出现的异型腺体经常会给病理诊断带来困难，这也是癌溃疡经常难以诊断的原因。此类癌溃疡时常被延误诊断。

临床内镜操作中不仅应重视溃疡的形态，更应注重溃疡周边组织的色调、脆性、质地等征象，以及是否存在黏膜皱襞走行异常征象，并在这些部位进行追加活检。对于溃疡患者原发症状的改变，出现体质症状如发热、明显消瘦等，或持续粪便隐血试验阳性，均应引起注意。对于病程较长、反复就诊的患者，宜适当选择常规内镜、上消化道钡剂造影、超声内镜、腹部 CT 等检查方法的有机组合，避免检查方式单一造成的漏诊。

## 十、预后

随着消化性溃疡发病机制的愈加澄清以及治疗药物的不断发展，消化性溃疡已成为一种可治愈的疾病。部分患者可反复发作，真正的消化性溃疡极少癌变。

（李国涛）

# 第四节 小肠吸收不良综合征

小肠吸收不良综合征（malabsorption syndrome）是指一种由各种原因所致的小肠营养物质消化和/或吸收功能障碍所引起的临床综合征。包括对脂肪、蛋白质、碳水化合物、维生素、矿物质及其他微量元素的吸收不足，以脂肪吸收障碍表现明显，各种营养物质缺乏可单一或合并存在。临床表现为腹泻、腹胀、体重减轻、贫血、皮肤色素沉着、关节痛等。

## 一、Whipple 病

Whipple 病又称肠源性脂肪代谢障碍综合征（intestinal lipodystrophy），是一种由 T. Whipple 杆菌引起的少见的吸收不良综合征。该病特点为在小肠黏膜和肠系膜淋巴结内有含糖蛋白的巨噬细胞浸润，临床表现为腹痛、腹泻、咳嗽、贫血、体重减轻等消化吸收不良综合征。病变可累及全身各脏器。若无有效治疗，患者可死于继发的严重的营养不良。

### （一）流行病学

Whipple 于 1907 年首次报道本病，本病极其少见，至今全世界报告仅有 2 000 余例，我国自 1990 年首例报道以来，到目前为止仅报道了 2 例。多见于 30 ~ 60 岁男子，多为农民或与农产品贸易有关的商人。尚无人与人之间传播的证据。

## （二）病因和发病机制

发病机制尚不清楚。现已明确本病与感染有关，病原体为 Whipple 杆菌，约 2.0μm 宽，1.5～2.5μm 长，具有革兰阳性细菌的特征。病原体经口侵入，通过淋巴系统进入小肠固有层内繁殖，进而侵犯小肠绒毛及毛细血管，并可侵犯全身各个脏器。经长期抗生素治疗后，患者可得以恢复，细菌亦逐渐消失。

Whipple 杆菌侵入人体组织后可导致大量的巨噬细胞集聚，产生临床症状。Whipple 病患者存在持续或暂时性的免疫缺陷，提示可能与免疫反应有关。

## （三）临床表现

本病症状无特异性，诊断较困难。多数患者表现为胃肠道症状，以普遍性吸收不良为突出表现，典型症状为腹泻，每日 5～10 次，水样便、量多、色浅，逐渐出现脂肪泻，伴腹痛、腹胀、食欲下降，可引起体重减轻。少数患者出现消化道出血。肠道外症状最常见的是长期的多发的反复发作的关节炎和发热，可先于典型胃肠症状数年发生。还可表现为慢性咳嗽、胸痛、充血性心力衰竭、淋巴结肿大、皮肤色素沉着等，累及中枢神经系统，可出现神经精神症状。

体征主要取决于受累及的器官，腹部可有轻度压痛，可有消瘦、皮肤色素沉着、舌炎、口角炎、杵状指、肢体感觉异常、共济失调、淋巴结肿大等。

## （四）实验室检查及特殊检查

1. 实验室检查　主要与严重的小肠吸收不良有关，如贫血、血沉增快、电解质紊乱、凝血酶原时间延长等。木糖吸收试验提示小肠吸收功能减损，脂肪平衡试验提示脂肪吸收不良。

2. 影像学检查　超声、CT、MRI 及小肠气钡对比造影可见肠黏膜皱襞增厚。中枢神经系统受累时，CT 及 MRI 可见占位性稀疏区。肺部受累时，胸片可显示肺纤维化、纵隔及肺门淋巴结肿大及胸水等。关节检查多无明显异常。

3. 活组织检查　小肠活组织检查是 Whipple 病确诊的最可靠依据。小肠黏膜或其他受侵犯部位活组织检查出现 PAS 染色阳性的巨噬细胞浸润，电镜证实有由 Whiple 杆菌组成的镰状颗粒的存在即可确诊。

## （五）诊断和鉴别诊断

本病症状缺乏特异性。活检发现含有糖蛋白的泡沫状巨噬细胞，PAS 染色阳性，便可确立诊断。

Whipple 病与肠道淋巴瘤、麦胶等引起的肠道疾病鉴别不难。临床上主要与下列疾病相鉴别：

1. 风湿系统疾病　Whipple 病在胃肠道症状出现之前即可有关节症状存在，但多无关节变形，血清学检查阴性，抗生素治疗可能有效，有助于鉴别。

2. 获得性免疫缺陷综合征（AIDS）　伴发鸟型分枝杆菌感染的 AIDS 临床表现与本病相似，Whipple 杆菌抗酸染色阴性是最基本的鉴别方法。

3. 其他疾病　如不明原因的发热、巨球蛋白血症和播散性组织胞浆菌病等。

（六）治疗

1. 一般治疗　加强营养，增强体质，注意营养物质、维生素及矿物质的补充，纠正营养不良和电解质紊乱，必要时可施行全胃肠外营养。

2. 药物治疗　有效的抗生素治疗可挽救患者生命并迅速改善症状。多种抗革兰阳性细菌的抗生素都有疗效，如氯霉素、四环素、青霉素、氨苄青霉素、柳氮磺氨吡啶等。

目前尚无研究表明什么治疗方案及治疗疗程最好。有一推荐的治疗方案：肌注普鲁卡因青霉素 G120 万 U 及链霉素 1.0g，每日 1 次，共 10～14 天；继之口服四环素 0.25g，每日 4 次，共 10～12 个月。可显著改善临床症状，降低复发率。

中枢神经系统病变首次治疗宜选用可通过血脑屏障的药物，且疗程应达到 1 年。有研究发现，脑脊液缺乏溶菌素和调理素活性，可应用抗菌活性高的第 3 代头孢菌素及喹诺酮类药物清除脑组织中的残存活菌。利福平也可取得满意疗效。

抗生素长期应用不良反应较多，合理的疗程设计非常重要。一般来说，临床症状完全消失，病原菌被彻底清除，即可停药。

3. 其他治疗　伴严重腹泻时，可适当给予止泻药，但减少肠蠕动的止泻药慎用。肾上腺皮质激素仅用于伴发肾上腺皮质功能减退和重症患者。

（七）预后

经有效抗生素治疗后，本病预后良好。但复发率仍高。

## 二、麦胶肠病

麦胶肠病（Gluten – induced enteropathy），是由于肠道对麸质不能耐受所致的慢性吸收不良性疾病。又称乳糜泻、非热带脂肪泻。通常以多种营养物质的吸收减损、小肠绒毛萎缩及在食物中除去麸质即有临床和组织学上的改善为特征。

（一）流行病学

麦胶肠病在国外人群发病率为 0.03%，主要集中在北美、欧洲、澳大利亚等地，各地发病率存在差异。男女比为 1 ∶（1.3～2），任何年龄皆可发病，儿童与青少年多见。在我国本病少见。

（二）病因和发病机制

本病与进食面食有关，目前已有大量研究表明麦胶（俗称面筋）可能是本病的致病因素。麦胶可被乙醇分解为麦胶蛋白，后者在致病过程中起主要作用。麦胶蛋白的发病机制尚不清楚，目前存在以下几种学说：

（1）遗传学说：本病有遗传倾向，在亲属中发病率远远高于一般人群，孪生兄弟的发病率为 16%，一卵双生达 75%，提示可能与遗传有关。

（2）酶缺乏学说：正常小肠黏膜细胞中有一种多肽水解酶，可将麦胶蛋白分解成更小分子而失去毒性。而在活动性麦胶肠病患者的小肠黏膜细胞，因此酶数量减少或活性不足，不能完全分解麦胶蛋白而致病，但经治疗病情稳定后此酶即恢复正常，故两者之间的因果关系尚有待进一步研究。

（3）免疫学说：本病的免疫病理研究发现，患者小肠黏膜层上皮淋巴细胞增多，主要是 CD8 淋巴细胞，这些细胞可分泌细胞毒素损伤黏膜，使绒毛丧失和隐窝细胞增生。此外，在患者的肠腔分泌物、血浆及粪便中可查出抗麦胶蛋白的 IgA、IgG 抗体增多，近来又有人检出抗网状纤维、抗肌内膜的 IgA 抗体。研究发现，患者在禁食麦胶食物一段时间后，再进食麦胶时，血中溶血补体及 C3 明显下降，并可测出免疫复合物。

（三）临床表现

本病的临床表现差异很大，常见的症状和体征如下。

1. 症状

（1）腹泻、腹痛：大多数患者表现为腹泻，典型者为脂肪泻，粪便呈油脂状或泡沫样、色淡，常有恶臭。每日从数次到 10 余次不等。腹泻可引起生长迟缓、身材矮小、疱疹样皮炎或复发性溃疡性口炎。很多成人患者是以贫血、骨质疏松、浮肿、感觉异常等症状出现，并没有典型的消化道表现，常被漏诊。

（2）乏力、消瘦：几乎所有的患者都存在不同程度的体重减轻、乏力、倦怠，严重者可发生恶病质。主要与脂肪、蛋白质等营养物质吸收障碍及电解质紊乱有关。

（3）电解质紊乱与维生素缺乏：其症候群主要表现为舌炎、口角炎、脚气病、角膜干燥、夜盲症、出血倾向、感觉异常、骨质疏松、骨痛、贫血等。

（4）浮肿、发热及夜尿：浮肿主要由严重低蛋白血症发展而来。发热多因继发感染所致。活动期叫有夜尿量增多。还可有抑郁、周围神经炎、不育症、自发流产等征象。

2. 体征　腹部可有轻度压痛。还可出现面色苍白、体重下降、杵状指、水肿、皮肤色素沉着、口角炎、湿疹、贫血及毛发稀少、颜色改变等。

3. 实验室检查及特殊检查

（1）实验室检查：可有贫血、低蛋白血症、低钙血症及维生素缺乏。粪便中可见大量脂肪滴。血清中补体 C3、C4 降低，IgA 可正常、升高或减少。抗麦胶蛋白抗体、抗肌内膜抗体可阳性，麦胶白细胞移动抑制试验阳性。

（2）D 木糖吸收试验：本试验可测定小肠的吸收功能，阳性者反映小肠吸收不良。

（3）胃肠钡餐检查：肠腔弥漫性扩张；皱襞肿胀或消失，呈"腊管征"；肠曲分节呈雪花样分布现象；钡剂通过小肠时间延缓等可提示诊断。此检查尚有助于除外其他胃肠道器质性病变引起的继发性吸收不良。

（4）小肠黏膜活组织检查：典型改变为小肠绒毛变短、增粗、倒伏或消失，腺窝增生，上皮内可见淋巴细胞增多及固有层内浆细胞、淋巴细胞浸润。

（四）诊断

根据长期腹泻、体重下降、贫血等营养不良表现，结合实验室检查、胃肠钡餐检查、小肠黏膜活检可做出初步诊断，而后再经治疗性试验说明与麦胶有关，排除其他吸收不良性疾病，方可做出明确诊断。

（五）鉴别诊断

（1）弥漫性小肠淋巴瘤：本病可有腹泻、腹痛、体重减轻等表现，是由于淋巴回流受阻引起的吸收障碍。如同时伴淋巴组织病，应怀疑本病可能，进一步行胃肠钡餐检查及小肠活检，必要时剖腹探查可明确诊断。

（2）Whipple 病：由 Whipple 杆菌引起的吸收不良综合征，抗生素治疗有效，小肠活组织检查有助于鉴别。

（3）小肠细菌过度生长：多发生于老年人，慢性胰腺炎及有腹部手术史的患者，抗生素治疗可改善症状，小肠 X 线摄片及小肠活检可资鉴别。

（六）治疗

1. 一般治疗 去除病因是关键，避免各种含麦胶的饮食，如大麦、小麦、黑麦、燕麦等。多在 3~6 周症状可改善，维持半年到 1 年。

2. 药物治疗 对于危重患者或对饮食疗法反应欠佳及不能耐受无麦胶饮食者可应用肾上腺皮质激素治疗，改善小肠吸收功能，缓解临床症状。

3. 其他治疗 给予高营养、高热量、富含维生素及易消化饮食。纠正水电解质紊乱，必要时可输注人体白蛋白或输血。

（七）预后

本病经严格饮食治疗后，症状改善明显，预后良好。

### 三、热带脂肪泻

热带脂肪泻（Tropical sprue），又称热带口炎性腹泻，好发于热带地区，以小肠黏膜的结构和功能改变为特征，是小肠的炎症性病变。临床上表现为腹泻及维生素 $B_{12}$ 等多种营养物质缺乏。

（一）流行病学

本病主要好发于热带居民及热带旅游者，南美、印度及东南亚各国尤多。任何年龄均可患病，无明显性别差异，成人多见。

（二）病因和发病机制

病因尚未完全明确，本病具有地区性、流行性、季节性，抗生素治疗有效的特点。现多认为与细菌、病毒或寄生虫感染有关，但粪便、小肠内容物及肠黏膜中均未发现病原体。尚有人认为是大肠杆菌易位所致。

（三）临床表现

本病常见症状为腹泻、舌痛、体重减轻三联征。可出现吸收不良综合征的所有表现，经过 3 个临床演变期：初期为腹泻吸收不良期，出现腹泻、乏力、腹痛及体重下降，脂肪泻常见；中期为营养缺乏期，表现为舌炎、口角炎、唇裂等；晚期为贫血期，巨幼红细胞贫血多见，其他期临床表现加重。以上三期演变需 2~4 年。

（四）实验室检查及特殊检查

右旋木糖吸收试验尿排出量减少可见于 90% 以上的病例。24 小时粪脂测定异常，维生素 $B_{12}$、维生素 A 吸收试验亦不正常，经抗生素治疗后，可恢复正常。白蛋白、葡萄糖、氨基酸、钙、铁、叶酸吸收均减低。

胃肠钡餐透视早期可出现空肠结构异常，渐累及整个小肠，表现为吸收不良的非特异性改变。小肠黏膜活检及组织学可见腺窝伸长，绒毛变宽、缩短，腺窝细胞核肥大，上皮细胞呈方形或扁平状，固有层可见淋巴细胞、浆细胞等慢性炎细胞浸润。

（五）诊断和鉴别诊断

依据热带地区居住史、临床表现，结合实验室检查及小肠活组织检查异常，可做出热带脂肪泻诊断。需与下列疾病鉴别：

（1）麦胶肠病：二者临床表现相似，但麦胶饮食、地区历史及对广谱抗生素的治疗反应不同，麦胶肠病最关键的是饮食治疗，有助于鉴别。

（2）炎症性肠病：溃疡性结肠炎及克罗恩病亦可有营养物质吸收障碍，但其各有特征性X线表现。

（3）肠道寄生虫病：如肠阿米巴病、贾第虫病等，大便虫卵检查及相关寄生虫检查可以鉴别，另外，也可给予米帕林或甲硝唑进行试验性治疗，或叶酸、维生素 $B_{12}$ 及四环素口服，可资鉴别。

（4）维生素 $B_{12}$ 缺乏：此病也可引起空肠黏膜异常，贫血纠正后吸收功能可恢复。

## （六）治疗

1. 一般治疗　以对症治疗为主，给予富含营养的饮食，辅以补液，纠正水电解质平衡失调，必要时可行胃肠外营养。腹泻次数过多，可应用止泻药。

2. 药物治疗　维生素 $B_{12}$ 及叶酸治疗需达1年，同时服用广谱抗生素疗效较好，可使病情明显缓解。如四环素 $250 \sim 500 mg$，4次/日，持续1个月，维持量为 $250 \sim 500 mg$，3次/日，持续5个月。磺胺药同样有效。

慢性病例对治疗反应很慢，症状改善不明显，治疗应维持半年或更长时间，热带居民在5年内可复发，而旅居热带者经治疗离开后一般将不再发生。

## （七）预后

本病经积极治疗后预后较好，贫血及舌炎可很快恢复，食欲增强，体重增加。肠道黏膜病变减轻，肠黏膜酶活性增加。持续居住在热带的患者仍可复发。

（李国涛）

# 第五节　炎症性肠病

## 一、克罗恩病

### （一）概述

Crohn病（Crohn's disease）是一种病因尚不十分清楚的慢性非特异性消化道炎症性疾病，可累及从口腔到肛门的消化道各个部位，以末段回肠及其邻近结肠的累及最常见，多呈节段性、非对称性分布；消化道以外脏器也时常累及，如肝脏、皮肤、关节等。组织学表现以慢性非干酪性肉芽肿性炎症为特征。临床主要表现为腹痛、腹泻、瘘管、肛周病变等消化道症状，关节炎、皮疹、肝功能损害等肠外表现，以及发热、消瘦等不同程度的全身症状。Crohn病和溃疡性结肠炎（UC）及未定性肠炎（IC）或炎症性肠病未分型（IBDU）都称为炎症性肠病（IBD）。

### （二）流行病学

流行病学 Crohn病的发病率、患病率因地区及人种而异。全球发病率以北美和北欧最高，达到7/10万；中南欧、非洲及澳大利亚次之，为（0.9～3.1）/10万；南美、亚洲发病率最低，为0.08/10万。种族差别表现在犹太人患病率最高，白种人次之，西班牙人、亚洲人最低。但近年来亚洲的患病率有上升趋势。患者男女性别比为（1.1~1.8）：1，多集中于15~25岁和60~80岁两个年龄段。城市发病率高于乡村。高收入阶层高于低收入阶层。Crohn病患者的吸烟率较正常人群高，吸烟者的治疗效果不佳。

（三）病因

尽管病因不明，遗传背景在Crohn病发病过程中的作用还是得到公认。患者的一级亲属中10%~15%患病；一级亲属的发病率是正常人群的30~100倍。孪生子研究表明，杂合孪生子的共患率与普通兄弟姐妹相同，为8%，而同卵孪生子的共患率可达67%。同一家族患者的病变部位、临床表现有一定的相似性。15% Crohn病患者 NOD2/CARD15基因发生突变。但亚洲患者中没有发现与北美洲、欧洲类似的突变。

另一个可能的病因是肠道病原体。对类结核分枝杆菌、副黏病毒和某些螺杆菌的研究表明，这些病原体与Crohn病的发生、发展可能有关。许多病原菌如沙门菌、志贺菌、弯曲杆菌等感染能诱发疾病。用甲硝唑、环丙沙星等抗生素治疗可缓解病情也支持肠道感染参与疾病发生的假设。遗憾的是，迄今为止没有分离出明确的致病菌。

社会心理因素也与疾病有关。离婚或分居、亲属患病或死亡、人际关系紧张等事件会加重疾病症状。

（四）发病机制

病因不明，发病机制也不清楚。目前比较一致的看法是，正常人消化道在受到致病抗原刺激后发生炎症反应，免疫调节功能能够控制炎症反应，使其逐步消退，从而达到组织修复的目的。而具有某种遗传缺陷背景的个体，如 NOD2/CARD15基因突变者，本身对肠道细菌免疫功能存在缺陷，当这类人受到某些抗原如致病菌甚至可能是正常肠道菌群的刺激时，消化道炎症反应失去控制，大量淋巴细胞、巨噬细胞等炎症细胞持续存在，活化的Th1持续产生 IFN-$\gamma$、IL-1、IL-6和 TNF-$\alpha$等炎症因子，导致疾病持续存在。

（五）病理

病变累及胃肠道各个部位的概率不等。30%~40%仅累及小肠，40%~55%同时累及小肠和结肠，15%~25%单独累及结肠。小肠病变中90%有末端回肠的累及。其他较少累及的部位包括口腔、食管、胃和十二指肠等近段消化道。1/3患者有肛瘘、肛裂、脓肿、狭窄等肛周病变，肝、胰也可累及。

手术切除标本和内镜中可见到阿弗他溃疡（aphthousulcer，或称口疮样溃疡），这是Crohn病的早期表现。随着疾病的进展，溃疡增大，逐渐融合，形成与肠管纵轴平行或不规则形溃疡。与溃疡性结肠炎连续分布的表浅溃疡相比，Crohn病的溃疡深，底部可穿透肌层到浆膜层，形成瘘管；炎症可累及肠壁全层，引起肠管节段性增厚、僵硬，管腔狭窄；病灶间黏膜往往正常；肠系膜水肿、增厚。透壁的炎症使肠管粘连成襻，甚至形成内瘘。纵行溃疡、铺路石样外观（cobblestone appearance）与病灶节段性分布都是Crohn病较具特征性的表现。

炎症部位可以有假性息肉形成。

显微镜下可见黏膜和黏膜下层淋巴细胞增生、聚集，巨噬细胞有聚集倾向。非干酪性肉芽肿（non-caseating granuloma）不仅可在肠壁各层检出，也可在肠外的淋巴结、肝、胰等部位发现。Crohn病非干酪性肉芽肿检出率低，手术切除标本只有约50%，内镜活检组织的检出率更低，增加活检块数可显著提高检出率。非干酪性肉芽肿是 Crohn 病的病理特征，但非 Crohn 病所特有。Crohn 病的肉芽肿往往以数个、十余个组织细胞聚集在一起形成的微肉芽肿（microgranuloma）多见。临床工作中如能把握微肉芽肿的特点，可提高检出率。

Crohn 病也可以发生局灶性隐窝脓肿，但较溃疡性结肠炎少见。

（六）临床表现

多数患者起病隐匿，呈现慢性发生、发展过程，病程中活动期与缓解期交替。Crohn 病可累及消化道的任何部位及肠外的肝、胰等脏器，累及部位不同，临床表现也不同，个体间差异大。有些患者以并发症为首发。多样化或不典型的表现往往延误诊断。

1. 消化道表现 腹痛、腹泻为消化道最常见的症状，常为反复发作的腹部隐痛和间断性腹泻。腹痛部位和病变位置有关。回肠末段和回盲部最常累及，腹痛多位于右下腹，有时餐后明显，便后缓解。右下腹痛如有局部压痛，易误诊为阑尾炎。腹泻多为不成形稀便，排便次数较平时略有增多，如病变位于结肠尤其是直肠，排便次数明显增多，粪便中可伴有黏液脓血，并出现排便紧迫感和里急后重。末端回肠严重受累、病变范围较大及末段回肠切除过多者可出现脂肪泻和胆汁性腹泻。肠道细菌过度生长可加重腹泻。

腹块多位于右下腹，为增厚的肠襻、肠系膜、肿大淋巴结甚至脓肿，发生率为 10% ~ 20%。

瘘管分内瘘和外瘘。内瘘可以在消化道与消化道之间，也可以在消化道与膀胱、输尿管、阴道等空腔脏器之间；外瘘多为消化道通向皮肤，以肛瘘的发生率最高。

肛门/直肠周围病变包括肛瘘、肛周脓肿、肛裂等，较常见。如肛门周围病变持续不愈，应考虑到 Crohn 病可能而安排进一步检查。

2. 全身表现 几乎所有患者都会有不同程度的体重下降，营养障碍也时常发生。低白蛋白血症最常见；缺铁可引起贫血；维生素 D 缺乏、低钙血症和长期使用激素可导致骨质疏松，甚至骨折；烟酸缺乏表现为糙皮病；维生素 $B_{12}$ 吸收不良可引起贫血及神经系统症状。疾病活动时可伴发热。

3. 肠外表现 肠外表现包括多系统多脏器病变，如强直性脊柱炎、骶髂关节炎、硬化性胆管炎、胆石症、脂肪肝、脓皮病、结节性红斑、结膜炎、葡萄膜炎、巩膜外层炎、泌尿系统结石、血栓栓塞、淀粉样变性及胰腺炎等。临床上以关节炎和皮肤损害较多见。

（七）并发症

1. 瘘管形成 20% ~ 40% 患者发生。大多数表现为肠 - 肠瘘、肠 - 腹壁瘘，少数表现为肠 - 膀胱瘘、肠 - 阴道瘘、肠 - 胃瘘。肠 - 肠瘘通常合并细菌过度生长。肠 - 膀胱瘘表现为排尿困难、反复膀胱炎，以及气尿、粪尿。性交困难、阴道分泌物恶臭、夹带粪质提示肠 - 阴道瘘。肠 - 胃瘘时可呕吐粪质。肠外营养或免疫调节剂治疗有可能使瘘管闭合，但停药后常复发。手术可以切除受累病灶。

2. 肠梗阻 为 Crohn 病患者最常见的手术指征，多发生在小肠。肠壁增厚、痉挛、瘢痕形成以及粘连可引起梗阻，进食纤维素含量多的食物可加重或诱发梗阻。不完全性梗阻可选用口服造影剂、钡剂灌肠或结肠镜证实；完全性梗阻经立位腹部平片肯定梗阻后，应立即胃肠减压，静滴类固醇激素治疗。如缓解，可采用胃肠道造影或内镜发现梗阻部位；如不缓解，应剖腹探查；手术前可试用 CT 或 MRI 估计梗阻部位。炎症急性活动引起的梗阻，经激素治疗可缓解。如果激素及保守治疗无效，必须手术治疗。

3. 肛周病变　病变累及肛管，形成局部脓肿、瘘管。肛周脓肿的疼痛因排便、行走、坐位而加重，影响生活质量。瘘管可开口于肛周、腹股沟及外阴部。肛周病变迁延不愈，可破坏括约肌功能，引起排便失禁。治疗目的在于减轻症状，保留肛门括约肌功能。高锰酸钾粉及甲硝唑坐浴、外引流都是可行的治疗手段。

4. 脓肿形成　为常见并发症，15%～20%的患者发生。病变累及肠壁全层后，肠内容物漏出肠外，形成脓肿，多见于回肠末段。典型表现为发热、局部腹痛和腹块（多位于右下腹）、压痛，外周血白细胞升高。CT及超声检查可以确诊。广谱抗生素治疗有效。穿刺引流能改善症状，但肠腔与脓肿间有交通，效果往往不理想，最终还是需要手术切除病变肠段。

5. 肠穿孔　发生率为1%～2%，部位多在回肠。患者突然发生剧烈腹痛，体检有腹部压痛，立位腹部平片显示膈下游离气体，提示穿孔发生。中毒性巨结肠也可并发穿孔。应立即手术，切除穿孔肠段。

6. 肿瘤形成　结肠累及的Crohn病患者结/直肠肿瘤的发生率明显增加，必须结肠镜随访。如发现异型增生或肿瘤，应手术治疗。此外，还要警惕非霍奇金淋巴瘤、皮肤鳞癌及小肠肿瘤的发生。

（八）辅助检查

1. 实验室检查　无特异性。贫血常见；活动期外周血白细胞轻度升高，升高明显提示脓肿或细菌感染发生。血沉和C反应蛋白升高可用来随访疾病的活动性。可以有低蛋白血症、低钙血症、低镁血症及凝血障碍。

血清pANCA和ASCA的联合检测可能有助于区别Crohn病和UC，其特异性可达97%。pANCA阳性率在UC患者为60%～70%，CD患者为5%～10%，正常人群为2%～3%；ASCA阳性率在Crohn病患者、UC患者及正常人群中分别为60%～70%、10%～15%和<5%。

2. 影像学表现　与疾病活动没有相关性。X线检查可见黏膜皱襞增粗紊乱、溃疡、铺路石样表现、息肉、狭窄和瘘管等，以及肠壁增厚、相邻肠管管腔间距离增宽、病灶节段性分布。由于病变肠段激惹或痉挛，钡剂很快通过，不能停留，称跳跃征；钡剂通过后遗留线形影，呈"线样征"。阿弗他溃疡表现为散在钡剂残留，边缘有透光晕。

CT、MRI及超声检查有助于评价脓肿、淋巴结肿大、腹水形成及肠壁增厚程度。目前CT、MRI的清晰度越来越高，而这些影像学检查本身对患者的要求不高，体弱、老人、伴肠梗阻者均可使用，因此关于CT、MRI的研究非常活跃。

食管、胃、十二指肠病变可以通过胃/十二指肠气钡双对比造影，结肠病变可以通过钡剂灌肠，小肠病变可以通过胃肠钡餐或小肠钡餐检查发现病灶。Crohn病为肠壁全层炎，X线不仅能完成全消化道检查，还能显示肠壁及肠壁外病变，钡剂造影比内镜更能发现瘘管，因此影像学检查在Crohn病的诊断中不可缺少。其不足之处在于显示病变间接，不能取活检；在内镜广泛开展、操作水平不断提高的前提下，多用于内镜检查不能到达或不能耐受的情况，其中以小肠病变的检查应用最多。

3. 内镜表现　可直接显示阿弗他溃疡、纵形溃疡、炎性息肉、肠腔狭窄、铺路石样改变及正常的溃疡间或病灶的节段性分布。溃疡可以向纵行或横行融合扩大，呈地图状、不规则形，溃疡间正常黏膜消失，此时与溃疡性结肠炎鉴别困难。直肠可以受累。溃疡性结肠炎中常见的弥漫性充血水肿、颗粒样病变在 Crohn 病中很少看到。

近年来内镜检查发展迅速，胃镜、肠镜已成为胃肠病科常用的检查手段，用于检查十二指肠降部以上和回肠末段以下的病灶；十二指肠降部以下和回肠末段之间的小肠以往只有小肠钡餐检查，现在胶囊内镜可以无痛苦地通过，双气囊小肠镜可以从口腔或肛门两个方向进入，直观地完成全小肠的检查，并取活检，其图像较胶囊内镜清晰。目前此两种方法已为越来越多的患者所接受。

（九）诊断

Crohn 病的诊断是排除性诊断，首先必须排除有类似表现和明确病因的疾病，再结合临床症状、体征、实验室检查、组织病理学、影像学、内镜表现，做出初步诊断。长期随访中观察药物的治疗反应、有无新症状或体征的出现，对确定诊断非常重要。WHO 提出的诊断要点见表 15－5。

表 15－5　WHO 诊断要点

| 项目 | 临床表现 | X 线表现 | 内镜表现 | 活检 | 切除标本 |
|---|---|---|---|---|---|
| 1. 非连续性或节段性病变 | | + | + | | + |
| 2. 铺路石样表现或纵行溃疡 | | + | + | | + |
| 3. 全壁性炎症病变 | +（腹块） | +（狭窄） | +（狭窄） | | + |
| 4. 非干酪性肉芽肿 | | | | + | + |
| 5. 裂沟、瘘管 | + | + | | + | + |
| 6. 肛门部病变 | + | | + | + | + |

注：具有 1、2、3 者为疑诊，再加上 4、5、6 中任一项可确诊。有 4 者，只要加上 1、2、3 中任何两项亦可确诊。

（十）鉴别诊断

Crohn 病的鉴别诊断必须在诊断确立前完成。

1. **溃疡性结肠炎**　确切病因不明，也需要进行排除性诊断，因此与 Crohn 病的鉴别经常发生困难，目前仅能从临床表现、实验室检查、组织病理学、影像学、内镜等方面的表现与 Crohn 病不同而进行鉴别。当鉴别有困难时，长期随访非常重要。随访中部分患者可出现新的临床或内镜、影像学表现，使诊断确立；仍无法诊断的患者可考虑以下可能。

（1）未定性肠炎（IC）：指结肠已切除，经病理医生彻底检查仍无法确定是 UC 或 CD。

（2）炎症性肠病未分型（IBDU）：指临床和内镜表现显示慢性炎症性肠病，有结肠而无小肠累及，无明确的病理或其他证据支持 UC 或 CD 的诊断。此时应首先排除感染性肠炎。

治疗药物与 Crohn 病相似，主要是水杨酸类、类固醇激素或免疫调节类药物。

2. **肠道感染性炎症**　各种能引起肠道感染的细菌（包括结核杆菌）、真菌、病毒、寄生虫等病原体都可有类似 Crohn 病的表现。在中国，回盲部肠结核与 Crohn 病的鉴别尤其重要。肠结核的患者多有肺结核病史，可以伴有结核毒血症的表现，结核菌素试验阳性，肠镜中溃疡没有纵行和节段性分布的特点，活检组织中检出的肉芽肿有干酪性坏死。如果鉴别困难，可以先行诊断性抗结核治疗 1～3 个月，考察疗效；个别患者甚至需要手术探查，切除肠段进行病理检查后才能获得确诊。

3. **肠道非感染性炎症**　包括缺血性肠炎、憩室炎、直肠孤立性溃疡、阑尾炎、放射性肠炎、嗜酸细胞性胃肠炎、Bechet 病、胶原性肠炎、淋巴细胞性肠炎等，可以通过病史、内镜表现和组织学检查进行鉴别。

4. **肠道肿瘤**　淋巴瘤、肠道腺癌、肠道转移性肿瘤等及各种结/直肠息肉，组织学检查可以确诊。

5. **药物或化学性物质**　非甾体消炎药、泻药、金制剂、口服避孕药、可卡因及化疗药物都可以出现类似表现。采集病史时应仔细询问药物服用史。

（十一）治疗

治疗目标：控制发作，维持缓解。在改善患者生活质量的同时，注意药物长期使用的副作用。

1. **营养支持**　多数患者存在各种营养成分经胃肠道丢失和摄入不足的状况，必要的营养支持是治疗的组成部分，尤其对于伴肠梗阻者和生长发育中的儿童。研究表明，全胃肠外营养和要素饮食都可以减轻肠道的炎症反应，其中要素饮食有利于保存肠道功能，没有全胃肠外营养的副作用。

2. **药物治疗**

（1）水杨酸类制剂：适用于轻、中度结肠或回、结肠 Crohn 病的治疗。常用制剂为柳氮磺胺吡啶和 5 - 氨基水杨酸（5 - ASA）。

口服柳氮磺胺吡啶在结肠内经细菌分解成磺胺吡啶和 5 - ASA。5 - ASA 不被吸收，直接在肠腔内起作用。作用机制不完全清楚，可能通过抑制花生四烯酸代谢过程中的某一环节，减少白三烯、前列腺素的合成而发挥消炎作用。疗效与剂量相关，治疗剂量≥4g/d。服药后 2~3 周起效，某些患者需要观察 4 周或更长时间。剂量相关的副作用如头痛、恶心、呕吐和腹部不适等与血清磺胺吡啶浓度有关，而超敏反应如皮疹、发热、白细胞减少、肝炎、再生障碍性贫血、胰腺炎、肾毒性及自身免疫性溶血等与药物浓度无关。柳氮磺胺吡啶可引起精子数量及形态改变，造成可逆性不育。它还会影响叶酸的吸收，因此推荐补充叶酸 1~2mg/d。

新型水杨酸类制剂包括以无毒副作用的载体取代磺胺，如苯丙氨酸，2 个 5 - ASA 分子通过氮键连接，进入结肠后被细菌分解起效。5 - ASA 控释剂可控制药物在 pH >7 的结肠及末端回肠释放；缓释剂在小肠内释放 35%，在结肠内释放余下的 65%。

5 - ASA 也可用于灌肠或作为栓剂使用。直接口服迅速失效。

（2）肾上腺皮质激素：轻、中度患者口服，中、重度患者静脉使用。标准初始剂量为泼尼松 40~60mg/d，起效后逐渐减量。开始减量较快，4~5 周内可由 40mg/d 减至 20mg/d，此后约每 2 周减 5mg，数月后停药。减药到某个剂量，有些患者出现病情反复，称为激素依赖。对大多数患者而言，上午顿服泼尼松和分开服药同样有效。合并未引流脓肿者禁用。疾病缓解期激素维持不能预防复发。激素使用过程中必须注意全身副作用。布地奈德是一种不被吸收的新型制剂，全身副作用轻，治疗效果略逊于泼尼松龙，适用于回、盲肠 Crohn 病患者。

（3）免疫调节剂：最常用的是硫唑嘌呤（AZA）及其代谢产物巯嘌呤（6 - MP），不仅可控制 Crohn 病的活动性，而且可维持缓解。标准起始剂量分别为 2.0~2.5mg/kg 和 1.0~1.5mg/kg，起效时间通常需要数周到数月。这类药物用于激素治疗无效或依赖者。与激素同时使用，激素减量时作用显现。如果用来诱导缓解，则可以维持用药数年。毒副作用多见，骨髓抑制引起外周血白细胞减少发生率最高，其他有胰腺炎（3%～4%）、恶心、发热、皮疹、肝炎，是否增加淋巴瘤的发生率尚有不同看法。

甲氨蝶呤肌注或皮下注射25mg/周，可诱导Crohn病缓解，减少激素用量。15mg/周可用于维持缓解。副作用主要有外周血白细胞减少和肝纤维化。其他免疫调节剂还有环孢素、他克莫司、沙利度胺、阿达木单抗、那他珠单抗等。

（4）抗生素：如果Crohn病合并脓肿等感染情况，引流的同时必须使用敏感抗生素治疗。常用于Crohn病的抗生素有甲硝唑（每日10～20mg/kg）和环丙沙星（500mg，每日2次）等。这些抗生素不仅具有抗感染作用，可能还通过目前尚不知道的途径消除Crohn病的炎症。

（5）TNF-α单克隆抗体：最常用的是英夫利昔单抗，第0、2、6周5～10mg/kg诱导缓解，有效者以后每8周输注1次。适用于水杨酸类、糖皮质激素、免疫调节剂均无效或合并瘘管的Crohn病患者。与免疫调节剂合用，减少机体因种属不同而产生的抗体。禁用于合并梗阻、感染和结核者。副作用有过敏反应、关节痛、发热、肌痛、疲倦等。

3. 外科手术 适应证为药物治疗无效、合并肠梗阻、瘘管形成、脓肿、预防或并发肿瘤者。与溃疡性结肠炎不同，Crohn病病变部位复杂，手术后无法取得治愈效果，并且有重复手术的可能，因此对手术时机、手术方式、切除范围必须慎重考虑。

4. 分期治疗

（1）活动期：轻、中度结肠、回肠、结肠病变首选水杨酸类药物，可同时使用抗生素；如果无效，且能排除脓肿等严重感染，加用糖皮质激素。小肠型CD首选糖皮质激素。激素起效后逐渐减量，先快后慢。如果减量过程中症状反复，必须加量，此时最好加用免疫调节剂，激素继续减量至停用。对于免疫调节剂也无效者，可试用英夫利昔单抗。如果经积极内科治疗仍不能控制疾病活动性且有手术指征者，应考虑手术治疗。只要患者肠道条件许可，鼓励胃肠道要素饮食，否则考虑全胃肠外营养。

（2）缓解期：通过糖皮质激素或手术缓解病情的患者需口服水杨酸类药物维持治疗。激素依赖或免疫调节剂诱导缓解者，需维持免疫调节剂治疗。英夫利昔单抗诱导缓解者继续使用维持治疗。糖皮质激素不用于维持治疗。

（十二）预防和预后

Crohn病的自然史随着治疗策略的改善而不断变化，每个患者对治疗的反应不同，预后也不尽相同，因此无法预测。经治疗症状控制者，若1～2年内复发，则接下来的5年内也容易复发。

结肠Crohn病与溃疡性结肠炎的结肠癌罹患率同样明显升高，因此需随访结肠镜。有报道5-ASA能预防结肠癌的发生，机制不明。

Crohn病的死亡率比正常人群轻度升高。大多数死亡发生在起病最初5年内。近端小肠受累者死亡率高，回肠或回盲肠受累者较低。

## 二、溃疡性结肠炎

溃疡性结肠炎（ulcerative colitis，UC）是一种慢性非特异性的结肠炎症性疾病。病变主要累及结肠的黏膜层及黏膜下层。临床表现以腹泻、黏液脓血便、腹痛和里急后重为主，病情轻重不一，呈反复发作的慢性过程。

## （一）流行病学

该病是世界范围的疾病，但以西方国家更多见，亚洲及非洲相对少见。不过，近年我国本病的发病率呈上升趋势。该病可见于任何年龄，但以 20～30 岁最多见，男性稍多于女性。

## （二）病因及发病机制

该病病因及发病机制至今仍不清楚，可能与下列因素有关：

1. 环境因素　该病在西方发达国家发病率较高，而亚洲和非洲等不发达地区发病率相对较低；在我国，随着经济的发展，生活水平的提高，该病也呈逐年上升趋势，这一现象提示环境因素的变化在 UC 发病中起着重要作用。其可能的解释是：生活水平的提高及环境条件的改善，使机体暴露于各种致病原的机会减少，致使婴幼儿期肠道免疫系统未受到足够的致病原刺激，以至于成年后针对各种致病原不能产生有效的免疫应答。此外，使用非甾体抗炎药物、口服避孕药等均可促进 UC 的发生；相反，母乳喂养、幼年期寄生虫感染、吸烟和阑尾切除等均能不同程度降低 UC 的发病率。这些均提示环境因素与 UC 的发生发展有关。

2. 遗传因素　本病发病呈明显的种族差异和家庭聚集性。白种人发病率高，黑人、拉丁美洲人及亚洲人发病率相对较低，而犹太人发生 UC 的危险性最高。在家庭聚集性方面，文献报道 29% 的 UC 患者有阳性家族史，且患者一级亲属发病率显著高于普通人群。单卵双胎共患 UC 的一致性也支持遗传因素的发病作用。近年来遗传标记物的研究，如抗中性粒细胞胞质抗体（anti - neutrophil cytoplasmic antibodies，p - ANCA）在 UC 中检出率高达 80% 以上，更进一步说明该病具有遗传倾向。不过该病不属于典型的孟德尔遗传病，而更可能是多基因遗传病。近年对炎症性肠病易感基因位点定位研究证实：位于 16 号染色体上的 CARD 15/NOD$_2$ 基因与克罗恩病的发病有关，而与 UC 的发病关系不大，提示遗传因素对炎症性肠病的影响，在克罗恩病中较 UC 中更为明显。

3. 感染因素　微生物感染在 UC 发病中的作用长期受到人们的关注，但至今并未发现与 UC 发病直接相关的特异性病原微生物的存在。不过，近年动物实验发现大多数实验动物在肠道无菌的条件下不会发生结肠炎，提示肠道细菌是 UC 发病的重要因素。临床上使用抗生素治疗 UC 有一定疗效也提示病原微生物感染可能是 UC 的病因之一。

4. 免疫因素　肠道黏膜免疫反应的异常目前被公认为在 UC 发病中起着十分重要的作用，包括炎症介质、细胞因子及免疫调节等多方面。其中，各种细胞因子参与的免疫反应和炎症过程是目前关于其发病机制的研究热点。人们将细胞因子分为促炎细胞因子（如 IL - 1、IL - 6、TNF - α 等）和抗炎细胞因子（如 IL - 4、IL - 10 等）。这些细胞因子相互作用形成细胞因子网络参与肠黏膜的免疫反应和炎症过程。其中某些关键因子，如 IL - 1、TNF - α 的促炎作用已初步阐明。近年采用抗 TNF - α 单克隆抗体（infliximab）治疗炎症性肠病取得良好疗效更进一步证明细胞因子在 UC 发病中起着重要作用。参与 UC 发病的炎症介质主要包括前列腺素、一氧化氮、组胺等，在肠黏膜损伤时通过环氧化酶和脂氧化酶途径产生，与细胞因子相互影响形成更为复杂的网络，这是导致 UC 肠黏膜多种病理改变的基础。在免疫调节方面，T 细胞亚群的数量和类型的改变也起着重要的作用，Th1/TH2 比例的失衡可能是导致上述促炎因子的增加和抗炎因子下降的关键因素，初步研究已证实 UC 的发生与 TH$_2$ 免疫反应的异常密切相关。图 15 - 2 概括了目前对 UC 病因及发病机制的初步认识。

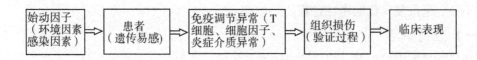

**图 15－2　UC 病因及发病机制**

（三）病理

病变可累及全结肠，但多始于直肠和乙状结肠，渐向近端呈连续性、弥漫性发展及分布。

1. 大体病理　活动期 UC 的特点是：①连续性弥漫性的慢性炎症，病变部位黏膜充血、水肿、出血，呈颗粒样改变。②溃疡形成，多为浅溃疡。③假息肉形成，并可形成黏膜桥。缓解期 UC 的特点为：黏膜明显萎缩变薄，色苍白，黏膜皱襞减少，甚至完全消失。

2. 组织病理学　活动期 UC 炎症主要位于黏膜层及黏膜下层，较少深达肌层，所以较少发生结肠穿孔、瘘管或腹腔脓肿等。最早的病变见于肠腺基底部的隐窝，有大量炎症细胞浸润，包括淋巴细胞、浆细胞、单核细胞等，形成隐窝脓肿。当数个隐窝脓肿融合破溃时，便形成糜烂及溃疡。在结肠炎症反复发作的慢性过程中，肠黏膜不断破坏和修复，导致肉芽增生及上皮再生，瘢痕形成，后期常形成假息肉。慢性期黏膜多萎缩，黏膜下层瘢痕化，结肠缩短或肠腔狭窄。少数患者可发生结肠癌变。

（四）临床表现

1. 症状和体征　多数起病缓慢，少数急性起病，病情轻重不等，病程呈慢性经过，表现为发作期与缓解期交替。

（1）消化系统症状

1）腹泻：见于大多数患者，为最主要的症状。腹泻程度轻重不一，轻者每天排便 3～4 次，重者可达 10～30 次。粪质多呈糊状，含有血、脓和黏液，少数呈血水样便。当直肠受累时，可出现里急后重感。少数患者仅有便秘，或出现便秘、腹泻交替。

2）腹痛：常有腹痛，一般为轻度至中度，多局限于左下腹或下腹部，亦可涉及全腹，为阵发性绞痛，有疼痛－便意－便后缓解的规律。

3）其他症状：可有腹胀、厌食、嗳气、恶心和呕吐等。

（2）全身症状：中重型患者活动期常有低热或中度发热，重度患者可出现水、电解质平衡紊乱、贫血、低蛋白血症、体重下降等表现。

（3）体征：轻中型患者或缓解期患者大多无阳性体征，部分患者可有左下腹轻压痛，重型或暴发型患者可有腹部膨隆、腹肌紧张、压痛及反跳痛。此时若同时出现发热、脱水、心动过速及呕吐等应考虑中毒性巨结肠、肠穿孔等并发症。部分患者直肠指检可有触痛及指套带血。

（4）肠外表现：UC 患者可出现肠外表现，常见的有骨关节病变、结节性红斑、皮肤病变、各种眼病、口腔复发性溃疡、原发性硬化性胆管炎、周围血管病变等。有时肠外表现比肠道症状先出现，常导致误诊。国外 UC 的肠外表现的发生率高于国内。

2. 临床分型与分期

（1）临床类型

1）初发型：指无既往史的首次发作。

2）慢性复发型：发作期与缓解期交替出现，此型临床上最多见。

3）慢性持续型：症状持续存在，可有症状加重的急性发作。

4）暴发型：少见，急性起病，病情重，血便每日 10 次以上，全身中毒症状明显，可伴中毒性巨结肠、肠穿孔、脓毒血症等。

上述各型可互相转化。

（2）严重程度

1）轻度：腹泻每日 4 次以下，便血轻或无，无发热，脉搏加快或贫血，血沉正常。

2）中度：介于轻度与重度之间。

3）重度：腹泻每日 6 次以上，伴明显黏液血便，有发热（体温 >37.5℃），脉速（>90 次/分），血红蛋白下降（<100g/L），血沉 >30mm/h。

（3）病情分期：分为活动期及缓解期。

（4）病变范围：分为直肠、乙状结肠、左半结肠（脾曲以远）、广泛结肠（脾曲以近）、全结肠。

3. 并发症

（1）中毒性巨结肠：见于暴发型或重度 UC 患者。病变多累及横结肠或全结肠，常因低钾、钡剂灌肠、使用抗胆碱能药物或阿片类制剂等因素而诱发。病情极为凶险，毒血症明显，常有脱水和电解质平衡紊乱，受累结肠大量充气致腹部膨隆，肠鸣音减弱或消失，常出现溃疡肠穿孔及急性腹膜炎。本并发症预后极差。

（2）结肠癌变：与 UC 病变的范围和时间长短有关，且恶性程度较高，预后较差。随着病程的延长，癌变率增加，其癌变率病程 20 年者为 7%，病程 35 年者高达 30%。

（3）其他并发症：有结肠息肉、肠腔狭窄和肠梗阻、结肠出血等。

（五）实验室及其他检查

1. 血液检查　中重度 UC 常有贫血。活动期常有白细胞计数增高，血沉加快和 C 反应蛋白增高，血红蛋白下降多见于严重或病情持续病例。

2. 粪便检查　肉眼检查常见血、脓和黏液，显微镜下可见红细胞和白细胞。

3. 免疫学检查　文献报道，西方人血清抗中性粒细胞胞质抗体（p-ANCA）诊断 UC 的阳性率约为 50%~70%，是诊断 UC 较特异的指标。不过对中国人的诊断价值尚需进一步证实。

4. 结肠镜检查　结肠镜检查可直接观察肠黏膜变化，取活检组织行病理检查并能确定病变范围，是诊断与鉴别诊断的最重要手段。但对急性期重度患者应暂缓检查，以防穿孔。活动期可见黏膜粗糙呈颗粒状，弥漫性充血、水肿、血管纹理模糊、易脆出血、糜烂或多发性浅溃疡，常覆有黄白色或血性分泌物。慢性病例可见假息肉及桥状黏膜、结肠袋变钝或消失、肠壁增厚，甚至肠腔狭窄。

5. X 线检查　在不宜或不能行结肠镜检查时，可考虑行 X 线钡剂灌肠检查。不过对重度或暴发型病例不宜做钡剂灌肠检查，以免加重病情或诱发中毒性巨结肠。X 线钡剂灌肠检查可见结肠黏膜紊乱，溃疡所致的管壁边缘毛刺状或锯齿状阴影，结肠袋形消失，肠壁变硬呈水管状，管腔狭窄，肠管缩短。低张气钡双重结肠造影则可更清晰地显示病变细节，有利于诊断。

（六）诊断和鉴别诊断

1. 诊断　由于该病无特异性的改变，各种病因均可引起与该病相似的肠道炎症改变，故该病的诊断思路是：必须首先排除可能的有关疾病，如细菌性痢疾、阿米巴痢疾、慢性血吸虫病、肠结核等感染性结肠炎以及结肠克罗恩病、缺血性肠病、放射性肠炎等，在此基础上才能做出本病的诊断。目前国内多采用 2007 年中华医学会消化病分会制定的 UC 诊断标准，具体如下：

（1）临床表现：有持续或反复发作的腹泻、黏液脓血便伴腹痛、里急后重和不同程度的全身症状，病程多在 4 ~ 6 周以上。可有关节、皮肤、眼、口和肝胆等肠外表现。

（2）结肠镜检查：病变多从直肠开始，呈连续性、弥漫性分布，表现为：①黏膜血管纹理模糊、紊乱或消失、充血、水肿、易脆、出血和脓性分泌物附着，亦常见黏膜粗糙，呈细颗粒状。②病变明显处可见弥漫性、多发性糜烂或溃疡。③缓解期患者可见结肠袋囊变浅、变钝或消失以及假息肉和桥形黏膜等。

（3）钡剂灌肠检查：①黏膜粗乱和（或）颗粒样改变。②肠管边缘呈锯齿状或毛刺样，肠壁有多发性小充盈缺损。③肠管短缩，袋囊消失呈铅管样。

（4）黏膜组织学检查：活动期和缓解期的表现不同。活动期：①固有膜内有弥漫性、慢性炎症细胞和中性粒细胞、嗜酸性粒细胞浸润。②隐窝有急性炎症细胞浸润，尤其是上皮细胞间有中性粒细胞浸润和隐窝炎，甚至形成隐窝脓肿，可有脓肿溃入固有膜。③隐窝上皮增生，杯状细胞减少。④可见黏膜表层糜烂、溃疡形成和肉芽组织增生。缓解期：①中性粒细胞消失，慢性炎症细胞减少。②隐窝大小、形态不规则，排列紊乱。③腺上皮与黏膜肌层间隙增宽。④Paneth 细胞化生。

可按下列标准诊断：①具有上述典型临床表现者为临床疑诊，安排进一步检查。②同时具备以上条件 1 和 2 或 3 项中任何一项，可拟诊为本病。③如再加上 4 项中病理检查的特征性表现，可以确诊。④初发病例、临床表现和结肠镜改变均不典型者，暂不诊断为 UC，需随访 3 ~ 6 个月，观察发作情况。⑤结肠镜检查发现的轻度慢性直、乙状结肠炎不能等同于 UC，应观察病情变化，认真寻找病因。

2. 鉴别诊断

（1）急性感染性结肠炎：包括各种细菌感染，如痢疾杆菌、沙门菌、直肠杆菌、耶尔森菌、空肠弯曲菌等感染引起的结肠炎症。急性发作时发热、腹痛较明显，外周血白细胞增加，粪便检查可分离出致病菌，抗生素治疗有效，通常在 4 周内消散。

（2）阿米巴肠炎：病变主要侵犯右半结肠，也可累及左半结肠，结肠溃疡较深，边缘潜行，溃疡间黏膜多属正常。粪便或结肠镜取溃疡渗出物检查可找到溶组织阿米巴滋养体或包囊。血清抗阿米巴抗体阳性。抗阿米巴治疗有效。

（3）血吸虫病：有疫水接触史，常有肝脾肿大，粪便检查可见血吸虫卵，孵化毛蚴阳性。急性期直肠镜检查可见黏膜黄褐色颗粒，活检黏膜压片或组织病理学检查可见血吸虫卵。免疫学检查亦有助鉴别。

（4）结直肠癌：多见于中年以后，直肠指检常可触及肿块，结肠镜和 X 线钡剂灌肠检查对鉴别诊断有价值，活检可确诊。须注意 UC 也可引起结肠癌变。

（5）肠易激综合征：粪便可有黏液，但无脓血，镜检正常，结肠镜检查无器质性病变的证据。

（6）其他：出血坏死性肠炎、缺血性结肠炎、放射性肠炎、过敏性紫癜、胶原性结肠炎、白塞病、结肠息肉病、结肠憩室炎以及人类免疫缺陷病毒（HIV）感染合并的结肠炎应与本病鉴别。此外，应特别注意因下消化道症状行结肠镜检查发现的轻度直肠、乙状结肠炎，需认真检查病因，密切观察病情变化，不能轻易做出 UC 的诊断。

（七）治疗

活动期的治疗目的是尽快控制炎症，缓解症状；缓解期应继续维持治疗，预防复发。

1. 营养治疗　饮食应以柔软、易消化、富营养少渣、足够热量、富含维生素为原则。牛乳和乳制品慎用，因部分患者发病可能与牛乳过敏或不耐受有关。对病情严重者应禁食，并予以完全肠外营养治疗。

2. 心理治疗　部分患者常有焦虑、抑郁等心理问题，积极的心理治疗是必要的。

3. 对症治疗　对腹痛、腹泻患者给予抗胆碱能药物止痛或地芬诺酯止泻时应特别慎重，因有诱发中毒性巨结肠的危险。对重度或暴发型病例，应及时纠正水、电解质平衡紊乱。贫血患者可考虑输血治疗。低蛋白血症患者可补充人血白蛋白。对于合并感染的患者，应给予抗生素治疗。

4. 药物治疗　氨基水杨酸类制剂、糖皮质激素和免疫抑制剂是常用于 IBD 治疗的三大类药物对病变位于直肠或乙状结肠者，可采用 SASP、5 - ASA 及激素保留灌肠或栓剂治疗。

在进行 UC 治疗之前，必须认真排除各种"有因可查"的结肠炎，对 UC 做出正确的诊断是治疗的前提。根据病变部位、疾病的严重性及活动度，按照分级、分期、分段的原则选择治疗方案。活动期 UC 治疗方案的选择见表 15 - 6。

表 15 - 6　活动期 UC 药物治疗的选择

| 病期、严重程度 | 部位 | 药物与给药方式 |
| --- | --- | --- |
| 轻中度 | 远端结肠炎 | 口服氨基水杨酸类制剂 |
| | | 氨基水杨酸类制剂或糖皮质激素灌肠（栓剂） |
| | 近端或广泛结肠炎 | 口服氨基水杨酸类制剂或糖皮质激素 |
| 重度 | 远端结肠炎 | 口服/静脉注射糖皮质激素或糖皮质激素灌肠 |
| | 近端或广泛结肠炎 | 口服/静脉注射糖皮质激素 |
| 暴发型 | 广泛结肠炎 | 静脉注射糖皮质激素或免疫抑制剂 |
| 糖皮质激素依赖或抵抗型 | | 加用免疫抑制剂 |

5. 手术治疗　手术治疗的指征为：①大出血。②肠穿孔。③肠梗阻。④明确或高度怀疑癌变。⑤并发中毒性巨结肠经内科治疗无效。⑥长期内科治疗无效，对糖皮质激素抵抗或依赖的顽固性病例。手术方式常采用全结肠切除加回肠造瘘术。

6. 缓解期的治疗　除初发病例，轻度直肠、乙状结肠 UC 患者症状完全缓解后可停药观察外，所有 UC 患者完全缓解后均应继续维持治疗。维持治疗时间目前尚无定论，可能是 3 ~ 5 年或终身用药。糖皮质激素无维持治疗的效果，在症状缓解后应逐渐减量，过渡到氨基水杨酸制剂维持治疗。SASP 和 5 - ASA 的维持剂量一般为控制发作剂量的一半，并同时口服叶酸。免疫抑制剂用于 SASP 或 5 - ASA 不能维持或糖皮质激素依赖的患者。

（八）预后

初发轻度 UC 预后较好，但大部分患者反复发作，呈慢性过程。急性暴发型，并发结肠穿孔或大出血，或中毒性巨结肠者，预后很差，死亡率高达 20% ~ 50%。病程迁延漫长者有发生癌变的危险，应注意监测。

（郑延和）

# 第六节　细菌性痢疾

## 一、概述

细菌性痢疾简称菌痢，是由志贺菌属引起的常见急性肠道传染病，以结肠黏膜化脓性溃疡性炎症为主要病变，临床表现为发热、腹痛、腹泻、里急后重、黏液脓血样便，可伴有全身毒血症症状，严重者可表现为感染性休克和（或）中毒性脑病。

1. 病原体简介　引起细菌性痢疾的病原体为志贺菌，又称为痢疾杆菌，属志贺菌属，为革兰阴性兼性菌，无动力，普通培养基生长良好，最适温度37℃。

志贺菌有菌体抗原（O）、荚膜抗原（K）和菌毛抗原，具群与型的特异性，根据生化反应抗原组成，痢疾杆菌可分为4群47个血清型：A群痢疾志贺菌；B群福氏志贺菌；C群鲍氏志贺菌；D群宋氏志贺菌。所有痢疾杆菌均能产生内毒素和外毒素。其中，外毒素主要是志贺毒素，具有肠毒素、细胞毒素和神经毒素的作用。痢疾志贺菌易导致中毒性菌痢，福氏志贺菌可引起慢性腹泻，宋内志贺菌多引起不典型腹泻。

志贺菌在水果、蔬菜及腌菜中能生存10天左右，牛奶中可生存24天，阴暗潮湿及冰冻条件下生存数周。阳光直射有杀灭作用，加热60℃10分钟可杀死，含1%氯石灰等一般消毒剂能将其杀死。

2. 流行特征　该病呈常年散发，夏秋多见，是我国的多发病之一。病后仅有短暂和不稳定的免疫力，人类对本病普遍易感，自1963年以来几乎每年均有暴发流行发生。仅1959—1983年暴发流行157起，累积发病50 934例。发达国家优势菌型为宋氏志贺菌，我国优势菌为福氏菌群，2A为多，有的地方D群见上升趋势。

（1）传染源：传染源包括患者和带菌者。患者中以急性非典型病例与慢性隐匿型病例为重要传染源。

（2）传播途径：痢疾杆菌随患者或带菌者的粪便排出，通过污染的手、食品、水源经口感染，或通过生活接触及苍蝇、蟑螂等间接方式传播。流行季节分为食物型和水型暴发流行，非流行季节可因接触患者或带菌者污染的物体而散发传播。

（3）易感人群：人群对痢疾杆菌普遍易感，学龄前儿童患病多，与不良卫生习惯有关，成人患者同接触感染机会多、机体抵抗力降低有关，患病后仅产生短暂、不稳定的群和型免疫力，易重复感染或复发。

3. 临床特点　潜伏期：多数为1~3天（数小时至7天）。病前多有不洁饮食史。痢疾志贺菌感染的表现一般较重，可表现为：发热、腹泻、脓血便持续时间较长；宋内志贺菌感染的临床表现较轻，福氏志贺菌临床表现介于两者之间。依据菌痢的病程及病情分为急性与慢性，根据临床表现又可分为不同的临床类型。

（1）急性菌痢：可分为3种临床类型：

1）急性典型（普通型）：起病急，畏寒伴高热，多为38~39℃以上，伴头昏、头痛、恶心等全身中毒症状及腹痛、腹泻，粪便开始呈稀泥糊状或稀水样，继而呈黏液或黏液脓血便，量不多，每日排便十次至数十次不等，伴里急后重。左下腹压痛明显，可触及痉挛的肠索。病程约 1 周。少数患者可因呕吐严重，补液不及时出现脱水、酸中毒、电解质紊乱，甚至发生继发性休克。尤其原有心血管疾病基础的患者、老年患者和抵抗力薄弱的幼儿，可有生命危险。极少数患者病情加重，可转成中毒型菌痢。

2）急性非典型（轻型）：全身毒血症状和肠道表现均较轻，腹痛不显著，腹泻次数每日不超过 10 次，大便呈糊状或水样，含少量黏液，里急后重不明显，可伴呕吐，病程为 1 周，需与肠炎和结肠炎相鉴别。

3）急性中毒型：多见于 2～7 岁体质较好的儿童，起病急骤，进展迅速，病情危重，病死率高。突然高热起病，精神萎靡、面色青灰、四肢厥冷、呼吸微弱而浅表、反复惊厥、神志不清、可出现呼吸和循环衰竭，多数患者肠道症状不明显。

急性中毒型依其临床表现可再分为 3 种临床类型：

a. 休克型（周围循环衰竭型）：为较常见的一种类型，以感染性休克为主要表现：面色苍白，发绀；上肢湿冷，皮肤呈花纹状，皮肤指压阳性（压迫皮肤后再充盈时间＞2 秒）；血压下降，通常收缩压＜10.7kPa（80mmHg），脉压变小，＜2.7P（20mmHg）；脉搏细数，心率快（＞100 次/min），小儿多达 150～160 次/min，心音弱；尿少（＜30ml/h）或无尿；出现意识障碍。以上亦是判断病情是否好转的指标。重症病例的休克不易逆转，易并发 DIC、肺水肿等，可致外周呼吸衰竭或 MSOF 而危及生命。肺水肿时 X 线胸片提示，肺门附近点片状密度增高阴影，伴支气管纹理增加。个别病例可于 24～48 小时内转严重为约全身性中毒症状及痢疾症状，腹泻频繁，多为血水便，甚至大便失禁。应予以重视。

b. 脑型（呼吸衰竭型）：以严重脑部症状为主，早期可有剧烈头痛、频繁呕吐，典型呈喷射状；面色苍白、口唇发灰，血压可略升高，呼吸与脉搏可略减慢；伴嗜睡或烦躁等不同程度意识障碍，为颅内压增高、脑水肿早期临床表现；晚期表现为反复惊厥、血压下降、脉细速、呼吸节律不齐、深浅不匀、可呈叹息样呼吸等中枢性呼吸衰竭；瞳孔不等大也不等圆，对光反应迟钝或消失；肌张力增高，腱反射亢进，可出现病理反射；可伴不同程度意识障碍。

c. 混合型：是预后最为凶险的一种，具有循环衰竭与呼吸衰竭的综合表现。

（2）慢性菌痢：病情反复发作或迁延不愈超过 2 个月以上者称作慢性菌痢，多与急性期治疗不及时或不彻底，细菌耐药或机体抵抗力下降有关，也常因饮食不当、受凉、过劳或精神因素等诱发。依据临床表现分为以下 3 型：

1）急性发作型：此型约占 5%，其主要临床表现同急性典型菌痢，但程度轻，恢复不完全，一般是半年内有痢疾病史或复发史，但需除外同群痢菌再感染，或异群痢菌或其他致腹泻的细菌感染。

2）慢性迁延型：发生率约 10%，急性菌痢后病情长期迁延不愈，常有腹部不适或隐痛，腹胀、腹泻、黏脓血便等消化道症状时轻时重，迁延不愈，亦可腹泻与便秘交替出现，病程久之可有失眠、多梦、健忘等神经衰弱症状，以及乏力、消瘦、食欲下降、贫血等表现。大便常间歇排菌，志贺菌培养有时阴性有时阳性。

3）慢性隐匿型：此型发生率 2%～3%，一年内有急性菌痢史，临床症状消失 2 个月以上，但大便培养阳性，乙状结肠镜检查可见肠黏膜病变，此型在流行病学上具有重要意义，为重要传染源。

4. 实验室检查特点

（1）血象：急性菌痢患者白细胞总数及中性粒细胞呈中等程度升高，慢性患者可有轻度贫血。

（2）粪便检查：典型痢疾粪便中无粪质，量少，呈鲜红黏冻状，无臭味。镜检可见大量脓细胞及红细胞，并有巨噬细胞，培养可检出致病菌；免疫荧光微菌落法及协同凝集试验可从患者粪便标本中检出致病菌进行快速诊断，阳性率＞90%，可用于早期诊断。应用单克隆抗体检测技术、PCR 技术、DNA 探针技术能够增加早期诊断的敏感率。

（3）肠镜检查：菌痢急性期可见黏膜弥漫性充血、水肿伴大量渗出、浅表溃疡，偶有假膜形成；慢性期肠黏膜呈颗粒状，可见溃疡或息肉形成，取病变部位分泌物培养可提高病原检出率。

（4）X 线钡餐检查：可见慢性期肠道痉挛、动力改变、袋形消失、肠道狭窄、肠黏膜增厚或呈节段状改变。

5. 诊断要点　流行季节出现腹痛、腹泻及脓血样便者即应考虑菌痢可能。急性期患者可有发热表现、且多出现于消化道症状之前，慢性期患者既往多有菌痢反复发病史，大便涂片镜检和细菌培养有助于诊断。免疫学与分子生物学检查可增加早期诊断的敏感性与特异性，乙状结肠镜检查及 X 线钡剂检查可用于鉴别慢性菌痢及其他肠道疾患。

菌痢流行季节凡突然发热、惊厥而无其他症状的患儿，必须考虑中毒性菌痢的可能，应尽早应用肛拭子提取标本或以盐水灌肠取材作涂片镜检和细菌培养。

细菌性痢疾需要与阿米巴痢疾、以及由沙门菌、侵袭性大肠埃希菌、空肠弯曲菌、耶尔森菌引起的各种侵袭性肠道疾病相鉴别，同时重型或中毒性菌痢需与小儿高热惊厥、重试中暑、流行性乙型脑炎等相鉴别。

## 二、治疗原则和目标

1. 治疗原则　早期发现、加强支持与对症治疗，加强对幼儿及体弱患者监护，纠正水电解质及酸碱平衡紊乱，选择敏感的抗生素治疗，积极治疗并发症。

2. 治疗目标　积极治疗重症菌痢患者，降低死亡率；积极治疗患者及带菌者，避免传播扩散；治疗要彻底，防止慢性菌痢发生。

## 三、常规治疗方案

1. 一般治疗　胃肠道隔离至症状消失、大便培养连续 2 次阴性为止。必要的卧床休息，饮食一般以流质或半流质为宜，忌食多渣多油及有刺激性的食物。

2. 支持治疗　对于高热、腹痛、失水者给予退热、口服含盐米汤或给予口服补液盐（ORS），给予退热药或物理降温。呕吐者需静脉补液，每日 1 500 ~ 3 000ml。小儿按 150 ~ 200ml/（kg·d），以 5% 葡萄糖盐水为主，补液量视失水程度而定。中毒症状严重时可用氢可琥珀酸钠 100mg 加入液体中静滴，或口服泼尼松 10 ~ 20mg，以减轻中毒症状。对痉挛性腹痛可给予阿托品及腹部热敷，忌用有明显抑制肠蠕动的药物，以免加重毒血症延长病程和排菌时间。

3. 抗感染治疗　由于抗菌药物的广泛应用，痢疾杆菌耐药菌株正逐渐增多，常用抗菌药物的疗效显著降低，故粪便培养检得致病菌时需及时作药敏试验，以指导合理用药，宜选择易被肠道吸收的口服药物，病重或估计肠道吸收功能障碍时可选择肌内注射或静脉给予抗菌药物，疗程不宜短于5~7天，减少恢复期带菌。目前常用的药物有：

（1）氟喹诺酮类：对痢疾杆菌有较强的杀灭作用，而且与其他抗菌药物无交叉耐药性，为成人菌痢的首选药物，不良反应有轻度胃肠道反应、光敏皮炎等。常用：诺氟沙星（每日600~800mg，分2~3次口服）；氧氟沙星（每日600mg，分2次口服）；环丙沙星（每日400mg，分2次口服）。该类药物可能会影响婴幼儿骨关节发育，故不宜用于小儿和孕妇。近年来，该类药物耐药菌株已经增多，但仍列为菌痢的首选药物。

（2）复方磺胺甲噁唑（SMZ-TMP）：磺胺药与甲氧苄氨嘧啶联合应用可起协同作用，每片含SMZ400mg，TMP80mg，用法：2次/天，成人和12岁以上的儿童每次2片；5~12岁儿童每次服儿童片（每片含SMZ100mg，TMP20mg）2~4片，2次/天；2~5岁则每次服儿童片1~2片；2岁以下每次服糖浆（每毫升含SMZ200mg，TMP40mg）0.5ml。疗程6~7天。有严重肝肾疾患、对磺胺过敏以及白细胞计数减少者忌用。近年来，已出现耐药菌株。

（3）其他抗菌药物：志贺菌对某些抗生素如氯霉素、链霉素、氨苄西林大多已耐药，但大部分菌株对阿莫西林，呋喃唑酮，磷霉素，第1代或第2代头孢菌素仍然较敏感。常取常规计量疗程5~7天。

## 四、特殊情况治疗方案

1.中毒性菌痢的治疗　中毒性菌痢治疗应及时针对病情采取综合性措施抢救。

（1）抗感染治疗：选择敏感抗菌药物，联合用药，静脉给药，成人多采用喹诺酮类。中毒症状好转后，按一般急性菌痢治疗，改用口服抗菌药物，总疗程7~10天。

（2）控制高热与惊厥：退热可用物理降温，加1%温盐水1000ml流动灌肠，或酌加退热剂；躁动不安或反复惊厥者，采用冬眠疗法，氯丙嗪或异丙嗪（1~2mg/kg，肌注，2~4小时可重复一次），必要时加苯巴比妥钠盐（5mg/kg，肌注），或水合氯醛[40~60mg/（kg·次），灌肠]或地西泮[0.3mg/（kg·次），肌注或缓慢静推]。

（3）循环衰竭的治疗：

1）扩充有效血容量：可快速静滴低分子右旋糖酐或糖盐水，首剂10~20ml/kg，每日总液量为50~100ml/kg，根据患者病情及尿量调节补液量。

2）纠正酸中毒：患者如果有酸中毒，可给予5%碳酸氢钠纠正。

3）强心治疗：伴有左心衰竭、肺水肿患者，应予毛花苷丙等治疗。

4）解除血管痉挛：采用山莨菪碱（0.5~1mg/kg体重，成人20~40mg，静脉推注，每5~15分钟1次，儿童0.3~0.5mg/kg）或阿托品（成人1~2mg/次，儿童0.03~0.05mg/kg），轻症每隔30~60分钟肌注或静脉注射1次，重症患者每隔10~20分钟静脉注射1次，待患者面色红润、四肢温暖、血压回升即可停药，如用药后效果不佳，可以改酚妥拉明加去甲肾上腺素静脉滴注，或用异丙肾上腺素0.1~0.2mg加入5%葡萄糖注射液200ml内静滴。

5）纠正水电解质紊乱：补充失液量及钾、钠离子，应量出为入。

6）肾上腺皮质激素的应用：重症患者可应用氢化可的松5~10mg/（kg·d），减轻中毒症状、降低周围血管阻力、加强心肌收缩、减轻脑水肿、保护细胞和改善代谢。

（4）防治脑水肿与呼吸衰竭：

1）东莨菪碱或山莨菪碱的应用，既改善微循环，又有镇静作用。

2）脱水剂：20%甘露醇或25%山梨醇每次1.5~2g/（kg·次）2~3次/d静脉推注同时给予地塞米松静脉滴注限制钠盐摄入对控制脑水肿有一定作用。

3）地塞米松：每次0.5~1.0mg/kg，静滴，必要时行4~6小时重复一次。

4）吸氧，1~2L/min，慎用呼吸中枢兴奋剂，必要时气管内插管与气管切开，启用人工呼吸器。

2. 慢性菌痢的治疗　慢性菌痢患者治疗应尽可能地多次进行大便培养及细菌药敏，选用敏感的抗生素药物，必要时进行乙状结肠镜检查，并取标本培养。

（1）抗感染治疗：大多主张联合应用两种不同类的抗菌药物，剂量充足，疗程通常7~10天，且根据培养是否转阴，需重复1~3个疗程。

（2）局部灌肠疗法：以较高浓度的药物进行保留灌肠，常用药物为5%大蒜浸液、0.5%~1%新霉素、0.3%小檗碱100~200ml，1次/天，10~15次为1个疗程，灌肠液可适当加入肾上腺皮质激素提高疗效。

（3）肠道紊乱的处理：可采用镇静、解痉或收敛剂，长期抗生素治疗后肠道紊乱，可给予小剂量异丙嗪、复方苯乙哌啶或乳酶生；也可以0.25%普鲁卡因液100~200ml，保留灌肠，每晚1次，疗程10~14天，或以针刺足三里等。

（4）肠道菌群失调的处理：限制乳类和豆制品摄入，可选择培菲康（3~5粒/次，2~3次/天），米雅-BM（40mg，3次/天）等。

## 五、并发症治疗方案

1. 痢疾杆菌败血症　主要见于营养不良儿童或免疫功能低下患者的早期，临床症状重，病死率高（可达46%），及时应用有效抗生素可降低病死率。

2. 溶血尿毒综合征（HUS）　为一种严重的并发症。原因不明，可能与内毒血症、细胞毒素、免疫复合物沉积等因素有关。常因突然出现血红蛋白尿（尿呈酱油色）而被发现，表现为进行性溶血性贫血、高氮质血症或急性肾衰竭、出血倾向及血小板减少等。肾上腺皮质激素治疗有效。

3. 关节炎　菌痢并发关节炎较少见。主要在病程2周左右，累及大关节引起红肿和渗出。关节液培养无菌生长，而志贺菌凝集抗体可为阳性，血清抗"O"值正常，可视为一种变态反应所致，激素治疗可缓解。

4. 多器官衰竭的治疗　是指严重感染、休克、创伤或中毒等因素导致两个或两个以上器官功能障碍，针对多器官功能衰竭尚缺乏理想的治疗手段，应以预防为主。治疗原则包括：积极治疗原发病、避免和消除诱发因素；加强营养支持及心脑肾等重要脏器的支持治疗；加强监护；针对播散性血管内凝血的治疗；患者合并肾衰竭必要时可采用透析疗法等。

5. 中毒性心肌炎治疗　中毒性心肌炎是指毒素或毒物所致的心肌炎症，往往是全身中毒的一部分重要表现，病情危重或并发严重心功能不全和心律失常者死亡率高，及时、有效的抢救往往能够挽救患者生命。患者可表现为心功能不全同时能够出现各种类型的心律失常。由中毒性菌痢引起的中毒性心肌炎治疗主要包括加强支持治疗、应用敏感的抗感染药物治疗原发病，同时改善心肌代谢和营养、防治心功能不全和心律失常，以及对症治疗。

## 六、预后和随访

急性菌痢患者经积极的支持对症治疗、抗感染治疗后多可以治愈，少数患者治疗不及时其预后不佳、病死率高，有的可以转为慢性或重型。

## 七、菌痢的预防

早期发现患者和带菌者及时进行隔离和彻底治疗，是控制菌痢的重要措施。搞好"三管一灭"（即管好水、粪和饮食以及消灭苍蝇），养成饭前便后洗手的习惯，对餐饮、儿童机构的工作人员定期检查带菌状态，一经发现带菌者应立即给予治疗并调离工作。对易感人群给予 F2α 型"依链株"活疫苗和 T32 菌苗，保护率达 80% 以上，我国采用生物工程技术已合成福氏 2α 与宋内双价菌苗，口服安全，儿童 1 次口服，可起到保护效果。

（郑延和）

# 参考文献

[1] 马亦林，李兰娟．传染病学．第五版．上海：上海科学科技出版社，2011.
[2] 李兰娟．感染病学（第3版）．北京：人民卫生出版社，2015.
[3] 王宇明．感染病学精粹．北京：科技文献出版社，2008.
[4] 贾辅忠，等．感染病学．江苏：科学技术出版社，2010.
[5] 谭德明．感染病学住院医师手册．北京：科学技术文献出版社，2008.
[6] 王宇明．感染病学．2版．北京：人民卫生出版社，2010.

# 第十六章　性传播疾病

## 第一节　梅毒

梅毒为一种慢性性传播疾病，大约在 16 世纪初经南方沿海城市传入我国，一度广泛流行，对人体健康危害极大。中华人民共和国成立后，人民政府采取有力措施，使疫情得以基本控制。20 世纪 80 年代后我国各地又陆续出现新病例，虽然与其他性传播疾病相比数量较少，较易治愈，但鉴于本病可胎传感染而贻害后代，病期长且能潜伏多年，晚期侵犯重要内脏危及生命，因此应重视本病的诊断与防治。

### 一、病因

本病病原体为苍白螺旋体（Treponema pallidum，TP），是一种小而纤细的螺旋状微生物，（6 ~ 15）$\mu m \times 0.2 \mu m$，有 8 ~ 12 个螺旋，透明不易染色，螺旋排列整齐，折光性强，在电子显微镜下，可见两端各有一束纤维，每束由三根原纤维组成，伸展到胞质内，原纤维位于浆膜和外细胞壁之间，它可以收缩使螺旋体运动。在暗视野显微镜下可见活菌的运动活泼，有三种不同的运动方式：①依纵轴旋转向前后移动；②整体弯曲如蛇行运动；③伸缩螺旋间距而前进。一般用于细菌染色的染液均不易使其着色，但吉姆萨染色法可染成红色。血液和组织中的苍白螺旋体可用镀银法染色，病人组织渗出液中检查螺旋体则常用暗视野显微镜法。

苍白螺旋体采取横断分裂的方式进行繁殖，增代时间为 30 ~ 32 小时。尚难以用人工培养基培养。在家兔睾丸组织培养中传代后失去毒力（reiter 株），后者可在含有氨基酸、维生素、人血白蛋白的复合培养基内在厌氧条件下培养，生长繁殖。有人用棉尾兔上皮细胞的细胞培养在含 1.5% $O_2$ 条件下进行培养，证实螺旋体在此细胞中有数量增加（达 49 倍以上），培养 9 ~ 12 天时螺旋体数可达 $2 \times 10^8$ 个，且同时伴有螺旋体 DNA 的增高。

现已证明，苍白螺旋体为一微需氧性的娇嫩微生物，pH 值（7.2 ~ 7.4）、温度（20 ~ 37℃）及耐氧范围均甚狭窄，极易为微热、冷、干燥、渗透压改变和多数消毒剂（如乙醇、苯酚、肥皂水等）的作用而被灭活。它离开人体后很快死亡。青霉素、四环素、红霉素、庆大霉素等对其皆有强大的杀灭作用，砷、汞、铋、碘等药物可消除其活力。

### 二、流行病学

1. 传染源　梅毒病人是本病的唯一传染源。

2. 传播途径

（1）性接触是主要的传播途径。未经治疗的病人在感染后的 1 ~ 2 年内传染性强；随着病期的延长，传染性越来越小。

（2）胎传：患梅毒的孕妇可通过胎盘感染胎儿。一般感染发生在妊娠 4 个月以后，病期越短，对胎儿危害越重。病期超过 2 年未经治疗的梅毒孕妇，虽然通过性接触一般无传染性，但仍可传染胎儿。病程越长传染性越小，超过 8 年者传染性已极小。

（3）其他：偶由输血、外伤、哺乳、接吻等传播。接触有传染性损害病人带菌的日常用品（如衣服、毛巾、剃刀、餐具及烟嘴等）也可传染，但机率很小。

3. 易感人群　人类为苍白螺旋体的天然宿主。因感染与性生活有关，故感染率以青年人为最高。

4. 流行特征　全世界均有本病。自青霉素用于治疗后，本病发病数已大幅度减少，但近些年又有所增加。人类对 TP 无先天的免疫力。人体感染 TP 后能缓慢地产生一定的免疫力，表现为再感染时不产生一期硬下疳。梅毒的免疫是传染性免疫，即有 TP 感染时才有免疫力，包括细胞免疫和体液免疫。

### 三、发病机制

TP 通过黏膜和损伤的皮肤进入人体后，首先其表面的黏多糖酶吸附于细胞表面受体。其中细胞表面的细胞间黏附分子 - 1 和血小板凝集因子可促进 TP 与毛细血管内壁黏附和血小板的凝集。又由于黏多糖酶分解组织基质中的黏多糖，一方面使 TP 从中获得合成荚膜所必需的原料，得以大量繁殖，另一方面使血管和组织支架受损，结果造成血管塌陷、阻塞、坏死，形成溃疡，即硬下疳。此时在机体产生的体液和细胞免疫作用下，大部分 TP 被杀死并迅速从病灶中被清除，硬下疳可消失，进入无症状潜伏期。若机体抵抗力下降，未被杀死的部分 TP 又可在机体内繁殖，并扩散至周围组织和血管内，向全身扩散，引起二期梅毒。此期体内 TP 最多，机体免疫反应也最强，产生大量抗体。随着机体免疫力的增强，大部分螺旋体又被杀灭，二期梅毒又进入潜伏状态，称潜伏梅毒。一旦机体抵抗力下降，残存的 TP 又可大量繁殖进入血液，造成二期复发梅毒。如此反复交替，最后进入以侵袭心血管和神经系统为主的晚期梅毒，此期皮肤上可发生梅毒性树胶样肿。目前认为本病与迟发性超敏反应有关。

### 四、临床表现

1. 梅毒的分类　根据传播途径，梅毒分为获得梅毒（后天梅毒）和胎传梅毒（先天梅毒）；根据是否有临床症状，梅毒分为显性梅毒和隐性梅毒；根据感染时间（以 2 年为界），分为早期梅毒和晚期梅毒。

2. 病程与分期　以获得梅毒为例。

梅毒螺旋体经微小损伤处进入皮肤黏膜，在局部繁殖，然后移位淋巴结，进入血循环而遍布全身。发病情况依螺旋体繁殖的数量与人体的抵抗力而不同，一般经过 2 ~ 4 周（可在 10 ~ 90 天）的潜伏期后，多数受感染者在螺旋体侵入处出现炎症性结节（硬下疳）即为一期梅毒。

一期梅毒消退后至二期梅毒出现前，患者可暂无症状和体征，称为隐性梅毒。

发生硬下疳的局部产生免疫，约在下疳出现后 6 ~ 12 周，患者出现低热、淋巴结肿大、皮肤黏膜损害，甚至出现骨关节、眼的病变，此为二期梅毒。

由于梅毒螺旋体的大量繁殖，引起组织的炎症反应，并激起人体的免疫，使免疫力增强，此时梅毒血清反应呈强阳性反应。在人体免疫力的作用下，大部分螺旋体被消灭，因而二期梅毒症状可不治而退，患者再度成为隐性梅毒。

当患者抵抗力降低时，梅毒螺旋体再又大量繁殖而引起二期梅毒症状的再现，称为二期复发梅毒。有的患者可有多次这种复发，每次复发之间均可有隐性梅毒阶段。

未经治疗或治疗不充分的患者，约有 1/3 发生晚期梅毒，包括皮肤黏膜和骨梅毒，称为三期梅毒。这些病人在感染 10 ~ 20 年后，梅毒螺旋体可侵犯心血管和（或）神经系统而发生心血管梅毒和神经梅毒。

一部分患者受梅毒螺旋体感染后不出现症状，仅有梅毒血清反应阳性，称为无症状梅毒。少数患者虽未进行治疗，其梅毒血清反应滴度可逐渐下降，最后转为阴性而自愈。

3. 获得梅毒的临床表现

（1）一期梅毒

1）硬下疳：大多发生于外生殖器，如男性阴茎的冠状沟、龟头、包皮或系带附近；女阴的大小阴唇、阴唇系带、子宫颈上。偶见于肛门、直肠、口唇、舌、乳房、手指等处。初为粟粒到豆大小浸润性红斑或丘疹，以后逐渐增大，稍高出皮面，呈圆形或椭圆形，境界清楚，暗红色或肉红色，直径 1 ~ 2cm，触之有软骨样硬度，不痛，表面糜烂或成为溃疡，一般不发生化脓感染，分泌物不多，但其中有大量螺旋体，传染性极强。硬下疳一般为 1 个，近年时有多发性硬下疳的病例报道。硬下疳不进行治疗可经过 1 个月而自愈，不留疤痕或有轻度萎缩性浅疤。若合并杜克雷（Ducrey）嗜血杆菌感染，则为混合性下疳，先出现软下疳，继之发生硬下疳。患者抵抗力低下时，硬下疳也可继发化脓感染，尤其艾滋病患者，下疳损害可大而深，较痛，严重者有局部坏死。

2）梅毒性横痃：硬下疳发生 1 ~ 2 周后，患处附近淋巴结肿大，如生殖器下疳出现腹股沟淋巴结肿大，常为双侧肿大，较硬，不痛，相互不粘连，表面无炎症，也不破溃。

（2）二期梅毒疹：在硬下疳发生后 1 ~ 2 个月（无硬下疳者在感染后 1.5 ~ 3 个月）时出现二期梅毒疹。

1）前驱症状：约 60% 患者在发生二期梅毒损害前，先有前驱症状，如疲倦、头痛、全身肌肉痛、骨痛、食欲欠佳、低热、咽红、扁桃体肿大等类似流感样症状。

2）皮肤损害：即二期梅毒疹，皮疹形态多样，一般无自觉症状或稍痒。可表现为：①玫瑰疹：为最早出现的皮疹，大多为斑疹，或为有轻度浸润的斑丘疹，淡红或玫瑰红色，圆形或椭圆形，直径 1 ~ 2cm，分布于胸前背后、四肢近端内侧与掌跖，表面无鳞屑，约在 2 ~ 3 周后消退。②丘疹性梅毒疹：有大丘疹与小丘疹两种。大丘疹的直径约 0.5 ~ 1cm，暗褐色或铜红色，浸润明显，表面可有鳞屑，常见于躯干两侧、四肢屈侧、掌跖等处。发生在肛门、外阴等皱褶和潮湿部位的大丘疹，常增厚扩大为扁平或分叶的疣状损害，直径 1 ~ 3cm，患部因潮湿浸渍而呈灰色或灰白色，表面渗液有恶臭，内含大量梅毒螺旋体，损害周围有暗红色浸润，基底宽而无蒂，称为扁平湿疣。小丘疹约粟粒大，多与毛囊口一致，褐红色，多群集成簇，主要分布于躯干，称为毛囊丘疹性梅毒疹或梅毒性苔藓。③梅毒性脓疱疹：较少见，多发生在营养不良、体质虚弱的患者，在丘疹的基础上出现脓疱，或中心坏死上覆多层厚痂，呈牡蛎壳样，称为蛎壳样梅毒疹。④黏膜斑：为发生于黏膜上的二期梅毒疹，常见于口唇内侧、舌、软（硬）腭或牙龈，为稍隆起的圆形或椭圆形光滑的丘疹，淡红色或表面糜烂覆以灰白色薄膜，分泌物中含大量梅毒螺旋体。⑤梅毒性脱发：好发于颞部、顶部和枕部，脱发区直径 0.5cm 左右，毛发脱落参差不齐，呈虫蛀状。⑥梅毒性甲床炎、甲沟炎、甲周红肿，指甲变形、脆落。

由于未经治疗或治疗不彻底，二期梅毒皮肤损害可多次复发，其皮疹数目渐少，皮疹渐大，分布逐渐局限，有群集于一定部位倾向，排列可渐呈环形、弧形、花朵形等，好发于额部、口角、颈部、外阴与掌跖等处。二期梅毒皮肤损害到后期逐渐类似三期梅毒疹。

3）全身淋巴结肿大：见于半数以上患者，肿大的淋巴结不痛、不化脓、不破溃。

（3）三期梅毒疹：大多为未经治疗或治疗不充分的患者，经过 2～7 年，有的迟至 35 年，出现晚期梅毒损害，但亦有少数患者虽经充分治疗，仍可发生晚期损害。晚期梅毒一般无传染性。

三期梅毒皮肤损害的特点是皮疹数目少，较局限，不对称，发展缓慢，但对局部组织的破坏性较大，愈后遗留疤痕。常见损害为：①结节性梅毒疹：好发于头、肩和四肢伸侧皮肤，为一群直径 0.3～1cm 大的结节，铜红色，有浸润而略硬，可以破溃或自行吸收后遗留表面如皱牛皮纸样疤痕。损害常群集成环状，或新旧损害此起彼伏而呈蛇行状，迁延数年不愈。②树胶样肿：出现较晚，好发于头部、下肢、臀部、鼻口黏膜等处，开始为皮下结节，指头到核桃大，部位较深，为单发性，少数呈多发，结节较硬，逐渐扩大后中心坏死，形成境界清楚的溃疡，基底呈肉红色凹凸不平，常有浆液性分泌物流出，故名树胶样肿，愈合缓慢。如发生于硬腭中部，可破坏骨质引起穿孔，鼻中隔破坏则形成鞍鼻。③近关节结节：为多发生于肘、膝、腕等大关节附近的皮下结节，对称发生，直径 1～2cm，一般不痛或稍有压痛，表面皮肤不红。

（4）隐性梅毒有梅毒感染史，可有一期、二期或三期梅毒病史，现已无临床症状或临床症状已消失，而非梅毒螺旋体抗原试验 2 次以上阳性或梅毒螺旋体抗原试验阳性（排除生物学假阳性），且脑脊液检查阴性者为隐性梅毒。病期 <2 年为早期隐性梅毒，>2 年为晚期隐性梅毒。晚期隐性梅毒的血清反应可转为弱阳性，传染性小，不易传给他人及胎儿，如有复发可发生心血管或神经梅毒。

（5）梅毒性骨膜炎与关节炎：常见于二期梅毒，骨膜炎好发于长骨，以胫骨最多见，其次为尺骨、肱骨及桡骨。关节炎好发于大关节如肩、肘、膝关节等，可有疼痛或锥刺样痛，尤以夜间静止时明显，骨膜肥厚有压痛，关节肿大常为对称性，表面皮肤不红或轻度潮红，有触痛或移动有关肢体时剧痛。

（6）眼梅毒约3%二期梅毒患者有梅毒性眼损害，常为虹膜炎、虹膜睫状体炎、视网膜炎、脉络膜炎等。

（7）神经梅毒约10%二期梅毒及晚期梅毒患者可有神经梅毒，表现为：①无症状神经梅毒：指二期及晚期梅毒病人有脑脊液异常，而无神经系统临床症状者。②约 10% 二期梅毒患者可发生脑膜炎、脊髓膜炎或脑血管梅毒，但较晚期患者少见。③三期梅毒病人可发生脑膜血管梅毒，可为灶性脑膜梅毒、脑血管梅毒及脊髓脑膜血管梅毒。④晚期梅毒的脑实质梅毒可表现为麻痹性痴呆、脊髓痨、视神经萎缩。

（8）心血管梅毒感染本病 10～30 年后，约 10% 未经治疗的患者可发生心血管梅毒，为严重的内脏损害。好发于主动脉及心脏，引起梅毒性主动脉炎、主动脉瘤、主动脉闭锁不全、冠状动脉口狭窄，影响患者的健康及生命，约有 1/4 患者伴发神经梅毒。

4. 胎传梅毒（先天梅毒）的临床表现　梅毒螺旋体可通过胎盘感染胎儿，故梅毒患儿的母亲一定患有梅毒。一般发生在妊娠第 4 个月，因胎盘的梅毒病变影响胎儿的营养供给，再加胎儿本身的梅毒病变，致使胎儿发育不良，从而可发生死胎、流产或早产。轻者可正常分娩，或出生时即有梅毒症状，或初生时外观正常，经过数周乃至数月才出现症状，偶有在生后仅梅毒血清反应阳性，始终不发病。胎传梅毒的特点是早期梅毒症状相当于获得性二期梅毒，但症状较其为重，不发生硬下疳。晚期胎传梅毒的症状比获得性梅毒者轻。

（1）早期胎传梅毒：患梅毒的新生儿，尤其是早产儿，常消瘦，皮肤松弛，面部皱褶，呈老人貌，发育及体重较健康儿为差。严重者有贫血、发热等全身症状。患儿易发生鼻炎，鼻分泌血性黏液，鼻通道阻塞，影响吸乳。严重者鼻黏膜溃烂或发生溃疡，破坏鼻中隔，鼻梁下陷而成鞍鼻。

早期胎传梅毒的皮疹，常为斑疹或斑丘疹，弥漫性浸润，表面可有鳞屑。皮疹好发于面、臀部、掌跖部等。在口角、口周、肛周发生的红斑，浸润较厚，缺乏弹性，引起皲裂、疼痛，痊愈后往往遗有放射性疤痕，终生存在。病情严重者还可发生水疱、脓疱、高热等。2～3 年后，可出现早期复发性梅毒疹，以丘疹为主，或在丘疹上出现脓疱，好发于肛周、外阴或皱褶部位，相当于获得性梅毒的扁平湿疣。患儿的毛发发育不良，弥漫性稀疏或成片脱落。常有甲沟炎、甲床炎、指（趾）甲变形失去光泽或脆裂。

患儿常发生骨膜炎、骨骺炎、骨软骨炎，引起四肢疼痛，因而不愿活动，称为梅毒性假性瘫痪。患儿全身淋巴结肿大，肝脾肿大，部分出现神经梅毒，如脑膜炎、脑积水等。

（2）晚期胎传梅毒：早期胎传梅毒不治疗，2 年后进展为晚期胎传梅毒。患儿体质弱，发育不良。其临床表现包括：①早期胎传梅毒病变：遗留的永久性痕迹或标志，以及梅毒影响发育所致的畸形，如马鞍鼻、口周放射性纹、Hutchinson 齿（恒齿的上切牙如桶状，前后径较大、下缘有半月状凹痕、排列稀疏不整齐、第一磨牙较小呈桑椹状等）、佩刀状胫骨、额骨突凸、方颅、硬腭高耸、胸锁关节肿厚（Hegoumenakis 征）等。②晚期胎传梅毒的活动性病变：眼部损害较多，表现为间质性角膜炎、脉络膜炎、虹膜炎、视神经萎缩，其中以间质性角膜炎最常见，约 60% 发生于 5～15 年间，如不及时治疗可引起失明。神经系统损害，以脑神经损害较多（第 8 及第 2 对脑神经），侵犯听神经引起神经性耳聋。也可发生无症状神经梅毒。

（3）胎传隐性梅毒：出生后梅毒血清反应阳性而无临床症状。

## 五、病理变化

1. 硬下疳　梅毒螺旋体进入皮肤后，在真皮淋巴管及小血管周围引起以淋巴细胞和浆细胞为主的炎症性浸润，继而出现小动脉内膜炎，内膜增厚，导致管腔狭窄或闭塞。用镀银染色法在组织切片中可找到大量梅毒螺旋体。

2. 二期梅毒疹　梅毒性斑疹的病理变化无特异性。梅毒性丘疹时，在真皮浅部及深部呈现袖口状的大量浆细胞浸润。

3. 晚期梅毒　基本病变为梅毒性肉芽肿，血管变化显著，血管内皮细胞增生，管壁增厚，管腔狭窄或闭塞，严重者出现干酪样坏死，破坏局部的实质组织，引起梅毒性溃疡、主动脉狭窄或穿孔、麻痹性痴呆等。

## 六、实验室检查

1. 梅毒螺旋体检查　取疑为硬下疳溃疡和扁平湿疣处的分泌物、一期或二期肿大淋巴结的穿刺抽出液，涂片后加 0.9% 氯化钠溶液，作暗视野显微镜检查；或进行免疫荧光染色，涂片上用非致病性螺旋体培养液吸收抗梅毒螺旋体血清后，加荧光标志（FITC），对梅毒螺旋体进行染色，荧光显微镜下见有亮绿色荧光者为阳性。

2. 梅毒血清反应检查

（1）非梅毒螺旋体抗原血清试验（类脂质血清反应）：以心磷脂作抗原检测梅毒患者血中的抗心磷脂抗体（反应素）。其原理是：感染梅毒时，螺旋体使组织损伤由细胞的线粒体释放出心磷脂，或螺旋体本身含有一种与心磷脂近似的物质，刺激免疫系统产生抗心磷脂抗体。所以这种心磷脂抗体的血清反应其特异性较差，可引起假阳性反应，但其敏感性高，阳性率为一期梅毒 60%～70%、二期梅毒 100%、三期梅毒 70%，而且其抗体滴度与病情活动性有一定关系。目前一般用作诊断筛选，或通过定量试验，以判断疗效、复发及再感染。常用的方法有：①性病研究实验室试验（VDRL）：以心磷脂为主，再加卵磷脂及胆固醇为抗原，可作定性及定量试验，其主要缺点是 VDRL 抗原必须每天新配制。②不加热血清反应素试验（USR）：是 VDRL 法的改良方法，敏感性及特异性与 VDRL 相近。其优点是血液不须加热灭活，操作简便。③快速血浆反应素环状卡片试验（RPR）：所用抗原是改良的 VDRL 抗原，其中加胶体炭，敏感性与特异性与 VDRL 相似。优点是可用肉眼观察。

（2）梅毒螺旋体抗原血清试验：用活的或死的梅毒螺旋，或其成分体检测梅毒患者血清中的抗梅毒螺旋体抗体，其敏感性及特异性均高，出现生物学假阳性较少，一般用于作证实试验。由于这类方法检测的是抗梅毒螺旋体 IgG 抗体，即使患者已经过充分的治疗，IgG 抗体仍保持阳性，所以不能用于观察疗效、复发及再感染。常用方法有：①梅毒荧光螺旋体抗体吸附试验（FTA～ABS）：用间接免疫荧光法检测血清中抗梅毒螺旋体 IgG 抗体，此试验的敏感性及特异性均高，应用较广泛，但判断结果须要有经验。②梅毒螺旋体血凝试验（TPHA）：用被动血凝法检测抗梅毒螺旋体抗体，敏感性及特异性均高，操作比 FTA－ABS 试验简单。

（3）梅毒血清反应检查的意义见（表 16－1）。

表 16－1　梅毒血清反应检查结果的判定

| 类磷脂血清反应 | 梅毒螺旋体抗原血清试验 | | 诊断意义 |
|---|---|---|---|
| VDRL、USR、RPR | TPHA | FTA－ABS | |
| － | － | 无必要 | 非梅毒 |
| － | ＋ | ＋ | 治愈后的梅毒 |
| － | ＋ | － | 非梅毒 |
| ＋ | ＋ | 无必要 | 梅毒 |
| ＋ | － | － | 初期梅毒 |
| ＋ | － | － | BFP |

（4）各期梅毒病人治疗后的血清学变化

1）早期梅毒（一期、二期）：经足量规则抗梅毒治疗后 3 个月，VDRL 试验抗体滴度下降2个稀释度，6个月后下降4个稀释度，一期梅毒1年后转为阴性，二期梅毒2年后转为阴性。

2）晚期梅毒：治疗后血清滴度下降缓慢，2年后约50%病人的血清反应仍阳性。

（5）梅毒血清假阳性反应：包括技术性和生物性假阳性两种。

1）技术性假阳：性标本受污染或溶血，或实验室操作技术或试剂质量的误差或过期等技术原因所造成。

2）生物学假阳性（biologic false positive，BFP）：某些疾病或生理状况可引起BFP：①急性生物学假阳性，如非梅毒的急性发热疾病，可出现假阳性，一般滴度很低，不超过1：8，在疾病恢复后6个月内阴转。常见于风疹、麻疹、水痘、传染性单核细胞增多症、病毒性肝炎、上呼吸道感染、肺炎球菌性肺炎、亚急性细菌性心内膜炎、疟疾、肝炎、活动性结核病、丝虫病、椎虫病、鼠咬热、回归热及钩端螺旋体病等，这些疾病时梅毒血清反应滴度都低，不超过1：8，多在病后6个月转为阴性。同时FTA-ABS或TPHA试验应为阴性。②慢性生物学假阳性，可持续数月、教年甚至更久。常见于麻风、肝硬化、SLE、DLE、干燥综合征、桥本甲状腺炎、进行性系统性硬化症、类风湿性关节炎、风湿性心脏病等自身免疫疾病。③生理性假阳性，见于麻醉品及毒品成瘾者，静脉注射海洛因者，滴度可达1性系统性硬化症、类风湿性关节炎、风湿性心脏病等自身免疫疾病。③生理性假阳性，见于麻醉品及毒品成瘾者，静脉注射海洛因者，滴度可达1：64～1：128，少数妊娠、老人也可出现假阳性。④特殊感染假阳性，如雅司等螺旋体性疾病。⑤HIV抗体阳性者BFP反应率约4%。

（6）梅毒血清假阴性反应：常见者包括：①晚期梅毒部分患者类脂质血清反应可阴性；②合并HIV感染的梅毒患者其TPHA及FTA～ABS的滴度明显下降，约10%呈阴性反应；③前带现象（prozonephenomenon）：有时临床症状为典型二期梅毒，但非梅毒螺旋体抗原血清试验（如VDRL）为弱阳性、不典型或阴性。将患者血清稀释后再进行同一试验，出现了阳性结果，称为前带现象，系血清中抗心类脂抗体量过多，抑制了阳性反应的出现。

（7）血清固定（serolock，sero-resistance）：指经驱梅治疗临床症状消失，早期梅毒0.5～1年、晚期梅毒1～1.5年后血清反应素试验不转为阴性者。早期梅毒血清固定与治疗剂量不足、治疗不规则、病情复发、重复感染或有神经系统梅毒有关；晚期梅毒血清固定与梅毒的类型和开始治疗早晚有关，如驱梅治疗不能使麻痹性痴呆患者的血清反应素滴度下降，晚期皮肤黏膜梅毒的血清固定率可达50%～60%。经过足量治疗后，血清固定者与非血清固定者的预后及传染性无显著差别，无限制地治疗并不能使血清反应素滴度降低。

3. 脑脊液检查　用于协助诊断神经梅毒，尤其是早期或无症状的神经梅毒。早期梅毒治疗后12个月或病期2年以上未经治疗的患者，应进行脑脊液检查，以排除神经梅毒。检查项目为：①脑脊液常规包括细胞计数（应 $< 3 \times 10^6/L$）、蛋白质定量（正常应为0.1～0.4g/L）；②脑脊液的VDRL；③胶体金试验：无诊断特异性但可协助分型，根据胶体金曲线可分为麻痹型（第一型），梅毒型（中带型），脑膜炎型（末带型）。全身性麻痹及梅毒性脑膜炎呈麻痹型，脊髓痨呈梅毒型，梅毒性脑膜炎则可呈麻痹型或梅毒型，血管神经梅毒则呈微弱的梅毒型或正常型。

## 七、诊断及鉴别诊断

1. 诊断　认真采集病史及体检，可疑者必须作实验室检查。一期梅毒应能找到梅毒螺旋体或血清反应阳性。二期梅毒应有梅毒血清反应阳性证实。晚期梅毒的症状体征很重要。因部分患者体液免疫下降，少数病人类脂质血清反应可能阴性，故应加检 TPHA 或 FTA - ABS。隐性梅毒血清反应阳性者要排除 BFP，并检查 TPHA 或 FTA - ABS。暂时未能确诊者还须进行随访。

2. 鉴别诊断

（1）应与硬下疳鉴别的疾病为：

1）软下疳：发病急，炎症显著，疼痛，溃疡不规则有脓液，可查到杜克雷嗜血杆菌。

2）固定性药疹：有服药史，突然发生，以红斑为主，境界清楚，重者发生水疱或糜烂，可有多次反复发作史。

3）生殖器疱疹：初为红斑，继而发生成群的小水疱，灼痛或痒，1～2 周后自然消失，常复发。

（2）二期梅毒疹的特征是皮疹广泛对称，自觉症状轻微，全身淋巴结肿大，梅毒血清反应 100% 阳性。应鉴别的疾病为：

1）玫瑰糠疹：斑疹为椭圆形，长轴与皮纹一致，有糠状鳞屑，瘙痒。

2）药疹：皮疹色泽鲜红，有痒感，无不洁性生活史，发病前有服药史。

（3）与其他密螺旋体感染的鉴别，见（表 16 - 2）。

表 16 - 2　种密螺旋体病的鉴别

| 特点 | 梅毒 | 雅司 | 品他 | 地方性梅毒 |
| --- | --- | --- | --- | --- |
| 病原体 | 苍白螺旋体 | 雅司密螺旋体 | 品他密螺旋体 | 地方性梅毒螺旋体 |
| 流行区域 | 全球 | 中非、南美、南亚 | 中美、中南非、东南亚 | 非洲、中东 |
| 易感年龄 | 成人 | 儿童、青少年 | 儿童、青少年 | 儿童、成人 |
| 传播途径 | 性传播、胎传 | 损伤皮肤接触传染 | 损伤皮肤接触传染 | 损伤皮肤黏膜接触传染 |
| 侵袭力 | 强 | 中等 | 低 | 中等 |
| 潜伏期 | 14～28 天 | 14～21 天 | 2～60 天 | 21 天左右 |
| 侵犯组织 | 各种组织 | 皮肤、骨骼、软组织 | 仅侵犯皮肤 | 黏膜、皮肤、骨骼 |
| 内脏损害 | 心血管、神经系统 | - | - | 罕见 |
| 临床特点 | 硬下疳、扁平湿疣、树胶样肿 | 母雅司、树胶样肿、萎缩瘢痕、瘢痕疙瘩 | 品他疹、色素障碍 | 口腔、肛周黏膜斑 |
| 先天性感染 | + | - | - | 极少 |

## 八、治疗

明确诊断后应及早治疗，剂量应充足，疗程要规则。治疗梅毒首选青霉素，对青霉素过敏者应用四环素或红霉素。治疗时要注意避免发生吉海反应（Jarisch - Herxheimer reaction），此反应是首次应用青霉素治疗梅毒后数小时至 24 小时，出现发热、全身不适等流感样症状，梅毒损害短时间加重，如主动脉反流加大、主动脉瘤破裂，视神经炎者视力减退，早期胎传梅毒儿高热、呼吸困难、惊厥甚至死亡。预防方法是青霉素治疗剂量开始宜小，必要时抗梅治疗同时加服糖皮质激素（如泼尼松）。

根据 2000 年我国卫生部颁布的性病治疗推荐方案，梅毒的治疗用药和用法如下

1. 早期梅毒（包括一期、二期及早期隐性梅毒）

（1）青霉素：苄星青霉素 G（长效西林）240 万 U，分两侧臀部肌注，1 次/周，共 2～3 次；或普鲁卡因青霉素 G，80 万 U，1 次/日，肌注，连续 10～15 天，总量 800～1 200 万 U。

（2）对青霉素过敏者：盐酸四环素 500 mg/次，4 次/日，口服，连续 15 天；或多西环素 100mg/次，2 次/日，口服，连续 15 天；或红霉素，用法同盐酸四环素。

2. 晚期梅毒（包括三期皮肤、黏膜、骨骼梅毒、晚期隐性梅毒或不能确定病期的隐性梅毒）及二期复发梅毒

（1）青霉素：苄星青霉素 G，240 万 U，分两侧臀部肌注，1 次/周，连续 3 周（共 3 次），总量 720 万 U；或普鲁卡因青霉素 G，80 万 U，1 次/日，肌注，连续 20 天为一疗程。也可根据情况休药，2 周后进行第二个疗程。

（2）对青霉素过敏者：盐酸四环素，500mg/次，4 次/日，口服，连续 30 天；或多西环素 100mg/次，2 次/日，口服，连续 30 天；或红霉素，用法同盐酸四环素。

3. 心血管梅毒　应住院治疗，如有心力衰竭，应予以控制后，再开始抗梅治疗。不用苄星青霉素。为避免吉海反应的发生，青霉素注射前口服泼尼松，10mg/次，2 次/日，连续 3 天。水剂青霉素 G 应从小剂量开始，逐渐增加剂量。首日 10 万 U，1 次/日，肌注；次日 10 万 U，2 次/日，肌注；第 3 日 20 万 U，2 次/日，肌注；自第 4 日用普鲁卡因青霉素 G，80 万 U，肌注，1 次/日，连续 15 天为一疗程，总量 1 200 万 U，共两个疗程，疗程间休药 2 周。必要时可给予多个疗程。

对青霉素过敏者，选用下列方案治疗，但疗效不如青霉素可靠。盐酸四环素，500mg/次，4 次/日，口服，连续 30 天；或多西环素 100mg/次，2 次/日，口服，连续 30 天；或红霉素，用法同盐酸四环素。

4. 神经梅毒　应住院治疗，为避免吉海反应，可在青霉素注射前口服泼尼松，10mg/次，2 次/日，连续 3 天。

（1）青霉素：水剂青霉素 G，1 200 万～2 400 万 U/d，静脉滴注，即 200 万～400 万 U/次，1 次/4 小时，连续 10～14 天，继以苄星青霉素 G240 万 U/次，1 次/周，肌注，连续 3 次；也可给予普鲁卡因青霉素 G240 万 U/次，1 次/小时，同时口服丙磺舒 0.5g/次，4 次/日，共 10～14 天，继以苄星青霉素 G240 万 U/次，1 次/周，肌注，连续 3 次。

（2）对青霉素过敏者：可选用下列方案，但疗效不如青霉素。盐酸四环素 500mg/次，4 次/日，口服，连续 30 天；或多西环素 100mg/次，2 次/日，口服，连续 30 天；或红霉素，用法同盐酸四环素。

5. 妊娠梅毒　根据妊妇的梅毒的分期不同，采用相应合适的青霉素方案进行治疗，用法及用量与同期其他梅毒患者相同（禁服四环素、多西环素），必要时可增加疗程。

（1）普鲁卡因青霉素 G，80 万 U/d，肌注，连续 10 天。妊娠初 3 个月内，注射一疗

程，妊娠末 3 个月注射一疗程。

（2）对青霉素过敏者，只选用红霉素治疗，500mg/次，4 次/日，早期梅毒连服 15 天，二期复发及晚期梅毒连服 30 天。妊娠初 3 个月与妊娠末 3 个月各进行一个疗程。但其所生婴儿应用青霉素补治。

6. 胎传梅毒（先天梅毒）

（1）早期胎传梅毒（2 岁以内）

1）脑脊液异常者：给水剂青霉素每日 G10 万～15 万 U/kg，出生后 7 天以内的新生儿，以 5 万 U/kg，静脉滴注，1 次/12 小时；出生 7 天以后的婴儿，1 次/8 小时，直至总疗程 10～14 天。或普鲁卡因青霉素 G，每日 5 万 U/kg，肌注，1 次/日，连续 10～14 天。

2）脑脊液正常者：给苄星青霉素 G，每日 5 万 U/kg，1 次分两侧臀部肌注。

3）如无条件检查脑脊液者，可按脑脊液异常者进行治疗。

（2）晚期胎传梅毒（2 岁以上）

水剂青霉素 G，每日 20 万～30 万 U/kg，1 次/4～6 小时，静脉注射或肌注，连续 10～14 天；或普鲁卡因青霉素 G，每日 5 万 U/kg，肌注，连续 10～14 天为一疗程。可考虑给第二个疗程。

对体重较大儿童，青霉素用量不应超过成人同期患者的治疗用量。

对青霉素过敏者，可用红霉素治疗，每日 7.5～12.5mg/kg，分 4 次口服，连服 30 天。<8 岁儿童禁用四环素。

7. HIV 感染者梅毒　苄星青霉素 G240 万 U 肌注，1 次/周，共 3 次；或苄星青霉素 G240 万 U 肌注 1 次，同时加用其他有效的抗生素。

## 九、梅毒治愈标准

判断梅毒是否治愈，其标准有二：

1. 临床治愈　一期梅毒（硬下疳）、二期梅毒及三期梅毒（包括皮肤、黏膜、骨骼、眼、鼻等）损害愈合消退，症状消失。

以下情况不影响临床治愈的判断：①继发或遗留功能障碍（如视力减退等）；②遗留疤痕或组织缺损（鞍鼻、牙齿发育不良等）；③梅毒损害愈合或消退，梅毒血清反应仍阳性。

2. 血清治愈抗梅治疗 2 年以内梅毒血清学反应（非梅毒螺旋体抗原试验，如 VDRL、RPR、USR）由阳性转变为阴性，脑脊液检查阴性。

一期梅毒（硬下疳初期），血清反应为阴性时已接受充分抗梅治疗，可以不出现阳性血清反应，这种情况下不存在血清治愈的问题。

## 十、梅毒疗后随访

梅毒患者经足量规则治疗后还应定期观察，包括全身体检及非梅毒螺旋体抗原血清学试验（VDRL、RPR 或 USR 等），以了解是否治愈或复发。

早期梅毒疗后第 1 年每 3 个月复查 1 次，连续 2 年。如血清反应由阴性转为阳性或滴定度升高 4 倍（例如由 1：2 升高为 1：8）属血清复发，或有症状复发，均应加倍量复治。超过 2 年血清不阴转者属于血清固定，如无临床症状复发，是否再治疗，根据具体病情而定；无论是否再治疗，应作神经系统检查以观察有无早期无症状神经梅毒。

晚期梅毒疗后复查同早期梅毒，但应连续观察 3 年，血清反应固定阳性者，应作神经系统检查及脑脊液检查。妊娠梅毒治疗后，分娩前每月复查梅毒血清反应，分娩后观察同其他梅毒，但所生婴儿要观察到血清反应阴性为止，如发现滴度升高或有症状发生，应立即进行治疗。

## 十一、预防

本病为国家规定的乙类传染病。为预防发病必须加强卫生宣传与思想道德教育；应加强疫情的监测工作，定期分析流行情况，评价和改进防治对策；控制传染源，切断传播途径；加强高危人群的监测。

（陈　勇）

# 第二节　淋病

## 一、概述

淋病（gonorrhea）是一种由奈瑟淋球菌（Neisseria gonorrheae）引起的泌尿生殖系统的化脓性炎症，主要通过性接触传播，也可通过非性接触传播。临床上，男性淋病主要表现为尿道炎，不及时治疗可引起附睾炎、尿道球腺炎、包皮腺炎及前列腺炎等。女性淋病以宫颈炎最为常见，但多数患者无自觉症状，若上行感染可引起盆腔炎，严重者会导致不孕症。未经治疗的孕妇，产道分娩时可引起新生儿淋菌性眼炎，少数患者出现血行播散引起播散性淋病及淋菌性败血症。

## 二、临床表现

1. 男性无合并症淋病　潜伏期 2~10 天，常为 3~5 天。患者出现淋菌性尿道炎（gonococcal urethritis），表现为尿痛，尿急，或尿道灼热、不适感，有尿道分泌物，开始为黏液性，以后出现脓性或脓血性分泌物。出现包皮龟头炎者，龟头表面和包皮红肿，有渗出物，局部破溃。可并发包皮嵌顿。严重者腹股沟淋巴结红肿疼痛。少数可发生尿道瘘管，瘘管外开口处有脓性分泌物流出。少数患者可出现后尿道炎，尿频明显，会阴部轻度坠胀，夜间常有痛性阴茎勃起。部分患者症状可不典型，仅有少量稀薄的脓性分泌物。有明显症状和体征的患者，即使未经治疗，一般在 10~14 天后逐渐减轻，1 个月后症状基本消失，感染可继续向后尿道或上生殖道扩散，甚至发生合并症。

2. 女性无合并症淋病　常因病情隐匿而难以确定潜伏期。

（1）宫颈炎：白带增多、呈脓性，宫颈充血、红肿，宫颈口有黏液脓性分泌物，可有外阴刺痒和烧灼感。

（2）尿道炎、尿道旁腺炎：尿频、尿急，排尿时有烧灼感。尿道口充血，有触痛及少量脓性分泌物。挤压尿道旁腺时尿道口有脓性分泌物渗出。

（3）前庭大腺炎：多为单侧，大阴唇部位红、肿、热、痛，严重时形成脓肿，局部剧痛，有全身症状和发热等。

（4）肛周炎：肛周红、肿、瘙痒，表面有脓性渗出物，局部可破溃。

3. 儿童淋病

（1）男性儿童多发生前尿道炎和包皮龟头炎，龟头疼痛，包皮红肿，龟头和尿道口潮红，尿道脓性分泌物。

（2）幼女表现为外阴阴道炎，阴道脓性分泌物较多，外阴红肿，可有尿频、尿急、尿痛和排尿困难。

4. 男性淋病合并症

（1）附睾炎：常为单侧，伴发热，患侧阴囊肿大，表面潮红，疼痛明显，触痛剧烈，同侧腹股沟和下腹部有反射性抽痛。

（2）精囊炎：急性期可伴发热，有尿频、尿急、尿痛、终末尿浑浊带血，亦可有血精，有时可有下腹痛。慢性时自觉症状不明显。

（3）前列腺炎：会阴部不适、坠胀感、放射性疼痛等。

（4）系带旁腺（Tyson腺）或尿道旁腺炎和脓肿：少见（＜1%），系带的一侧或两侧疼痛性肿胀，脓液通过腺管排出。

（5）尿道球腺（Cowper腺）炎和脓肿：少见，会阴部跳痛、排便痛、急性尿潴留，直肠指检扪及有触痛的肿块。

（6）尿道周围蜂窝织炎和脓肿：罕见，脓肿侧疼痛、肿胀，破裂产生瘘管。可扪及有触痛的波动性肿块。常见于舟状窝和球部。

（7）尿道狭窄：少见，因尿道周围蜂窝织炎、脓肿或瘘管形成而致尿道狭窄。出现尿路梗塞（排尿无力、困难、淋漓不尽）和尿频、尿潴留等。

5. 女性淋病合并症 多为淋菌性宫颈炎未及时治疗，淋球菌上行感染而致，表现为淋菌性盆腔炎，包括子宫内膜炎、输卵管炎、输卵管卵巢脓肿、盆腔腹膜炎、盆腔脓肿等。其表现为：月经后发作，突发高热，体温常高于38℃，伴有寒战、头痛、食欲缺乏、恶心、呕吐等；脓性白带增多；双下腹痛，以一侧为重，咳嗽或打喷嚏时疼痛加剧；可有腹膜刺激症状，肠鸣音减弱，双侧附件增厚、压痛；双合诊检查可在附件处或子宫后凹陷扪及肿物，有波动感，欠活动。

6. 其他部位淋病

（1）淋菌性眼炎：常为急性化脓性结膜炎，于感染后2～21天出现症状。新生儿淋菌性眼炎多为双侧感染，成人多为单侧。表现为眼睑红肿，眼结膜充血水肿，有较多脓性分泌物；巩膜充血，呈片状充血性红斑；角膜浑浊，呈雾状，严重时发生溃疡，引起穿孔。

（2）淋菌性直肠炎：主要见于肛交者，女性可由阴道分泌物污染引起。表现肛门瘙痒、疼痛和直肠充盈坠胀感。肛门有黏液性或脓性分泌物。重者有里急后重感。检查可见直肠黏膜充血、水肿、糜烂。

（3）淋菌性咽炎：见于口－生殖器接触者，通常无明显症状，有症状者大多数只有轻度咽炎，表现咽干、咽痛和咽部不适。咽部可见潮红充血，咽后壁可有黏液样或脓性分泌物。

7. 播散性淋球菌感染（disseminated gonococcal infection，DGI）

（1）全身不适、食欲缺乏、高热、寒战等。

（2）淋菌性关节炎：开始时以指、趾等小关节红肿为著，其后局限于膝、肘、腕、踝、肩等大关节，关节外周肿胀，关节腔内积液，活动受限。

（3）淋菌性败血症：病情重，可发生淋菌性心内膜炎、心包炎、脑膜炎、肺炎、肝炎等。

## 三、诊断要点

1. 流行病学　史有多性伴，不安全性行为，或性伴感染史。有与淋病患者密切接触史，儿童可有受性虐待史，新生儿的母亲有淋病史。

2. 临床表现　符合淋病的临床症状和体征。

3. 实验室检查

（1）分泌物涂片：能检出多形核白细胞内革兰阴性双球菌，适用于男性急性尿道感染病例的诊断，不推荐用于口咽、直肠部位感染和女性淋菌性宫颈炎的诊断。

（2）淋球菌培养：为淋病的确诊试验，适用于男、女性及各种临床标本的淋球菌检查。

（3）核酸检测：聚合酶链反应（PCR）法等检测淋球菌核酸阳性。核酸检测应在通过相关机构认定的实验室开展。

## 四、诊断分类

1. 疑似病例　符合男性或女性临床表现，有或无流行病学史。

2. 确诊病例　同时符合疑似病例的要求和涂片检查阳性（只限于男性急性尿道炎患者）或淋球菌培养阳性或核酸检测阳性。

## 五、鉴别诊断

1. 男性淋菌性尿道炎　需与生殖道沙眼衣原体感染和其他原因引起的尿道炎鉴别。

2. 女性淋菌性宫颈炎　应与生殖道沙眼衣原体感染、念珠菌性阴道炎、滴虫性阴道炎及细菌性阴道炎等鉴别。

3. 淋菌性前列腺炎、精囊炎、附睾炎　需与急、慢性细菌性前列腺炎、精囊炎、附睾炎及由沙眼衣原体引起的前列腺炎、精囊炎、附睾炎鉴别。淋菌性附睾炎还要与睾丸癌、附睾结核等鉴别。

4. 淋菌性盆腔炎　需与急性阑尾炎、子宫内膜异位症、异位妊娠、卵巢囊肿蒂扭转或破溃等鉴别。

5. 淋菌性眼炎　需与细菌性眼结膜炎、沙眼衣原体性眼结膜炎鉴别。

6. 淋菌性直肠炎　需与细菌性痢疾、阿米巴痢疾、直肠息肉等鉴别。

7. 淋菌性咽炎　需与慢性咽炎、扁桃体炎、梅毒性咽黏膜斑鉴别。

8. 淋菌性关节炎　需与急性细菌性关节炎、急性风湿性关节炎、类风湿性关节炎、性病性反应性关节炎鉴别。

9. 淋菌性败血症　需与各种菌血症、脑膜炎球菌引起的脑膜炎、乙型脑炎、急性心肌炎、急性肝炎等鉴别。

## 六、治疗方案及原则

1. 治疗原则

（1）遵循及时、足量、规则用药的原则。

（2）根据病情采用相应的治疗方案。

（3）注意多种病原体尤其是沙眼衣原体感染。

（4）性伴如有感染应同时接受治疗。

（5）定期复查随访。

2. 治疗方案

（1）淋菌性尿道炎、宫颈炎、直肠炎：

A. 推荐方案

头孢曲松 250mg，肌内注射，单次给药；或大观霉素 2g（宫颈炎 4g），肌内注射，单次给药；或头孢噻肟 1g，肌内注射，单次给药。

如果衣原体感染不能排除，应同时用抗沙眼衣原体感染药物。

B. 替代方案

头孢克肟 400mg，口服，单次给药；或其他第三代头孢菌素类，如已证明其疗效较好，亦可选作替代药物。

如果衣原体感染不能排除，加上抗沙眼衣原体感染药物。

由于耐药性较为普遍，青霉素类、四环素类和氟喹诺酮类药物目前已不作为治疗淋病的推荐药物。

（2）儿童淋病应禁用喹诺酮类药物，年龄小于 8 岁者禁用四环素类药物，体重大于 45kg 按成人方案治疗，体重小于 45kg 儿童按以下方案治疗：

推荐方案

头孢曲松 125mg，肌内注射，单次给药；或大观霉素 40mg/kg，肌内注射，单次给药。

如果衣原体感染不能排除，同时用抗沙眼衣原体感染药物。

（3）淋菌性前列腺炎、精囊炎、附睾炎：

A. 推荐方案

头孢曲松 250mg，肌内注射，每天 1 次，共 10 天；或大观霉素 2g，肌内注射，每天 1 次，共 10 天；或头孢噻肟 1g，肌内注射，每天 1 次，共 10 天。

如果衣原体感染不能排除，同时用抗沙眼衣原体感染药物。

B. 替代方案

头孢克肟 400mg，口服，每天 1 次，共 10 天。

如果衣原体感染不能排除，同时用抗沙眼衣原体感染药物。

（4）淋菌性盆腔炎门诊治疗参照上述治疗方案，任选一种药物，均需加甲硝唑 400mg，口服，每天 2 次，共 14 天。住院治疗方案如下：

A. 住院治疗推荐方案：

头孢替坦 2g，静脉注射，每 12 小时 1 次；或头孢西丁 2g，静脉注射，每 6 小时 1 次，加多西环素 100mg，静脉注射或口服，每 12 小时 1 次。如果患者能够耐受，多西环素应尽可能口服。在患者情况允许的条件下，头孢替坦或头孢西丁的治疗不应短于 1 周。对治疗 72 小时内临床症状改善者，在治疗 1 周时酌情考虑停止肠道外治疗，并继之以口服多西环素治疗 100mg，每日 2 次，加甲硝唑 500mg，口服，每日 2 次，总疗程 14 天。

B. 住院治疗推荐方案：

克林霉素 900mg，静脉注射，每 8 小时 1 次，加庆大霉素负荷量（2mg/kg），静脉注射或肌内注射，随后给予维持量（1.5mg/kg），每 8 小时 1 次。也可每日 1 次给药。

患者临床症状改善后 24 小时可停止肠道外治疗，继以口服治疗，即多西环素 100mg，口服，每日 2 次；或克林霉素 450mg，口服，每日 4 次，连续 14 天为一疗程。

多西环素静脉给药疼痛明显，与口服途径相比没有任何优越性。孕期或哺乳期妇女禁用四环素、多西环素。妊娠头 3 个月内应避免使用甲硝唑。

（5）淋菌性眼炎：

推荐方案

新生儿：头孢曲松 25mg～50mg/kg（总量不超过 125mg），静脉注射或肌内注射，每天 1 次，连续 7 天。或大观霉素 40mg/kg，肌内注射，每天 1 次，连续 7 天。成人：头孢曲松 1g，肌内注射，每天 1 次，连续 7 天；或大观霉素 2g，肌内注射，每天 1 次，连续 7 天。

同时应用生理盐水冲洗眼部，每小时 1 次。新生儿的母亲如患有淋病，应同时治疗。新生儿如合并衣原体感染，应予抗沙眼衣原体药物治疗。

（6）淋菌性咽炎：

推荐方案

头孢曲松 250mg，肌内注射，单次给药；或头孢噻肟 1g，肌内注射，单次给药。

如果衣原体感染不能排除，同时加用抗沙眼衣原体感染药物。

大观霉素对淋菌性咽炎的疗效差，因此不推荐使用。

（7）新生儿播散性淋病及淋球菌性头皮脓肿：

推荐方案

头孢曲松 25～50mg/（kg·d），静脉注射或肌内注射，每天 1 次，共 7 天，如有脑膜炎疗程为 14 天；或头孢噻肟 25mg/kg，静脉注射或肌内注射，每天 1 次，共 7 天，如有脑膜炎疗程为 14 天。

（8）儿童淋菌性菌血症或关节炎：

推荐方案

体重小于 45kg 儿童：头孢曲松 50mg/kg（最大剂量 1g），肌内注射或静脉注射，每天 1 次，共 7 天；或大观霉素 40mg/kg，肌内注射，每天 1 次，共 7 天。体重大于 45kg 儿童：头孢曲松 50mg/kg，肌内注射或静脉注射，每天 1 次，共 7 天；或大观霉素 2g，肌内注射，每天 2 次，共 7 天。

（9）成人播散性淋病：推荐住院治疗。需检查有无心内膜炎或脑膜炎。如果衣原体感染不能排除，应加上抗沙眼衣原体感染药物。

A. 推荐方案

头孢曲松 1g，肌内注射或静脉注射，每天 1 次，10 天以上。

B. 替代方案

大观霉素 2g，肌内注射，每天 2 次，10 天以上；或头孢噻肟 1g，静脉注射，每天 3 次，共 10 天以上。

淋菌性关节炎者，除髋关节外，不宜施行开放性引流，但可以反复抽吸，禁止关节腔内注射抗生素。淋菌性脑膜炎上述治疗的疗程约 2 周，心内膜炎疗程需 4 周以上。

## 七、随访

（1）无合并症淋病患者经推荐方案规则治疗后，一般不需复诊做判愈试验。

（2）治疗后症状持续者应进行淋球菌培养，如分离到淋球菌，应做药物敏感性试验，以选择有效药物治疗。

（3）经推荐方案治疗后再发病者，通常是由再感染引起，提示要加强对患者的教育和性伴的诊治。

（4）持续性尿道炎、宫颈炎或直肠炎也可由沙眼衣原体及其他微生物引起，应进行针对性检查，以做出判断，并加以治疗。

（5）部分淋菌性尿道炎经规则治疗后，仍有尿道不适者，查不到淋球菌和其他微生物，可能是尿道感染受损后未完全修复之故。

（6）淋菌性眼炎患儿应住院治疗，并检查有无播散性感染。

（7）淋菌性附睾炎经治疗后，若3天内症状无明显改善，则应重新评价诊断与治疗。按推荐方案治疗后，若睾丸肿胀与触痛仍持续，则应作全面检查，以排除其他疾病。

（8）盆腔炎门诊患者应在开始治疗72小时内进行随访（有发热症状患者在24小时内随访），若病情没有改善则入院治疗。患者应在3日内出现明显的临床好转（退热、腹部压痛减轻、子宫、附件和宫颈举痛减轻）。3日内无好转的患者需入院治疗。

（9）淋菌性脑膜炎、心内膜炎如出现合并症，应请有关专家会诊。

## 八、性伴的处理

（1）成年淋病患者就诊时，应要求其性伴检查和治疗。

（2）在症状发作期间或确诊前60天内与患者有过性接触的所有性伴，都应做淋球菌和沙眼衣原体感染的检查和治疗。

（3）如果患者最近一次性接触是在症状发作前或诊断前60天之前，则其最近一个性伴应予治疗。

（4）应教育患者在治疗未完成前，或本人和性伴还有症状时避免性交。

（5）感染淋球菌新生儿的母亲及其性伴应根据有关要求做出诊断，并按成人淋病治疗的推荐方案治疗。

（6）淋菌性盆腔炎患者出现症状前60天内与其有性接触的男性伴应进行检查和治疗，即便其男性伴没有任何症状，亦应如此处理。

## 九、特殊情况的处理

1. 过敏和不能耐受

（1）对头孢菌素过敏或对喹诺酮类药物不能耐受者，应予大观霉素治疗，必要时，可选择其他类药物治疗。

（2）若为淋菌性咽炎，且对头孢菌素过敏或对喹诺酮类药物不能耐受，一般不用大观霉素治疗，应选择其他类且疗效较好的药物治疗。

2. 孕妇的处理　孕妇禁用喹诺酮类和四环素类药物。对推断或确诊有沙眼衣原体感染的孕妇，推荐用红霉素或阿莫西林治疗。

推荐方案

头孢曲松250mg，肌内注射，单次给药；或大观霉素4g，肌内注射，单次给药。

如果衣原体感染不能排除，同时用抗沙眼衣原体感染药物。

3. 男性同性性行为者的处理

（1）男性同性恋者感染淋球菌，常发生淋菌性直肠炎，其治疗无特殊要求。

（2）由于男性同性接触者具有感染 HIV、其他病毒性和细菌性传播疾病的高度危险，因此医生应做好预防咨询，以减少其感染 HIV 和其他性传播疾病的危险性。

（3）应建议男性同性接触者至少每年作一次全面的性传播疾病检测。

4. 合并 HIV 感染的处理

（1）同时感染淋球菌和 HIV 者的治疗与 HIV 阴性者相同。

（2）淋菌性盆腔炎、附睾炎同时感染 HIV 者，如其免疫功能已受抑，治疗时应注意其可能合并念珠菌及其他病原体感染，并予针对性治疗。

（任　松）

# 第三节　尖锐湿疣

## 一、概述

尖锐湿疣（condyloma acuminatum，CA）是由人类乳头瘤病毒（human papilloma virus，HPV）引起的性传播疾病。好发于青壮年，主要通过性接触传播，也可通过非性接触传播。引起肛周生殖器部位尖锐湿疣常见的 HPV 有 30 多种型，90% 以上的尖锐湿疣是由 HPV6 型及 HPV11 型引起的。HPV 侵入肛周生殖器部位破损的皮肤和黏膜后，在入侵部位引起增生性病变，早期表现为小丘疹，以后呈乳头状、菜花状、花冠状损害。本病尚无特效疗法，有复发趋势，与癌症有一定关系。

## 二、临床表现

（1）潜伏期 1~8 个月，平均 3 个月。

（2）男性好发于龟头、冠状沟、系带、阴茎、尿道口、肛周和阴囊等，女性为大小阴唇、尿道口、阴道口、会阴、肛周、阴道壁、宫颈等，被动肛交者可发生于肛周、肛管和直肠，口交者可出现在口腔。

（3）皮损初期表现为局部出现多个丘疹，逐渐发展为乳头状、鸡冠状、菜花状或团块状的赘生物。可为单发或多发，常为 5~15 个皮损，直径 1~10mm。色泽可从粉红色至深红色（非角化性皮损）、灰白色（严重角化性皮损），乃至棕黑色（色素沉着性皮损）。少数患者因免疫功能低下或妊娠而发生大体积疣，可累及整个外阴、肛周以及臀沟。

（4）患者可自觉瘙痒、异物感、压迫感或灼痛感，常因皮损脆性增加而出血或继发感染。女性可有阴道分泌物增多。但约 70% 的患者无任何自觉症状。

（5）临床类型：

1）典型尖锐湿疣：皮损为柔软、粉红色、菜花状或乳头状赘生物，大小不等，表面呈花椰菜样凹凸不平。常见于潮湿且部分角化的上皮部位，如包皮内侧、尿道口、小阴唇、阴道口、阴道、宫颈、肛门，但也可见于腹股沟、会阴等部位。

2）丘疹状疣：皮损为圆形或半圆形丘疹状突起，非菜花状，直径 1~4mm，见于完全角化的上皮部位。

3）扁平状疣：皮损稍高出皮面，或呈斑丘疹状，表面可呈玛瑙纹蜡样光泽，有时可见微刺。可见于生殖器任何部位，易被忽视。

4）亚临床感染：暴露于 HPV 后，亚临床感染或潜伏感染可能是最常见的后果。亚临床感染的皮肤黏膜表面外观正常，如涂布 5% 醋酸（醋酸白试验），可出现境界明确的发白区域。

### 三、诊断要点

1. 流行病学史　有多性伴，不安全性行为，或性伴感染史，或有与尖锐湿疣患者密切的接触史，或新生儿的母亲为 HPV 感染者。

2. 临床表现　符合尖锐湿疣的临床症状和体征。

3. 醋酸白试验　用3%～5%醋酸溶液湿敷或涂布于待检的皮损处以及周围皮肤黏膜，在 3～5 分钟内，如见到均匀一致的变白区域为阳性反应。该试验并非 HPV 感染的特异性试验，其敏感性和特异性尚不清楚。局部有炎症、表皮增厚或外伤等时可出现假阳性。醋酸试验阴性也不能排除 HPV 感染。临床上较典型尖锐湿疣及 HPV 检查阳性的损害中有7%～9%为醋酸白试验阴性。

4. 阴道镜检查　可发现点状血管、血管袢，以及结合醋酸白试验发现微小、纤细尖锐湿疣疣体。

5. 实验室检查

（1）显微镜检查：通过 Pap 涂片发现宫颈鳞状上皮内的损害。

（2）病理学检查：符合尖锐湿疣的病理学征象，表现为表皮角化过度及角化不全，棘层肥厚，棘层上部及颗粒层可见空泡细胞。

（3）抗原检测：免疫组织化学法检测 HPV 抗原阳性。

（4）核酸检测：聚合酶链反应法等检测 HPV 核酸阳性。核酸检测应在通过相关机构认定的实验室开展。

### 四、诊断分类

1. 临床诊断病例　符合临床表现，有或无流行病学史。

2. 确诊病例　同时符合临床诊断病例的要求和实验室检查中（除显微镜检查外）的任1 项。

### 五、鉴别诊断

1. 阴茎珍珠状丘疹　多见于青壮年，沿龟头后缘近冠状沟处，为针尖大小表面光滑的乳白色或淡红色小丘疹，圆顶或呈毛刷样，规则地排列成串珠状。皮损互不融合，醋酸白试验阴性。

2. 阴茎系带旁丘疹　好发于阴茎系带两旁的陷窝中，为直径 0.5～1.5mm 的光泽的实质性粟粒状丘疹，醋酸白试验阴性。

3. 绒毛状小阴唇　对称分布于小阴唇内侧，呈绒毛状或鱼子状外观，为淡红色或灰黑色丘疹，表面光滑，醋白试验阴性。

4. 皮脂腺异位症　呈片状淡黄色针尖大小丘疹，多见于唇和包皮，境界清楚。

5. 扁平湿疣　系二期梅毒，皮损呈扁平或分叶状的疣状损害，分泌物中有大量梅毒螺旋体，梅毒血清反应强阳性。

6. 鲍恩样丘疹病　皮损为斑疹，苔藓样或色素性丘疹、疣状，组织学类似鲍恩病。

7. 生殖器鳞状细胞癌　多见于中年后，呈浸润性生长、质软，常形成溃疡，病理组织检查可确诊。

## 六、治疗方案及原则

1. 治疗原则　以去除疣体为目的，尽可能地消除疣体周围的亚临床感染以减少或预防复发，包括新发皮损在内，本病的复发率为 20% ~ 30%。同时也应对其性伴进行检查及治疗。患者治疗和随访期间应避免性行为。任何治疗方法都可发生皮肤黏膜反应包括瘙痒、灼热、糜烂以及疼痛。

2. 治疗方案

(1) 患者自己用药：男女外生殖器部位可见的中等大小以下的疣体（单个疣体直径 < 5mm，疣体团块直径 < 10mm，疣体数目 < 15 个），可由患者自己外用药物治疗。

A. 推荐方案

0.5% 足叶草毒素酊（或 0.15% 足叶草毒素霜）　每日外用 2 次，连续 3 天，随后，停药 4 天，7 天为一疗程。脱落处产生糜烂面时需立即停药。如需要，可重复治疗达 4 个疗程。

该法适用于治疗直径 ≤10mm 的生殖器疣，临床治愈率约 90%。疣体总面积不应超过 10cm$^2$，日用药总量不应超过 0.5ml。用药后应待局部药物自然干燥。副作用以局部刺激作用为主，可有瘙痒、灼痛、红肿、糜烂及坏死。该药有致畸作用，孕妇忌用。

B. 替代方案

5% 咪喹莫特（imiquimod）霜涂于疣体上，隔天 1 次晚间用药，1 周 3 次，用药 10 小时后，以肥皂和水清洗用药部位，最长可用至 16 周。

该法的疣体清除率平均为 56%，优点为复发率低，约为 13%。出现红斑非停药指征，出现糜烂或破损则需停药并复诊，由医生处理创面及决定是否继续用药。副作用以局部刺激作用为主，可有瘙痒、灼痛、红斑、糜烂。妊娠期咪喹莫特的安全性尚未明确，孕妇忌用。

(2) 医院内应用：

A. 推荐方案

$CO_2$ 激光；或高频电治疗；或液氮冷冻。

$CO_2$ 激光和高频电治疗　适用于不同大小及各部位疣体的治疗，液氮冷冻可适用于较多的体表部位，但禁用于腔道内疣，以免发生阴道直肠瘘等。缺点是复发率高，疼痛明显，皮下组织疏松部位治疗后可致明显水肿。

B. 替代方案

80% ~ 90% 三氯醋酸或二氯醋酸　涂少量药液于疣体上，待其干燥，此时见表面形成一层白霜。在治疗时应注意保护周围的正常皮肤和黏膜，如果外用药液量过剩，可敷上滑石粉，或碳酸氢钠（苏打粉）或液体皂以中和过量的、未反应的酸液。如有必要，隔 1 ~ 2 周重复 1 次，最多 6 次。

复方硝酸溶液用涂药棒将药液涂于疣体的表面及根部，至疣体变成灰白色或淡黄色为止，如未愈，3~5天后可再次治疗。

80%~90%三氯醋酸或二氯醋酸和复方硝酸溶液（硝酸、醋酸、草酸、乳酸与硝酸铜的复合制剂）不能用于角化过度、多发性以及面积较大的疣体。不良反应为局部刺激、红肿、糜烂等。

外科手术切除：

外科手术切除适用于大体积尖锐湿疣的治疗，对药物或 $CO_2$ 激光的治疗表现较为顽固且短期内反复发作的疣体也应考虑外科手术切除。

既往在临床使用的 10%~25% 足叶草脂安息香酊，药物吸收可发生系统性副作用，长期应用有潜在致癌性。目前已不推荐该药在临床使用。干扰素具有广谱抗病毒和免疫调节作用。因对其疗效尚缺乏确切的评价，且治疗费用较高，一般不推荐常规应用。有报告干扰素用于疣体基底部注射，每周 3 次，共 4~12 周有一定疗效。

3. 治疗方法选择

（1）男女外生殖器部位可见的中等大小以下的疣体（单个疣体直径 <0.5cm，疣体团块直径 <1cm，疣体数目 <15 个），一般外用药物治疗。

（2）男性的尿道内和肛周，女性的前庭、尿道口、阴道壁和宫颈口的疣体；或男女患者的疣体大小和数量均超过上述标准者，建议用物理方法治疗。

（3）物理疗法治疗后，体表尚有少量疣体残存时，可再用外用药物治疗。

（4）无论是药物治疗或物理治疗，必须作醋酸白试验，尽量清除包括亚临床感染在内的损害，以减少复发。

4. 亚临床感染的处理

（1）对无症状的亚临床感染尚无有效的处理方法，一般也不推荐治疗，因尚无有效方法将 HPV 清除出感染细胞，且过度治疗反而引起潜在不良后果。

（2）处理以密切随访及预防传染他人为主。

（3）对醋酸白试验阳性的可疑感染部位，可视具体情况给予相应治疗（如激光、冷冻）。

## 七、随访

（1）尖锐湿疣治疗后的最初 3 个月，应嘱患者每 2 周复诊 1 次，如有特殊情况（如发现有新发皮损或创面出血等）应随时复诊，以便及时得到恰当的临床处理。

（2）同时应告知患者注意皮损好发部位，仔细观察有无复发，复发多在治疗后的 3 个月。

（3）3 个月后，可根据患者具体情况，适当延长随访间隔期，直至末次治疗后 6 个月。

## 八、判愈与预后

尖锐湿疣的判愈标准为治疗后疣体消失，目前多数学者认为，治疗后 6 个月无复发者，则复发机会减少。尖锐湿疣的预后一般良好，虽然治疗后复发率较高，但通过正确处理最终可达临床治愈。

### 九、性伴的处理

（1）患者的所有性伴都应接受检查和随访，同时提供有效的咨询服务。

（2）男性尖锐湿疣患者的女性性伴可作宫颈细胞学筛查。

### 十、特殊情况的处理

1. 妊娠

（1）妊娠期忌用咪喹莫特、足叶草脂和足叶草毒素。

（2）由于妊娠期疣体易于增生，脆性增加，孕妇的尖锐湿疣在妊娠早期应尽早采用物理或手术治疗。

（3）虽然需要告知患尖锐湿疣的孕妇，HPV6 和 HPV11 可引起婴幼儿的呼吸道乳头瘤病，患尖锐湿疣的妇女所生新生儿有发生该病的危险，如无其他原因，不建议患尖锐湿疣的孕妇终止妊娠，人工流产可增加患盆腔炎性疾病和 HPV 上行感染的危险。

（4）患尖锐湿疣的孕妇，在胎儿和胎盘完全成熟后，在羊膜未破前可考虑行剖宫产，产后的新生儿避免与 HPV 感染者接触。

（5）在临近分娩仍有皮损者，如阻塞产道，或阴道分娩会导致严重出血，最好在羊膜未破前行剖宫产。

2. 合并 HIV 感染的处理　由于 HIV 感染或其他原因致免疫功能抑制的患者，常用疗法的疗效不如免疫功能正常者，疗后易复发。

（任　松）

# 第四节　非淋菌性尿道炎

### 一、概况

非淋菌性尿道炎（NGU）是指由性接触传染的一种尿道炎，它在临床上有尿道炎的表现，但在尿道分泌物中查不到淋球菌。由于女性患本病时不仅有尿道的炎症，而且有子宫颈炎等生殖道的炎症，因此，仅称之为尿道炎显得不够确切，而将其称为非特异性生殖道感染（NSGI）。患者在一次性接触中，可同时感染上淋球菌和沙眼衣原体，由于淋菌性尿道炎的潜伏期较短，平均在 3~5 天后即发病，而衣原体感染潜伏期较长，常为 1~3 周。因此，当淋病治愈后，衣原体感染的潜伏期到了，开始发病，这种在淋病后出现的尿道炎，称之为"淋病后尿道炎"（PGU），实际上是 NGU 的表现。由于衣原体感染的增多，国外新近已将衣原体感染列为独立的疾病。因此，非淋菌性尿道炎仅仅指淋球菌和衣原体以外的病原体（主要是解脲脲原体及生殖支原体）引起的尿道炎，但上述认识在我国尚未被广泛接受。

### 二、临床表现

NGU 好发于青年，25 岁以下约占 60%。男女均可发生，但国内报告男性多于女性。患者多为未婚。潜伏期比淋病长，平均为 1~3 周。男性和女性 NGU 的症状有所不同。

（一）症状和体征

男性主要临床症状：

（1）尿痛。常表现为尿道口发痒、刺痛或烧灼感。时轻时重，但总起来说疼痛的程度比淋病为轻。

（2）有尿道分泌物和尿道红肿。NGU时分泌物常为浆液性，较稀，量也较少。长时间不排尿或早晨首次排尿前可发现尿道分泌物结成的痂膜封住了尿道口（称为"糊口"）或污染了内裤。检查时尿道口有红肿。

（3）有些患者可无症状或症状不典型。因此，有相当多的患者在初诊时易被漏诊。

女性患者的症状常表现得不特异和不明显，或无症状。当有尿道炎时，约有50%的患者有尿急、尿频及排尿困难，但无尿痛症状或仅有轻微尿痛。检查尿道口可有潮红和肿胀，压迫尿道可有少量淡黄色分泌物。宫颈是女性主要感染部位，主要症状为黏液脓性宫颈内膜炎，表现为宫颈外翻、充血和水肿。用棉拭插入宫颈管后稍加转动，取出后肉眼可见拭子变为浅黄色。异位性充血和水肿也常发生，用拭子在鳞状和柱状上皮交界处转动会引起出血。由于衣原体和支原体不寄生于复层鳞状上皮，所以一般不引起阴道炎。

如母亲有衣原体感染，约有35%～50%的新生儿通过产道时可发生眼部感染。主要症状为眼部的黏液脓性分泌物。如不及时治疗，可变成慢性。

（二）合并症

1. 男性非淋菌性尿道炎的合并症主要有：

（1）前列腺炎：多数患者开始时即为慢性表现。症状为排尿不适，有会阴部、腹股沟、股部、耻骨联合上部、腰背部的轻微疼痛或酸胀感。检查时前列腺呈不对称肿大、变硬或硬结。急性期排尿有较剧烈的疼痛感，并向尿道、阴囊和臀部方向放射。直肠有坠胀感。也可合并排尿困难和阴茎痛性勃起，少数伴发烧或全身不适。直肠指检有前列腺肿大和压痛。尿中可出现透明丝状物或灰白色块状物。

（2）附睾炎：可分急性和慢性。急性非淋菌性附睾炎较少见，发生率约为1%，常与尿道的炎症同时存在，多为单侧性。表现为附睾肿大，变硬，输精管增粗、触痛，也可有阴囊水肿。成慢性时，附睾尾部可有硬结和精索增粗。常可因性生活过度和酗酒等诱因引起急性发作。附睾炎时血清抗体有明显增高，因此，血清学试验对附睾炎的诊断有较大意义。

（3）精囊精索炎：常与前列腺炎同时存在。前列腺精囊炎常可为患者首诊的症状。其临床表现与前列腺炎相似，同时有精液带血、射精痛和遗精次数增多等症状。直肠指检可发现前列腺上界两侧压痛、肿胀或有条索状物。精索炎时精索有肿胀变粗、压痛和结节出现。

（4）Reiler病：患者同时有尿道炎和眼结膜炎和多发性对称性关节炎。部分患者有龟头和包皮内的浅表糜烂，边缘稍高，融合成多环状，称为环状龟头炎。受累的关节以膝、踝跖和肘为多见。关节病变可长达数月，偶尔并发心肌炎、胸膜炎和多发性神经炎，抽取关节渗出液有时可查出衣原体。血清中抗衣原体抗体滴度亦有所升高。但Reiter综合征可由多种原因引起，衣原体感染仅可能是其中之一。

2. 女性沙眼衣原体感染的合并症主要有：

（1）急性盆腔炎或慢性盆腔炎：急性盆腔炎时表现为发热、头痛、食欲不振和下腹部疼痛，可伴有腹胀、恶心和呕吐等消化道症状。检查时下腹部有压痛和反跳痛，子宫体有压痛和活动度受限，宫体两侧有压痛，有时可扪及肿物。慢性盆腔炎时全身症状多不明显，主要表现为下腹部坠胀感和疼痛、腰酸和白带增多等。卵巢功能受影响时有月经不调。子宫内膜炎时可使月经量增多、经期延长或缩短和下腹部钝痛。子宫体活动受限，一侧或两侧输卵管增粗呈条索状，有时可扪及囊性肿物，周围有压痛。反复发作可导致输卵管阻塞而出现不孕和异位妊娠、流产、早产和死胎等。

（2）前庭大腺炎：在小阴唇和处女膜间的腺体开口处出现潮红、水肿和局部疼痛。严重时可出现脓肿。慢性反复发作可形成囊肿，检查时可触及肿大的腺管及腺体。

（3）直肠炎：患者可有肛门瘙痒、疼痛及黏液性分泌物。在国外多见于男性同性恋患者，在国内可能是由于病原体的分泌物从泌尿生殖道感染肛门所致。

（4）肝周炎：是由沙眼衣原体引起的肝脏表面和邻近腹膜的局限性纤维性炎症，引起肝和膈肌粘连，致使右上腹疼痛。临床上主要表现为发热、盆腔痛和肝区痛。

### 三、诊断和鉴别诊断

对 NGU 的诊断，应考虑患者有无婚外性接触史，潜伏期长短以及临床表现是否符合 NGU 的表现等。要注意有相当部分患者可无症状。患者分泌物涂片和培养应排除淋球菌，但作为临床诊断，男性患者一般仅要求在革兰染色的涂片中，用油镜检查平均每视野有 5 个以上多形核白细胞即有诊断意义。男性患者无明显的分泌物时，可取 10～15ml 清晨首次尿或间隔 2～3 小时后的尿作离心，取沉淀物进行检查，在高倍镜（400 倍）视野下每视野平均有多于 15 个多形核白细胞有诊断意义。或者男性患者小于 60 岁，无肾脏疾病、膀胱感染、前列腺炎或尿道损伤，但尿白细胞脂酶试验阳性也可诊断为 NGU。女性宫颈黏液脓性分泌物、黄色，在油镜（1 000 倍）下平均每视野多形核白细胞 >10 个有诊断意义（但应除外滴虫感染）。

在 NGU 的鉴别诊断中，首先应和淋菌性尿道炎相区别。有人曾比较了 214 例男性 NGU 和 185 例男性淋菌性尿道炎（GU）的临床表现，发现同一患者中，若有分泌物和尿痛两种症状同时存在则可能是淋病，而单独存在两种症状之一者则更像是 NCG。两种分泌物的性状和量也明显不同，淋菌性尿道炎的分泌物多为脓性，分泌物量也多，稍挤压尿道或脓液自发流出的占 84.5%，而 NGU 时，分泌物较少，需用力挤压尿道才有分泌物者占 58%，分泌物的性状也多为浆液性。尚有 19% 的患者无分泌物。但两者的最终鉴别应通过实验室检查。

### 四、治疗

由衣原体和支原体引起的 NGU 如不积极治疗，症状可持续数月之久，并有发生合并症的可能。因此，该病一旦确诊，宜立即进行治疗。不少抗生素对 NGU 是有效的。目前常用的治疗方案有以下几种：

（1）多西环素 100mg，口服，每日 2 次，连续 7 天。

（2）阿奇霉素 1g，口服，单次给药。

（3）红霉素 500mg，口服，每日 4 次，连续 7 天。

（4）琥乙红霉素 800mg，口服，1 日 4 次，连续 7 天。

（5）氧氟沙星 300mg，口服，1 日 2 次，连续 7 天。

（6）米诺霉素 100mg，口服，每日 2 次，连续 10 天。

如患者不能耐受大剂量红霉素时可将红霉素改为 250mg；琥乙红霉素改为 400mg，口服，1 日 4 次，共 14 天。

新生儿患衣原体眼结膜炎时，可用红霉素干糖浆粉剂。剂量每日为 30 ~ 50mg/kg，分 4 次口服，连服 2 周。如有效，再延长 1 ~ 2 周。用 0.5% 红霉素眼膏，出生后立即滴入眼中，有预防衣原体感染的作用。

对患者的性伴也应进行性病的检查和治疗。

由于目前耐青霉素淋球菌菌株流行以及可多达 45% 的淋病患者可同时感染衣原体，加上目前尚缺乏快速、可靠和廉价的检查衣原体的方法，故美国疾病控制中心推荐采用头孢三嗪（250mg，1 次肌内注射）和多西环素（100mg，口服，1 日 2 次，连服 7 天）联合治疗淋病和衣原体的混合感染。

由于支原体对磺胺和利福平有低度耐药性，所以很少用来治疗 NGU 患者。头孢菌素对沙眼衣原体无效，所以也不用。链霉素和大观霉素对支原体有效而对衣原体作用不大，因此，除非已明确病原学诊断，否则也很少使用。青霉素对本病无效。

如果患者虽经治疗但症状持续存在，或症状消失后又出现，最可能的原因是其性伴未经治疗，发生再感染，或者是由于引起尿道炎的不常见的原因的存在。应劝告患者复诊以查明原因。目前已发现有少数对多西环素有耐药性的支原体。

治愈的标准是患者的自觉症状消失，无尿道分泌物，尿沉淀无白细胞，碘染色的细胞涂片也未见衣原体的包涵体。在判愈时，一般可不作病原体检查。NGU 经治疗后预后良好，症状消失，无任何后遗症。

### 五、预防

NGU 是性病之一，预防的原则和其他的性病是一致的。

（1）性病是一种社会性很强的疾病，要广泛开展性病的防治宣传，把什么叫 NGU，它的症状、危害性和防治方法等告诉群众。加强社会主义精神文明建设，对青少年开展"四有"（有理想、有道德、有文化、有纪律）教育，对重点人群开展"四自"（自尊、自爱、自重、自强）教育。

（2）及时发现患者。对高危人群进行筛查，对性活跃的年轻妇女通过妇科检查和计划生育门诊等发现无症状的感染者。

（3）对患者坚持正规治疗，及时控制传染源和防止出现并发症。在完成治疗后应去医院复查。

（4）对性伴也应作检查和治疗，在患者和性伴彻底治愈之前避免发生性接触。

（5）如症状持续存在或症状消失后又复发，应立即去医院检查。

（6）推广使用避孕套等隔膜性工具。

（任　松）

# 第五节　生殖器疱疹

### 一、概述

生殖器疱疹（genital herpes，GH）是一种由单纯疱疹病毒（herpes simplex virus，HSV）

引起生殖器部位感染的性传播性皮肤病，导致生殖器疱疹的病毒有两种类型：LHSV - Ⅱ和HSV - Ⅰ，多数生殖器疱疹是由 HSV - Ⅱ引起。本病好发于青壮年，主要通过性接触传播，也可通过母婴传播。临床上以外生殖器部位及肛门反复发生成群小水疱为特征。孕妇患病，可通过胎盘或产道传染给胎儿或新生儿，引起死胎、死产或新生儿疱疹病毒感染。

## 二、临床表现

1. 原发性生殖器疱疹　既往无 HSV 感染，为第一次感染 HSV 出现症状者。

（1）潜伏期2~20天（平均6天）。

（2）男性好发于包皮、冠状沟、龟头、阴茎体等部位；女性好发于大阴唇、小阴唇、会阴、肛周、阴道等处。男性同性性行为者常见肛门、直肠受累。

（3）初起为红斑和丘疱疹，很快发展为簇集的或散在的小水疱，2~4天后破溃形成糜烂或溃疡，自觉疼痛、瘙痒、烧灼感。病程多持续2~3周。

（4）常伴发热、头痛、肌痛、全身不适或乏力等全身症状。

（5）可有尿道炎、膀胱炎或宫颈炎等表现。

（6）腹股沟淋巴结可肿大，有压痛。

2. 非原发的初发生殖器疱疹　既往有过 HSV - Ⅰ感染（主要为口唇或颜面疱疹），再次感染 HSV - Ⅱ而出现生殖器疱疹的初次发作。与上述的原发性生殖器疱疹相比，自觉症状较轻，皮损较局限，病程较短，全身症状较少见，腹股沟淋巴结多不肿大。

3. 复发性生殖器疱疹　首次复发多出现在原发感染后1~4月。复发频率的个体差异较大，平均每年3~4次，有达10数次者。

（1）多在发疹前数小时至5天有前驱症状，表现为局部瘙痒、烧灼感、刺痛、隐痛、麻木感和会阴坠胀感等。

（2）皮损数目较少，为集簇的小水疱，很快破溃形成糜烂或浅表溃疡，分布不对称，局部轻微疼痛、瘙痒、烧灼感。病程常为6~10天，皮损多在4~5天内愈合。

（3）全身症状少见，多无腹股沟淋巴结肿大。

4. 亚临床感染　指无临床症状和体征的 HSV 感染，可有传染性。

5. 不典型或未识别的生殖器疱疹　不典型损害可为非特异性红斑、裂隙、硬结（或疖肿）、毛囊炎、皮肤擦破、包皮红肿渗液等。

6. 特殊类型的生殖器疱疹

（1）疱疹性宫颈炎：表现为黏液脓性宫颈炎。出现宫颈充血及脆性增加、水疱、糜烂，甚至坏死。

（2）疱疹性直肠炎：多见于有男性同性性行为者，表现为肛周水疱或溃疡，肛门疼痛、里急后重、便秘和直肠黏液血性分泌物，常伴发热、全身不适、肌痛等。

7. 新生儿疱疹　可分为局限型、中枢神经系统型和播散型。常在生后3~30天出现症状，侵犯皮肤黏膜、内脏和中枢神经系统。表现为吃奶时吸吮无力、昏睡、发热、抽搐、惊厥或发生皮损，可出现结膜炎、角膜炎，可伴有黄疸、发绀、呼吸困难、循环衰竭以至死亡。

8. 并发症　少见。中枢神经系统并发症，包括无菌性脑膜炎、自主神经功能障碍、横断性脊髓炎和骶神经根病。播散性 HSV 感染，包括播散性皮肤感染、疱疹性脑膜炎、肝炎、肺炎等。

## 三、诊断要点

1. 流行病学史　有多性伴，不安全性行为，或性伴感染史。
2. 临床表现　符合生殖器疱疹的临床症状和体征。
3. 实验室检查
（1）培养法：细胞培养 HSV 阳性。
（2）抗原检测：酶联免疫吸附试验或免疫荧光试验检测 HSV 抗原阳性。
（3）核酸检测：聚合酶链反应法等检测 HSV 核酸阳性。核酸检测应在通过相关机构认定的实验室开展。

## 四、诊断分类

1. 临床诊断病例　符合临床表现，有或无流行病学史。
2. 确诊病例　同时符合临床诊断病例的要求和实验室检查中的任一项。

## 五、鉴别诊断

1. 带状疱疹　多见于老年人，为多发的群簇性水疱排列成带状，沿神经呈单侧分布，不超过人体中线，常伴明显神经痛。
2. 接触性皮炎　有过敏原接触史，皮损多为鲜红斑、丘疱疹及水疱。境界清楚，自觉灼热、瘙痒。
3. 固定型药疹　有用药史，皮损为水肿性圆形或椭圆形鲜红或紫红色斑，重者可有水疱，愈后遗留灰紫色沉着斑，多见皮肤与黏膜交界处。
4. 念珠菌病　阴道黏膜见白色薄膜附着物，有白色或黄色凝乳状的渗出物，黏膜红肿、糜烂、剧烈瘙痒。龟头及冠状沟有浅红色糜烂、乳酪状斑及粟粒大的脓疱。分泌物镜检可找到孢子和菌丝。

## 六、治疗方案及原则

1. 治疗原则
（1）无症状或亚临床型生殖器疱疹病毒感染无需药物治疗：有症状者的治疗包括全身治疗和局部处理。全身治疗主要是抗病毒治疗和治疗合并症，局部处理包括清洁创面和防止继发感染。
（2）由于生殖器疱疹极易复发，常给患者带来很大的心理压力，引起紧张、抑郁或焦虑等，应在患病早期及时给予医学咨询、社会心理咨询、药物治疗等综合处理措施，以减少疾病复发。
2. 系统性抗病毒治疗
（1）初发生殖器疱疹（包括原发性生殖器疱疹）：
推荐方案
阿昔洛韦200mg，口服，每天5次，共7~10天；或阿昔洛韦400mg，口服，每日3次，共7天；或伐昔洛韦300mg，口服，每天2次，共7~10天；或泛昔洛韦250mg，口服，每天 3 次，共 7 天。

（2）疱疹性直肠炎、口炎或咽炎：适当增大剂量或延长疗程至 10 ~ 14 天。

（3）播散性 HSV 感染：指原发感染症状严重和损害广泛者，给予阿昔洛韦 5 ~ 10mg/kg，静脉滴注，每 8 小时 1 次，疗程为 5 ~ 7 天或直至临床表现消失。

（4）复发性生殖器疱疹：发作时的抗病毒治疗，最好在出现前驱症状或皮损出现 24 小时内开始用药。

推荐方案

阿昔洛韦 200mg，口服，每天 5 次，共 5 天；或阿昔洛韦 400mg，口服，每日 3 次，共 5 天；或伐昔洛韦 300mg，口服，每天 2 次，共 5 天；或泛昔洛韦 125 ~ 250mg，口服，每天 3 次，共 5 天。

（5）频繁复发（每年复发≥6次）者：

推荐方案

阿昔洛韦 400mg，口服，每天 2 次；或伐昔洛韦 300mg，口服，每天 1 次；或泛昔洛韦 125mg ~ 250mg，口服，每天 2 次。

需长期持续给药，疗程一般为 4 个月 ~ 1 年。

3. 局部处理

（1）皮损局部可采用生理盐水或 3% 硼酸溶液清洗，要保持患处清洁、干燥。

（2）可外用 3% 阿昔洛韦霜、1% 喷昔洛韦乳膏等，但单独局部治疗的疗效远逊于系统性用药。

## 七、随访与预后

（1）对无 HIV 感染及其他合并症者，治疗后一般无需随访。

（2）经治疗后，全身症状消失，皮损消退，局部疼痛、感觉异常及淋巴结肿大消失，即为临床痊愈。

（3）本病易复发，尤其在原发感染后 1 年内复发较频繁。生殖器 HSV - Ⅱ 感染较 HSV - I 感染者易复发。随着病程的推延，复发有减少的趋势。

（4）有临床发作的患者均存在亚临床或无症状排毒，生殖器疱疹的性传播和垂直传播大多数发生在亚临床或无症状排毒期间。

（5）生殖器疱疹的复发频率还与诱发因素有关，如饮酒、辛辣食物、疲劳、感冒、焦虑、紧张、性交、月经等。保持规律的生活习惯、适当的体育锻炼、良好的心理状态和避免诱发因素是减少和预防复发的重要措施。

## 八、性伴的处理

对患者的性伴可视具体情况给予相应的治疗或预防性用药。

## 九、特殊情况的处理

1. 妊娠期生殖器疱疹

（1）在孕妇中，阿昔洛韦等药物的使用尚有争议。目前主张孕妇初发生殖器疱疹患者可口服阿昔洛韦治疗。有并发症者，应静脉滴注阿昔洛韦治疗。

（2）对于频繁复发或新近感染的孕妇生殖器疱疹患者，在妊娠最后4周时，可通过持续的阿昔洛韦治疗以减少活动性损害的出现，从而降低剖宫产率。

（3）对于既往有复发性生殖器疱疹病史，但近足月时无复发迹象的孕妇，可不进行阿昔洛韦治疗。

（4）对于有活动性皮损或有发作前驱症状的孕妇，在无禁忌症的前提下，可于破膜之前进行剖宫产术，但剖宫产术并不能完全防止新生儿疱疹的发生。

（5）对无活动性皮损的孕妇患者，可从阴道分娩，但分娩后要对其新生儿是否出现发热、昏睡、吃奶时吸吮无力、抽搐或发生皮损进行密切监测，以便及时处理。

2. 免疫缺陷者或 HIV/AIDS 感染者的生殖器疱疹

（1）合并 HIV 感染的生殖器疱疹有以下特点：①症状重或不典型，皮损持续时间长，可表现为广泛、多发、慢性坏死性溃疡，痛剧。②临床复发和亚临床复发（有病毒复制和排毒，但无症状）频繁。③并发症多且严重，常合并细菌和白念珠菌感染，易发生疱疹性脑膜炎及播散性 HSV 感染，引起多器官损害。④治疗较困难，治疗时间长，常需作抗病毒抑制治疗，且对阿昔洛韦易产生耐药性。

（2）可适当增加药物的剂量，持续给药直至临床缓解。阿昔洛韦400mg，一日3~5次。

（3）如阿昔洛韦治疗后，皮损或症状持续存在，除了要排除可能存在的其他感染（如梅毒）外，应怀疑 HSV 对阿昔洛韦耐药。

（4）所有耐阿昔洛韦的 HSV 毒株均对伐昔洛韦耐药，大多数也对泛昔洛韦耐药。可改用膦甲酸钠静脉滴注治疗，剂量为 40~60mg/kg，每8小时1次，直至临床缓解。

3. 男性同性性行为者　该人群获得 HSV 感染的机会较大，更多的是引起疱疹性直肠炎、口炎和咽炎。治疗时应适当增加剂量和延长疗程。

（任　松）

# 参考文献

［1］尹跃平．性传播疾病实验室诊断指南．上海：上海科学技术出版社，2007：41-47.

［2］王千秋，张国成．性传播疾病临床诊疗指南．上海：上海科学技术出版社，2007：39-45.

［3］康来仪，潘孝彰．艾滋病防治学．上海：复旦大学出版社，2008：44-230.

［4］陈曦，陈焱．艾滋病防治手册．长沙：湖南科学技术出版社，2008：105-122.

［5］崔满华．妇产科感染性疾病规范诊疗手册．北京：人民军医出版社，2007.

［6］廖秦平．妇产科感染病学进展．北京：北京大学医学出版社，2009.

# 第十七章　风湿免疫病相关肾损害

## 第一节　狼疮肾炎

系统性红斑狼疮（systemic lupus erythematosus，SLE）是自身免疫介导的，以免疫性炎症为突出表现的弥漫性结缔组织病。血清中出现以抗核抗体为代表的多种自身抗体和通过免疫复合物等途径造成多系统受累是 SLE 的两个主要临床特征。该病的发病率和比率世界各国报道结果不一，在美国多地区的流行病学调查报告，SLE 的患病率为 14.6 ~ 122/10 万人，美国黑种人特别是女性患病率高于白种人 3 ~ 4 倍。美国夏威夷的调查发现亚洲血统发生该病的患病率远较白种人为高。我国大样本的一次调查（ > 3 万人）显示 SLE 的患病率为 70/10 万人，在妇女中则高达 113/10 万人。本病好发于育龄女性，多见于 15 ~ 45 岁年龄段，北京统计的男性女性之比，在 14 ~ 39 岁组为 1∶13，在 40 ~ 59 岁组为 1∶4。

狼疮肾炎（lupus nephritis，LN）是 SLE 最为常见和严重的并发症，约 50% 以上的 SLE 患者临床上有肾脏受累。狼疮肾炎可以是 SLE 诸多的临床表现之一，在 3% ~ 6% 的患者中肾脏是起病时唯一有受累表现的脏器。在一些患者中偶可见到狼疮肾炎出现在抗核抗体阳性之前，甚至有些患者在临床上尚达不到美国风湿病学院（American College of Rheuma – tolo – gy，ACR）关于 SLE 的诊断标准。大多数 SLE 患者，肾脏受累多出现于病程早期，Cameron J. S. 等分析了 230 例狼疮肾炎患者，其中仅有 5 人肾脏受累出现在起病 10 年以后。狼疮肾炎的年龄和性别分布与 SLE 基本一致，肾受累在儿童尤为多见。男性 SLE 患者狼疮肾炎的发生率高，病情重。

### 一、病因

SLE 的发生与遗传、环境、性激素及自身免疫等多种因素有关。一般认为具有遗传素质的个体在环境、性激素及感染等因素的作用下引起免疫功能异常、自身抗体产生、免疫复合物形成及其组织的沉积，导致 SLE 的发生和发展。

1. 遗传因素　已经证明同卵双生者同患 SLE 的发生率在 24% ~ 58%，而在异卵双生者为 6%；5% ~ 13% 的 SLE 患者可在一、二级亲属中找到另一 SLE 患者；SLE 患者的子女中，SLE 的患病率约为 5%；提示 SLE 存在遗传易感性。近年来对人类 SLE 和狼疮鼠动物模型的全基因组扫描和易感基因定位工作提示，SLE 的发病是多基因相互作用的结果。易感基因存在于凋亡细胞及免疫复合物清除、抗原提呈、炎症因子调控、淋巴细胞激活等整个免疫应答过程中。其免疫表型可能为 3 个不同层次的病理途径的综合效应：①对核抗原免疫耐受的丧失，参与基因（位点）如 slel（鼠）、Sap、Clq、IRF5；②免疫调节紊乱，包括调控淋巴细胞免疫应答的多种基因（位点），如 sle2、sle3（鼠）、Fas、Lyn、SHP – 1、PTPN22、STAT4 等；③免疫效应阶段的终末器官损伤，主要涉及免疫复合物的形成和在特定组织的沉积，相关基因（位点）如 sle6（鼠）、FCGR2A、ITGAM 等。

2. 环境因素 紫外线、某些药品（如肼屈嗪、普鲁卡因胺等）及食物（如苜蓿类、鱼油）等均可诱导本病的发生。

3. 感染因素 人类免疫缺陷病毒（HIV）-1、致癌 RNA 病毒及某些脂多糖可能与本病的发生相关。

4. 性激素 生育年龄女性的 SLE 发病率绝对高于同年龄段的男性，也高于青春期以前的儿童和老年女性。已有研究显示，SLE 患者体内雌性激素水平增高，雄激素降低。泌乳素水平增高亦可对 SLE 的病情有影响，妊娠后期和产后哺乳期常出现病情加重可能与体内雌激素和泌乳素水平变化有关。

## 二、发病机制

目前 SLE 具体的发病机制尚未明确，各种致病机制研究较多，未能达成统一认识。近年来关于细胞凋亡、狼疮肾炎的肾脏损伤机制研究的进展较多。

### （一）细胞凋亡

目前大量研究认为凋亡细胞可能是 SLE 患者体内自身抗原的来源。作为程序性死亡的一种方式，体内每天有大量的细胞发生凋亡以完成新旧更替并维持机体内环境的稳定。在细胞凋亡过程中，位于细胞内的核物质如 DNA、组蛋白等移至细胞表面，如果凋亡细胞未被及时清除，这些核抗原将暴露于机体的免疫系统中，诱发自身免疫反应进而产生以抗核抗体为主的一系列自身抗体。

### （二）免疫复合物沉积

免疫复合物在肾脏沉积是多数狼疮肾炎患者的特征性表现及肾脏损伤的启动因素。

目前认为狼疮肾炎患者肾脏沉积的免疫复合物主要有以下两个来源①循环免疫复合物：SLE 患者因凋亡细胞代谢及自身免疫耐受异常生成大量以抗核抗体为主的自身抗体，SLE 患者尤其是狼疮肾炎患者血清免疫复合物水平亦明显升高。正常情况下循环中一旦有免疫复合物形成，C1q 即与免疫复合物中 Fc 段结合并激活补体经典途径，生成 C3b 共价结合于免疫复合物上。经过 C3b 调理的免疫复合物与红细胞表面补体受体 1 结合并随红细胞运送到肝脾单核-巨噬系统，是循环免疫复合物清除的主要手段。免疫复合物与红细胞表面受体亲和力的大小主要与免疫复合物表面结合的 C3b 的数量有关。免疫复合物分子越大，结合的 C3b 越多，越容易黏附在红细胞上被清除。而抗原抗体的性质及两者之间的比例是决定免疫复合物分子大小的重要因素。在 SLE 患者中，免疫复合物的大小主要与 dsDNA 片段有关，因此小片段 ds-DNA 形成的免疫复合物可能不易被红细胞携带清除而沉积于组织致病。Mj elle J. E. 等发现核小体中的染色质成分与肾小球基底膜或系膜基质中的层粘连蛋白及Ⅳ型胶原有很高的亲和力，SLE 患者循环中富含染色质的免疫复合物如果未被及时清除即很可能沉积在肾脏引发狼疮肾炎。②原位免疫复合物：既往研究报道狼疮肾炎患者体内的自身抗体可直接识别肾小球内的固有抗原形成原位免疫复合物。Chan T. M. 等发现狼疮肾炎患者抗 dsDNA 抗体可直接结合肾小球系膜细胞，另外一些研究者亦发现狼疮肾炎患者非抗 dsDNA 的 IgG 也可以与肾小球系膜细胞膜蛋白直接结合；亦有研究表明抗 dsDNA 抗体可交叉识别肾小球其他固有抗原（如 α-肌动蛋白或层粘连蛋白），且抗 dsDNA 抗体是否具有致肾病作用与其是否交叉识别这些抗原有关。

另外，肾脏本身对免疫复合物的清除能力很可能也是决定免疫复合物是否能在肾脏沉积的重要因素。凋亡细胞来源的染色质成分与肾小球基底膜或系膜基质中的层粘连蛋白及Ⅳ型胶原结合是免疫复合物沉积于肾脏的重要机制，肾脏本身则可以合成核酸酶降解这些染色质成分抑制其在肾脏沉积，其中 Dnasel 是肾脏主要的核酸酶成分，占总体核酸酶活性的80%。动物实验及 SLE 患者中均证实肾脏 Dnasel 先天性或获得性缺乏均与狼疮肾炎的发生相关。另外肾脏沉积的免疫复合物可通过结合 Fcγ 受体或补体受体被肾脏固有细胞及浸润的单核 – 巨噬细胞吞噬清除。而部分 SLE 患者存在补体受体或 Fcγ 受体原发性或继发性功能缺陷而可能致肾脏局部清除免疫复合物的能力亦有所下降，使沉积的免疫复合物不易被快速有效清除。以上研究提示部分 SLE 患者可能存在肾脏对免疫复合物清除能力的缺陷导致免疫复合物易在肾脏沉积而诱发狼疮肾炎。

## （三）补体激活与肾脏损伤

狼疮肾炎患者肾脏存在大量补体成分的沉积，如 C1q、C3 等，故一直以来广大学者们认为免疫复合物介导的补体过度激活生成的大量膜攻击复合物以及 C3a、C5a 等趋化因子在肾组织损伤及炎症反应中起重要作用。但补体经典途径早期成分 C1q、C2、C4 的缺乏却可致 SLE 及狼疮肾炎的发生，提示对于 SLE 患者，补体早期成分的激活以安全清除凋亡细胞和免疫复合物的重要性可能远远超过其激活带来的损伤作用，或者说补体经典途径的激活造成的组织损伤并不是狼疮肾炎不可或缺的损伤机制。近年来，补体旁路途经的过度活化或调控异常在狼疮肾炎组织损伤中的地位受到越来越多的重视。在狼疮鼠模型中，抑制补体旁路途径的激活可以明显减轻肾脏损伤程度，敲除旁路途径主要的抑制因子 – H 因子可以显著加重狼疮肾脏损伤的程度等。补体旁路途径的过度激活除了生成大量膜攻击复合体造成周围组织损伤外，还可以生成 C3a、C5a 等趋化因子介导炎症。狼疮鼠模型中敲除 C3a 及 C5a 受体均能明显减轻肾脏损伤的程度，进一步提示其在肾脏炎症反应中的重要性。

## （四）系膜细胞及系膜基质

系膜基质及系膜细胞是狼疮肾炎免疫复合物沉积的主要部位。Yung S. 等研究发现抗 dsDNA 抗体结合于肾小球系膜细胞上的 Annexin V 等膜蛋白后诱导其合成 IL – 6 等促炎因子；Pawar R. D. 等发现抗 DNA 抗体可以诱导系膜细胞合成中性粒细胞明胶酶相关载脂蛋白（neutrophil gelatinase – associated lipocalin, NGAL），而 NGAL 可以激活 caspase – 3 诱导肾内细胞凋亡及上调炎症基因的表达，NGAL 基因敲除的小鼠蛋白尿水平、肾脏病理损伤程度均减轻，提示系膜细胞分泌的 NGAL 可能是狼疮肾炎中诱发肾脏炎症的重要介质。抗 DNA 抗体还能促肾小球系膜细胞分泌细胞基质透明质烷，可能是狼疮肾炎系膜增生的重要机制之一。另外，肾小球系膜细胞表达 Fcγ 受体，可通过识别沉积于肾脏的自身抗体的 Fc 段而吞噬系膜区沉积的免疫复合物，并诱导炎症反应的发生。因此推测免疫复合物沉积导致系膜细胞合成细胞因子、趋化因子等炎性介质及系膜基质可能是狼疮肾炎肾脏受累的早期事件。

## （五）T 细胞

已有许多研究提示，无论是狼疮鼠动物模型还是狼疮肾炎患者的 T 细胞都是介导肾脏损伤的重要介质。如：去除免疫球蛋白的 MRL/lpr 狼疮鼠仍可出现肾炎表现；在 NZB/W F1 狼疮鼠中，用细胞毒 T 淋巴细胞相关抗原 4 Ig 阻断 T 细胞活化并给予小剂量的环磷酰胺后，肾小球免疫复合物的沉积无明显减少，但肾脏炎症减轻，小鼠的生存时间明显延长；给予 NZB/W F1 狼疮鼠抗 T 细胞抗体治疗可以减轻肾小球炎症，减少尿蛋白量及降低早期死亡率；SLE 患者 T 细胞表面肾脏归巢分子表达增加；狼疮肾炎患者肾脏可见活化的 $CD_4^+$、$CD_8^+$、分泌 IL-17 的 $CD_4^-/CD_8^-$ T 细胞的浸润，这些 T 细胞可分泌大量的炎性因子进而活化抗体特异性 B 细胞，募集巨噬细胞和树突状细胞参与肾脏损伤过程。

（六）趋化因子及细胞因子

狼疮肾炎的发生是肾脏多种细胞相互作用的结果，涉及错综复杂的细胞因子网络。MRL/lpr 狼疮鼠模型中肾脏趋化因子表达早于肾脏炎症细胞的浸润和蛋白尿的出现，在蛋白尿及明显的肾脏损伤出现之前，单核细胞趋化因子（MCP-1/CCL2）、巨噬细胞炎症蛋白 1-B（CCL4）、RANTES（CCL5）、巨噬细胞集落刺激因子（M-CSF）及 IFN-γ 诱导蛋白-10（CXCL10）等即在肾脏表达增高，继而出现单核细胞浸润及其细胞膜表面相应受体上调（CCR1、CCR2、CCR5）等。其中单核细胞趋化因子又与肾脏损伤密切相关，MRL/lpr 狼疮鼠敲除 MCP-1 后可见肾脏巨噬细胞、T 细胞浸润减少，蛋白尿水平下降、肾脏损伤减轻、生存率升高等表现。另外，在肾脏损伤发生后，阻断 MCP-1 可改善肾脏损伤情况，延长动物的生存时间；CXCL10/CX-CL12 及其对应的受体 CXCR3/CXCR4 在募集浆细胞样树突细胞至肾组织中发挥重要作用。

狼疮肾炎患者肾脏以 Th1 相关细胞因子表达为主，包括 IL-12、IL-18 及 IFN-γ 等。SLE 尤其是狼疮肾炎患者血清中这三种细胞因子的水平明显升高，且尿中 IL-12 的水平与狼疮肾炎的发生及严重程度密切相关。MRL/lpr 狼疮鼠模型中过表达 IL-18 可致尚未出现肾脏受累的小鼠肾脏白细胞聚集、蛋白尿增多，同样过表达 IL-12 的 MRL/lpr 狼疮鼠肾脏 T 细胞尤其是分泌 IFN-γ 的 T 细胞浸润增多，肾脏损伤进程加快；而敲除 IL-12 的 MRL/lpr 狼疮鼠血清中 IFN-γ 的水平下降，狼疮肾炎的发生延迟。

### 三、病理表现及其分型

（一）基本病理改变

狼疮肾炎的病理改变复杂多样，基本病变包括：

1. 肾小球病变　为狼疮肾炎最为常见而重要的病变。

（1）免疫复合物沉积：可广泛沉积于系膜区、内皮下、基底膜内和上皮下。以 IgG 沉积为主，常伴 IgM、IgA、C3、C4 和 C1q 沉积，以上均阳性称"满堂亮"现象。大量免疫复合物如沉积在内皮下使毛细血管壁增厚称"白金耳"现象；如沉积在毛细血管腔，则形成透明血栓。

（2）细胞增殖：主要为系膜细胞、内皮细胞增殖，可有新月体形成。

（3）毛细血管襻纤维素样坏死：可见苏木素小体，为坏死的细胞核。

（4）炎性细胞浸润：主要为单核-巨噬细胞和 T 淋巴细胞。

2. 肾小管-间质病变　可见于 50% 以上的 LN，尤其是Ⅵ型 LN。可为免疫复合物于肾小管基底膜下沉积引起的直接损伤所致，也可为肾小球病变引起的继发性肾小管-间质损伤。主要表现为：

（1）免疫复合物在肾小管基底膜下呈颗粒样沉积。

（2）肾小管上皮细胞呈现轻重不等的变性乃至坏死，灶状、多灶状、大片状乃至弥漫性萎缩。

（3）肾间质水肿、炎细胞浸润和纤维化。浸润的细胞以 CD4 和 CD8 淋巴细胞为主。

3. 肾血管病变　狼疮肾炎的小叶间动脉和入球小动脉可出现纤维素样坏死、血栓形成，慢性期可见血管壁增厚和硬化。

（二）活动性病变及慢性病变

狼疮活动时常规的免疫抑制治疗有助于抑制免疫介导的炎症过程，但不能逆转已存在的纤维化、肾小管萎缩或肾小球硬化，因此明确狼疮肾炎的活动度和慢性化程度对评估狼疮肾炎的严重程度、病变的可逆性及对治疗的反应十分重要。狼疮肾炎的活动性病变主要有：毛细血管内皮细胞增生（伴或不伴白细胞浸润）伴管腔严重狭窄、核碎裂、纤维素样坏死、肾小球基底膜破裂、细胞或细胞纤维性新月体形成、内皮下嗜复红蛋白沉积（白金耳）、腔内透明血栓、间质炎症细胞浸润；慢性病变主要有：肾小球硬化（节段、全球）、球囊粘连、纤维性新月体、肾小管萎缩，间质纤维化。

有人因此提出了活动度和慢性化评分方法（表 17 - 1），尽管评分人在判断结果和标本取材时存在的偏差可能影响评分的准确性，但目前该评分系统仍然是临床医疗和科学研究的基本工具。

表 17 - 1　狼疮性肾炎肾活检标本活动性和慢性化评分

| 活 动 指 标 | 慢 性 指 标 |
| --- | --- |
| 细胞增生 | 肾小球硬化 |
| 核碎裂和坏死 | 肾小管萎缩 |
| 细胞（细胞纤维）性新月体 | 纤维性新月体 |
| 白金耳/透明血栓 | 间质纤维化 |
| 白细胞浸润 | |
| 间质炎症细胞浸润 | |

注：每项的评分从 0 ~ 3。"核碎裂和坏死"和"细胞性新月体"每项乘以 2。活动度的最高分是 24，慢性化的最高分是 12。

（三）病理分型

1982 年 WHO 根据狼疮肾炎的光镜、免疫荧光和电镜表现，对狼疮性肾炎进行了病理学分型（表 17 - 2），这是一个比较成熟和公认的方案，对狼疮肾炎的肾活检影响很大，持续了约 20 年。但这一分类方法是根据肾小球病变的严重程度进行分型的，有研究显示与肾小球病变相比，肾小管间质的损伤与肾脏长期预后相关性更强，提示狼疮肾炎中肾小管间质和肾小球的病变对免疫抑制治疗的反应可能不同；另外狼疮肾炎中肾血管的病变也很常见，可表现为急性病变如血栓形成和血管炎，或表现为慢性病变如小动脉硬化，目前认为肾小球毛细血管内血栓形成与预后不良相关，以纤维素样坏死和小血管的炎症细胞浸润为特点的坏死性血管炎的出现也提示预后不良。2002 年国际肾脏病学会（ISN）和肾脏病理学会（RPS）结合多年的临床和病理经验重新修订了狼疮肾炎的病理组织分类，发表了新的标准（表 17 -3）。

表 17 - 2　狼疮肾炎（肾小球肾炎）的病理分型（WHO，1982）

| 分型 | 病理学改变 |
|---|---|
| Ⅰ型 | 正常肾小球<br>A. 免疫病理、光镜、电镜检查均正常<br>B. 光镜下正常，但免疫病理和电镜检查可见免疫复合物和电子致密物沉积 |
| Ⅱ型 | 系膜增生型（轻度和中度系膜增生） |
| Ⅲ型 | 局灶型（伴有轻度和中度系膜增生）<br>A. 活动性坏死病变<br>B. 活动性坏死病变和增生、硬化性病变<br>C. 硬化性病变 |
| Ⅳ型 | 弥漫性增生型（重度系膜增生型、毛细血管内增生型、膜增生型、新月体型、肾小球内皮下大量电子致密物沉积）<br>A. 无特殊性节段性病变<br>B. 伴有坏死性和活动性病变<br>C 伴有坏死性、活动性病变和增生、硬化性病变<br>D. 伴有硬化性病变 |
| Ⅴ型 | 膜型<br>A. 单一的膜性肾病<br>B. 伴有Ⅱ型病变<br>C. 伴有Ⅲ型（A-C）病变<br>D. 伴有Ⅳ型（A-D）病变 |
| Ⅵ型 | 进行性硬化型 |

表 17 - 3　狼疮肾炎（LN）的病理学分型（ISN/RPS，2003）

| 分型 | 病理学改变 |
|---|---|
| Ⅰ型 | 轻微系膜性 LN<br>光镜下肾小球正常，但荧光和（或）电镜显示免疫复合物存在 |
| Ⅱ型 | 系膜增生性 LN<br>光镜下可见单纯系膜细胞不同程度的增生或伴有系膜基质增宽及系膜区免疫复合物沉积，无上皮侧及内皮下免疫复合物<br>荧光和电镜下可有少量孤立性上皮下或内皮下免疫复合物伴同沉积 |
| Ⅲ型 | 局灶性 LN<br>活动性或非活动性病变，受累肾小球少于50%。病变呈局灶、节段或球性分布，毛细血管内或毛细血管外增生性病变均可出现，伴节段内皮下沉积物，伴或不伴系膜增生性病变<br>Ⅲ（A）活动性病变；局灶增生性 LN<br>Ⅲ（A/C）活动性病变和慢性病变：局灶增生和硬化性 LN<br>Ⅲ（C）慢性非活动性病变：局灶硬化性 LN<br>·应注明活动性和硬化性病变的肾小球比例<br>·应注明肾小管萎缩、肾间质细胞浸润和纤维化、肾血管硬化和其他血管病变的严重程度（轻度、中度和重度）及比例 |

| 分型 | 病理学改变 |
|---|---|
| Ⅳ型 | 弥漫性 LN<br>活动性病变或非活动性病变，呈弥漫性（受累肾小球≥50%）。病变呈节段性或球性分布。毛细血管内或毛细血管外增生性病变均可出现，伴弥漫性内皮下免疫复合物沉积，伴或不伴系膜增生性病变。出现弥漫性白金耳样病变时，即使轻度或无细胞增生，也归入Ⅳ型 LN。分两种亚型：<br>Ⅳ-S：受累肾小球≥50%，并呈节段性病变<br>Ⅳ-G：受累肾小球≥50%，并呈球性病变<br>Ⅳ-S（A）：活动性病变：弥漫性节段性增生性 LN<br>Ⅳ-G（A）：活动性病变：弥漫性球性增生性 LN<br>Ⅳ-S（A/C）：活动性和慢性病变：弥漫性节段性增生和硬化性 LN<br>Ⅳ-G（A/C）：活动性和慢性病变：弥漫性球性增生和硬化性 LN<br>Ⅳ-S（C）：慢性非活动性病变伴有硬化：弥漫性节段性硬化性 LN<br>Ⅳ-G（C）：慢性非活动性病变伴有硬化：弥漫性球性硬化性 LN<br>·应注明活动性和硬化性病变的肾小球比例<br>·应注明肾小管萎缩、肾间质细胞浸润和纤维化、肾血管硬化和其他血管病变的严重程度（轻度、中度和重度）及比例 |
| Ⅴ型 | 膜性 LN<br>肾小球基底膜弥漫增厚，可见球性或节段性上皮下免疫复合物沉积，伴或无系膜病变<br>Ⅴ型 LN 合并Ⅲ型或Ⅳ型病变，则应做出复合性诊断，如 m+v，Ⅳ+Ⅴ 等 |
| Ⅵ型 | 严重硬化型 LN<br>超过90%的肾小球呈现球性硬化，不再有活动性病变 |

新分类方法主要变更如下：①Ⅰ型删除了光镜、免疫荧光和电镜检查均为正常的病例。②Ⅱ型仅限于轻度系膜病变，当内皮下多处或大量免疫复合物沉积，或出现球性及节段性中重度病变时，应列入Ⅲ或Ⅳ型。③Ⅲ型和Ⅳ型都是以肾小球毛细血管襻内、外增生、免疫复合物沉积为特点，特别强调了活动性病变（A）、非活动性和硬化性病变（C）及混合型病变（A/C）；在Ⅳ型狼疮肾炎中，除了弥漫球性病变，尚有弥漫节段性病变（S）；特别指出，在Ⅳ型狼疮肾炎中，有一种特殊病变即大量弥漫性白金耳形成，而增生性病变并不严重。④Ⅲ型和Ⅳ型狼疮肾炎均出现肾小管和肾间质病变，要明确指出损伤比例。⑤Ⅴ型狼疮肾炎中，可明确列出混合的类型，如Ⅱ+Ⅴ，Ⅲ+Ⅴ，Ⅳ+Ⅴ等。⑥Ⅵ型狼疮肾炎中，球性硬化的肾小球比例必须超过全部的90%，显示炎症导致的组织破坏已不能逆转。

狼疮肾炎不但不同的病理类型可以互相重叠，狼疮肾炎的组织病理类型也可随着疾病活动性和治疗效果的变化互相转变。例如，病变相对较轻的类型（Ⅱ型），如果不治疗，可转化为严重的Ⅳ型；而严重增生型病变，经过治疗或随着病程的延长可转化为系膜型病变或膜型病变。病理类型的转化伴随相应的血清学和临床表现的变化。

## 四、临床表现

### （一）肾脏表现

狼疮肾炎临床表现多种多样，可为无症状的单纯血尿和（或）蛋白尿，也可为急进性肾炎或明显的肾病综合征。

狼疮肾炎患者多表现为肾炎综合征，最常见的表现是蛋白尿，多伴一定程度的水肿及镜下血尿，其中45%～65%的患者表现为肾病综合征。肾病变活动期还可有白细胞尿。

Cameron等报道超过50%的患者在诊断狼疮肾炎时存在肾小球滤过率下降或血肌酐升高，多数研究认为起病时肾功能损伤是预后差的危险因素。少数患者表现为急性肾衰竭，主要原因有①肾小球广泛新月体形成；②肾小球广泛毛细血管内血栓形成；③与肾小球病变不平行的急性间质性肾炎；④肾静脉血栓。

有20%～50%的系统性红斑狼疮（SLE）患者起病时存在高血压，肾脏受累的患者中高血压的发生率并无明显增高，但在严重的狼疮肾炎患者中高血压的发生率较高，有人报道在Ⅳ型LN中的发生率为55%。狼疮肾炎患者恶性高血压并不常见。

多数狼疮肾炎患者可有肾小管功能受损，偶尔出现在肾小球损害之前或比肾小球病变的表现更为明显，如肾小管酸中毒、多尿、低钾血症或高钾血症等。

（二）肾外表现

1. 全身表现　SLE患者常常出现发热，可能是SLE活动的表现，但应除外感染因素，尤其是在免疫抑制药治疗中出现的发热，更需警惕。疲乏是SLE常见但容易被忽视的症状，常是狼疮活动的先兆。

2. 皮肤与黏膜　在鼻梁和双颧颊部呈蝶形分布的红斑是SLE特征性的改变。SLE的皮肤损害包括光敏感、脱发、手足掌面和甲周红斑、盘状红斑、结节性红斑、脂膜炎、网状青斑和雷诺现象等。SLE皮疹无明显瘙痒，明显瘙痒则提示过敏，免疫抑制治疗后的瘙痒性皮疹应注意真菌感染。接受激素和免疫抑制药治疗的SLE患者，若出现不明原因局部皮肤灼痛，可能是带状疱疹的前兆。SLE口腔溃疡或黏膜糜烂常见。在免疫抑制和（或）抗生素治疗后的口腔糜烂，应注意口腔真菌感染。

3. 关节和肌肉　常出现对称性多关节疼痛、肿胀，通常不引起骨质破坏。激素治疗中的SLE患者出现髋关节区域隐痛不适，需注意无菌性股骨头坏死。SLE可出现肌痛和肌无力，少数可有肌酶谱的增高。对于长期服用激素的患者，要除外激素所致的肌病。

4. 神经系统损害　又称神经精神狼疮。轻者仅有偏头痛、性格改变、记忆力减退或轻度认知障碍；重者可表现为脑血管意外、昏迷、癫痫持续状态等。中枢神经系统表现包括无菌性脑膜炎，脑血管病，脱髓鞘综合征，头痛，运动障碍，脊髓病，癫痫发作，急性精神错乱，焦虑，认知障碍，情绪失调，精神障碍；周围神经系统表现包括吉兰-巴雷综合征，自主神经系统功能紊乱，单神经病变，重症肌无力，脑神经病变，神经丛病变，多发性神经病变，共计19种。存在一种或一种以上上述表现，并除外感染、药物等继发因素的情况下，结合影像学、脑脊液、脑电图等检查可诊断神经精神狼疮。以弥漫性的高级皮层功能障碍为表现的神经精神狼疮，多与抗神经元抗体、抗核糖体P蛋白抗体相关；有局灶性神经定位体征的精神神经狼疮，又可进一步分为两种情况，一种伴有抗磷脂抗体阳性，另一种常有全身血管炎表现和明显病情活动，在治疗上应有所侧重。横贯性脊髓炎在SLE不多见，一旦发生横贯性脊髓炎，应尽早积极治疗。否则造成不可逆的损伤。表现为下肢瘫痪或无力伴有病理征阳性。脊髓的磁共振检查可明确诊断。

5. 血液系统表　SLE常出现贫血和（或）白细胞减少和（或）血小板减少。贫血可能为慢性病贫血或肾性贫血。短期内出现重度贫血常是自身免疫性溶血所致，多有网织红细胞升高，Coomb's试验阳性。SLE本身可出现白细胞减少，治疗SLE的细胞毒药物也常引起白细胞减少，需要鉴别。SLE 的白细胞减少，一般发生在治疗前或疾病复发时，多数对激素治疗敏感；细胞毒药物所致的白细胞减少，其发生与用药相关，恢复也有一定规律。血小板减少与血小板抗体、抗磷脂抗体以及骨髓巨核细胞成熟障碍有关。部分患者在起病初期或疾病活动期伴有淋巴结肿大和（或）脾大。

6. 肺部表现　SLE 常出现胸膜炎，如合并胸腔积液，其性质为渗出液。年轻患者（尤其是女性）的渗出性浆膜腔积液，除结核外应注意 SLE 的可能性。SLE 肺实质浸润的放射学特征是阴影分布较广、易变，与同等程度 X 线表现的感染性肺炎相比，SLE 肺损害的咳嗽症状相对较轻，痰量较少，一般不咳黄色黏稠痰，如果 SLE 患者出现明显的咳嗽、黏稠痰或黄痰，提示呼吸道细菌性感染。结核感染在 SLE 表现常呈不典型性。在持续性发热的患者，应警惕血行播散性粟粒性肺结核的可能，应每周摄胸片，必要时应行肺高分辨率 CT 检查，结合痰、支气管 – 肺泡灌洗液的涂片和培养，以明确诊断，及时治疗。SLE 所引起的肺间质性病变主要是处于急性和亚急性期的肺间质磨玻璃样改变和慢性肺间质纤维化，表现为活动后气促、干咳、低氧血症，肺功能检查常显示弥散功能下降。少数病情危重者、伴有肺动脉高压者或血管炎累及支气管黏膜者可出现咯血。SLE 合并弥漫性出血性肺泡炎死亡率极高。SLE 还可出现肺动脉高压、肺梗死、肺萎缩综合征。后者表现为肺容积的缩小，横膈上抬，盘状肺不张，呼吸肌功能障碍，而无肺实质、肺血管的受累，也无全身性肌无力、肌炎、血管炎的表现。

7. 心脏表现　SLE 患者常出现心包炎，表现为心包积液，但心脏压塞少见。SLE 可有心肌炎、心律失常，多数情况下 SLE 的心肌损害不太严重，但是在重症的 SLE，可伴有心功能不全，为预后不良指征。SLE 可出现疣状心内膜炎（Libman – Sack 心内膜炎），病理表现为瓣膜赘生物，其与感染性心内膜炎的区别为：疣状心内膜炎瓣膜赘生物最常见于二尖瓣后叶的心室侧，且并不引起心脏杂音性质的改变。通常疣状心内膜炎不引起临床症状，但赘生物可以脱落引起栓塞，或并发感染性心内膜炎。SLE 可以有冠状动脉受累，表现为心绞痛和心电图 ST – T 改变，甚至出现急性心肌梗死。除冠状动脉炎参加了发病外，长期使用糖皮质激素加速动脉粥样硬化和抗磷脂抗体导致动脉血栓形成，可能是冠状动脉病变的另两个主要原因。

8. 消化系统表现　SLE 可出现恶心、呕吐、腹痛、腹泻或便秘，其中以腹泻较常见，可伴有蛋白丢失性肠炎，并引起低蛋白血症。活动期 SLE 可出现肠系膜血管炎，其表现类似急腹症，甚至被误诊为胃穿孔、肠梗阻而手术探查。当 SLE 有明显的全身病情活动，有胃肠道症状和腹部阳性体征（反跳痛、压痛），除外感染、电解质紊乱、药物、合并其他急腹症等因素，应考虑本病。SLE 肠系膜血管炎尚缺乏有力的辅助检查手段，腹部 CT 可表现为小肠壁增厚伴水肿，肠襻扩张伴肠系膜血管强化等间接征象。SLE 还可并发急性胰腺炎。SLE 常见肝酶增高，仅少数出现严重肝损害和黄疸。

9. 其他　SLE 的眼部受累包括结膜炎、葡萄膜炎、眼底改变、视神经病变等。眼底改变包括出血、视盘水肿、视网膜渗出等，视神经病变可以导致突然失明。SLE 常伴有继发性干燥综合征，有外分泌腺受累，表现为口干、眼干，常有血清抗 SSB、抗 SSA 抗体阳性。

## 五、狼疮肾炎的肾活检

狼疮肾炎患者病理表现为严重活动性病变者，其临床表现也趋于严重，但根据不同的临床表现往往很难准确预测肾的病理类型（表17-4）。抗dsD-NA抗体的滴度等血清学指标在各种不同病理类型之间亦无显著性差异。因此肾活检可为治疗提供有用的信息。只要患者有狼疮肾炎活动的证据，就应该是肾活检的适应证，如尿红细胞增多或出现红细胞管型、蛋白尿增加或肾功能下降等。

表17-4 狼疮性肾炎患者不同临床表现时的病理类型

| 临床表现 | WHO病理类型 | | | |
| --- | --- | --- | --- | --- |
| | II | III | IV | V |
| 蛋白尿 | 24% | 33% | 25% | 18% |
| 肾病综合征 | 18% | 30% | 46% | 6% |
| 肾功能正常 | 28% | 42% | 17% | 13% |
| 肾衰竭 | 18% | 34% | 32% | 16% |

## 六、实验室检查和辅助检查

### （一）自身抗体

1. **抗核抗体（ANA）** 免疫荧光抗核抗体是SLE的筛选检查，对SLE的诊断敏感性为95%，特异性相对较低为65%。除SLE外，其他结缔组织病的血清中也常存在ANA，一些慢性感染或老年人中也可出现低滴度的ANA。

2. **抗双链DNA（dsDNA）抗体** SLE的敏感性为70%，特异性为95%，有研究报道与SLEDAI评分、狼疮肾炎的发生、肾脏疾病活动度及预后有关。

3. **抗Sm抗体** 在SLE中的特异性高达99%，但敏感性仅25%，该抗体的存在与疾病活动性无明显关系。有研究报道抗Sm抗体与狼疮肾炎的发生相关。

4. **抗核小体抗体** 为SLE的特异性抗体，阳性率达82%~86%。

5. **抗$U_1$RNP抗体** 对SLE的诊断有一定意义，阳性率45%~60%，也可见于其他系统性结缔组织病。

6. **抗SSA抗体和抗SSB抗体** 可见于系统性红斑狼疮，阳性率分别为35%和20%左右，亦见于其他结缔组织病。

7. **抗C1q抗体** 在狼疮肾炎中的阳性率在50%左右，有研究报道抗C1q抗体与增生性肾炎有关，与AI评分有较明显的相关性，其相关性甚至优于抗dsDNA抗体。另外抗C1q抗体可以作为预测狼疮肾炎复发的较好指标。

8. **其他自身抗体** 抗磷脂抗体（包括抗心磷脂抗体、抗$\beta_2$GPI抗体和狼疮抗凝物）与血栓形成、习惯性流产和血小板减少有关；抗红细胞抗体与溶血性贫血有关；抗神经元抗体与神经精神性狼疮有关。

### （二）常规检查

活动期SLE的血细胞三系中可有一系或多系减少（需除外药物所致的骨髓抑制）；尿蛋白，红细胞、白细胞、管型尿等为提示临床肾损害的指标；血沉在活动期常增高；C反应蛋白通常不高，有研究认为可能系SLE血清中存在干扰素抑制肝脏合成C反应蛋白所致，合并感染或关节炎较突出者可增高；血清补体C3、C4水平与活动度呈负相关，常可作为病情活动性和治疗反应的监测指标之一。SLE 还常出现高 γ 球蛋白血症。

## （三）肾脏超声

肾脏超声检查有助于排除部分患者伴发的解剖结构上的改变，同时可测量肾脏大小和实质厚度以判断可否进行肾活检。肾静脉血栓可能出现于本病患者，并可使蛋白尿加重，特别是膜型狼疮或存在狼疮抗凝物时易发生肾静脉血栓。肾静脉血栓的典型临床表现包括腰痛、血尿和肾功能损伤。但即使缺乏典型的临床表现，也不能除外肾静脉血栓。多普勒超声是诊断肾静脉血栓方便敏感的方法。可疑病例应用磁共振血管造影或肾静脉造影可确诊。

## 七、诊断与鉴别诊断

### （一）诊断标准

SLE 属于临床诊断，目前普遍采用美国风湿病学会 1997 年修订的 SLE 分类标准（表17-5）。作为诊断标准 SLE 分类标准的 11 项中，符合 4 项或 4 项以上者，在除外感染、肿瘤和其他结缔组织病后，可诊断 SLE。其敏感性和特异性均 >90%。

表 17-5　美国风湿病学会 1997 年修订的 SLE 分类标准

| 标准 | 定义 |
|---|---|
| 1. 颊部红斑 | 固定红斑，扁平或隆起，在两颧突出部位 |
| 2. 盘状红斑 | 片状隆起于皮肤的红斑，黏附有角质脱屑和毛囊栓；陈旧病变可发生萎缩性瘢痕 |
| 3. 光过敏 | 对日光有明显的反应，引起皮疹，从病史中得知或医生观察到 |
| 4. 口腔溃疡 | 经医生观察到的口腔或鼻咽部溃疡，一般为无痛性 |
| 5. 关节炎 | 非侵蚀性关节炎，累及 2 个或更多的外周关节，有压痛，肿胀或积液 |
| 6. 浆膜炎 | 胸膜炎或心包炎 |
| 7. 肾脏病变 | 尿蛋白 >0.5g/24h 或 +++，或管型（红细胞、血红蛋白、颗粒或混合管型） |
| 8. 神经病变 | 癫痫发作或精神病，除外药物或已知的代谢紊乱 |
| 9. 血液学疾病 | 溶血性贫血，或白细胞减少，或淋巴细胞减少，或血小板减少 |
| 10. 免疫学异常 | 抗 ds-DNA 抗体阳性，或抗 Sm 抗体阳性，或抗磷脂抗体阳性（后者包括抗心磷脂抗体或狼疮抗凝物阳性或至少持续 6 个月的梅毒血清试验假阳性三者之一） |
| 11. 抗核抗体 | 在任何时候和未用药物诱发"药物性狼疮"的情况下，抗核抗体滴度异常 |

需强调指出的是患者病情的初始或许不具备分类标准中的 4 条，随着病情的进展而有 4 条以上或更多的项目。11 条分类标准中，免疫学异常和高滴度抗核抗体更具有诊断意义。一旦患者免疫学异常，即便临床诊断不够条件，也应密切随访，以便尽早做出诊断和及早治疗。

表型典型、确诊的 SLE 患者伴有肾脏病变时，狼疮肾炎的诊断不困难。但须排除同时合并其他病因引起的尿检异常或肾损害，包括药物、肾盂肾炎等。对于表现不典型、未能确诊的 SLE 患者出现肾炎或肾病综合征表现时，应与其他结缔组织病引起的肾脏病及原发性肾小球疾病进行鉴别，肾穿刺病理检查发现狼疮肾炎特征性改变如"白金耳"和"满堂亮"现象等可以协助诊断。

（二）病情活动性评估

确诊狼疮肾炎后，应根据临床肾脏及肾外表现、免疫学指标和肾脏病理表现评估病情活动性。

1. 肾脏活动表现

（1）临床表现：明显血尿和红细胞管型、尿蛋白显著增多甚至为大量蛋白尿（尚需排除病理转型，如转型为 V 型狼疮肾炎）、肾功能急剧恶化（除外肾前性因素、药物因素等）。

（2）病理活动性表现：毛细血管内皮细胞增生（伴或不伴白细胞浸润）伴管腔严重狭窄、核碎裂、纤维素样坏死、肾小球基底膜破裂、细胞或细胞纤维性新月体形成、内皮下嗜复红蛋白沉积（白金耳）、腔内透明血栓、间质炎症细胞浸润。

（3）免疫学指标：补体下降、抗 dsDNA 抗体升高等。

2. 肾外活动表现　发热、皮疹、关节痛、狼疮脑病等各种 SLE 的临床症状，尤其是新近出现的症状，均可提示疾病的活动。

3. 全身疾病活动度评价　国际上通用的几个 SLE 活动性判断标准包括：英国狼疮评估小组（BI–LAG）、SLE 疾病活动指数（SLEDAI）、系统性红斑狼疮活动程度检测（SLAM）等。其中以 SLEDAI 最为常用（表 17–6），其理论总积分为 105 分，但实际绝大多数患者积分小于 45。

表 17–6　临床 SLEDAI 积分表

| 积分 | 临床表现 |
| --- | --- |
| 8 | 癫痫发作：最近开始发作的，除外代谢、感染、药物所致 |
| 8 | 精神症状：严重紊乱干扰正常活动。除外尿毒症、药物影响 |
| 8 | 器质性脑病：智力的改变伴定向力、记忆力或其他智力功能的损害并出现反复不定的临床症状，至少同时有以下两项：感觉紊乱、不连贯的松散语言、失眠或白天瞌睡、精神运动性活动升高或下降。除外代谢、感染、药物所致 |
| 8 | 视觉障碍：SLE 视网膜病变，除外高血压、感染、药物所致 |
| 8 | 脑神经病变：累及脑神经的新出现的感觉、运动神经病变 |
| 8 | 狼疮性头痛：严重持续性头痛，麻醉性镇痛药无效 |
| 8 | 脑血管意外：新出现的脑血管意外，应除外动脉硬化 |
| 8 | 脉管炎：溃疡、坏疽、有触痛的手指小结节、甲周碎片状梗死、出血或经活检、血管造影证实 |
| 4 | 关节炎：2 个以上关节痛和炎性体征（压痛、肿胀、渗出） |
| 4 | 肌炎：近端肌痛或无力伴 CPK 升高，或肌电图改变或活检证实 |
| 4 | 管型尿：HB、颗粒管型或 RBC 管型 |
| 4 | 血尿：>5RBC/HP，除外结石、感染和其他原因 |
| 4 | 蛋白尿：>0.5g/24h，新出现或近期升高 |
| 4 | 脓尿：>5WBC/HP，除外感染 |
| 2 | 脱发：新出现或复发的异常斑片状或弥散性脱发 |
| 2 | 新出现皮疹：新出现或复发的炎症性皮疹 |
| 2 | 黏膜溃疡：新出现或复发的口腔或鼻黏膜溃疡 |
| 2 | 胸膜炎：胸膜炎性胸痛伴胸膜摩擦音、渗出或胸膜肥厚 |
| 1 | 发热：体温≥38℃，排除感染原因 |
| 1 | 血小板减少：<100×10$^9$/L |
| 1 | 白细胞减少：<3.0×10$^9$/L，排除药物原因 |

注：SLEDAI 积分对 SLE 病情的判断：0~4 分为基本无活动，5~9 分为轻度活动，10~14 分为中度活动，≥15 分为重度活动。

　　轻型 SLE 为：SLE 诊断明确或高度怀疑，临床病情稳定且无明显内脏损害。SLEDAI 积分 < 10 分。

　　中度活动型 SLE：有明显重要脏器累及且需要治疗的患者，SLEDAI 评分在 10 ~ 14 分。

　　重型 SLE：狼疮累及重要脏器并影响其功能，SLEDAI 评分 ≥ 15 分，具体包括：①心脏：冠状动脉血管受累、Libman - Sacks 心内膜炎、心肌炎、心脏压塞、恶性高血压；②肺：肺动脉高压、肺出血、肺炎、肺梗死、肺萎缩、肺间质纤维化；③消化系统：肠系膜血管炎、急性胰腺炎；④血液系统：溶血性贫血、粒细胞减少（白细胞 < 1 × 10⁹/L）、血小板减少（< 50 × 10⁹/L）、血栓性血小板减少性紫癜、动静脉血栓形成；⑤肾脏：肾小球肾炎持续不缓解、急进性肾小球肾炎、肾病综合征；⑥神经系统：抽搐、急性意识障碍、昏迷、脑卒中、横贯性脊髓炎、单神经炎/多神经炎、精神性发作、脱髓鞘综合征；⑦其他：包括皮肤血管炎，弥漫性严重的皮损、溃疡、大疱，肌炎，非感染性高热有衰竭表现等。

　　狼疮危象是指急性的危及生命的重症 SLE。包括急进性狼疮肾炎、严重的中枢神经系统损害、严重的溶血性贫血、血小板减少性紫癜、粒细胞缺乏症、严重心脏损害、严重的狼疮性肺炎、严重的狼疮性肝炎、严重的血管炎等。

## 八、治疗

　　狼疮肾炎治疗方案的决定主要根据肾脏病理表现和分型、病情的活动性、合并累及的其他脏器、并发症及其他引起肾损伤的因素，对起始治疗的反应及治疗的副作用，其中以肾脏病理改变最为重要。应包括免疫抑制治疗和针对相关表现和并发症的支持治疗。

### （一）一般治疗

　　1. 患者宣教　正确认识疾病，消除恐惧心理，明白规律用药的意义，强调长期随访的必要性。避免过多的紫外光暴露，使用防紫外线用品，避免过度疲劳，避免应用肾毒性药物，自我认识疾病活动的征象，配合治疗、遵从医嘱，定期随诊。

　　2. 对症治疗和去除各种影响疾病预后的因素　如注意控制高血压，防治各种感染，通过限制饮食中盐和蛋白摄入、控制血脂、减轻体重、纠正代谢异常（如酸中毒）等方法进行肾脏保护治疗。

### （二）药物治疗

　　1. 羟氯喹　有研究表明羟氯喹可以预防 LN 的发生、复发、血栓形成及延缓终末期肾脏病的发生，因此此在无特殊禁忌证情况下，建议所有 LN 患者均接受羟氯喹治疗。最大剂量可用至 6 ~ 6.5mg/（kg·d）。

　　2. 免疫抑制药　狼疮常用的免疫抑制治疗方案包括糖皮质激素联合各种细胞毒药物或其他免疫抑制药，如环磷酰胺、硫唑嘌呤、霉酚酸酯、来氟米特或钙调磷酸酶抑制药等。

　　（1）糖皮质激素：具有强大的抗炎作用和免疫抑制作用，是治疗狼疮的基础药。糖皮质激素对免疫细胞的许多功能及对免疫反应的多个环节均有抑制作用，尤以对细胞免疫的抑制作用突出，在大剂量时还能够明显抑制体液免疫，使抗体生成减少，超大剂量则可有直接的淋巴细胞溶解作用。激素的生理剂量约为泼尼松 7.5mg/d，主要能够抑制前列腺素的产生。由于不同的激素剂量的药理作用有所侧重，病情不同、患者之间对激素的敏感性有差异，临床用药要个体化。

狼疮患者使用的激素疗程较漫长，故应注意保护下丘脑－垂体－肾上腺轴，避免使用对该轴影响较大的地塞米松等长效和超长效激素。激素的副作用除感染外，还包括高血压、高血糖、高血脂、低钾血症、骨质疏松、无菌性骨坏死、白内障、体重增加、水钠潴留等。应记录血压、血糖、血钾、血脂、骨密度、胸片等作为评估基线，并定期随访。应注意在发生重症 SLE、尤其是危及生命的情况下，激素的副作用如股骨头无菌性坏死并非是使用大剂量激素的绝对禁忌。大剂量甲泼尼松龙冲击疗法常见不良反应包括：脸红、失眠、头痛、乏力、血压升高、短暂的血糖升高；严重不良反应包括：感染、上消化道大出血、水钠潴留、诱发高血压危象、诱发癫痫大发作、精神症状、心律失常，有因注射速度过快导致突然死亡的报道，所以甲泼龙冲击治疗应强调缓慢静脉滴注 60min 以上；用药前需注意水－电解质和酸碱平衡。

（2）环磷酰胺：是主要作用于 S 期的细胞周期特异性烷化剂，通过影响 DNA 合成发挥细胞毒作用。其对体液免疫的抑制作用较强，能抑制 B 细胞增殖和抗体生成，且抑制作用较持久。除白细胞减少和诱发感染外，环磷酰胺的不良反应主要包括：性腺抑制（尤其是女性的卵巢功能衰竭）、胃肠道反应、脱发、肝功能损害，少见远期致癌作用（主要是淋巴瘤等血液系统肿瘤），出血性膀胱炎、膀胱纤维化和膀胱癌在长期口服环磷酰胺治疗者常见，而间歇环磷酰胺冲击治疗者罕见。

（3）硫唑嘌呤：为嘌呤类似物，可通过抑制 DNA 合成发挥淋巴细胞的细胞毒作用，对浆膜炎、血液系统损害、皮疹等疗效较好。不良反应包括：骨髓抑制、胃肠道反应、肝功能损害等。少数对硫唑嘌呤极敏感者用药短期即可出现造血危象，引起严重粒细胞和血小板缺乏症，轻者停药后血象多在 2~3 周恢复正常，重者则需按粒细胞缺乏或急性再障处理，以后不宜再用。

（4）甲氨蝶呤：为二氢叶酸还原酶拮抗药，通过抑制核酸的合成发挥细胞毒作用。主要用于关节炎、浆膜炎和皮肤损害为主的 SLE，长期用药耐受性较佳。主要不良反应有胃肠道反应、口腔黏膜糜烂、肝功能损害、骨髓抑制，偶见甲氨蝶呤肺炎。

（5）霉酚酸酯：为次黄嘌呤单核苷酸脱氢酶的抑制药，该酶是单核细胞和淋巴细胞内嘌呤核苷酸从头合成的限速酶，可特异性的抑制淋巴细胞的增生，因此它的耐受性很好。近年来霉酚酸酯所致严重感染的不良反应已引起广泛关注。

（6）钙调神经磷酸酶抑制药：钙调磷酸酶是 T 细胞信号通路中的关键分子，钙调神经磷酸酶抑制药主要通过抑制钙调磷酸酶而抑制 T 淋巴细胞促炎因子基因表达，发挥选择性的细胞免疫抑制作用，是一种非细胞毒免疫抑制药。主要药物有环孢素、他克莫司，用药期间注意肝、肾功能及高血压、高尿酸血症、高血钾等情况的发生，有条件者应监测血药浓度，调整剂量。

（7）来氟米特：为二氢乳清酸脱氢酶的抑制药，该酶为嘧啶从头合成中的第四个限速酶，进而抑制淋巴细胞的增殖。另外来氟米特还可抑制 TNF 依赖的 NF－KB 活化和基因表达。常见的不良反应为腹泻、腹痛、恶心、口腔溃疡、脱发、皮疹、感染及肝酶上升。来氟米特引起的肝酶上升为剂量依赖性并可恢复。应用来氟米特不应使用活疫苗。

3. 狼疮肾炎不同病理类型的差异治疗方案

（1）Ⅰ型 LN：Ⅰ型 LN 病理改变轻微，无肾脏受累的临床表现，激素和免疫抑制药的使用取决于肾外狼疮的临床表现。

（2）Ⅱ型 LN：Ⅱ型 LN 可出现蛋白尿和血尿，但多无大量蛋白尿及肾功能损伤。对Ⅱ型 LN 患者当尿蛋白 <1g/d 时以治疗肾外表现为主。

Ⅱ型 LN 可伴随足细胞病变，病理表现为广泛足细胞融合，无肾小球毛细血管壁免疫复合物沉积及内皮细胞增生。此时患者可出现肾病综合征范围的蛋白尿。Ⅱ型 LN 足细胞病变的出现与系膜区免疫复合物的沉积程度无明显相关性。对Ⅱ型 LN 当尿蛋白 >3g/d 时，如应用 ACEI/ARB 类药物疗效欠佳，可参照微小病变肾病的治疗给予糖皮质激素或钙调神经磷酸酶抑制药。

（3）Ⅲ型和Ⅳ型 LN（增生性 LN）：2003 年国际肾脏病学会/肾脏病理学会在狼疮肾炎分型中定义了Ⅲ型、Ⅳ型狼疮肾炎的活动性病变和慢性病变。免疫抑制治疗主要针对活动性病变或慢性病变基础上合并活动性病变，因此在开始治疗之前必须确定疾病的准确分型。

糖皮质激素为基本治疗药物，需联合免疫抑制药。可分为初始治疗和维持治疗，前者主要处理狼疮活动引起的严重情况，应用较大剂量的糖皮质激素和免疫抑制药；后者为一种长期治疗，主要是维持缓解、预防复发、保护肾功能，小剂量激素加免疫抑制药，避免治疗的不良反应很重要。

目前尚无对何为治疗有效的明确定义，大多数学者认为血肌酐下降至治疗前水平，尿蛋白肌酐比值降至 50mg/mmol 以下可以定义为完全缓解；血肌酐水平稳定在治疗前水平（±25%），或有所下降但未降至正常水平，且尿蛋白肌酐比值下降超过 50%，如果为肾病综合征水平蛋白尿，尿蛋白肌酐比值需下降超过 50%，且降至 300mg/mmol 以下者可定义为部分缓解；血肌酐水平持续上升 25% 以上者为病情恶化。

1）初始治疗方案：

A. 激素 + 环磷酰胺：激素初始剂量多为口服泼尼松 1mg/（kg·d），根据患者临床情况使用 6~12 周或以后逐渐减量，4~6 个月或以后减量到 7.5~10mg/d。重度增生性肾炎患者可酌情给予甲泼尼龙冲击治疗，即 0.5~1.0g/d 静脉滴注，连续 3d 为 1 个疗程，必要时可重复。环磷酰胺 0.5~1g/m² 静脉滴注，每月 1 次，共 6 个月。亦有研究表明低剂量环磷酰胺方案疗效无明显差别，即环磷酰胺 500mg 静脉滴注，每 2 周 1 次，共 3 个月，但研究未包括此方案在重度增生性狼疮肾炎患者（快速进展为肾衰竭者，典型病理表现为 >50% 节段性肾小球坏死或新月体形成）中的疗效评价。另外有研究显示口服环磷酰胺 1.0~1.5mg/（kg·d）（最大剂量 150mg/d）使用 2~4 个月，与静脉注射环磷酰胺效果相同，但有人认为口服环磷酰胺可能比静脉注射副作用更大。

一些小样本的前瞻性随机对照试验表明糖皮质激素联合环磷酰胺与单用激素相比可降低终末期肾脏病的发生、减少狼疮肾炎复发，提高缓解率，降低慢性肾脏病的发生。对加入 NIH 试验患者重复肾活检结果进行回顾性分析发现，单用激素患者慢性化指数随时间呈线性升高（中位随访时间为治疗后 44 个月），激素联合环磷酰胺（或其他免疫抑制药）患者慢性化指数无明显变化。结果提示免疫抑制药可以阻止肾脏瘢痕进展。但这些结果仍需要大样本长期随访的随机对照试验进行验证。

B. 激素 + 霉酚酸酯：中国人群的一项随机对照研究表明激素联合霉酚酸酯（最大剂量 3g/d）使用 6 个月与静脉注射环磷酰胺治疗反应率相同，两组之间严重感染和死亡副作用的发生率相近。但目前尚缺乏霉酚酸酯在重度增生性狼疮肾炎中疗效的研究，因此，目前认为此方案可应用于非重度增生性狼疮肾炎中，而对于重度增生性狼疮肾炎患者仍推荐激素联合环磷酰胺方案。

C. 激素 + 硫唑嘌呤：欧洲的一项随机对照研究比较了硫唑嘌呤联合静脉注射甲泼尼龙随后口服激素与静脉注射环磷酰胺加口服激素的疗效。临床随访 2 年后，两组患者对药物治疗反应无明显差别，但应用硫唑嘌呤组副作用的发生率更低。但使用硫唑嘌呤肾脏远期复发率以及肌酐翻倍风险升高。复查肾活检使用硫唑嘌呤组患者慢性化程度更重。

D. 激素 + 环孢素：一项小样本（n = 40）开放性随机对照试验比较了环孢素和环磷酰胺作为起始阶段药物联合激素治疗增殖性狼疮肾炎的疗效。环孢素使用方法为 4 ~ 5mg/（kg·d）连用 9 个月，在随后的 9 个月内逐渐减量。环磷酰胺的使用不同于大部分临床试验的方案，在最初 9 个月静脉注射环磷酰胺（10mg/kg）8 次，随后的 9 个月口服环磷酰胺（10mg/kg）4 ~ 5 次。在治疗 9 个月和 18 个月时，两组患者在对治疗的反应或疾病缓解方面无差别，在随访至 40 个月时两组复发率无差别。两组患者感染和白细胞减少的发生率亦无差别。

E. 激素 + 他克莫司 + 霉酚酸酯：中国人群一项小规模的随机对照研究比较了Ⅳ型合并Ⅴ型狼疮肾炎患者他克莫司（4mg/d）、霉酚酸酯（1g/d）合用联合口服激素治疗，与静脉注射环磷酰胺（$0.75g/m^2$，每月 1 次，持续 6 个月）联合口服激素治疗的疗效。在 6 个月时，接受他克莫司 + 霉酚酸酯治疗的患者 90% 达到完全或部分缓解，而使用环磷酰胺组的患者仅有 45% 达完全或部分缓解（P = 0.002）。但在其他多数临床试验中中国人群狼疮肾炎患者对治疗的反应一般较好，而此项试验中接受环磷酰胺的患者对治疗的反应却非常差，因此，此方案的疗效仍需要更多的临床试验进行验证，且在其他种族人群中尚无关于此方案的评价。

F. 如果经初始治疗 3 个月后，狼疮肾炎病情持续恶化，表现为血肌酐升高、蛋白尿加重，即需更换初始治疗方案，或重复肾穿刺活检明确病理类型是否有改变。

2）维持治疗方案：初始治疗结束后，需要用小剂量的激素（≤10mg/d 泼尼松或其他等量糖皮质激素）联合免疫抑制药进行维持治疗。常用于维持治疗的免疫抑制药有：①霉酚酸酯 0.5 ~ 1g，2/d；②硫唑嘌呤 1.5 ~ 2.5mg/（kg·d）；③环磷酰胺 0.5 ~ 1g/m² 静脉滴注，每 3 个月用 1 次；④对于不能耐受霉酚酸酯或硫唑嘌呤的患者可以选用钙调神经磷酸酶抑制药。

多数患者在初始治疗 6 个月后不能达到完全缓解，但进入维持治疗阶段病情会持续改善直至达到完全缓解，因此对初始治疗有反应的患者初始治疗结束后即可进入维持治疗阶段。但维持治疗 1 年后仍达不到完全缓解的患者需进行重复肾活检，在明确病理改变的基础上更换治疗方案。在获得完全缓解后，建议维持治疗至少持续 1 年以上，尔后可以考虑缓慢减少免疫抑制药剂量，如果既往有狼疮肾炎复发史者应适当延长维持治疗时间。若在维持治疗减量时出现肾功能恶化和（或）蛋白尿增多，建议将免疫抑制治疗药量增加至之前狼疮肾炎得以控制的剂量。目前对于狼疮肾炎药物治疗的持续时间尚无定论，在几项随机对照试验中，平均治疗时间为 3.5 年。

近期有关非洲裔和西班牙裔的狼疮肾炎患者的研究显示在维持治疗阶段泼尼松联合霉酚酸酯或硫唑嘌呤治疗优于泼尼松联合每 3 个月静脉用环磷酰胺。在随访 6 年以后，霉酚酸酯或硫唑嘌呤组比环磷酰胺组死亡率少，肾衰竭发生率低，肾脏复发率低。

3）在Ⅲ/Ⅳ型 LN 治疗过程中应定期监测尿蛋白、血肌酐、尿沉渣、补体、抗 dsDNA

抗体滴度。有效的治疗应使尿蛋白逐渐减少及血肌酐水平逐渐下降，尿沉渣细胞管型减少，但血尿通常会持续数月。抗 dsDNA 及补体水平亦会随着病情好转而恢复正常，但 C3、C4、抗 dsDNA 抗体滴度与狼疮肾炎肾脏活动度相关性较差。

4）Ⅲ/Ⅳ型 LN 治疗效果：多个人群的研究显示Ⅲ/Ⅳ型 LN 在治疗 6～12 个月时缓解率为 20%～85%，其中完全缓解率在 8%～30%。但在中国人群中治疗效果较好，缓解率可达 90%，其中完全缓解率可达 60%～80%。研究表明治疗初始时的血肌酐水平、复发时血肌酐的增长程度、尿蛋白水平、治疗开始时间是能否获得治疗缓解的最重要的预测指标。但即使患者仅能获得部分缓解，仍能明显改善患者的肾脏预后及生存时间，因此仍应积极治疗。

（4）Ⅴ型 LN：单纯Ⅴ型 LN 以蛋白尿为主要表现，伴或不伴血尿，狼疮活动的血清学指标不明显，其中 50%～70% 的患者可出现大量蛋白尿、水肿、低蛋白血症、高脂血症以及高凝血状态。单纯Ⅴ型 LN 的自然病程相对良性，10 年的肾脏生存率为 75%～90%，但仍有进展为慢性肾脏病以及终末期肾脏病的可能性，特别是在大量蛋白尿的患者当中。Ⅴ型 LN 患者肾病综合征水平的蛋白尿一般难以自然缓解，有研究表明基线大量蛋白尿是Ⅴ型 LN 发生终末期肾脏病的独立危险因素。持续的肾病综合征患者其血管并发症发生率高，血管并发症与狼疮患者的高死亡率和高病死率相关。在Ⅴ型 LN 中，应用 ACEI、ARB 以及控制血压等非免疫抑制治疗可使尿蛋白降低 30%～50%。目前对于单纯Ⅴ型 LN 的免疫抑制治疗方案争议较大，尚无最佳治疗方案，不同研究者都发现单独使用激素效果欠佳。因此，对于蛋白尿属非肾病综合征范围且肾功能稳定的单纯Ⅴ型 LN 患者，推荐使用羟氯喹、ACEI、ARB 及控制肾外狼疮活动的治疗措施；对于持续存在肾病综合征范围蛋白尿的单纯Ⅴ型 LN 患者，建议除上述措施之外，加用适量糖皮质激素及以下任意一种免疫抑制药治疗，即霉酚酸酯、硫唑嘌呤、环磷酰胺或钙调神经磷酸酶抑制药；对于经肾活检确定为Ⅴ+Ⅲ及Ⅴ+Ⅳ型的 LN 患者，推荐治疗方案分别同Ⅲ型和Ⅳ型 LN 患者。

（5）LN 复发：狼疮肾炎是一种易复发的疾病，一些随机对照研究表明经治疗后获得完全缓解的狼疮肾炎患者 40% 在缓解后 41 个月内出现肾脏复发，而治疗后仅仅得到部分缓解的患者中 63% 于缓解后 11.5 个月内复发，是否获得完全缓解是复发的最强危险因素，相对危险度达 6.2。

目前对于狼疮肾炎的复发尚无明确的界定，很多学者应用以下标准（表 17-7）。

表 17-7 狼疮肾炎复发的分类诊断标准

| 轻度复发 | 中度复发 | 重试复发 |
| --- | --- | --- |
| 尿红细胞（肾小球源性）由 <5/HP 增加至 >15/HP，同时尿棘红细胞 ≥2/HP 和（或）尿红细胞管型 ≥1/HP 和（或）出现白细胞管型（除外感染） | 基线血肌酐水平：<177μmol/L 时，增长 17.7～88.4μmol/L；≥177μmol/L，增长 35.4～132.6μmol/L；和（或）基线尿蛋白肌酐比值：<50mg/mmol，增长≥100mg/mmol 50～100mg/mmol，增长≥200mg/mmol，但绝对值 <500mg/mmol >100mg/mmol，增长 2 倍以上，但绝对值 <500mg/mmol | 基线血肌酐水平：<177μmol/L 时，升高 >88.4μmol/L ≥177μmol/L，升高 >132.6μmol/L 和（或）尿蛋白肌酐幽会增长至 >500mg/mmol |

肾脏慢性化的过程由多次的急性病变累积而成，慢性化的程度和健存的肾单位的比例，决定肾衰竭发生的危险。狼疮肾炎治疗的最终目标是防止狼疮肾炎的复发，保护肾功能，尽可能减少并发症。对于 LN 复发患者，建议使用原初始治疗方案进行治疗。若重复使用原治疗方案将导致环磷酰胺使用量接近或超过 36g 者，宜使用不含环磷酰胺的初始治疗方案。若怀疑患者的肾脏病理分型发生了变化或不能确定肾脏病变的程度，可考虑重复肾活检。

（6）难治性 LN：约 50% 的狼疮肾炎患者在治疗 12 个月后可达完全缓解或部分缓解，5% ~25% 的患者 24 个月时达完全缓解或部分缓解。对于经一个疗程的初始方案治疗后血肌酐和（或）尿蛋白水平仍继续升高者，可考虑重复肾活检，以明确病因为活动性病变还是瘢痕等慢性病变，若为活动性 LN，更换其他初始治疗方案重新治疗。对于常规环磷酰胺方案及其他方案均无效的患者，可考虑利妥昔单抗、钙调神经磷酸酶抑制药或静脉注射丙种球蛋白。

## （三）肾外狼疮活动的治疗

1. 轻型　患者有狼疮活动，但无明显其他内脏损害，仅表现光过敏、皮疹、关节炎或轻度浆膜炎者。治疗药物包括

（1）非甾体类抗炎药：可用于控制关节肿痛。服用时应注意消化性溃疡、出血，肾、肝功能等方面的不良反应。

（2）抗疟药：可控制皮疹和减轻光敏感，常用氯喹 0.25g，1/d，或羟氯喹 0.2 ~0.4g/d。主要不良反应是眼底病变，用药超过 6 个月者，可停药一个月，有视力明显下降者，应检查眼底，明确原因。另外有心脏病史者，特别是心动过缓或有传导阻滞者禁用抗疟药。

（3）沙利度胺：对抗疟药不敏感的顽固性皮损可选择，常用量 50 ~100mg/d，1 年内有生育意向的患者忌用。

（4）短期局部应用激素治疗皮疹，但脸部应尽量避免使用强效激素类外用药，一旦使用，不应超过 1 周。

（5）小剂量激素（如泼尼松≤10mg/d）可减轻症状。

（6）权衡利弊必要时可用硫唑嘌呤、甲氨蝶呤或环磷酰胺等免疫抑制药。

应注意轻型 SLE 可因过敏、感染、妊娠生育、环境变化等因素而加重，甚至进入狼疮危象。

2. 中度活动型　有明显其他脏器损害者，个体化糖皮质激素治疗是必要的，通常泼尼松剂量 0.5 ~1mg/（kg·d）。需要联用其他免疫抑制药，如①以关节炎、肌炎、浆膜炎和皮肤损害为主时可给予甲氨蝶呤 7.5 ~15mg/周。②表现为浆膜炎、血液系统损害或皮疹时可给予硫唑嘌呤 1 ~2.5mg/（kg·d），常用剂量 50 ~100mg/d。

3. 重型　累及重要脏器并影响其功能时，治疗主要分两个阶段，即诱导缓解和维持巩固治疗。诱导缓解目的在于迅速控制病情，阻止或逆转内脏损害，力求疾病完全缓解（包括血清学、症状和受损器官的功能恢复），治疗方案与增生性狼疮肾炎类似，泼尼松 1mg/（kg·d）联合免疫抑制药（如环磷酰胺、硫唑嘌呤、霉酚酸酯、甲氨蝶呤等）。达到诱导缓解后，应继续维持巩固治疗。目的在于用最少的药物防止疾病复发。

4. 狼疮危象的治疗　治疗目的在于挽救生命、保护受累脏器、防止后遗症。通常需要大剂量甲泼尼龙冲击治疗，针对受累脏器的对症治疗和支持治疗，以帮助患者度过危象。后继的治疗可按照重型 SLE 的原则，继续诱导缓解和维持巩固治疗。

5. 常见肾外脏器受累的治疗实例

（1）神经精神狼疮：必须除外化脓性脑膜炎、结核性脑膜炎、隐球菌性脑膜炎、病毒性脑膜脑炎等中枢神经系统感染。弥漫性神经精神狼疮在控制 SLE 的基础药物上强调对症治疗，包括抗精神病药物（与精神科医生配合），癫痫大发作或癫痫持续状态时需积极抗癫痫治疗，注意加强护理。ACL 相关神经精神狼疮，应加用抗凝血、抗血小板聚集药物。有全身血管炎表现的明显活动证据，应用大剂量甲泼尼龙冲击治疗。中枢狼疮包括横贯性脊髓炎在内，可试用地塞米松 10mg 加甲氨蝶呤鞘内注射治疗，每周 1 次，共 2 ~ 3 次。

（2）重症血小板减少性紫癜：血小板 $< 20 \times 10^9/L$，有自发出血倾向，需要积极治疗。常用激素剂量：1 ~ 2mg/（kg·d）。静脉输注大剂量入静脉用免疫球蛋白（IVIG）对重症血小板减少性紫癜有效，可按 0.4g/（kg·d），静脉滴注，连续 3 ~ 5d 为 1 个疗程。IVIG 一方面对 SLE 本身具有免疫治疗作用，另一方面具有非特异性的抗感染作用，可以对大剂量免疫抑制药所致的免疫力挫伤起到一定的保护作用，能够明显提高各种狼疮危象治疗的成功率。还可静脉滴注长春新碱（VCR）1 ~ 2mg/周，总量一般不超过 6mg。环孢素由于无明显骨髓抑制作用，是常用的联合治疗药物。无骨髓增生低下者，还可试用环磷酰胺、硫唑嘌呤等其他免疫抑制药。内科保守治疗无效，可考虑脾切除。

（3）弥漫性出血性肺泡炎和急性重症肺间质病变：部分弥漫性出血性肺泡炎的患者起病可无咯血，支气管镜有助于明确诊断。本病极易合并感染，常同时有大量蛋白尿，预后很差。治疗迄今无良策。对 SLE 肺脏累及应提高警惕，结合 SLE 病情系统评估、影像学、血气分析、纤支镜等手段，以早期发现、及时诊断。治疗方面包括氧疗、必要时机械通气、控制感染和支持治疗。可试用大剂量甲泼尼龙冲击治疗、静脉输注免疫球蛋白、血浆置换等。

（4）肺动脉高压：发生率为 5% ~ 14%，是 SLE 严重的并发症。应根据心脏彩色多普勒超声和（或）右心导管肺动脉测压，并结合心功能分级（参照纽约心脏协会的心功能评定标准）和 6min 步行距离进行评估。肺动脉高压的定义为平均肺动脉压静息状态 > 25mmHg 或运动状态 > 30mmHg。重度肺动脉高压压力 > 70mmHg。如合并有明确的其他引起肺动脉高压疾病，应给予相应处理（改善左心功能、瓣膜手术、氧疗、抗凝血、抗感染）。对 SLE 引起的肺动脉高压，除了前述的激素、环磷酰胺等基础治疗外，还可选择使用钙通道阻滞药、前列环素类似物、内皮素受体阻滞药、5 - 磷酸二酯酶抑制药治疗。

（5）严重的肠系膜血管炎：常需 2mg/（kg·d）以上的激素剂量方能控制病情。应注意水、电解质酸碱平衡，加强肠外营养支持，防止合并感染，避免不必要的手术、探查。一旦并发肠坏死、穿孔、中毒性肠麻痹，应及时手术治疗。

（四）其他治疗方法

既往的研究显示，血浆置换对于接受激素和口服环磷酰胺治疗弥漫增生性狼疮肾炎的患者没有额外的益处。然而对于其他严重的并发症，如狼疮脑或血栓性微血管病，可考虑应用。有一些报道认为使用特殊的免疫吸附（如蛋白 A 柱）有一定疗效。

（五）妊娠生育

狼疮肾炎活动或未达到完全缓解的患者妊娠后发生流产（或死胎）风险明显增加，有研究报道狼疮肾炎完全缓解的患者流产（或死胎）的发生率为 8% ~ 13%，而活动性狼疮肾炎患者流产（或死胎）的发生率可达 35%。亦有研究报道狼疮肾炎未达到完全缓解者，或

尿蛋白 > 1g/d，或存在肾功能损伤时，妊娠期间狼疮肾炎复发的风险增加，因此狼疮肾炎未达到完全缓解者要避免妊娠。妊娠期不能使用环磷酰胺、霉酚酸酯、ACEI 和 ARB，使用霉酚酸酯治疗者妊娠前要改用硫唑嘌呤治疗，可继续使用羟氯喹，另外有研究表明低剂量阿司匹林（50~100mg/d）可以减少狼疮患者流产（或死胎）风险。如果妊娠时正在使用激素或硫唑嘌呤，妊娠期间或至少妊娠前 3 个月药物不要减量。国内学者一般认为 SLE 患者在无重要脏器损害、病情稳定 1 年或 1 年以上，细胞毒免疫抑制药（环磷酰胺、甲氨蝶呤等）停药半年，激素仅需小剂量时方可怀孕，多数能安全地妊娠和生育。妊娠期出现狼疮肾炎复发时，可用糖皮质激素治疗，每日泼尼松 ≤30mg 对胎儿影响不大，并根据病情严重程度决定是否加用硫唑嘌呤。泼尼松龙经过胎盘时被灭活，但是地塞米松和倍他米松可以通过胎盘屏障，影响胎儿，故不宜选用，但在妊娠后期促胎肺成熟时可选用地塞米松。

## 九、预后

过去几十年来重型狼疮肾炎患者的预后已显著改善。20 世纪 60 年代报道的 5 年生存率只有 70%，而近年报道的 10 年生存率超过 90%。虽然狼疮脑或狼疮肺死亡率仍然很高，但是很少有患者死于狼疮活动。20 世纪 80 年代以来，免疫抑制药有了长足的发展，早期诊断和适宜的治疗对获得良好的长期预后十分重要。

（张玉峡）

# 第二节　原发性小血管炎肾损害

原发性血管炎是一组病因不清，以血管壁的炎症和纤维素样坏死为共同病理变化，以多器官系统受累为主要临床表现的一组疾病。按受累血管大小，原发性血管炎分为大血管炎、中血管炎和小血管炎。大血管炎主要包括 Takayasu 动脉炎和巨细胞动脉炎，中血管炎主要包括结节性多动脉炎，小血管炎主要包括肉芽肿性多血管炎（granulomatosis with polyangiitis，GPA，原韦格纳肉芽肿）、显微镜下多血管炎（microscopic polyangiitis，MPA）和嗜酸性肉芽肿性多血管炎（eosinophilic granulomatosis with polyangiitis，EGPA，原 Churg‑Strauss 综合征），三种小血管炎均与抗中性粒细胞胞质抗体（antineutrophil cytoplasmic antibody，ANCA）紧密相关，因此又称 ANCA 相关性血管炎（ANCA‑associated vasculitides，AAV）。大、中动脉炎肾损害主要表现为肾脏缺血，本节主要介绍原发性小血管炎肾损害。

## 一、流行病学

一项基于英格兰 Norfolk 人群的流行病学调查显示 GPA 的患病率为 8.5/百万人口，MPA 的患病率为 3.6/百万人口，EGPA 的发病率为 2.5/百万人口。美国两项关于 GPA 的队列研究显示白种人在 GPA 中的比例超过 90%，而非裔美国人、西班牙裔和亚洲人占 1%~4%。目前我国尚缺乏原发性小血管炎的流行病学资料。

## 二、病因及发病机制

目前，原发性小血管炎的确切病因及发病机制还不明确。感染、免疫机制、环境因素、遗传因素等在 AAV 发病过程中可能发挥作用。

1. 感染　GPA 患者虽任何器官均可受累，但起病初是呼吸道受累，最多见的是鼻窦炎和鼻炎，继而出现中性粒细胞性肺泡炎、肾小球肾炎，提示了可能的疾病发展过程。鼻炎和鼻窦炎继发感染多为金黄色葡萄球菌，金黄色葡萄球菌不仅造成局部感染，还可能通过细胞免疫机制诱导 GPA 的发生与发展。应用复方新诺明治疗早期 GPA 有效，并可使 GPA 复发率降低 60%，间接证明感染可能参与 AAV 的发病过程。

近年研究表明具有 FimH 的革兰阴性菌感染可能与 AAV 发病相关。FimH 相关细菌感染后，通过分子模拟机制，宿主体内产生针对溶酶体膜蛋白 2（lysosomal membraneprotein – 2，LAMP2）的自身抗体，LAMP2 – ANCA 导致 AAV 的发生。

2. 免疫机制　1982 年 Davies 在 8 例免疫病理改变不明显的节段性坏死性肾小球肾炎患者血清中检测到 ANCA，从此开始了此类疾病自身免疫发病机制的研究高潮。ANCA 是一种以中性粒细胞胞质颗粒和单核细胞溶酶体成分为特异抗原的自身抗体，应用间接免疫荧光技术观察酒精固定的中性粒细胞可发现 ANCA 有两种分布形式：抗体在胞质呈均匀分布，即胞质型（c – ANCA），其靶抗原为蛋白酶 – 3（PR3）；另一种呈环核分布，即核周型（p – ANCA），靶抗原为髓过氧化物酶（MPO）。除 PR3 和 MPO 外，ANCA 还对应其他类型的抗原。90% 以上活动期 GPA 患者 c – ANCA 阳性，病情静止时约 40% 患者阳性。80% 的 MPA 患者 ANCA 阳性，主要以 p – ANCA 为主。70% 的 EGPA 患者可有 ANCA 阳性，主要为 p – ANCA。

ANCA 在小血管炎发病中的作用目前尚不明确，可能的机制为①ANCA 激活中性粒细胞而引起血管壁炎症损害；②ANCA 抑制 PR3 和（或）MPO 与其生理性抑制药结合，从而使 PR3、MPO 持续活化，导致组织损伤；③ANCA 的一些靶抗原是单核细胞的组成成分，因此单核细胞也是 ANCA 的靶细胞。ANCA 可刺激单核细胞分泌单核细胞趋化蛋白 – 1、IL – 8，促进局部中性粒细胞和单核细胞募集，参与肉芽肿形成。但也有人认为 ANCA 在血管炎中并不起致病作用，它可能只是对受损血管处被激活的中性粒细胞所释放的隐匿抗原的继发性反应，而原发性致病可能为病毒感染或免疫复合物病，其免疫复合物很快被从血管壁清除，所以在肾活检时不被发现。

除 ANCA 外，补体系统的旁路激活、效应 T 细胞功能异常以及调节性 B 细胞功能缺陷在 AAV 发病过程中亦起着重要作用。GPA 患者 $CD_4^+$ T 细胞产生 IFN – γ 的能力比正常人高 10 ~ 20 倍，TNF – α 也明显增高，呈现 Th1 优势。有研究表明，感染和（或）自体抗原引起巨噬细胞 IL – 12 的过度反应，导致 Th1 细胞因子（IFN – γ、TNF – α）过度产生，引起肉芽肿性血管炎病变。调节性 B 细胞能够抑制 Th1 细胞亚群的分化，GPA 患者体内 Th1 优势分化可能与调节性 B 细胞功能异常有关。MPA 患者体内主要表现为 Th2 优势，产生的 IL – 4 远高于 IFN – γ，这种免疫异常与非肉芽肿性炎症有关。

3. 环境因素　目前认为硅颗粒可能参与 MPA 的发病。一项欧洲的多中心流行病学调查发现，部分 MPO – ANCA 阳性的 MPA 患者，与接触硅颗粒（石英、花岗岩、砂岩、谷类粉尘等）有关。另一项调查发现接触上述硅颗粒者 MPO – ANCA 的阳性率显著高于健康对照组。日本本州大地震后 MPO – ANCA 阳性血管炎发生率增加也提示硅尘可能与 MPA 的发生相关。

4. 遗传因素　遗传因素与原发性小血管炎易感性的关系亦是近年的研究热点，但是目前尚缺乏具有说服力的一致性的结论。

## 三、病理

原发性小血管炎肾损害的特征性病理改变为坏死性肾小球肾炎。肾组织学改变主要为受累小动脉、微动脉、微静脉以及肾小球毛细血管炎症，肾小球毛细血管襻的纤维素样坏死以及毛细血管外增生。坏死及增生的程度从局灶、节段性至弥漫性不等，从而产生以坏死性肾小球肾炎伴新月体形成为主要特征的病理损害，肾小球周围炎症细胞浸润，甚至肉芽肿形成。近年，肾小管病变及间质单核细胞浸润及纤维化也受到重视。晚期则表现为肾小球硬化、间质纤维化及肾小管萎缩。免疫荧光通常无或仅有很少量的免疫复合物沉积，电镜下也观察不到电子致密物的沉积。

## 四、临床表现

原发性小血管炎的临床表现复杂多样，表现为多器官多系统受累。起病形式多样，可呈快速进展型起病，也可隐匿起病。该病男性发病略多于女性，各年龄段均可发病，40~60岁是本病的高发年龄，见表17-8。

表17-8　ANCA相关性血管炎的临床特征

| 临床特征 | GPA | MPA | EGPA |
|---|---|---|---|
| ANCA 阳性率 | 80%~90% | 70% | 50% |
| ANCA 靶抗原特异性 | PR3 > MPO | MPO > PR3 | MPO > PR3 |
| 组织学病变 | 白细胞破碎性血管炎；坏死性肉芽肿性炎症（肾活检标本少见） | 白细胞破碎性血管炎；无肉芽肿炎症 | 嗜酸性粒细胞组织浸润；坏死性芽肿性血管炎，可伴嗜酸性坏死 |
| 耳、鼻、喉 | 鼻中隔穿孔；鞍鼻；传导性或感觉神经性耳聋；声门下狭窄 | 无或轻微 | 鼻息肉；过敏性鼻炎；传导性耳聋 |
| 眼 | 眼眶炎性假瘤；巩膜炎（穿通性巩膜软化）；表层巩膜炎；葡萄膜炎 | 偶有眼部受累：巩膜炎、表层巩膜炎；葡萄膜炎 | 偶有眼部受累：巩膜炎；表层巩膜炎；葡萄膜炎 |
| 肺 | 结节；固定浸润病灶；空洞；肺泡出血 | 肺泡出血 | 哮喘；迁移性浸润病灶；肺泡出血 |
| 肾 | 节段性坏死性肾小球肾炎，偶有肉芽肿形成 | 节段性坏死性肾小球肾炎 | 节段性坏死性肾小球肾炎 |
| 心脏 | 偶有心脏瓣膜损害 | 少见 | 心功能衰竭 |
| 外周神经 | 血管炎性神经病变（10%） | 血管炎性神经病变（58%） | 血管炎性神经病变（78%） |
| 嗜酸性粒细胞增多 | 偶有轻度嗜酸性粒细胞增多 | 无 | 全部伴有嗜酸性粒细胞增多 |

1. **肾外表现**　全身症状包括发热、疲乏、食欲减退、抑郁、体重下降、关节痛等，其中发热最常见。不同 AAV 亚型临床表现各具特色。

（1）肉芽肿性多血管炎（GPA）：典型的 GPA 表现为三联征：上呼吸道、肺和肾病变。临床上分为 2 型：①局限型或初发型，有呼吸道病变但无肾脏受累，80% 以后累及肾脏；②暴发型，活动性或广泛性 GPA。大部分患者以上呼吸道病变为首发症状，表现为鼻炎、鼻窦炎或口腔炎症。通常表现是持续性流脓涕或血性鼻涕，而且不断加重，可导致上呼吸道的阻塞和疼痛。伴有鼻黏膜肿胀、溃疡和结痂，鼻出血，严重者鼻中隔穿孔，鼻骨破坏，出现鞍鼻。口腔炎症表现为口腔溃疡、增殖性牙龈炎、颌下腺炎、腮腺的疼痛性肿大、咽扁桃体肿大和溃疡、咽后壁肿胀和溃疡等。咽鼓管阻塞可引发中耳炎，导致听力丧失，而后者常是患者的第一主诉。部分患者可因声门下狭窄出现声音嘶哑及呼吸喘鸣。

肺部受累是 GPA 的基本特征之一，约 50% 的患者在起病时即有肺部表现，80% 以上的患者将在整个病程中出现肺部病变。胸闷、气短、咳嗽、咯血以及胸膜炎是最常见的症状。大量肺泡性出血较少见，但一旦出现，则可发生呼吸困难和呼吸衰竭。约 1/3 的患者肺部影像学检查有肺内阴影，可缺乏临床症状。查体可有叩浊、呼吸音减低以及湿啰音等体征。因为支气管内膜受累以及瘢痕形成，55% 以上的患者在肺功能检测时可出现阻塞性通气功能障碍，另有 30% ~40% 的患者可出现限制性通气功能障碍以及弥散功能障碍。

除上、下呼吸道受累外，眼也是 GPA 的常见受累器官。GPA 可累及眼的任何结构，表现为眼球突出、视神经及眼肌损伤、结膜炎、角膜溃疡、表层巩膜炎、虹膜炎、视网膜血管炎、视力障碍等。最常见的皮肤表现为紫癜，此外还可出现多形红斑、斑疹、瘀点（斑）、丘疹、皮下结节、坏死性溃疡、浅表皮肤糜烂等。约 1/3 的患者在病程中出现神经系统病变。以外周神经病变最常见，多发性单神经炎是主要的病变类型，临床表现为对称性的末梢神经病变。肌电图以及神经传导检查有助于外周神经病变的诊断。

（2）显微镜下多血管炎（MPA）：典型病例多具有皮肤－肺－肾的临床表现。

皮肤表现：可出现各种皮疹，以紫癜及可触及的充血性斑丘疹多见。还可有网状青斑、皮肤溃疡、皮肤坏死、坏疽以及肢端缺血、坏死性结节、荨麻疹，血管炎相关的荨麻疹常持续 24h 以上。

肺部损害：有 50% 的患者有肺部损害，发生肺泡壁毛细血管炎，12% ~29% 的患者有弥漫性肺泡出血。由于弥漫性的肺间质改变和炎症细胞的肺部浸润，约 1/3 的患者出现咳嗽、咯血、贫血，大量的肺出血导致呼吸困难，甚至死亡。部分患者可在弥漫性肺泡出血的基础上出现肺间质纤维化。查体可见呼吸窘迫，肺部可闻及啰音。

20% ~30% 的 MPA 患者出现神经系统损害，主要为多发性单神经炎，表现为四肢麻木、刺痛感，长期失用后可出现肌萎缩。10% 左右的患者可出现中枢神经系统受累，表现为癫痫发作。

（3）嗜酸性肉芽肿性多血管炎（EGPA）呼吸道过敏性症状是 EGPA 的特征性表现，可表现为哮喘、支气管炎、过敏性鼻炎、鼻息肉。除此之外，可出现多系统损害，如皮肤血管炎、神经系统损害、心脏损害、消化系统损害等，组织及血管壁可见大量嗜酸性粒细胞浸润，血管周围肉芽肿形成。

2. 肾脏表现

（1）血尿：几乎每例都有，轻重不等，80% 患者有镜下血尿，20% 有肉眼血尿，表现为无痛性、全程性。

（2）蛋白尿：几乎所有患者都有不同程度的蛋白尿，蛋白尿一般未达到肾病综合征范围，但亦有患者可达 20g/d。

（3）管型尿：可类似急性肾小球肾炎改变，出现红细胞管型、其他细胞管型、透明管型及颗粒管型。

（4）肾功能不全：常表现为不同程度的肾功能不全（重者需透析治疗），部分患者进展迅速，表现为急进性肾小球肾炎，迅速进展至终末期肾衰竭。

（5）高血压：程度不一，一般为轻度或中度，少数较严重，可发展为高血压危象。患者肾小球滤过率下降，导致水钠潴留，血容量增加或血管痉挛，引起高血压的发生；或因缺血引起肾素－血管紧张素系统激活，导致血压升高。

（6）水肿：常在清晨起床时眼睑水肿，下肢及阴囊部水肿也常较显著，严重时可有浆膜腔积液，少数患者可出现充血性心力衰竭。

（7）少尿或无尿：肾小球毛细血管病变以及血管外的压迫，使肾血流量减少，发生滤过障碍，加之肾小管功能相对正常，以致液体重吸收相对增多，导致少尿或无尿。

## 五、辅助检查

1. 实验室常规检查　①血常规示白细胞、血小板升高，正细胞正色素性贫血；GPA 患者可有轻度嗜酸性粒细胞增多，EGPA 患者嗜酸性粒细胞明显增多。②血沉增快，C 反应蛋白升高，常被视为疾病活动性指标。③血清免疫球蛋白（IgG、IgM、IgA）升高，补体正常或降低，类风湿因子、抗核抗体可有阳性。④尿常规检查示镜下血尿（RBC > 5/HP）或出现红细胞管型，不同程度的蛋白尿。⑤肾功能检查示多数患者血肌酐、尿素氮升高。

2. ANCA 测定　ANCA 在荧光显微镜检查时分为胞质型（c - ANCA）和核周型（p - ANCA），c - ANCA 靶抗原为 PR3，p - ANCA 靶抗原为 MPO。80% ~ 90% 的 GPA 患者 c - ANCA 阳性，70% 的 MPA 患者 ANCA 阳性，其中 60% 为 p - ANCA，另有 40% 为 c - ANCA。50% 的 EGPA 患者 ANCA 阳性，主要为 p - ANCA。采用 ANCA 诊断原发性小血管炎时须注意以下几点：①只有与 AAV 的临床征象相结合，ANCA 才具有诊断价值。②需要 ELISA 法进一步验证 ANCA 免疫荧光检测的可靠性。③组织病理学检查仍然是诊断原发性小血管炎的金标准。④ANCA 阴性并不能排除原发性小血管炎的存在，因为 10% ~ 50% 的原发性小血管炎患者 ANCA 阴性。⑤ANCA 的检测结果与原发性小血管炎的病情活动、缓解或复发无必然联系。活动期 ANCA 阳性的患者，当 ANCA 持续阴性时，提示疾病处于缓解期，但并不能排除复发的可能；当处于疾病缓解期且 ANCA 阴性患者，再次出现 ANCA 阳性时，提示患者复发的危险增高，但并不能确诊为疾病复发。⑥ANCA 的检测结果不能决定治疗方案的选择，合理的治疗方案必须结合临床病程、体检及其他血清学指标考虑。

3. 影像学检查　GPA 患者胸部 X 线检查可发现肺部浸润性病灶和结节状阴影，伴有局部肺不张。结节状阴影通常为多发和双侧的，可有空洞形成，结节可在几毫米至几厘米大小。MPA 患者胸部 X 线及 CT 检查早期可发现无特征性肺部浸润影或小泡状浸润影，双侧不规则的结节状片状阴影，肺空洞少见，可见继发于肺泡毛细血管炎和肺出血的弥漫性肺实质浸润影；中晚期可出现肺间质纤维化。当出现弥漫的毛玻璃样改变，肺透亮度下降，提示肺泡出血的可能 EGPA 胸片无特征性，多变性肺部阴影是其特点；多数患者呈现肺内浸润性病变，可呈结节状或斑片状阴影，边缘不整齐，弥漫性分布，很少形成空洞，阴影可迅速消失；部分患者伴有胸腔积液。

4. 组织病理学检查　GPA 的病理改变特征是显示三种病变：坏死、肉芽肿和血管炎。病变中呈现坏死的特征性改变是：坏死带在病变组织中分布不均，光镜低倍镜下呈地图样，边缘呈波状或锯齿状，坏死常呈嗜碱性，并有细碎的颗粒。嗜碱性坏死周围环绕栅栏状细胞，呈现肉芽肿性炎性改变；血管炎主要累及小动静脉，毛细血管，表现为纤维素样坏死，有巨细胞性肉芽肿样改变。肾组织呈现节段性坏死性肾小球肾炎，可有新月体形成，没有或少见免疫球蛋白、补体的沉积。

MPA 的血管病变表现为节段性血管坏死，中性粒细胞及单核细胞浸润，可伴有白细胞破碎和纤维素样坏死，无肉芽肿形成。肾脏、肺可出现前述典型的病理改变；皮肤紫癜，病理改变为白细胞破碎性血管炎，中性粒细胞浸润明显，伴有不同程度的嗜酸性粒细胞、单核细胞、巨噬细胞浸润；动脉受累呈动脉炎样改变，有纤维素样坏死，中性粒细胞、单核细胞浸润等。

EGPA 主要累及小动静脉，表现为肉芽肿性坏死性血管炎，同时伴有大量嗜酸性粒细胞组织浸润，后者是 EGPA 的特征性病理改变。

## 六、诊断及鉴别诊断

### （一）原发性小血管炎肾损害的诊断

临床表现呈全身多系统受累，同时合并血尿、蛋白尿、高血压、肾功能异常等肾损害表现，如 ANCA 阳性，应高度怀疑原发性小血管炎肾损害的可能。肾组织活检见到节段性坏死性肾小球肾炎伴或不伴新月体形成，免疫病理检查未见或仅见微量免疫复合物沉积者有助于诊断。原发性小血管炎主要包括 GPA、MPA、EGPA 三种亚型，以下为各亚型的分类标准或诊断依据。

（1）目前，GPA 的诊断采用 1990 年美国风湿病学会（ACR）分类标准（表 17 - 9），诊断的敏感性和特异性分别为 88.2% 和 92.0%。除此之外，也有采用 ELK 分类系统下典型的脏器受累表现，加之典型的组织病理学特征改变或 c - ANCA 阳性来诊断 GPA。

（2）MPA 尚无统一分类标准，诊断应综合分析临床表现、实验室检查及组织病理学检查。主要依据如下。

1）中老年男性多见，多数起病急，进展快。

2）有上呼吸道感染或药物过敏样前驱症状，如发热、乏力、皮疹、关节痛、体重下降等非特异性表现。

3）多系统损害：肾损害类似急进性肾小球肾炎，表现为血尿、蛋白尿、管型尿、高血压等，肾功能进行性下降；肺部受累：主要表现为肺泡毛细血管炎和肺泡出血，常见症状为咳嗽、气短、咯血、贫血，大量肺出血可致呼吸困难，甚至死亡，病程长者可出现肺间质纤维化。皮肤损害多表现为紫癜，也可出现网状青斑、溃疡、坏死等，病理特点为白细胞破碎性血管炎。其他系统损害还包括神经系统、消化系统、心血管系统、眼、关节、肌肉等。

4）ANCA 阳性（70% 左右），其中绝大多数（60%）为 MPO - ANCA（p - ANCA），少数为 PR3 - ANCA（c - ANCA）；HBsAg 阴性。

5）组织病理学检查：皮肤、肺、肾组织活检有助于诊断：肺泡毛细血管炎、寡免疫沉积型坏死性新月体型肾小球肾炎和皮肤白细胞破碎性血管炎对诊断的确立有重要价值。

（3）EGPA 的诊断目前多采用 1990 年美国风湿病学会（ACR）制定的分类标准（表 17 - 10），诊断的敏感性为 85%，特异性为 99.7%。

表 17-9　1990 年美国风湿病学会（ACR）GPA 分类标准

| 标准 | 定义 |
| --- | --- |
| (1) 鼻或口腔炎症 | 痛性或无痛性口腔溃疡，脓性或血性鼻腔分泌物 |
| (2) X 线胸片异常 | X 线胸片示结节，固定浸润灶或空洞 |
| (3) 尿沉渣异常 | 镜下血尿（RBC > 5/HP）或出现红细胞管型 |
| (4) 病理性肉芽肿性炎性改变 | 动脉壁或动脉周围或血管（动脉或微动脉）外区域有肉芽肿性炎症 |

注：符合 2 条或 2 条以上可诊断 GPA。

表 17-10　1990 年美国风湿病学会（ACR）EGPA 分类标准

| 标准 | 定义 |
| --- | --- |
| (1) 哮喘 | 哮喘史或呼气时有弥漫高调啰音 |
| (2) 嗜酸性粒细胞增多 | 白细胞分类计数中嗜酸性粒细胞 > 10% |
| (3) 单发或多发神经病变 | 由于系统性血管炎所致单神经病变、多发单神经病变或多神经病变（即手套/袜套样分布） |
| (4) 非固定性肺浸润 | 由于系统性血管炎所致，X 线胸片上为迁移性或暂时性肺浸润（不包括固定浸润影） |
| (5) 鼻窦炎 | 急性或慢性鼻窦疼痛或压痛史，或影像学检查示鼻窦不透光 |
| (6) 血管外嗜酸性粒细胞浸润 | 病理示动脉、微动脉、静脉外周有嗜酸性粒细胞浸润 |

注：符合 4 条或 4 条以上可诊断 EGPA。

## （二）原发性小血管炎肾损害的鉴别诊断

1. 原发性小血管炎肾损害不同亚型之间的鉴别　GPA、MPA、EGPA 均为累及小血管（小动脉、静脉及毛细血管）的系统性血管炎，多器官受累，与 ANCA 紧密相关。GPA 以 cANCA 为主，MPA、EGPA 以 p-ANCA 为主。组织病理学检查示坏死性血管炎，GPA、EGPA 有肉芽肿形成，可以与 MPA 相鉴别，EGPA 可见明显的嗜酸性粒细胞组织浸润，并伴有高嗜酸粒细胞血症，可以与 GPA 鉴别。但是即使是 GPA、EGPA 患者，也不一定在组织标本中发现肉芽肿，此时 AAV 亚型之间较难鉴别，但上呼吸道受累及 c-ANCA 阳性有助于 GPA 的诊断，而呼吸道过敏性疾病如哮喘、过敏性鼻炎、鼻息肉有助于 EGPA 的诊断。

肾局限型血管炎：除肾脏外无其他脏器受累的证据，通常与 p-ANCA 相关，病理特征为寡免疫肾小球肾炎。缺乏肾外表现、p-ANCA 阳性、寡免疫沉积型肾小球肾炎有助于本病诊断。

2. 与其他类型血管炎肾损害的鉴别

（1）结节性多动脉炎肾损害：结节性多动脉炎（polyarteritis nodosa，PAN）是一种以中、小动脉坏死性炎症为特征的全身性疾病，ANCA 常为阴性；而原发性小血管炎主要累及小动脉、微静脉、毛细血管，与 ANCA 密切相关。与原发性小血管炎肾损害不同的是，PAN 的肾损害是由于肾血管炎引发的血管性肾病（肾微动脉瘤、肾梗死、肾血管性高血压），无肾小球受累，原发性小血管炎肾损害主要表现为寡免疫坏死性肾小球肾炎；PAN 不累及肺，这也是与原发性小血管炎鉴别的要点，出现肺损伤（肺结节、空洞、浸润或肺泡出血）并伴有全身血管炎表现时，有助于原发性小血管炎的诊断。

（2）药物诱导 ANCA 相关性血管炎肾损害：部分药物可诱导 ANCA 阳性，并出现类似

AAV 肾损害的临床表现，此时详细的病史询问是与原发性小血管炎肾损害相鉴别的关键。目前已知的可诱导 ANCA 阳性的药物为丙硫氧嘧啶、肼屈嗪、普鲁卡因胺、青霉胺等。药物诱导的 ANCA 与原发性小血管炎中的 ANCA 具有不同的产生机制，后者一般仅识别一种靶抗原，PR3 或 MPO，而前者可识别多种靶抗原，如 MPO、PR3、人白细胞弹力蛋白酶、乳铁蛋白、抗杀菌通透性/增高蛋白等。停用药物后临床症状缓解，抗体滴度下降有助于药物诱导 ANCA 相关性血管炎与原发性 AAV 的鉴别。

（3）肺出血 - 肾炎综合征：此病与原发性小血管炎均可出现肺出血及肾脏病变，但本病无其他血管炎及多系统受累表现，ANCA 阴性，抗肾小球基底膜抗体阳性，肾组织病理学检查可见有明显的免疫复合物沿基底膜沉积，而原发性小血管炎肾脏病变为寡免疫坏死性肾小球肾炎。

（4）冷球蛋白血症肾损害：是与冷球蛋白相关的、以皮肤血管炎损害为主的免疫复合物病。患者可出现紫癜、皮肤黏膜溃疡、雷诺现象、血尿、蛋白尿、关节痛等，与丙型肝炎病毒感染有关。因此有丙型肝炎病毒感染的证据、血清中检测到冷球蛋白、肾组织病理学检查见大量免疫复合物沉积（以 IgG、IgM 为主）有助于与原发性小血管炎肾损害相鉴别。

（5）紫癜性肾炎：以皮肤紫癜及含 IgA 的免疫复合物在组织沉积为特征，可出现皮肤、肾、关节及胃肠道症状，肾组织病理学特征为免疫荧光镜下 IgA 呈颗粒样在系膜区沉积，而原发性小血管炎肾损害的病理学特征为节段性坏死性肾小球肾炎，只有微量或无免疫复合物沉积。

3. 与原发性急进性肾小球肾炎的鉴别　原发性急进性肾小球肾炎起病急骤，肾功能可在数日、数周或数月内急剧恶化，以少尿（无尿）型急性肾衰竭多见。肾组织病理为弥漫性新月体型肾小球肾炎，分为三型，Ⅰ型：IgG 线性沉积（抗肾小球基底膜抗体介导）；Ⅱ型：IgG 颗粒样沉积（免疫复合物介导）；Ⅲ型：少或无 Ig 沉积。原发性小血管炎肾损害的病理特征为局灶性节段性坏死性肾小球肾炎，伴或不伴新月体形成，无或仅有少量免疫复合物沉积，因此，肾组织病理学检查有助于原发性急进性肾小球肾炎Ⅰ型和Ⅱ型与原发性小血管炎鉴别，Ⅲ型急进性肾小球肾炎在病理上与原发性小血管炎肾损害较难鉴别，但伴有明显的肾外表现（皮肤、肺、关节等）、ANCA 阳性有助于原发性小血管炎肾损害的鉴别。

4. 继发于结缔组织病的肾损害

（1）狼疮肾炎：系统性红斑狼疮（systemic lupus erythematosus，SLE）是由自身免疫介导的多系统受累的弥漫性结缔组织病，可并发血管炎性病变。SLE 以育龄期女性多见；SLE 患者血清中存在多种自身抗体（抗核抗体、抗双链 DNA 抗体、抗 Sm 抗体等），ANCA 多为阴性；SLE 肾损害的组织病理学检查可见免疫复合物沉积于上皮下、内皮下、基底膜及系膜区，免疫病理可见多种免疫球蛋白（IgG、IgM、IgA 等）和补体（C3、C1q 等）阳性，常称为"满堂亮"现象，而原发性小血管炎肾损害表现为节段性局灶性坏死性肾小球肾炎，只有微量或无免疫复合物沉积。

（2）类风湿关节炎肾损害：类风湿关节炎患者可见多种不同的肾损害，既可以是疾病本身所引起，也可以是由治疗疾病的药物所引起。最常见的病变为膜性肾病、继发性淀粉样变、局灶性系膜增生性肾小球肾炎、类风湿血管炎及镇痛药所引起的肾病。详细的病史询问、仔细的尿检分析以及肾组织活检是明确肾损害类型的重要手段。类风湿血管炎引起的肾损害病理表现为坏死性肾小球肾炎不伴免疫复合物沉积，可以出现 ANCA 阳性，应注意与原发性小血管炎肾损害相鉴别。对称性小关节炎、侵蚀性关节炎、关节畸形、类风湿结节、特异性自身抗体（抗核周因子、抗角蛋白抗体、抗环状瓜氨酸抗体）阳性有助于类风湿关节炎肾损害与原发性小血管炎肾损害的鉴别。

（3）复发性多软骨炎肾损害：复发性多软骨炎是一种较少见的炎性破坏性自身免疫性疾病，8%的患者出现肾损害，表现为血尿、蛋白尿、管型尿，最终可致肾功能不全。肾组织病理学检查示轻度系膜增生型或局灶性节段性新月体型肾小球肾炎，应注意与原发性小血管炎肾损害相鉴别。复发性多软骨炎以软骨受累为主要表现，可致鼻梁塌陷、听力障碍、气管狭窄，耳郭受累最多见，而无鼻窦受累，此点可与 GPA 相鉴别；实验室检查 ANCA 阴性，活动期抗 II 型胶原抗体阳性有助于本病诊断。

5. 继发于感染性疾病的肾损害　部分感染性疾病，如亚急性感染性心内膜炎、脓毒症、深部真菌感染、分枝杆菌感染、放线菌病、梅毒，均可以出现包括肾损害在内的全身多系统损害，并可出现 ANCA 阳性，此时应注意与原发性小血管炎肾损害相鉴别。感染伴发的 AN-CA 与药物诱导的 ANCA 具有相似之处，即可识别多种靶抗原，如 MPO、PR3、人白细胞弹力蛋白酶、乳铁蛋白、抗杀菌通透性/增高蛋白等，而原发性小血管炎中的 ANCA 仅识别一种靶抗原，PR3 或 MPO。另外伴发 ANCA 的感染性疾病患者血清内还可出现多种自身抗体，如抗核抗体、抗 $\beta_2$ 糖蛋白 I 抗体，并出现冷球蛋白血症、低补体血症，此点也可与原发性小血管炎肾损害相鉴别。应用有效的抗生素治疗，能够缓解临床表现，ANCA 滴度逐渐下降甚至转阴，有助于感染性疾病的诊断。

## 七、治疗

治疗方案的选择应根据病情轻重、是否有重要脏器受累以及是否合并威胁生命的并发症而定，应做到因人而异。治疗可分为 3 期，即诱导缓解、维持缓解以及控制复发。2009 年欧洲抗风湿病联盟（European League Against Rheumatism，EULAR）推荐糖皮质激素联合环磷酰胺作为全身型原发性小血管炎的诱导缓解治疗；对于无重要脏器受累、无威胁生命并发症的患者，可应用糖皮质激素联合甲氨蝶呤作为诱导缓解的治疗方案。对于维持缓解阶段，可采用小剂量激素联合硫唑嘌呤，或联合甲氨蝶呤，或联合来氟米特治疗，一般维持治疗至少 1.5~2 年。

### （一）药物治疗

1. 糖皮质激素　泼尼松 1mg/（kg·d），晨顿服或分次服用，一般服用 4~8 周或以后逐渐减量，病情缓解后以维持量治疗，维持量有个体差异，建议小剂量泼尼松（≤10mg/d）维持 2 年或更长。对于重症患者和肾功能进行性恶化的患者，可采用甲泼尼龙冲击治疗，每次 0.5~1.0g 静脉滴注，每日或隔日 1 次，3 次为 1 个疗程，1 周后视病情需要可重复。激素治疗期间注意防治不良反应。不宜单用泼尼松治疗，因缓解率下降，复发率升高。

2. 环磷酰胺　可采用口服，剂量 2mg/（kg·d）（最大量≤200mg/d），持续 12 周。亦可采用环磷酰胺静脉冲击疗法，剂量 0.5~1g/$m^2$ 体表面积，每月 1 次，连续 6 个月，严重者用药间隔可缩短为 2~3 周，以后每 3 个月 1 次，至病情稳定 1~2 年（或更长时间）可停药观察。口服不良反应高于冲击治疗。用药期间需监测血常规和肝功能、肾功能。

3. 硫唑嘌呤　由于环磷酰胺长期使用不良反应多，诱导治疗一旦达到缓解（通常 4~6 个月）后可以改用硫唑嘌呤，2mg/（kg·d）口服，维持至少 1 年。应注意不良反应，尤其是骨髓抑制。

4. 甲氨蝶呤　甲氨蝶呤（20～25mg/周，口服或静脉）可替代环磷酰胺用于无重要脏器受累及威胁生命的并发症且肾功能正常的患者。开始15mg/周，1～2个月或以后增加至20～25mg/周，4周后可逐渐减量，但是在最初3个月内不应低于15mg/周，应检测骨髓抑制、肝功异常等不良反应的发生。

5. 来氟米特　有报道来氟米特（20～30mg/d）口服用于原发性小血管炎的维持缓解治疗疗效优于甲氨蝶呤，但副作用多于甲氨蝶呤，用药过程中应监测肝功异常等不良反应的发生。

6. 霉酚酸酯　初始用量1.5g/d，分2次口服，维持3个月，维持剂量1.0g/d，分2次口服，维持6～9个月。

7. 丙种球蛋白　静脉注射丙种球蛋白（intra-venous immunoglobulin, IVIG）可用于对标准治疗疗效差或复发的患者，丙种球蛋白与补体和细胞因子网络相互作用，提供抗独特型抗体作用于T、B细胞。大剂量丙种球蛋白还具有广谱抗病毒、细菌及中和循环性抗体的作用。一般与激素及其他免疫抑制药合用，剂量为300～400mg/（kg·d），连用5～7d。

8. 环孢素　作用机制为抑制白细胞介素-2的合成，抑制T细胞的激活。优点为无骨髓抑制作用，但免疫抑制作用也较弱。常用剂量为3～5mg/（kg·d）。

9. 生物制剂　利妥昔单抗（rituximab）是一种能特异性降低B细胞数量的单克隆抗体，多个临床试验及病例报道中显示能够诱导难治性或复发性AAV的缓解或部分缓解。也有研究报道抗胸腺细胞球蛋白或肿瘤坏死因子（TNF）-α抑制药应用于难治性患者或经常规治疗多次复发患者，部分患者取得较好疗效，但最终疗效还需要更多的临床资料证实。

（二）血浆置换

对于重症原发性小血管炎患者，如伴发快速进展型肾损害，血肌酐进行性升高，或合并肺泡出血，可应用血浆置换治疗与激素、免疫抑制药合用，对于保护肾功能、提高整体存活率可能有效，但缺乏大规模临床研究的证据，现有一项评估血浆置换对AAV患者病死率及终末期肾衰竭的影响的多中心临床实验正在进行中。

（三）透析或肾移植

少数进入终末期肾功能衰竭者需要依赖维持性透析或进行肾移植，肾移植后仍有很少数患者会复发，复发后仍可用糖皮质激素和免疫抑制药治疗。

八、预后

近年，由于激素和免疫抑制药应用，原发性小血管炎的预后已大为改观。影响预后的因素包括：糖皮质激素的副作用、恶性肿瘤风险增加及进行性器官功能衰竭。血肌酐水平、肺部病变的出现、肾脏病变的严重程度及白细胞计数均对预后有重要的预测作用。肺出血的出现是决定患者生存的最重要因素。肾穿刺发现肾毛细血管襻严重坏死、新月体多且体积大、广泛肾小球及间质纤维化和小管萎缩均为不良预后的征兆。血肌酐水平升高（>350μmol/L）和外周血白细胞水平升高（>16×10$^9$/L）也与预后不良相关。影响预后的关键是及早治疗，尤其是对呈大咯血及急进性肾炎表现者，早期诊断、早期治疗十分重要。

（张玉峡）

# 第三节 过敏性紫癜肾炎

## 一、流行病学

过敏性紫癜好发于儿童，80%～90%发病年龄7～13岁，2岁以下罕见。随年龄增长，发病率逐渐降低。男女发病比例为（1.2～1.8）：1。

过敏性紫癜的发病率存在地区差异，且与IgA肾病相似。在欧洲尤其法国、意大利、西班牙和英国、芬兰以及亚洲如中国、日本、新加坡等国患病率高，而北美洲和非洲国家患病率较低。黑种人和印第安人罕见本病。

过敏性紫癜肾炎是儿童最常见的继发性肾脏病，在成年人，过敏性紫癜肾炎的比例仅次于狼疮肾炎，在西方，过敏性紫癜肾炎占继发性肾脏疾病的10%～50%。

## 二、病因和致病机制

### （一）病因

过敏性紫癜病因尚未明确，许多患者常有近期感染史，但未能证明与链球菌感染的肯定关系，但2/3患者发病前有明确的诱因，如感染或变态反应。各种感染如细菌、病毒、衣原体及寄生虫等均可诱发过敏性紫癜。另外，寒冷、药物和食物过敏，昆虫叮咬等，也可诱发本病。

### （二）发病机制

过敏性紫癜的确切发病机制尚不明确，主要与体液免疫异常有关，也涉及细胞免疫异常，同时有多种细胞因子与炎性介质和遗传因素的参与。但已明确它是一种系统性免疫复合物疾病，为IgA循环免疫复合物相关的小血管炎及毛细血管损害。免疫复合物沉积于血管壁，导致血管通透性增高，血液成分渗出，引起皮肤、黏膜、内脏器官等多部位病变。在过敏性紫癜肾炎，肾小球系膜区和毛细血管襻均存在IgA为主的免疫复合物沉积。

## 三、病理改变

肾活检光镜检查与IgA肾病类似，表现为系膜增生性肾小球肾炎，并可伴不同程度的新月体形成。既有肾小球系膜细胞增生，又有系膜基质扩张；病变既可为局灶性，也可为弥漫性。严重的病例可见多形核白细胞和单个核细胞在肾小球毛细血管襻浸润，甚至可见襻坏死，多伴节段新月体，病变处毛细血管襻常与包曼囊壁粘连。经单克隆抗体检测证实，浸润的细胞为单核细胞/巨噬细胞，以及CD4和CD8阳性T细胞。少数病例也可表现为膜增生性肾炎，出现肾小球基底膜双轨形成。肾小管间质病变程度一般与肾小球病变平行。肾小球毛细血管襻内严重增生，若伴有新月体形成时，间质可出现水肿、多灶性单个核细胞浸润、近曲小管上皮细胞出现扁平、空泡变性、刷状缘脱落或灶性坏死，管腔内可见红细胞管型。过敏性紫癜肾炎的肾小管间质病变较原发性IgA肾病更为常见。

免疫荧光特征与IgA肾病基本相同，以肾小球弥漫颗粒状IgA伴C3沉积为特征。IgA主要沉积于系膜区，也可沿毛细血管襻沉积。绝大多数同时伴有C3沉积，但C1q和C4沉积少见，且强度较弱，说明没有激活补体的经典途径。可伴有 IgG、IgM 沉积，伴 IgG 或 IgM 沉积者，临床表现与病理改变较重。

电镜检查可见系膜细胞和系膜基质增生，免疫复合物样电子致密物沉积，有广泛的系膜区和内皮细胞下不规则电子致密物沉积，偶见上皮细胞下电子致密物沉积。伴新月体形成者，可见基底膜断裂、管腔内中性粒细胞浸润。

国际儿童肾脏病学会（ISKDC）制定的分级标准是目前最常用的方法之一，其分级的主要依据是肾小球新月体数量和肾小球内毛细血管襻内增生程度（表 17 – 11）。

**表 17 – 11　过敏性紫癜肾炎病理分级（ISKDC）**

| 分级 | 病理改变 |
| --- | --- |
| Ⅰ | 轻微肾小球异常 |
| Ⅱ | 单纯系膜增生　a. 局灶分布. b. 弥漫分布 |
| Ⅲ | 新月体/节段性病变 <50%　　　a. 伴节段系膜增生 |
| Ⅳ | 新月体/节段性病变 50% ~75%　b. 伴弥漫系膜增生 |
| Ⅴ | 新月体/节段性病变 >75% |
| Ⅵ | 假性系膜毛细血管性肾小球肾炎 |

## 四、临床表现

### （一）肾外表现

1. 皮疹　过敏性紫癜的特征性皮疹发生在四肢远端、臀部及下腹部，多成对称性分布，为出血性斑点，稍高于皮肤表面，可有痒感，1 ~ 2 周或以后逐渐减退，常可分批出现，几乎所有患者均有此损害。

2. 关节症状　多发性非游走性关节肿痛，见于约 2/3 的患者，多发生在距小腿关节，少数发生在腕和手指关节。

3. 胃肠道症状　最常见为腹痛，以脐周和下腹部为主，为阵发性绞痛。腹痛可相当严重，有时被误诊为急腹症而予剖腹探查。腹痛可伴恶心、呕吐及血便，儿童有时可并发肠梗阻、肠套叠和肠出血。

4. 其他系统表现　如神经系统、肺部、生殖系统等，主要见于儿童患者。中枢神经系统受累时，可表现为头痛、烦躁不安、意识障碍、癫痫、共济失调等，多数为一过性发作，除脑出血或梗死外，一般不留后遗症。亦可导致肺间质病变，肺气体弥散功能下降，但多数无临床症状，极少数并发肺泡出血。

### （二）肾脏表现

过敏性紫癜肾损害发生率，各家报道不一，与研究对象、肾损害判断标准、观察时间长短不同有关。国外报道儿童过敏性紫癜肾损害发生率 20% ~58%，成年人肾损害发生率高于儿童，为 49% ~78%。国内报道过敏性紫癜儿童 35.8% ~55.5% 有肾损害的临床表现。如果行肾穿刺病理检查，肾脏受累比例可能更高。因为在尿检正常的过敏性紫癜患者，肾活检可发现Ⅱ级、甚至Ⅲ级的病理改变。皮疹持续发生一个月以上或反复发作、年长儿童、伴有胃肠道出血或关节炎及血浆Ⅷ因子活性降低者，均易累及肾脏，对这部分患者应加强肾脏损害的监测。

绝大多数肾损害在皮疹出现后 4 周内发生，3.4% ~20% 可在皮疹 3 个月至 3 年后才出现肾损害。极少数以肾脏损害为首发，数月甚至数年后才表现出典型的皮肤紫癜，而常被误诊为 IgA 肾病。

过敏性紫癜肾炎可表现为多种临床综合征，包括孤立性血尿或蛋白尿、血尿伴蛋白尿、肾病综合征、孤立或反复肉眼血尿、急性肾炎综合征和急进性肾炎综合征等。几乎所有儿童患者病初均有镜下血尿，绝大部分伴蛋白尿，少部分表现为孤立性蛋白尿。30% ~50% 儿童和成年人过敏性紫癜肾炎，以急性肾炎综合征起病，临床表现为水肿、血尿，可伴高血压和血清肌酐升高。肉眼血尿发生率约 20%，肾病性蛋白尿占 20% ~45%，多数伴有急性肾炎综合征。肾功能不全及高血压发生率低。少部分患者可表现为一过性蛋白尿或血尿，如果不及早检测尿液，容易漏诊。

成年人过敏性紫癜肾炎临床表现较儿童患者重，高血压、肉眼血尿和肾功能不全的比例高于儿童。与 IgA 肾病类似，极少数过敏性紫癜肾炎可因肉眼血尿，形成红细胞管型，堵塞肾小管，而导致急性肾衰竭。

为了便于临床判断病情选择治疗方案，南京军区南京总医院解放军肾脏病研究所综合肾损害临床和病理改变的严重程度，将过敏性紫癜肾炎分为轻型、中型和重型 3 种类型（表 17 - 12）。

表 17 - 12　过敏性紫癜肾炎临床分型

| 类型 | 尿蛋白（g/24h） | 血尿 | 高血压 | 肾功能损害 | 肾活检病理改变 |
|---|---|---|---|---|---|
| 轻型 | <2.0 | 镜下 | 无 | 无 | 肾小球系膜增生，或轻度间质病变 |
| 中型 | ≥2.0 | 大量镜下血尿或肉眼血尿 | 可有 | 轻度 | 弥漫肾小球系膜增生或局灶节段硬化，新月体 <30%，伴毛细血管襻坏死 |
| 重型 | >3.0 | 大量镜下血尿或肉眼血尿 | 有 | 有 | 重度肾小球系膜增生，新月体 >30%，伴毛细血管襻坏死 |

### （三）临床 - 病理联系

肾损害的临床表现与肾脏病理分级有关。临床仅有少量蛋白尿者一般为 I、II 级，无新月体形成。蛋白尿越多，病变相对越重，尤其是儿童患者，非肾病性大量蛋白尿常常有新月体形成，肉眼血尿患者约 22% 有新月体形成。有肾功能不全者，组织学病变更严重。但肾损害表现并不总与肾活检病理改变相平行，尿检正常的过敏性紫癜患者，肾活检病理仍可见 II 级或 III 级病变。因此，对紫癜性肾炎患者应强调临床与病理相结合，以判断病情和指导治疗。

### 五、辅助检查

过敏性紫癜肾炎有 50% ~70% 的患者血清 IgA 水平升高，1/3 患者在过敏性紫癜肾炎活动期或缓解期，血液中可检测到含 IgA 的循环免疫复合物或 IgA 类风湿因子。有 50% 患者血清中可检出 IgA 型抗磷脂抗体、IgA 型抗内皮细胞抗体（IgA - AECA）和 ANCA 等。ANCA 的免疫球蛋白类型绝大多数为 IgA 型，但 ANCA 的靶抗原不同于原发性血管炎，仅极少数针对髓过氧化物酶或蛋白酶 3。

血清补体一般正常，约 1/2 患者血浆 C3d 增加，此与临床疾病活动性无关，但与组织学病变的严重性相一致。部分患者血清冷球蛋白可升高。

## 六、诊断及鉴别诊断

### （一）诊断

过敏性紫癜肾炎的确切诊断须依据临床表现和病理特征。临床表现有典型皮肤紫癜且无血小板减少，伴或不伴关节痛、腹痛、皮肤划痕症阳性者，诊断并不困难，但确诊须依据受累皮肤活检结果显示白细胞破碎性血管炎伴 IgA 沉积。或肾活检显示肾小球以 IgA 为主的免疫复合物沉积。对临床症状不典型者，组织活检对确定诊断更为重要。

1990 年，美国风湿病协会制订的过敏性紫癜诊断包括：①可触及的皮肤紫癜；②发病年龄 <20 岁；③急腹痛；④活检显示小动脉或小静脉中性粒细胞浸润。符合以上 2 项或 2 项以上者，可诊断为过敏性紫癜，其敏感性和特异性约 90%。在此基础上，欧洲最近提出了新的诊断标准，即皮肤紫癜不伴血小板减少或凝血功能障碍，同时伴有以下一项或一项以上表现者：①弥漫性腹痛；②关节炎/关节痛；③组织活检显示以 IgA 为主的免疫复合物沉积。

对过敏性紫癜患者应及早检查尿液，以明确有无肾脏受累，即使病初尿液检查无异常，也应定期复查。对有明显肾损害（如蛋白尿、血尿）或肾功能损害者，应行肾活检病理检查，以明确病理改变特征，并以此作为治疗选择和预后判断的重要依据。

### （二）鉴别诊断

过敏性紫癜肾炎须与其他表现为皮肤紫癜伴肾脏损害的疾病，如 ANCA 相关性血管炎、狼疮性肾炎、冷球蛋白血症性肾炎及以 IgA 沉积为主的感染后肾小球肾炎等相鉴别。如果肾脏损害发生在皮疹前，还须与 IgA 肾病鉴别。

1. ANCA 相关性血管炎 本类疾病包括微型多血管炎、Wegener 肉芽肿等，均可表现有皮肤紫癜、关节痛和肾炎。成年患者表现为皮肤紫癜伴肾炎，尤其血清 ANCA 阳性时，须首先除外 ANCA 相关性血管炎。但 ANCA 相关性血管炎发病年龄较大，肺出血发生率高，大多数血清 ANCA 阳性（免疫荧光法和 ELISA），肾组织病理检查见肾小管毛细血管襻坏死，新月体更加突出，且无明显免疫复合物沉积，可与过敏性紫癜肾炎相鉴别。ANCA 相关性血管炎，在无坏死或新月体形成的肾小球系膜病变较轻，而过敏性紫癜肾炎常有广泛系膜病变。

2. 狼疮肾炎 少部分狼疮肾炎可伴免疫性血小板减少性紫癜或血栓性血小板减少性紫癜；Ⅲ型及Ⅳ型狼疮肾炎伴狼疮性血管病变及血清 ANCA 阳性者，皮肤紫癜发生率相对较高，过敏性紫癜肾炎须与之鉴别。但狼疮肾炎患者女性多见，发病年龄较大，多伴有其他脏器损害，同时血清多种自身抗体阳性，低补体血症，肾活检显示肾组织中大量以 IgG 为主的免疫复合物且伴 Clq 沉积，可与过敏性紫癜肾炎相鉴别。

3. 混合性冷球蛋白血症 可导致肾小球肾炎，皮肤紫癜及关节痛，少数混合性冷球蛋白包含 IgA（单克隆 IgA，或 IgA - 类风湿因子），可造成伴 IgA 沉积的皮肤白细胞破脆性血管炎和肾小球肾炎，因而与过敏性紫癜肾炎类似。IgA 冷球蛋白血症的肾损害，可表现为局灶系膜增生、新月体肾小球肾炎或膜增生性肾小球肾炎，毛细血管襻内可见冷球蛋白栓子，但无类似于 IgG - IgM 冷球蛋白血症性肾炎在电镜下所见的圆柱状或环状结构。此外，冷球蛋白血症大多存在其他疾病，如丙型肝炎病毒或乙型肝炎病毒感染，淋巴系统疾病等血清冷球蛋白水平异常升高。

4. 感染后肾小球肾炎　本病少部分因沉积的免疫球蛋白以 IgA 为主，患者的皮肤感染也表现为紫癜样皮疹，可有一过性关节痛和胃肠道症状，而常误诊为过敏性紫癜肾炎。但感染后肾小球肾炎急性期，存在低补体血症，肾小球弥漫性内皮增生更加明显，电镜检查见上皮侧有驼峰状电子致密物沉积，无内皮下及系膜区沉积。即使在感染后肾小球肾炎恢复期，仍可见免疫复合物吸收区。而过敏性紫癜肾炎多表现为节段内皮细胞增生，免疫复合物以系膜沉积为主，可伴内皮下沉积，上皮侧沉积物少见。

5. IgA 肾病　除无肾外症状外，IgA 肾病与过敏性紫癜肾炎的肾脏病理及免疫病理特征非常相似。过敏性紫癜肾炎如果肾损害在前，皮肤紫癜发生在后，常被误诊为 IgA 肾病。因此，在 IgA 肾病中可能存在部分"无皮肤紫癜的过敏性紫癜肾炎"。对具有下列临床表现和病理改变特征的 IgA 肾病，应仔细询问皮肤、关节及腹痛病史，并在随访中注意观察有无肾外表现，以排除过敏性紫癜肾炎：①临床有肉眼血尿发作。②肾活检显示有较多毛细血管襻坏死、节段新月体，即血管炎型 IgA 肾病。③免疫荧光示大量 IgA 沿肾小球毛细血管襻沉积，并伴有纤维素沉积。④电镜检查示肾小球除系膜区和系膜旁区电子致密物沉积外，还有较多的内皮下伴上皮侧，或基底膜内电子致密物沉积。

## 七、治疗

过敏性紫癜肾炎应根据患者的年龄、临床表现和肾损害程度不同选择治疗方案。目前，虽缺乏大样本的前瞻性临床对照研究，但对重型过敏性紫癜肾炎均主张采用大剂量糖皮质激素（简称激素）联合细胞毒药物，以积极控制肾脏急性炎症性病变，同时应抑制肾小球系膜细胞增生和细胞外基质成分的产生，预防和延缓慢性肾脏病变进展。由于成年人患者肾损害较重，预后较儿童患者差，因而治疗应更加积极。

### （一）一般治疗

在疾病活动期，应注意休息和维持水、电解质平衡。水肿、大量蛋白尿者可给予低盐、限水和避免摄入高蛋白食物。有消化道症状者应给予易消化食物、腹痛者可给予阿托品和山莨菪碱对症治疗。消化道出血时应禁食，可用质子泵抑制药如法莫替丁、奥美拉唑等和激素。

为预防紫癜复发而加重肾脏损害，应注意预防上呼吸道感染、清除慢性感染病灶（如慢性扁桃体炎、咽炎）、积极寻找可能的致敏原，并避免再次接触。

### （二）常用的治疗药物

1. 糖皮质激素　激素并不能预防过敏性紫癜累及肾脏，因此，单纯皮肤紫癜患者可不用激素，但对已经出现肾脏损害者应给予激素治疗。大量研究表明，激素能减轻过敏性紫癜肾炎的蛋白尿、血尿，改善肾功能，伴有急性关节炎、消化道出血或肺出血者，需激素治疗，可选择泼尼松口服，剂量为：儿童 $1 \sim 2mg/（kg \cdot d）$，一般服用 4 周后减量。对临床表现为急进性肾炎、肾病综合征或肾活检显示大量新月体形成者，可先行甲泼尼龙静脉注射，剂量为 0.5g/d，一般连续使用 3d，以后改为激素口服。激素疗程不统一，少数研究中激素总疗程 3~6 个月，对病情较重尤其反复复发者，临床缓解后，泼尼松可隔天服用，并长时间维持治疗。

2. 雷公藤　雷公藤内酯醇具有抗炎和免疫抑制作用，能抑制 IL-2 产生和 T 细胞活化，抑制 NF-κB 活化，抑制抗体产生，还能改善足细胞表面蛋白分子的结构和分布，从而减少蛋白尿。雷公藤内酯醇能抑制过敏性紫癜肾炎患儿外周血 T 细胞活化、增加淋巴细胞凋亡；增加糖皮质激素受体表达，从而增强激素的疗效。雷公藤总苷可与激素联用或单独应用治疗过敏性紫癜肾炎，适用于单纯蛋白尿、单纯血尿或血尿和蛋白尿并存，肾活检病理示没有新月体和毛细血管襻坏死的轻~中型病例。

3. 环磷酰胺　与激素联合用于治疗重型紫癜性肾炎，临床研究显示有明显疗效，但大多数为非对照研究。国内研究也证明，环磷酰胺对儿童和成年人重型过敏性紫癜肾炎均有确切疗效，环磷酰胺多采用间断静脉注射的方法。对儿童患者应用大剂量环磷酰胺带来的性腺毒性作用、感染的并发症，常常限制了环磷酰胺的临床应用，环磷酰胺的累积总量一般不超过 8~9g。

4. 霉酚酸酯　是一种新型免疫抑制药，它选择性抑制 T、B 细胞的增生及白细胞、内皮细胞黏附分子的表达，有阻止白细胞向炎症部位聚集、抑制内皮细胞增殖和血管生成作用。

5. 其他药物　硫唑嘌呤、环孢素等也用于重型过敏性紫癜肾炎的治疗。除免疫抑制药外，尿激酶、抗血小板制剂如双嘧达莫、抗凝血药物（如华法林）等也与激素及细胞毒药物联用，用于治疗重型过敏性紫癜肾炎，但因缺乏对照，其疗效难以确定。

（三）血浆置换

临床表现为急进性肾小球肾炎、肾活检显示有大量新月体形成（>50%）的过敏性紫癜肾炎，进展至终末期肾衰竭风险极大，对这类重型病例应采取更加积极的治疗措施，如血浆置换、或单独应用血浆置换，可减轻肾损害，延缓肾衰竭进展的速度。

（四）分型治疗

根据病情轻重选择治疗方法，是过敏性紫癜肾炎治疗的基本原则。

1. 轻型过敏性紫癜肾炎　急性期口服泼尼松 0.6mg/（kg·d），同时服用雷公藤总苷 1mg/（kg·d）和中药大黄制剂。泼尼松服用 4 周后逐渐减量，每 2 周减 5mg/隔天至隔天顿服，维持量为隔天 10mg。经上述治疗尿蛋白持续转阴者，可停用激素，继续服用雷公藤总苷和大黄制剂。总疗程 1 年以上。

2. 中型过敏性紫癜肾炎　先使用甲泼尼龙 0.5g 静脉滴注，每天 1 次，连用 3d 后改为口服泼尼松 0.5mg/（kg·d），同时服用雷公藤总苷 1mg/（kg·d）和中药大黄。泼尼松减量方法同轻型。经上述治疗尿蛋白持续转阴者，可停用激素，继续用雷公藤总苷和大黄制剂维持。维持期应注意控制慢性纤维化病变的发展，可加用血管紧张素转化酶抑制药或血管紧张素 Ⅱ 受体拮抗药，治疗总疗程为 2 年以上。

3. 重型过敏性紫癜肾炎　急性期可采用大剂量激素联合霉酚酸酯或环磷酰胺。激素使用方法同中型，病情严重者甲泼尼龙可追加一个疗程。甲泼尼龙静脉冲击治疗结束后，开始使用霉酚酸酯或环磷酰胺，同时服用中药大黄制剂和 ACEI 或 ARB。血压升高者，应积极控制血压。

## 八、预后

过敏性紫癜肾炎总体预后良好、但肾脏存活率各家报道不一。大多数研究表明，儿童患者的预后好于成年人。起病初，表现为单纯血尿和（或）蛋白尿者，较急性肾炎综合征、肾病综合征及肾炎伴肾病综合征预后好。过敏性紫癜肾炎的预后与肾脏病理改变级别呈负相关，进展至终末期肾衰竭者，肾活检病理改变几乎均为Ⅲ级以上。起病年龄大、大量蛋白尿和新月体比例超过50%者，预后差。

大多数患者仅为局灶性肾小球累及和一过性血尿、蛋白尿，肾脏预后良好，多在几个月内消失。某些严重病变如急性肾衰竭、肾病综合征范围的蛋白尿及肾穿刺发现新月体形成，不能自行缓解。重症患者的长期预后仍不佳，最终发展成肾衰竭。疾病初期肾穿刺有硬化和纤维化的，通常预后不良。不论儿童或成年人过敏性紫癜肾炎，临床表现为肾病综合征或急性肾炎伴肾病综合征，起病初血清肌酐升高并伴高血压，肾活检显示有大量新月体、间质纤维化和肾小管萎缩严重者，远期预后差。

（张玉峡）

# 参考文献

［1］陈顺乐．风湿内科学．北京：人民卫生出版社，2014.
［2］北京协和医院编著．北京协和医院诊疗常规–风湿免疫科诊疗常规．北京：人民卫生出版社，2012.
［3］胡绍先．风湿病诊疗指南（第3版）．北京：科学出版社，2015.
［4］向阳主编．风湿免疫病的预防、治疗与护理．湖北：湖北科学技术出版社，2012.
［5］郑文洁，等．风湿免疫科疑难病诊断（第二集）．北京：中国协和医科大学出版社，2010.
［6］栗占国，张奉春，等．风湿免疫学高级教程．北京：人民军医出版社，2014.
［7］陈香美．肾脏病学高级教程．北京：人民军医出版社，2014.
［8］杨毅，于凯江．重症肾脏病学．上海：上海科学技术出版社，2014.

# 第三篇

# 感染护理

## 第十八章　医院感染的预防控制

### 第一节　呼吸系统感染的预防控制

医院获得性呼吸系统感染是指患者在住院期间由各种病原微生物引起的感染性肺疾病。医院下呼吸道感染在医院感染各部位构成比中约占 23.4% ~ 42.0%。医院获得性肺炎在院内感染发病率中居第一或第二，感染死亡率居首位。在危重病机械通气患者中，医院内肺炎的发病率最高。

#### 一、病原微生物

医院内下呼吸道感染病原微生物包括细菌、真菌、支原体、衣原体、病毒和寄生虫等，临床上最常见的病原体仍然是细菌，其次为真菌和病毒。70% 为革兰阴性杆菌，包括绿脓杆菌、肺炎克雷白菌、不动杆菌和大肠埃希菌；革兰阳性菌如金葡菌特别是耐甲氧西林金葡菌；真菌中以假丝酵母菌多见；厌氧菌、病毒等亦占有一定比例。近年来军团菌、病毒和真菌感染有增多的趋势，多重耐药菌引起的医院内肺炎在住院患者特别是 ICU 和器官移植患者中的比例逐年上升。不同起病时间及肺炎的不同时期病原菌有明显的差异。

#### 二、危险因素

下呼吸道感染的发生与机体的状况（内源性危险因素）及医院环境（外源性危险因素）直接相关。凡促使病原微生物吸入、损害呼吸道防御功能以及机体免疫功能的因素均属危险因素。

1. 内源性危险因素　高龄（>60 岁）、慢性消耗性疾病、慢性肺部疾病、免疫功能受损、营养不良、意识障碍、原发感染、休克、吸烟者、使用激素，免疫抑制剂、化疗、放疗、不合理应用抗菌药物等。

2. 外源性危险因素　外科手术、气管插管、气管切开或使用呼吸机、使用治疗性仪器，如雾化装置、鼻胃管等，使用抗酸剂及 $H_2$ 受体拮抗剂，长时间住院，住 ICU 病房，环境空气污染（如中央空调长期不清理），医源性交叉感染等。

### 三、预防控制措施

**（一）减少或消除口咽部、胃肠道病原菌的入侵防止内源性感染的发生**

1. 营养支持疗法　尽可能采用胃肠营养，肠道营养可最大限度减少细菌通过肠黏膜向肝脏和血液移行，并可维持正常肠道菌群平衡。为了减少反流和误吸，可采用小口径鼻饲管少量持续给予，并定期检查鼻饲管的位置是否合适，调节鼻饲的速度和量，也可将导管直接插入空肠，以避免对胃液的碱化作用。

2. 对患者采取半卧位　对重危和机械通气患者尤其是有吸入危险者，应采取半卧位，控制胃内容物反流。

3. 防治消化道应激性溃疡　提倡应用硫糖铝代替 $H_2$ 受体阻抗剂，以减少下呼吸道感染的发病率。

4. 长时间气管插管的患者应及时清除呼吸道分泌物　对患者行声门下分泌物持续或间断抽吸引流，可显著降低原发内源性菌群所致呼吸机相关性肺炎的发生率，并推迟肺炎发生时间。

5. 重视患者的口、鼻、皮肤和饮食的清洁卫生　保持有定植抵抗力的呼吸道和消化道常居菌群。

6. 对外伤、高危手术患者可采用选择性消化道脱污染　通过应用胃肠道不吸收的抗菌药物杀灭胃肠道条件致病性需氧菌，防止革兰阴性菌和假丝酵母菌在口咽部和胃肠道的定植，避免其移行和易位可阻断内源性感染途径，降低医院内下呼吸道感染的发生率。

7. 应用大环内酯类抗菌药物　可破坏和减少导管表面生物被膜，增加其他抗菌药物的通透性，减少细菌在生物被膜内定植，从而降低下呼吸道感染的发生率。

8. 合理应用抗菌药物　在药敏结果指导下有针对性地进行选择。

**（二）切断外源性感染传播途径**

1. 严格执行手卫生制度　接触和护理患者前、后，接触气管插管、气管切开及正在使用呼吸治疗设施前、后，或接触同一患者污染的身体部位后均要严格洗手。

2. 接触患者黏膜和呼吸道分泌物时戴手套。

3. 加强对呼吸治疗器械的消毒管理　各种呼吸装置使用后应彻底清洗、高水平消毒或灭菌，干燥保存，避免再次污染。氧气湿化瓶、雾化器、呼吸机湿化器每天消毒并更换无菌水；呼吸机管道每 48～72h 更换消毒一次。

4. 严格遵守无菌操作技术　做各项呼吸道操作时认真执行无菌技术操作规程；各种呼吸道治疗器具做到一人一用一消毒或灭菌。

5. 加强病房管理　保持病房空气清洁、新鲜。

**（三）改善宿主条件、提高免疫力**

（1）术前采用各种方法去除患者呼吸道分泌物，术后指导和协助患者多咳嗽、深呼吸和及早下床活动，控制影响患者术后咳嗽、深呼吸的疼痛。

（2）尽早去除呼吸机及拔除气管内插管，或使用无创正压通气。

（3）对呼吸道合胞病毒和耐万古霉素肠球菌感染者或携带者进行隔离，有条件时亦应对 MRSA 和铜绿假单胞菌携带者进行隔离。

（4）对粒细胞缺陷者和器官移植者可采用保护性隔离。

（5）对特殊人群可试用免疫球蛋白、集落刺激因子、干扰素、抗内毒素抗体、促炎细胞因子拮抗剂等提高机体免疫功能。

## 四、侵入性操作相关感染及预防

### （一）呼吸机相关肺炎

呼吸机相关肺炎（VAP）是指应用机械通气（MV）治疗48h后或停用机械通气拔除人工气道48h内发生的肺实质的感染性炎症。

1. 病因　机械通气中，患者机体抵抗力低下，常见的感染因素主要包括：①呼吸道纤毛运动减弱易发生感染。②鼻腔插管容易引起黏膜损伤、局部继发感染。③气管插管病人的声门下与气管导管气囊之间常有严重污染积液，该积液若被误吸可能是感染的重要因素。④环境、物品、呼吸机、湿化液及医务人员的手等外源性因素也是导致呼吸机相关性肺炎的重要原因。

2. 临床表现　机械通气患者出现以下的临床表现应考虑发生呼吸机相关性肺炎：①呼吸道分泌物增多并出现脓性改变。②新出现的肺部浸润、动脉氧分压下降及热型改变。③无其他原因解释的临床变化，如左心衰竭、肺栓塞等。

3. 预防　VAP的发病率为9%～68%。病死率为24%～76%，加之VAP患者医疗费用较高，因此采取有效途径预防VAP的发生，较治疗更为重要，它具有降低机械通气患者病死率，减少住院时间，减少医疗费用的重大意义。其主要预防措施主要包括：

（1）严格无菌操作、有效防止致病菌的入侵：①医护人员严格规范无菌操作是最有效的预防措施之一。②保持室内良好通风，对室内空气、所有可再利用物品和医疗器械定时消毒。③加强病房内感染源监测、通报，为用药提供依据。④减少患者外出检查、治疗次数、适时隔离某些特殊感染，减少交叉感染的发生。

（2）积极使用无创通气：急性呼吸衰竭的患者无创通气可用来替代人工气道通气避免感染并发症和气管损伤。有研究显示，经口腔插管呼吸机相关性肺炎发病率低于经鼻腔插管，故应尽量选择口腔插管。

（3）减少误吸：①取半坐位（30°～45°）可将胃肠内容物误吸降到最低限度，虽然在一些非常不稳定的患者操作中有些困难，但其确实是一个简单有效的措施。②连续或间断的进行口咽部分泌物吸引，可避免插管患者的分泌物通过气囊造成慢性误吸。③胃肠动力药物的应用可以加速患者胃内容物排空，防止误吸。④注意纠正鼻胃管和胃肠营养所带来的误吸。⑤震荡和转动床的使用可最大限度地降低肺不张发病率，同时促进分泌物的引流及痰液排出。

（4）呼吸环路的正确管理：①呼吸环路是细菌寄居的一个重要部位，目前主张更换时间不要短于48h的间隔，不同患者之间使用时，则要经过严格消毒；②冷凝水是高污染物，应避免倒流入肺，呼吸机的过滤膜要定期更换；③呼吸环路串联雾化器每24h更换，每次治疗后均应消毒冲洗，防止发生交叉感染。

（5）其他预防措施：①合理使用抗菌药物；②保持口咽部洁净；③增强机体免疫力。

### （二）气管切开和气管插管相关感染

1. 病因　呼吸道的生理结构、功能受到破坏是造成医院感染的主要原因。由于气管插管、气管切开术，患者失去鼻黏膜对吸入空气进行加湿、加温和过滤功能，导致气道黏膜干燥、纤毛运动障碍，感染几率增加。另外气管插管、气管切开术后患者由于机体抵抗力降低，微生物可趁机在潮湿温暖的口腔内生长繁殖，易导致下呼吸道、肺部感染、口腔感染。

2. 临床表现 ①当患者出现神志改变、发热、咳嗽加剧、痰液增多且黏稠，呼吸频率增快，常提示有感染症状。②白细胞增多或减少，$> 10 \times 10^9/L$ 或 $< 4 \times 10^9/L$，伴或不伴核左移。③肺实变体征或闻及湿啰音。④胸片提示新近出现的肺部浸润病灶或间质性病变，伴或不伴胸腔积液。⑤实验室检查，如细菌培养、血清学检查和抗原检测可作为诊断依据。

3. 预防

（1）加强病房环境管理：①开窗通风和空气消毒，保持空气新鲜、洁净及适当的湿度和温度。②严格探视陪伴制度，减少探视人员，患有呼吸道感染疾患者不得进入病房。

（2）注意无菌操作：①气管切开术或气管插管时注意无菌操作，手术器械及用物严格灭菌，并进行常规皮肤消毒，以防止将体表细菌带入气管深部。②在进行护理和治疗操作前后洗手，防止将手上的污染菌传播给患者。③气管内导管应每日更换并进行煮沸消毒，吸痰导管每吸 1 次更换 1 根。④雾化器内储水罐中的液体一人一用，雾化器用后消毒。

（3）减少气管黏膜的损伤：气管插管患者的咽、喉、气管黏膜损伤发生率高，损伤部位多位于气管的气囊处、气管后壁及声门下部位，采用一次性无菌气管导管，以确保材料不对气管黏膜产生化学刺激。

（4）正确掌握吸痰技术：①保持呼吸道通畅，及时、彻底地吸出气管内的分泌物。②将患者的头转向操作者的一侧，检查口、鼻腔情况，昏迷患者可用压舌板或张口器帮着张口。一手将导管末端折叠（连接玻璃管接管处），以免负压吸附黏膜，引起损伤；另一手用无菌止血钳夹持吸痰管插入口腔咽部，然后放松折叠处，先吸口咽部的分泌物，再吸深部的分泌物，吸痰时动作要轻柔，迅速，从深部向上提拉，左右旋转、吸尽痰液。每次吸痰时间不超过 15s，以免缺氧。③导管退出后，应用生理盐水抽吸冲洗，以防导管被痰液堵塞。

（5）减少口腔细菌的定植：①注意患者周围环境物品及空气等的洁净度。②保持口腔清洁。③尽量选用硫糖铝替代抗酸剂、$H_2$ 受体阻滞剂以减轻对胃酸 pH 值的影响，防止胃内细菌定植及逆行，但须预防应激性溃疡。

（赵成梅）

# 第二节 泌尿系统感染的预防控制

泌尿系统感染又称尿路感染，是指各种病原体所致泌尿系统的急、慢性炎症。根据感染的部位分为上尿路感染和下尿路感染。泌尿系统感染的发生率高，彻底治愈率低。在我国医院感染中泌尿系统感染约占 20.8% ~ 31.7%，仅次于呼吸道感染。而在美国占医院感染的 35% ~ 45%，居医院感染的第一位。

## 一、病原微生物

医院内尿路感染的病原菌 80% 为革兰阴性杆菌，其中又以大肠埃希菌、克雷白菌以及假单胞菌属为主，其次为革兰阳性球菌，以葡萄球菌和肠链球菌多见。

## 二、危险因素

1. 尿路的器械检查　导尿管和留置导尿管是医院内尿路感染的主要危险因素之一。导尿管菌尿症主要与插管方法、留置导尿时间、密闭导尿系统是否完整及流行因素等有关。无尿道插管史者发生尿路感染者仅为 1.4% ~ 2.9%，暂时使用一次性导尿管后感染率为 1% ~ 5%，而开放留置导尿 4d 以上则为 100%。

2. 泌尿系统疾病因素　如泌尿系先天畸形、尿路梗阻、输尿管逆流、尿路结石等皆可引起泌尿系统感染。另外许多代谢性疾病的肾盂肾炎发病率明显增高。

## 三、预防控制措施

（1）严格掌握尿路的器械检查及插导尿管的适应证，能通过其他途径达到排尿的患者一般情况下尽量避免使用导尿管。

（2）对有导尿适应证的患者导尿前应根据患者个体情况选择粗细合适的导尿管；导尿时应严格遵守无菌操作规程，插管时动作应轻柔，防损伤尿道黏膜；使用一次性的导尿管和集尿系统。

（3）尽量减少导尿管留置时间，每天评估持续性导尿管的必要性，尽可能缩短导尿管与集尿袋的留置时间。

（4）留置尿管期间需要采集尿标本时，先消毒取样部位，然后再用无菌针穿刺取样。不宜频繁进行尿细菌检测。

（5）留置导尿患者应加强会阴部护理，保持外阴和尿道口的清洁，可用 0.1% 新洁尔灭从尿道口开始向外进行擦洗。不提倡冲洗导尿管和更换导尿管，尿管若有阻塞应立即更换，不能采用膀胱冲洗的方法进行疏通。

（6）严格导尿管管理，保持集尿系统密闭性。多饮水，勤排尿，以冲洗尿路，避免细菌繁殖。

## 四、导尿相关感染及预防

在医院尿路感染中，与导尿有关的菌尿症可占 37.3% ~ 56%，是医院感染的主要危险因素。

1. 病因　导尿或留置导尿管的患者中，20% ~ 60% 的患者有尿路感染，其中 80% 与导尿相关。尿管菌尿症细菌的入侵途径主要有 3 个方面：①导尿时，无菌操作不严格而污染导尿管或将尿道外口周围细菌种植于膀胱。②细菌可沿导管内腔上行而感染膀胱，细菌主要来自集尿袋及收集系统，尤其见于开放式留置导尿管者。③导尿管与尿道黏膜之间存在空隙，在此间隙之间有一层较薄的尿道分泌物，细菌在黏液中生长繁殖，并上行感染膀胱。

2. 临床表现　患者出现尿频、尿急、尿痛等尿路刺激症状，或有下腹触痛、肾区叩痛、伴或不伴发热，或者排尿困难、血尿、尿液浑浊。但是，尿路感染的诊断，常不能依靠临床症状和体征，而要依靠实验室检查，特别是细菌学检查。

3. 预防　导尿是医院内感染的重要因素之一，应严格掌握导尿和留置导尿管的适应证，并采取措施预防导尿管所产生的尿路感染。防止导尿和留置导尿管所致的医院内尿路感染：①严格掌握导尿和留置导尿管的适应证，尽量避免插导尿管。②严格无菌操作，防止尿路感染。③选择适合于尿道腔内径的导尿管，注意插管动作要轻柔、准确、以免损伤尿道黏膜。应限制导尿的持续时间，尽量避免长期留置导尿管。应保持尿道口清洁、干燥，减少细菌侵入尿道，每日用消毒液棉球消毒尿道口和外阴 1~2 次。如果分泌物过多，可用 0.02% 高锰酸钾溶液清洗，然后用消毒液棉球消毒；每日更换引流管及集尿袋，每周更换导尿管一次，及时放出集尿袋内尿液并记录，倾倒尿液时不可将引流管末端抬高，（需低于耻骨联合）以免造成逆行感染。④导尿管应保持引流通畅，防止受压、扭曲和堵塞。⑤自导尿管引流至储尿袋，应使用一次性密封式集尿系统，除因梗阻需要冲洗外，任何时候均不宜任意将引流管道与导尿管脱离，若需冲洗，可采取密封式装置，切勿使用开放式装置。⑥引流管道不宜太长，以患者翻身不致拉扯太紧或接头脱落为宜。⑦导尿管和引流管及集尿袋均为一次性使用，不宜重复使用。

（赵成梅）

# 第三节　消化系统感染的预防控制

消化系统感染为常见的院内感染，主要包括感染性腹泻、胃肠道（食管、胃小肠、结肠、直肠）感染、经消化道感染的病毒性肝炎。消化系统感染可散发亦可流行，主要与饮用食物被污染有关。

## 一、感染性腹泻

医院获得性感染性腹泻是指住院患者在医院发生的急性感染性胃肠炎。感染性腹泻属散发性发病，细菌性食物中毒发病集中，常以暴发和集体发作形式出现，但其临床表现与感染性腹泻相同，可视它为感染性腹泻的一种类型。

（一）病原微生物

引起医院感染性腹泻的病原菌有细菌、病毒、真菌、原虫等。较常见的有沙门菌、志贺菌、大肠埃希菌、耶尔森菌、艰难梭菌、空肠弯曲菌、轮状病毒、白色念珠菌、隐孢子虫等。总体上发病率居首位的是细菌性痢疾和轮状病毒感染，第二位是大肠埃希菌感染，第三位是空肠弯曲菌及沙门菌属感染。感染源主要来自患者、陪住者以及带菌者。医护人员不严格洗手、医疗器械消毒灭菌不严以及医院内食物污染也是重要感染来源。此病为接触传播，主要靠粪－口传播。

（二）危险因素

1. 内在因素　①免疫防御功能损伤：如骨髓移植患者有 40% 发生消化系统感染。②胃酸浓度降低或缺乏：如应用抗酸药或胃切除术后感染危险性显著增加。③胃肠动力降低和正常肠道菌群改变。

2. 外在因素　凡能改变和导致病原体避开宿主防御功能或增加细菌定植的外界因素，均可使其获得感染的危险性显著增高，如接受放射治疗可使免疫功能降低，接受气管插管、内窥镜等侵入性诊疗措施，可直接将外界的微生物带入体内，并不同程度的损伤了胃肠道的防御屏障。

（三）感染诊断

1. 临床诊断 符合下述三条之一即可诊断。①急性腹泻，粪便常规镜检白细胞≥10 个/高倍视野。②急性腹泻，或伴发热、恶心、呕吐、腹痛等。③急性腹泻每天 3 次以上，连续 2d，或 1d 水泻 5 次以上。

2. 病原学诊断 临床诊断基础上，有下列情况之一即可诊断。①粪便或肛拭子标本培养出肠道病原体。②常规镜检或电镜直接检出肠道病原体。③从血液或粪便中检出病原体的抗原或抗体，达到诊断标准。④从组织培养的细胞病理变化（如毒素测定）判定系肠道病原体所致。

（四）预防控制措施

（1）加强对住院患者、家属、陪护、医院工作人员进行饮食卫生及预防肠道传染病的宣传教育工作，有效的洗手是控制感染性腹泻最有效、最简单的措施。

（2）加强消化道诊疗器械的消毒管理，做各项侵入性操作时严格无菌操作规程。

（3）加强对感染性腹泻患者的隔离，并要对其排泄物及其容器等严密消毒，同时要做好随时消毒和终末消毒。

（4）医务人员、食堂工作人员、配膳员等一旦出现急性腹泻，应立即暂时调离与食物和直接与患者接触的岗位，直至临床症状消失，二次大便培养阴性（间隔 24h 以上）方可恢复工作。

（5）一旦发生感染性腹泻的暴发流行，应立即进行流行病学调查及管理。对患者及可疑者进行隔离和医学观察，积极治疗患者，对污染环境和可疑传播途径进行消毒处理，特别要做好手的清洁与消毒，采取保护易感人群等综合性防治措施。

## 二、急性病毒性肝炎

急性病毒性肝炎是多种肝炎病毒引起的传染性疾病，以肝脏炎症和坏死为基本病理特征。病情严重程度从无症状到重症肝炎个体差异很大。少数演变成慢性肝炎、肝硬化，尚可转变为原发性肝癌。医院内急性病毒性肝炎主要源于亚临床感染及病毒携带者（包括患者和医务人员）造成的污染和传播。

目前发现 7 种肝炎病毒，其中己型和庚型病毒分别于 1994 年和 1995 年发现，对其了解尚少。乙型、丙型、丁型和庚型肝炎的传播途径主要为血液与体液，其危险因素和预防措施参见输血相关感染。本节仅就甲型和戊型的流行病学特点及预防措施加以论述。

（一）流行病学

1. 传染源 甲型肝炎的传染源为急性期及亚临床感染者，以粪便传染性最大，而发病前 2 周和起病后 1 周内传染性最强。其病毒血症仅出现于黄疸前 2~3 周黄疸出现后血液通常无传染性。戊型肝炎的传染源主要是患者和亚临床感染者，于潜伏期末和发病初期传染性较强。

2. 传播途径 甲型和戊型肝炎的传播途径均为粪－口传播。粪便中病毒污染食物是引起暴发流行的主要传播方式，日常的接触性传播可引起散发性发病。

（二）危险因素

（1）易感者：甲型肝炎患病后产生保护性抗体可终生免疫，并由母体经胎盘传给胎儿，但出生后 6 个月抗体逐渐消失而成为易感者。非流行区患者对甲型肝炎病毒普遍易感。戊型肝炎感染后获得性免疫仅 1 年左右，故普遍易感。

（2）食用或接触被肝炎病毒污染的食品或用品。

（3）接受内窥镜检查。

### （三）感染诊断

1. 临床诊断　有输血或应用血制品史、不洁食物史、肝炎接触史，出现下述表现为：发热，厌食，恶心、呕吐，肝区疼痛，黄疸。

2. 病原学诊断　在临床诊断基础上，血清甲、乙、丙、丁、戊、庚等任何一种肝炎病毒活动性标志物阳性。

### （四）预防控制措施

1. 加强传染源管理和清除

（1）对患者进行隔离，甲型、戊型肝炎患者自发病之日起隔离 3 周。对集体机构密切接触者应予医学观察，甲型、戊型肝炎接触者观察 45d。

（2）对无症状的病毒携带者加强管理，不允许其从事饮食和托幼工作，同时注意诊疗器械和日常用品分开使用，并做好使用后的灭菌消毒。

（3）若发生医院内急性肝炎暴发流行，应全力找出传染源，加以清除和阻断。

（4）积极治疗患者也是控制传染源的重要步骤。

2. 切断传播途径

（1）建立健全卫生措施，养成良好卫生习惯，饭前便后洗手；提倡分食制和公筷制。公用餐具要严格消毒。

（2）做好水源保护、粪便无害化处理。加强饮水卫生的监督与检查，重点加强对营养室的食品采购、烹调、供应等卫生管理制度的落实，炊事员和配餐员必须定期体检包括各类肝炎标志物检测。

（3）加强消化道诊疗器械的消毒管理。

3. 保护易感人群　甲型肝炎流行期间接触者早期（不超过接触 7~14d）注射丙种球蛋白 0.02~0.015mL/kg，可防止其发病，尤其是儿童。易感人群注射甲型肝炎病毒灭活疫苗或减毒活疫苗，具有一定保护作用。

## 三、内镜相关感染及预防

内镜作为一种侵入人体腔内的诊疗器械，在疑难疾病的诊断甚至在重症患者的抢救等方面，均发挥了重大作用。由于内镜的构造精细、复杂，材料特殊，不能耐受高温高压消毒等原因，不易达到消毒灭菌要求。因内镜消毒灭菌不严、操作不当引起的相关感染亦逐渐成为被关注的问题。常见的内镜相关性感染有肺部感染、胆管感染、切口感染、尿路感染、腹腔感染、盆腔感染、菌血症、败血症、肝炎等。

1. 病因　从国内外报道看，内镜相关感染的感染率比较低，但应注意的是，因监测不全、无症状感染、感染潜伏期长及难以追踪等因素的影响，内镜相关感染的实际感染率将更高。

（1）清洗消毒不规范：对内镜消毒前的清洗不够重视，没有使用流动水清洗内镜，没有采用酶液浸泡、冲洗，致使镜钳孔细菌检出率高。

（2）消毒剂选用不当：临床上根据消毒目的不同，通常将内镜分为几类：①经外科切口进入正常无菌组织的内镜，如腹腔镜、关节镜等，必须经过灭菌处理确实达到无菌后才能使用。②经自然孔道进入相对无菌区并与黏膜接触的内镜，如胃镜、喉镜、支气管镜等，必须进行高效消毒剂消毒后才能使用。③经污染孔道进入人体正常菌群定植部位的内镜，如结肠镜等，应消毒后使用。

（3）清洗消毒时间过短：由于临床患者多，而内镜的数量有限，致使前后患者检查间隙时间仅为几分钟，这是国内内镜污染最为主要的原因之一。

（4）自动清洗机污染：主要为清洗机设计与使用不当所致。

（5）消毒后再污染：因消毒后冲洗液污染或过夜前未干燥内镜的腔道，致使细菌在潮湿的内镜大量繁殖。

（6）手术损伤：在进行内镜诊治时，操作不慎或手术本身的损伤，使受检部位受损，可致继发感染或暂时性的菌血症。

（7）宿主存在易感因素：如受检者合并糖尿病、贫血、恶性肿瘤、肝硬化等，使机体免疫功能下降，易发生感染。

2. 感染诊断　接受内镜诊疗的患者，在诊疗前未有感染也不处于感染的潜伏期，而在内镜诊疗48h后或是自接受内镜诊疗时起超过平均潜伏期后发生的相应内镜诊疗部位、器官或系统的感染。

3. 预防

（1）内镜检查前确定有无感染性疾病。

（2）每日清洁消毒桌面、地面及可能被污染的物体表面，并保持良好的空气质量。

（3）做好内镜的清洁消毒，严格按照卫生部下发的《内镜清洗消毒技术操作规范（2004年版）》进行内镜的清洗消毒，保证消毒质量及活检钳和进入人体无菌组织或器官的内镜的灭菌质量。在内镜的清洁消毒对应特别注意并做到：①每日做首例内镜诊疗前，必须对内镜进行重新消毒灭菌工作。②在手工和自动消毒前，内镜及其所有管道必须进行精细的手工清洗。③整个内镜及其所有管道的消毒必须采用高效的消毒或灭菌。④定期测定消毒液的有效浓度，以确保使用时消毒液的浓度在最低有效浓度之上。⑤消毒后应充分冲洗内镜，以除去镜内的消毒剂。⑥消毒后的内镜，贮藏前必须先干燥，再悬挂保存在无菌柜内。

（4）做内镜治疗或手术的工作人员必须按手术室要求着装、洗手，严格执行无菌技术操作，避免污染导致的医源性感染；按手术要求做好患者的准备，避免患者自身细菌移位导致的医院感染。

（赵成梅）

## 第四节　中枢神经系统感染的预防控制

中枢神经系统感染包括各种病原体所致的脑膜炎、脑炎、脑脓肿、脊髓炎、椎管内感染以及各种颅脑手术部位的感染。医院内发生的中枢神经系统感染以细菌性脑膜炎最常见。发生率虽然低，但病情严重，若未能早期诊断及治疗则预后严重，病死率高，且其存活者中约

35%～50%有不同程度后遗症。

## 一、病原微生物

医院中枢神经系统感染的病原体多来自于自身正常寄生菌的移位、病灶扩散及潜在感染活化，也可来自于外环境。医院中枢神经系统感染的病原体，3/4 以上为革兰阴性杆菌和葡萄球菌属，其不同部位及不同人群的感染优势不同。婴幼儿在肺炎的基础上发生者多为肺炎球菌；介入性操作所致者半数以上为革兰阴性杆菌；新生儿脑膜炎中，以大肠埃希菌和表皮葡萄球菌多见；在脑室－腹腔引流术后，金黄色葡萄球菌引起的局部浅表感染最常见；长期应用广谱抗生素、营养状况差、糖尿病及输注性感染者可发生真菌感染。

## 二、危险因素

### （一）中枢神经系统的感染途径

1. 菌血症或远处部位感染的血行扩散　这是新生儿、婴幼儿、老年人、糖尿病患者、心内膜炎者常见的感染途径。

2. 邻近感染病灶迁延　常见为耳源性感染，中耳炎的细菌可通过炎症破坏的骨板岩鳞缝和脑膜相通的血管侵入，也可通过淋巴管扩展到脑膜；筛窦炎时细菌可通过神经鞘感染脑膜。

3. 颅脑外伤和脊髓损伤　脑脊膜屏障被破坏后，外界和受损部位的细菌可直接进入中枢神经系统。

4. 侵袭性操作和手术　包括手术、脑室穿刺、脑室引流、鞘内注射等可通过器械、医务人员的手等直接带入。

5. 潜在性感染的病原体被激活　如单纯疱疹病毒、水痘带状疱疹病毒等病原体具有造成宿主持续性感染且有能被激活的特点。造成潜在性病原体活化的因素很多，其中主要与宿主免疫调控有关。血清学试验和原位杂交技术研究发现，人类免疫抑制能使潜在性单纯疱疹病毒序列复制。

### （二）危险因素

1. 神经外科患者　特别是头部外伤患者，是高危人群。患者有意识障碍、多次手术、术前存在感染、急诊手术、外伤后清创不彻底、手术时间＞4h、留置导管、脑脊液漏等均为中枢神经系统感染的危险因素。

2. 接受神经系统侵入性诊疗操作　医院内中枢神经系统感染中 3/4 的病例是由于侵入性诊断治疗累及了中枢神经系统，直接破坏脑膜屏障所致。

3. 新生儿及老年人　免疫功能不健全或受损，慢性病如糖尿病等。

## 三、感染诊断

中枢神经系统感染的诊断依感染的类型和部位不同而有不同的标准。

（一）细菌性脑膜炎、脑室炎

1. 临床诊断　患者出现下列情况之一即可作出临床诊断。

（1）发热、颅高压症状（头痛、呕吐、婴儿前囟张力高、意识障碍）之一、脑膜刺激征（颈抵抗，布、克氏征阳性，角弓反张）之一、脑脊液炎性改变。

（2）发热、颅高压症状、脑膜刺激征及脑脊液白细胞轻至中度升高，或经抗菌药物治疗后症状体征消失，脑脊液恢复正常。

（3）在应用抗生素过程中，出现发热、不典型颅高压症状体征、脑脊液白细胞轻度增多，并具有以下情况中的一种。①脑脊液中抗特异性病原体的 IgM 达诊断标准，或 IgG 呈 4 倍升高，或脑脊液涂片找到细菌。②有颅脑侵袭性操作（如颅脑手术、颅内穿刺、颅内植入物）史，颅脑外伤或腰椎穿刺史。③脑膜附近有感染灶（如头皮切口感染、颅骨骨髓炎等）或有脑脊液漏者。④新生儿血培养阳性。

2. 病原学诊断　临床诊断基础上，符合下述三条之一即可诊断：①脑脊液中培养出病原菌。②脑脊液病原微生物免疫学检测阳性。③脑脊液涂片找到病原菌。

**（二）颅内脓肿（包括脑脓肿、硬膜下和硬膜外脓肿等）**

1. 临床诊断符合下述两条之一即可诊断

（1）患者出现发热、颅高压症状之一、颅内占位体征（功能区定位征），并具有 CT 扫描、脑血管造影、核磁共振扫描、核素扫描等影像学检查证据之一。

（2）经外科手术证实即可诊断。

2. 病原学诊断　临床诊断基础上，穿刺脓液或组织活检找到病原体，或细菌培养阳性。

**（三）椎管内感染**

1. 临床诊断　患者出现发热、有神经定位症状和体征或局限性腰背痛和脊柱运动受限；并具有下列情况之一：①棘突及棘突旁有剧烈压痛及叩击痛。②神经根痛。③完全或不完全脊髓压迫征。④脊髓 CT、椎管内碘油造影、核磁共振成像、X 射线平片、脑脊液蛋白及白细胞增加并奎氏试验有部分或完全性椎管梗阻。

2. 病原学诊断　手术引流液细菌培养阳性。

**四、预防控制措施**

（1）仔细检查患者有无头面部化脓病灶，如有应及时清除感染病灶，防止感染蔓延。

（2）对住院患者应预防和治疗其败血症，以防血源性感染；控制化疗药物和免疫抑制剂的使用，积极改善和提高患者的防御功能。

（3）颅脑手术及各种侵入性操作应严格无菌操作技术；包括手术前皮肤的准备，手术器材灭菌及外科洗手和环境物品消毒，其卫生学标准及灭菌效果符合要求。

（4）对于开放性颅脑外伤扩创较晚者、手术野与鼻旁窦或中耳相通的污染手术、颅底骨折有脑脊液漏者、手术复杂、手术时间超过 4h 者应围术期应用抗菌药物。神经外科围术期应用抗生素与单纯术后应用相比，前者能明显降低中枢神经系统感染的发生率。

（赵成梅）

# 参考文献

[1] 尚秀娟，李素新，李广茹，孟强．护理管理在预防与控制医院感染中的作用．中华医院感染学杂志，2011，21（17）：3669-3670.

[2] 尚秀娟．60 岁以上老年病人医院感染分析及护理对策．现代预防医学，2010，37（17）：3266-3267.

[3] 尚秀娟．医院感染管理在提高医疗质量中的重要性．中国病案，2010，11（2）：62-64.

[4] 徐燕，周兰姝．现代护理学（第2版）．北京：人民军医出版社，2015.

[5] 赵成梅，安建新，惠爱荣．推拿、针灸、直流电治疗左腓总神经损伤 1 例．中国组织工程研究与临床康复，2001，14：105.

[6] 黄人健，李秀华．内科护理学．北京：人民军医出版社，2014.

[7] 赵成梅，廖艳霞，安建新．应用红外光电脑疼痛治疗仪治疗神经性疼痛37 例．中国临床康复，2002，6（16）：2442-2442.

[8] 赵成梅，安建新．红外线照射配合中药治疗截瘫病人康复期便秘30 例．现代康复，2001，5（9）：105-105.

# 第十九章　呼吸系统疾病护理

## 第一节　肺炎

肺炎（pneumonia）是指终末气道、肺泡和肺间质的炎症，可由病原微生物、理化因素、免疫损伤、过敏及药物所致。细菌性肺炎是最常见的肺炎。自抗生素广泛应用以来，肺炎预后有明显改善，但近年来肺炎总的病死率又有所上升，主要与社会人口老龄化、吸烟、伴有基础疾病、免疫功能低下，加之病原体变迁、医院获得性肺炎发病率增加、病原学诊断困难、不合理使用抗生素导致细菌耐药性增加和部分人群贫困化加剧等因素有关。

### 一、分类

肺炎可按解剖、病因或患病环境加以分类。

（一）解剖分类

1. 大叶性（肺泡性）肺炎　为肺实质炎症，通常并不累及支气管。病原体先在肺泡引起炎症，继之导致部分或整个肺段、肺叶发生炎症改变。致病菌多为肺炎链球菌。

2. 小叶性（支气管）肺炎　指病原体经支气管入侵，引起细支气管终末细支气管和肺泡的炎症。病原体有肺炎链球菌、葡萄球菌、病毒、肺炎支原体以及军团菌等。常继发于支气管炎、支气管扩张、上呼吸道病毒感染以及长期卧床的危重患者。

3. 间质性肺炎　以肺间质炎症为主，病变累及支气管壁及其周围组织，有肺泡壁增生及间质水肿。可由细菌、支原体、衣原体、病毒或卡氏肺囊虫等引起。

（二）病因分类

1. 细菌性肺炎　如肺炎链球菌、金黄色葡萄球菌、甲型溶血性链球菌、肺炎克雷白杆菌、流感嗜血杆菌、铜绿假单胞菌等。

2. 非典型病原体所致肺炎　如军团菌、支原体和衣原体等。

3. 病毒性肺炎　如冠状病毒、腺病毒、呼吸道合胞病毒、流感病毒、单纯疱疹病毒等。

4. 真菌性肺炎　如白念珠菌、曲霉、放射菌等。

5. 其他病原体所致的肺炎　如立克次体、弓形虫、原虫-肺吸虫、肺血吸虫等。

6. 理化因素所致的肺炎　如放射性肺炎、胃酸吸入、药物等引起的化学性肺炎等。

（三）患病环境分类

由于病原学检查阳性率低，培养结果滞后，病因分类在临床上应用较为困难，该分类有利于指导经验治疗。

1. 社区获得性肺炎（community acquired pneumonia，CAP）　是指在医院外引起的感染性肺实质炎症，包括具有明确潜伏期的病原体感染而在入院后平均潜伏期内发病的肺炎。常见病原菌为肺炎链球菌、流感嗜血杆菌、卡他莫拉菌和非典型病原体。

2. 医院获得性肺炎（hospital acquired pneumonia，HAP） 亦称为医院内肺炎，是指患者入院时不存在、也不处于潜伏期，而于入院48h后在医院内发生的肺炎。无感染高危因素患者的常见病原体依次为肺炎链球菌、流感嗜血杆菌、金黄色葡萄球菌、大肠杆菌、肺炎克雷白杆菌等；有感染高危因素患者的常见病原体依次为金黄色葡萄球菌、铜绿假单胞菌、肠杆菌属、肺炎克雷白杆菌等。

## 二、病因及发病机制

正常的呼吸道免疫防御机制（支气管内黏液－纤毛运载系统、肺泡内吞噬细胞等）使气管隆凸以下的呼吸道保持无菌。肺炎的发生主要由病原体和宿主两个因素决定。如果病原体数量多、毒力强和（或）宿主呼吸道局部和全身免疫防御系统损害，即可发生肺炎。病原体可通过空气吸入、血流播散、邻近感染部位蔓延、上呼吸道定植菌的误吸引起社区获得性肺炎。医院获得性肺炎还可通过误吸胃肠道的定植菌（胃食管反流）和通过人工气道吸入环境中的致病菌引起。

1. 肺炎链球菌肺炎 是由肺炎链球菌或称肺炎球菌引起的肺炎。肺炎链球菌是寄居在口腔及鼻咽部的一种正常菌群，其带菌率随年龄、季节及免疫状态的变化而改变。当机体免疫功能受损时，有毒力的肺炎链球菌侵入人体而致病。其致病力是由于细菌多糖荚膜对组织的侵袭作用，首先引起肺泡壁水肿，白细胞与红细胞渗出，进而含菌的渗出液经肺泡间孔（Cohn）向肺的中央部分扩展，甚至累及几个肺段或整个肺叶。

发病以冬季和初春多见，常与呼吸道病毒感染相平行。患者常为健康的青壮年或老年人与婴幼儿，男性多见。本病约占社区获得性肺炎的半数。除肺炎外，少数患者可发生菌血症或感染性休克，老年人及婴幼儿的病情尤为严重。

2. 葡萄球菌肺炎 是由葡萄球菌引起的急性肺部化脓性炎症。葡萄球菌的致病物质主要是毒素与酶，具有溶血、坏死、杀白细胞和致血管痉挛等作用。其致病力可用血浆凝固酶来测定，阳性者致病力较强，是化脓性感染的主要原因。但其他凝固酶阴性的葡萄球菌亦可引起感染。随着医院内感染的增多，由凝固酶阴性葡萄球菌引起的肺炎也不断增多。

医院获得性肺炎中，葡萄球菌感染占11%～25%。常发生于有糖尿病、血液病、艾滋病、肝病或慢性阻塞性肺疾病等原有基础疾病者。若治疗不及时或不当，病死率甚高。

3. 肺炎支原体肺炎 是由肺炎支原体引起的呼吸道和肺部的急性炎症。常同时有咽炎、支气管炎和肺炎。肺炎支原体是介于细菌和病毒之间、兼性厌氧、能独立生活的最小微生物。健康人吸入患者咳嗽、打喷嚏时喷出的口鼻分泌物可感染，即通过呼吸道传播。病原体通常吸附于宿主呼吸道纤毛上皮细胞表面，不侵入肺实质，抑制纤毛活动和破坏上皮细胞。其致病性可能与患者对病原体及其代谢产物的过敏反应有关。

支原体炎约占非细菌性肺炎的1/3以上，或各种原因引起的肺炎的10%。以秋冬季发病较多，可散发或小流行，患者以儿童和青年人居多，婴儿间质性肺炎亦应考虑本病的可能。

4. 病毒性肺炎 是由上呼吸道病毒感染，向下蔓延所致的肺部炎症。常见病毒为甲、乙型流感病毒、腺病毒、副流感病毒、呼吸道合胞病毒和冠状病毒等。患者可同时受一种以上病毒感染，气道防御功能降低，常继发细菌感染。病毒性肺炎为吸入性感染，常有气管－

支气管炎。呼吸道病毒通过飞沫与直接接触而迅速传播，可爆发或散发流行。

病毒性肺炎约占需住院的社区获得性肺炎的8%，大多发生于冬春季节。密切接触的人群或有心肺疾病者、老年人等易受感染。

5. 真菌性肺炎　肺部真菌感染是最常见的深部真菌病。真菌感染的发生是机体与真菌相互作用的结果，最终取决于真菌的致病性、机体的免疫状态及环境条件对机体与真菌之间关系的影响。广谱抗生素、糖皮质激素、细胞毒药物及免疫抑制剂的广泛使用，人免疫缺陷病毒（HIV）感染和艾滋病增多，使肺部真菌感染的机会增加。

真菌多在土壤中生长，孢子飞扬于空气中，极易被人体吸入而引起肺真菌感染（外源性）；或使机体致敏，引起表现为支气管哮喘的过敏性肺泡炎。有些真菌为寄生菌，如念珠菌和放线菌，当机体免疫力降低时可引起感染。静脉营养疗法的中心静脉插管如留置时间过长，白念珠菌能在高浓度葡萄糖中生长，引起念珠菌感染中毒症。空气中到处有曲霉属孢子，在秋冬及阴雨季节，储藏的谷草发热霉变时更多。若大量吸入可能引起急性气管－支气管炎或肺炎。

### 三、临床表现

1. 肺炎链球菌肺炎　常有受凉、淋雨、疲劳、醉酒、病毒感染等诱因。多有上呼吸道感染的前驱症状。起病急骤，有寒战、高热，体温常在数小时内上升至39～40℃，可呈稽留热，高峰在下午或傍晚。患侧胸痛，可放射至肩部或腹部，随深呼吸或咳嗽加剧。痰少，可带血或呈铁锈色。食欲锐减，偶有恶心、呕吐、腹胀、腹泻，可被误诊为急腹症。严重感染时，可伴发休克、急性呼吸窘迫综合征及神经精神症状，表现为烦躁不安、呼吸困难和不同程度的意识障碍等。

患者呈急性病容，面颊绯红，鼻翼扇动，口周有单纯疱疹，心率快、发绀。有感染中毒症者，可出现皮肤、黏膜出血点，巩膜黄染。病变早期肺部体征不明显，肺实变时病变处叩诊呈浊音，触觉语颤增强并可闻及异常支气管呼吸音。消散期病变处可闻及湿啰音。炎症累及胸膜可有胸膜摩擦音，累及膈胸膜可有上腹部压痛。重症患者有肠胀气，累及脑膜时有颈抵抗及出现病理反射。

严重感染中毒症患者易发生感染性休克，也称休克型肺炎，老年人较多，表现为血压降低、四肢厥冷、多汗、少尿、发绀、心动过速、心律失常等，而高热、胸痛、咳嗽等症状并不突出。也可出现胸膜炎、脓胸、心包炎、脑膜炎和关节炎等并发症。

2. 葡萄球菌肺炎　起病多急骤，寒战、高热，体温高达39～40℃，胸痛，咳大量脓性痰，带血丝或呈脓血状。全身肌肉和关节酸痛，精神萎靡，病情严重者可出现周围循环衰竭。院内感染者常起病隐袭，体温逐渐上升。老年人症状可不明显。

早期可无体征，晚期可有双肺散在湿啰音。病变较大或融合时可出现肺实变体征。但体征与严重的中毒症状和呼吸道症状不平行。

3. 肺炎支原体肺炎　通常起病缓慢，潜伏期2～3周，症状主要为乏力、咽痛、头痛、咳嗽、发热、食欲不振、肌肉酸痛等。多为刺激性咳嗽，咳少量黏液痰，发热可持续2～3周，体温恢复正常后可仍有咳嗽。偶伴有胸骨后疼痛。

可见咽部充血、颈部淋巴结肿大等体征。肺部可无明显体征，与肺部病变的严重程度不相称。

4. 病毒性肺炎　一般临床症状较轻，与支原体肺炎症状相似。起病较急，发热、头痛、全身酸痛、乏力等较突出。有咳嗽、少痰或白色黏液痰、咽痛等症状。老年人或免疫功能受损的重症患者，可表现为呼吸困难、发绀、嗜睡、精神萎靡，甚至并发休克、心力衰竭和呼吸衰竭，严重者可发生急性呼吸窘迫综合征。

本病常无显著的胸部体征，病情严重者有呼吸浅速、心率增快、发绀、肺部干湿性啰音。

5. 真菌性肺炎　本病多继发于长期应用抗生素、糖皮质激素、免疫抑制剂、细胞毒药物或因长期留置导管、插管等诱发，其症状和体征无特征性变化。

6. 重症肺炎　目前重症肺炎还没有普遍认同的标准，各国诊断标准不一，但都注重肺部病变的范围、器官灌注和氧合状态。我国制定的重症肺炎标准为：①意识障碍。②呼吸频率 > 30 次/分。③$PaO_2$ < 60mmHg、$PaO_2/FiO_2$ < 300，需行机械通气治疗。④血压 < 90/60mmHg。⑤胸片显示双侧或多肺叶受累，或入院48h内病变扩大≥50%。⑥少尿：尿量每小时 < 20ml，或每4h < 80ml，或急性肾衰竭需要透析治疗。

## 四、处理要点

肺炎治疗的最主要环节是抗感染治疗。根据患者的年龄、有无基础疾病、是否有误吸、住普通病房还是重症监护病房、住院时间长短和肺炎的严重程度等，选择抗生素和给药途径。同时进行辅助支持治疗和对症处理。发生感染性休克时应及时进行抗休克和抗感染等处理。

肺炎的抗感染治疗包括经验性治疗和病原体治疗。对于青壮年和无基础疾病的社区获得性肺炎患者，常选用青霉素类、大环内酯类、第一代头孢菌素和喹诺酮类等；老年人、有基础疾病或需要住院的社区获得性肺炎，常选用第二、三代头孢菌素、β-内酰胺类/β-内酰胺酶抑制剂和喹诺酮类，可联合大环内酯类或氨基糖苷类。医院获得性肺炎常用第二、三代头孢菌素、β-内酰胺类/β-内酰胺酶抑制剂、喹诺酮类和碳青霉烯类。重症肺炎的治疗应早期、联合、足量应用广谱的强力抗菌药物。

1. 肺炎球菌肺炎　首选青霉素 G，用法及剂量视病情轻重及有无并发症而定。对青霉素过敏或耐青霉素者，可用喹诺酮类（如左氧氟沙星）、头孢噻肟等药物。多重耐药菌株感染者，选用万古霉素。疗程通常为14d，或在退热后3d停药或由静脉用药改为口服，维持数日。

2. 葡萄球菌肺炎　治疗要点为早期引流原发病灶，同时选用敏感的抗生素。通常首选耐青霉素酶的半合成青霉素或头孢菌素，如苯唑西林、头孢呋辛等。对甲氧西林耐药株（MRSA）可用万古霉素、替考拉宁等治疗。疗程约2~3周，有并发症者需4~6周。

3. 肺炎支原体肺炎　首选大环内酯类抗生素，如红霉素，疗程一般为2~3周。

4. 病毒性肺炎　以对症治疗为主，板蓝根、黄芪、金银花、连翘等中药有一定的抗病毒作用。对某些重症病毒性肺炎应采用抗病毒药物，如选用利巴韦林（病毒唑）、阿昔洛韦（无环鸟苷）等。

5. 真菌性肺炎　目前尚无理想的药物，两性霉素 B 对多数肺部真菌仍为有效药物，但由于其副反应较多，使其应用受到限制。其他药物尚有氟胞嘧啶、米康唑、酮康唑、制霉菌素等也可选用。

## 五、常见护理诊断及医护合作性问题

1. 气体交换受损　与肺部炎症、痰液黏稠等引起呼吸面积减少有关

2. 清理呼吸道无效　与肺部炎症、痰液黏稠、无力咳嗽有关

3. 体温过高　与致病菌引起肺部感染有关

4. 疼痛：胸痛　与肺部炎症累及胸膜有关

5. 知识缺乏　缺乏疾病发生、发展、治疗等相关知识

6. 潜在并发症　感染性休克

## 六、护理措施

### (一) 一般护理

1. 休息与环境　保持室内空气清新，病室温、湿度适度，环境安静、清洁、舒适。限制患者活动，限制探视，避免因谈话过多影响体力。要集中安排治疗和护理活动，保证足够的休息，以减少氧耗量，缓解头痛、肌肉酸痛、胸痛等症状。

2. 体位指导或协助患者采取合适的体位　对于意识障碍患者，如病情允许可取半卧位，增加肺通气量；或侧卧位，以预防或减少分泌物吸入肺内。注意每2h变换体位1次，以促进肺扩张，减少分泌物淤积在肺部而引起并发症。

3. 饮食　给予高热量、高蛋白质、高维生素、易消化的流质或半流质饮食，以补充高热引起的营养物质消耗。宜少食多餐，避免压迫膈肌。若有明显麻痹性肠梗阻或胃扩张，应暂时禁食，遵医嘱给予胃肠减压，直至肠蠕动恢复。鼓励患者足量饮水（1~2 L/d），以补充发热、出汗和呼吸急促所丢失的水分，并利于痰液排出。轻症者无需静脉补液，脱水严重者可遵医嘱补液，补液有利于加快毒素排泄和热量散发。心脏病或老年人应注意补液速度，过快过多易导致急性肺水肿。

### (二) 病情观察

监测患者神志、体温、呼吸、脉搏、血压和尿量，并做好记录。尤其应注意密切观察体温的变化。观察有无呼吸困难及发绀，及时适宜给氧。儿童、老年人、久病体弱者的病情变化较快应重点观察，注意是否伴有感染性休克的表现。观察痰液颜色、性状和量，如肺炎球菌肺炎呈铁锈色，葡萄球菌肺炎呈粉红色乳状，厌氧菌感染者痰液多有恶臭等。

### (三) 对症护理

1. 咳嗽、咳痰的护理　鼓励和协助患者有效咳嗽、排痰，及时清除口腔和呼吸道内痰液、呕吐物。痰液黏稠不易咳出时，若病情允许可扶患者坐起，给予拍背，协助咳痰；遵医嘱应用祛痰药以及超声雾化吸入，稀释痰液，促进痰的排出。必要时吸痰，预防窒息。吸痰前，注意告知病情。

2. 气急发绀的护理　监测动脉血气分析值，给予吸氧，提高血氧饱和度，改善发绀，增加患者的舒适度。氧流量一般为每分钟4~6L，若为COPD患者，应给予低流量持续吸氧。注意观察患者呼吸频率、节律、深度的变化，有无皮肤色泽和意识状态改变，如果病情恶化，准备气管插管和呼吸机辅助通气。

3. 胸痛的护理　注意维持患者舒适的体位。患者胸痛时，常随呼吸、咳嗽加重，可采

取患侧卧位，在咳嗽时可用枕头等物夹紧胸部，必要时用宽胶布固定胸廓，以降低胸廓活动度，减轻疼痛。疼痛剧烈者，遵医嘱应用镇痛、止咳药，缓解疼痛和改善肺通气，如口服可待因。此外可用物理止痛和中药止痛擦剂。物理止痛，如按摩、针灸、经皮肤电刺激止痛穴位或局部冷敷等，可降低疼痛的敏感性。中药止痛擦剂具有操作简便、安全，毒副作用小，无药物依赖现象等优点。中药经皮肤吸收，无创伤，且发挥药效快，对轻度疼痛效果好。

4. 其他 鼓励患者经常漱口，做好口腔护理。口唇疱疹者局部涂液状石蜡或抗病毒软膏，防止继发感染。烦躁不安、谵妄、失眠者酌情使用地西泮或水合氯醛，禁用抑制呼吸的镇静药。

### （四）感染性休克的护理

1. 观察休克的征象 密切观察生命体征和病情的变化。发现患者神志模糊、烦躁、发绀、四肢湿冷、脉搏细数、脉压变小、呼吸浅快、面色苍白、尿量减少（每小时少于30ml）等休克早期症状时，及时报告医师，采取救治措施。

2. 环境与体位 应将感染性休克的患者安置在重症监护室，注意保暖和安全。取仰卧中凹位，抬高胸部20°，抬高下肢30°，以利于呼吸和静脉回流，增加心排出量。尽量减少搬动。

3. 吸氧 有发绀或 $PaO_2 < 60mmHg$ 应给高流量吸氧，维持动脉氧分压在 60mmHg 以上，改善缺氧状况。

4. 补充血容量 尽快建立两条静脉通路，遵医嘱补充液体，维持有效血容量，减低血液的黏稠度，防止弥散性血管内凝血。补液不宜过多过快，以免引起心力衰竭和肺水肿。随时观察患者全身情况、血压、尿量、尿比重、血细胞比容等，监测中心静脉压，作为调整补液速度的指标，以中心静脉压不超过10cmH$_2$O、尿量每小时在30ml以上为宜。若血容量已补足而24h尿量仍 < 400ml、尿比重 < 1.018 时，应及时报告医师，注意是否合并急性肾衰竭。

5. 纠正酸中毒 有酸中毒者，静脉滴注 5% 的碳酸氢钠时，因其配伍禁忌较多，宜单独输入。监测和纠正电解质和酸碱失衡等。

6. 应用血管活性药物的护理 在应用血管活性药物，如多巴胺、间羟胺（阿拉明）时，应注意防止液体溢出血管外，引起局部组织坏死和影响疗效。可应用输液泵单独静脉输入血管活性药物，根据血压随时调整滴速，维持收缩压在 90～100mmHg，保证重要脏器的血液供应，改善微循环。

7. 对因治疗 应联合、足量应用强有力的广谱抗生素控制感染。

8. 病情转归观察 随时监测和评估患者意识、血压、脉搏、呼吸、体温、皮肤、黏膜、尿量的变化，判断病情转归。如患者神志逐渐清醒、皮肤及肢体变暖、脉搏有力、呼吸平稳规则、血压回升、尿量增多，预示病情已好转。

### （五）用药护理

遵医嘱及时使用有效抗感染药物，注意观察药物疗效及副作用。药物治疗 48～72h 后应对病情进行评价，治疗有效表现为体温下降、症状改善、白细胞逐渐降低或恢复正常等。如用药72h后病情仍无改善，需及时报告医师并作相应处理。

### （六）心理护理

患病前健康状态良好的患者会因突然患病而焦虑不安；病情严重或患有慢性基础疾病的

患者则可能出现消极、悲观和恐慌的心理反应。应耐心给患者讲解疾病的有关知识，解释各种症状和不适的原因，说明各项诊疗、护理操作目的、操作程序和配合要点，告知患者大部分肺炎治疗、预后良好。主动询问和关心患者的需要，鼓励患者说出内心感受，与患者进行有效的沟通，帮助患者去除不良心理反应，树立治愈疾病的信心。

（七）健康指导

1. 疾病知识指导　指导患者及家属了解肺炎的病因和诱因，有皮肤疖、痈、伤口感染、毛囊炎、蜂窝织炎时应及时治疗。避免受凉、淋雨、酗酒和过度疲劳，尤其是年老体弱和免疫功能低下者，如糖尿病、慢性肺病、慢性肝病、血液病、营养不良、艾滋病等天气变化时随时增减衣服，预防上呼吸道感染。可注射流感或肺炎免疫疫苗，使之产生免疫力。

2. 生活指导　指导患者要注意休息，劳逸结合，生活有规律。保证摄取足够的营养物质，适当参加体育锻炼，增强机体抗病能力。对意识障碍、慢性病、长期卧床者，应指导家属注意帮助患者经常改变体位、翻身、拍背，鼓励并协助患者咳出痰液，有感染征象时及时就诊。

3. 出院指导　出院后需继续用药者，应指导患者遵医嘱按时服药，向患者介绍所服药物的疗效、用法、疗程、副作用，防止自行停药或减量。指导患者观察疾病复发症状，如出现发热、咳嗽、呼吸困难等不适表现时，应及时就诊。告之患者随诊的时间及需要准备的有关资料，如 X 线胸片等。

（周海燕）

# 第二节　急性呼吸道感染

急性呼吸道感染（acute respiratory tract infection）通常包括急性上呼吸道感染和急性气管－支气管炎。急性上呼吸道感染是鼻腔、咽或喉部急性炎症的总称。一般病情较轻，病程较短，预后良好。但由于发病率高，具有一定的传染性，应积极防治。急性气管－支气管炎是由生物、物理、化学刺激或过敏等因素引起的气管－支气管黏膜的急性炎症。可由急性上呼吸道感染蔓延而来。本病全年皆可发病，但寒冷季节或气候突变时多发。

## 一、病因及发病机制

1. 急性上呼吸道感染　约有 70% ~ 80% 由病毒引起。常见病毒有流感病毒、副流感病毒、鼻病毒、腺病毒、呼吸道合胞病毒等。由于感染病毒类型较多，又无交叉免疫，人体产生的免疫力较弱且短暂，同时在健康人群中有病毒携带者，故一个人可有多次发病。细菌感染可伴发或继病毒感染之后发生，常见溶血性链球菌，其次为流感嗜血杆菌、肺炎球菌和葡萄球菌等。偶见革兰阴性杆菌。当全身或呼吸道局部防御功能降低时，尤其是老幼体弱或有慢性呼吸道疾病者更易患病，原已存在于上呼吸道或从外入侵的病毒或细菌迅速繁殖，通过含有病毒的飞沫或被污染的用具传播，引起发病。

2. 急性气管－支气管炎　①感染：导致急性气管－支气管炎的主要原因为上呼吸道感染的蔓延，感染可由病毒或细菌引起，亦可为衣原体和支原体感染。②物理、化学性刺激：如过冷空气、粉尘、刺激性气体或烟雾的吸入使气管－支气管黏膜受到急性刺激和损伤，引起炎症反应。③过敏反应：吸入花粉、有机粉尘、真菌孢子等致敏原，或对细菌蛋白质过敏，均可引起气管－支气管炎症反应。

## 二、临床表现

### （一）急性上呼吸道感染

1. 普通感冒 以鼻咽部卡他症状为主要表现，俗称"伤风"，又称急性鼻炎或上呼吸道卡他。起病较急，早期有咽干、咽痒或烧灼感，同时或数小时后有打喷嚏、鼻塞、流清水样鼻涕，2~3d后分泌物变稠，伴咽痛、耳咽管炎、流泪、味觉迟钝、声嘶、少量咳嗽、低热不适、轻度畏寒和头痛。检查可见鼻腔黏膜充血、水肿、有分泌物，咽部轻度充血。本病常能自限，一般经5~7d痊愈。

2. 病毒性咽炎和喉炎 临床特征为咽部发痒和灼热感、声嘶、讲话困难、咳嗽时胸骨下疼痛，咳嗽、无痰或痰呈黏液性，有发热和乏力，可闻及干性或湿性啰音。伴有咽下疼痛时，常提示。有链球菌感染，体检发现咽部明显充血和水肿、局部淋巴结肿大且触痛，提示流感病毒和腺病毒感染，腺病毒咽炎可伴有眼结合膜炎。

3. 疱疹性咽峡炎 常为柯萨奇病毒A引起，夏季好发。临床表现有明显咽痛、发热，病程约一周。可见咽充血，软腭、腭垂、咽及扁桃体表面可见灰白色疱疹和浅表溃疡，周围有红晕。多见儿童，偶见于成人。

4. 咽结合膜热 主要由柯萨奇病毒、腺病毒等引起。常发生于夏季，多与游泳有关，儿童多见。表现为发热、咽痛、畏光、流泪、咽及结合膜明显充血。病程约4~6d。

5. 细菌性咽－扁桃体炎 常见为溶血性链球菌感染所致，其次为流感嗜血杆菌、肺炎球菌、葡萄球菌等引起。起病迅速，咽痛明显、畏寒发热，体温可高达39℃以上。检查可见咽部明显充血，扁桃体充血肿大，其表面有黄色点状渗出物，颌下淋巴结肿大、压痛，肺部无异常体征。

本病可并发急性鼻窦炎、中耳炎、急性气管－支气管炎。部分患者可继发心肌炎、肾炎、风湿性关节炎等。

### （二）急性气管－支气管炎

起病急，常先有上呼吸道感染的表现，全身症状一般较轻，可有发热，38℃左右，多于3~5d降至正常。咳嗽、咳痰为最常见的症状，常为阵发性咳嗽，先为干咳或少量黏液性痰，随后可转为黏液脓性或脓性痰液，痰量增多，咳嗽加剧，偶可痰中带血。咳嗽、咳痰可延续2~3周才消失，如迁延不愈，则可演变为慢性支气管炎。呼吸音常正常，两肺可听到散在干、湿性啰音。

## 三、辅助检查

1. 血常规 病毒感染者白细胞正常或偏低，淋巴细胞比例升高；细菌感染者白细胞计数和中性粒细胞增高，可有核左移现象。

2. 病原学检查 可做病毒分离和病毒抗原的血清学检查，确定病毒类型，以区别病毒和细菌感染。做细菌培养及药物敏感试验，可判断细菌类型，并可指导临床用药。

3. X线检查 胸部X线多无异常改变。

## 四、处理要点

1. 对症治疗 选用抗感冒复合剂或中成药减轻发热、头痛，减少鼻、咽充血和分泌物，如对酰氨基酚（扑热息痛）、银翘解毒片等。干咳者可选用右美沙芬、喷托维林（咳必清）等；咳嗽有痰可选用复方氯化铵合剂、溴己新（必嗽平），或雾化祛痰。咽痛者可含服喉片或草珊瑚片等。气喘者可用平喘药，如特布他林、氨茶碱等。

2. 抗病毒药物 早期应用抗病毒药有一定疗效，可选用利巴韦林、奥司他韦、金刚烷胺、吗啉胍和抗病毒中成药等。

3. 抗菌药物 如有细菌感染，最好根据药物敏感试验选择有效抗菌药物治疗，常可选用大环内酯类、青霉素类、氟喹诺酮类及头孢菌素类。

## 五、常见护理诊断及医护合作性问题

1. 舒适的改变 鼻塞、流涕、咽痛、头痛，与病毒和（或）细菌感染有关。
2. 体温过高 与病毒和（或）细菌感染有关。
3. 清理呼吸道无效 与呼吸道感染、痰液黏稠有关。
4. 睡眠形态紊乱 与剧烈咳嗽、咳痰影响休息有关。
5. 潜在并发症 鼻窦炎、中耳炎、心肌炎、肾炎、风湿性关节炎。

## 六、护理措施

### （一）一般护理

注意呼吸道患者的隔离，减少探视，防止交叉感染，患者咳嗽或打喷嚏时应避免对着他人。多饮水，补充足够的热量，给予清淡易消化、富含营养的食物。嘱患者适当卧床休息，特别是在发热期间。部分患者往往因剧烈咳嗽而影响正常的睡眠，可给患者提供容易入睡的休息环境，保持病室空气流通、适当的温度和湿度，周围环境安静，关闭门窗。指导患者运用促进睡眠的方式，如睡前泡脚、听音乐等。必要时可遵医嘱给予镇咳、祛痰或镇静药物。

### （二）病情观察

注意疾病流行情况、鼻咽部发生的症状、体征及血常规和X线胸片改变。警惕并发症，如耳痛、耳鸣、听力减退、外耳道流脓等提示中耳炎；如发热、头痛剧烈、伴脓涕、鼻窦有压痛等提示鼻窦炎；如恢复期出现胸闷、心悸、眼睑水肿、腰酸和关节痛等提示心肌炎、肾炎或风湿性关节炎，应及时就诊。

### （三）对症护理

1. 高热护理 密切监测体温，体温超过37.5℃，应每4h测体温1次，注意观察体温过高的早期症状和体征，体温突然升高或骤降时，应随时测量和记录，并及时报告医师。体温>39℃时，应采取物理降温，如在额头上冷敷湿毛巾、温水擦浴、酒精擦拭、冰水灌肠等。如降温效果不好可遵医嘱选用适当的解热剂进行降温。患者出汗后应及时更换衣服和被褥，保持皮肤的清洁和干燥，并注意保暖。鼓励多饮水。

2. 保持呼吸道通畅 保持呼吸道通畅，清除气管、支气管内分泌物，减少痰液在气管、支气管内的聚积。应指导患者采取舒适的体位，运用深呼吸进行有效咳嗽。注意咳痰情况，如痰的颜色、性状、量、气味及咳嗽的频率及程度。如痰液较多且黏稠，可嘱患者多饮水，或遵医嘱给予雾化吸入治疗，以湿润气道、利于痰液排出。

### （四）用药护理

应根据医嘱选用药物，并告知患者药物的作用、可能发生的副作用和服药的注意事项，如按时服药；应用抗生素者，注意观察有无迟发过敏反应发生；对于应用解热镇痛药者注意避免大量出汗引起虚脱等。发现异常及时就诊等。

### （五）心理护理

急性呼吸道感染预后良好，多数患者于一周内康复，仅少数患者可因咳嗽迁延不愈而发展为慢性支气管炎，患者一般无明显心理负担。但如果咳嗽较剧烈，加之伴有发热，可能会影响患者的休息、睡眠，进而影响工作和学习，使患者产生急于缓解咳嗽等症状的焦虑情绪。护理人员应与患者进行耐心、细致的沟通，通过对病情的客观评价，解除患者的心理顾虑，去除不良心理反应，树立治疗疾病的信心。

### （六）健康指导

1. 疾病知识指导　指导患者和家属了解引起疾病的诱发因素及本病的有关知识。机体抵抗力低，易咳嗽、咳痰的患者，寒冷季节或气候骤然变化时，应注意保暖，外出时可戴口罩，避免寒冷空气对气管、支气管的刺激。积极预防和治疗上呼吸道感染，症状改变或加重时应及时就诊。

2. 生活指导　平时应加强耐寒锻炼，增强体质，提高机体免疫力。生活要有规律，避免过度劳累。保持室内空气新鲜、阳光充足。少去人群密集的公共场所。戒烟、酒。

（周海燕）

## 第三节　支气管哮喘

支气管哮喘（bronchial asthma，简称哮喘）是由嗜酸性粒细胞、肥大细胞、T淋巴细胞等多种炎性细胞和细胞组分参与的气道慢性炎症性疾病。这种慢性炎症导致气道高反应性和广泛多变的可逆性气流受限，并引起反复发作性的喘息、气急、胸闷或咳嗽等症状，常在夜间和（或）清晨发作和加重，多数患者可自行缓解或治疗后缓解。支气管哮喘如贻误诊治，随病程的延长可产生气道不可逆性狭窄和气道重塑。因此，合理的防治至关重要。

哮喘是全球性疾病，全球约有1.6亿患者，我国患病率为1%～4%，其中儿童患病率高于青壮年，城市高于农村，老年人群的患病率有增高趋势。成人男女患病率相近，约40%的患者有家族史。

### 一、病因和发病机制

#### （一）病因

本病的确切病因不清。目前认为哮喘是多基因遗传病，受遗传因素和环境因素双重影响。

1. 遗传因素　哮喘发病具有明显的家族集聚现象，临床家系调查发现，哮喘患者亲属患病率高于群体患病率，且亲缘关系越近患病率越高；病情越严重，其亲属患病率也越高。

2. 环境因素　主要包括：①吸入性变应原：如尘螨、花粉、真菌、动物毛屑、二氧化硫、氨气等各种特异和非特异性吸入物。②感染：如细菌、病毒、原虫、寄生虫等。③食物：如鱼、虾、蟹、蛋类、牛奶等。④药物：如普萘洛尔（心得安）、阿司匹林等；⑤其他：气候改变、运动、妊娠等都可能是哮喘的激发因素。

## （二）发病机制

哮喘的发病机制非常复杂（如图 19 - 1），变态反应、气道炎症、气道反应性增高及神经等因素及其相互作用被认为与哮喘的发病关系密切。其中气道炎症是哮喘发病的本质，而气道高反应性是哮喘的重要特征。根据变应原吸入后哮喘发生的时间，可分为速发性哮喘反应（IAR）、迟发性哮喘反应（LAR）和双相型哮喘反应（DAR）。IAR 在吸入变应原的同时立即发生反应，15 ~ 30min 达高峰，2h 逐渐恢复正常。LAR 约在吸入变应原 6h 左右发作，持续时间长，症状重，常呈持续性哮喘表现，为气道慢性炎症反应的结果。

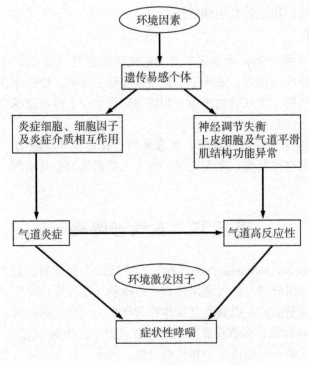

图 19 - 1　哮喘发病机制

## 二、病理

疾病早期，无明显器质性改变，随疾病进展，肉眼可见肺膨胀及肺气肿，支气管及细支气管内含有黏稠痰液及黏液栓，黏液栓塞局部可出现肺不张。支气管壁平滑肌增厚、黏膜及黏膜下血管增生、黏膜水肿，气道上皮下有肥大细胞、嗜酸性粒细胞、淋巴细胞等多种炎性细胞浸润。

## 三、临床表现

### （一）症状

哮喘发作前常有干咳、呼吸紧迫感、连打喷嚏、流泪等先兆表现；典型表现为发作性呼气性呼吸困难或发作性胸闷和咳嗽。严重者呈强迫坐位或端坐呼吸，甚至出现发绀等；干咳或咳大量泡沫样痰，有时仅以咳嗽为唯一的症状（咳嗽变异性哮喘）。哮喘症状可在数分钟内发作，经数小时至数日，用支气管舒张药或自行缓解。在夜间及凌晨发作和加重常是哮喘的特征之一。有些青少年，在运动时出现胸闷、咳嗽和呼吸困难（运动性哮喘）。

### （二）体征

发作时胸部呈过度充气征象，双肺可闻及广泛的哮鸣音，以呼气相为主，呼气音延长。严重者可有辅助呼吸肌收缩加强，心率加快、奇脉、胸腹反常运动和发绀。严重哮喘发作时，哮鸣音可不出现，称之为寂静胸。非发作期可无阳性体征。

### （三）分期及病情评价

根据临床表现哮喘分为急性发作期、慢性持续期和缓解期。缓解期系指经过或未经治疗症状、体征消失，肺功能恢复到急性发作前水平，并维持4周以上。以下介绍急性发作期和慢性持续期。

1. 急性发作期　是指气促、咳嗽、胸闷等症状突然发生，常有呼吸困难，以呼气流量降低为其特征，常因接触变应原等或治疗不当所致。

2. 慢性持续期　在哮喘非急性发作期，哮喘患者仍有不同程度的哮喘症状或PEF降低。

### （四）并发症

发作时可并发气胸、纵隔气肿、肺不张；反复发作和感染可并发慢性支气管炎、肺气肿和肺源性心脏病。

## 四、处理要点

目前尚无根治的方法。治疗的目的为控制症状，防止病情恶化，尽可能保持肺功能正常，维持正常活动能力（包括运动），避免治疗副作用，防止不可逆气道阻塞，避免死亡。

### （一）脱离变应原

找到引起哮喘发作的变应原或其他非特异刺激因素，并使患者迅速脱离，这是防治哮喘最有效的方法。

### （二）药物治疗

1. 缓解哮喘发作

（1）$\beta_2$肾上腺素受体激动剂（简称$\beta_2$受体激动剂）：是控制哮喘急性发作症状的首选药物，短效$\beta_2$受体激动剂起效较快，但药效持续时间较短，一般仅维持4~6h，常用药物有沙丁胺醇（又名舒喘宁、全特宁）、特布他林（博利康尼，喘康速）等。长效$\beta_2$受体激动剂作用时间均在10~12h以上，且有一定抗炎作用，如福莫特罗（奥克斯都宝）、沙美特罗（施立稳）及丙卡特罗（美普清）等，用药方法可采用定量气雾剂（MDI）吸入、干粉吸入、持续雾化吸入等，也可用口服或静脉注射。首选吸入法，因药物直接作用于呼吸道，局部浓度高且作用迅速，所用剂量较小，全身性不良反应少。常用沙丁胺醇或特布他林，每日3~4次，每次1~2喷。干粉吸入方便较易掌握。持续雾化吸入多用于重症和儿童患者，方法简单易于配合。$\beta_2$激动剂的缓（控）释型口服制剂，用于防治反复发作性哮喘和夜间哮喘。注射用药，用于严重哮喘，一般每次用量为沙丁胺醇0.5mg，只在其他疗法无效时使用。

（2）茶碱类：是目前治疗哮喘的有效药物，通过抑制磷酸二酯酶，提高平滑肌细胞内的 cAMP 浓度，拮抗腺苷受体，刺激肾上腺分泌肾上腺素，增强呼吸肌的收缩；同时具有气道纤毛清除功能和抗炎作用。口服氨茶碱一般剂量每日 $6 \sim 10mg/kg$，控（缓）释茶碱制剂，可用于夜间哮喘。静脉给药主要应用于重、危症哮喘，静脉注射首次剂量 $4 \sim 6mg/kg$，注射速度不超过 $0.25mg/（kg \cdot min）$，静脉滴注维持量为 $0.6 \sim 0.8mg/（kg \cdot h）$，日注射量一般不超过 $1.0g$。

（3）抗胆碱药：胆碱能受体（M 受体）拮抗剂，有舒张支气管及减少痰液的作用。常用异丙托溴铵吸入或雾化吸入，约 10min 起效，维持 $4 \sim 6h$；长效抗胆碱药噻托溴铵作用维持时间可达 24h。

2. 控制哮喘发作

（1）糖皮质激素：是当前控制哮喘发作最有效的药物。可分为吸入、口服和静脉用药。吸入治疗是目前推荐长期抗感染治疗哮喘的最常用的方法。常用吸入药物有倍氯米松、氟替卡松、莫米松等，起效慢，通常需规律用药一周以上方能起效。口服药物用于吸入糖皮质激素无效或需要短期加强的患者。有泼尼松、泼尼松龙，起始 $30 \sim 60mg/d$，症状缓解后逐渐减量至 $\leqslant 10mg/d$。然后停用，或改用吸入剂。在重度或严重哮喘发作时，提倡及早静脉给药。

（2）白三烯（LT）拮抗剂：具有抗炎和舒张支气管平滑肌的作用。常用药物如扎鲁斯特 20mg，每日 2 次，或孟鲁司特 10mg，每日 1 次口服。

（3）其他：色苷酸钠是非糖皮质激素抗炎药物。对预防运动或过敏原诱发的哮喘最为有效。色苷酸钠雾化吸入 $3.5 \sim 7mg$ 或干粉吸入 20mg，每日 $3 \sim 4$ 次。酮替酚和新一代组胺 $H_1$ 受体拮抗剂阿司咪唑、曲尼斯特等对轻症哮喘和季节性哮喘有效，也可与 $\beta_2$ 受体激动剂联合用药。

（三）急性发作期的治疗

急性发作的治疗目的是纠正低氧血症，尽快缓解气道阻塞，恢复肺功能，预防进一步恶化或再次发作，防止并发症。一般根据哮喘的分度进行综合性治疗。

1. 轻度　每日定时吸入糖皮质激素（$200 \sim 500ug$ 倍氯米松）。出现症状时可间断吸入短效 $\beta_2$ 受体激动剂。效果不佳时可加服 $\beta_2$ 受体激动剂控释片或小量茶碱控释片（200mg/d），或加用抗胆碱药如异丙托溴铵气雾剂吸入。

2. 中度　每日增加糖皮质激素吸入剂量（$500 \sim 1\,000ug$ 倍氯米松）；规则吸入 $\beta_2$ 受体激动剂或口服其长效药，或联用抗胆碱药，也可加服白三烯拮抗剂，若不能缓解，可持续雾化吸入 $\beta_2$ 受体激动剂（或联用抗胆碱药吸入），或口服糖皮质激素（<60mg/d），必要时可静脉注射氨茶碱。

3. 重度至危重度　持续雾化吸入 $\beta_2$ 受体激动剂，或合用抗胆碱药；或静脉滴注氨茶碱或沙丁胺醇，加服白三烯拮抗剂。静脉滴注糖皮质激素，常用有琥珀酸氢化可的松（$4 \sim 6h$ 起效，$100 \sim 400mg/d$）、甲泼尼松（$2 \sim 4h$ 起效，$80 \sim 160mg/d$）。地塞米松因在体内半衰期较长、不良反应较多，宜慎用。待病情控制和缓解后，改为口服给药。注意维持水、电解质及酸碱平衡，纠正缺氧，如病情恶化缺氧状态不能改善时，进行机械通气。

## （四）哮喘的长期治疗

哮喘经过急性期治疗后，其症状一般都能得到控制，但哮喘的慢性炎症病理生理改变仍然存在，因此，必须根据哮喘的不同病情程度制定合适的长期治疗方案。

1. 间歇至轻度持续　根据个体差异吸入 $\beta_2$ 受体激动剂或口服 $\beta_2$ 受体激动剂以控制症状。小剂量茶碱口服也能达到疗效。亦可考虑每日定量吸入小剂量糖皮质激素（≤500ug/d）。在运动或对环境中已知抗原接触前吸入 $\beta_2$ 受体激动剂、色苷酸钠或口服 LT 拮抗剂。

2. 中度持续　每日定量吸入糖皮质激素（500～1 000ug/d）。除按需吸入 $\beta_2$ 受体激动剂，效果不佳时合用吸入型长效 $\beta_2$ 受体激动剂、口服 $\beta_2$ 受体激动剂控释片、口服小剂量控释茶碱或 LT 拮抗剂等，亦可同时吸入抗胆碱药。

3. 重度持续　每日吸入糖皮质激素量>1 000ug/d。应规律吸入 $\beta_2$ 受体激动剂或口服 $\beta_2$ 受体激动剂、茶碱控释片，或 $\beta_2$ 受体激动剂联用抗胆碱药，或合用 LT 拮抗剂口服，若仍有症状，需规律口服泼尼松或泼尼松龙，长期服用者，尽可能将剂量维持于≤10mg/d。

## （五）免疫疗法

分为特异性和非特异性两种，前者又称脱敏疗法（或称减敏疗法）。通常采用特异性变应原（如螨、花粉、猫毛等）作定期反复皮下注射，剂量由低至高，以产生免疫耐受性，使患者脱敏。非特异性免疫疗法，如注射卡介苗、转移因子、疫苗等生物制品抑制变应原反应的过程。目前采用基因工程制备的人重组抗 IgE 单克隆抗体治疗中重度变应性哮喘，已取得较好效果。

## 五、护理评估

询问患者发病原因，是否与接触变应原、受凉、气候变化、精神紧张、妊娠、运动有关；评估患者的临床表现如喘息、呼吸困难、胸闷、或咳嗽的程度、咳痰能力、持续时间、诱发或缓解因素；询问有无哮喘家族史；既往治疗经过，是否进行长期规律的治疗；是否掌握药物吸入技术等。在身体评估方面，注意患者的生命体征、意识状态，有无发绀、大汗淋漓。观察有无辅助呼吸肌参与呼吸，听诊肺部呼吸音，有无哮鸣音；同时，注意对患者呼吸功能试验、动脉血气分析、痰液及胸部 X 线检查等结果的评估。此外，还应注意评估患者的心理状态，有无焦虑、恐惧情绪，有无家庭角色或地位的改变，评估家属对疾病的认知程度及对患者的支持程度、经济状况和社区保健情况。

## 六、常见护理诊断及医护合作性问题

1. 低效性呼吸形态　与支气管痉挛、气道炎症、黏液分泌增加、气道阻力增加有关
2. 清理呼吸道无效　与支气管痉挛、痰液黏稠及气道黏液栓形成有关
3. 知识缺乏　缺乏正确使用吸入器的相关知识
4. 潜在并发症　自发性气胸、纵隔气肿、肺不张

## 七、护理目标

患者呼吸困难缓解，能进行有效呼吸；痰液能排出；能正确使用雾化吸入器；无并发症发生。

### 八、护理措施

#### (一) 一般护理

1. **环境与体位** 提供安静、舒适、温湿度适宜的环境，保持室内清洁、空气流通。病室不宜布置花草，避免使用羽绒或蚕丝织物。发作时，协助患者采取舒适的半卧位或坐位，或用过床桌使患者伏桌休息，以减轻体力消耗。

2. **饮食护理** 大约20%的成年人和50%的哮喘患儿可因不适当饮食而诱发或加重哮喘。护理人员应帮助患者找出与哮喘发作的有关食物。哮喘患者的饮食以清淡、易消化、高蛋白、富含维生素 A、维生素 C、钙食物为主，如哮喘发作与进食某些异体蛋白如鱼、虾、蟹、蛋类、牛奶等有关，应忌食；某些食物添加剂如酒石黄、亚硝酸盐（制作糖果、糕点用于漂白、防腐）也可诱发哮喘发作，应当引起注意。慎用或忌用某些引起哮喘的药物，如阿司匹林或阿司匹林的复方制剂。戒酒、戒烟。哮喘发作时，患者呼吸增快、出汗，极易形成痰栓阻塞小支气管，若无心、肾功能不全时，应鼓励患者饮水 2 000 ~ 3 000ml/d，必要时，遵医嘱静脉补液，注意输液速度。

3. **保持身体清洁舒适** 哮喘患者常会大量出汗，应每日以温水擦浴，勤换衣服和床单，保持皮肤的清洁、干燥和舒适。协助并鼓励患者咳嗽后用温水漱口，保持口腔清洁。

4. **氧疗护理** 重症哮喘患者常伴有不同程度的低氧血症存在，应遵医嘱给予吸氧，吸氧流量为每分钟 1 ~ 3L，吸氧浓度一般不超过40%。为避免气道干燥和寒冷气流的刺激而导致气道痉挛，吸入的氧气应尽量温暖湿润。

#### (二) 病情观察

观察哮喘发作的前驱症状，如鼻咽痒、喷嚏、流涕、眼痒等黏膜过敏症状；哮喘发作时，观察患者意识状态、呼吸频率、节律、深度及辅助呼吸肌是否参与呼吸运动等，监测呼吸音、哮鸣音变化，监测动脉血气分析和肺功能情况，了解病情和治疗效果。呼吸困难时遵医嘱给予吸氧，注意氧疗效果；哮喘发作严重时，如经治疗病情无缓解，做好机械通气准备工作；加强对急性期患者的监护，尤其在夜间和凌晨易发生哮喘的时间段内，严密观察有无病情变化。

#### (三) 用药护理

1. **$\beta_2$ 受体激动剂** 指导患者按医嘱用药，不宜长期规律、单一、大量使用，否则会引起气道 $\beta_2$ 受体功能下调，药物减效；由于本类药物（特别是短效制剂）无明显抗炎作用，故宜与吸入激素等抗炎药配伍使用。口服沙丁胺醇或特布他林时，观察有无心悸、骨骼肌震颤等不良反应。静脉点滴沙丁胺醇注意滴速 2 ~ 4ug/min，并注意有无心悸等不良反应。

2. **糖皮质激素** 吸入治疗药物全身性不良反应少，少数患者可出现口腔念珠菌感染、声音嘶哑或呼吸道不适，指导患者吸药后必须立即用清水充分漱口以减轻局部反应和胃肠吸收。全身用药应注意肥胖、糖尿病、高血压、骨质疏松、消化性溃疡等不良反应，口服用药宜在饭后服用，以减少对胃肠道黏膜的刺激。气雾吸入糖皮质激素可减少其口服量，当用吸入剂替代口服剂时，通常需同时使用两周后逐步减少口服量，指导患者不得自行减量或停药。

3. **茶碱类** 其主要不良反应为胃肠道、心脏和中枢神经系统的毒性反应。氨茶碱用量过大或静脉注射（滴注）速度过快可引起恶心、呕吐、头痛、失眠、心律失常，严重者引起室性心动过速，抽搐乃至死亡。静脉注射时浓度不宜过高，速度不宜过快，注射时间宜在 10min 以上，以防中毒症状发生，观察用药后疗效和不良反应，最好在用药中监测血药浓度，其安全有效浓度为 6～15ug/ml。发热、妊娠、小儿或老年有心、肝、肾功能障碍及甲状腺功能亢进者慎用。合用西咪替丁（甲氰米胍）、喹诺酮类、大环内酯类药物等可影响茶碱代谢而使其排泄减慢，应减少用量。茶碱缓释片或茶碱控释片由于药片有控释材料，不能嚼服，必须整片吞服。

4. 其他　色苷酸钠及尼多酸钠，少数病例可有咽喉不适、胸闷、偶见皮疹，孕妇慎用。抗胆碱药吸入后，少数患者可有口苦或口干感。白三烯调节剂的主要不良反应是较轻微的胃肠道症状，少数有皮疹、血管性水肿、转氨酶升高，停药后可恢复正常。

（四）吸入器的正确使用

1. 定量雾化吸入器（MDI）　MDI 的使用需要患者协调呼吸动作，正确使用是保证吸入治疗成功的关键。①介绍雾化吸入的器具　根据患者文化层次、学习能力，提供雾化吸入器的学习资料。②MDI 使用方法：打开盖子，摇匀药液，深呼气至不能再呼时，张口，将 MDI 喷嘴置于口中，双唇包住咬口，以慢而深的方式经口吸气，同时以手指按压喷药，至吸气末屏气 10s，使较小的雾粒沉降在气道远端，然后缓慢呼气，休息 3min 后可再重复使用一次。指导患者反复练习，医护人员演示，直至患者完全掌握。③特殊 MDI 的使用对不易掌握 MDI 吸入方法的儿童或重症患者，可在 MDI 上加储物罐（spacer），可以简化操作，增加吸入到下呼吸道和肺部的药物量，减少雾滴在口咽部沉积引起刺激，增加雾化吸入疗效。

2. 干粉吸入器　较常用的有蝶式吸入器、都宝装置和准纳器。

（1）蝶式吸入器：指导患者正确将药物转盘装进吸入器中，打开上盖至垂直部位（刺破胶囊），用口唇含住吸嘴用力深吸气，屏气数秒钟。重复上述动作 3～5 次，直至药粉吸尽为止。完全拉出滑盘，再推回原位（此时旋转转盘至一个新囊泡备用）。

（2）都宝装置：使用时移去瓶盖，一手垂直握住瓶体，另一手握住底盖，先右转再向左旋转至听到"喀"的一声。吸入前先呼气，然后含住吸嘴，仰头，用力深吸气，屏气 5～10s。

（3）准纳器：使用时一手握住外壳，另一手的大拇指放在拇指柄上向外推动至完全打开，推动滑竿直至听到"咔哒"声，将吸嘴放入口中，经口深吸气，屏气 10s。

（五）心理护理

研究证明，精神因素在哮喘的发生发展过程中起重要作用，培养良好的情绪和战胜疾病的信心是哮喘治疗和护理的重要内容。哮喘患者的心理表现类型多种多样，可有抑郁、焦虑、恐惧、性格的改变（如悲观、失望、孤独、脆弱、躁动、敌对、易于冲动、神经质、自卑等）、社会工作能力的下降（如自信心及适应能力下降、交际减少等）或自主神经紊乱的表现，如多汗、头晕、眼花、食欲减退、手颤、胸闷、气短、心悸等。针对哮喘患者心理障碍的情况，护理人员应体谅和同情患者的痛苦，尤其对于慢性哮喘治疗效果不佳的患者更应关心，给予心理疏导和教育，向患者解释避免不良情绪的重要性，多用鼓励性语言，减轻患者的心理压力，提高治疗的信心和依从性。

（六）健康指导

1. 疾病知识指导　通过教育使患者能懂得哮喘虽不能彻底治愈，但只要坚持充分的正规治疗，完全可以有效地控制哮喘的发作，即患者可达到没有或仅有轻度症状，能坚持日常工作和学习。

2. 识别和避免触发因素　针对个体情况，指导患者有效控制可诱发哮喘发作的各种因素，如避免摄入引起过敏的食物；室内布局力求简洁，避免使用地毯、种植花草、不养宠物；经常打扫房间，清洗床上用品；避免接触刺激性气体及预防呼吸道感染；避免进食易引起哮喘的食物；避免强烈的精神刺激和剧烈的运动；避免大笑、大哭、大喊等过度换气动作；在缓解期应加强体育锻炼、耐寒锻炼及耐力训练，以增强体质。

3. 自我监测病情　识别哮喘加重的早期情况，学会哮喘发作时进行简单的紧急自我处理方法，学会利用峰流速仪来监测最大呼气峰流速（PEFR），做好哮喘日记，为疾病预防和治疗提供参考资料。峰流速仪是一种可随身携带，能测量 PEFR 的一种小型仪器。使用方法是，取站立位，尽可能深吸一口气，然后用唇齿部分包住口含器后，以最快的速度，用一次最有力的呼气吹动游标滑动，游标最终停止的刻度，就是此次峰流速值。峰流速测定是发现早期哮喘发作最简便易行的方法，在没有出现症状之前，PEFR 下降，提示早期哮喘的发生。

临床实验观察证实，每日测量的 PEFR 与标准的 PEFR 进行比较，不仅能早期发现哮喘发作，还能判断哮喘控制的程度和选择治疗措施。如果 PEFR 经常地、有规律地保持在80%～100%，为安全区，说明哮喘控制理想；如果 PEFR 50%～80%，为警告区，说明哮喘加重，需及时调整治疗方案；如果 PEFR＜50%，为危险区，说明哮喘严重，需要立即到医院就诊。

4. 用药指导　哮喘患者应了解自己所用的每种药的药名、用法及使用时的注意事项，了解药物的主要不良反应及如何采取相应的措施来避免。指导患者或家属掌握正确的药物吸入技术。一般先用 $\beta_2$ 受体激动剂，后用糖皮质激素吸入剂。与患者共同制定长期管理、防止复发的计划。坚持定期随访保健，指导正确用药，使药物副作用减至最少，$\beta_2$ 受体激动剂使用量减至最小，甚至不用也能控制症状。

5. 心理–社会指导　保持有规律的生活和乐观情绪，积极参加体育锻炼，最大程度恢复劳动能力，特别向患者说明发病与精神因素和生活压力的关系。动员与患者关系密切的力量，如家人或朋友参与对哮喘患者的管理；为其身心健康提供各方面的支持，并充分利用社会支持系统。

## 九、护理评价

患者呼吸平稳，肺部听诊呼吸音正常，哮鸣音消失。动脉血气检测结果维持在正常范围；患者能摄入足够的液体，痰液稀薄，容易咳出；患者能描述使用吸入器的目的、注意事项、正确掌握使用方法。

（周海燕）

# 第四节　传染性非典型肺炎

传染性非典型肺炎，又称严重急性呼吸综合征（severe acute respiratory syndromes），简称SARS，是一种因感染SARS相关冠状病毒而导致的以发热、干咳、胸闷为主要症状，严重者出现快速进展的呼吸系统衰竭，是一种新的呼吸道传染病，极强的传染性与病情的快速进展是此病的主要特点。

SARS病毒是一种变种冠状病毒，其与流感病毒有亲缘关系，但它非常独特，以前从未在人类身上发现，科学家将其命名为"SARS病毒"。冠状病毒感染在世界各地极为普遍。到目前为止，大约有15种不同冠状病毒株被发现，能够感染多种哺乳动物和鸟类，有些可使人发病。

## 一、流行病学

1. 传染源　患者为重要的传染源，主要是急性期患者，此时患者呼吸道分泌物、血液里病毒含量十分高，并有明显症状，如打喷嚏、咳嗽等都易播散病毒。香港大学的近期研究表明，蝙蝠可能是SARS病毒野生宿主。

2. 传播途径　SARS冠状病毒主要通过近距离的飞沫传播、接触患者的分泌物以及密切接触传播。

3. 易感人群　人群普遍易感。

## 二、临床表现

1. 潜伏期　SARS的潜伏期通常限于2周之内，一般为2~10d。

2. 临床症状　急性起病，自发病之日起，2~3周内病情都可处于进展状态，主要有以下三类症状：

（1）发热及相关症状常以发热为首发和主要症状，体温一般高于38℃，常呈持续性高热，可伴有畏寒、肌肉酸痛、关节酸痛、头痛、乏力。在早期，使用退热药可，有效，进入进展期，通常难以用退热药控制高热。使用糖皮质激素可对热型造成干扰。

（2）呼吸系统症状可有咳嗽，多为干咳、少痰，少部分患者出现咽痛。常无上呼吸道其他症状，可有胸闷，严重者逐渐出现呼吸加速、气促，甚至呼吸窘迫。呼吸困难和低氧血症多见于发病6~12d以后。

（3）其他方面症状部分患者出现腹泻、恶心、呕吐等消化道症状。

3. 体征　SARS患者的肺部体征常不明显，部分患者可闻少许湿啰音，或有肺实变体征。偶有局部叩诊浊音、呼吸音减低等少量胸腔积液的体征。

## 三、诊断

（一）流行病学诊断

1. 流行病学史

（1）发病前2周曾密切接触过同类患者或者有明确的传染给他人的证据。

（2）生活在流行区或发病前2周到过SARS正在流行的地区。

2. 症状与体征　发热（>38℃）和咳嗽、呼吸加速气促，或呼吸窘迫综合征，肺部啰音或有肺实变体征之一以上。

3. 实验室检查　早期血 WBC 计数不升高，或降低。

4. 肺部影像学检查　X 射线胸片主要表现为间质性浸润。

5. 抗菌药物治疗　无明显效果。

### （二）临床诊断

根据病例的流行病学资料、症状与体征、实验室检验、肺部影像学检查综合判断进行临床诊断，一旦病原确定，检测方法特异，即建立确诊病例的定义。

### （三）重症病例诊断标准

SARS 病例符合下列标准的其中 1 条可诊断为 SARS 的重症病例：

1. 肺多叶病变或 X 射线胸片　48h 内病灶进展 >50%。

2. 呼吸困难　呼吸频率 >30 次/min。

3. 低氧血症　吸氧 3~5L/min 条件下，$SaO_2$ <93%，或氧合指数 <300mmHg。

4. 出现休克、ARDS 或 MODS（多器官功能障碍综合征）。

## 四、治疗

无特异性治疗方法，主要是支持疗法。对于 SARS 病毒，抗生素是无效的。

1. 一般性治疗　休息，适当补充液体及维生素，避免用力和剧烈咳嗽。密切观察病情变化（多数患者在发病后 14 d 内都可能属于进展期）。定期复查胸片（早期复查间隔时间不超过 3d）和心、肝、肾功能等。一般都给予持续鼻导管吸氧，每天检测体表血氧饱和度。

2. 对症处理和器官功能保护　此为本病重要的治疗手段。①糖皮质激素的应用：糖皮质激素的应用有可能减轻肺的渗出、损伤和后期的肺纤维化。②可选用中药辅助治疗：治则为温病的卫、气、营、血和三焦辨证论治。③可选择试用抗病毒药物或增强免疫功能的药物。④有明显呼吸困难或达到重症病例诊断标准者要进行监护。⑤使用无创正压通气，首选鼻罩持续气道正压通气（CPAP）的方法。⑥危重患者应及时作相应的处理，如果处理有困难或条件不足，应及时请有关专家会诊。

## 五、预防

### （一）传染源管理

1. 患者的管理

（1）早发现对于发热伴有呼吸系统表现的患者就诊时，要注意询问可能的接触史，并询问其家属和同事等周围的人有无类似症状。

（2）早报告医务人员发现 SARS 患者、疑似患者时，应及时上报，若出现暴发或流行，则应按《突发公共卫生事件应急条例》的要求，迅速逐级上报。

2. 密切接触者管理

（1）对每例 SARS 患者、疑似患者都应在最短时间内开展流行病学调查，追溯其发病前接触过的同类患者以及发病前 3d 和症状期密切接触者。对症状期密切接触者均应实施医学观察。

（2）密切接触者应每日早晚各测体温1次，隔离观察期为14d（自最后接触之日算起）。在隔离观察期满后，对无SARS症状和体征的隔离观察者，应及时解除隔离。如果隔离观察者发展成为SARS，应严格按患者实施管理，并对其密切接触者进行追踪。一旦可疑患者排除SARS，对其接触者的管理也相应解除。

（二）切断传播途径

选择符合条件的医院病房收治SARS患者是避免医院感染的前提。

（1）SARS发生流行时，应设立SARS定点医院和发热门诊。发热门诊应符合规范要求，配备必要的防护、消毒设施和用品，并有明显的标志。

（2）发热门诊内的治疗区应有独立的诊室、临床检验室、X射线检查室和治疗室，并保持通风良好，医护人员、患者都必须戴口罩；还应设立观察室，以临时观察可疑患者，并做到一人一间。

（三）环境物品的消毒

1. 空气以通风为主　消毒可以采用以下几种方式：

（1）有人情况下做好个人防护：3%过氧化氢喷雾20~40ml/m³，作用60min，每天上午、下午各消毒1次。静电空气消毒机连续消毒时间1h以上。

（2）无人情况下：①紫外线灯照射消毒，每次不少于1h，每天2~3次。②0.5%过氧乙酸喷雾，20~30ml/m³，作用30min。③3%过氧化氢喷雾，20~40ml/m³，作用60min。④臭氧机消毒，消毒时间30min以上。空气消毒均需在无人且相对密闭的环境中（消毒时关闭门窗），严格按照消毒药物使用浓度、使用剂量及消毒作用时间操作，每天消毒2次。消毒完毕后可打开门窗通风。

2. 地面和物体表面消毒

（1）地面要湿式拖扫，用0.1%过氧乙酸拖地或0.2%~0.5%过氧乙酸喷洒或1 000mg/L含氯消毒液喷洒（拖地）。

（2）桌、椅、柜、门（门把手）、窗、病历夹、医用仪器设备（有特殊要求的除外）等物体表面可用0.2%~0.5%过氧乙酸或1 000mg/L有效氯的含氯消毒液擦拭消毒。

（3）消毒后的物体及地面应当保持干燥。

3. 其他物品消毒及处理

（1）患者排泄物、分泌物①患者排泄物、分泌物要及时消毒处理。②每病床须设置加盖容器，装足量1 500~2 500mg/L含氯消毒液，用作排泄物、分泌物随时消毒，作用时间30~60min，消毒后的排泄物、分泌物可倒病房卫生间。③每天消毒痰具1次。④房间门口、病区出入口可放置浸有1 000mg/L含氯消毒液脚垫，不定时补充喷洒消毒液，保持脚垫湿润。

（2）患者使用物品消毒①患者使用被褥、衣服、口罩等要定时消毒，用1 000mg/L的含氯消毒液浸泡30min；便器、浴盆用1 500mg/L含氯消毒液浸泡30min。②呼吸治疗装置使用前应进行灭菌或高水平消毒，尽量使用一次性管道，重复使用的各种管道应在使用后立即用1 000mg/L含氯消毒液浸泡30min后再清洗，然后进行灭菌消毒处理。③每个诊室、病房备单独的听诊器、血压计、体温计等物品，每次用后即消毒，体温计用1 000mg/L有效氯消毒液浸泡30min，听诊器、血压计用0.2%过氧乙酸擦拭。④患者离开救护车后，应当立即对车内空间及担架、推车等运载患者的交通工具及用具用0.5%过氧乙酸喷洒消毒，作用30min。

（3）污水污物处理：①患者的生活垃圾要用双层垃圾袋盛装，及时消毒处理，避免污染。②使用后的隔离衣裤、口罩、帽子、手套、鞋套及其他废弃物及时分类、消毒、处理，存放容器必须加盖，避免污染。③污水处理可以适当增加药物投放量，使总余氯量≥6.5mg/L。

（4）尸体处理：死亡患者尸体用0.5%过氧乙酸溶液浸湿的棉球或纱布堵塞人体孔道后，再用0.5%过氧乙酸溶液浸湿的布单严密包裹后尽快火化。

（5）终末消毒：患者出院、转院、死亡后，房间必须进行终末消毒。

（四）医务人员分级防护指导方案

1. 一级防护

（1）适用于发热门（急）诊的医务人员。

（2）穿工作服、隔离衣，戴工作帽和12层以上棉纱口罩。

（3）每次接触患者后立即进行手清洗和消毒。手消毒用0.3%~0.5%碘伏消毒或快速手消毒剂揉搓1~3min。

2. 二级护理

（1）适用于进入隔离留观室和专门病区的医务人员，接触从患者身上采集的标本，处理其分泌物、排泄物、使用过的物品和死亡患者尸体的工作人员，转运患者的医务人员和司机。

（2）进入隔离留观室和专门病区必须戴12层以上棉纱口罩，每4h更换1次或在潮湿时更换；穿工作服、隔离衣、鞋套、戴手套、工作帽。

（3）每次接触患者后立即进行手清洗和消毒。手消毒用0.3%~0.5%碘伏消毒液或快速用消毒剂揉搓1~3min。

（4）对患者实施近距离操作时，戴防护眼镜。

（5）注意呼吸道及黏膜防护。

3. 三级防护

（1）适用于为患者实施吸痰、气管切开和气管插管的医务人员。

（2）除二级防护外，还应当加戴全面型呼吸防护器。

（周海燕）

# 第五节　老年肺炎

## 一、概述

肺炎是急性肺实质感染，可根据多种方式进行分类。老年人常见肺炎可以是原发性、继发性及吸入性肺炎等。感染为最常见的病因，有细菌、病毒、真菌感染等，另有理化因素、免疫损伤、过敏及药物影响的原因。老年患者随年龄增大，机体抵抗力明显下降，多伴有COPD、肺气肿等慢性呼吸道疾病，导致抗病和防病能力下降；老年人咽喉部位反射衰退，在吞咽口水、进食、饮水时很容易将口咽部的常存菌、分泌物或者食物吸到肺部并发感染，以及感冒治疗不及时、不彻底导致肺炎，也表现多种病原体所致的混合感染，如细菌合并病毒、真菌、需氧菌合并厌氧菌等。其常见类型如下。

1. 社区获得性肺炎（community acquired pneumonia，CAP） 指在医院外罹患的感染性肺实质炎症，随着人类社会老龄化及慢性疾病患者的增加，老年护理院及长期护理机构大量建立，伴随而来的护理院获得性肺炎（nursinghome acquired pneumoma，NHAP）作为肺炎的一种类型被提出。CAP病原菌以肺炎链球菌、流感嗜血杆菌、金黄色葡萄球菌为多见。

2. 医院获得性肺炎（hospital acquired pneumonla，HAP） 亦称医疗相关肺炎（health care associated pneumonia，HAP），是指患者入院时不存在，也不处于感染潜伏期，而于48h后在医院内发生的肺炎。老年人发病率明显高于年轻人，发病率达0.5%～15%，为医院内各种感染的1～3倍，主要病原菌以革兰阴性杆菌为多，占50%～70%，如铜绿假单胞菌、肺炎克雷白杆菌、不动杆菌、肠杆菌科等，革兰阳性球菌，如金葡菌占15%～30%。近年来，多重耐药菌（MDR）引起HAP的比例逐年上升。

3. 细菌性肺炎（bacterial pneumonia） 是感染性肺炎最常见的类型。近年来，由于大量广谱或超广谱抗生素的使用，细菌耐药率逐年增高，临床常见"难治性肺炎"，尤其在建立人工气道患者、老年患者以及免疫抑制药使用的患者中病死率极高。细菌性肺炎的病原体类型因年龄、伴随疾病、免疫功能状态及获得方式而不同，抗菌治疗是决定细菌性肺炎预后的关键，老年患者多伴有严重基础疾病、免疫功能低下，预后较差。

4. 肺炎支原体肺炎 是肺炎支原体（mycoplasma pneumonia，MP）引起的呼吸道和肺部急性炎症病变，MP是CAP的重要病原体，占所有CAP病原体的5%～30%。起病缓慢，数天到1周可无症状，继而出现乏力、头痛、咽痛、肌肉酸痛、刺激性干咳、夜间为重，不规则发热、头痛、胸闷、恶心等，胸部X线检查显示炎症呈斑片或点状阴影，右肺多于左肺，可并有少量胸腔积液。临床上不易与病毒或轻度细菌性感染性肺炎区别，易误诊，常需进一步做血清支原体抗体检查、血清特异性补体结合试验等检查。

5. 病毒性肺炎（virus pneumonia，VP） 是由病毒侵犯肺实质而引起的肺部炎症，常由于上呼吸道病毒感染向下蔓延发展而引起，亦可由体内潜伏病毒或各种原因如输血、器官移植等引发病毒血症进而导致肺部病毒感染。常见病毒为流感病毒、副流感病毒、腺病毒、呼吸道合胞病毒等。年龄大于65岁的老年人、原有心肺疾患以及慢性消耗性疾病患者多见，一般起病缓慢，先有上感症状，症状较轻，老年患者可急性起病或合并细菌感染。

6. 呼吸机相关性肺炎（ventilator associated pneumonia，VAP） 是指经气管插管或气管切开建立人工气道同时接受机械通气24h后，或停用机械通气或拔除人工气道48h内发生的肺炎，是HAP的一种常见类型。建立人工气道与机械通气使呼吸系统正常防御和廓清功能减弱或消失，加之老年患者高龄体弱、基础疾病多、应用广谱抗生素和制酸药，增加了致病菌在患者口咽部或胃内寄生繁殖，误吸与反流发生率高，以及人工气道气囊上分泌物的隐匿性吸入，均可增加呼吸机相关肺炎发生的危险。

7. 吸入性肺炎 指吸入食物、胃内容物及其他刺激性液体引起的化学性肺炎，继之常并发细菌感染，严重者可导致低氧血症和急性呼吸衰竭。发生吸入性肺炎的主要原因是老年患者咽喉腔黏膜萎缩、变薄、感觉减退，会厌、声门、保护性反射及吞咽协同作用减弱或丧失，易产生吞咽障碍、呕吐或隐匿性吸入，使食物、寄生于咽喉部的病菌、异物或胃内容物反流进入下呼吸道，从而引发吸入性肺炎。

## 二、临床表现

老年肺炎临床表现不典型，常缺乏明显的呼吸系统症状、体征，易发生漏诊、误诊，且由于老年患者基础疾病多，易发生多脏器功能衰弱，肺炎并发症多而重，易发生水、电解质及酸碱平衡紊乱、低蛋白血症、心律失常、呼吸衰竭及休克等严重并发症，病死率高。老年肺炎大致有如下临床特点。

1. 临床表现不典型　老年肺炎常缺乏典型症状与体征，多无发热、胸痛、咳铁锈色痰等典型症状，极少出现语颤增强、支气管呼吸音等肺实变体征，有症状者仅占35%左右，高热仅占34%。

2. 首发症状　一般以非呼吸道症状突出：30%以上患者以消化道症状为主，患者可首先表现为腹痛、腹泻、恶心、呕吐及食欲减退等消化道症状，或心悸、气促等心血管症状，或表情淡漠、嗜睡、谵妄、躁动及意识障碍等神经精神症状。高龄者常表现为尿失禁、精神恍惚、跌倒、丧失活动及生活能力。

3. 其他　可出现脉速、呼吸快、呼吸音减弱、肺底部可闻及湿啰音，但极易于与慢性支气管炎、心力衰竭等基础疾病相混淆，有部分患者可出现低氧血症症状。

4. 辅助检查　动脉血气检查结果因肺炎严重程度和肺功能基础状况而不同，经支气管镜或经气管吸引获取标本培养。细菌性肺炎查血象，白细胞计数升高，而病毒或支原体肺炎白细胞计数可正常或减低，X线胸片检查可见斑片状阴影，痰标本涂片或细菌培养根据不同类型肺炎可有不同，对治疗与鉴别诊断具有重要意义。

## 三、治疗原则

以对症治疗为主，需针对病原菌应用抗生素治疗。治疗措施包括：①卧床休息，居室保持空气流通，注意隔离消毒，预防交叉感染。②给予氧疗、应用支气管扩张药物、祛痰镇咳药物及抗生素治疗。③保持呼吸道通畅，及时清除呼吸道分泌物等。④对症及支持疗法，给予高热量、高蛋白、高维生素、易消化的软食或半流食，少量多餐，保持充足的入量，利于痰液排出，同时积极预防心、肾功能不全及呼吸衰竭。

## 四、护理评估

病因评估：感染、理化因素、免疫损伤、过敏及药物，有无受凉、疲劳、上呼吸道感染等诱发原因，以及老年患者原有的基础疾病情况。症状体征评估：有无咳嗽、咳痰、气急、发绀、胸痛、呼吸困难等呼吸系统症状，如咳嗽性质，痰液颜色、性状、痰量，气急、发绀程度及胸痛的部位等；有无恶心、呕吐、腹胀、腹泻、黄疸等消化系统症状；特别注意有无嗜睡、神志恍惚、烦躁不安、谵妄或昏迷等神经系统症状，以鉴别重症肺炎出现感染性休克问题；以及实验室检查白细胞总数及中性粒细胞计数、痰涂片、细菌培养及药物敏感试验等。疾病阶段评估：根据患者临床表现评估疾病的发病阶段。精神心理评估：有无焦虑、恐惧、紧张、忧郁及其程度。

## 五、护理要点及措施

1. 预见性护理　①感染性休克危险：老年患者如有烦躁不安、神志恍惚等精神症状、体温不升或过高，发绀、四肢厥冷、心动过速、尿量减少、血压降低等休克征象，应做好抢救准备。②重视体温变化、高热的热型及发热时有无寒战等伴随症状。③重视呼吸系统咳嗽、咳痰情况以及咳出痰液的颜色、性状、痰量及咳痰能力等。④教会患者及时有效的咳嗽方法，使呼吸道保持通畅。

2. 急性期护理　①绝对卧床休息，以减少氧耗量，缓解头痛、肌肉酸痛等症状。胸痛剧烈者，取患侧卧位，以减轻疼痛，呼吸困难者取坐位或半坐位。②提供高热量、高维生素、易消化的流质或半流质饮食，鼓励患者多饮水。③密切观察体温、脉搏、呼吸、血压，发现患者面色苍白、四肢厥冷、烦躁不安、神志恍惚、体温骤降、脉率快、血压下降等休克征象，应采取抢救措施。④高热患者实施物理降温，并观察记录其疗效。⑤缺氧明显者给予氧气吸入，老年患者吸氧以防止二氧化碳潴留，根据血气分析结果调整吸氧浓度。⑥抗生素应用做到现用现配，按时给药，并观察用药后反应。⑦鼓励患者咳痰，如病情危重无力咳痰，可给予患者吸痰，注意观察痰的颜色、性状和量，保持呼吸道通畅。⑧保持室内空气新鲜，定时开窗通风，避免患者着凉。⑨加强安全护理，对高热出现谵妄、意识不清者应用床栏，防止坠床。

3. 发热期护理

（1）体温上升期：产热大于散热，表现为皮肤苍白、畏寒、寒战、皮肤干燥。主要护理是保暖，加被子或热水袋保暖。

（2）高热持续期：产热和散热在较高水平上趋于平衡。表现为皮肤潮红、灼热；口唇、皮肤干燥；呼吸深而快；心率加快；头痛、头晕、食欲缺乏、全身不适、软弱无力。①卧床休息，以减少能量消耗，密切观察病情变化。②必要时吸氧，患者呼吸、心率加快易发生缺氧。③体温在39℃以上每4小时测体温一次，38℃以上每日测4次。体温超过39℃，给予物理或药物降温。④饮食：高热量半流质饮食，鼓励多进食，多吃水果、多饮水，保持大便通畅。

（3）体温下降期：散热大于产热，体温恢复至正常水平。表现为皮肤潮湿、大量出汗，体液大量丧失，易出现血压下降、虚脱或休克现象。应及时补充水分预防虚脱。及时更换衣服，保持皮肤清洁、干燥。

4. 冰毯机降温护理　冰毯作为新一代的降温仪器，具有操作简单、方便、降温效果好、可随意控制温度等诸多优点。①使用前检查电冰毯性能是否良好，然后将冰毯铺在床上，使患者背部以下的躯体均在冰毯上，不触及颈部，以免副交感神经兴奋引起心动过缓，在使用过程中床单潮湿要及时更换，以免引起患者不适。②正确连接电源线、导水管，水箱内放入适量的蒸馏水，妥善固定好传感器探头，防止脱出。③降温过程中的护理：设定好开机、关机温度，逐渐达到治疗温度，不可降温过快导致患者寒战，反而增加产热，对患者不利。清醒患者足部放热水袋，以增加患者的舒适感。做好高热降温阶段、维持降温阶段、撤停阶段的降温护理及生命体征监测，做好皮肤护理、营养水分补充和心理护理。

5. 感染性休克期抢救配合及护理

（1）生命体征监测：应用心电监护仪监测呼吸、心率、氧饱和度的变化，并观察面色神志和精神状态的变化，观察患者全身情况、尿量、中心静脉压，并注意保暖和安全。

（2）体位：取仰卧中凹位，抬高床头及下肢20°~30°，有利于呼吸和静脉血回流。

（3）氧疗：给予持续高流量吸氧，维持脉氧饱和度90%以上，必要时给予氧气面罩吸氧,改善缺氧状态。

(4)迅速建立静脉通道:为保证水、电解质、药物的输入,尽快建立 2 条静脉通道,分别用于补充血容量和血管活性药物(升压药物,如多巴胺),并应采用留置针或大静脉输液,避免输液部位外渗,引起局部组织坏死,影响抢救疗效;输液时速度不能过快,以免加重患者心脏负荷而致心力衰竭。

(5)心理护理:患者往往较恐惧或焦虑,应用暗示疗法让患者看到希望,增强信心。

6. 心理护理 给予患者安慰,消除思想压力和紧张焦虑,实施针对性心理护理。根据发热的不同时期患者紧张、焦虑、不安、害怕等心理不适或问题给予精神安慰,鼓励患者积极配合治疗护理,树立战胜疾病的信心。

7. 护理安全

(1)血管保护:老年患者血管脆性高,对于长期输液患者宜建立外周中心静脉,保证治疗的进行。

(2)患者安全:对有精神症状患者,应用约束带,加床档。慎用镇静药,防止高碳酸血症患者呼吸抑制。

(3)用药安全:老年患者基础疾病多,应用药物时注意观察药物副作用,控制液体速度,防止并发症的发生。

8. 吸入性肺炎的护理

(1)保持呼吸道通畅,正确安置患者的体位:取患侧卧位时进行湿化气道,叩背,再取健侧卧位时吸痰,便于痰液引流,减少咳嗽。卧位时保持患者双举上肢,以助胸部扩张。除去肺部分泌物:可采取气道湿化、雾化吸入、叩击法、体位引流等,指导患者有效咳嗽、咳痰。对不能自主咳嗽、咳痰的患者,要加强吸痰,必要时半小时吸痰 1 次。

(2)减少并发症的发生:①吞咽功能训练:吞咽功能障碍者,应早期进行吞咽功能训练。②加强氧疗:采取动脉血气分析,根据血气分析结果指导吸氧。

(3)掌握正确的进餐方法,听诊肺呼吸音,有痰鸣音者先排痰或吸痰,平稳后进餐;鼻饲前,回抽胃液,确认鼻胃管是否在胃内;鼻饲时,床头抬高 45°~60° 或右侧位,保持 1h。注入速度要慢,尽量保持安静;注入中必须吸痰时应停止注入。一次进餐 <350ml,15~30min 为宜;进餐 1h 后方可进行吸痰或辅助咳痰。进餐后确认胃管在胃中并固定好;拔胃管时先封死管尾端;气管插管患者呕吐时,应及时吸出并观察吸出物性状。

(4)掌握有效的咳嗽、咳痰方法:由于老年人动作迟缓,咳嗽无力,导致痰液排出不畅。加强叩背,翻身,对于老年人要兼顾患者舒适、省力原则。必要时应用振动排痰仪或吸痰。

(5)人工气道患者气囊管理:及时吸出气囊上方分泌物,可经鼻置入气囊上方引流管,每 30~60min 抽吸 1 次。放气囊前,应边彻底抽吸气囊边吸引;气囊压力应为 2.45~2.94kPa(25~30cmH_2O)。另外,对长期使用呼吸机治疗的患者,选择可冲洗式气管插管,定时冲洗或抽吸声门下间隙及分泌物,能降低气道或支气管肺部感染的危险。

(6)保持口腔卫生:老年人中,口腔护理组发生吸入性肺炎的为 11%,未口腔护理组为 19%,从而说明口腔护理对预防吸入性肺炎的重要意义。①定期检查口腔状态,对有口腔黏膜糜烂、口腔溃疡和感染者应给予及时对症处理。②有针对性地选择漱口液:当口腔 pH 为 7.0~7.5 时,用 2%~3% 硼酸水或朵贝尔液;当 pH 为 3.0~6.0 时,用 1%~3%

$H_2O_2$ 和 1% ~5% $NaHCO_3$；有牙龈炎患者，用 1 : 5000 呋喃西林溶液漱口；有真菌感染时，用 5% 碳酸氢钠或 1 : 10 000 制霉菌素液漱口；有铜绿假单胞菌感染时，用 0.1% 乙酸溶液；吸出口腔分泌物；要用止血钳夹紧纱球，边擦口腔边吸引，避免损伤口腔黏膜。

### 六、健康教育

1. 增强机体抗病能力　老年患者体弱多病，机体抗病能力及应激能力差，极易感染呼吸系统疾病，要指导患者了解肺炎病因和诱因，加强身体锻炼，避免受凉、淋雨，防止过度疲劳。

2. 积极预防呼吸道感染　要积极预防上呼吸道感染，增强呼吸道耐寒能力，罹患慢性疾病尤其是合并呼吸道疾病的老年人，要积极治疗和防患于未然，避免接触有感冒症状者。肺炎恢复期适当活动，避免过度疲劳，避免再次受凉感冒。

3. 指导肺炎患者合理饮食　指导患者进食高热量、高维生素、高蛋白易消化饮食，发热时给予半流质食物，多饮水。患有慢性肺疾病的老年患者，营养摄入少、吸收差，体质虚弱，多进食优质蛋白质、清淡易消化的食物，少量多餐，保持每日液体入量 2500 ~3000ml。

4. 指导患者保持适宜的环境　室内温度 22 ~26℃，注意保持室内空气新鲜，定时通风，保持室内湿度在 50% ~ 70%，尽量避免居住在铺有地毯的房间，阳台避免用泥土养花或植物。

5. 教育患者遵医嘱按时服药　了解肺炎药物治疗的疗效、用法、疗程、不良反应，防止自行停药或减量，并掌握药物不良反应预防知识。

6. 指导患者心理调适　老年人应该避免忧郁、焦虑、紧张等不良因素的刺激，保持情绪乐观、精神愉快，这不仅是预防老年肺炎必不可少的，而且也是老年人保健养生的灵丹妙药。

7. 指导患者及时发现病情　要定时测量体温、脉搏、呼吸状况，注意有无咳嗽咳痰等情况，日常生活中注意精神、饮食及消化功能，以及肢体有无水肿等情况。

8. 指导患者加强呼吸功能的训练　讲解呼吸功能锻炼的意义和方法，指导患者掌握锻炼方法并持之以恒。

9. 指导家属照顾老年患者　教会老年患者家属及照顾者掌握正确卧位及喂饭方法，指导其学会为患者保持正确体位，防止误吸及隐匿性吸入，定时翻身、叩背，促进痰液引流，以及保持口腔清洁，防止口腔内的细菌吸入气管。

（周海燕）

# 第六节　急性气管－支气管炎

急性气管－支气管炎是由生物、物理、化学刺激或过敏等因素引起的急性气管－支气管黏膜炎症，多为散发，无流行倾向，年老体弱者易患。临床表现主要为咳嗽和咳痰。多见于寒冷季节或气候突变时。

### 一、护理评估

1. 健康史　询问患者有无急性上呼吸道感染病史；有无接触过敏源史，如花粉、有机粉尘、真菌孢子、动物毛发排泄物或细菌蛋白质等；是否受寒冷天气影响等。

2. 身体评估

（1）症状：全身症状较轻，可伴低热、乏力、头痛及全身酸痛等，一般 3～5d 后消退。咳嗽、咳痰，先为干咳或咳少量黏液性痰，随后转为黏液脓性痰，痰量增多，咳嗽加剧，偶可痰中带血。咳嗽、咳痰可延续 2～3 周才消失，如迁延不愈，可演变为慢性支气管炎。如支气管发生痉挛，可出现程度不等的气促、喘鸣和胸骨后发紧感。

（2）体征：两肺呼吸音粗糙，可闻及散在干、湿性啰音，啰音部位常不固定，咳嗽后可减少或消失。

3. 心理－社会状况　评估患者对疾病的重视程度；评估是否掌握疾病预防知识及注意事项；注意患者所伴随的相应的心理反应，如呼吸道症状导致的患者社会适应能力的改变，胸闷、气短所引起的紧张和焦虑等心理状态改变。

4. 辅助检查

（1）血常规检查：白细胞总数及分类大多正常，细菌感染较重时，白细胞计数和中性粒细胞可增高。

（2）痰涂片或培养可发现致病菌。

（3）X 线胸片检查多为正常，或仅有肺纹理增粗。

## 二、治疗原则

治疗原则是止咳、祛痰、平喘和控制感染。

1. 抗菌治疗　如有细菌感染，应及时应用抗生素。可以首选大环内酯类、青霉素类，亦可选用头孢菌素或喹诺酮类等药物。

2. 对症治疗　对发热头痛者，选用解热镇痛药；咳嗽无痰者，可用止咳药；痰液黏稠不易咳出者，可用祛痰药，也可以用雾化吸入法祛痰，如有支气管痉挛，可用支气管扩张药。

## 三、护理措施

1. 环境　提供整洁舒适、阳光充足的环境，保持室内空气新鲜，定时通风，但应避免对流，以免患者受凉，维持适宜的温、湿度。

2. 饮食护理　提供高蛋白、高维生素、高热量的清淡饮食，禁食辛辣、有刺激性和过于油腻的食物。鼓励患者多饮水，每天保证饮水在 1500ml 以上，充足的水分可保证呼吸道黏膜的湿润和病变黏膜的修复，有利于痰液的稀释和排出。

3. 避免诱因　注意保暖；避免尘埃、烟雾等不良刺激；适当休息，避免疲劳。如有发热，发热期间应卧床休息。

4. 用药护理　按医嘱正确、及时给予祛痰、止咳、解痉、平喘药及抗生素，注意观察药物的疗效和不良反应，如使用抗生素可引起过敏反应及大便秘结，祛痰药可致胃部不适及食欲减退等。

5. 病情观察　注意观察体温的变化及咳嗽、咳痰情况，注意有无胸闷、气促等症状，详细记录痰液的色、量、质及气味。指导患者正确留取痰液标本并及时送检，为诊断与治疗提供可靠的依据。

6. 促进有效排痰　指导有效咳痰、排痰。痰液黏稠不易咳出时，可按医嘱予以雾化吸入。年老、体弱者协助翻身，拍背。

7. 心理护理　关心体贴患者，解除患者的焦虑情绪。

## 四、健康教育

1. 宣教　向患者及家属讲解有关病因及诱因、发病过程、预后知识，以稳定其情绪；帮助患者了解本病的治疗要点，强调多喝水的重要性，指导合理饮食、休息与活动，保证足够的营养、充足的睡眠，避免疲劳，有利于疾病的恢复；指导患者遵医嘱用药，帮助患者了解所用药物的作用及不良反应；告知患者如 2 周后症状仍持续存在，应及时就诊。

2. 避免诱因指导　保持居室空气新鲜、流通，适宜的温度和湿度，注意保暖，防治感冒；做好劳动保护，加强环境卫生，避免粉尘、刺激性气体及烟雾等有害因素的刺激；避免过度劳累；吸烟者劝其戒烟。

3. 活动与运动指导　平时生活要有规律，进行适当的耐寒训练，开展体育锻炼，以增强体质。

（周海燕）

# 第七节　慢性支气管炎

慢性支气管炎是气管、支气管黏膜及其周围组织的慢性非特异性炎症。临床上以咳嗽、咳痰或伴有喘息及反复发作为主要症状，每年发病持续 3 个月，连续 2 年或 2 年以上，排除具有咳嗽、咳痰、喘息症状的其他疾病（如肺结核、肺尘埃沉着症、肺脓肿、心脏病、心功能不全、支气管扩张、支气管哮喘、慢性鼻咽炎、食管反流综合征等疾患）。

本病是常见病，多见于中老年人，随着年龄的增长，患病率递增，50 岁以上的患病率高达 15%。本病流行与吸烟、地区和环境卫生等有密切关系。吸烟者患病率远高于不吸烟者。北方气候寒冷患病率高于南方。工矿地区大气污染严重，患病率高于一般城市。

## 一、护理评估

1. 健康史　询问患者起病的原因及诱因，有无呼吸道感染及吸烟等病史，有无过敏原接触史；询问患者的工作生活环境，有无有害气体、烟雾、粉尘等的吸入史。有无受凉、感冒、过度劳累而引起急性发作或加重。

2. 身体评估

（1）症状：缓慢起病，病程长，反复急性发作而病情加重。主要症状为咳嗽、咳痰，或伴有喘息。急性加重系指咳嗽、咳痰、喘息等症状突然加重。急性加重的主要原因是呼吸道感染，病原体可以是病毒、细菌、支原体和衣原体等。

1）咳嗽：一般晨间咳嗽为主，睡眠时有阵咳或排痰。

2）咳痰：一般为白色黏液和浆液泡沫痰，偶见痰中带血。清晨排痰较多，起床后或体位变动后可刺激排痰。伴有细菌感染时，则变为黏液脓性痰，痰量亦增加。

3）喘息或气急：喘息明显者称为喘息性支气管炎，部分可能伴支气管哮喘。若伴肺气肿时可表现为劳动或活动后气急。

（2）体征：早期多无异常体征。急性发作期可在背部或双肺底听到干、湿啰音，咳嗽后可减少或消失。如合并哮喘可闻及广泛哮鸣音并伴呼气期延长。

（3）分型：分为单纯型和喘息型两型。单纯型的主要表现为咳嗽、咳痰；喘息型除有咳嗽、咳痰外尚有喘息，常伴有哮鸣音，喘鸣于睡眠时明显，阵咳时加剧。

（4）分期：按病情进展分为三期。

1）急性发作期：指一周内出现脓性或黏液脓性痰，痰量明显增加，或伴有发热等炎症表现，或指一周内"咳"、"喘"、"痰"症状中任何一项明显加剧。

2）慢性迁延期：患者有不同程度的"咳"、"痰"、"喘"症状，迁延达一个月以上。

3）临床缓解期：经治疗或临床缓解，症状基本消失或偶有轻微咳嗽，痰液量少，持续2个月以上者。

3. 心理 - 社会状况　慢性支气管炎患者早期由于症状不明显，尚不影响工作和生活，患者往往不重视，感染时治疗也不及时。由于病程长，反复发作，患者易出现烦躁不安、忧郁、焦虑等情绪，易产生不利于恢复呼吸功能的消极因素。

4. 辅助检查

（1）血液检查：细菌感染时偶可出现白细胞总数和（或）中性粒细胞增多。

（2）痰液检查：可培养出致病菌涂片可发现革兰阳性菌或革兰阴性菌，或大量破坏的白细胞和已破坏的杯状细胞。

（3）胸部 X 线检查：早期无异常。反复发作引起支气管壁增厚，细支气管或肺泡间质炎症细胞浸润或纤维化。

（4）呼吸功能检查：早期无异常，随病情发展逐渐出现阻塞性通气功能障碍，表现为：第一秒用力呼气量占用力肺活量比值（$FEV_1/FVC$）<60%；最大通气量（MBC）<80%预计值等。

## 二、治疗原则

急性发作期和慢性迁延期患者，以控制感染及对症治疗（祛痰、镇咳、平喘）为主；临床缓解期，以加强锻炼，增强体质，避免诱发因素，预防复发为主。

1. 急性加重期的治疗

（1）控制感染：根据病原菌类型和药物敏感情况选择药物治疗。

（2）镇咳、祛痰：常用药物有氯化铵、溴乙新、喷托维林等。

（3）平喘：有气喘者可加用解痉平喘药，如氨茶碱和茶碱缓释剂，或长效 $\beta_2$ 激动剂加糖皮质激素吸入。

2. 缓解期治疗

（1）戒烟，避免有害气体和其他有害颗粒的吸入。

（2）增强体质，预防感冒。

（3）反复呼吸道感染者，可试用免疫调节剂或中医中药。

## 三、护理措施

1. 环境　保持室内空气流通、新鲜，避免感冒受凉。

2. 饮食　合理安排食谱，给予高蛋白、高热量、高维生素、易消化的食物，多吃新鲜蔬菜、水果，避免过冷过热及产气食物，以防腹胀影响膈肌运动。注意食物的色、香、味。水肿及心衰患者要限制钠盐的摄入，痰液较多者忌用牛奶类饮料，以防引起痰液黏稠不易排出。

3. 用药护理　遵医嘱使用抗炎、祛痰、镇咳药物，观察药物的疗效和不良反应。对痰液较多或年老体弱者以抗炎、祛痰为主，避免使用中枢镇咳药，如可待因，以免抑制咳嗽中枢，加重呼吸道阻塞，导致病情恶化。可待因有麻醉性中枢镇咳作用，适用于剧烈干咳者，有恶心、呕吐、便秘等不良反应，应用不当可能成瘾；喷托维林是非麻醉性中枢镇咳药，用于轻咳或少量痰液者，无成瘾性，有口干、恶心、头痛等不良反应；溴乙新使痰液中黏多糖纤维断裂，痰液黏度降低，偶见恶心、转氨酶升高等不良反应，胃溃疡者慎用。

4. 保持呼吸道通畅　要教会患者排痰技巧，指导患者有效咳嗽的方法。每日定时给予胸部叩击或胸壁震颤，协助排痰。并鼓励患者多饮水，根据机体每日需要量、体温、痰液黏稠度，估计每日水分补充量，每日至少饮水 1500ml，使痰液稀释，易于排出。痰多黏稠时可予雾化吸入，湿化呼吸道以促使痰液顺利咳出（有效咳嗽、胸部叩击或胸壁震颤、雾化吸入的具体方法及注意事项见本章第一节呼吸系统疾病常见症状的护理）。

5. 改善呼吸状况　缩唇腹式呼吸；肺气肿患者可通过腹式呼吸以增强膈肌活动来提高肺活量，缩唇呼吸可减慢呼气，延缓小气道陷闭而改善呼吸功能，因而缩唇腹式呼吸可有效地提高患者的呼吸功能。患者取立位，亦可取坐位或卧位，一手放在前胸，另一手放在腹部，先缩唇，腹内收，胸前倾，由口徐徐呼气，此时切勿用力，然后用鼻吸气，并尽量挺腹，胸部不动。呼、吸时间之比为 2 : 1 或 3 : 1，7 ~ 8 次/min，每天锻炼 2 次，10 ~ 20min/次。

6. 心理护理　对年老患者应加强心理护理，帮助其克服年老体弱的悲观情绪。患者病程长加上家人对患者的支持也随病情进展而显得无力，患者多有焦虑、抑郁等心理障碍。护士应聆听患者的倾诉，做好患者与家属的沟通、心理疏导，让患者进行适当的文体活动。引导其进行循序渐进的锻炼，如气功、太极拳、户外散步等，将有助于增强老年人的机体免疫能力。为患者创造有利于治疗、康复的最佳心理状态。

## 四、健康教育

1. 指导患者和家属　了解疾病的相关知识，积极配合康复治疗。

2. 加强管理

（1）环境因素：消除及避免烟雾、粉尘和刺激性气体的吸入，避免接触过敏原或去空气污染、人多的公共场所；生活在空气清新、适宜温湿度、阳光充足的环境中，注意防寒避暑。

（2）个人因素：制定有效的戒烟计划；保持口腔清洁；被褥轻软、衣服宽大合身，沐浴时间不宜过长，防止晕厥等。

（3）饮食营养：足够的热量、蛋白质、维生素和水分，增强食欲。

3. 加强体育锻炼，增强体质，提高免疫能力　锻炼应量力而行、循序渐进，以患者不感到疲劳为宜；可进行散步、慢跑、太极拳、体操、有效的呼吸运动等。

4. 防止感染　室内用食醋 2 ~ 10ml/m²，加水 1 ~ 2 倍稀释后加热蒸熏，1h/次，每天或隔天 1 次，有一定的防止感冒作用。劝告患者在发病季节前应用气管炎疫苗、核酸等，从而增强免疫功能,以减少患者感冒和慢性支气管炎的急性发作。

5. 帮助患者加强身体的耐寒锻炼 耐寒锻炼需从夏季开始,先用手按摩面部,后用冷水浸毛巾拧干后擦头面部,渐及四肢。体质好、耐受力强者,可全身大面积冷水摩擦,持续到 9 月份,以后继续用冷水按摩面颈部,最低限度冬季也要用冷水洗鼻部,以提高耐寒能力,预防和减少本病发作。

（周海燕）

# 第八节　肺脓肿

肺脓肿是由多种病原菌引起肺实质坏死的肺部化脓性感染。早期为肺组织的化脓性炎症,继而坏死、液化,由肉芽组织包绕形成脓肿。临床特征为高热、咳嗽和咳大量脓臭痰。胸部 X 线显示一个或多发的含气液平的空洞,如多个直径小于 2cm 的空洞则称为坏死性肺炎。本病可见于任何年龄,青壮年男性及年老体弱有基础疾病者多见。自抗生素广泛应用以来,肺脓肿发病率明显降低。

病原体常为上呼吸道、口腔的定植菌,包括需氧、厌氧和兼性厌氧菌。90% 肺脓肿患者合并有厌氧菌感染。常见的其他病原体包括金黄葡萄球菌、化脓性链球菌、肺炎克雷白杆菌和铜绿假单胞菌。根据感染途径,肺脓肿可分为三种类型:吸入性肺脓肿、继发性肺脓肿和血源性肺脓肿。

## 一、护理评估

1. 健康史 了解患者有无意识障碍、肺部感染,以及齿、口、鼻咽部感染等相关病史;询问有无手术、劳累、醉酒、受凉和脑血管病等病史,以及身体其他部位的感染病史;了解细菌的来源和脓肿的发生方式。

2. 身体评估

(1) 症状:急性起病,畏寒、高热,体温达 39 ~ 40℃,伴有咳嗽、咳黏痰或黏液脓性痰。炎症累及壁层胸膜可引起胸痛,且与呼吸有关。病变范围大时可出现气促。此外还有精神不振、全身乏力、食欲减退等全身中毒症状。如感染控制不及时,可于发病的 10 ~ 14d,突然咳出大量脓臭痰及坏死组织,每日可达 300 ~ 500ml,静置后可分为 3 层。偶有 1/3 患者有不同程度的咯血,偶有中、大量咯血而突然窒息致死。一般在咳出大量脓痰后,体温明显下降,全身中毒症状随之减轻,数周内一般情况逐渐恢复正常。肺脓肿破溃到胸膜腔,可出现突发性胸痛、气急,出现脓气胸。部分患者缓慢发病,仅有一般的呼吸道感染症状。血源性肺脓肿多先有原发病灶引起的畏寒、高热等全身脓毒症的表现。经数日或数周后才出现咳嗽、咳痰,痰量不多,极少咯血。慢性肺脓肿患者常有咳嗽、咳脓痰、反复发热和咯血,持续数周到数日。可有贫血、消瘦等慢性中毒症状。

(2) 体征:与肺脓肿的大小和部位有关。初起时肺部可无阳性体征,或患侧可闻及湿啰音;病变继续发展,可出现肺实变体征,可闻及支气管呼吸音;肺脓腔增大时,可出现空嗡音;病变累及胸膜可闻及胸膜摩擦音或呈现胸腔积液体征。血源性肺脓肿多无阳性体征。慢性肺脓肿常有杵状指(趾)。

3. 心理 - 社会状况 急性肺脓肿起病急,症状明显,患者易产生紧张不安的情绪;慢性肺脓肿病程长，破坏了正常的工作、生活秩序，咳出大量脓性臭痰，无论对本人还是其他人都是一种不良刺激，患者常出现情绪抑郁，表现为悲观、失望、焦虑等。

4. 辅助检查

（1）血常规检查：急性肺脓肿血白细胞总数可达（20～30）×$10^9$/L，中性粒细胞在90%以上，核明显左移，常有中毒颗粒。慢性患者的白细胞可稍有升高或正常，红细胞和血红蛋白减少。

（2）痰细菌学检查：气道深部痰标本细菌培养可有厌氧菌和（或）需氧菌存在。

（3）胸部 X 线检查：X 线胸片早期可见大片浓密模糊浸润阴影，边缘不清或团片状浓密阴影。脓肿形成，脓液排出后，可见圆形透亮区及液平面。经脓液引流和抗生素治疗后，周围炎症先吸收，最后可仅残留纤维条索状阴影。血源性肺脓肿典型表现为两肺外侧有多发球形致密阴影，大小不一，中央有小脓腔和气液平面。

（4）纤维支气管镜检查：有助于明确病因、病原学诊断及治疗。

## 二、治疗原则

本病的治疗原则是抗菌药物治疗和脓液引流。

1. 抗菌药物治疗　一般选用青霉素。对青霉素过敏或不敏感者，可用林可霉素、克林霉素或甲硝唑等药物。若疗效不佳，要注意根据细菌培养和药物敏感试验结果选用有效抗菌药物。

2. 脓液引流　是提高疗效的有效措施。痰液黏稠不易咳出者可用祛痰药或雾化吸入生理盐水、祛痰药或支气管舒张剂以利痰液引流。身体状况较好者可采取体位引流排痰。

3. 支气管肺泡灌洗术（bronchoalveolar lavage，BAL）　是一种介入性操作，在纤维支气管镜直视下操作，能有效清除肺脓肿腔内的脓性分泌物，并可直接注入抗生素。

4. 手术治疗　略。

## 三、护理措施

1. 环境　肺脓肿患者咳痰量大，常有厌氧菌感染，痰有臭味，应保持室内空气流通，同时注意保暖，如有条件最好住单间。

2. 饮食护理　由于脓肿的肺组织在全身消耗严重的情况下修复困难，机体需要较强的支持疗法，应加强营养，给予高蛋白、高维生素、高热量、易消化饮食，食欲欠佳者应少量多餐。

3. 咳嗽、咳痰的护理　肺脓肿患者通过咳嗽排出大量脓痰。应鼓励患者进行有效的咳嗽，经常活动和变换体位，以利痰液排出。鼓励患者增加液体摄入量，以促进体内的水化作用，使脓痰稀释而易于咳出。要注意观察痰的颜色、性质、气味和静置后是否分层。准确记录 24h 痰液排出量。当发现血痰时，应及时报告医生，若痰中血量较多，要严密观察病情变化，并准备好抢救药品和用品，嘱患者头偏向一侧，最好取患侧卧位，注意大咯血或窒息的发生。

4. 体位引流的护理　体位引流有利于大量脓痰排出体外，根据病变部位采用肺段、支气管引流的体位，使支气管内痰液借重力作用，经支气管、气管排出体外。具体措施参见"支气管扩张"一节。对脓痰甚多，且体质虚弱的患者应做监护，以免大量脓痰涌出但无力咳出而窒息。年老体弱、呼吸困难明显者或在高热、咯血期间不宜行体位引流。必要时，应用负压吸引器给予经口吸痰或支气管镜抽吸排痰。痰量不多，中毒症状严重，提示引流不畅，应积极进行体位引流。发绀、呼吸困难、胸痛明显者，应警惕脓气胸。

5. 口腔护理　肺脓肿患者高热时间较长，唾液分泌减少，口腔黏膜干燥；又因咳大量脓臭痰，利于细菌繁殖，易引起口腔炎及黏膜溃疡；而大量抗生素的应用，易诱发真菌感染。因此要在晨起、饭后、体位引流后、临睡前协助患者漱口，做好口腔护理。

6. 用药护理　遵医嘱给予抗生素、祛痰药、支气管扩张剂，或给予雾化吸入。以利痰液稀释、排出。

7. 心理护理　本病患者常有焦虑、抑郁、内疚等不良心理状态。护理人员应富有同情心和责任感，向患者解释肺脓肿的有关知识，多进行安慰，对患者提出的问题耐心解答，建立良好的护患关系，使患者能积极主动配合治疗，以缩短疗程，争取早日彻底康复。

8. 支气管肺泡灌洗术的护理配合　详见"支气管镜检查"一节。

### 四、健康教育

1. 疾病预防指导　让患者了解肺脓肿的感染途径，彻底治疗口腔、上呼吸道慢性感染病灶如龋齿、化脓性扁桃体炎、鼻窦炎、牙周溢脓等，以防止病灶分泌物吸入肺内，诱发感染。重视口腔清洁，经常漱口，多饮水，预防口腔炎的发生。积极治疗皮肤外伤感染、痈、疖等化脓性病灶，不挤压痈、疖，防止血源性肺脓肿的发生。不酗酒。

2. 疾病知识指导

（1）教会患者有效咳嗽、体位引流的方法，及时排出呼吸道异物，防止吸入性感染，保持呼吸道通畅，促进病变的愈合。

（2）指导慢性病、年老体弱患者家属经常为患者翻身、叩背，促进痰液排出，疑有异物吸入时要及时清除。

（3）肺脓肿患者的抗生素治疗需时较长，才能治愈，防止病情反复。患者及家属应了解其重要性，遵从治疗计划。

（周海燕）

## 第九节　胸腔积液

胸膜腔是位于肺和胸壁之间的一个潜在的腔隙。在正常情况下脏层胸膜和壁层胸膜表面上有一层很薄的液体，13~15ml，在呼吸运动时起润滑作用。胸膜腔和其中的液体并非处于静止状态，在每一次呼吸周期中胸膜腔形状和压力均有很大变化，使胸腔内液体持续滤出和吸收，并处于动态平衡。任何因素使胸膜腔内液体形成过快或吸收过缓，即产生胸腔积液，简称胸水。

胸腔积液可以根据其发生机制和化学成分不同分为漏出液（transudate）、渗出液（exudate）、血液（hemothorax，称为血胸）、脓液（empyema，称为脓胸）和乳糜液（chylothorax）。

（一）护理评估

1. 健康史　评估患者是否患有可引起胸腔积液的肺、胸膜和肺外疾病，如肺结核、肺炎、胸膜肿瘤、肺梗死、充血性心力衰竭、缩窄性心包炎、食管破裂等。

2. 身体评估

（1）症状：胸腔积液临床症状的轻重取决于积液量和原发疾病。

1）呼吸困难：是最常见的症状，与胸廓顺应性下降，患侧膈肌受压，纵隔移位，肺容量下降刺激神经反射有关。

2）胸痛：随呼吸或咳嗽加重，可向肩、颈或腹部反射。随着胸水增多，胸痛可缓解。

3）伴随症状：结核性胸膜炎多见于青年人，常有发热、干咳；恶性胸腔积液多见于中年以上的患者，伴有消瘦和呼吸道或原发部位肿瘤的症状。炎性积液多为渗出性，常伴有咳嗽、咳痰、胸痛及发热。心力衰竭所致胸腔积液为漏出液，有心功能不全的其他表现。肝脓肿所伴右侧胸腔积液可为反应性胸膜炎，亦可为脓胸，多有发热和肝区疼痛。

（2）体征：与积液量有关。少量积液时，可无明显体征，或可触及胸膜摩擦感及闻及胸膜摩擦音。中至大量积液时，患侧胸廓饱满，触觉语颤减弱，局部叩诊浊音，呼吸音减低或消失。可伴有气管、纵隔向健侧移位。

3. 心理－社会状况　胸腔积液有时病因不明，患者多有焦虑，紧张等表现。若为结核性胸膜炎患者，评估患者及家属对结核病知识了解的程度，评估患者因患病及隔离治疗是否表现有焦虑、忧郁、恐惧、悲观、自卑、孤独、退缩等心理变化。若为恶性肿瘤，患者表现惊恐、孤独、退缩、内向；随着病情的不断恶化，治疗效果不佳，容易产生悲观、绝望、忧郁、自卑甚至轻生自杀的念头，了解患者的社会支持系统及经济状况等。

4. 辅助检查

（1）诊断性胸膜穿刺和胸水检查：对明确积液性质及病因诊断均至关重要，大多数积液的原因通过胸水分析可确定。疑为渗出液必须做胸腔穿刺，如有漏出液病因则避免胸腔穿刺。不能确定时也应做胸腔穿刺抽液检查。

1）外观：漏出液透明清亮，静置不凝固，比重 < 1.016 ~ 1.018。渗出液多呈草黄色，稍浑浊，易有凝块，比重 > 1.018。血性胸水呈洗肉水样或静脉血样，多见于肿瘤、结核和肺栓塞。乳状胸水多为乳糜胸。巧克力色胸水考虑阿米巴肝脓肿破溃入胸腔的可能。

2）细胞：漏出液细胞数常少于 $100 \times 10^6/L$，以淋巴细胞和间皮细胞为主。渗出液的白细胞常超过 $500 \times 10^6/L$。脓胸时白细胞多达 $10\,000 \times 10^6/L$ 以上。中性粒细胞增多时提示为急性炎症；淋巴细胞为主则多为结核性或肿瘤性；胸水中红细胞超过 $5 \times 10^9/L$ 时，可呈淡红色，多由恶性肿瘤或结核所致。恶性胸水中有 40% ~ 90% 可查到恶性肿瘤细胞，反复多次检查可提高检出率。

3）pH：正常胸水 pH 接近 7.6。pH 降低可见于不同原因的胸腔积液、脓胸、食管破裂、结核性和恶性胸水。

4）病原体：胸水涂片查找细菌及培养，有助于病原诊断。

5）蛋白质：渗出液的蛋白含量较高（ > 30g/L），胸水/血清比值大于 0.5。漏出液蛋白含量较低（ < 30g/L），以清蛋白为主，黏蛋白试验阴性。

6）类脂：用于鉴别乳糜胸（表19-1）。

表19-1　真假乳糜胸的区别

| | 乳糜胸 | 假性乳糜胸 |
| --- | --- | --- |
| 外观 | 乳状，离心后不沉淀 | 淡黄或暗褐色 |
| 胆固醇含量 | 不高 | 高，>5.18mmol/L |
| 甘油三酯含量 | >1.24mmol/L | 正常 |
| 原因 | 胸导管破裂 | 陈旧性结核性胸膜炎、恶性胸水、肝硬化、类风湿关节炎 |

7）酶：渗出液乳酸脱氢酶（LDH）含量高，大于200U/L，且胸水/血清LDH比值大于0.6。LDH活性是反映胸膜炎症程度的指标，其值越高，表明炎症越明显。LDH>500U/L常提示为恶性肿瘤或胸水已并发细菌感染。

8）免疫学检查：结核性胸膜炎胸水 $\gamma$ 干扰素多大于200pg/ml。系统性红斑狼疮及类风湿关节炎引起的胸腔积液中补体 $C_3$、$C_4$ 成分降低，且免疫复合物的含量增高。

9）肿瘤标志物：癌胚抗原（CEA）在恶性胸水中早期即可升高，且比血清更显著。

（2）X线检查：少量胸腔积液时，患侧肋膈角变钝或消失；中等量积液时，呈内低外高的弧形积液影；大量积液时整个患侧胸部呈致密阴影，气管和纵隔推向健侧；积液时常遮盖肺内原发病灶。CT检查可发现少量胸水、肺和胸膜病变、纵隔和气管旁淋巴结病变，有助于病因诊断。

（3）超声检查：灵敏度高，定位准确。临床用于估计胸腔积液的深度和积液量，协助胸腔穿刺定位。B超引导下胸腔穿刺用于包裹性和少量的胸腔积液。

（4）胸膜活检：对确定胸腔积液的病因具有重要意义，方法包括经皮闭式胸膜活检、胸腔镜活检和开胸活检。

（5）支气管镜：用于咯血或疑有气道阻塞的患者。

（二）治疗原则

胸腔积液为胸部或全身疾病的一部分，病因治疗尤为重要。漏出液常在纠正病因后可吸收，具体治疗见有关章节。本节主要介绍结核性胸膜炎、类肺炎胸腔积液和脓胸及恶性胸腔积液的治疗。

1. 结核性胸膜炎

（1）一般治疗：休息、营养支持和对症治疗。

（2）胸腔抽液：结核性胸膜炎患者胸水中的蛋白含量高，易引起胸膜粘连，故应尽早抽尽胸腔积液，防止和减轻粘连；同时可解除对心肺和血管的压迫作用，使被压迫的肺迅速复张，改善呼吸，防止肺功能受损；另外还可以减轻中毒症状，使体温下降。大量胸腔积液，首次抽液不超过700ml，每周抽液2~3次，每次抽液量不应超过1 000ml。

（3）抗结核药物治疗：主要作用在于迅速杀死病灶中大量繁殖的结核分枝杆菌，使患者由传染性转为非传染性。防止获得性耐药变异菌的产生。彻底杀灭结核病变中静止或代谢缓慢的结核分枝杆菌，使患者达到临床治愈和生物学治愈的目的。

（4）糖皮质激素：有全身中毒性症状严重、大量胸水者，在抗结核药物治疗的同时，可加用糖皮质激素，待体温正常，全身中毒症状消退、胸水明显减少时，逐渐减量至停用。

停药速度不宜过快，避免出现反跳现象。

2. 类肺炎性胸腔积液 一般胸水量较少，经有效抗生素治疗后可吸收，大量胸腔积液时需胸腔穿刺抽液，胸水 pH < 7.2 应肋间插管引流。

3. 脓胸 治疗原则是控制感染、引流胸腔积液、促进肺复张、恢复肺功能。

（1）抗生素治疗：抗菌药物要足量，体温恢复正常后再持续用药两周以上，防止脓胸复发，急性期联合抗厌氧菌的药物，全身及胸腔内给药。

（2）引流：是脓胸最基本的治疗方法，反复抽脓或闭式引流。

（3）支持治疗：给予高能量、高蛋白、富含维生素的饮食，纠正水、电解质、酸碱平衡紊乱。

4. 恶性胸腔积液 包括原发病的治疗和胸腔积液的治疗。

（1）去除胸腔积液：恶性胸水的生长速度极快，需反复穿刺抽液，缓解因大量胸水压迫引起的严重呼吸困难症状。必要时可用细管做胸腔内插管进行密闭式引流。

（2）减少胸水的产生：反复抽液或持续引流可丢失大量蛋白，造成低蛋白血症，使胸膜毛细血管内渗透压降低，有利于胸水的产生，可在抽吸胸水或胸腔插管引流后，在胸腔内注入博来霉素、顺铂、丝裂霉素等抗肿瘤药物，也可注入胸膜粘连剂，减缓胸水的产生。也可注入生物免疫调节剂，如白细胞介素 - 2。

（三）护理措施

1. 休息 大量胸腔积液致呼吸困难或发热者，应卧床休息，减少氧耗，以减轻呼吸困难症状。按照胸腔积液的部位采取适当体位，一般取半卧位或患侧卧位，减少胸水对健侧肺的压迫。胸水消失后还需继续休养 2~3 个月，避免疲劳。

2. 氧疗 大量胸水影响呼吸时按患者的缺氧情况给予低、中流量的持续吸氧，增加氧气吸入以弥补气体交换面积的不足，改善患者的缺氧状态。

3. 胸痛的护理 胸腔积液的患者常有胸痛，并随呼吸运动而加剧，为了减轻疼痛，患者常采取浅快的呼吸方式，可导致缺氧加重和肺不张，因此，需协助患者取患侧卧位，必要时用宽胶布固定胸壁，以减少胸廓活动幅度，减轻疼痛，或遵医嘱给予止痛剂。

4. 病情观察 注意观察患者胸痛及呼吸困难的程度、体温的变化。监测血氧饱和度或动脉血气分析。对胸腔穿刺抽液后患者，应密切观察其呼吸、脉搏、血压的变化，注意穿刺处有无渗血或渗液。

5. 呼吸锻炼 胸膜炎患者在恢复期，每天督促患者进行缓慢的腹式呼吸。经常进行呼吸锻炼可减少胸膜粘连的发生，提高通气量。

6. 康复锻炼 待体温恢复正常，胸液抽吸或吸收后，鼓励患者逐渐下床活动，增加肺活量。

（四）健康教育

1. 提高患者对治疗的依从性 向患者及家属解释本病的特点及目前的病情，介绍所采用的治疗方法、药物剂量、用法和不良反应。对结核性胸膜炎的患者需特别强调坚持用药的重要性，即使临床症状消失，也不可自行停药，应定期复查，遵从治疗方案，防止复发。

2. 休息与运动 指导患者合理安排休息与活动，逐渐增加活动量，避免过度劳累。

3. 加强营养　向患者及家属讲解加强营养为胸腔积液治疗的重要组成部分，需合理调配饮食，进高能量、高蛋白、富含维生素的食物，增强机体抵抗力。

（周海燕）

## 第十节　肺结核

肺结核（pulmonary tuberculosis）是由结核分枝杆菌入侵肺部引起的感染性疾病，约占全身结核病的90%。临床表现为中低度发热、乏力、盗汗及血沉增快。肺结核扩散可引起肺外结核，其典型病理改变为结核结节。

### 一、病原学

结核分枝杆菌在革兰染色时非常不易着色，经过特殊的抗酸染色，菌体呈红色，故被称为"抗酸杆菌"。本菌在外界环境中对干燥、寒冷抵抗力较强，在干燥痰内可存活6~8个月，在0℃以下可存活4~5个月；对湿热抵抗力较弱，煮沸5min或阳光暴晒2h可被杀灭，紫外线灯照射30min可杀死物体表面的结核菌；对溶脂的离子清洁剂敏感，如2%来苏儿、5%苯酚、3%甲醛、10%漂白粉、70%~75%乙醇。

### 二、流行病学

1. 感染源　未经治疗的排菌患者是最重要的感染源。一般来说，初治痰菌阳性的患者一旦给予系统的抗结核治疗，则传染性会在2~4周迅速减弱直至消失。

2. 传播途径　主要经飞沫传播，患者咳嗽，特别是打喷嚏时，结核菌可经飞沫直接感染近距离者；也可因患者随地吐痰，痰液干燥后结核菌随尘埃飞扬造成远距离播散。

3. 易感人群　人群普遍易感，感染者免疫力低下时易发病，过度劳累、营养不良、妊娠及某些疾病如糖尿病、矽肺、胃大部分切除后等易诱发本病。

4. 流行特征　全球约有1/3人口受到结核菌感染，每年新患结核患者近800万，300万患者死亡。我国结核病疫情严重，流行表现为高感染率、高患病率、高病死率及高耐药率等。

### 三、发病机制

结核菌感染引起的宿主反应分为4期。

1. 起始期　伴随微小飞沫吸入而入侵呼吸道的结核菌被肺泡巨噬细胞吞噬。若被非特异性防御机制清除或杀灭，则没有感染证据；若细菌存活和复制，便形成早期感染灶。

2. T细胞反应期　细胞免疫和迟发性过敏反应在此期形成，从而对结核病的发病、演变及转归产生决定性影响。

3. 共生期　大部分感染者结核菌可持续存活，细菌与宿主处于共生状态，若免疫损害便可引起受抑制结核菌的重新活动和增殖。

4. 细胞外增殖和传播期　具有生长能力、但不繁殖的结核菌在理想环境中突破局部免疫防御机制，引起播散。

## 四、临床表现

1. 原发型肺结核（Ⅰ型）　初次感染即发病的肺结核，包括原发综合征（肺部原发病灶、引流淋巴管和肺门或纵隔淋巴结的结核性炎症统称原发综合征）及胸内淋巴结结核。可出现早期菌血症，90%以上不治自愈。若机体不能建立足够免疫力或变态反应，则发展成临床原发性肺结核，少数严重者可引起干酪性肺炎、肺不张。

2. 血行播散型肺结核（Ⅱ型）　较严重，多由原发型肺结核发展而来。急性粟粒型肺结核一般呈急性发病，多数患者有明显的菌血症症状，有时可见皮下出血点、紫癜及贫血等，肺部常见症状有咳嗽、咳痰、气短、呼吸困难、发绀等。亚急性及慢性血行播散型肺结核，临床症状不如急性粟粒型肺结核那样显著和急剧。

3. 继发型肺结核（Ⅲ型）　分为干酪性肺炎和慢性纤维空洞型肺结核。前者发病急骤，多有恶寒、高热、剧烈咳嗽、咳大量脓痰，也有咯血、发绀、呼吸困难等症状，病情迅速恶化、衰竭，进入恶病质状态；后者为肺结核的晚期类型，患者可反复出现发热、咳嗽、咳痰、咯血、胸痛、盗汗、食欲缺乏、消瘦、气短、发绀、心悸等。

4. 结核性胸膜炎（Ⅳ型）　分为干性胸膜炎和渗出性胸膜炎。前者患者很少或完全没有症状，而且可自愈，主要症状为局限性针刺样胸痛；后者起病多较急，有中度或高度发热、乏力、盗汗等结核中毒症状，初期有胸痛，随着胸腔积液的出现和增多，胸痛反而减轻或消失，但可出现不同程度的气短和呼吸困难。

5. 肺外结核（Ⅴ型）　结核菌由肺部病变通过血液或淋巴系统播散到人体各个脏器，发生在肺部以外各部位结核病。常见的淋巴结核、结核性脑膜炎、结核性腹膜炎、肠结核、肾结核、附睾结核、女性生殖结核、骨关节结核等。

## 五、肺结核分期

根据临床表现和治疗需求，分为以下3期。

1. 进展期　症状加重或出现新的症状，痰菌转阳或菌量增多，血沉加快，肺部病灶增多、渗出，边界模糊，出现空洞或原有空洞增大。此期患者为活动性肺结核病例，需进行强化期治疗。

2. 好转期　症状减轻或缓解，痰菌减少或转阴，血沉减慢或正常，肺部渗出性、增殖性或干酪性病灶减少，空洞缩小或闭合。此期患者仍为活动性肺结核病例，应坚持巩固治疗，以防止复发或出现继发性耐药。

3. 稳定期　症状消失，痰菌持续转阴3个月以上，血沉正常，肺部病灶以增殖或纤维性病变为主且3个月以上不变化，空洞闭合或无变化。此期患者的体内结核杆菌已经基本被控制。

## 六、实验室和其他检查

1. 血常规　外周血白细胞总数正常或稍高。

2. 血沉　多数活动性肺结核患者血沉增快。

3. 结核菌检查　痰中找到结核菌是确诊肺结核的主要依据。

4. X线检查　可早期发现肺结核，且可对病灶的部位、范围、性质、发展情况和效果做出诊断。

5. 结核菌素试验　皮试呈阳性者，常提示体内有活动性结核灶。

## 七、诊断

密切结合临床表现、影像学及实验室检查，进行综合性分析判断。

肺结核诊断的金标准：痰涂片抗酸染色或痰结核杆菌培养阳性；肺活组织病理检查发现结核性肉芽肿、结核结节或干酪性坏死等结核病病理改变。

## 八、治疗

1. 抗结核药物

（1）异烟肼（INH，H）：口服，不良反应为肝损害。

（2）利福平（RFP，R）：饭前口服，不良反应为胃肠反应及肝功能损害。

（3）链霉素（SM，S）：肌内注射，不良反应为听力障碍、眩晕、肾功能障碍及过敏。

（4）吡嗪酰胺（PZA，Z）：口服，不良反应为肝损害、胃肠反应、过敏、高尿酸血症。

（5）乙胺丁醇（EMB，E）：口服，不良反应为视力减退、视野缩小等，停药多能恢复。

（6）对氨基水杨酸（PAS，P）：饭后口服。不良反应为食欲减退、恶心、呕吐、腹泻等。

2. 抗结核化学药物治疗（简称化疗）　原则为早期、联用、适量、规律、全程治疗。

（1）初治肺结核：有下列情况之一者为初治①尚未开始抗结核治疗的患者；②正进行标准化疗方案用药而未满疗程的患者；③不规则化疗未满1个月的患者。初治方案：强化期2个月，常用S（E）HRZ；巩固期4个月，常用HR。

（2）复治肺结核的：有下列情况之一者为复治①初治失败的患者；②规则用药满疗程后痰菌又复阳的患者；③不规则化疗超过1个月的患者；④慢性排菌患者。复治方案：强化期3个月，常用SHRZE 2个月＋HRZE 1个月；巩固期5个月，常用HRE。

## 九、护理

1. 隔离　在标准预防的基础上，采用飞沫、空气传播的隔离预防。严禁随地吐痰，床旁可放置有盖痰杯，痰杯须每日进行消毒处理。对患者的痰液须灭菌处理，或在痰杯内加入等量500mg/L含氯消毒剂浸泡1h后弃去。接触痰液后须用流动水彻底清洗双手。对患者接触的物品及病室物表等也应予以消毒。患者打喷嚏、咳嗽时要用多层餐巾纸捂住口鼻，然后将纸放入密闭容器（或双层黄色塑料袋）内及时焚烧。保持病室通风，空气新鲜，清洁安静，紫外线消毒空气，每日2次，地面湿式清扫。

2. 患者于肺结核活动期、咯血、有高热等严重结核病毒性症状或结核性胸膜炎伴大量胸腔积液时，应绝对卧床休息。待症状好转、病灶活动性减退时可适当进行活动及体育锻炼，以增强机体免疫功能。

3. 保证营养供给　饮食应补充肉、蛋、奶等富含动、植物蛋白的食物，每天摄入适量的新鲜蔬菜和水果，以补充维生素。大量盗汗者，应注意多饮水。

4. 咯血的护理

（1）安慰患者，避免精神紧张。

（2）告知患者咯血时勿屏气，以免诱发喉头痉挛，血液引流不畅形成血块，导致窒息。

（3）协助患者采取舒适的患侧卧位或半卧位，保持呼吸道通畅，嘱患者轻轻将气管内存留的积血咯出。

（4）密切观察患者是否出现胸闷、气憋、唇甲发绀、面色苍白、冷汗淋漓、烦躁不安等窒息表现，若一旦出现，立即取头低脚高体位，轻拍背部，迅速排出气道和口咽部的血块，清除和吸引咽部及气管内的积血，必要时用吸痰管进行机械吸引，做好气管插管或气管切开的准备及配合工作，以尽快解除呼吸道阻塞。

（5）对极度紧张、咳嗽剧烈者，遵医嘱给予小剂量镇静药、止咳药。若咯血量过多，应配血备用，酌情适量输血。

（6）大量咯血者暂禁食，小量咯血者宜进易消化、温凉高蛋白，高热量等营养丰富的流质或流质饮食。

（7）多饮水，多食含纤维素食物，以保持大便通畅，避免排便时腹压增加而引起再度咯血。

5. 盗汗的护理　及时用温毛巾擦干汗液，勤换内衣及床单、被单。

6. 药物治疗的护理　告知患者化疗药物的不良反应，用药的注意事项等，消除患者恐惧心理；强调全程、合理、规律用药的重要性，使患者配合治疗。

7. 心理护理　患者有恐怖、焦虑、情绪不稳定的心理状况，要认真解释，安慰患者，做好耐心细致的思想工作，使患者对疾病有正确的认识，能够顺利地接受和配合治疗，树立战胜疾病的信心。肺结核病患者住院时间较长，可因症状较重而希望得到别人的照顾，被动性加强，对医护人员充满希望和依赖心理，应结合患者不同的心理特点做好心理护理，培养患者自我料理的生活能力。

8. 健康教育

（1）指导患者养成良好的卫生习惯，严禁随地吐痰，打喷嚏、咳嗽时应用餐巾纸捂住口鼻，避免面对他人。

（2）介绍肺结核有关治疗的知识，提供健康教育处方和科普读物。宣传结核病的传播途径及消毒、隔离的重要性，指导其采取积极的预防方法及配合治疗的重要性。指导患者戒烟戒酒，注意营养的补充，避免劳累和情绪波动，合理休息，预防呼吸道感染。介绍结核病的常用治疗方法及持续用药时间，说明药物的不良反应、用药的注意事项，特别应强调规律、全程、合理用药的重要性。

（3）告知患者出院后应加强体育锻炼，提高机体抵抗力。

## 十、预防

1. 建立防治系统　强调建立、健全和稳定各级防痨机构，负责组织和实施治、管、防、查的系统和全程管理，按本地疫情和流行病学特点，制定防治规划，开展防痨宣传，培训防痨业务技术人员，推动社会力量参与和支持防痨事业。

2. 早期发现和彻底治疗患者　每1～2年对服务性行业、学校，托幼机构及儿童玩具制作等人员进行健康检查。在疫情已经控制地区可开展重点线索调查，及时发现和诊断，避免漏诊和误诊。查出必治，治必彻底，防止耐药慢性病例的形成和积累。

3. 接种卡介苗　机体获得性特异性免疫只产生在活菌感染之后。目前卡介苗的接种方法主要采用皮内注射法。

（周海燕）

# 参考文献

[1] 尹安春，史铁英．内科疾病临床护理路径．北京：人民卫生出版社，2014．

[2] 李春燕，刘秋云．实用呼吸内科护理及技术．北京：科学出版社，2008．

[3] 徐燕，周兰姝．现代护理学（第 2 版）．北京：人民军医出版社，2015．

[4] 尤黎明，吴瑛．内科护理学．第 5 版．北京：人民卫生出版社，2012．

[5] 李红，李映兰．临床护理实践手册．北京：化学工业出版社，2010．

[6] 黄人健，李秀华．内科护理学．北京：人民军医出版社，2014．

# 第二十章　血液系统疾病的护理

## 第一节　急性白血病

急性白血病（AL）是造血系统的恶性疾病，俗称"血癌"。是造血干细胞的恶性克隆性疾病，增殖的白血病细胞因失控、分化障碍、凋亡受阻而停止在细胞发育不同阶段，主要特点是骨髓中异常的原始细胞及幼稚细胞（白血病细胞）大量增殖（＞30%），并抑制正常造血功能，广泛浸润肝、脾、淋巴结等各种脏器。表现为贫血、出血、感染和浸润等征象。白血病约占癌症总发病率的5%。急性白血病分为急性髓细胞白血病（AML）和急性淋巴细胞白血病（ALL），AML实际是一种中、老年病；ALL最常见于儿童，以15岁以下儿童为主。

### 一、常见病因

人类白血病的病因与以下因素有关：化学因素、物理因素、遗传因素、病毒感染，导致骨髓中异常的原始细胞及幼稚细胞（白血病细胞）大量增殖并抑制正常造血，广泛浸润肝、脾、淋巴结等各种脏器。某些血液病最终可能发展为白血病，如骨髓增生异常综合征（MDS）、淋巴瘤、多发性骨髓瘤、阵发性睡眠性血红蛋白尿症等。

### 二、临床表现

急性白血病起病急缓不一。急者可表现为突然高热，类似"感冒"，也可表现为严重出血。起病缓慢者常表现为面色苍白、皮肤紫癜、月经过多或拔牙后出血不止而就诊时发现。

1. 正常骨髓造血功能受抑制表现　贫血、发热、感染、出血。

2. 白血病细胞增殖浸润表现　淋巴结、肝脾大，骨骼、关节、眼部粒细胞白血病形成的粒细胞肉瘤常累及骨膜，中枢神经系统白血病（CNSL）、急性淋巴细胞白血病常侵犯睾丸，特别是儿童。睾丸出现无痛性肿大，多为一侧性。

### 三、辅助检查

（1）血液形态学：血象、骨髓象、细胞组织化学染色。
（2）免疫分型。
（3）细胞遗传学。
（4）血液生化改变。

### 四、治疗原则

1. 紧急处理高白细胞血症　血白细胞＞$100 \times 10^9$/L，造成小血管血流淤滞及血管壁浸润，易发生局部血栓形成及出血，尤易损伤肺、脑，致急性呼吸衰竭或脑出血，常迅速死亡。治疗选用羟基脲，也可同时进行白细胞分离术。

2. 支持治疗　纠正贫血，预防及治疗感染，预防及控制出血，减轻化疗不良反应等措施。化疗后病人骨髓抑制，导致贫血、粒细胞缺乏、血小板减少等，易出现各种感染、贫血、出血，积极给予输成分血，使用抗细菌、抗病毒、抗真菌联合药物，皮下注射粒细胞集落刺激因子、促红细胞生成素、血小板生成素等。

3. 抗白血病治疗

（1）第一阶段：诱导缓解治疗：体内白血病细胞降至 $10^9$ 左右时，临床及血液学即达到完全缓解（CR）的标准，无临床症状，与白血病有关的体征消失，血象正常，骨髓达正常增生程度，原始细胞 <5%，至少持续 4 周。

（2）第二阶段：缓解后治疗：完全缓解后体内至少残存 $10^6 \sim 10^9$ 的白血病细胞，即使骨髓中原始细胞为 0，也还有不少白血病细胞残存在体内，因此完全缓解后必须继续治疗，以防止复发。包括强化巩固、维持治疗和中枢神经系统白血病防治。

（3）第三阶段：条件成熟后行造血干细胞移植。

## 五、护理

1. 护理评估

（1）病因：评估病人职业、化学物质接触史，如长期密切接触含苯有机溶剂、吸烟等；放射性物质接触史如射线、电离辐射等；遗传因素、病毒感染、其他血液病。

（2）评估贫血征象，如乏力、面色苍白，劳累后心悸、气短，下肢水肿等。

（3）评估有无鼻、牙龈、消化道、头面部、颅内、皮肤黏膜出血征象。

（4）评估有无发热，口腔、肛周、皮肤等感染征象。

（5）评估病人心理反应。

（6）评估化疗药物疗效及不良反应。

（7）查体：淋巴结和肝脾大、肢体长骨及关节疼痛、胸骨中下段压痛、睾丸无痛性肿大。

（8）辅助检查：血象、骨髓象、血液生化等。

2. 护理要点及措施

（1）预见性护理

1）有出血倾向的病人，避免磕碰，用软毛刷刷牙，保持鼻腔湿润，禁止用手抠鼻腔，避免出血。观察生命体征及不适主诉，如头痛、耳鸣、牙龈出血、腹痛等，有无腹部压痛、皮肤黏膜出血等，观察出血倾向，一旦出血，即刻报告医生处理。

2）潜在感染的病人：①保护性隔离：粒细胞及免疫功能低下者入住单人病房，避免交叉感染，有条件者置于超净单人病室、层流室或单人无菌层流床。保持空气新鲜，房间定期紫外线照射。限制探视，工作人员及探视者在接触病人之前应洗手、戴口罩。②注意个人卫生：保持口腔清洁，进食前后用温开水或呋喃西林液、苯扎氯铵溶液漱口。宜用软毛刷刷牙，以免损伤口腔黏膜引起出血和继发感染。黏膜真菌感染者可用制霉菌素漱口、氟康唑或依曲康唑涂搽患处。勤换衣裤，每日沐浴有利于汗液排泄，减少发生毛囊炎和皮肤疖肿。保持排便通畅，便后温水或盐水清洁肛门，以防止肛周脓肿形成。有痔核的病人，便后用

1：5 000高锰酸钾坐浴，女病人在月经期间，要特别注意外阴部清洁，防止阴道和泌尿道感染。③各种侵入性操作应严格实无菌技术原则，定时更换注部位，各种管道或伤口敷料按规范要求定时更换，防止感染。

3）对中枢神经系统浸润的病人，观察颅内压增高的表现，如神志、瞳孔、恶心、呕吐、肢体活动等，限制入量，必要时脱水治疗，警惕、预防脑疝的发生。

4）心理护理：①病人入院后，常因紧张、恐惧心理，出现失眠、焦虑。护士应热情接待病人，主动介绍病区人员、规章制度、环境，帮助病人建立战胜疾病的信心。②提供安全、舒适的身心整体护理，鼓励、倾听病人倾诉，对各种疑虑及时给予答复。③给予病人和家属健康教育，包括家庭自我护理知识。④对于敏感、心理承受力差的病人，注重实施保护性医疗措施。⑤对抑郁的病人，严防意外事件发生。

（2）出血的护理：①鼻出血：鼻部冷敷、1：1 000肾上腺素棉球填塞压迫止血，严重时用油纱条、膨胀明胶海绵条后鼻道填塞止血。②牙龈出血：保持口腔卫生，饭后漱口或口腔护理，避免刷牙损伤黏膜，可用凝血酶棉球填塞止血。③消化道出血：出现头晕、心悸、脉搏细速、出冷汗、血压下降时应及时抢救，给予止血和补充血容量。④头面部出血：卧床休息，减少活动，遵医嘱对症治疗。⑤颅内出血：平卧位，高流量吸氧，保持呼吸道通畅，遵医嘱应用止血药物及降低颅内压药物，头部可给予冰袋或冰帽，严密观察病情，及时、准确进行护理记录。

（3）贫血的护理：限制病人活动，卧床休息，注意安全，补充足够营养，有心悸、气促的病人可给予氧气吸入，做好输血护理。

（4）高热的护理：高热者在头部、颈部、两侧腋窝及腹股沟等处置冰袋降温或遵医嘱给予药物降温，采取降温措施半小时后测量体温。于晨起、睡前、饭后协助病人漱口或用湿棉球擦洗，保持口腔卫生，口唇干裂者涂润唇油保护，退热时应防止病人着凉，注意保持皮肤清洁，及时更换衣裤，保持床单位平整、清洁、干燥。

（5）感染的护理：急性白血病病人免疫力低下，易感染。感染是导致死亡的重要原因，所以护士必须重视环境及患者的卫生，病房、墙壁、地面、床头柜等每天用消毒剂擦拭；观察感染的早期表现：每天检查口腔及咽喉部，有无牙龈肿胀、咽红、吞咽疼痛感，皮肤有无破损、红肿，外阴、肛周有无异常改变等，发现感染先兆及时处理。对合并感染者可针对病原选用2~3种有效抗生素口服、肌内注射或静脉滴注。

（6）化疗护理：①进食清淡、易消化的饮食。②少食多餐，进餐前后2h避开应用化疗药物。③预防性使用止吐药。④化疗时注意静脉保护，严格遵守用药的次序、时间、剂量，观察化疗药物疗效及不良反应。

（7）浸润症状护理：①白血病细胞浸润眼部时注意有无复视或失明。②观察有无牙龈增生、肿胀、局部皮肤隆起、变硬、皮下结节等口腔和皮肤浸润表现。③白血病细胞浸润中枢神经系统症状，如头痛、头晕等。④睾丸无痛性单侧肿大。

（8）口腔溃疡护理：①避免食用冷、过热、硬、带骨刺、刺激性食物。②进食后漱口，必要时做口腔护理。

（9）饮食护理：①观察呕吐的程度，制订合理饮食。②给予高营养饮食，补充机体消耗，提高对化疗的耐受性。③进餐时提供安全、舒适、清洁环境。

3. 健康教育　通过对病人实施有计划的、连续的、身心整体护理，密切护患关系，关心和解决病人的健康问题，满足病人合理需要关心和解决，使病人处于良好的身心状态，积极配合治疗。

（1）指导、教会出院病人自我护理，避免接触有害物质。

（2）鼓励病人积极与疾病作斗争，克服悲观绝望情绪，树立信心，配合治疗。

（3）告知病人坚持用药，定期强化治疗，巩固和维持疗效，定期复诊，病情变化时及时就诊。

（4）嘱病人加强营养，提高抵抗力。饮食合理搭配，摄入蛋白质及维生素含量高的食物，多吃新鲜水果，忌烟酒。

（5）化疗期间或化疗后应减少或避免探视，不到公共场所活动。

（6）讲解生活环境要求：地面清洁消毒、室内紫外线照射消毒，保持室内空气新鲜。

（7）讲解生活常识：①每日用生理盐水、苯扎氯铵溶液或呋喃西林溶液漱口，防止口腔感染。保持大小便通畅，注意肛周清洁，排便后用高锰酸钾溶液坐浴。②生活起居规律，慎避寒暑，劳逸结合，调情志，忌郁怒，保持心情舒畅，使机体处于良好状态，"正气存内，邪不可干"。另外在工作中接触电离辐射及有毒化学物质（苯类及其衍生物）的工作人员，应加强防护措施，定期进行身体检查。禁止应用对骨髓细胞有损害的药物如氯霉素、乙双吗啉等。

（杨学慧）

# 第二节　淋巴瘤

淋巴瘤（lymphoma）是一种淋巴细胞和（或）组织细胞恶性增殖性疾病，是免疫系统的恶性肿瘤，多见于中、青年，1856 年被正式命名为霍奇金病。淋巴瘤分为霍奇金淋巴瘤（Hodgkin lymphoma，HL）和非霍奇金淋巴瘤（non Hodgkin lymphoma，NHL）两大类。近 30 年的研究认为淋巴细胞是高等动物主要的免疫活性细胞。T 细胞和 B 细胞分别在淋巴结的副皮质区和淋巴滤泡中经特定抗原刺激后，逐步转化为不同类型的淋巴瘤细胞。

## 一、常见病因

HL 病因尚未明确。最初人们怀疑结核杆菌是 HL 的发病基础，因为此类病人结核感染率很高。以后，人们也发现了大量的流行病学证据支持其发病与感染有关；特别是病毒感染，50% 的病人有 EB 病毒感染。人类 T 细胞病毒感染，长期接触烷化剂、多环芳类、亚硝胺类、芳香胺类等化合物，接触放射性物质，器官移植应用免疫抑制剂或自身免疫性疾病，有报道 HL 发病危险性增高与扁桃体和甲状腺切除、木工及 HL 患者的家庭聚集有关。

## 二、临床表现

1. 霍奇金淋巴瘤　①全身症状：不明原因发热和（或）盗汗、瘙痒、酒精性疼痛。②淋巴结肿大：无痛性、进行性浅表淋巴结肿大、深部淋巴结肿大。③肝脾大。④淋巴结外器官侵犯。

2. 非霍奇金淋巴瘤　①全身症状：25% 病人有全身症状。②淋巴结肿大。③纵隔肿块压迫出现相应症状。④肝脾受累。⑤消化道出血、肠梗阻。⑥吞咽困难。⑦泌尿及神经系统受累也较常见。

### 三、辅助检查

外周血血象、骨髓涂片、活检、血生化检查。影像学检查：X 射线、B 超、CT、MRI、PET 等了解深部病变的侵犯范围、侵犯程度，有无转移症状。

### 四、治疗原则

1. 霍奇金淋巴瘤　Ⅰ期、ⅡA 期以放疗为主，有纵隔肿块时化疗与放疗联合；ⅡB 期一般采用全淋巴结放疗，也可行化疗；Ⅲ期放疗与化疗相结合；Ⅳ期单用化疗。

2. 非霍奇金淋巴瘤　①低度恶性：Ⅰ期、Ⅱ期大多采用放疗，Ⅲ期、Ⅳ期大多采用化疗。②中度恶性：Ⅰ期单行放疗，Ⅱ期以上多采用以多柔比星为主的化疗。③高度恶性：多采用白血病治疗方案。

（1）放射治疗：①HL 的放射治疗已取得显著疗效。照射除被累及的淋巴结及肿瘤组织外，尚须包括附近可能侵及的淋巴结区域，例如病变在膈上采用斗篷式、膈下倒"Y"字式。斗篷式照射部位包括两侧从乳突端至锁骨上下、腋下、肺门、纵隔以至膈下淋巴结；倒"Y"式照射包括从膈下淋巴结至腹主动脉旁、盆腔及腹股沟的淋巴结，同时照射脾区。剂量为 30～40Gy，3～4 周为 1 个疗程。全淋巴结照射即膈上为斗篷并加照膈下倒"Y"字式。②NHL 对放疗也敏感但复发率高，由于其蔓延途径不是沿淋巴区，所以斗篷和倒"Y"字式大面积不规则照射野的重要性远较 HL 为差。治疗剂量要大于 HL。目前仅低度恶性组临床Ⅰ期、Ⅱ期及中度恶性组病理分期Ⅰ期，可单独应用扩大野照射或单用累及野局部照射。放疗后是否再用化疗，意见尚不统一。Ⅲ期及Ⅳ期多采用化疗为主，必要时局部放疗，为姑息治疗。

（2）化学治疗：大多数采用联合化疗，争取首次治疗即获得完全缓解，为长期无病存活创造有利条件。①霍奇金淋巴瘤常用 MOPP（氮芥、长春新碱、甲基苄肼、泼尼松）、COPP（环磷酰胺、长春新碱、甲基苄肼、泼尼松）等方案，每 4 周为 1 个周期，共计 6～8 个周期。②非霍奇金淋巴瘤化疗疗效决定于病理组织类型，而临床分期的重要性不如 HL，按病理学分类的恶性程度，分别选择联合化疗方案，常用的有 R－COP（美罗华、环磷酰胺、长春新碱、泼尼松）、R－CHOP（美罗华、环磷酰胺、多柔比星、长春新碱、泼尼松）等方案，每 3～4 周为 1 个周期，4～8 个周期。

（3）干细胞移植：对 60 岁以下病人，能耐受大剂量放化疗者可考虑全淋巴结放疗及大剂量联合化疗，结合异基因或自体干细胞移植，以期取得较长期缓解和无病存活期。

（4）手术治疗：仅限于活组织检查；合并脾功亢进者则有切脾指征，以提高血象，为以后化疗创造有利条件。

（5）干扰素：有生长调节及抗增殖效应，对蕈样肉芽肿、滤泡性小裂细胞为主及弥散性大细胞型有部分缓解作用，应用方法和确切疗效尚在实践探索中。

### 五、护理

1. 护理评估

（1）病因：有无病毒感染史、职业、有无烷化剂及放射性物质接触史。

（2）临床表现：发热、盗汗、食欲缺乏、体重下降、瘙痒、酒精性疼痛。

（3）查体：全身浅表淋巴结有无肿大、肝脾大等。

（4）其他：评估各辅助检查结果及放、化疗作用与不良反应。

2. 护理要点及措施

（1）急症护理：密切观察生命体征及病情变化。肿瘤压迫气管，可出现呼吸困难、发绀，遵医嘱及时应用激素等药物，迅速采取合适的体位、吸氧，必要时行气管插管以消除呼吸困难。发生消化道大出血时，保持呼吸道通畅，防止误吸，立即建立静脉通道、交叉配血、采集血标本、补充血容量等，按大出血进行护理。发生肠梗阻时，给予禁食、水，行胃肠减压，观察排气、排便次数，静脉给予营养支持治疗。

（2）发热护理：长期不明原因发热者，反复使用退热药物，体温波动大，出汗多，体力消耗大。护士应密切监测体温变化，及时给予对症处理，不使用对血细胞有杀伤作用的药物。同时协助病人多饮水，必要时给予静脉补液，以增加药物效果。行物理降温时不用力搓擦病人皮肤，以防因血小板低出现皮肤出血点。鼓励进食高热量、高维生素、易消化饮食，增加能量。及时更换干燥、清洁的衣被，防止受凉感冒。

（3）化疗护理

1）化疗前护理：①心理护理：深入了解病人心理反应，帮助其解决生活和生理上的需要，做好化疗前解释工作，讲解化疗的重要性、疗效、化疗方案、不良反应、应对措施，减少病人紧张情绪，使其树立战胜疾病的信心，主动配合治疗。②饮食护理：进食增加免疫功能的食物，如西红柿、胡萝卜、香菇、木耳等各种新鲜蔬菜及水果。

2）化疗期间护理：①饮食护理：化疗药物可导致恶心、呕吐、便秘等胃肠道反应，饮食宜少量多餐，可给予高热量、高蛋白质、易消化食物，多食新鲜蔬菜及水果，以补充维生素，避免浓厚的调味品及煎炸、油腻的食品。避免同时摄食冷、热食物，易导致呕吐；合理安排进食时间，最佳时机为化疗药物使用前2h，避开化疗药物发挥作用的时间，减少胃肠道反应。②全身毒性反应护理：对于消化道反应，化疗前预防性地使用止吐药或镇静药；家属要有意识地在化疗药物注射时与病人多交谈，分散注意力；严重恶心呕吐者，做好记录，提醒医师给予补液和注意电解质紊乱；对腹痛、腹泻者，应食含钠、钾高的食物，如香蕉、去脂肉汤，少食产气食物。③预防感染：在化疗期间要注意血象变化，减少探视，勤通风，有条件者住单间或者隔离病房；勤漱口、加强坐浴，注意口腔、肛门及会阴部清洁，密切观察变化，及时发现感染征象，遵医嘱给予抗感染药物。④合理使用血管：从远端至近端，从小静脉至大静脉，每天更换注射部位，刺激强的化疗药物外渗或外漏可引起皮肤红肿或溃烂，应及时给予封闭等处理。长期化疗者，可留置中心静脉导管（PICC）。⑤预防变态反应：某些化疗药物可引起变态反应，如博来霉素、平阳霉素，可引起寒战、高热，甚至休克。美罗华可引起过敏反应，使用时速度宜缓慢，严密监测生命体征，及时处理。

3）化疗后护理：①脱发：应用化疗药物导致脱发的机制在于毛囊细胞死亡不能更新而发生萎缩。脱发常发生在用药后1~2周，2个月内最明显。向病人说明脱发是一种暂时现象，化疗停止后头发会自行长出。一旦发生脱发，注意头部防晒，避免用刺激性洗发液，同时建议女病人戴假发或帽子，以消除不良心理刺激。②口腔溃疡护理：进食温凉流质食物、行紫外线照射、喷涂表皮生长因子，每日行口腔护理后可给予口腔溃疡膜保护创面。③保护性护理：化疗药物可引起骨髓抑制，白细胞低下时，采取保护性隔离，让病人戴口罩，勤换衣服，紫外线消毒病房，用消毒液定期擦拭桌子、地板。血小板减少者，防止外伤，注射后针眼压迫时间延长，防止出血。④防止化疗药物不良反应：应用对肾有损害的化疗药时，嘱其多饮水，促进毒素排泄。有心肌损害者，在静脉推药时要缓慢。对有神经、皮肤反应及应用激素引起的症状，应向家属和病人解释清楚，告知其为暂时现象，停药后可自行消失。

（4）放疗护理

1）放疗前护理：放疗前首先应做好病人的思想工作，使其对放疗有所了解，避免紧张、恐惧情绪；其次改善全身状况，注意营养调配；改善局部情况，避免局部感染，如鼻咽部放疗的病人最好做鼻咽部冲洗，食管癌病人放疗时避免吃坚硬、刺激的食物。

2）放疗期间护理：病人在放疗中常出现疼痛、出血、感染、头晕、食欲减退等症状，应及时对症处理。尽量保护不必照射的部位，同时给予镇静药、维生素 B 类药物。充分摄入水分，从而达到减轻全身反应及避免局部放射损伤的目的。放疗过程中，注意观察血象变化，如白细胞低于 $3.0 \times 10g/L$、血小板低于 $8.0 \times 10^9/L$，应及时查找原因，行胃部淋巴瘤照射可引起胃出血的危险，护士应观察有无内出血的先兆。

3）放疗后护理：照射后局部皮肤要保持清洁，避免物理和化学刺激。病人内衣应柔软，衣领不要过硬。照射后的器官，因放射性损伤，抵抗力下降，易继发感染，要根据不同放疗部位加以保护。食管放疗后应进细软食物，直肠放疗后应避免大便干燥。对照射过的原发肿瘤部位不可轻易进行活检，否则可造成经久不愈的创面。

4）放疗反应护理：①皮肤反应护理：皮肤经放射线照射后，可产生不同程度的皮肤反应，如红斑、干性脱皮及湿性脱皮。红斑一般可自然消退。干性皮炎也可不用药物，严密观察或应用滑石粉、痱子粉、炉甘石洗剂以润泽收敛或止痒。对湿性皮炎应采取暴露方法，避免合并感染，可用抗生素油膏、冰片、蛋清等外涂。②黏反应护理：口腔可用盐水漱口复方硼砂溶液、呋喃西林溶液漱口。对放射性鼻炎可用鱼肝油滴鼻。对放射性喉炎可用蒸汽吸入，必要时加抗生素于溶液中。对放射性眼炎可用氯霉素眼药水。对放射性直肠炎，可用泼尼松、甘油等混合物保留灌肠。

（5）造血干细胞移植前护理

1）保护血管：静脉采血避开肘部流速快的大血管，以便分血时使用。

2）心理护理：移植仓为独立无菌单间，住院时间长，家属不能陪伴，病人有孤独感和恐惧感，移植前与病人一起参观并介绍移植环境，做好充分的心理准备。入层流室后，向病人介绍住院环境，认识病友，消除陌生感。

3）协助医师完成移植前的全身查体工作。

3. 健康教育

（1）宣传疾病知识：淋巴瘤可能与病毒感染、免疫缺陷、环境因素等有关，主要症状是无痛性淋巴结肿大、发热、盗汗、体重下降等，教会病人学会自我监测淋巴结的方法。注意肿大淋巴结消长情况，定时监测体温，注意有无腹痛、腹泻、黑粪等胃肠道症状，有无皮肤肿胀、结节、浸润、红斑及瘙痒等累及皮肤表现，有无咳嗽、咯血、气促等呼吸道症状，如出现上述症状应及时告诉医务人员或及时复诊。

（2）加强心理指导：动员亲友及社会支持力量给予情感和经济支持，解除病人压力，稳定情绪。

（3）给予饮食指导：为下次化疗做充分准备，在化间歇期宜进高蛋白质、高热量、富含维生素、易消化食物，如牛奶、鸡蛋、瘦肉、各种水果及新鲜蔬菜，禁食生冷、油腻、煎炸、刺激胃肠道的饮食，鼓励病人多食蔬菜、水果，保持排便通畅。

（4）休息与活动指导：恶性淋巴瘤若无累及呼吸、循环系统，病人可适度活动，避免劳累。化疗期间多休息，化疗后 5~14d 为骨髓抑制期，应减少外出，避免交叉感染，发热病人及时就诊。

（5）出院指导：强调出院后 1~2 周监测 1 次血常规，白细胞低于 $4.0 \times 10^9$/L 时，遵医嘱给予升高白细胞药物治疗，按计划来院复诊治疗。

（杨学慧）

# 第三节　多发性骨髓瘤

多发性骨髓瘤（multiple myeloma，MM）是骨髓内浆细胞克隆性增生的恶性肿瘤。近年来发病率有逐渐增高趋势，常见中老年人，发病年龄以 40~70 岁为主，发病率随年龄增长而增高。MM 约占全部恶性肿瘤的 1%，约占造血系统恶性肿瘤的 10%。

## 一、常见病因

目前病因尚不明确，可能与以下因素有关：遗传因素、物理因素、化学因素、病毒、细胞因子。

## 二、临床表现

1. 躯体表现　自发性骨折、骨痛，肝、脾，淋巴结及肾脏等受累器官肿大，肺炎和尿路感染，甚至败血症，头晕、眼花，可突然发生意识障碍、手指麻木、冠状动脉供血不足及慢性心力衰竭，鼻出血、牙龈出血、皮肤紫癜，蛋白尿、管型尿，甚至肾衰竭，致死率仅次于感染。

2. 骨髓瘤细胞浸润与破坏所引起的临床表现　骨骼破坏、髓外浸润。

3. 血浆蛋白异常引起的临床表现　感染、高黏滞综合征、出血倾向、淀粉样变性和雷诺现象。

4. 肾功能损害　临床表现有蛋白尿、管型尿，甚至急性肾衰竭，是仅次于感染的致死病因。

## 三、辅助检查

1. 体格检查、实验室检查　红细胞有钱串形成、血沉显著增快、血清球蛋白增加。90% 的病人有不易解释的蛋白尿，尿中凝溶蛋白阳性以及血清或尿蛋白电泳显示 M 成分。

2. 骨髓象　骨髓穿刺发现浆细胞异常增生 >15% 为主要诊断依据。

## 四、治疗原则

1. 化学疗法　是主要治疗手段。迄今为止 MM 还不能被根治，适当的化疗可延长生存期。近年来常用的药物有：美法仑（马法兰）、环磷酰胺、卡氮芥、长春新碱、甲基苄肼、多柔比星，其中应用最多的药物是美法仑加泼尼松，其有效率为 50%，一般生命期 24~30

个月，80%病人在，5年内死亡

2. 联合化学疗法　自20世纪80年代起应用多药联合化疗治疗本病，应用较多的联合化疗方案有M2方案（卡氮芥、环磷酰胺、美法仑、泼尼松、长春新碱）等。

3. 干扰素　大剂量0-干扰素能抑制骨髓瘤的增殖。

4. 放射治疗　适用于不宜手术切除的孤立性骨浆细胞和髓外浆细胞瘤，可减轻局部剧烈骨痛，使肿块消失。

5. 手术治疗　当椎体发生溶骨性病变，轻微承重或活动就可能发生压缩性骨折导致截瘫，可以预防性进行病椎切除、人工椎体置换固定术。

6. 对症治疗　镇痛，控制感染；高钙血症及高尿酸血症者应增加补液量，多饮水，保持每日尿量>2 000ml，促进钙与尿酸的排出。

7. 造血干细胞移植　化疗虽在本病取得了显著疗效，但不能达到治愈，故自20世纪80年代开始应用骨髓移植配合超剂量化疗和放疗以希望达到根治疾病的目的。

## 五、护理

1. 护理评估

（1）病因：可能与遗传因素、化学因素、电离辐射、某些病毒、慢性抗原刺激、免疫功能较差有关。

（2）临床表现：骨骼症状、免疫力下降、贫血、高钙血症、肾功能损害、高黏滞综合征、淀粉样变性。

2. 护理要点及措施

（1）预见性护理

1）评估病史资料：①病因：评估是否有遗传倾向、病毒感染、炎症和慢性抗原的刺激等。②临床表现：有无骨痛、病理性骨折、感、染、出血倾向等，有无肝大、脾大、淋巴结肿大等。③评估全身情况和精神情感认知状况。

2）判断危险因素：①有骨折的危险。②有感染的危险。③有意外事件发生的危险。

3）提出预见性护理措施：①对有潜在性骨折者加强健康知识教育，避免诱因：嘱病人卧床休息，限制活动，睡硬板床，忌用弹性床。②严密观察生命体征、病情，预防出血、感染等并发症。化疗过程中注意观察呕吐物的颜色及量。③加强心理护理：体贴关心病人，使病人配合治疗，对抑郁病人严防意外事件发生。

（2）专科护理

1）围化疗期护理：

化疗前护理，用药前向病人说明所用药物的不良反应，使其对化疗不良反应有一定的思想准备。

化疗中护理：①用药过程中密切观察有无恶心、呕吐、食欲减退等胃肠道反应，并积极采取措施，力争减轻或消除症状。可遵医嘱给予镇吐药，提供清淡、易消化饮食，避免过甜、油腻及刺激性食物。指导病人细嚼慢咽、少食多餐，治疗前后2h内避免进餐，进餐前指导病人做深呼吸及吞咽动作，进食后取坐位或平卧位。②静脉滴注多柔比星等药物时，注意心率、心律，病人主诉胸闷、心悸时，应做心电图并及时通知医生。静脉滴注CTX时，注意观察尿色、尿量。此药易引起出血性膀胱炎，应口服碳酸氢钠或按时滴注美司钠注射液，如发现尿量少、尿色较重时，应及时通知医生。③化疗期间应鼓励病人多饮水，保证每日尿量1 500ml以上，并服碳酸氢钠碱化尿液，加快尿酸排泄。④保护静脉，有计划地由四肢远端向近端依次选择合适的小静脉进行穿刺，左右手交替使用，防止药液外渗；静脉穿刺后先注射生理盐水，确定针头在血管内后再给予化疗药物，根据药物输注要求调整静脉滴注速度，以减轻对血管壁的刺激。化疗药静脉滴注完毕再用生理盐水或葡萄糖注射液冲洗，然后再拔针，并压迫针眼数分钟，以避免药物外渗损伤皮下组织。一旦发生药物外渗，立即回抽血液或药液，然后拔针更换穿刺部位，外渗局部用0.5%普鲁卡因2ml和玻璃脂酸酶3 000U封闭或立即冷敷，并用如意金黄散加茶水或香油调匀外敷。

化疗后护理：①严密观察血象变化，监测有无骨髓抑制发生，及时与医生联系协助处理。②消除病人对脱发反应的顾虑，告知病人脱发是由化疗药物引起，停药后头发可再生，在脱发期间佩戴假发、头巾或修饰帽，以保持自身形象完整。

2）骨折急救护理：MM的X线检查典型的表现为弥散性骨质疏松，骨质破坏部位可发生病理性骨折。突发的剧烈疼痛常提示有病理性骨折，多见下胸椎及上腰椎压缩性骨折或肋骨的自发性骨折，按骨折的一般原则处理。

以石膏行外固定的病人，应密切观察其伤肢的血液循环情况，如肢端皮肤发青发紫，局部发冷、肿胀、麻木或疼痛，表明血循环障碍，应及时就医做必要的处理；经石膏固定后的肢体宜抬高，下肢可用枕头、被子等垫起，上肢用三角巾悬吊，可促进血液回流，减轻肿胀，避免石膏被水、尿液污染而软化。

行小夹板固定者，注意不可自行随意移动小夹板位置，上肢可用三角巾托起，悬吊于胸前门；肢在搬运时应充分支托，保护局部固定不动。骨折后肢体肿胀3～7d达高峰，此后渐消，宜将伤肢适当垫高，最好高于心脏水平，以利于血液回流。因夹板捆扎，肿胀可加重，应密切观察伤肢血循环状况，如患肢手指或足趾出现皮肤青紫、温度变低、感觉异常时应立即解开带子，放松夹板并速到医院就诊，在医生指导下调整布带的松紧度。

尽早开始功能锻炼：防止肢体肌肉萎缩、关节强直、粘连、骨质疏松等。锻炼时动作宜慢，活动范围由小到大，不可急于求成。进行功能锻炼的方法和步骤应在康复科医生指导下进行。病人进行功能锻炼时常因疼痛而不配合，应鼓励病人克服恐惧心理，坚持锻炼，方能早日恢复。

预防并发症：下肢骨折病人常需长期卧床易引起各种并发症，应经常协助其坐起、即背、以防坠积性肺炎；鼓励病人多饮水以预防泌尿系感染；温水擦背、加强皮肤护理，以防压疮发生。

3）放疗护理：在放疗中，放射线对人体正常组织也产生一定影响，造成局部或全身的放射反应与损伤。放疗期间和放疗后应给病人流食、半流食，饮食中宜增加一些滋阴生津的甘凉之品，如藕汁、梨汁、甘蔗汁、荸荠、枇杷、猕猴桃等。对于身体状况较差的病人给予静脉高营养，以补充体内消耗。另注意观察照射后皮肤情况。

（3）专科特色护理

1）化疗前心理护理：加强与病人沟通，耐心细致地解释病情及预后情况，向病人提供病情好转的信息及其他所关心的问题，以消除其不良情绪；指导病人进行自我调节、放松心情、转移注意力等；了解病人爱好，尽可能给予满足，如向病人提供书报、杂志、听音乐、看电视等。观察其情绪反应，出现情绪波动时，及时协助调整，赞扬病人曾做出的努力，鼓励病人树立信心，提供安静、舒适的休养环境，尽量减轻对病人的不良刺激。

2）化疗后感染的预防：①向病人介绍感染的危险因素及防护措施，以减轻感染带来的身心损害。根据室内外温度变化及时调整衣着，预防呼吸道感染。②鼓励病人进食高蛋白质、高热量、丰富维生素的食物，以全面补充营养，增强机体抵抗力。食物要清洁、新鲜、易消化。③保持病室清洁，空气新鲜，温度适宜；定期进行空气消毒，用消毒液擦拭床头柜、地面，限制探视，以防交叉感染，若白细胞少于 $1 \times 10^9$/L、中性粒细胞少于 $0.5 \times 10^9$/L时，应实行保护性隔离。④餐前、餐后、睡前、晨起用 1：5 000 呋南西林液、苯扎氯铵溶液（优适可）漱口。防真菌感染可用碳酸氢钠液和 1：10 000 制霉菌素液漱口；防病毒感染可用丽可欣溶液漱口；排便后用 1：2 000 氯己定液坐浴。女病人每日清洗会阴部 2 次。定期洗澡换衣，以保持个人卫生，预防感染。

3）化疗后出血的预防：①让病人保持安静，消除其紧张、恐惧情绪。②嘱其少活动、多休息，活动时防止受伤，严重出血时卧床休息。③给予高蛋白质、高热量、富含维生素的少渣软食，保证营养供给，防止口腔黏膜擦伤。④剪短指甲，避免搔抓，用温水擦洗皮肤，保持皮肤完整；用软毛牙刷刷牙，不用牙签剔牙，以防牙龈损伤；忌挖鼻孔，用鱼肝油滴鼻液滴鼻每日 3~4 次，以防鼻出血。当发生牙龈出血时用肾上腺素棉球或明胶海绵贴敷牙龈或局部涂抹云南白药；发生鼻腔出血时用干棉球或 1：1 000 肾上腺素棉球填塞鼻腔压迫止血或前额部冷敷；若出血不止用油纱条进行后鼻孔填塞。⑤药物一般口服，必须注射时操作应轻柔，不扎止血带，不拍打静脉，不挤压皮肤，拔针后立即用于棉球按压局部防止皮下出血。⑥血小板计数在 $20 \times 10^9$/L 以下者，应高度警惕颅内出血。一旦发生颅内出血征兆应立即将病人置平卧位，头偏向一侧；头部置冰袋或戴冰帽，给予高流量吸氧；迅速建立静脉通路，按医嘱给脱水药、止血药或浓缩血小板；密切观察意识状态、瞳孔大小等，做好记录，并随时与医生联系。

4）化疗时并发高钙血症护理：广泛溶骨性病变导致血钙和尿钙增高，可表现为精神症状、烦躁、易怒，多尿、便秘。出现高钙血症应保持每日摄水量 3L 以上，避免脱水，肾功能正常而血磷不增高者可给予磷酸盐口服或灌肠。

3. 健康教育

（1）向病人及家属讲解疾病的基本知识、预后与 M 蛋白总量、临床分期、免疫分型、溶骨程度、贫血水平及肾功能损害程度有关。鼓励病人正视疾病，坚持治疗。

（2）告知缓解期应保持心情舒畅，适当活动，避免外伤。

（3）嘱其睡硬板床，避免长时间站立、久坐或固定一个姿势，防止负重、发生变形。

（4）告知饮食注意事项进食高热量、高营养、低蛋白质、易消化食物，多饮水。

（5）强调定期复诊、按时服药。若出现发热、骨痛等症状，及时就诊。

（6）指导病人采用精神放松法、疼痛转移法、局部热敷等方法，以缓解疼痛及精神紧张，增加舒适感。

（7）保持良好的个人卫生习惯，制订合理的活动计划。

（杨学慧）

# 第四节　再生障碍性贫血

再生障碍性贫血是由多种原因引起骨髓造血功能衰竭的一类贫血。临床表现为骨髓造血功能低下，全血细胞减少和贫血、出血、感染综合征。

## 一、护理措施

### （一）一般护理

（1）病室保持清洁，定期空气消毒，限制探视，进行保护性隔离。卧床休息，待病情好转后可逐渐增加活动量，以不感到疲劳、不加重症状为度，注意防止跌倒、摔伤。

（2）卧床期间协助做好生活护理，保持口腔、皮肤清洁，做好肛周、眼部护理。

（3）多与患者沟通，了解其思想动态。对于有悲观消极情绪的患者，应经常巡视病房，给予关心照顾，鼓励其配合治疗。

（4）指导患者正确服药。长期应用雄性激素可出现水潴留、痤疮、毛发增多，女性停经等症状，应做好病情观察和解释工作。

（5）高热患者不宜用乙醇擦浴，防止出现皮下出血。

（6）白细胞低于 $0.5 \times 10^9/L$ 时住单人房间或无菌层流室，进行保护性隔离。谢绝探视。

（7）观察并记录生命体征、意识状态，及时发现感染、出血等并发症。重症患者床旁备齐抢救用品。

### （二）症状护理

1. 贫血的护理

（1）伴有心悸、气促时给予氧气吸入。

（2）给予高热量、高蛋白、富含维生素易消化饮食，注意色、香、味的烹调，促进食欲。必要时给予静脉补充能量。

（3）观察贫血症状，如面色、睑结膜、口唇、甲床苍白程度，注意有无头晕、眼花、耳鸣、困倦等中枢缺氧症状，注意有无气促、心前区疼痛等贫血性心脏病的症状。

（4）输入血制品时应严格执行查对制度。根据患者年龄及病情调节输血速度，防止心脏负荷过重诱发心衰。严重贫血者速度宜慢。观察有无输血反应发生，如过敏反应、溶血等。

2. 出血的预防和护理

（1）血小板计数低于 $50 \times 10^9/L$ 时减少活动；出血严重者绝对卧床休息，待出血停止后逐渐增加活动量。

（2）观察出血部位、时间和出血量，注意有无皮肤、黏膜、内脏及颅内出血的症状或体征，如皮肤瘀斑、牙龈出血、鼻出血、呕血、便血、血尿、女性患者月经过多、头痛、呕吐、视力模糊、意识障碍等。

（3）遵医嘱给予止血药物或输注血小板治疗。注意用药的途径及剂量。

（4）各种操作要动作轻柔，尽量缩短使用压脉带的时间，穿刺后压迫局部或加压包扎，避免医源性损伤导致皮肤出血。

（5）使用软毛牙刷刷牙，及时清除口腔内的血迹，加强口腔护理。避免进食刺激性食物及粗硬食物。保持大便通畅，避免用力时导致颅内出血。

（6）出现关节腔或深部组织血肿时立即停止活动，抬高患肢并固定于功能位。早期可冷敷，出血停止后应改为热敷。

3. 感染的预防及护理

（1）观察患者有无发热、感染伴随症状及体征，注意监测体温变化及热型。出现发热后应仔细寻找感染灶。

（2）严格执行消毒隔离制度和无菌技术操作。

（3）做好口腔、皮肤、会阴及肛周护理，防止出现皮肤黏膜破损或肛裂。

（4）鼓励患者多饮水，警惕感染中毒性休克的发生。

（5）按医嘱给予降温、抗感染治疗。

（6）实施保护性隔离，限制探视人数，对患者及家属做好预防感染的卫生宣教工作。

**二、健康教育**

（1）避免接触有毒、有害的化学物质及放射性物质，因职业因素长期接触毒物时应做好职业防护，定期查体。

（2）避免应用引起骨髓抑制的药物，如氯霉素、保泰松、阿司匹林等。

（3）适当参加体育锻炼，避免外伤。

（4）注意居住环境卫生、个人卫生和饮食卫生，预防各种感染。

（5）对患者加强疾病知识教育，预防出血并学会简单的防治措施。

（6）进食高营养、富含维生素、高蛋白饮食。

（7）坚持治疗，不擅自停药，定期复查。

（杨学慧）

# 第五节 弥散性血管内凝血

弥散性血管内凝血（DIC）是一种发生在许多疾病的基础上，由致病因素激活凝血及纤溶系统，导致全身微血栓形成，凝血因子大量消耗并继发纤溶亢进，引起全身出血及微循环衰竭的临床综合征。

（一）一般护理

（1）保持环境安静，卧床休息，取舒适卧位，避免身体损伤和外伤发生。

（2）提供均衡富含优质蛋白的饮食，避免热、烫、粗糙及刺激性食物。如胃肠道出血时应禁食。

（3）做好口腔、皮肤护理。刷牙时不要太用力，牙刷不可太硬，若出血严重应改用漱口液漱口。修剪指甲，防止皮肤抓伤。避免太紧的衣物压迫或摩擦引起皮下出血。

（4）保持呼吸道通畅，持续吸氧以改善组织缺氧状况。如需吸痰，动作要轻柔，避免机械刺激。

（5）给予心理支持，帮助患者建立信心，战胜恐惧。

（二）症状护理

（1）参见"急性白血病"出血的预防及护理。

（2）严密观察患者的凝血情况，严格应用抗凝和止血药物。进行肝素静脉治疗时，应每小时测定凝血酶原时间，并定期测定肝肾功能。

（3）进行凝血因子及血制品输注时应严格无菌操作。冷沉淀物或冷冻血浆输注前应放入37℃温水或水溶箱内解冻、融化，并以患者可以耐受的速度快速滴入。观察有无输血反应。

（4）如患者需同时输注全血、成分血、血浆，输注顺序：成分血—全血—血浆。几种成分血同时输注时应先输血小板和冷沉淀。输入血制品后应观察患者临床出血症状及凝血指标有无改善。

（5）液体外渗时，给予冰袋冷敷以减少出血。

（杨学慧）

# 第六节　过敏性紫癜

过敏性紫癜是一种血管变态反应性出血性疾病。由于机体对致敏物质发生变态反应，引起广泛的小血管炎，导致毛细血管脆性及通透性增加、血液外渗，产生皮肤、黏膜和某些器官出血。根据受累部位及其临床表现不同可分为单纯型、腹型、关节型、肾型、混合型五种类型。本病多见于青少年，春、秋季发病较多。主要表现为皮肤紫癜、黏膜出血、腹痛、便血、关节肿痛或血尿。多数预后良好，少数患者可转为慢性肾炎或肾病综合征。

## 一、护理措施

### （一）一般护理

（1）保持病室环境清洁，空气新鲜，阳光充足，温湿度适宜，病室内定期进行紫外线照射。

（2）充分卧床休息，避免过多或过早的行走性活动。

（3）避免接触致敏源及相关刺激因素，如动物异性蛋白、抗生素、花粉等。活动时注意安全，避免意外伤害。

（4）给予高蛋白、高维生素、易消化饮食，疾病发作期间应选择清淡、易消化软食。有消化道出血时应进流质、冷流质饮食或禁食。

（5）加强心理护理，减轻恐惧感。

### （二）症状护理

（1）监测生命体征变化，观察皮肤黏膜出血部位、范围及变化过程。受累关节的部位、数目、局部有无血肿或功能障碍。

（2）注意观察疼痛的部位、性质、严重程度及持续时间，必要时使用解痉剂或消炎止痛药。对于腹型患者，应密切观察疼痛情况及大便的颜色，腹痛时有无伴随症状；关节痛时应适当按摩关节，降低肌张力；避免疼痛部位外伤，尽量减少活动以减轻疼痛，促进出血的吸收；对肾型紫癜的患者，应密切观察尿的颜色。

（3）嘱患者不用手搔抓皮肤。

（4）长期应用激素治疗时，应给予低盐低脂饮食，每日测血压和体重，并注意疗效及不良反应，不可突然停药，应逐渐减量。

（5）应用免疫抑制剂时，应监测血常规的变化，防止感染和出血。服用环磷酰胺时应多饮水注意观察尿色及尿量。

## 二、健康教育

（1）嘱患者避免接触与发病有关的食物或药物，防止昆虫叮咬。

（2）遵医嘱用药，不得滥服药物。学会监测药物的作用及不良反应。

（3）适当锻炼，增强体质，预防上呼吸道感染。

（4）学会自我调节，保持心态平和。

（5）卧床休息，以利于皮肤紫癜消退和减少其复发。

（6）忌食辛辣、刺激性食物、海鲜。过敏原不明者不吃过去未吃过的食物。

（7）若不慎接触致敏源时应仔细观察有无症状出现，并及时就诊。

（8）学会自我监测病情，定期复查。

（杨学慧）

# 第七节　血友病

血友病是一类遗传性凝血因子缺乏所引起的出血性疾病，根据凝血因子缺乏的不同可将其分为血友病 A、血友病 B 和遗传性第Ⅺ凝血因子缺乏症。其临床表现取决于类型及相关凝血因子缺乏的严重程度，主要表现为出血和局部血肿形成所致的压迫症状与体征。

## 一、护理措施

### （一）一般护理

（1）保持病室环境安静、舒适。有出血倾向时，应限制活动，出血较严重时应卧床休息。病情稳定时鼓励患者参加非创伤性活动。

（2）提供高蛋白、高维生素、易消化软食，有消化道出血时应禁食。

（3）加强与患者心理沟通，帮助其战胜恐惧、树立自信心。

### （二）症状护理

（1）参见"急性白血病"出血的预防及护理。

（2）严密监测生命体征、血红蛋白及凝血因子活性水平。

（3）关节腔积血导致不能过多活动时，肢体应保持功能位。病情稳定后，在能耐受的范围内渐进锻炼。

（4）鼻出血时，冷敷和压迫动脉，如用纱布条填塞鼻腔，24h 后取出，取出时应先湿润。

（5）喉部损伤时，应保持呼吸道通畅，并备好气管插管或气管切开等急救物品。

（6）尽量减少创伤性诊疗操作，不使用留置针，以免针刺点出血。

（7）凝血因子及血制品输注时应严格无菌操作，冷沉淀物或冷冻血浆输注前应放入37℃温水或水溶箱内解冻、融化，并以患者可以耐受的速度快速滴入。观察有无输血反应。

（8）关节疼痛时遵医嘱给予止痛剂，并观察疗效。

## 二、健康教育

（1）向患者讲述疾病的有关知识，如药物、输血治疗的目的，吸氧的重要性等，使其主动配合治疗。

（2）康复期注意营养，保持良好的情绪，保证充足的休息和睡眠。适当户外活动，增强机体免疫力。

（3）指导患者自我监测病情，包括出血症状及体征。

（4）血友病患者应避免生育，女性携带者应进行产前检查，确定胎儿性别及基因表型，以明确是否为血友病胎儿，决定是否中止妊娠。

（杨学慧）

# 第八节　静脉血栓形成

## 一、概述

静脉血栓形成是常见的静脉疾病之一，且被认为是某些疾病的严重并发症，可以发生于深静脉或浅静脉，以下肢、盆腔静脉多见。14 岁前发病率较低，15 岁后随年龄增加而增加。美国每年有 25 万~50 万人发生深静脉血栓性疾病，尸检中发现有下肢深静脉血栓形成者占72%。国内还没有确切的发病率统计。

### （一）病因和发病机制

根据国外的报道，静脉血栓病多发生于手术后，尤其是大手术后，另外一些常见原因有妊娠、肿瘤、感染、口服避孕药及先天性抗凝因子缺陷或血管异常。根据 Virchow 的血栓形成三因素学说，血管壁的变化、血流变化和血液成分的改变是血栓的形成主要机制。由于静脉和动脉中的血液流变学特点不同，静脉血栓的形成在发病学上有它自己的特点。

1. 静脉管壁损伤　静脉管壁较薄，肌层活动相对减少，管壁血液更替较慢。静脉还是血管内最常见的途径，药物对血管壁的刺激可操作静脉内膜。另外，先天性结构异常如管壁薄弱、静脉瓣异常、肿瘤压迫造成管腔狭窄，管壁炎症等均可导致静脉血栓形成。

2. 血流速度的改变　静脉血流速度远比动脉慢。因此手术、心肺疾病、长期卧床、久坐不动、局部压迫等造成血流过分缓慢，易于形成血栓。这点在静脉瓣膜处表现得尤其明显。

3. 血液成分的改变

1）血液黏度增加红细胞数量增多、红细胞变形能力减弱、红细胞聚集性增加、白细胞增多和血小板数量增多及黏附性、聚集性增高等血细胞因素可导致血液黏度增加。纤维蛋白原和球蛋白（特别是 γ-球蛋白）增多，以及血浆中胆固醇、β-脂蛋白和三酰甘油增高也可使血液黏度增高。

2）凝血活性增高和（或）抗凝活性降低凝血活性增高见于异常凝血酶原及纤维蛋白原增高，异常纤维蛋白原血症，因子Ⅷ活性增高等。抗凝活性降低主要见于一些抗凝血酶（AT）、肝素辅因子Ⅱ及蛋白 C（PC）/S（PS）量或质的缺陷。

3）纤溶系统异常：①异常纤溶酶原血症，因为纤溶酶原分子结构异常，不能正常转为纤溶酶导致降解纤维蛋白（原）的能力下降，易发生血栓形成。另外，也有纤溶酶原产生减少的原因。②纤溶酶原活化剂抑制物增多。③纤溶酶激活剂释放缺陷。

（二）病理生理

1. 静脉高压　血栓形成的远端静脉压力增高，周围毛细静脉处于淤血状态，血管内皮细胞因缺氧而营养物质不足，代谢产物聚积而且通透性增高，血管内体液向血管外渗出至组织间隙，导致淤血性血肿，甚至漏出性出血。

2. 侧支循环建立　正常情况下的交通支扩张形成侧支，以方便血液回流。

3. 器官组织的特殊功能障碍　静脉回流受阻导致有关器官及组织功能障碍，从而产生一系列的如腹腔积液（肝静脉血栓形成）、蛋白尿（肾静脉血栓形成）、惊厥（海绵窦血栓形成）及皮肤溃疡（下肢静脉血栓形成）等症状。因为静脉高压和血栓机化可使静脉长期处于淤滞状态，引起深静脉血栓后遗症。

（三）临床表现

静脉血栓形成导致血液回流障碍，而且伴有静脉壁及其周围炎症，往往会有以下临床表现。

1. 一般表现

1）疼痛反射性疼痛由静脉壁炎症和上游静脉的急剧扩张引起。局部动脉出现程度不同的痉挛也会加重疼痛。一般多为胀痛，程度会因血栓形成的范围、部位、炎症反应轻重及个性差异而不同。

2）肢体肿胀静脉血栓形成引起血液回流障碍，使血栓远端静脉滤过压升高，受累的毛细血管通透性增加，出现肢体肿胀。如侧支循环存在，可不出现肿胀。

3）浅静脉曲张肢体主干静脉发生血栓后，血栓的远端静脉压增高，浅静脉侧支循环开放，表现为体表一定区域浅静脉曲张。

2. 浅静脉血栓形成　浅静脉血栓形成常伴有明显的静脉炎，常称为血栓性静脉炎。大多因外伤、细菌性感染、药物刺激等所致。一般发生于肢体大隐静脉、小隐静脉、头静脉等，也可发生于胸、腹壁静脉。急性期有疼痛、周围发红及轻度水肿，甚至触及较硬的结节和条索。

3. 下肢深静脉血栓形成　具有一般静脉回流障碍引起的症状和体重，还常常并发肺栓塞。

1）小腿静脉血栓形成：小腿轻度疼痛和紧束感，足踝关节亦有轻度肿胀。按压腓肠肌明显压痛。

2）股静脉血栓形成：大腿远端、内收肌管、腘窝和小腿深部疼痛及压痛，肿胀严重可达膝关节水平。

3）髂股静脉血栓形成：左侧髂股静脉血栓较右侧多见。患侧腹股沟区及髂股静脉行经的体表有明显疼痛和压痛。患肢会出现肿痛、肿胀、肤色较深、浅静脉曲张。全身会出现体温升高、白细胞增高等反应。

（四）辅助检查

1. 静脉造影　下肢静脉造影分上行性静脉造影术和下行性静脉造影术。上行性静脉造影术主要是将造影剂注入足背静脉，可使深、浅静脉由下向上充盈。下行性静脉造影术是将造影剂注入股静脉，如股静脉瓣膜功能不全，造影剂会倒流向远端。静脉造影对下肢静脉的血栓敏感性很高，但会在腓肠肌静脉血栓时有假阴性出现。

2. X线计算机体层摄影（CT）　行CT扫描可显示血栓与侧支血管。有些静脉造影不能显示的血栓可用CT检测发现。

3. $^{125}$I纤维蛋白原试验　对于下肢腓肠肌静脉血栓，该法特别敏感有效。

4. 超声检查　超声检查可分为多普勒超声及超声显像。该方法简便有效，无创伤性。

5. 血液学检查　检测内容包括以下方面。

（1）内皮细胞受损的标志物检测。

（2）血小板黏附、凝聚功能及激活标志物，如β-血小板球蛋白（β-TG）、血小板第4因子（PF4）和血小板P-选择素检测。

（3）凝血因子活化及活化标志物测定。

（4）抗凝因子及活化标志物测定。

（5）纤溶指标及活化标志物测定。

（6）血液流变学指标测定。

（五）治疗

1. 一般性处理

1）卧床休息：通常休息7～10天，但不宜过久。过久卧床不能降低肺栓死发生的概率，还可能促进其他静脉血栓形成。

2）抬高患肢：抬高患肢肺平面20～30cm，膝关节安置于稍屈位（5°～10°）。

3）弹力压迫：可穿弹力袜或使用弹力绷带，适当压迫浅静脉，促进静脉回流。

4）湿热敷：在受累区域应用湿热敷缓解血管痉挛，利于建立侧支循环，达到减轻疼痛及促进炎症吸收的效果。

5）镇静止痛：可使用水杨酸类、可待因等止痛药。还可辅以交感神经阻滞药物如苄唑啉。若合并严重的痉挛可使用区域性交感神经阻滞术。

2. 药物治疗　药物治疗包括抗凝治疗、溶栓治疗及降低血黏度等。

1）溶栓治疗急性期，血栓尚未机化前使用促溶栓剂。促溶栓剂主要有尿激酶及链激酶。近年来国外应用组织纤溶酶原激活剂（t-PA）较广，但在我国由于该药价格昂贵未被普及应用，主要使用尿激酶。

2）降纤药安克洛酶是马来西亚蝮蛇蛇毒中提取的一种去纤维蛋白药物制剂，国产的去纤酶、抗栓酶、清栓酶等用于深静脉血栓效果良好。

3）抗凝药：国外对肝素应用较广，急性期宜采用肝素。口服的抗凝剂有双香豆素、华法林、新抗凝等。还可使用抗血小板药，如阿司匹林、双嘧达莫、苯磺唑酮、羟尿氯喹等。降低血液黏度的药物有右旋糖酐。

3. 手术治疗　急性期可行静脉血栓摘除术、静脉阻断术。慢性期静脉血栓以栓死为主，侧支循环又不能代偿者要采用原位大隐静脉抑制术、大隐静脉转流移植术、髂股静脉旁路移植术等。急性期发病2天内的可考虑取栓术。

4. 中医中药　中医认为本病是湿热壅滞、淤阻脉络所致。急性期以清热利湿为主，常用金银花、土茯苓、土贝母等，并辅以凉血化瘀的药物如丹参、泽兰、紫草、赤芍等。慢性期以活血化瘀、利湿通络为主。宜用桃仁、红花、川芎、穿山甲等。

## 二、护理

### （一）护理要点

1. 心理护理　向患者讲解疾病相关的知识，缓解患者紧张情绪，消除恐惧感。同时让患者熟悉病区环境。与患者建立良好的信任关系，提供患者倾诉的条件。

2. 体位　急性发病后 10 ~ 14 天绝对卧床休息，抬高患肢 20 ~ 30cm，教会患者在床上大小便，患肢制动，禁忌热敷、按摩，以免血栓脱落。可使膝关节微屈，下面垫以宽大软枕，保持患者舒适。

3. 用药护理　治疗期间观察患者有无出血征象，如牙龈出血、鼻衄、皮肤紫癜等。如因抗凝剂使用过量所致，应暂停或减量使用药物，必要时给予鱼精蛋白拮抗。遵医嘱定时监测凝血功能，如凝血酶原时间、部分激活凝血酶时间及国际标准化比值（INR）等。输液完毕延长穿刺点按压时间。

4. 疼痛护理　急性期嘱患者绝对卧床休息，抬高患肢并制动，促进静脉血液回流。遵医嘱使用镇痛药物。

5. 饮食护理　进食粗纤维低脂饮食，保持大便通畅，避免腹内压增高而影响下肢静脉回流。

6. 病情观察

1）肺动脉栓塞：肺动脉栓塞是下肢静脉血栓形成最严重的并发症，发生率为 20% ~ 40%，一旦出现会危及生命。约 11% 患者 1h 内死亡。肺动脉栓塞是由于血栓脱落，较大血栓进入肺动脉，引起肺循环障碍而威胁患者生命。观察患者是否有胸痛、心悸、呼吸困难及咯血等症状，一旦发生立即平卧，避免深呼吸、咳嗽、剧烈活动。给予高浓度氧气吸入，监测生命体征及血氧饱和度变化，配合医生积极抢救。

2）测量肢体周径：下肢肿胀是深静脉血栓形成患者的主要症状，绝大多数患者表现为单侧下肢肿胀。程度依静脉闭塞的程度和范围而定。每天定时定位测量肢体周径，一般选膝关节上下各 10cm 处测量并记录。一旦发生股青肿、股白肿立即通知医生并准备手术。

### （二）健康指导

（1）指导患者适当活动，避免劳累和过度活动。保证充足睡眠，保持心情舒畅。急性期后 10 ~ 14 天可下床活动，行足背伸屈运动，每天数 10 次，每次 3 ~ 5min，以促进静脉回流。

（2）进食粗纤维、富含维生素饮食，避免粗糙、坚硬、刺激、油炸类食物，以免引起腹腔内压力增高。戒烟酒。

（3）遵医嘱服用药物，并指导患者及家属观察皮肤、黏膜等出血征象，一旦发现应及时就诊。定期复查彩超、肝功能等。

（杨学慧）

# 第九节 全血及血液成分输注

## 一、概述

输血是血液科常见治疗措施之一，在临床应用十分广泛。随着科技的发展以及血液分离技术的不断改进，也为了血液成分的充分利用，成分输血得到迅速发展。成分输血不但节约血液资源，而且可以避免患者因为输入不必要成分引起不良反应。

### （一）血液制品的种类

1. 全血　全血是采集在含有抗凝保存液容器中未经分离的血液。主要有提供带氧能力、稳定的凝血因子和血容量扩张的功能。内科患者病情复杂，多数患者血容量正常，一般不需要补充，主要在于纠正或提高血液质量。输血发达规范的国家全血输注占血液总用量的比例为5%左右，我国不同地区差异较大，不少地区全血输注高达80%以上。

国际上重配制血液（reconstituted blood），是在采血后立即将血液分离成5种主要成分，重点把血浆和红细胞单独保存，必要时混合配制而成。它具有补充血容量和供氧的主要功能。这远比保存全血让许多成分在保存过程中自然变质有意义。

全血输注的适应证如下：

（1）需补充红细胞的急性活动性出血且血容量下降25%以上。

（2）换血疗法。

（3）当没有红细胞和红细胞悬液而患者需要输注红细胞时。

2. 红细胞　红细胞适用于血量正常患者贫血的治疗，可改善患者带氧能力及红细胞质量。

1）悬浮红细胞（suspended red blood cells）：悬浮红细胞是将全血中大部分血浆分离出去后加入红细胞添加液制成。采用了专门针对红细胞保存的保养液，在体外保存效果好。常用规格为1U（200ml全血制成）、2U（400ml全血制成）。2~6℃可保存35天。几乎适用于临床各科急性和慢性贫血、失血患者。理论上认为2U可提升Hb 10g/L。

2）去除白细胞红细胞（leukocyte – filtered red blood cells）：去除白细胞红细胞是采用白细胞滤器去除白细胞，再制成悬浮红细胞，白细胞清除率可达99%。常用规格为1U、2U。2~6℃可保存35天。可预防HLA同种免疫、亲白细胞病毒感染、非溶血性发热等输血反应。在发达国家已逐步替代悬浮红细胞。主要用于因反复输血或妊娠已产生抗体引起非溶血性发热反应的患者；器官移植特别是造血干细胞移植的患者；需要反复输血的患者最好从第一次就开始使用。理论上认为2U可提升Hb 10g/L。

3）洗涤红细胞（washed red blood cells）：洗涤红细胞是将全血或悬浮红细胞用生理盐水洗涤3~6次，再加少量生理盐水制成。洗涤后去除98%以上的血浆蛋白和80%以上的白细胞。常用规格为1U、2U。洗涤后6~8h内输注，4℃保存不超过24h。主要用于输入全血或含有血浆成分的制品后发生过敏反应的患者；肝、肾功能障碍及高钾血症需要输血的患者；自身免疫性溶血性贫血及PNH患者；新生儿溶血症。一般认为3U可提升Hb 10g/L（洗涤损失了部分红细胞）。

4）冰冻红细胞（frozen blood cells）　在无菌条件下，将全血、悬浮红细胞中的红细胞分离出来并采用甘油作冷冻保护剂用于低温保存，使用时再解冻并用生理盐水洗涤以去除甘油，最后用生理盐水作悬浮液，制成冰冻解冻去甘油红细胞。常用规格为 1U、2U。－80℃或－196℃保存 10 年，洗涤后 6 ~ 8h 内输注，4℃保存不超过 24h。主要用于稀有血型（如Rh 阴性）患者，以及自身血长期保存。一般认为 2 ~ 3U 可提升 Hb 10g/L（洗脱甘油时损失较多红细胞）。

5）辐照红细胞（irradiated red blood cells）利用射线辐照，灭活具有免疫活性的淋巴细胞，但对红细胞基本上无损害。辐照后尽快输注，4℃保存不超过 24h。主要用于有免疫缺陷或有免疫抑制患者，如器官移植（特别是造血干细胞移植）、化疗或放疗引起免疫抑制。防止输血相关性移植物抗宿主病（TA－GVHD）的发生。输 2U 可提升 Hb 10g/L。

3. 浓缩血小板（platelet concentrates）　以 200ml 全血分离制备出 1U 浓缩血小板，血小板含量大于或等于 $2.0 \times 10^{10}$ 个，容积 25 ~ 35ml。单采的血小板（single－donor platelet concentrates，SDPC）采用细胞分离机在全封闭条件下，采集单个供者浓缩血小板，悬浮在一定量血浆内制成单采血小板。国内规定以袋为计量单位，每袋（容积约 200ml）血小板含量大于或等于 $2.5 \times 10^{11}$ 个。成人治疗量为 1 袋。

主要适用于因血小板数量减少或功能异常引起的出血，常见于血小板生成减少或功能异常；血小板稀释性减少。

4. 新鲜冰冻血浆（fresh frozen plasma，FFP）　在全血采集后 6h 或 8h 内将血浆分出，并迅速冷冻制成。几乎保存了所有的凝血因子及白蛋白、免疫球蛋白等。规格为每袋200ml、每袋 100ml。－20℃以下保存 1 年，过期转为普通血浆。用前在 37℃水浴箱融化，暂时不用时放入 4℃冰箱保存，超过 24h 当普通冰冻血浆使用，融化后保存在 4℃冰箱中必须在 5 天内使用。

主要用于单个凝血因子缺乏的补充（无相应浓缩剂时），例如：甲、乙型血友病无浓缩因子Ⅷ、Ⅸ；肝病患者获得性凝血功能障碍；大量输血后伴发的凝血功能障碍；抗凝血酶缺乏；血栓性血小板减少性紫癜（TTP）的治疗；血浆置换术的置换液。

5. 普通冰冻血浆（frozen plasma，FP）　和 FFP 比较，FP 缺乏不稳定的凝血因子Ⅴ、Ⅷ。规格为每袋 200ml、每袋 100ml。－20℃以下保存 5 年。用前在 37℃水浴箱融化，暂时不用时放入 4℃冰箱保存，5 天内使用。

6. 冷沉淀（cryoprecipitate）　FFP 的部分凝血因子浓缩物，含有 5 种成分：凝血因子Ⅷ、纤维蛋白原、血管性血友病因子、凝血因子ⅩⅢ、纤维结合蛋白（纤维粘连蛋白）。规格为 1IU（凝血因子Ⅷ大于或等于 40IU、纤维蛋白原大于或等于 75mg）。－20℃以下保存 1年，用前在 37℃水浴箱融化，尽快输完。用于治疗甲型血友病、纤维蛋白原缺乏、血管性血友病（vWD）。常用剂量为 1 ~ 1.5U/10kg 体重。

7. 浓缩白（粒）细胞　单采法获得本制品每袋（容积 200ml）含粒细胞大于或等于$1.0 \times 10^9$ 个，适用于中性粒细胞严重减少，计数小于 $0.5 \times 10^9$/L，伴有明确且较严重的细菌感染，经联合抗生素治疗 48 ~ 72h 无效方可考虑输注。（22 ± 2）℃静置保存，尽可能于4 ~ 6h 内输注。

8. 血浆蛋白制品　这里仅介绍白蛋白制品和免疫球蛋白制品。

1）白蛋白制品：采用低温乙醚法从健康人血浆中提纯，经 60℃10h 加热灭活病毒处理制备而成。适用于低蛋白血症、大面积烧伤、血浆置换、新生儿溶血、脑水肿等。规格为每瓶 5g 和每瓶 10g，2～10℃保存 5 年。

2）免疫球蛋白制品：采用低温乙醚法从健康人血浆或血清中提取，含有丙种球蛋白 90% 以上。免疫球蛋白可分三类：正常免疫球蛋白（丙种球蛋白）、特异性免疫球蛋白、静脉注射免疫球蛋白。适用于原发性免疫缺陷性疾病、获得性免疫缺陷、自身免疫性疾病、特异性被动免疫等。可出现低血压、迟发性炎症反应、血肌酐升高、过敏反应等不良反应。

（二）输血的注意事项

（1）根据配血要求正确采集血标本，每次只为一位患者采血，禁止同时为两位及以上患者采集血标本，以免发生标本错误。

（2）严格执行"三查八对"，输血前须经两人核对无误后方可输入。

（3）认真检查血液质量：正常血液分为两层，上层血浆呈黄色，下层血细胞呈红色，两者之间界限清楚，无凝块。如出现异常不得输注。血液从冰箱取出后应在 30min 内开始输注，并在开始后 4h 内输完。

（4）严格遵守无菌操作原则，避免血液受污染。

（5）输入血液内不得随意加入其他药品，如钙剂、酸性或碱性药物，亦勿加入高渗或低渗溶液，以防止血液变质。

（6）输血过程中，应听取患者的主诉，严密观察患者生命体征。密切观察有无输血反应，发生严重反应时应立即停止输血，给予相应的护理措施，并保留余血以供检查分析原因，最后上报输血不良反应并记录。

（7）输注血浆治疗不应超过 1 500ml，尤其是老年人或有心血管疾病者应当适当控制输注量，必要时可静脉注射呋喃丙氨酸或洋地黄制剂。

（8）输注全血时应完成献血者和患者的 ABO 和 Rh 血型配合。

（9）输注去除白细胞的红细胞应在血液发出后 30min 内开始，尽量使用去除白细胞滤器。

（10）输注血小板时避免剧烈振荡，不能在冰箱内保存，以免降低血小板的功能，并应在 30min 内输完。

（11）输注新鲜血浆时可能会发生急性变态反应，尤其是快速输注时。

（12）输注冷沉淀时不需做交叉配血，融化后使用标准输血器快速（融化后 6h 内）输完。

## 二、输血反应的护理

（一）发热反应

发热反应是输血中最常见的反应。

1. 原因　主要由保养液配制不纯或输血器具不合格产生致热源（死菌、细菌产物等）等引起。其次，多次输血患者体内产生抗白细胞或抗血小板抗体，再次输注可发生凝集反应而导致发热。

2. 临床表现　在输血后 15min 左右出现症状，少数发生在输血结束后 1～2h。首先是寒战、高热，体温可达 38～41℃，常伴有头痛、恶心、呕吐等，1～2h 后发热反应逐渐消退。

3. 护理

（1）发生发热反应时，应暂停输血，维持静脉通路通畅，给予生理盐水静脉滴注，密切观察患者生命体征。

（2）对症处理患者寒战时要注意保暖，给予热饮料，加盖被，必要时使用热水袋，热水袋应用毛巾包裹后使用，避免热水袋直接接触患者引起烫伤。高热时给予冰敷、温水擦浴等物理降温。

（3）遵医嘱给予抗过敏药盐酸异丙嗪、地塞米松，必要时使用退热药或肾上腺皮质激素。

（4）输血过程中严格执行无菌操作原则，防止污染。

（二）过敏反应

1. 原因　过敏体质的受血者易发生过敏反应。主要是由血液内供血者的致敏物质与受血者体内相应 IgE 发生变态反应所致。

2. 临床表现　大多发生在输血后期，轻者皮肤瘙痒或荨麻疹，数小时后消退。重者可出现喉头水肿、痉挛，支气管哮喘，严重者发生过敏性休克。

3. 护理

（1）根据过敏反应的表现，轻者减慢输血速度，重者立即停止输血。

（2）给予氧气吸入。喉头水肿严重时行气管插管和气管切开术；过敏性休克时应立即进行抗休克治疗。

（3）遵医嘱给予 0.1% 肾上腺素 0.5 ~ 1ml 皮下注射；或用抗过敏药物如盐酸异丙嗪和激素如氢化可的松或地塞米松。

（4）尽量勿先用过敏体质的献血员，献血员在采血前 4h 不宜吃高蛋白和高脂肪食物，宜食少量清淡食物或糖水。

（三）溶血反应

溶血反应为最严重的输血反应。

1. 原因　ABO 血型不合发生溶血反应最多见。Rh 血型系统较少见。输血前供血者红细胞遭破坏，如保存不妥或输血前过度振荡等亦可引起溶血反应。阵发性睡眠性血红蛋白尿患者输血后易使溶血加重，可能因为输入的补体促使患者红细胞破坏加速。

2. 临床表现　一般输入 10 ~ 50ml 后就可以出现症状，随输血量的增加溶血反应加重。轻者有发热、一过性轻微黄疸及血红蛋白尿。重者出现寒战、高热、面色潮红、腰背部疼痛、胸闷、呼吸困难、心率加快、血压下降等，随后出现黄疸和血红蛋白尿，常合并急性肾功能衰竭及弥散性血管内凝血，易造成死亡。

3. 护理

（1）立即停止输血，维持静脉通路畅通。与医生联系，并保留余血送检。采集病人血标本，重新做血型鉴定和交叉配血试验。

（2）安慰患者，缓解其恐惧和焦虑情绪。

（3）口服或静脉滴注碳酸氢钠以碱化尿液，防止或减少血红蛋白尿结晶阻塞肾小管。

（4）双侧腰部封闭，并用热水袋热敷双侧肾区，防止肾血管痉挛，保护肾脏。

（5）密切观察生命体征及尿量，做好记录。对少尿、无尿者按急性肾功能衰竭护理。如出现休克症状，立即配合抗休克抢救。

（6）认真做好血型鉴定和交叉配血试验，输血前仔细核对，严格执行身份核对流程以防止错误发生。严格执行血液保存规定，保证血液质量，不可采用变质血液。

（四）大量输血后反应

大量输血定义为24h内以库存血补充的失血量与患者全部血容量相当或更多（成人70ml/kg，儿童或婴儿80~90ml/kg），常见的大量输血后反应有循环负荷过重（肺水肿）、出血倾向、枸橼酸钠中毒反应等。

1. 循环负荷过重

（1）原因：由于输注速度过快，输入血量过多引起。

（2）临床表现：患者突然出现呼吸困难、气促、咳嗽，典型特点是咳粉红色泡沫样痰，严重时痰液从口鼻涌出，两肺可闻及湿啰音。

（3）护理

1）立即停止输血，维持静脉通路通畅。通知医生，积极配合抢救，安慰患者，增加安全感和信任感。

2）患者取端坐位，双腿下垂，以减少静脉回流，减轻心脏负担，必要时轮流结扎四肢，以阻断静脉回流，应每隔5~10min轮流放松一侧肢体。

3）加压给氧，可使肺泡内压力增高，以减少肺泡内毛细血管渗出液的产生；同时给予20%~30%酒精湿化，以降低肺泡内泡沫的表面张力，使泡沫破裂消散，从而改善肺部气体交换，迅速缓解缺氧症状。

4）遵医嘱给予镇静剂、护肝药物和强心剂。

5）严格控制输血滴速和输血量，对心、肺疾病患者以及老年、儿童尤应注意。

2. 出血倾向

（1）原因：长期反复输入库血或短时间内大量输入库血（库血中血小板已基本破坏，凝血因子减少）。

（2）临床表现：皮肤、黏膜出现瘀点和瘀斑，穿刺部位可见大块淤血或手术伤口渗血。

（3）护理

1）密切观察患者意识、血压、脉搏等变化，注意皮肤、黏膜或手术伤口有无出血。

2）遵医嘱间隔输入新鲜血浆或血小板悬液，以补充足够的血小板和凝血因子。

3. 枸橼酸钠中毒反应

（1）原因：大量输血后随之输入大量枸橼酸钠，如肝功能不全的患者，枸橼酸钠尚未氧化即和游离钙结合使血钙下降，以致凝血功能障碍、毛细血管张力减低、血管收缩不良和心肌收缩无力等。

（2）临床表现：手足抽搐、血压下降、心率缓慢，有出血倾向，甚至出现心跳骤停。

（3）护理

1）密切观察患者反应，是否有手足抽搐、出血倾向、血压下降、心率缓慢等表现。

2）遵医嘱静脉注射10%葡萄糖酸钙或氯化钙，以补充钙离子。

（杨学慧）

# 第十节　造血干细胞移植的护理

## 一、全环境保护（total environment protection，TEP）的建立与应用

造血干细胞移植近年来临床已广泛开展，由于大剂量化疗和超致死量的全身放疗，常导致骨髓造血功能和免疫功能严重抑制，白细胞常降至"零"，此时，极易引起危及患者生命的严重感染。实践证明，全环境保护可使严重感染率明显降低，在无菌病房中并加抗生素预防者，其一般性感染发生率占21%，致死性感染率占7%，而对照组一般性感染率占56%，致死性感染率占27%，可见全环境保护在造血干细胞移植中非常重要，全环境保护措施的实施，是有效地防止感染的关键，它将直接影响到造血干细胞移植能否成功。

全环境保护包括患者生活的空间环境和人体环境两个方面的保护。

### （一）患者生活空间环境的保护

1. 空气层流病房的建立

（1）层流病房的设计原理：空气净化就是对空气进行精密过滤以减少空气中飘浮的尘埃和雾滴。细菌、真菌是有一定大小的，细菌本身的直径约为 $1\sim10\mu m$，单个飘浮在空气中的细菌是没有的，细菌必须依附在 $2\sim20\mu m$ 或更大的尘粒上和雾滴上并利用尘粒上的微量水分和营养才能生存，因此，过滤了空气中的固体微粒和雾滴滤除了细菌。细菌培养检测结果证明了这个理论的真实性。

造血干细胞移植患者的感染大多数来自医院环境中的致病菌，少数由体内的致病菌引起，所以让患者住在100级空气层流病房（LAFR）很有必要。即空气是通过高效过滤，能清除 $0.3\mu m$ 的细菌、霉菌和尘埃，微尘直径 $>0.5\mu m$，累积微尘数 $<3.5$ 个/升，微生物浮游量0.003 5 个/升，沉降量112 900 个/m³/周，这使空气感染率减少，其在控制感染中的作用已被广泛肯定。它是全环境保护治疗的基本设备，在造血干细胞移植中具有重要作用。

（2）层流病房的环境要求

1）无菌病房单元内需安装专用空调及空气压缩设备，以控制单元内部空气环境。空调设备宜采用手动和自动控制，使单元内部空气环境保持一定的温湿度，并有仪表显示。当机器处于手动状态时，应在机房或护士站均能控制空调设备启或停。

2）单元内的结构要牢固和便于清洁，各房间顶部和墙壁要平坦、光滑、不易起灰尘，缝隙应密封处理。各阴角应为斜角或圆角，以便擦洗。地面用磁砖或磨砂石子水泥建造，采用铜条分格。地面及墙壁不应有缺损现象。病室内应有中心供氧及负压吸引装置。室内墙壁装饰色彩宜低不宜高，采用浅蓝色或浅绿色，色泽均匀。照明亮度不宜太暗，采用暗装荧光灯照明，双控开关控制。病房内及内走廊还应设地脚照明灯。灯光的开关应分别装在床头和进门处的墙壁上。单元内的其他附属设备，如地脚灯、插座盒、气体终端等均应暗装。各类调节装置应严密，调节灵活操作方便。

3）病室内房间大小要适中，单人单间，$7\sim10m^2$ 即可，净高 $2.2\sim2.4m$ 左右。采用悬掉式手动推拉门。设置能目视室内外环境的大玻璃窗。病室内与护士站及探视走廊双层密封玻璃隔断，外置窗帘。这样既能减少患者在室内的封闭感，扩大视觉域，也便于医护人员必要时从室外观察患者的活动（也可能过设置闭路电视监视装置完成）及患者与探视人员的

交流。病室内应设对讲信号装置，以满足患者和护士站及探视人员的联系。病房内还应设置电视天线用盒及背景音乐扬声器和相应开关。

（3）层流病房环境清洁、消毒、监控

1）层流室启用前，必须用1/1 000洗必泰液进行全环境的卫生清洁（同时补充室内各种用物），然后用过氧乙酸甲、乙混合液按2~3ml/m³熏蒸消毒，闭室24小时。然后开启净化空调系统反复4小时间断排气24小时再进行空气培养，合格后方可入住患者。

2）患者入住后层流室空气净化系统必须24小时不停运转工作。无患者居住的百级层流室，净化空调系统每天早晚空运转各2小时。每月作层流病房内空气、物品表面、工作人员手面细菌培养。

3）患者结束治疗出室时，彻底清理患者私人物品，拆洗及消毒床上用品，浸泡便器和体温计等用物。

4）百级病室外全环境按天花板→墙→台面→椅→器械、物品表面→地面顺序每天用1/2 000洗必泰液擦拭消毒；百级病室内每天用1/1 000洗必泰液擦拭消毒。

5）工作衣、隔离衣、脚套经高压灭菌消毒，每天更换。

6）患者床单、被套、枕套、衣裤、毛巾、纸巾等均经高压灭菌消毒。衣裤每天更换；床上用品隔天更换。

7）便盆用500mg/L健之素浸泡，每天更换。

8）层流病房内拖鞋每天更换并用500mg/L健之素浸泡30分钟，捞起晾干备用。每天监测各浸泡消毒液浓度。

9）百级病室外全环境每天2次紫外线照射，每次30分钟。

10）百级病室内紫外线照射40~60分钟，每天1次。每季作紫外线光管强度测定。如不合格应及时更换新紫外线光管。紫外线灯管照射有效期为1 000小时，因此必须做好使用记录。

（4）医护人员入室要求医护人员入室要剪指甲，淋浴，消毒水洗手、泡手、漱口，更换无菌衣裤、鞋、帽，戴无菌口罩，穿无菌隔离衣。入层流室接触患者前，须再经洗必泰擦手，穿隔离衣，戴口罩、帽，穿抹套并戴无菌手套后才接触患者。尽量避免不必要的入室，入层流室每次以一人为限，最多不超过2人，患上呼吸道感染者不得入层流室，以免增加感染的机会。

（二）患者人体环境的保护

1. 入室前准备

（1）口服不吸收抗生素：造血干细胞移植患者革兰阴性杆菌败血症常由肠道细菌感染所致，进行肠道消毒，预防内源性感染很有必要，移植前一周就应该口服不吸收的抗生素，如新霉素、黄连素、制霉素、复方新诺明等。

（2）清除局部病灶：患者在造血干细胞移植前必须清除易感染部位的局部病灶，如龋齿、疖肿、脚癣、痔疮等局部病灶，保持皮肤黏膜的完整性，这可减少内源性感染的机会。

（3）入室前自我准备入室前1天修剪趾、指甲；剃毛发（头发、腋毛、阴毛等全身较长毛发）。不要携带任何饰物、手机、书报、衣物、挎包等物入室。预先准备软毛牙刷一支、一次性水杯数个、卫生纸数卷、200电话卡一张、小毛巾50条交护士消毒放入室。

2. 入室时准备

（1）**药浴前准备**

1）患者完成自我准备后，更换干净病员衣裤，准备药浴。

2）护理人员在患者药浴前先将浴池清洁消毒，然后放入约 50L 左右 1/2 000 洗必泰药浴液，水温 38~45℃，因人因时而定。

3）药浴前协助患者 1/2 000 洗必泰液棉签或小毛巾清洁外耳道、耳廓、双侧鼻孔；泰利必妥滴眼液滴双眼。嘱患者向后仰头，两侧鼻孔分别点数滴泰利必妥滴眼液，至鼻咽部经口腔流出，然后用 1：5 朵贝尔液漱口 3 分钟。

4）患者进入浴盆进行药浴，嘱患者身体全部浸泡于 1/2 000 洗必泰药液中，头部敷以洗必泰湿毛巾，交替采用仰卧、左侧卧、右侧卧和伏卧姿势充分浸泡。护理人员协助患者用小毛巾反复充分擦洗腋下、脐部、腹股沟及会阴、手指或脚趾间等皮肤、皮肤皱褶处。

5）药浴结束后，协助患者慢慢坐起，双脚站在灭菌大毛巾上，用无菌毛巾擦干身，穿上消毒衣裤、鞋，戴无菌口罩、帽。注意不要滑倒，双手及身体各部位不要触摸非清洁区域。

6）按医嘱对咽部、双侧鼻腔、外耳道、腋窝、肛周进行微生物检测。

7）引导患者进入内走廊，更换拖鞋后进入百级病室。

（2）**药浴时的注意事项**

1）药浴时注意保暖，关好门窗，室温不可过低，水温根据室温、季节的变化调节。

2）患者身体要全部浸泡于消毒液中，全身放松，身体的皱褶处要浸泡彻底。

3）皮肤如有不完整处，如有未愈合骨髓穿刺针眼及锁骨下静脉插管等，局部伤中可敷以无菌塑料薄膜，药浴后立即更换敷料。

4）指导患者在药浴时或药浴后，双手及身体各部位不要触摸非清洁区域。

5）药浴时间为 30~40 分钟，打开抽风机，注意通风。护理人员应在患者身边协助患者药浴，或至少 5 分钟要巡视患者一次，观察患者有否出现头晕、心悸等反应，并及时处理。

6）药浴后，患者坐起要慢，避免出现体位性低血压等不良反应，协助患者穿衣，注意不要滑倒。

3. 入室后保护

（1）入室后在医护人员的指导下，一切生活起居均在室内进行。自觉遵守各项规章制度，按时服药，积极主动配合各项治疗和护理。爱护室内各项设施，不损坏公物。

（2）无菌饮食：患者的饭菜、糕点、汤类等需经微波炉消毒 5 分钟后食用，口服药片须经紫外线照射，每面 15 分钟后服用，水果经 1/1 000 洗必泰液浸泡 30 分钟，冷开水冲洗，削皮后进食。食物尽量当餐进食，所剩饭菜汤不得留用。室内禁止私自放置点心等食品随意食用。

（3）皮肤、眼、耳、鼻、口腔、阴部、肛周等部位消毒：在体内致病菌中，口腔感染是一个常见的部位，正常人每毫升唾液有 6.3 亿细菌。体表有 1 亿~20 亿个皮屑，每天要掉 2 500 万，其中有 5%~10% 带菌。所以做好以上各部位的消毒护理很重要。口腔护理每天 3 次，可用 0.02% 洗必泰溶液、3% 硼酸水、3% 碳酸氢钠溶液交替含漱。出现口腔溃疡时，在每次口腔护理后，用 1% 碘甘油或卵黄油内加制霉菌素交替涂抹溃疡处，口腔溃疡疼痛影响进食，在食前喷雾 0.5% 达可罗宁或 0.25% 地卡因含漱进行表麻。每天用泰利必妥滴眼液及阿昔洛韦滴眼液交替滴眼、鼻腔各一次。外耳道用 75% 酒精棉签清洗，一天 3 次。每次便后及晚上入睡前用 1 : 5 000PP 粉液坐盆。每晚 8 时用 1 : 2 000 洗必泰液擦浴。

（4）当进行紫外线消毒时嘱患者戴上墨镜，并用衣服盖住面部皮肤，以免紫外线灼烧皮肤和眼睛。

### 二、移植过程中常见无菌管理

1. 无菌操作护理常规

1）严格执行三查七对制度。

2）严格执行物品出、入室制度。

3）严格无菌技术操作规程。

4）执行皮下、肌注、静脉穿刺（包括抽血）均需用 2.5% 碘酒消毒穿刺部位 3 次，再用 75% 酒精脱碘 3 次。

5）穿刺完后需延长按压至穿刺点无渗血为止，按压时应垂直按压勿揉动棉签。

6）操作完一个患者的护理或查房，应更换口罩、帽子、脚套、隔离衣、手套再进行下一个患者的护理或查房，以免引起交叉感染。

7）患者的私人用物不能交叉使用。

8）医护人员在处理完大小便及其他污物后应更换手套。

2. 物品传递

1）药片：置于超净台正反两面各照射 15 分钟→入百级病室交患者口服。

2）补液、针剂：放清洁传递窗紫外线照射 30 分钟→放药柜备用→加药后用 1/1 000 洗必泰小毛巾擦拭后入百级病室。

3）隔离衣、患者被服、毛巾、纸巾等：双层打包（双层标志）送高压消毒→弃第一层包布→放库房备用，弃第二层包布→送入百级病室。

4）其余医疗用品、用物：清洁传递窗照射 30 分钟→放库房/护士站/配剂室等处备用→放超净台照射 30 分钟→百级病室。

5）食物：饭菜、汤等用微波炉中档消毒 5 分钟后用垫有 1/1 000 洗必泰小毛巾的托盘送入百级病室。

6）水果：洗净后用 1/1 000 浸泡 30 分钟，冷开水冲洗，削皮切片置无菌弯盘送给患者进食。包装食物（牛奶、麦片）清洁传递窗照射 30 分钟→置配餐间备用，必要时去除外包装，微波炉中档消毒 5 分钟送入无菌仓。

7）污物：一切生活垃圾、医疗垃圾、患者被服经污物传递窗送出层流室外。大便的处理是用消毒过的塑料薄膜袋垫在塑料便盆上，便后打结传出外面。

3. 中心静脉置管的护理

（1）中心静脉置管感染（CVC – RI）定义：

1）按 Maik 法，导管菌落大于 15 个菌落单位，并出现脓毒症症状。

2）置管处有脓性分泌物（有菌血症或无菌血症）。

3）出现脓毒症症状，留置的导管处出现感染而与其他部位感染无关。

4）与其他部位感染无关留置的导管出现菌血症。

（2）发生因素

1）皮肤来源：大多数 CVC - RI 是由于操作人员的手和插管处皮肤上的细菌经皮下隧道移居到导管腔外而引起的。

2）留置时间过长。

3）留置针的材料。

4）接头污染。

5）血源性感染。

6）输液感染。

（3）护理

1）严格执行无菌操作。

2）穿刺部位用透气薄膜固定，隔日用碘酒、酒精消毒，并更换敷料及肝素帽。注意旋紧肝素帽。

3）执行输液前用 2.5% 碘酒消毒肝素帽 3 次，再用 75% 酒精脱碘 3 次后接注射器回抽见有回血后再接上输液装置进行输液。

4）每班观察敷料、伤口、管道是否通畅、有无皮下气肿、脱出等情况并作记录。

5）封管：肝素液（NS 10ml + 肝素 0.2ml）3～5ml 封管（注意冲净肝素帽内的药液），封管后用无菌方纱包裹导管末端及将肝素帽固定于胸前。

6）当发现输液不畅时，应检查导管是否扭曲或打折，并予以调整；如因血凝块阻塞导管可用肝素稀释液 5ml（100u/ml）冲洗管道，待血凝块溶解后将其抽出，然后注入生理盐水。

7）拔管：按医嘱或管道已自行脱出。

8）防止导管感染：使用含碘消毒剂加强导管口皮肤的消毒；使用半透膜敷料覆盖导管口。

9）保持导管通畅：住院患者应每天用肝素生理盐水冲洗导管可降低纤维蛋白的沉积，减少微生物粘连。

10）减少导管留置时间，达到治疗目的后，应立即停止中心静脉导管。

4. 干细胞回输的管理

1）基本同一般密闭式输血。两名护士同时参与。

2）要求值班医生进入层流室参加回输过程。

3）准备氧气、急救车等抢救物品和药品。

4）当外周血干细胞被送至仓内前，用 1/1 000 洗必泰小毛巾擦拭血袋（禁止紫外线照射）。

5）严格无菌操作及查对。

6）输干细胞前 30 分钟按医嘱使用抗过敏等药物。

7）输前暂停所有补液，用 NS 冲管，选择 9 号大针头或输血管末端直接套锁穿导管末端进行快速输注（5～10ml/min），约 15 分钟左右输完一袋干细胞（50ml）。

8）输入前留取 1ml 标本做细胞计数检查（可询问技术员是否已留）输注过程密切观察患者的生命征，有无呼吸困难、心悸、胸闷等不适。

9）输后生理盐水冲洗管道，再继续医嘱补液。

10）观察有无输后不良反应，并及时处理。

### 三、移植过程中病情观察

1. 一般病情观察

（1）每小时观察、巡视患者一次。

（2）每天观察生命体征变化、体重、腹围。

（3）化疗及水疗时记 24 小时出入水量和尿 pH 值。

（4）观察皮肤、黏膜有无出血点、皮疹；巩膜有无黄疸；口腔及咽喉有无溃疡点。

（5）观察尿量、尿色、有无尿路刺激征（尤其使用 CTX 后）。

（6）观察消化道反应，食欲，有无恶心，呕吐，呕吐物色、量、性质。有腹泻时观察大便量、色及性质。做好记录。

（7）每周 2 次测患者血常规、尿常规、肝功能、生化、CSA 浓度情况，如有明显异常及时通知医生。

2. 特殊并发症的观察

（1）aGVHD：aGVHD 的主要靶位器官是皮肤、肝脏和消化道，各靶器官损害程度并不一定平行。皮肤损害主要表现为红斑或斑丘疹，严重可出现水疱、表皮剥脱等。肠道症状表现为食欲不振、恶心、呕吐、腹泻，严重时出现肠梗阻症状或便血。肝脏表现主要是肝功能检查异常。

（2）cGVHD：cGVHD 是异基因造血干细胞移植后晚期并发症中最为常见的一种。在异基因造血干细胞移植后存活半年以上的患者中有 30%～50% 会出现慢性移植物抗宿主病。它是一种全身性、累及多器官的综合征，类似自身免疫性疾病，中位发病时间为异基因造血干细胞移植后 3~4 个月。其中皮肤损害是慢性移植物抗宿主病最为常见的表现。可出现皮肤色素过度沉着、减退、红斑、干燥无汗、瘙痒、苔藓样变等，还可出现表皮和皮下组织的纤维化，形成局部硬斑或全身性硬皮病样改变，严重者还可有关节活动障碍和难愈性溃疡出现。口腔损害表现为口唇、颊黏膜、腭部白色纹状改变，口腔黏膜出现红斑、溃疡，并可有口腔疼痛、口干、进食干性食物困难等。眼部损害表现为角膜 – 结膜。可出现眼痛、眼干、烧灼感或异物感、怕光、角膜斑翳形成，少数情况下可出现虹膜炎、虹膜睫状体炎和脉络膜炎。肝脏损害主要表现为梗阻性黄疸。

（3）感染：主要观察①体温。②咳嗽、咳痰。③口腔黏膜溃疡。④痔疮溃疡、出血。⑤腹泻的次数、大便的性状。⑥血象的变化。

（4）HVOD：①黄疸。②有无疼痛及肝脏肿大。③有无腹水或不明原因的体重增加。

（5）HC：①尿量。②尿的颜色。③排尿时有无尿频、尿急、尿痛等膀胱刺激症状。

### 四、造血干细胞移植放射治疗护理

1. 放疗室的准备　放疗前一天要搞好室内卫生，用 1∶2 000 洗必泰擦放疗床及其他有关物品和墙壁、地板，后用紫外线灯照射。进入放疗室的拖鞋用 1∶2 000 洗必泰浸泡 30 分钟后晾干备用。准备好灭菌王浸泡的小毛巾，工作人员进室前擦手，穿戴帽子、口罩、隔离衣、手套。

2. 汽车的准备　放疗前一天用清水及肥皂水清洗后，用 1∶2 000 洗必泰擦洗救护车，

然后按高锰酸钾 $5g$ + 甲醛 $10ml/m^3$ 熏蒸，次日晨通风后使用。患者用的担架也要经清洁卫生后，用 $1：2\,000$ 洗必泰液擦洗。患者穿好无菌衣裤，戴无菌帽子、口罩，穿袜套，躺在已铺好无菌被褥的担架上，用双层无菌单裹好，送入汽车内。

3. 患者的准备　放射前 4 小时禁食，可给予 $50\%$ 葡萄糖液 60ml 静脉推注，用 100u/ml 的肝素生理盐水封好静脉插管。将患者身体表面的胶布痕迹去掉。患者戴一次性帽、口罩、手套、脚套，躺在已铺好无菌被褥的担架板车上，用双层无菌中单包好，送入放疗科。

4. 物品准备

（1）工作人员所用物品：一次性手术衣 4 件，一次性口罩、帽子各 4 套，一次性脚套、消毒手套 4 双。

（2）一次性中单 4 个。

（3）治疗用物包括 5ml 注射器 10 个、消毒棉签 2 包、$75\%$ 酒精、$2.5\%$ 碘酒、砂轮、无菌镊子、胶布、纱布 2 卷、止血钳、止血带、剪刀。

（4）药品备地西泮、胃复安、地塞米松、氯丙嗪、654 - 2、肝素各 2 支，心三联、呼三联各 3 组，NS1 瓶。

（5）患者物品备消毒卫生纸 1 包、喝水杯 1 个、中塑料袋 4 个。

5. 放疗时的护理及配合

（1）送患者入放疗室后，协助患者上床，摆好放疗所需体位，如带液体应将液体速度调慢，询问患者有无其他所需及特殊不适，给予及时处理。

（2）放疗时每个部位计量不同，肺部需使用肺屏蔽。患者躺入放疗床并摆好位置后，不得活动，以免肺部损伤加重，引起各种并发症，等一组照射完毕，休息间隙，再行活动。因有两大组照射时间较长，固定卧位如摆放不当易产生疲劳不适或循环受阻引起疼痛。所以在画线摆放位置时需安排舒适。

（3）每次休息间隙护理人员需及时观察输液管是否受阻，液体量及滴速，询问患者是否需要大小便，协助及时排出，处理呕吐物，进行生命体征的监测。

（4）为防止恶心、呕吐，将备好的塑料袋、卫生纸，在照射前放于患者枕边嘴下，以便呕吐时使用。告诉患者放疗过程中，如有特殊不适，难以忍受，应举手示意，医护人员在监视屏幕上看到，停机立即给予处理。

6. 放疗后护理　从放疗室回层流室应再次行重新药浴。观察患者病情有无特殊变化及不适，给予处置。注意做好保护性隔离。在送回路上，应避免震荡或速度过快，以免加重恶心引起呕吐不适。

## 五、造血干细胞移植的心理护理

1. 移植前的心理护理　造血干细胞移植患者大多数了解自己的病情，对移植治疗心理很复杂，患者感到的压力主要是来自于做出的治疗决定、希望治愈的心情以及恐惧操作时的痛苦等。心理处于兴奋、焦虑、紧张、担忧和恐惧状态，希望通过大家的帮助和自己的努力，彻底治愈疾病恢复健康，其心理状态是积极主动的，另一方面对移植又产生一定的顾虑和恐惧。因此护理人员应对患者个性心理特征和心理背景有一个统一的认识，根据每例患者的具体心理，制定出有针对性的心理护理计划，介绍移植的过程及注意事项，帮助患者熟悉空气层流病房的环境，掌握患者的动态心理变化，尤其在发生并发症时调节心理平衡，使患者充满信心地配合治疗和护理。

2. 移植阶段的心理护理　移植阶段，如无并发症，此期主要是静脉输液。这一阶段患者心理比较平稳，造血干细胞输注后，患者的疲乏、恶心等不适症状有所减轻。异基因造血干细胞移植的供者大多数为患者兄弟姐妹，及时将供者的良好情况转告给患者，以缓解其内疚和担心的心理状态。

此期对感染、出血与各种并发症均应做好防护，患者心情常常会有所变化。在患者白细胞下降至零时，可有发热、出血倾向、口腔溃疡及明显乏力等临床表现。此时医生护士口径须一致，可根据患者的心理状态，决定将血象情况是否告诉患者，紧张者隐瞒，心理状态正常可酌情提示其血象有所下降，注意严密配合治疗护理，此阶段患者常因全封闭状态，日渐加重的疲乏虚弱无力及各种并发症，产生大幅度的心理波动，对疾病的治疗出现厌倦、反感、易怒，无耐心而不配合治疗。出现住仓烦躁情绪，住仓烦躁可以导致患者在治疗与护理上的不合作，心理上表现乐观期待削弱，治疗顺从性降低，生理上表现为对治疗反应的耐受性下降，影响睡眠和食欲。此阶段应抽出更多的时间陪伴患者，针对患者的心理变化及时地做好心理疏导和心理支持，通过自己良好的语言表情和行为去影响患者，以真挚的感情与患者交流，取得患者的信任，想方设法使患者理解治疗意义，树立克服困难、战胜疾病的信心。以最佳的心理状态参与及配合治疗和护理。还需注意每一例患者都有不同的心理变化，应针对不同因素及不同类型的变化，及时给予不同的心理指导，使患者避免不良情绪和心理状态对身体的影响。

3. 移植成功后患者的心理护理　造血干细胞移植术后恢复阶段，患者心理已基本稳定，很关心自己的血象恢复情况，常为血象的升高兴奋，对药物治疗及饮食均能很好配合，此时需告诫患者保持警惕，继续严格认真地做好身体内外消毒灭菌工作，以免因感染而影响骨髓造血功能恢复，并注意加强营养。

## 六、造血干细胞移植患者出院后家庭护理

（1）关心造血干细胞移植后患者的身心恢复状况，尤其是术后第1年里应积极帮助患者调整心理，避免其心理失衡。

（2）对于造血干细胞移植治疗后各脏器的损害，应加强观察，并配合医生及时治疗。

（3）指导家属做好术后第1年的陪护工作。因造血干细胞移植术后初期，患者的免疫力尚未完全恢复，生活不能完全自理，需要一定的陪护，细心照料患者的饮食起居，尤其在饮食上应加强营养，不食生冷不洁食物；坚持每天洗澡，保持全身皮肤黏膜的洁净；按时休息，保证充足的睡眠时间；按时服药；这样对身体恢复极为有利，以免感染、疲劳等因素诱发各种并发症，影响身体的恢复及恢复期间的生活质量。

（4）做好移植后各种并发症的治疗，如 cGVHD 所引发的皮肤黏膜损害，尽可能减轻患者的疼痛不适。

（5）加强术后随诊。

（6）逐渐培养患者的生活自理能力，摆脱疾病阴影的困扰，保持健康乐观的心理，适应新的生活。

（杨学慧）

# 第十一节 白细胞减少症

## 一、概述

白细胞减少症（leukopenia）是由于各种病因引起的外周血白细胞绝对计数持续低于 $4.0 \times 10^9$/L 的一组综合征。中性粒细胞是白细胞的主要成分，因此中性粒细胞减少常常导致白细胞减少。外周血中性粒细胞绝对值低于 $1.5 \times 10^9$/L，高于 $0.5 \times 10^9$/L 称为中性粒细胞减少症；外周血中性粒细胞绝对值低于 $0.5 \times 10^9$/L 或完全缺乏称为中性粒细胞缺乏症（agranulocytosis）。

### （一）病因和发病机制

粒细胞减少的原因可有家族性、遗传性、获得性等，其中获得性占大多数。药物、感染、毒素、放射线等都可使粒细胞减少，其中药物引起者最常见。中性粒细胞减少的机制复杂，可以是单一因素，但更多的是多因素综合作用导致的。根据病因和发病机制大致分为：粒细胞生成障碍、粒细胞破坏或消耗过多、粒细胞分布紊乱、粒细胞释放障碍。

1. 粒细胞生成障碍　化学毒物（如苯）、电离辐射（如化疗）、细胞毒类药物（如抗肿瘤药等）可直接损伤造血干细胞或者干扰粒细胞生长周期。

2. 粒细胞破坏或消耗过多

（1）与免疫有关的疾病：自身免疫性粒细胞减少症，药物所致的免疫性粒细胞减少症，新生儿同种免疫性粒细胞减少症（由于胎儿的白细胞进入母亲血液中，刺激母体产生抗婴儿白细胞抗体引起）。

（2）其他疾病：恶性组织细胞病时大量白细胞被吞噬，脾功能亢进时大量粒细胞被脾脏滞留，某些细菌、病毒感染及严重的败血症均可使粒细胞减少。血液透析时可导致暂时性粒细胞减少，可能与赛璐芬激活补体系统，使肝内白细胞滞留有关。

3. 粒细胞分布紊乱　大量粒细胞转移至边缘池，而循环池的粒细胞减少，但粒细胞总数并不减少，称为转移性或假性粒细胞减少症。多数原因不明，少数见于异体蛋白反应、内毒素血症、过敏、溶血等。

4. 粒细胞释放障碍　此类型十分少见，见于惰性白细胞减少症，粒细胞不能从骨髓向血中释放。

### （二）临床表现

粒细胞减少症的临床症状的轻重因粒细胞减少的严重程度、时间长短、发病原因不同而异。

1. 粒细胞轻度减少　临床上不出现特殊症状，仅稍感无力、疲乏，易被忽略，少数病人可无症状或检查血常规时才被发现，多表现为原发病症状。常见于慢性原因不明性白细胞减少症。

2. 粒细胞中度或重度减少　起病急骤，前期症状不明显。病人常因白细胞减少而导致继发性感染。开始发作时即可出现高热、畏寒、出汗，严重的有头痛、恶心、困倦、关节及四肢酸痛，同时可伴有颈部及颌下淋巴结肿大。病人常常具有特征性的黏膜坏死改变，以扁桃体及口腔部位多见，也可见于鼻腔、肛门、直肠及阴道等处，病人感染常见于呼吸道及消化道，感染多伴发热，应予以注意，一般病人出现畏寒、发热时即有白细胞减少，中性粒细胞已明显减少或消失，随后病人可并发严重的感染且感染迅速蔓延，如不及时处理，将很快死亡。严重败血症时，肝常肿大或肝脾同时肿大，甚至出现黄疸。

（三）实验室检查

1. 血象　白细胞不同程度减少，中性粒细胞减少，淋巴细胞百分率相对增加。红细胞和血小板大多正常。中性粒细胞胞质中有中毒颗粒和空泡，其细胞核常呈固缩。恢复期外周血涂片中可出现中幼或晚幼粒细胞，呈现类白血病反应。血液中出现单核细胞增多者，提示预后良好。

2. 骨髓象　不同的病因及发病机制，可有不同的骨髓象。中性粒细胞总数降低，骨髓中杆状核、分叶核、晚幼粒和中幼粒细胞常常缺如，仅仅可以见到相当数量的原始粒细胞和早幼粒细胞，偶见巨大中幼粒细胞。严重时整个粒细胞系统可以完全缺乏。红细胞系和浆细胞、网状细胞相对增多。粒细胞除了数量减少，质的改变也很明显，常见现象有细胞分裂障碍、中毒颗粒等。恢复期细胞增生高度活跃，并有一过性原始粒细胞和早幼粒细胞增多，数日内比例恢复正常，应与急性粒细胞白血病相鉴别。

（1）肾上腺素试验：肾上腺素的作用是使血流加速及微静脉收缩，促使边缘池中粒细胞脱落进入循环池，给予病人皮下注射 0.1% 肾上腺素 0.1 ~ 0.3mL 后，5min、10min、15min、30min 分别取血测定中性粒细胞绝对数，若粒细胞增加至原来水平的一倍，并且病人无脾肿大，提示假性粒细胞减少症，说明粒细胞减少是由于粒细胞分布异常导致的。

（2）骨髓贮备能力检查：口服泼尼松龙 40mg，反应正常者在服后 5h 达到高峰，中性粒细胞升高大于 $2 \times 10^9$/L。根据此项检查可了解骨髓对于中性粒细胞的贮备和释放功能。

（四）治疗方法

1. 病因治疗　尽早治疗引起中性粒细胞减少的原发病。尽可能找出病因，停止使用或接触一切可疑药物等。

2. 保护性隔离　病人应尽早住院隔离治疗，为避免感染必须对病人进行严格、有效的隔离，这是治疗的基本前提。注意个人卫生，保持环境卫生极为重要。

3. 升粒细胞药物的使用

（1）集落刺激因子：常用的有 G - CSF（商品名有瑞血新、瑞白、吉粒芬、惠尔血等）和 GM - CSF（商品名有特尔立、升白能、格林等），它们可以刺激粒细胞生长，促进粒细胞的分化和成熟，动员骨髓内成熟的粒细胞释放入外周血，增强粒细胞的功能。一般为 G - CSF 或 GM - CSF 300μg/d，连续使用至粒细胞数大于 $1.5 \times 10^9$/L。CSF 无明显毒副作用，有些病人可能出现轻微骨痛、发热等不适，一般不会影响治疗的继续进行。

（2）白细胞介素：主要有重组人白细胞介素 - 2（rhIL - 2）和白细胞介素 - 3（rhIL - 3），IL - 2 可以诱导集落刺激活性，促进 CSF 释放，增加外周血白细胞数量，与 G - CSF、GM - CSF 有协同作用。一般用法为 IL - 2，$5 \times 10^5$U/d，皮下注射，连用 7 ~ 14 天，少数病人会出现皮疹、发热、骨痛等。IL - 3 作用于骨髓中更早阶段的造血祖细胞，促进多种造血细胞的分化和成熟，又称为多系集落刺激因子。具体用法为 IL - 3，5 ~ 10μg/（kg·d），皮下注射，连用 7 ~ 14 天，若与 G - CSF 或 GM - CSF 联合应用效果更为明显，副作用有低热、头痛、皮肤红斑，偶见呕吐、腹泻及心律不齐。

4. 输注粒细胞　理论上输注粒细胞作为粒细胞减少症的替代治疗是合适的，但是由于输注粒细胞半衰期很短，更新快，易引起同种免疫反应，临床上目前不主张输注。

5. 合理使用抗生素　用药前仔细寻找病灶，做血液、尿液、大便、咽拭子等细菌培养，在结果回报前，可联合应用广谱抗生素，待明确病因和药物敏感情况后，针对性选择敏感抗生素，无感染者可以预防性应用抗生素。

6. 异基因骨髓移植　仅适用于重型再生障碍性贫血、先天性或获得性粒细胞缺乏合并严重免疫功能缺陷者。

## 二、护理

### （一）护理要点

1. 心理护理　因为中性粒细胞缺乏，病人抵抗力低下，常常出现高热及口腔、肺部、肠道、肛周等部位的感染，部分病人入住层流病房实行保护性隔离，病人的生活自理能力下降，容易有恐惧、紧张及绝望心理。护士应评估病人及家属对于疾病的了解程度，家庭应对能力，家庭经济状况等，关心体贴病人，做好病人的生活护理及基础护理，耐心听取病人的主诉，及时与医生沟通合作，鼓励病人与家人之间的通信及电话联系，使病人获得家庭、社会及心理多方面的支持。

2. 保护性隔离　病人应入住层流病房或单人病房，若无条件，可保证室内空气新鲜，每日定时消毒，谢绝探视，预防交叉感染。层流病房的一切物品必须无菌，病人需要进食无菌饮食，医务人员进入层流病房必须做好消毒准备。病人每天用 1：2 000 洗必泰漱口及口服肠道不吸收的抗菌药物来抑制内源性细菌感染，空气每日消毒 2 次，每次 1h，病房家具每日用消毒水擦拭 2 次，地面每日用消毒水擦拭 2 次。加强病人口腔、皮肤及肛周的护理，协助医生做血液、尿液、大便、咽部和伤口分泌物培养。

3. 感染的预防与控制　协助病人每餐后和睡前用漱口水漱口，严重者可进行口腔擦洗，预防口腔真菌感染，可用4%碳酸氢钠漱口；肛周每晚用 1：5 000 高锰酸钾坐浴，排便后及时用 1：2 000 洗必泰擦洗，女病人经期每天冲洗会阴部；每日用链霉素滴鼻液滴鼻 3 次，用利福平滴眼液和环丙沙星滴眼液滴眼 4 次。护士治疗时应严格执行无菌操作，严格消毒。当病人发生局部或全身感染时，遵医嘱给予广谱抗生素治疗，注意抗真菌治疗，做好细菌培养和血培养。注意密切观察病情变化，尤其是观察病人体温的变化，每 4～6h 测量一次，如发热及时通知医生并给予降温处理。还应观察病人口腔、咽喉部、肺部、肠道及肛周情况，注意败血症的发生。

4. 发热的护理

（1）休息：嘱病人卧床休息，减少机体能量的消耗。维持室温在 20～24℃ 以利散热，若有寒战应给予保暖。

（2）补充水分和营养：指导病人多喝水，每天至少 2 000mL，防止出汗多引起脱水及血压下降。及时补充液体及营养，鼓励病人进食高热量、高蛋白、高维生素的软食，必要时遵医嘱静脉补液，维持水和电解质的平衡。

（3）降温护理：高热病人可给予物理降温或遵医嘱给予药物降温，注意避免使用可引起粒细胞减少的药物如氨基比林、吲哚美辛等，降温阶段出汗多，应及时擦干皮肤，更换衣物防止受凉，保持床单位清洁干燥。同时注意观察病人降温后的反应，避免发生虚脱。

5. 用药护理

（1）应用升粒细胞药物的护理：常用的有 G－CSF 和 GM－CSF，在使用粒细胞刺激因子后病人可出现肌肉酸痛、发热、乏力等症状，应向病人解释这些症状为药物的不良反应，一般停药后即消失。如果肌肉酸痛不能耐受，可以遵医嘱给予镇痛剂；发热病人按发热护理常规护理；乏力病人嘱其卧床休息。在使用升粒细胞药物期间注意每日监测血常规的变化。

（2）输注粒细胞注意事项：输注前给予抗过敏药物，如静脉注射地塞米松 5mg 或肌内注射异丙嗪 25mg。粒细胞悬液必须经 1.5～2Gy 照射以防止输注后发生移植物抗宿主病。粒细胞悬液中常有血凝块，因此输注时应加用过滤器。粒细胞应尽快输入，因为在室温中放置 24h 以上其功能就要受到损害。输注速度不宜过快，至少 1h，输注过程中应密切观察反应，如发生呼吸困难、肺水肿、休克等反应，应立即停止输注。

（3）应用抗生素的护理：遵医嘱使用抗生素，给药剂量和时间要准确，以确保有效的血药浓度，并注意观察用药后的效果。

（二）健康指导

（1）向病人及家属介绍本病的病因、临床表现、治疗方法及不良反应，并说明病人的抵抗力非常低下，容易发生严重感染，反复强调保护性隔离治疗的重要性，指导病人及家属与医护人员合作，克服治疗中的不良反应。

（2）教会病人预防感染的各种方法和措施，使病人能配合实行，教会病人和家属进行消毒隔离的基本方法。

（3）加强营养，保证充足休息，保持心情愉快，提高抵抗力，保持个人卫生，少去公共场所，防止交叉感染。

（4）告知病人以后要预防诱因的发生，要避免使用可引起白细胞减少的药物，如氨基比林、吲哚美辛等。

（杨学慧）

# 第十二节　白细胞增多症

## 一、概述

白细胞增多指的是外周血中白细胞的总数或某一类型白细胞的绝对数超过正常范围。白细胞由粒细胞、淋巴细胞、单核细胞等组成。其主要功能是对抗外来的感染，起到防御作用。正常情况下骨髓中的粒细胞和外周血中的粒细胞保持动态平衡状态。但是当人体出现急性或慢性感染、创伤、中毒或肿瘤等状况时，骨髓中的粒细胞的释放会增多，从而使外周血中白细胞增加。此外，机体发生免疫、过敏反应、髓外造血时都可以引起白细胞增多。

正常成人的白细胞总数为 $(4.0～10.0)×10^9/L$，在这个值的上下波动 $0.5×10^9/L$，也可以考虑为大致正常的变化。因为白细胞的变化和人个体差异有一定的关系。儿童白细胞的正常值为 $(5.0～12.0)×10^9/L$，新生儿正常的白细胞数值为 $(15.0～20.0)×10^9/L$，随着年龄的生长，儿童体内的白细胞水平逐渐接近成人。

通常将白细胞分为五种类型，使用仪器或人工方法对这五类细胞分别的计数，称为白细胞分类计数。在这五类白细胞中中性粒细胞占 50% ~ 70%，淋巴细胞占 20% ~ 40%，单核细胞占 3% ~ 8%，嗜酸性粒细胞占 1% ~ 5%，嗜碱性粒细胞不超过 1%。

（一）病因和发病机制

白细胞的总数高于 $10.0 \times 10^9/L$ 通常被认为是白细胞增多，在现实生活中往往非常关注白细胞的增多。白细胞的增多可能由生理性因素造成，也可能由病理性因素造成，我们可以不必担心生理性因素造成的白细胞的暂时性增多，但绝对不能忽视白细胞的病理性增多。

1. 生理性因素　妇女月经期和排卵期、妊娠期（特别是妊娠 20 周后）、产后、冷热水浴后、剧烈运动、情绪激动、儿童剧烈哭闹、体力劳动、酷热和严寒、紫外线照射、吸烟者、刺激等因素都可以导致白细胞数量的增多。除此之外，人体内的白细胞在安静和放松状态下较低、活动和餐后适当增多，并且下午较上午偏高，一天之内的变化差别很大，甚至可相差一倍。因此我们在采集血常规标本时应尽量使机体保持在平静状态下，在相同的时间段内检查，这样得出的检查结果才更具有参考价值和可比性。

2. 病理性因素

（1）粒细胞增多：多见于恶性肿瘤，恶性肿瘤细胞生长迅速，容易导致肿瘤组织的坏死，此外，有些肿瘤还能够分泌一些激素，从而引起粒细胞增多。

（2）淋巴细胞增多：病人体内粒细胞减少，使得淋巴细胞相对增多。淋巴细胞增多也常见于婴幼儿的急性传染性淋巴细胞增多症。淋巴细胞增多症也存在于由 EB 病毒引起的传染性单核细胞增多症。

（3）单核细胞增多：单核细胞增多常见于淋巴瘤、白血病、多发性骨髓瘤、卵巢癌、胃癌、乳腺癌等恶性疾病。

由此可见，白细胞增多最严重的问题是造血系统的恶性肿瘤，也就是白血病。白血病病人体内的白细胞常会明显升高，其测量结果可以是正常人的数倍或数十倍，在外周血液中可以发现大量幼稚细胞。

（4）嗜酸性粒细胞增多：多见于慢性粒细胞白血病，常伴嗜碱性粒细胞增多；急性粒细胞白血病的一些亚型也可有嗜酸性粒细胞增多；霍奇金氏淋巴瘤病人体内的血液、淋巴结和骨髓中也可见嗜酸性粒细胞增多；其他的少数癌肿，特别是能产生黏蛋白的上皮细胞来源的、转移至浆膜及骨骼的、病灶中心有坏死的癌肿和肉瘤病人体内血液中亦可见嗜酸性粒细胞增多。

3. 药物因素　许多药物也可以引起白细胞总数的增加。如某些抗生素如红霉素、头孢赛曲等；还有儿茶酚胺类药如肾上腺素、多巴胺、去甲肾上腺素、间羟胺等；另外，肾上腺皮质激素、促肾上腺皮质激素、氢化可的松、地塞米松等也可引起白细胞总数增多。抗精神病用药碳酸锂也会引起白细胞数量增多。

（二）临床表现

1. 淋巴结和肝脾大　病人的淋巴结肿大一般无触痛和粘连，中等坚硬，轻到中度肿大。局限于颈部、腋下和腹股沟等处淋巴结肿大的以急性淋巴细胞白血病为多见。纵隔淋巴结肿大则常见于 T 淋巴细胞白血病。白血病病人可有轻到中度的肝、脾肿大，慢性粒细胞白血病急性变期的病人还可能会出现巨脾。

2. 骨骼和关节　病人常会出现胸骨下端局部压痛，提示骨髓腔内白血病细胞过度增生。

病人还可出现骨骼、关节的疼痛，尤其以儿童为多见。当病人发生骨髓坏死时，可以引起骨骼的剧痛。

3. 口腔和皮肤黏膜　急性单核细胞白血病和急性粒-单核细胞白血病时，由于白血病细胞的浸润病人可出现牙龈增生、肿胀，皮肤黏膜还可出现蓝灰色斑丘疹或皮肤粒细胞肉瘤，病人局部的皮肤隆起、变硬，呈现紫蓝色的皮肤结节。

4. 眼部　粒细胞白血病形成的粒细胞肉瘤常累及骨膜，以眼眶部位为最常见，还可引起眼球突出、复视或失明。

5. 生殖系统　男性的睾丸常常受浸润，出现无痛性的肿大，多为单侧，对侧的睾丸虽然不肿大，但活检时往往也会发现白血病细胞的浸润。

6. 其他　中枢神经系统的改变，如头痛、头晕、耳鸣等。

（三）实验室检查

1. 外周血　红细胞和血小板的计数大致正常，白细胞计数多大于 $50 \times 10^9/L$。

2. 骨髓检查　可见部分病人的幼稚细胞增生，但原始细胞低于30%。

3. 粒细胞碱性磷酸酶　积分明显增高或正常。

（四）治疗方法

1. 病因治疗　积极治疗引起白细胞增多的原发病，尽可能地找出病因。

2. 水化碱化

（1）遵医嘱给予补液治疗，以稀释血液中的白细胞含量，促进病人血液循环，纠正水、电解质失衡，预防栓塞，也可以使用一定量的甘露醇来降低颅内压。

（2）遵医嘱给予碳酸氢钠静脉滴注，或口服碳酸氢钠和别嘌呤醇，用以碱化尿液，预防尿酸性肾病的发生。

3. 鞘注　可以通过腰穿鞘注的方式注入甲氨蝶呤、地塞米松、阿糖胞苷等化疗药物，来减轻病人的神经系统症状。

4. 吸氧　由于白细胞增多症的病人体内白细胞增多，血液黏稠，循环障碍，存在体内组织缺血缺氧的症状，及时给予氧气吸入有助于缓解机体缺氧状况，减轻病人的痛苦。

5. 化疗　确诊为白血病的白细胞增多症的病人可以通过化疗药物的应用，来降低体内的白细胞。

6. 单采术的应用　当病人体内白细胞过高时，可以通过血细胞分离机来清除病人体内大量的白细胞。单采术可以尽快地减少白细胞，预防白细胞在体内淤滞，减轻病人的并发症。此外，由于白细胞增多症病人体内有相当数量的 $G_0$ 期或静止期的白血病细胞，通过单采术，也可使静止期的细胞进入增殖期，有利于化疗药物充分发挥杀灭白血病细胞的作用。一般经过 1~4 次单采术后，当白细胞计数低于原来白细胞计数的1/3 时，要停止单采术而进行化疗。

## 二、护理

（一）护理要点

1. 心理护理　由于病人对疾病陌生，不了解，病程长，病人对治疗效果和预后感觉悲观，使得病人情绪低落，甚至对治疗产生抵触情绪，自暴自弃。作为医务工作者我们更应该体贴病人，为病人着想，做好基础护理和专科护理，耐心地听取病人的主诉和意见，及时跟病人家属沟通，取得家庭、社会多方面的支持。鼓励病人树立战胜疾病的信心，更快地回归社会。

2. 活动饮食指导 指导病人适当活动，注意休息，避免过度劳累。进食高蛋白、高热量、高维生素的清洁软食，并保持大便通畅。指导病人多饮水，预防尿酸性肾病的发生。

3. 单采术的护理

（1）协助医生完成病人的相关检查，如血常规、肝肾功能电解质、心电图等。单采者要熟识病人的状况，包括社会、生理和心理状态。

（2）行单采术前应该向病人讲解单采术的目的和注意事项，减轻病人和家属的心理负担，使得采集顺利进行。同时应该备齐单采所需要的药品，保证病人的安全。

（3）对于血管条件差的病人建议行股静脉插管，保证血液通道的畅通，顺利完成单采术。

（4）当病人血小板低于 $50 \times 10^9/L$ 时，应该提前通知血库备好血小板，并且在采集过程中严密观察病人有无出血征兆，尤其是有无颅内出血的征兆，预防颅内出血的发生。

（5）采集过程中要严密观察有无不良反应的发生，尤其是枸橼酸钠中毒，注意补充钙剂，防止枸橼酸钠中毒。一般每 200mL 枸橼酸钠可补充 10% 葡萄糖酸钙 10mL，可以通过静脉或口服给药。

（6）采集完后要严格交接班，对有股静脉插管的病人要注意其股静脉置管是否妥善固定，有无松脱现象，并注意股静脉插管的接头是否牢固。做完单采前后要对股静脉插管进行维护，用 20mL 注射器抽回血后，正压注射 6.25mL 生理盐水和 0.25mL 肝素钠（$1.25 \times 10^4U/2mL$）开管或封管。

（7）单采结束后，如病人不需要再行单采术，可以考虑拔除股静脉置管，拔管后应按压穿刺部位 15～30min，并用沙袋加压按压 1～2h，同时注意观察穿刺部位有无出血，股静脉置管拔管的当天不宜淋浴，防止穿刺部位感染。

4. 用药的护理 向病人讲解药物的作用及用药的注意事项，消除其紧张情绪，配合治疗的顺利进行。

5. 病情观察 严密观察病人生命体征的变化，预防因栓塞引起的 DIC。

（二）健康指导

（1）向病人和家属讲解白细胞增多的原因、发病机制、治疗方法和不良反应，取得病人和家属的积极配合，促进早日康复。

（2）保持病室空气清洁，每日开窗通风 1～2 次，预防感染。

（3）保证病人充足的休息，加强营养，并使病人心情愉快。

（4）指导出院病人按时服用口服药物，坚持治疗并定期复查血常规，有异常时及时就诊。

（杨学慧）

# 第十三节　红细胞增多症

## 一、概述

红细胞增多症以红细胞数目、血红蛋白、红细胞压积和血液总容量显著地超过正常水平为特点。儿童时期血红蛋白超过 180g/L（16g/dL），红细胞压积大于 55% 和每公斤体重红细胞容量绝对值超过 35mL，排除因急性脱水或烧伤等所致的血液浓缩而发生的相对性红细胞增多，即可诊断。红细胞增多症可分为相对性红细胞增多症、继发性红细胞增多症和真性红细胞增多症三种类型。

（一）相对性红细胞增多症

血液里面血浆减少使得血液浓缩，从而导致单位体积内循环血液中红细胞数量的增多，称为相对性红细胞增多症，一般是由于体液的丢失过多而引起的，也有部分病人是由于肥胖、高血压、吸烟或精神紧张而引起的，称为应激性红细胞增多症或 Gaisbock 综合征。

1. 病因和发病机制 呕吐、大量出汗、长期腹泻、大面积烧伤、创伤后失血过多、休克等因素造成体内体液丢失过多，若没有及时补液，可以引起血浆容量减少、血液浓缩从而造成相对红细胞增多。相对性红细胞增多症的发生可能与肥胖、高血压、长期使用利尿剂、长期吸烟使得红细胞生成素分泌增多有关。

2. 临床表现 相对性红细胞增多症的临床表现主要取决于引起体液丧失，血液浓缩的原发疾病，多见于肥胖的中年男性，病人常有头晕、头痛、神经衰弱、焦虑等表现。

3. 诊断依据 相对性红细胞增多症的病人有体液大量丢失的病史，红细胞容量正常。随着体液的补充纠正，红细胞计数和血红蛋白浓度以及红细胞比容也会降至正常水平。

相对性红细胞增多症表现为红细胞计数、血红蛋白浓度及红细胞比容高于正常，而红细胞容量、血小板和白细胞计数正常。

4. 治疗要点 本病的治疗主要在于纠正病人体液丢失的同时积极治疗原发病。病人应在饮食上进行控制，进食低胆固醇、低热量的食物，同时要注意多运动，减轻体重，并养成良好的生活习惯，不吸烟，控制血压。

（二）继发性红细胞增多症

继发性红细胞增多症是继发于其他疾病或病理状态的红细胞数量的绝对性增多，可以因生理适应代偿性增加或非代偿性红细胞生成素的刺激而发病。

1. 发病原因及机制

（1）红细胞生成素代偿性增加：

1）新生儿红细胞增多症：正常足月的新生儿血红蛋白在 180～190g/L，红细胞在（5.7～6.4）×$10^{12}$/L，红细胞比容为 53%～54%，这是因为胎儿在母体内处于生理性缺氧状态，出生以后，新生儿可以直接从空气中吸收氧气．红细胞计数也会逐渐下降。如果新生儿的血红蛋白大于 220g/L，红细胞比容大于 60% 即可诊断为新生儿红细胞增多症。

2）高原性红细胞增多症：由于高原地区大气压降低，在缺氧的情况下，会产生继发性红细胞增多。海拔越高，大气压越低，肺泡氧压也越低，相应的红细胞计数、血红蛋白及血细胞比容也就越高。在海拔 3 500m 以上，随着海拔高度的增加，高原性红细胞增多症的发病率也会相应增多。

3）慢性肺脏疾病引起的红细胞增多症：如肺气肿，长期支气管哮喘、脊柱严重侧突、后突影响了心、肺功能，肺源性心脏病及多发性肺栓塞，也会由于循环血液经过肺泡时氧化不充分，常发生继发性红细胞增多。

4）肺换气不良综合征引起的红细胞增多症：由于呼吸中枢影响周围肺泡通气不良的病

人，其临床特点为肥胖、高碳酸血症、红细胞增多。病人有嗜睡、抽搐、发绀、周期性呼吸等症状，最后可导致右心衰竭，个别病例体重减轻后，可使肺泡换气正常，临床症状消失。

5）心血管疾病引起的红细胞增多症：先天性心脏病如法洛四联症，大血管完全移位，常会发生继发性红细胞增多，其发病机制是因为血液循环发生了短路，使得动脉血氧饱和度降低，刺激了红细胞生成素的增加，促进了红细胞的生成。非紫绀型先天性心脏病的病人常发生慢性心力衰竭、肺充血及肺通气功能不良，导致长期缺氧时，也可发生红细胞增多。属于获得性心脏病的二尖瓣病变和慢性肺源性心脏病也会由于有全身血液循环障碍和肺通气受阻而常伴有红细胞增多，但红细胞增多的程度较轻，不如先天性心脏病明显。

6）血红蛋白病引起的红细胞增多症：由于异常的血红蛋白氧亲和力增加，与氧紧密结合，保持氧合血红蛋白状态，而不易将氧释放至组织，组织可利用氧减少，引起机体组织缺氧，从而使红细胞生成素增加，引发红细胞增多。

7）异常血红病引起的红细胞增多症：在一些损伤性或病理条件下，血红蛋白对氧的摄入或释放发生异常，按照吸收光带与特性不同，可以分为高铁血红蛋白血症、硫血红蛋白血症和一氧化碳血红蛋白血症等，这些疾病是由于血红蛋白失去了与氧结合的能力，不能携带氧分子进入组织，引起轻度的继发性红细胞增多症。有些人长期、大量吸烟，使机体长期暴露在高浓度的一氧化碳中，吸入的一氧化碳会对血红蛋白有较强的亲和力，一氧化碳与血红蛋白结合代替了氧与血红蛋白的结合，从而造成了缺氧状态，也可以引起轻度的红细胞增多，病人血细胞比容与吸烟的消耗量有一定的关系，停止吸烟后血浆即可恢复正常。

（2）红细胞生成素非代偿性增加：

1）肾脏疾病引起的红细胞增多：肾脏疾病继发性红细胞增多尤以肾癌最为多见，其次还有多囊肾、肾结核、肾盂积水、肾良性腺瘤、肾肉瘤等。继发性肾脏肿瘤及肾脏移植也有继发性红细胞增多的报道，红细胞增多的机制是因为肿瘤、囊肿或积水压迫了肾组织，阻碍了血流，引起局部组织的缺氧，使肾脏红细胞生成素生成增多，导致了红细胞生成增加。此外，在囊肿壁的浸出物和囊肿的液体以及肿瘤的肾癌组织中会有红细胞生成素的RNA存在，肾脏移植的病人引起的红细胞增多可能与受者本身肾脏损害从而引起红细胞生成素增加有关。

2）其他恶性肿瘤引起的红细胞增多：肝癌的病人已证实有红细胞增多，在肝癌细胞中也已经证实有促红细胞生成素的抗原存在。肝癌切除后红细胞增多可以得到改善，转移性肝癌、肝血管瘤、肝血管肉瘤等也可见红细胞增多，肝硬化的病人偶见红细胞增多，可能与合并肝癌有关。除肝肿瘤外还有小脑成血管细胞瘤、子宫肌瘤、嗜铬细胞瘤、卵巢癌等也可影响到红细胞生成素的分泌进而并发红细胞增多。

2. 临床表现　常见的有头晕、头痛、乏力、心悸、失眠、怕热、出汗等症状。有时会有心绞痛、面部、手指、嘴唇及耳廓的颜色呈暗红色到发绀，还会有黏膜及眼结膜的充血与血管扩张。继发性红细胞增多症的病人往往由于原发病的不同病人的临床表现也有很大的差别。

3. 诊断依据　病人存在引起红细胞增多的原因，如缺氧和相关的肿瘤、囊肿等。病人的红细胞计数、血红蛋白浓度、血细胞比容、红细胞容量高于正常，但血小板和白细胞的计数一般都正常。

4. 治疗要点

（1）原则上是积极治疗原发病，去除能够引起或加重红细胞增多的因素，继发性红细胞增多症也会随之消失。

（2）必要时可采用静脉放血。

（三）真性红细胞增多症

真性红细胞增多症，简称真红，是一种原因不明的慢性骨髓增殖性疾病，其特点为骨髓造血功能亢进，尤以红细胞系统增生显著，血液总容量绝对增多，血液黏度增高。

1. 病因和发病机制　本病的发病原因尚不清楚，骨髓红细胞系显著增生而导致外周血细胞容量增多的发病机制可能与下列因素有关。

（1）"内生性"红细胞克隆的形成：目前认为真性红细胞增多症的异常克隆由单一细胞起源，持续增生，抑制了正常克隆，同时具有细胞遗传学的不稳定性，临床上可发现由真性红细胞增多症转化为急性白血病的病例。

（2）红系祖细胞对促红细胞生成素敏感性增强：真性红细胞增多症病人的红系祖细胞对促红细胞生成素的敏感性增强，也是导致红细胞增多的原因之一。

（3）多能干细胞水平增殖异常：正常的红细胞中含有 A 型和 B 型两种葡萄糖 - 6 - 磷酸脱氢酶（G - 6 - PD）的同工酶，而真性红细胞增多症的病人体内的红、粒细胞和血小板仅含 A 型一种，但成纤维细胞和淋巴细胞中仍含 A、B 两型的 G - 6 - PD 同工酶，这也说明了本病是起源于同一多能干细胞水平的单一克隆性疾病。

（4）细胞凋亡的异常：有研究发现，真性红细胞增多症病人有核红细胞生存的时间明显大于正常人，真性红细胞增多症集落对 IL - 3、SCF 都有高度敏感性，而这些因子都可以延缓红系祖细胞发生凋亡，使得体内红细胞数量增多。

2. 临床表现　真性红细胞增多症的病人有多血质、脾肿大、皮肤红紫、头昏、头晕、头痛、高血压，可合并血栓形成和出血，晚期多伴发骨髓纤维化。严重病人还可出现血管、神经并发症出血、梗塞等。本病多见于中老年人，其中男性病人多于女性病人。由于本病起病缓慢，大多病人发病后数年才被诊断，也有的是因出现并发症就医而发现本病。

3. 诊断依据

（1）临床有多血症表现：皮肤、黏膜呈绛红色，尤其以两颊、口唇、眼结合膜、手掌等处为重。

（2）血红蛋白浓度测定及红细胞计数明显增加：未经过治疗前男性血红蛋白大于 180g/L，女性血红蛋白大于 170g/L；男性红细胞计数大于 $6.5 \times 10^{12}$/L，女性红细胞计数大于 $6.0 \times 10^{12}$/L。

（3）红细胞压积增高：男性大于或等于 0.54；女性大于或等于 0.50。

（4）在没有感染的情况及其他原因时白细胞计数多大于 $11.0 \times 10^9$/L。

（5）血小板计数多大于 $300 \times 10^9$/L。

（6）外周血中性粒细胞碱性磷酸酶（NAP）积分大于 100。

（7）骨髓象提示骨髓增生明显活跃：粒、红与巨核细胞系均增生，但红系细胞增生最为显著。

4. 治疗要点　真性红细胞增多症的病人常常维持在多血症期达数年之久，此后进入终末期。

1）多血症期　多血症期的治疗的主要目的是通过减少血细胞以改善病人症状，降低栓塞和出血的并发症。有些病人通过周期性静脉放血治疗而使红细胞计数和红细胞压积得到了控制，而血小板和白细胞计数则需要通过给予骨髓抑制性药物（如羟基脲、烷化剂、马利兰、干扰素、双溴丙哌嗪、高三尖杉酯碱、甲异靛等）才可以得到控制，大部分病人需同时进行上述两种治疗。

2）终末期　到了终末期的病人可出现贫血，显著的骨髓纤维化和脾脏肿大，血小板计数可增高、减少或正常，而白细胞计数可显著增高，在外周血中可出现幼稚粒细胞。周期性的输血治疗也就成了终末期的唯一治疗方法。

## 二、护理

### （一）护理要点

1. 一般护理　病人应卧床休息，保持病室环境温度和湿度适宜。积极治疗引起本病的原发病，注意观察病人的面色、生命体征。了解病人的血象变化。

2. 心理护理　由于起病时间久，引起的原因复杂多样，病人往往有很重的负面情绪。我们要因人而异给予不同的心理辅导，指导病人保持良好的心态，避免情绪波动，积极配合治疗，并鼓励病人家属树立对治疗的信心，进而带动病人的治疗积极性，使其更好地融入到社会生活中。

3. 放血治疗的护理　在进行放血治疗前，向病人和家属做好解释工作，使其了解放血治疗的目的、方法和注意事项，消除病人的紧张情绪，取得病人的配合。在操作过程中要耐心地解释病人提出的疑问。在放血过程中要注意固定好针头，避免针头移位而引起病人的疼痛和再次穿刺。放血速度不宜过快，并随时观察病人的意识状况，监测病人的呼吸和脉搏变化，询问病人有无头昏、头痛等不适。对于有晕血症的病人，进行放血治疗时，应该分散其注意力，并包好血袋，避免引起晕血。

### （二）健康指导

（1）适当做有氧运动：在病情允许的情况下多做深呼吸。在氧气充足的地方，微微张开嘴，慢慢吸气咽下。

（2）保持心情愉快，避免情绪波动。

（3）保证充足的睡眠，精力充沛。

（4）合理饮食：以植物性营养为主，定时、定量，多食用绿茶、灵芝、螺旋藻、番茄、红薯、山楂、绞股蓝、蜂蜜、蜂王浆、花粉、海带等。

（杨学慧）

# 第十四节　重度贫血症

## 一、概述

贫血（anemia）是指外周血中单位体积内血红蛋白（Hb）浓度、红细胞计数（RBC）和（或）血细胞比容（HCT）低于相同年龄、性别和地区的正常值低限的一种常见的临床症状。一般认为在平原地区，成年男性 Hb < 120g/L，RBC < $4.5 \times 10^{12}$/L 和（或）HCT < 42%，成年女性 Hb < 110g/L（孕妇110 g/L），RBC < $4.0 \times 10^{12}$/L 和（或）HCT < 38% 即可诊断为贫血。其中以 Hb 浓度低于正常值为最重要的衡量标准，RBC 计数的多少不一定反映

出是否贫血以及贫血的程度。如在小细胞性贫血的时候，RBC 计数减少的程度往往比 Hb 减少的程度要轻，而当发生大细胞性贫血时，RBC 计数的减少程度则比 Hb 的下降显著。目前临床一般根据血红蛋白量的多少将贫血分为四个等级：当血红蛋白浓度低于正常参考值但高于 90g/L 为轻度贫血，血红蛋白浓度低于 90g/L 但高于 60g/L 为中度贫血，血红蛋白浓度低于 60g/L 但高于 30g/L 为重度贫血，血红蛋白浓度低于 30g/L 为极重度贫血。

## （一）贫血的分类

由于引起贫血的原因多种多样，发生贫血的机制也很复杂，诊断时比较困难，不同的学者、专家看待问题的角度也不相同，对贫血的分类也就不相同。目前大概可以从五个角度来对贫血进行分类。

1. 按产生贫血的原因

（1）红细胞生成减少：造血原料不足或利用障碍。

（2）骨髓造血功能异常。

（3）继发性贫血：见表 20 - 1。

表 20 - 1　继发性贫血

| 原因 | 类型 |
|---|---|
| 慢性肝疾病 | 肝性贫血 |
| 慢性肾疾病 | 肾性贫血 |
| | 缺乏红细胞生成素的贫血 |
| 恶性肿瘤 | 各种白血病 |
| | 恶性肿瘤引起骨髓浸润性贫血 |
| 内分泌疾病 | 甲状腺、肾上腺、垂体等疾病引起的贫血 |
| 慢性感染、炎症 | 慢性病性贫血 |

（4）红细胞破坏过多：内源性因素：见表 20 - 2。

表 20 - 2　内源性因素

| 原因 | 类型 |
|---|---|
| 红细胞膜先天缺陷引起的贫血 | 遗传性球形红细胞增多症 |
| | 遗传性椭圆形红细胞增多症 |
| | 棘形红细胞增多症 |
| | 口型红细胞增多症 |
| 溶血性贫血 | 葡萄糖 - 6 - 磷酸脱氢酶缺乏引起的贫血 |
| | 红细胞酶缺陷引起的贫血 |
| | 丙酮酸激酶缺乏引起的贫血 |
| | 其他酶缺乏引起的贫血 |
| 珠蛋白合成异常引起的贫血 | 地中海贫血 |
| | 不稳定血红蛋白病 |
| | 氧亲和力改变的血红蛋白病 |
| | 镰形细胞病 |
| | 血红蛋白 C、D、E 病 |
| | 血红蛋白 M 病 |

| 原因 | 类型 |
|---|---|
| 血红素或卟啉代谢异常导致的贫血 | 卟啉病<br>硫化血红蛋白症<br>高铁血红蛋白症 |

（5）外源性因素：见表20-3。

表20-3 外源性因素

| 原因 | 类型 |
|---|---|
| 机械性损伤引起的贫血 | 创伤性、心源性溶血性贫血<br>行军性血红蛋白血症<br>人造心脏瓣膜溶血性贫血<br>微血管病性溶血性贫血 |
| 免疫性溶血性贫血 | 自身免疫性溶血性贫血<br>新生儿同种免疫性溶血病<br>药物免疫性溶血性贫血<br>阵发性睡眠性血红蛋白尿<br>阵发性寒冷性血红蛋白尿<br>冷凝集素综合征 |
| 理化生物因素所造成的贫血 | 化学毒物及药物性溶血性贫血<br>大面积烧伤、感染性溶血性贫血 |
| 脾功能亢进 | 单核-巨噬细胞系统破坏增多 |

2. 按外周血成熟红细胞的大小分类（表20-4） 平均红细胞体积，是指每个红细胞的平均体积，以飞升（fL）为单位。平均红细胞血红蛋白含量，是指每个红细胞内所含血红蛋白的平均量，以皮克（pg）为单位。平均红细胞血红蛋白浓度，是指平均每升红细胞中所含血红蛋白浓度（g/L）。平均红细胞体积（MCV）、平均红细胞血红蛋白含量（MCH）、平均红细胞血红蛋白浓度（MCHC）是根据红细胞计数（RBC）、血红蛋白（Hb）量和血细胞比容（HCT）值计算出来的。

MCV = 每升血中血细胞比容/每升血中红细胞数，正常值为 80~100fL。

MCH = 每升血液中血红蛋白浓度/每升血液中红细胞个数，正常值为 27~34pg。

MCHC = 每升血液中血红蛋白浓度/每升血液中红细胞比容，正常值为 320~360。

表20-4 贫血分类（按外周血成熟红细胞的大小分类）

| 贫血类型 | MCV | MCH | MCHC | 常见疾病及病因 |
|---|---|---|---|---|
| 正常细胞性贫血 | 正常 | 正常 | 正常 | 再生障碍性贫血<br>溶血性贫血<br>急性失血<br>急性溶血 |
| 大细胞性贫血 | 正常 | 正常 | 正常 | 巨幼细胞性贫血<br>叶酸和维生素 $B_{12}$ 缺乏或吸收障碍 |

| 贫血类型 | MCV | MCH | MCHC | 常见疾病及病因 |
|---|---|---|---|---|
| 单纯小细胞性贫血 | 正常 | 正常 | 正常 | 慢性感染性贫血<br>慢性肝肾疾病性贫血 |
| 小细胞低色素性贫血 | 正常 | 正常 | 正常 | 缺铁性贫血<br>慢性失血性贫血铁缺乏、维生素 $B_6$ 缺乏<br>珠蛋白肽链合成障碍慢性失血等 |

3. 按红细胞系统生成的过程分类

（1）干细胞增殖和分化过程的障碍：①多能造血干细胞：如原发性和继发性再生障碍性贫血。②红系祖细胞：如先天性和获得性纯红细胞再生障碍性贫血、肾性贫血、内分泌疾病引起的贫血。

（2）已分化红细胞的增生和成熟障碍：① DNA 合成障碍：如叶酸和维生素 $B_{12}$ 缺乏引起的巨幼细胞性贫血。②血红蛋白合成障碍：如缺铁性贫血、高铁血红蛋白症、地中海贫血等。③原因不明或多种异常引起：如铁粒幼细胞贫血、慢性继发性贫血等。

4. 按红细胞的病理变化分类

（1）红细胞膜异常：多为溶血性贫血，并且多有红细胞形态的异常，如遗传性球形红细胞增多症、遗传性椭圆形红细胞增多症。

（2）红细胞质异常：①铁代谢异常：如缺铁性贫血。②血红素异常：如高铁血红蛋白症、硫化血红蛋白症。③珠蛋白合成异常：如地中海贫血、异常血红蛋白病。④酶异常：如葡萄糖 – 6 – 磷酸脱氢酶缺乏引起的贫血、丙酮酸激酶缺乏引起的贫血等。

（3）红细胞核的异常：①叶酸和维生素 $B_{12}$ 缺乏导致的巨幼细胞贫血。

（4）病态红细胞生成：多见于恶性疾病，如骨髓增生异常综合征、白血病等。常见多核红细胞。

5. 按骨髓的病理形态分类

（1）增生性贫血：如缺铁性贫血、急慢性失血性贫血、溶血性贫血、继发性贫血等。

（2）巨幼细胞性贫血：如叶酸和维生素 $B_{12}$ 缺乏引起的贫血。

（3）增生不良性贫血：如原发性和继发性再生障碍性贫血。

（二）临床表现

血液携氧功能降低是贫血的病理生理基础。贫血症状的有无或轻重，取决于贫血的程度、贫血发生的速度、循环血量有无改变、病人的年龄以及心血管系统的代偿能力等。若贫血发生缓慢，机体能逐渐适应，即使贫血较重，也可维持生理功能；反之，如短期内发生贫血，即使贫血程度不重，也可能出现明显的症状。年老体弱或心、肺功能减退者，症状较明显。

1. 疲倦、乏力、精神萎靡 身体软弱无力、疲乏、困倦，是因肌肉缺氧所致。此为最常见和最早出现的症状。

2. 皮肤黏膜苍白 皮肤黏膜苍白是贫血最常见的体征。一般首先观察睑结合膜、手掌大小鱼际及甲床的颜色。

3. 循环和呼吸系统 轻、中度的贫血病人在情绪激动或体力活动后会出现明显的循环和呼吸系统的改变，出现心悸、气短、头昏、乏力等症状。当贫血严重或发生迅速的贫血时，病人即使在休息时也可能会出现上述症状，长期贫血以及心脏超负荷工作且供氧不足会导致贫血性心脏病，此时不仅有心率变化，还可有心律失常和心功能不全。

4. 中枢神经系统　头晕、头痛、耳鸣、眼花、注意力不集中、嗜睡等均为常见症状。晕厥甚至神志模糊可出现于贫血严重或发生急骤者，特别是老年病人。

5. 消化系统　食欲减退、腹部胀气、恶心、便秘等为最多见的症状。

6. 生殖系统　女性病人中常出现月经失调，如闭经或月经过多。在男、女两性中性欲减退均多见。

7. 泌尿系统　贫血严重者可有轻度蛋白尿及尿浓缩功能减低。

（三）实验室检查

（1）血常规检查、血红蛋白及红细胞计数是确定贫血程度的可靠指标。

（2）血涂片检查：观察红细胞、白细胞、血小板数量变化及形态改变。

（3）网织红细胞计数：了解红细胞增生情况以及作为贫血疗效的早期指标。

（4）骨髓检查：任何不明原因的贫血都应做骨髓穿刺，必要时做骨髓活检。

（四）治疗方法

1. 病因治疗　消除病因为治疗贫血的首要原则，贫血的病因往往决定了贫血的治疗效果和预后。很多时候，原发病比贫血本身的危害严重得多（例如胃肠道癌肿），其治疗也比贫血更为重要。在病因诊断未明确时，不能乱投药物使情况复杂，增加诊断上的困难。

2. 药物治疗　补充造血原料，应用雄激素、肾上腺糖皮质激素、免疫抑制剂等。如维生素 $B_{12}$ 及叶酸适用于治疗巨幼细胞性贫血；铁剂仅用于缺铁性贫血，不能用于非缺铁性贫血，因会引起铁负荷过重，影响重要器官（如心、肝、胰等）的功能；维生素 $B_6$ 用于铁粒幼细胞性贫血；皮质类固醇用于治疗自身免疫性溶血性贫血；睾丸酮用于治疗再生障碍性贫血等。

3. 输血　输血治疗的优点是能迅速减轻或纠正贫血，但必须正确掌握输血的适应证，如需大量输血，为了减轻心血管系统的负荷过重和减少输血反应，可输注浓缩红细胞或洗涤红细胞。

4. 脾切除　脾脏是破坏血细胞的重要器官，与抗体的产生也有关。

5. 骨髓移植和造血干细胞移植　移植是近年来一种新的医疗技术，目前仍在研究试用阶段，主要用于急性再生障碍性贫血之早期未经输血或极少输过血的病人，如果移植成功，可能获得治愈。

二、护理

（一）护理要点

1. 心理护理　重度贫血病人往往因为病程较久，病人会产生一种恐惧与灰心的心理，担心治疗及预后。同时病人全身乏力，活动后加重循环和呼吸系统的压力，出现心悸、气短、呼吸频率加快，病人的生活自理能力有所下降，因此而产生了悲观的情绪。还有部分病人经济压力大，而长久的治疗效果不佳更增加了经济负担，有的病人甚至产生了悲观厌世的心理。从病人入院时，应以微笑来面对病人，向其讲解医院的住院环境，消除其对环境的陌生感，更好地完成角色的转变。在住院过程中更应该关心病人，及时了解病人的心理变化，指导其保持良好的心态，积极配合检查治疗，鼓励病人与亲友或病友多沟通交流，减少其孤独感，促进疾病的早日康复。

2. 用药护理　现在的贫血发病率高，常见市场上销售各种治疗贫血的药品和保健品，而这些所谓的治疗贫血的药品和保健品对病人的贫血能否起到治疗作用还不得而知。病人用药一定要在检查贫血发生的原因后，在医师的指导下合理地使用药物。病人服用药物有一定的副作用，护理人员应该向其讲解这些副作用，让病人自己了解这些副作用，减轻恐惧心理。例如，正在服用雄激素类药物的病人，容易长痤疮，毛发增多，声音变粗，女性病人出现停经、伴男性化等表现，但病情缓解后，逐渐减药，副作用也会消失。而肌内注射丙酸睾丸酮的病人，局部皮下组织容易产生硬结，当发现有硬结时，要及时理疗、热敷，以促进药物的吸收，防止感染。

3. 卧床休息　红细胞的主要功能是携氧，因此贫血发生后就可出现因组织缺氧引起的一系列症状体征。因此贫血病人应以卧床休息为主，轻度贫血的病人可以在家属的陪同下适当下床活动，预防跌倒。严重贫血的病人应该卧床休息，必要时给予低流量的氧气吸入。对于需要长期卧床休息的病人来说，压疮是最常见的并发症，要积极预防压疮的发生，协助病人定时翻身，并保持皮肤、床单位的清洁卫生。

4. 饮食　贫血原因很多，日常的生活以及饮食也应该注意饮食营养的合理，食物必须多样化，食谱要广，忌食辛辣，生冷不易消化的食物，不能偏食，否则也可能会因某种营养素的缺乏而引起贫血。食物要富有营养并易于消化，饮食要有规律，有节制，禁暴饮暴食。缺铁性贫血的病人要多食含铁丰富的食物，如猪肝、猪血、瘦肉、奶制品、豆类、大米、苹果、绿叶蔬菜等。茶叶中含有叶酸、维生素 $B_{12}$，因此多饮茶有利于巨细胞性贫血的治疗。但缺铁性贫血不宜饮茶，因为饮茶不利于人体对铁剂的吸收，适当的补充酸性食物则有利于铁剂的吸收。

5. 预防感染　保持皮肤黏膜的清洁卫生，常洗澡，勤换衣物，防止皮肤破损、感染。保持室内空气新鲜，早晚通风 2 次，每次 30min 以上，室内空气每日消毒 2 次，每次 30min。限制家属及亲朋好友探视次数、人数，有呼吸道感染的禁止探视。如果出现感染的征兆应立即给予抗生素治疗。

（二）健康指导

（1）向病人和家属讲解贫血发生的原因、临床表现、治疗方法及不良反应，指导病人保持良好的心理状态，积极配合治疗。

（2）使病人和家属了解治疗药物的副作用，使其积极配合治疗。

（3）加强病人营养，摄入高蛋白、高热量、高维生素等富含营养、易消化饮食。

（4）向病人及家属讲解吸氧注意事项，讲解输血的作用。

（杨学慧）

# 第十五节　血小板减少症

## 一、概述

血小板减少症是指血小板数低于正常范围 $[(100\sim300)\times10^9/L]$ 所引起的病症。血小板减少可能是由于血小板产生不足，脾脏对血小板阻留，血小板受到破坏或者血小板利用增加以及被血小板稀释。但是无论何种原因所导致的严重血小板减少，都会引起典型的出血症状，最常见的出血有鼻出血、皮肤黏膜出血，全身可出现散在的出血点，或病人受轻微外伤撞击部位出现散在性瘀斑。还有的会出现胃肠道出血，泌尿生殖系统出血，有的女性病人月经量增多，经期延长。当出现胃肠道大量出血或中枢神经系统内出血时可危及病人生命。

（一）血小板的作用

血小板又名血栓细胞，是从骨髓中巨核细胞脱落下来的小块胞质，无细胞核，每个巨核细胞可产生 300 ~ 4 000 个血小板。血小板的表面有完整的细胞膜，体积小，直径为 2 ~ 4μm，正常的血小板呈双凸圆盘状，容易受机械、化学的刺激，受刺激后便会伸出突起，呈现出不规则的形状，电子显微镜下的血小板膜表面有糖衣，能吸附血浆蛋白和凝血因子。血小板在出血凝血过程中起着重要的作用。血小板是血液中最小的细胞，血小板在电子显微镜下有的像橄榄形盘状，也有梭形或不规则形状。血小板长 1.5 ~ 4μm，宽 0.5 ~ 2um。正常人血液中血小板计数为 （100 ~ 300） ×$10^9$/L，约有 1/3 的血小板平时贮存在脾脏中。血小板的主要功能就是凝血和止血，修补破损的血管。血小板的寿命为 7 ~ 14 天，当人体受伤出现出血时，血小板就会在数秒钟内成群结队地封闭伤口以达到止血的目的。血小板会联合血液中的其他凝血物质如钙离子和凝血酶等，在破损的血管壁上聚集成团，形成一层保护膜，堵住破损的伤口和血管，从而起到止血的作用。此外，血小板还可以释放肾上腺素，引起血管的收缩，促进机体迅速止血。

（二）血小板减少的原因

引起血小板减少的原因很多，一般认为有以下五个方面。

1. 医源性血小板减少

（1）大量输血可引起血小板减少性紫癜：快速大量地输注库血可引起血小板减少，其发病机制尚不明确，血小板减少的程度跟输血量有关。大多数专家认为库血中有血小板凝集因子，引起血小板凝集，从而消耗了大量的血小板。对于需要紧急输注 10 ~ 12 个单位以上库血的病人同时输注浓集的血小板能够防止血小板减少症的发生。

（2）低温麻醉所致的血小板减少：在低温麻醉时，有时会出现一过性的血小板减少症，一般不会引起出血，多数情况是可以逆转的。有个别的病人在复温后血小板减少可能会持续存在，从而引起出血。

（3）电离辐射所致的血小板减少：短期内机体接受大剂量的电离辐射或机体长期受到大剂量的电离辐射后，可以引起造血功能受到抑制，血小板生成障碍，从而引起血小板减少。

（4）体外循环所致血小板减少：体外循环进行手术的病人，在进行体外循环时，血小板可与异物表面相互作用，从而导致血小板功能激活，血小板聚集，在肺及体外循环机的滤网中被清除掉，引起血小板的减少。

2. 生成障碍所致的血小板减少

（1）骨髓损伤：①理化因素造成的骨髓损伤：在治疗恶性肿瘤时常使用电离辐射、烷化剂、抗代谢剂、细胞毒性制剂等，这些理化因素可以直接毒害骨髓细胞，或者发生免疫反应，治疗后往往会出现血小板减少。这时常常出现骨髓弥漫性损伤，病人表现为全血减少。

但少数病人巨核细胞对射线的作用较敏感，因某些病人可只表现为巨核细胞减少，血小板减少。②骨髓浸润性病变：白血病、恶性淋巴瘤、骨髓增殖性疾病、骨髓纤维化、骨髓转移癌等恶性疾病因为疾病浸润到了骨髓，破坏了造血干细胞和造血微环境，使得血小板减少。③病原微生物：病毒性肝炎、登革热、败血症、艾滋病等疾病的病原体可以直接抑制骨髓造血，巨核细胞减少，使得血小板减少。④造血干细胞病变：再生障碍性贫血、阵发性睡眠性血红蛋白尿等疾病影响造血干细胞，使得血小板生成减少。

（2）先天性缺陷：如先天性巨核细胞生成不良，此病罕见，巨核细胞及血小板明显减少，常伴先天畸形，如肾脏、心脏、骨骼等。预后差，约 2/3 患儿 8 个月内死于颅内出血。母体孕期患风疹、口服 D860 可为发病因素。①巨核细胞定向、分化异常而导致的遗传性血小板减少症。②巨核细胞成熟障碍导致的遗传性血小板减少症。③遗传性血小板形成障碍性血小板减少症。④血小板寿命缩短导致的遗传性血小板减少症。⑤原因不明确的遗传性血小板减少症。

（3）无效性血小板生成：无效性血小板生成是指巨核细胞每天生成的血小板数量不到正常的 50%。常见于部分维生素 $B_{12}$ 或叶酸缺乏的巨幼细胞性贫血病人，表现为血小板减少，有的病人有出血倾向，有的表现为全血减少，骨髓巨核细胞正常甚至增加，因此为无效性血小板生成。无效性血小板生成的表现特征为骨髓巨核细胞增多，但血小板的更新率则降低。

3. 分布异常所致的血小板减少

（1）脾功能亢进：脾功能亢进是指各种不同疾病引起的脾脏肿大和血细胞减少的综合征。临床表现为脾脏肿大伴有一种或多种血细胞减少，而骨髓造血细胞增生，切除脾脏后，血象恢复正常。

2）骨髓纤维化：骨髓纤维化是指以骨髓中成纤维细胞增殖，胶原纤维沉积伴有肝脏、脾脏等器官髓外造血为特征的一种疾病。其临床特征为贫血，肝脾肿大，在外周血中会发现幼粒、幼红细胞，骨髓呈不同程度的纤维化。

3）肝脾疾病：在正常情况下，体内约 1/3 的血小板停滞在脾脏，当发生脾脏肿大时如门脉高压症、高雪氏病、淋巴瘤、结节病等，血小板计数可能会减少，但体内血小板的总数并没有减少。注射肾上腺素后，在一定的时间内，血小板计数可明显升高。有时可能同时存在血小板破坏增加的因素。肝脏疾病所导致的血小板减少与血小板生成素合成减少及脾功能亢进有关。

4. 破坏增多所致的血小板减少

（1）免疫性血小板减少：①同种免疫性血小板减少：如新生儿同种免疫血小板减少症、血小板输注无效等。②自身免疫性血小板减少：如继发性血小板减少性紫癜、特发性血小板减少性紫癜等。

（2）非免疫性血小板减少：如血栓性血小板减少性紫癜、溶血性尿毒症综合征、弥散性血管内凝血、妊娠合并血小板减少等。

5. 感染性因素所致的血小板减少　感染性血小板减少症是因为病毒、细菌或其他感染因素所致的血小板减少性出血疾病。可导致血小板减少的病毒感染包括麻疹、风疹、单纯疱疹、巨细胞病毒感染、水痘、病毒性肝炎、流感、传染性单核细胞增多症、腮腺炎、流行性出血热、登革热等。病毒可侵犯到巨核细胞，使血小板生成减少。病毒也可以吸附于血小板上，导致血小板破坏增加。某些严重的麻疹病人以及流行性出血热病人因为弥散性血管内凝血而消耗血小板。许多细菌感染可致血小板减少，如革兰阳性及阴性细菌败血症、细菌性心内膜炎、脑膜炎双球菌、菌血症、伤寒、结核病、猩红热、布氏杆菌病。细菌毒素抑制了血小板的生成，或使血小板破坏增加，也可能是由于毒素影响血管壁功能而增加血小板消耗。单纯血小板减少病人，如果有明确的感染病史，在原发感染控制后，血小板会恢复正常。

（三）临床表现

1. 皮肤黏膜出血  可突然发生广泛而严重的皮肤黏膜青紫，甚至出现大片的瘀斑和血肿，皮肤瘀点多为全身性的，以下肢为多见，分布均匀。

2. 鼻腔、牙龈出血  血小板减少时病人往往会出现鼻腔和牙龈出血，有的口腔里还可有血疱出现。

3. 血便、血尿  胃肠道和泌尿系统出血病人往往会有血便、血尿。当血小板升高时出血情况会有所改善。

4. 月经过多  女性病人因为血小板减少往往会出现月经量增多，经期延长，出血不止。

5. 颅内出血  当出现颅内出血时，病人可能会出现昏迷、心跳、血压、呼吸不稳。根据出血部位不同也可能会引起恶心、呕吐、腹泻等症状，其中呕吐最为严重。

（四）实验室检查

1. 血常规  外周血细胞计数是确定血小板减少症及其严重性的关键性检查。

2. 血涂片  血涂片检查能为其病因检查提供线索。

3. 骨髓穿刺  若在血涂片检查时见到除血小板减少以外的异常情况，可以考虑做骨髓穿刺检查，骨髓穿刺检查可以提供巨核细胞的数量及形态的信息，并确定有没有引起骨髓功能衰竭疾病的存在。

（五）治疗方法

1. 支持治疗  血小板少于 $20 \times 10^9$/L 时，出血较重，并且有自发性出血的倾向，病人容易出现危及生命的颅内出血，这时需要输注血小板及大剂量丙种球蛋白，使血小板保持在 $20 \times 10^9$/L 以上，减少出血的发生。

2. 药物治疗  目前临床上一般使用的药物是血小板生成素和白细胞介素 – 2。

血小板生成素可以刺激巨核细胞生长及分化的内源性细胞因子，对巨核细胞生成的各阶段均产生刺激作用，包括前体细胞的增殖和多倍体巨核细胞的发育以及成熟，使得血小板数目增多。

白细胞介素 – 2 可直接刺激造血干细胞和巨核祖细胞的增殖，诱导巨核细胞的成熟分化，增加体内血小板的生成，从而提高血液血小板计数，而血小板功能无明显改变。

3. 止血治疗  止血治疗即应用止血药物促进机体止血，减少出血。当鼻腔出血止不住时可以给予肾上腺素棉球填塞或凡士林纱条深鼻腔填塞压迫止血。

4. 中医治疗  中医认为，血小板减少的主要病理机制是因为肝肾不足、气血两虚。有的食物具有滋补肝肾的作用，如骨髓、胎盘、猪肝、排骨、鸡肉、羊肉、鸽肉、鹌鹑蛋、甲鱼、海参等；而具有益气养血作用的食物有大枣、龙眼、花生衣、菠菜、荔枝、葡萄、牛肉、鳝鱼、墨鱼、带鱼等。平时多吃这些食物可预防和提升放化疗中的白细胞和血小板的减少。

## 二、护理

### （一）护理要点

1. 一般护理　病人应卧床休息，出血严重时更应该绝对卧床休息并保持心情平静。在饮食方面给予高蛋白、高维生素、有营养、容易消化的软食，预防消化道出血。有消化道出血时应适当禁食，避免胃肠道蠕动加重出血。病人应保持口腔清洁卫生，勤漱口，预防口腔感染，并且注意保护牙龈，使用软毛牙刷刷牙。保持大便通畅，避免用力解大便，避免用力咳嗽引起颅内压升高而造成颅内出血。

2. 心理护理　病人要有一个健康、愉快、积极配合治疗的心理，不良的情绪负担容易造成机体免疫功能降低，影响疾病的恢复。医务人员要通过良好的沟通交流，让病人信任，并通过举例说明来缓解病人的负面情绪，使病人积极配合治疗，早日康复。

3. 出血的护理

（1）鼻出血：鼻出血多为鼻中隔出血，要让病人取平卧位，保持心情平静，给予1：1 000的肾上腺素棉球填塞鼻孔。出现大量的鼻出血时，应该给予凡士林油纱条作后鼻孔填塞止血。但填塞的时间一般不超过72h，并且要注意病人鼻翼部位有无红肿感染的征兆。

（2）口腔黏膜或牙龈出血的护理：保持口腔的清洁卫生，勤漱口，可以用大头棉签或棉球代替牙刷来清洁牙齿和口腔。

（3）皮肤黏膜出血的护理：注意观察病人的皮肤情况，指导病人着宽松的衣物，避免摩擦引起出血。严格执行无菌操作，做完穿刺后一定要注意压迫止血直到不再出血为止。尽量避免损伤性的操作。

（4）消化道出血的护理：观察病人有无呕血、便血、腹痛等消化道出血的征兆，观察病人的面色、血压、四肢温度变化。出现呕血时应将病人的头偏向一侧，保持呼吸道通畅，防止窒息。

（5）颅内出血的护理：随时了解病人有无头痛、恶心、呕吐、视物模糊等情况，观察病人的意识变化。预防和及早发现颅内出血是抢救病人的关键。

4. 用药护理　遵医嘱服用药物，不能擅自更改药物的剂量或停药。

### （二）健康指导

（1）平时应穿着稍微宽大的衣服，保持皮肤、黏膜的清洁卫生，避免抓伤，禁止掏鼻孔，养成良好的生活习惯。

（2）进食软食，避免吃粗硬的食物，预防胃肠道出血。

（3）遵医嘱服用药物，不能擅自更改药物的剂量或停药，避免接触引起血小板降低的药物如阿司匹林等。

（4）预防感染，特别是预防病毒感染，如上呼吸道感染、麻疹、水痘、风疹等。

（杨学慧）

# 第十六节　骨髓增生性疾病

骨髓增生性疾病（myeloproliferative diseases，MPD）是指分化相对成熟的一系或多系骨髓细胞不断地克隆性增殖所致的一组肿瘤性疾病。临床有一种或多种血细胞增生，伴肝、脾或淋巴结肿大。包括：①真性红细胞增多症（polycythemia vera，PV）；②慢性粒细胞白血病、慢性中性粒细胞白血病、慢性嗜酸性粒细胞白血病等；③原发性血小板增多症（primary thrombocythemia）；④原发性骨髓纤维化症（prima-ry myelofibrosis）等。各疾病间可以转化。

## 一、真性红细胞增多症

### （一）概述

真性红细胞增多症（polycythemia vera，PV）是多能髓样干细胞恶性增生引起的疾病。骨髓内常同时有红细胞、粒细胞和巨核细胞系各种成分增生，但以红细胞系增生最突出，导致红细胞明显增多，可达（6~10）×$10^6$/μL。血红细胞增多常引起血容量增多，血黏度增高，全身组织和器官淤血，血流缓慢。常有血栓形成和梗死，多见于心、脾、肾。血管严重充血和血小板功能异常，常引起出血。肝、脾轻至中度肿大，可出现髓外造血灶。血栓形成和出血是造成部分患者死亡的原因。晚期有些患者可转变为骨髓纤维化或急性粒细胞白血病。

1. 发病原因　本病的病因目前尚不清楚。近代研究表明，真性红细胞增多症不是由正常干细胞过度增生，而是由单一细胞起源的异常克隆性增殖所致。具有3个特征：①从单一细胞起源，持续增生；②异常克隆具有优势，抑制正常克隆，晚期正常克隆消失；③异常克隆具有细胞遗传的不稳定性，临床上偶有真性红细胞增多症转变为急性白血病的病例。

2. 临床表现　本病起病隐匿，常有数月至数年的无症状期，常在血常规检查时被发现，有的病例在出现血栓形成和出血症状后才明确诊断，很多症状和体征与血容量和血液黏滞度增高有关，最早出现的常为血液循环障碍和神经系统方面的有关症状，主要临床表现有以下几个方面。

（1）皮肤改变：皮肤改变有特征性，表现为皮肤变红，特别是颜面、颈部和肢端部位，黏膜充血，呈淡蓝色，Osler描述其症状为"夏日如玫瑰红，冬日如靛青蓝"，常见毛细血管扩张，牙龈出血和鼻衄，也见皮肤发绀、紫癜、瘀点，含铁血黄素沉积、酒渣和匙形甲，50%患者患有水源性瘙痒，可由沐浴或淋浴促发引起瘙痒，有灼热或刺痒感，通常持续30~60min，与水温无关，也可发生与水无关的瘙痒，血中和皮肤中组胺增高。

（2）神经系统：以头痛最为常见，50%患者均有此表现，可伴头昏、眩晕和耳鸣、疲乏、健忘、肢体麻木、多汗等，严重者可出现盲点、复视和视力模糊等视觉异常，也可有心绞痛和间歇性跛行，少数患者以脑血管意外为首发表现就诊，该组症状主要是由红细胞数增加、全血容量增多和血黏度增高而导致的血管扩张、血流缓慢淤滞和组织缺氧引起的。

（3）出血：发生率小于10%，主要是由血管充血、血管内膜损伤、血小板第3因子减少、血小板功能紊乱及凝血机制异常所致，常表现为鼻出血、牙龈出血和皮肤黏膜上瘀点和瘀斑，也可表现消化道出血、拔牙后出血、月经量多等。

（4）组胺增高的表现：本症伴颗粒细胞增加，嗜碱性粒细胞也增多，后者富含组胺，组胺释放增加可致消化性溃疡，故本病患者消化性溃疡发生率为 10%～16%，较正常人高 4～5 倍，消化性溃疡所致的上消化道大出血多见，可威胁生命，皮肤瘙痒也常见，40% 发生在热水浴之后，10% 可伴荨麻疹。

（5）其他：本病因骨髓细胞过度增殖，使核酸代谢过高，血液尿酸浓度升高，少数患者可发生尿酸肾病，表现为尿结石和肾绞痛或痛风性关节炎症状，有些患者可发生胆结石、阻塞性黄疸和胆绞痛，最常见的体征是多血引起的面部、鼻、耳、唇、手掌和结膜充血，呈绛红色，如酒醉状，视网膜和口腔黏膜也显示充血，约 70% 患者动脉血压升高，约 75% 患者可有脾肿大，通常为中重度肿大，与继发性红细胞增多症有一定的鉴别诊断意义，约 40% 患者可能有肝肿大，随疾病的发展，肿大逐渐明显。

3. 实验室检查

（1）血液：红细胞容量增加，血浆容量正常。红细胞计数为 $(6～10)\times10^{12}/L$，血红蛋白 170～240g/L。由于缺铁，呈小细胞低色素性红细胞增多。网织红细胞计数正常，可有少数幼红细胞。白细胞增多，$(10～30)\times10^9/L$，可见中幼及晚幼粒细胞。中性粒细胞碱性磷酸酶活性显著增高。可有血小板增多，$(300～1\ 000)\times10^9/L$。血液黏滞性为正常的 5～8 倍。放射性核素测定血容量增多。

（2）骨髓：各系造血细胞都显著增生，脂肪组织减少。粒红比值常下降。铁染色显示贮存铁减少。巨核细胞增生常较明显。

（3）血液生化：多数患者血尿酸增加。可有高组胺血症和高组胺尿症。血清维生素 $B_{12}$ 及维生素 $B_{12}$ 结合力增加。血清铁降低。血液和尿中红细胞生成素（EPO）减少。

4. 治疗方法

（1）静脉放血：每隔 2～3 天放血 200～400mL，直至红细胞数在 $6.0\times10^{12}/L$ 以下，血细胞比容在 0.50 以下。较年轻的患者可仅采用放血治疗。应注意，：①放血后红细胞及血小板可能会反跳性增高；②反复放血可加重缺铁；③老年患者及有心血管疾病者，放血后有诱发血栓形成的可能。使用血细胞分离机单采大量红细胞时，应以同样速率补充与单采红细胞等容积的同型血浆或代血浆，以保持血容量并降低血黏滞度，避免放血后血栓形成。放血治疗后需用药物才能维持红细胞在接近正常的水平。

（2）化学治疗：羟基脲是一种核糖核酸还原酶抑制剂，每日剂量为 10～20mg/kg，维持白细胞在 $(3.5～5)\times10^9/L$，可长期间歇应用，以保持红细胞在正常水平。环磷酰胺、白消安、美法仑及苯丁酸氮芥等不宜长期使用。

（3）干扰素-α：抑制细胞增殖，每次 $300\times10^4U/m^2$，3 次/周，皮下注射。

（二）护理

1. 护理要点

（1）病情观察

1）观察栓塞症状：是否出现头痛、头昏、昏眩、耳鸣、视觉异常、呼吸困难、疲乏、虚弱等症状。观察有无出血倾向如鼻出血、牙龈出血，以及皮肤黏膜上有无瘀点、瘀斑等。

2）观察放疗及造血抑制药物引起的副作用：是否出现全身反应（如疲乏、虚弱、头痛、头昏）、骨髓抑制、消化道反应（如恶心、呕吐、厌食）、皮肤反应、口腔黏膜反应等。

3）观察干扰素治疗的副作用：是否出现发热、乏力、肌肉酸痛等症状。一旦出现以上病情变化，应立即通知医生给予对症处理。

（2）一般护理

1）休息：指导患者卧床休息，保证充足的睡眠，可减少患者体力消耗，也可防止外伤及出血等意外发生。

2）环境护理：病室定时通风，保证空气新鲜，温、湿度适宜，温度 18～22℃，湿度 60%，每日空气负离子定时空气和地面消毒；减少探视人员，以减少交叉感染的机会，指导患者养成良好的个人卫生习惯，保持口腔及皮肤清洁卫生，预防感染。

3）饮食护理：指导患者进食高热量、高蛋白、高维生素、清淡易消化饮食，以补充机体的热量消耗，保证每日充足的饮水量，以稀释血液，向患者讲解补充营养的重要性，鼓励患者进食，少食多餐。

（3）心理护理：告诉患者目前的感知变化只是暂时性的，通过治疗可慢慢恢复，使患者树立信心，积极配合治疗，促进疗效。

（4）对症处理：若患者出现腰痛、少尿，应考虑有尿酸血症，此时应鼓励患者多饮水，每天饮水量应在 3 000mL 以上，以利于尿酸的稀释及排泄，减少尿酸对泌尿系统的刺激。避免血黏度增高的诱因，如腹泻、呕吐、多汗、脱水等。禁止热水浴，以免加重皮肤瘙痒。

（5）静脉放血的护理

1）术前向患者及家属做好解释工作，消除患者的恐惧感，必要时酌情给予镇静剂。

2）术前一日饮食宜清淡、易消化，不吃油腻食物，多饮开水。

3）备好采血用物及药品，并备好抢救物品及器械。

4）采血过程中严密观察患者的神志、面色、脉搏、心率、血压的变化。

5）采血后为防止皮下淤血，应以无菌纱布包扎，并按压 5～10min。

6）治疗期间应加强营养，饮食以高维生素、少渣、少油、易消化食物为主。

7）严密观察可能出现的不良反应，如全身奇痒、口唇发绀等，一旦出现应及时通知医生。

（6）化疗期间患者的护理

1）化疗期间患者体质较弱，故应多休息，以减少消耗，保存体力。

2）出现消化道反应时，应设法保证营养物质的摄入，给予清淡、易消化、无刺激的食物，如牛奶、蛋羹、鱼片粥、瘦肉粥等，必要时给予静脉营养支持治疗。

3）保持休养环境的整洁，病室每日空气消毒 1～2 次，并用消毒液擦拭门窗、桌子及地板。

4）讲究个人卫生，保持皮肤、毛发、口、鼻及会阴部的清洁，做到勤洗澡、勤洗头、勤漱口、勤换内衣裤，每日用高锰酸钾稀释液坐浴，女性患者用流动水清洗会阴。

5）严密观察皮肤黏膜有无出血、瘀斑，注意避免皮肤外伤，注射后用无菌棉球按压针眼至不出血为止。

（7）放疗期间患者的护理

1）在放疗期间患者会出现虚弱、乏力、头昏、厌食等全身反应，此时应指导患者在照射前后 1h 暂不进食，照射后静卧 30min，鼓励患者多饮水，每日 2 000mL 或以上，以利于排毒，必要时给予止吐剂。

2）照射后会出现骨髓抑制现象，故应每周查血象 2～3 次，并给予升血药，多食 B 族维生素含量高的食物如瘦肉、蛋类、鱼类、谷类以提高白细胞。

3）治疗前清洗皮肤，去除皮肤上的油膏及覆盖物。内衣要宽大、柔软、吸湿性强，照射野内不可贴胶布，外出时防止日光直接照射，脱屑不可用手撕剥。

2. 健康指导

（1）向患者及亲属介绍本病常见病因、主要治疗方法及相关注意事项。

（2）鼓励患者正视疾病，积极配合治疗及护理。

（3）向患者及家属说明腹泻、呕吐、多汗、脱水等因素可使血液黏滞度增高而致栓塞，应尽量避免。

（4）禁止热水浴，多饮水。向患者及家属讲解放疗及造血抑制药物可能引起的副作用，并介绍自我护理的方法。

## 二、原发性血小板增多症

### （一）概述

原发性血小板增多症也称真性血小板增多症，为多能干细胞克隆性疾病。其特征为血小板显著增多，伴有出血及血栓形成，脾常肿大。

1. 发病机制　原发性血小板增多症是由单个异常多能干细胞克隆性增殖引起的疾病，克隆本质的建立是因为在一个此病女性病例的红细胞系中发现葡萄糖 – 6 – 磷酸脱氢酶（G – 6 – PD）的一个同工酶，表现为 G – 6 – PD 两种类型"A"和"B"的杂合子，在另一个患者的红系和粒系祖细胞中也发现了同样的异常，本病主要表型表达在巨核 – 血小板系的原因不明，可能与异常克隆对巨核 – 血小板系的调节因子存在优势反应有关，也可能突变发生在分化主要倾向于巨核 – 血小板系的多能干细胞，组织学检查和巨核细胞体外培养表明，本病骨髓中巨核细胞祖细胞的异常扩增，患者骨髓和血液体外培养巨核细胞克隆形成单位（CFU – MEG）比正常人或继发性血小板增多症对照组明显增多，可伴有 CFU – MEG 克隆大小的异常和核的核内、复制，在无外源生长因子加入时也常有 CFU – MEG 的生长，少数病例也伴有粒 – 单核细胞集落形成单位和红细胞集落形成单位的增多。

当巨核细胞数、平均巨核细胞容量均增高时，血小板生成可达正常速率的 15 倍，血小板寿命通常正常，少数病例缩短可能系脾破坏血小板所致，血小板大量增多导致出血和血栓形成的机制并不肯定，一般认为血小板功能的异常是出血的主要原因，部分患者凝血因子减少可能为原因之一，血小板数量的显著增多导致高聚集性血栓形成，血小板内在缺陷表现为血小板内 5 – 羟色胺降低，血小板黏附功能降低，ADP 和肾上腺素诱导的血小板聚集功能降低等，本病巨核细胞增殖不仅在骨髓内，而且可累及骨髓外组织，肝、脾等组织内可出现巨核细胞系为主的增生灶，由于恶性程度较低，增长速度较慢，肝、脾常呈中度肿大，至今未发现与此病有关的外部致病因素。

2. 临床表现　该病起病缓慢，表现多一致，轻者除疲劳、乏力外，无其他症状，偶尔发现血小板增多或脾肿大，一般肝、脾都有轻至中度肿大，本病的主要临床表现为出血和血栓形成，与其他骨髓增殖性疾病不同，发热、多汗、体重减轻等非常少见。体格检查约 40% 患者仅发现脾肿大，一般为轻度或中度肿大，可发生脾萎缩和脾梗死，淋巴结肿大罕见，出血可为自发性，也可因外伤或手术引起，自发性出血以鼻、口腔和胃肠道黏膜多见，泌尿道、呼吸道等部位也可有出血，脑出血偶有发生，可引起死亡，此病出血症状一般不严重，但严重外伤或手术后的出血可能危及生命，阿司匹林或其他非甾体类抗炎药物可引起或加重出血。

血栓形成在老年患者中易见到，年轻患者中较少见，动脉和静脉均可发生，但动脉血栓形成更多见，脑血管、脾血管、肠系膜血管，以及指、趾血管为好发部位，血栓形成一般发生在小血管，但也可发生在大血管，80%患者有出血或血栓生成，其中胃肠道及鼻出血较常见，皮肤及黏膜瘀点、瘀斑则少见，有时因手术后出血不止而被发现，国内报道1/3患者有静脉或动脉血栓形成，多见于肢体，表现为手足发麻、发绀、趾溃疡及坏疽，颈内或其他内脏部位动脉也可发生血栓形成，静脉血栓形成有时发生在肝、脾、肠系膜、肾门静脉，20%可有无症状脾栓塞，手指或脚趾血管阻塞，可出现局部疼痛、灼烧感、红肿和发热，甚至发展成青紫或坏死，脑血管血栓形成常引起神经系统症状，暂时性脑缺血、视觉障碍、感觉障碍、头痛、头晕、失眠等常见，脑血管意外也有发生，习惯性流产和阴茎异常勃起也有报道，皮肤瘙痒较真性红细胞增多症少见。

3. 实验室检查

（1）血象：血小板为（1 000 ~ 3 000）×$10^9$/L，涂片中血小板聚集成堆，大小不一，偶见巨核细胞碎片。聚集试验中血小板对胶原、ADP及花生四烯酸诱导的聚集反应下降，对肾上腺素的反应消失是本病的特征之一。白细胞增多至（10 ~ 30）×$10^9$/L，中性粒细胞碱性磷酸酶活性增高。如半固体细胞培养有自发性 CFU – Meg 形成，则有利于本病的诊断。

（2）骨髓象：各系明显增生，以巨核细胞和血小板增生为主。

4. 治疗方法

（1）血小板单采术（plateletpheresis）：可迅速减少血小板量，常用于妊娠、手术前准备以及骨髓抑制药不能奏效时。每次循环血量约为患者的 1.5 倍血容量，连续 3 天，每天一次。

（2）骨髓抑制药：年轻无血栓及出血者，不一定需用骨髓抑制药。血小板大于 1 000 ×$10^9$/L、有反复血栓及出血的老年患者应积极治疗。羟基脲每日 15mg/kg，可长期间歇用药。白消安等效果佳，但有引起继发性白血病的危险，现已少用。

（3）干扰素 – α：可抑制细胞增殖，每次 300 ×$10^4$U/$m^2$，每周 3 次，皮下注射。

（4）抗凝治疗：阿司匹林等有对抗血小板自发凝集的作用。

（二）护理

1. 护理要点

（1）一般护理：合理安排作息时间，养成每日午休的习惯，保证夜间睡眠不少于8h.按时进食，勿暴饮暴食。

（2）出血的护理

1）严密观察出血倾向：准确记录患者的生命体征，并观察有无出血情况，如呕血、黑便、口腔出血、鼻腔出血、牙龈出血、血尿、烦躁等。随时观察患者皮肤及黏膜有无完整性及颜色的改变。

2）去除可能引起出血的因素：勿接触锐利物品。剪短指甲，勿搔抓皮肤、挖鼻孔、剔牙等，以免引起皮肤、鼻腔及口腔出血。勿用力解大便，可鼓励患者多饮水，多食水果蔬菜等，必要时给予通便剂。让患者用软毛牙刷刷牙或勤漱口，防止牙龈受损。嘴唇干裂者可涂擦甘油，以保持嘴唇湿润。男性患者尽量减少刮胡须的次数，尽量使用电动剃须刀。

3）出血的处理：立即平卧，在出血点加压止血，局部可行冷敷。立即建立静脉通道，给予止血剂。备齐抢救物品及器材，积极配合医生进行抢救。

（3）饮食指导：以高热量、高蛋白质饮食为主，如肉、蛋、奶、豆制品类，多食富含维生素 C（如绿色蔬菜、橘子、柠檬、橙子等）及维生素 K（肝脏、奶油、肉类）的食物，应进食柔软、少渣食物，勿食坚硬、粗糙及刺激性强的食物，如油炸类、带骨、带刺、带壳类、辛辣类食物。

（4）心理护理：出血时应指导患者保持安静，避免紧张、激动，安慰患者，鼓励病人积极配合医生抢救。

（5）血管栓塞的护理：严密观察血管栓塞的征兆，如头痛、呼吸困难、疼痛等。若出现栓塞，应卧床休息，保持安静，密切观察心率、血压及心电图的变化。禁止使用促血小板聚集的药物（如肾上腺素）和抗纤溶药物。向患者及家属说明腹泻、脱水、呕吐、多汗可使血黏度增高而致血管栓塞，应尽量避免。

（6）疼痛的护理

1）与患者及家属建立信任关系，要有同情心，要认同和理解患者对疼痛的反应，用倾听、安慰、接触等方式使患者情绪稳定。

2）观察疼痛部位、形式、强度、性质、持续时间等，并做好相关记录。

3）减少疼痛刺激，取舒适卧位，防止因姿势不当造成肌肉、韧带或关节牵扯而引起疼痛。

4）采取减轻疼痛的方法：①皮肤刺激法，如按摩、加压冷热敷等；②环境处理法，由患者自我控制或由暗示性情景来分散对疼痛的注意力，或减少焦虑、紧张、压力等心理因素对身体造成的影响，包括自我暗示法、呼吸控制法、音乐疗法、注意力分散法、引导想象法；③药物止痛，遵医嘱给予相应的止痛药物，要了解止痛药的有效剂量及使用时间，正确预防其副作用。

（7）用药护理：使用干扰素期间可能会出现头晕、疲乏、发热、肌肉酸痛等不良反应，应向患者做好解释工作，并说明该反应会随停药而减轻、消失，以取得患者的配合。使用骨髓抑制药物时，应监测血象变化，及时发现骨髓受抑情况。

（8）血小板去除术的护理

1）术前向患者及家属做好解释工作，消除患者紧张情绪，取得患者配合。

2）合理选择血管，确保一针穿刺成功，常选择肘正中静脉、头静脉、贵要静脉，必要时行股静脉插管。

3）术中严密观察生命体征及神志、面色的变化，并备齐抢救药物及器械，做好抢救准备。

4）术中因抗凝剂的使用，应警惕发生"低钙"症状，注意每使用200mL抗凝剂时，给予10%葡萄糖酸钙10mL口服。

5）术后穿刺处应按压 5～10min，若为股静脉插管者，应压迫止血。

2. 健康指导

（1）向患者及家属简要说明本病的病因、临床表现及主要治疗和护理方法，鼓励患者积极配合治疗。

（2）指导患者合理安排作息时间及活动时间，并指导合理膳食，避免进食刺激性食物，密切观察患者血象的变化。

### 三、原发性骨髓纤维化症

（一）概述

本症病因不明，表现为巨脾，幼粒幼红细胞性贫血，出现泪滴形红细胞。骨髓常干抽，活检证实骨髓纤维组织增生，在脾、肝、淋巴结等部位有髓样化生。

1. 发病机制　正常血细胞有的含 G－6－PD 同工酶 A，有的含 G－6－PD 同工酶 B。但骨髓纤维化时血细胞只含有一种 G－6－PD 同工酶，提示来自一个干细胞克隆。增生的血细胞释放血小板衍化生长因子（PDGF）及转化生长因子 β（TGF－β），刺激原纤维细胞分裂和增殖。骨髓纤维化是造血细胞克隆性增生的后果，肝、脾、淋巴结内的髓样化生也不是骨髓纤维化的代偿作用，而是本病特有的表现。

2. 临床表现　中位发病年龄为 60 岁，起病隐匿，偶然发现脾肿大而就诊。症状包括乏力、体重下降、食欲减退、左上腹疼痛、贫血、巨脾引起的压迫症状，以及代谢增高所致的低热、出汗、心动过速等。少数有骨骼疼痛和出血。严重贫血和出血为本症的晚期表现。少数病例可因高尿酸血症并发痛风及肾结石。也有病例合并肝硬化，因肝及门静脉血栓形成而致门静脉高压症。

3. 实验室和其他检查

（1）血液：正常细胞贫血，外周血有少量幼红细胞。成熟红细胞形态大小不一，常发现泪滴形红细胞，有辅助诊断价值。白细胞数增多或正常，可见中幼及晚幼粒细胞，甚至出现少数原粒及早幼粒细胞。中性粒细胞碱性磷酸酶活性增高。血尿酸增高，无 Ph 染色体。晚期白细胞和血小板减少。

（2）骨髓：穿刺常呈干抽。疾病早期骨髓有核细胞增生，特别是粒系和巨核细胞，但后期显示再生低下。骨髓活检显示非均一的胶原纤维增生。

（3）脾穿刺：表现类似骨髓穿刺涂片，尤以巨核细胞增多最为明显。

（4）肝穿刺：有髓外造血象，肝窦中有巨核细胞及幼稚细胞增生。

（5）X 线检查：部分患者盆骨、脊柱、长骨近端有骨质硬化征象，骨质密度增高，小梁变粗和模糊，并有不规则骨质疏松透亮区。

4. 治疗方法

（1）小剂量反应停和糖皮质激素治疗：反应停 50mg/d，泼尼松 30mg/d，连用 3 个月，约 60% 的患者有脾缩小、血小板增加、白细胞减少。

（2）纠正贫血：严重贫血可输红细胞，司坦唑醇等可加速幼红细胞的成熟及释放，红细胞生成素也有一定疗效。

（3）羟基脲和活性维生素 $D_3$（骨化三醇，calcitriol）：当白细胞和血小板明显增多、有显著脾肿大而骨髓造血障碍不明显时，可用小剂量羟基脲口服。活性维生素 $D_3$ 被认为有抑制巨核细胞增殖、诱导髓细胞向单核－巨噬细胞转化的作用。每日 0.5～1.0μg，口服，个别病例有效。

（4）脾切除指征：①脾肿大引起压迫和（或）脾梗死疼痛难以忍受；②无法控制的溶血；③并发食管静脉曲张破裂出血。但是，脾切除后可使肝迅速增大、肝功能衰竭或血小板增多，有形成血栓的可能，因而应慎重考虑。

（5）异体造血干细胞移植：可根治本病，但失败率高。

## （二）护理

1. 护理要点

（1）贫血的护理：①评估患者贫血的程度，随时观察患者的呼吸状态及面部、口唇颜色，以及时发现缺氧症状。及时吸氧，保持呼吸道通畅。②休息指导：轻度贫血患者可适当活动，但应避免劳累，养成每日午睡的习惯；重度贫血患者应卧床休息，以减少机体耗氧量；限制探视人员的打扰，护理工作应集中进行，保证患者能得到充分休息；患者取半卧位，以利于呼吸；对于极度虚弱者，应协助其完成生活护理，如洗漱、翻身、如厕、进食等。③饮食指导：多食富含蛋白质、铁质及维生素的食物，如肝脏、牛肉、蛋黄、鸡肉、牛奶等。

（2）出血的护理：参考本节出血的护理。

（3）增加舒适感：①帮助患者找出能够增加舒适感的方法，如使用镇痛剂、放松及冷热敷等。②保持周围环境安静、整洁、安全，室内光线柔和，护士动作轻柔、语言温和，尽量避免患者因周围环境刺激产生焦虑而加重疼痛。③通过电视、收音机、录音机及亲属的探视来转移患者对疼痛及不适应感的注意力。④合理使用镇痛剂，注意选择合适的镇痛剂及给药途径，严格掌握镇痛剂的有效剂量及使用时间，正确预防其副作用。

（4）预防脾破裂：①严密观察脾破裂的征象，如突然的腹部剧痛、腹胀、腹膜刺激征、腹部穿刺有血性液体等。②加强心理护理，多关心和爱护患者，将巨脾可能引起的后果、对症处理的方法、护理计划等向患者及其家属说明，使其有心理上的准备并取得配合。③安排舒适的卧位，如半坐卧位、端坐卧位或右侧卧位，避免腹腔压力增高。④注意卧床休息，避免剧烈运动，防止脾区撞击、外伤。⑤避免肠内产气过多，注意避免食入大量不易消化的食物、过多产气食物，如豆类、包心菜、牛奶、胡萝卜、蘑菇、碳水化合物、碳酸饮料等，另外，油腻食物会延缓胃排空而延长食物及空气在胃内的停留时间，故容易产生腹胀，也应注意避免。腹胀而无法自然排气时，可行肛管排气。一旦发生脾破裂，应立即通知医生积极配合抢救。

2. 健康指导　向患者及家属介绍本病的相关病因、主要治疗方法，取得患者的理解，鼓励其主动配合治疗。避免接触可引起继发性骨髓纤维化症的因素。合理安排休息与活动时间，养成良好的个人卫生习惯及饮食习惯。教会患者及家属有关贫血、出血、疼痛、巨脾的自我护理方法。

（杨学慧）

# 参考文献

[1] 尚秀娟，李素新，李广茹，孟强．护理管理在预防与控制医院感染中的作用．中华医院感染学杂志，2011，21（17）：3669－3670.

[2] 尚秀娟．60岁以上老年病人医院感染分析及护理对策．现代预防医学．2010，37（17）：3266－3267.

[3] 崔巍，韩冰．血液系统疾病．北京：科学技术出版社，2014.

[4] 王建祥．血液病诊疗规范．北京：中国协和医科大学出版社，2014.

[5] 林惠风，等．实用血液净化护理．上海：上海科技出版社，2016.

[6] 李运梅，赵立民，莫国华．血液净化与临床护理．北京：科学出版社，2015.

[7] 徐锦江，梁春光．血液、循环和呼吸系统疾病护理．北京：科学出版社，2015.

# 第二十一章　妇科炎症护理及抗菌药物的应用

## 第一节　外阴炎

### 一、外阴炎

（一）概述

外阴部皮肤或前庭部黏膜发炎，称为外阴炎。由于外阴部位暴露于外，又与尿道、肛门、阴道邻近，因此外阴较易发生炎症。外阴炎可发生于任何年龄的女性，多发生于大、小阴唇。外阴炎以非特异性外阴炎多见。

（二）病因

（1）外阴与尿道、肛门临近，经常受到经血、阴道分泌物、尿液、粪便的刺激，若不注意皮肤清洁易引起外阴炎。

（2）糖尿病患者糖尿的刺激、粪瘘患者粪便的刺激以及尿瘘患者尿液的长期浸渍等。

（3）穿紧身化纤内裤，导致局部通透性差，局部潮湿以及经期使用卫生巾的刺激，均可引起非特异性外阴炎。

（4）营养不良可使皮肤抵抗力低下，易受细菌的侵袭，也可发生本病。

（三）护理评估

1. 健康史　重点评估患者年龄；平时卫生习惯；内裤材质及松紧度；是否应用抗生素及雌激素治疗；是否患有糖尿病、老年性疾病或慢性病等；育龄妇女应了解其采用的避孕措施及此次疾病症状等。

2. 临床表现　外阴皮肤瘙痒、疼痛、烧灼感，于活动、性交、排尿、排便时加重。检查见局部充血、肿胀、糜烂，常有抓痕，严重者形成溃疡或湿疹。慢性炎症可使皮肤增厚、粗糙、皲裂，甚至苔藓样变。严重时腹股沟淋巴结肿大且有压痛，体温升高，白细胞数量增多。糖尿病性外阴炎常表现为皮肤变厚，色红或呈棕色，有抓痕，因为尿糖是良好的培养基而常并发假丝酵母菌感染。幼儿性外阴炎还可发生两侧小阴唇粘连，覆盖阴道口甚至尿道口。

3. 辅助检查　取外阴处分泌物做细菌培养，寻找致病菌。

4. 心理 - 社会评估　评估出现外阴瘙痒症状后对患者生活有无影响，以及影响程度；患者就医的情况及是否为此产生心理负担。

5. 治疗原则

（1）病因治疗：积极寻找病因，若发现糖尿病应积极治疗糖尿病，若有尿瘘、粪瘘，应及时行修补术。

（2）局部治疗：可用 1：5 000 高锰酸钾液坐浴，每日 2 次，每次 15～20 分钟。若有破溃涂抗生素软膏或局部涂擦 40% 紫草油。此外，可选用中药苦参、蛇床子、白癣皮、土茯苓、黄柏各 15g，川椒 6g，水煎熏洗外阴部，每日 1～2 次。急性期可选用微波或红外线局部物理治疗。

（四）护理诊断和医护合作性问题

1. 皮肤黏膜完整性受损　与炎症引起的外阴皮肤黏膜充血，破损有关。

2. 舒适的改变　与皮肤瘙痒、烧灼感有关。

3. 知识缺乏　缺乏疾病及其防护知识。

（五）计划与实施

1. 预期目标

（1）患者能正确使用药物，避免皮肤抓伤，皮损范围不增大。

（2）患者症状在最短时间内解除或减轻，舒适感增强。

（3）患者了解疾病有关的知识及防护措施。

2. 护理措施

（1）告知患者坐浴的方法：取高锰酸钾放入清洁容器内加温开水配成 1：5 000 的溶液，配制好的溶液呈淡玫瑰红色。每次坐浴 20 分钟，每日 2 次。坐浴时，整个会阴部应全部浸入溶液中，月经期间停止坐浴。

（2）应积极协助医生寻找病因，进行外阴处分泌物检查，必要时进行血糖或尿糖检查。

（3）指导患者遵医嘱正确使用药物，将剂量、使用方法向患者解释清楚。

（4）告知患者按医生要求进行复诊，治疗期间如出现新的症状或症状加重应及时就诊。

3. 健康指导

（1）保持外阴部清洁干燥，严禁穿化纤及过紧内裤，穿纯棉内裤并每日更换。

（2）做好经期、孕期、分娩期及产褥期卫生护理。发现过敏性用物后立即停止使用。

（3）饮食注意勿饮酒或辛辣食物，增加新鲜蔬菜和水果的摄入。

（4）严禁搔抓局部，勿热水烫洗和用刺激性药物或肥皂擦洗外阴。

（5）配制高锰酸钾溶液时，浓度不可过高，防止灼伤局部皮肤。

（六）护理评价

患者在治疗期间能够按医嘱使用药物，症状减轻。患者了解与外阴炎相关知识及防护措施。

## 二、前庭大腺炎

（一）概述

前庭大腺炎是病原体侵入前庭大腺引起的炎症。包括前庭大腺脓肿和前庭大腺囊肿。前庭大腺位于两侧大阴唇后 1/3 深部，腺管开口于处女膜与小阴唇之间。因解剖部位的特点，在性交、分娩等其他情况污染外阴部时，病原体容易侵入而引起前庭大腺炎。此病多见于育龄妇女，幼女及绝经后妇女较少见。

（二）病因

主要病原体为内源性及性传播疾病的病原体。内源性病原体有葡萄球菌、大肠杆菌、链球菌、肠球菌等。性传播疾病的病原体常见的是淋病奈瑟菌及沙眼衣原体。

急性炎症发作时，病原体首先侵犯腺管，腺管呈急性化脓性炎症，腺管开口往往因肿胀或渗出物凝聚而阻塞，脓液不能外流、积存而形成脓肿，称前庭大腺脓肿。在急性炎症消退后腺管堵塞，分泌物不能排出，脓液逐渐转为清液而形成囊肿，或由于慢性炎症使腺管堵塞或狭窄，分泌物不能排出或排出不畅，也可形成囊肿。

（三）护理评估

1. 健康史　重点评估患者年龄，平时卫生习惯，近期是否有流产、分娩等特殊情况，育龄妇女应了解其性生活情况，有无不洁性生活史。

2. 临床表现　炎症多发生于一侧，初起时局部肿胀、疼痛、灼热感，行走不便，有时会致大小便困难。检查见局部皮肤红肿、发热、压痛明显。若为淋病奈瑟菌感染，挤压局部可流出稀薄、淡黄色脓汁。当脓肿形成时，可触及波动感，脓肿直径可达 5～6cm，患者出现发热等全身症状。当脓肿内压力增大时，表面皮肤变薄，脓肿自行破溃，若破孔大，可自行引流，炎症较快消退而痊愈，若破孔小，引流不畅，则炎症持续不消退，并可反复急性发作。慢性期囊肿形成时，患者有外阴部坠胀感，偶有性交不适，检查时局部可触及囊性肿物，常为单侧，大小不等，无压痛。囊肿可存在数年而无症状，有时可反复急性发作。

3. 辅助检查　可取前庭大腺开口处分泌物作细菌培养，确定病原体。

4. 心理－社会评估　评估症状出现后对患者生活影响的程度；评估患者就医的情况及有无因害怕疼痛和害羞的心理而使自己的疾病未能得到及时治疗及对疾病的治愈是否有信心等。对性传播疾病的病原体感染的患者，应通过与其交谈、接触了解其心理状态，帮助患者积极就医并采取正确的治疗措施。

5. 治疗原则　根据病原体选用口服或肌注抗生素。在获得培养结果前应使用广谱抗生素治疗。此外，可选用清热、解毒的中药，如蒲公英、紫花地丁、金银花、连翘等，局部热敷或坐浴。脓肿形成后可切开引流并作造口术。单纯切开引流只能暂时缓解症状，切口闭合后，仍可形成囊肿或反复感染，故应行造口术。

（四）护理诊断和医护合作性问题

1. 舒适的改变　与局部皮肤肿胀、疼痛有关。

2. 焦虑　与疾病反复发作有关。

3. 体温升高　与脓肿形成有关。

4. 知识缺乏　缺乏前庭大腺炎的相关知识及预防措施。

（五）计划与实施

1. 预期目标

（1）患者在最短时间内解除或减轻症状，舒适感增强。

（2）患者紧张焦虑的心情恢复平静。

（3）患者及时接受治疗，体温恢复正常。

（4）患者了解前庭大腺炎的相关知识并掌握预防措施。

2. 护理措施

（1）急性炎症发作时，患者需卧床休息，保持外阴部清洁。

（2）局部热敷或用 1 : 5 000 高锰酸钾溶液坐浴，每日 2 次。

（3）遵医嘱正确使用抗生素。

（4）引流造口的护理：术前护理人员应备好引流条。术后应局部保持清洁，患者最好取半卧位，以利于引流。每日用 1 : 40 络合碘棉球擦洗外阴 2 次，并更换引流条，直至伤口愈合。以后继续用 1 : 5 000 高锰酸钾溶液坐浴，每日 2 次。

3. 健康指导　注意个人卫生，尤其是经期卫生；勤洗澡勤换内裤，外阴处出现局部红、肿、热、痛时及时就诊，以免延误病情。

（六）护理评价

患者接受治疗后，舒适感增加，症状减轻。患者能够了解前庭大腺炎的相关知识并掌握了预防措施，焦虑感减轻，并能保持良好的卫生习惯，主动实施促进健康的行为。

（文清云）

# 第二节　阴道炎

## 一、滴虫阴道炎

（一）概述

滴虫阴道炎是由阴道毛滴虫感染而引起的阴道炎症，是临床上常见的阴道炎。

（二）病因

阴道毛滴虫适宜在温度为 25 ~ 40℃、pH 值为 5. 2 ~ 6. 6 的潮湿环境中生长，在 pH5 以下或 7. 5 以上的环境中不能生长。滴虫的生活史简单，只有滋养体而无包囊期，滋养体活力较强，能在 3 ~ 5℃ 的环境中生存 21 日；在 46℃ 时生存 20 ~ 60 分钟；在半干燥环境中约生存 10 小时；在普通肥皂水中也能生存 45 ~ 120 分钟。阴道毛滴虫呈梨形，后端尖，大小为多核白细胞的 2 ~ 3 倍。虫体顶端有 4 根鞭毛，体部有波动膜，后端有轴柱凸出。活的滴虫透明无色，呈水滴状，诸鞭毛随波动膜的波动而摆动。

滴虫有嗜血及耐碱的特性。隐藏在腺体及阴道皱襞中的滴虫，在月经前、后，阴道 pH 发生变化时得以繁殖，引起炎症的发作。阴道毛滴虫能消耗或吞噬阴道上皮细胞内的糖原，阻碍乳酸生成，使阴道内 pH 值升高。滴虫不仅寄生于阴道，还常侵入尿道或尿道旁腺，甚至膀胱、肾盂以及男性的包皮皱褶、尿道或前列腺中。

临床上，滴虫阴道炎往往与其他阴道炎并存，多合并细菌性阴道病。

（三）发病机制与传染方式

1. 发病机制　滴虫主要是通过其表面的凝集素及半胱氨酸蛋白酶黏附于阴道上皮细胞，进而经阿米巴样运动的机械损伤以及分泌物的蛋白水解酶、蛋白溶解酶的细胞毒作用，共同损伤上皮细胞，并诱导炎症介质的产生，最后导致上皮细胞溶解、脱落，局部炎症发生。

2. 传染方式　①经性交直接传播：与女性患者有一次非保护性交后，约 70% 男性发生感染，通过性交男性传给女性的概率更高。由于男性感染后常无症状，因此易成为感染源；②经公共浴池、浴盆、浴巾、游泳池、坐式便器、衣物等间接传播。③医源性传播：通过污染的器械及敷料传播。

**（四）护理评估**

1. 健康史　询问患者的年龄，可能的发病原因。了解患者个人卫生及月经期卫生保健情况，以及症状与月经的关系。了解其性伙伴有无滴虫感染，发病前是否到公共浴池或游泳池等。

2. 临床表现

（1）潜伏期：4~28日。

（2）症状：有25%~50%患者在感染初期无症状，其中1/3在感染6个月内出现症状，症状的轻重取决于局部免疫因素、滴虫数量多少及毒力强弱。滴虫阴道炎的主要症状是阴道分泌物增加及外阴瘙痒，分泌物为稀薄的泡沫状，黄绿色有臭味。瘙痒部位主要为阴道口及外阴，间或有灼热、疼痛、性交痛等。若尿道口有感染，可有尿频、尿痛，有时可见血尿。阴道毛滴虫能吞噬精子，并能阻碍乳酸生成，影响精子在阴道内存活，可致不孕。

（3）体征：检查时见阴道黏膜充血，严重者有散在出血斑点，甚至宫颈有出血点，形成"草莓样"宫颈。后穹隆有大量白带，呈灰黄色、黄白色稀薄液体或黄绿色脓性分泌物，常呈泡沫状。带虫者阴道黏膜常无异常改变。

3. 辅助检查　在阴道分泌物中找到滴虫即可确诊。生理盐水悬滴法是进行阴道毛滴虫检查最简便的方法。具体方法是：在载玻片上加温生理盐水1小滴，于阴道后穹隆处取少许分泌物混于生理盐水中，立即在低倍光镜下寻找滴虫。显微镜下可见到波状运动的滴虫及增多的白细胞被推移。此方法敏感性为60%~70%。对可疑但多次未能发现滴虫的患者，可取阴道分泌物进行培养，其准确率可达98%。取阴道分泌物送检时应注意及时和保暖，并且在取分泌物前24~48小时避免性交、阴道灌洗及局部用药，取分泌物时应注意不要使用润滑剂等。

目前，检查阴道毛滴虫还可用聚合酶链反应，其敏感性为90%，特异性为99.8%。

4. 社会心理评估　评估患者的心理状况，了解患者是否会因害羞不愿到医院就诊。同时评估影响治疗效果的心理压力和反复发作造成的苦恼，以及家属对患者的理解和配合。

5. 治疗原则　由于阴道毛滴虫可同时感染尿道、尿道旁腺、前庭大腺，因此，滴虫阴道炎患者需要全身用药，主要治疗的药物为甲硝唑和替硝唑。

（1）全身用药方法：初次治疗可单次口服甲硝唑2g或替硝唑2g。也可选用甲硝唑400mg，每日2次，7日为一个疗程；或用替硝唑500mg，每日2次，7日为一个疗程。女性患者口服药物治疗治愈率为82%~89%，若性伴侣同时治疗，治愈率可达95%。患者服药后偶见胃肠道反应，如食欲减退、恶心、呕吐。此外，偶见头痛、皮疹、白细胞数量减少等，一旦发现应停药。

（2）局部用药：不能耐受口服药物治疗的患者可以选用阴道局部用药。但单独阴道用药的效果不如全身用药好。局部可选用甲硝唑阴道泡腾片200mg，每晚1次，连用7日。局部用药的有效率低于50%。局部用药前，可先用1%乳酸液或0.1%~0.5%醋酸液冲洗阴道，改善阴道内环境，以提高疗效。

**（五）护理诊断和医护合作性问题**

1. 舒适的改变　与阴部瘙痒及白带增多有关。

2. 自我形象紊乱　与阴道分泌物异味有关。

3. 排尿异常　与尿道口感染有关。

4. 性生活型态改变　与炎症引起性交痛，治疗期间禁性生活有关。

（六）计划与实施

1. 预期目标

（1）患者在最短时间内解除或减轻症状，舒适感增强。

（2）经过积极治疗和护理，患者阴道分泌物增多及有异味的症状减轻。

（3）患者能积极配合治疗，相应症状得到缓解。

（4）患者了解治疗期间禁性生活的重要性。

2. 护理措施

（1）指导患者注意个人卫生，保持外阴部清洁、干燥，尽量避免搔抓外阴部，以免局部皮肤损伤加重症状。

（2）向患者讲解易感因素和传播途径，特别是要到正规的浴池和游泳池等场所活动。

（3）治疗期间禁止性生活：服用甲硝唑或替硝唑期间及停药 24 小时内要禁酒，因药物与乙醇结合可出现皮肤潮红、呕吐、腹痛、腹泻等反应。甲硝唑能通过乳汁排泄，因此，哺乳期妇女用药期间及用药后 24 小时内不能哺乳。

（4）性伴侣治疗：滴虫阴道炎主要是由性交传播，性伴侣应同时治疗，治疗期间禁止性生活。

（5）观察用药反应：患者口服甲硝唑后如出现食欲减退、恶心、呕吐，以及头痛、皮疹、白细胞数量减少等，应及时告知医生并停药。

（6）留取阴道分泌物送检时，应注意及时和保暖。告知患者在取分泌物前 24~48 小时避免性交、阴道灌洗及局部用药，取分泌物时应注意不要使用润滑剂等。

3. 健康指导

（1）预防措施：作好卫生宣传，积极开展普查普治工作，消灭传染源。严格管理制度，应禁止滴虫患者或带虫者进入游泳池。浴盆、浴巾等用具应消毒。医疗单位必须作好消毒隔离，防止交叉感染。

（2）治疗中注意事项：患病期间应每日更换内裤，内裤及洗涤用毛巾应用开水煮沸消毒 5~10 分钟，以消灭病原体。洗浴用具应注意专人使用，以免交叉感染。

（3）随访：部分滴虫阴道炎治疗后可发生再次感染或与月经后复发，治疗后应随访到症状消失。告知患者如治疗 7 日后症状仍持续存在应及时复诊。

（4）治愈标准：滴虫阴道炎常于月经后复发，应向患者解释检查治疗的重要性，防止复发。复查阴道分泌物时，应选择在月经干净后来院复诊。若经 3 次检查阴道分泌物为阴性时，为治愈。

（七）护理评价

患者了解滴虫阴道炎的相关知识及预防措施。治疗期间能够按医生的方案坚持用药，并按时复诊，使疾病得到彻底治愈。

## 二、外阴阴道假丝酵母菌病

### （一）概述

外阴阴道假丝酵母菌病（VVC）由假丝酵母菌引起的一种常见的外阴阴道炎，曾被称为外阴阴道念珠菌病。外阴阴道假丝酵母菌病发病率较高，据资料显示，约75%的妇女一生中至少患过一次VVC，其中40%～50%的妇女经历过一次复发。

### （二）病因

引起外阴阴道假丝酵母菌病的病原体80%～90%为白假丝酵母菌，10%～20%为光滑假丝酵母菌、近平滑假丝酵母菌及热带假丝酵母菌等。该菌对热的抵抗力不强，加热至60℃1小时即可死亡，但对干燥、日光、紫外线及化学制剂有较强的抵抗力。酸性环境适宜假丝酵母菌的生长，有假丝酵母菌感染的阴道pH值多在4.0～4.7之间，通常<4.5。

白假丝酵母菌为条件致病菌，约10%～20%的非孕妇女及30%孕妇阴道中有此菌寄生，但菌量很少，并不引起症状。但当全身及阴道局部免疫力下降，尤其是局部免疫力下降时，病原体大量繁殖而引发阴道炎。常见的诱发因素有妊娠、糖尿病、大量应用免疫抑制剂及广谱抗生素。妊娠时机体免疫力下降，雌激素水平高，阴道组织内糖原增加，酸度增高，有利于假丝酵母菌生长。此外，雌激素可与假丝酵母菌表面的激素受体结合，促进阴道黏附及假菌丝形成。糖尿病患者机体免疫力下降，阴道内糖原增加，适合假丝酵母菌繁殖。大量应用免疫抑制剂使机体抵抗力降低。长期应用广谱抗生素，改变了阴道内病原体的平衡，尤其是抑制了乳杆菌的生长。其他诱因有胃肠道假丝酵母菌、含高剂量雌激素的避孕药，另外，穿紧身化纤内裤及肥胖会使会阴局部温度及湿度增加，假丝酵母菌易于繁殖而引起感染发生。

### （三）发病机制与传染方式

1. 发病机制　假丝酵母菌在阴道内寄居以致形成炎症，要经过黏附、形成菌丝、释放侵袭性酶类等过程。假丝酵母菌通过菌体表面的糖蛋白与阴道宿主细胞的糖蛋白受体结合，黏附宿主细胞，然后菌体出芽形成芽管和假菌丝，菌丝可穿透阴道鳞状上皮吸收营养，假丝酵母菌进而大量繁殖。假丝酵母菌生长过程中，分泌多种蛋白水解酶并可激活补体旁路途径，产生补体趋化因子和过敏毒素，导致局部血管扩张、通透性增强和炎性反应。

2. 传染方式　①内源性传染，假丝酵母菌除寄生阴道外，还可寄生于人的口腔、肠道，这三个部位的念珠菌可互相传染，当局部环境条件适合时易发病。②性交传染，少部分患者可通过性交直接传染。③间接传染，极少数患者是接触感染的衣物间接传染。

### （四）护理评估

1. 健康史　评估患者有无诱发因素存在，如妊娠、糖尿病、长期应用激素或抗生素或免疫抑制剂等情况，以及发病后的治疗情况，是否为初次发病。

2. 临床表现　主要表现为外阴瘙痒、灼痛，严重时坐卧不宁，异常痛苦，还可伴有尿频、尿痛及性交痛。急性期白带增多，白带特征是白色稠厚呈凝乳或豆渣样。检查见外阴抓痕，小阴唇内侧及阴道黏膜附有白色膜状物，擦除后露出红肿黏膜面，急性期还可能见到糜烂及浅表溃疡。

由于患者的流行情况、临床表现轻重不一，感染的假丝酵母菌菌株、宿主情况不同，对治疗的反应有差别。为利于治疗及比较治疗效果，目前将外阴阴道假丝酵母菌病根据宿主情况、发生频率、临床表现及真菌种类不同分为单纯性外阴阴道假丝酵母菌病和复杂性外阴阴道假丝酵母菌病。具体分类方法如表 21 - 1。

表 21 - 1　外阴阴道假丝酵母菌病的临床分类

|  | 单纯性 VVC | 复杂性 VVC |
| --- | --- | --- |
| 发生频率 | 散发或非经常发生 | 复发性 |
| 临床表现 | 轻到中度 | 重度 |
| 真菌种类 | 白假丝酵母菌 | 非白假丝酵母菌 |
| 宿主情况 | 免疫功能正常 | 免疫力低下或应用免疫抑制剂或糖尿病、妊娠 |

3. 辅助检查

（1）悬滴法检查：将 10% 氢氧化钾或生理盐水 1 滴滴于玻片上，取少许阴道分泌物混于其中，混匀后在显微镜下寻找孢子和假菌丝。由于 10% 氢氧化钾可溶解其他细胞成分，假丝酵母菌检出率高于生理盐水，阳性率为 70% ~ 80%。

（2）培养法检查：若有症状而多次悬滴法检查均为阴性，可用培养法。将阴道分泌物少许放入培养管内培养，结果（ + ）确诊。

（3）pH 值测定：若 pH < 4.5，可能为单纯性假丝酵母菌感染，若 pH > 4.5，并且涂片中有大量白细胞，可能存在混合感染。

4. 心理 - 社会评估　外阴阴道假丝酵母菌病患者由于自觉症状较重，严重影响其日常生活和学习，特别是影响患者入睡，多会出现焦虑和烦躁情绪，因此，护理人员应着重评估患者的心理反应，了解其对于疾病和治疗有无顾虑，特别是需停用激素和抗生素的患者要做好解释工作，以便积极配合治疗。

5. 治疗原则

（1）消除诱因：若有糖尿病应积极治疗；及时停用广谱抗生素、雌激素、类固醇激素。

（2）局部用药：单纯性 VVC 可选用以下药物进行局部治疗：①咪康唑栓剂，每晚 1 粒（200mg），连用 7 日，或每晚 1 粒（400mg），连用 3 日。②克霉唑栓剂或片剂，每晚 1 粒（150mg）或 1 片（250mg），连用 7 日或每日早晚各 1 粒（150mg），连用 3 日，或 1 粒（500mg），单次用药。③制霉菌素栓剂，每晚 1 粒（10 万 U），连用 10 ~ 14 日。复杂性 VVC 局部用药选择与单纯性 VVC 基本相同，均可适当延长治疗时间。

（3）全身用药：单纯性 VVC 也可选用口服药物：①伊曲康唑每次 200mg，每日 1 次口服，连用 3 ~ 5 日，或用 1 日疗法，口服 400mg，分两次服用。②氟康唑 150mg，顿服。复杂性 VVC 全身用药选择与单纯性 VVC 基本相同，均可适当延长治疗时间。

（4）复发性 VVC 的治疗：外阴阴道假丝酵母菌病治疗后容易在月经前复发，故治疗后应在月经前复查白带。VVC 治疗后约 5% ~ 10% 复发。对复发病例应检查原因，如是否有糖尿病、应用抗生素、雌激素或类固醇激素、穿紧身化纤内裤、局部药物的刺激等，消除诱因。性伴侣应进行假丝酵母菌的检查及治疗。由于肠道及阴道深层假丝酵母菌是重复感染的重要来源，抗真菌剂以全身用药为主，可适当加大抗真菌剂的剂量及延长用药时间。

（五）护理诊断及医护合作性问题

1. 睡眠型态改变　与阴部奇痒、烧灼痛有关。

2. 焦虑　与疾病反复发作有关。

3. 知识缺乏　缺乏疾病及防护知识。

4. 皮肤黏膜完整性受损　与炎症引起的阴道黏膜充血、破损有关。

（六）计划与实施

1. 护理目标

（1）患者在最短时间内解除或减轻症状，睡眠恢复正常。

（2）患者紧张焦虑的心情恢复平静。

（3）患者能够掌握有关外阴阴道假丝酵母菌病的防护措施。

（4）患者能正确使用药物，皮肤破损范围不增大。

2. 护理措施

（1）心理护理：VVC 患者多数有焦虑及烦躁心理，护理人员应耐心倾听其主诉，并安慰患者，向其讲清该病的治疗效果及效果显现时间，使其焦虑、烦躁情绪得到缓解和释放。还应告知患者按医生的用药和方案坚持治疗和按时复诊，不要随意中断，以免影响疗效。

（2）局部用药指导：局部用药前可用 2% ~4% 碳酸氢钠液冲洗阴道，改变阴道酸碱度，不利于假丝酵母菌生长，可提高疗效。阴道上药时要尽量将药物放入阴道深处。

（3）保持外阴清洁和干燥，分泌物多时应勤换内裤，用过的内裤、盆及毛巾应用开水烫洗或煮沸消毒 5 ~10 分钟。

3. 健康指导

（1）注意个人卫生，勤换内裤，用过的内裤、盆及毛巾均应用开水烫洗，尽量不穿紧身及化纤材质内衣裤。

（2）讲解外阴阴道假丝酵母菌病的易感因素，强调外阴清洁的重要性，洗浴卫生用品专人使用，避免交叉感染，特别注意妊娠期和月经期卫生，出现外阴瘙痒等症状及时就医。

（3）尽量避免长时间应用广谱抗生素，如有糖尿病应及时、积极治疗。

（4）患病及治疗期间应注意休息，避免过度劳累。饮食上增加新鲜蔬菜和水果的摄入，禁食辛辣食物及饮酒。

（七）护理评价

患者了解外阴阴道假丝酵母菌病的相关知识及预防措施。治疗期间能够遵医嘱坚持用药，并按时复诊，使疾病得到彻底治愈。随着病情的恢复，患者焦虑及烦躁心理得到缓解。

## 三、细菌性阴道病

（一）概述

细菌性阴道病是阴道内正常菌群失调所致的一种混合感染。曾被命名为嗜血杆菌阴道炎、加德纳菌阴道炎、非特异性阴道炎、棒状杆菌阴道炎，目前被命名为细菌性阴道病。细菌性阴道病是临床及病理特征无炎症改变的阴道炎。

## （二）病因

细菌性阴道病非单一致病菌所引起，而是多种致病菌共同作用的结果。

## （三）病理生理

生理情况下，阴道内有各种厌氧菌及需氧菌，其中以产生过氧化氢的乳杆菌占优势。细菌性阴道病时，阴道内乳杆菌减少而其他细菌大量繁殖，主要有加德纳尔菌、动弯杆菌、类杆菌、消化链球菌等及其他厌氧菌，部分患者合并人型支原体，其中以厌氧菌居多。厌氧菌的浓度可以是正常妇女的 100～1 000 倍。厌氧菌繁殖的代谢产物使阴道分泌物的生化成分发生相应改变，pH 值升高，胺类物质、有机酸和一些酶类增加。胺类物质可使阴道分泌物增多并有臭味。酶和有机酸可破坏宿主的防御机制而引起炎症。

## （四）护理评估

1. 健康史　了解患者阴道分泌物的形状，分泌物量是否增多和有臭味。

2. 临床表现　细菌性阴道病多发生在性活跃期妇女。10%～40% 患者无临床症状，有症状者主要表现为阴道分泌物增多，有鱼腥臭味，于性交后加重。可伴有轻度外阴瘙痒或烧灼感。分泌物呈灰白色、均匀一致、稀薄，常黏附在阴道壁，其黏稠度低，容易将分泌物从阴道壁拭去。阴道黏膜无充血等炎症表现。

3. 辅助检查　细菌性阴道病临床诊断标准为下列检查中有 3 项阳性即可明确诊断。

（1）阴道分泌物为匀质、稀薄白色。

（2）阴道 pH>4.5 阴道分泌物 pH 值通常在 4.7～5.7 之间，多为 5.0～5.5。

（3）胺臭味试验阳性：取阴道分泌物少许放在玻片上，加入 10% 氢氧化钾 1～2 滴，产生一种烂鱼肉样腥臭气味即为阳性。

（4）线索细胞阳性：取少许分泌物放在玻片上，加一滴生理盐水混合，置于高倍显微镜下寻找线索细胞。线索细胞即阴道脱落的表层细胞，于细胞边缘黏附大量颗粒状物即各种厌氧菌，尤其是加德纳菌，细胞边缘不清。严重病例，线索细胞可达 20% 以上，但几乎无白细胞。

（5）可参考革兰染色的诊断标准，其标准为每个高倍光镜下，形态典型的乳杆菌 ≤5，两种或两种以上其他形态细菌（小的革兰阴性杆菌、弧形杆菌或阳性球菌）≥6。

4. 心理-社会评估　了解患者对自身疾病的心理反应。一般情况下，患者会因为阴道分泌物的异味而难为情，有一定的心理负担。

5. 治疗原则　细菌性阴道病多选用抗厌氧菌药物，主要有甲硝唑、克林霉素。甲硝唑抑制厌氧菌生长，而不影响乳杆菌生长，是较理想的治疗药物，但对支原体效果差。

（1）全身用药：口服甲硝唑 400mg，每日 2～3 次，共 7 日或单次口服甲硝唑 2g，必要时 24～48h 重复给药 1 次。甲硝唑单次口服效果不如连服 7 日效果好。也可选用口服克林霉素 300mg，每日 2 次，连服 7 日。

（2）局部用药：阴道用甲硝唑泡腾片 200mg，每晚 1 次，连用 7～14 日。2% 克林霉素软膏涂阴道，每晚 1 次，每次 5g，连用 7 日。局部用药与全身用药效果相似，治愈率可达 80%。

## （五）护理诊断和医护合作性问题

1. 自我形象紊乱　与阴道分泌物异味有关。

2. 知识缺乏　缺乏疾病及防护知识。

（六）计划与实施

1. 护理目标

（1）帮助患者建立治疗信心，积极接受治疗，使症状及早缓解。

（2）患者能够掌握有关生殖系统炎症的防护措施。

2. 护理措施

（1）心理护理：向患者解释异味产生的原因，告知患者坚持用药和治疗，症状会缓解，使患者心理负担减轻。

（2）用药指导：向患者讲清口服药的用法、用量，阴道用药的方法及注意事项。

（3）协助医生进行阴道分泌物取材，注意取材时应取阴道侧壁的分泌物，不应取宫颈管或后穹隆处分泌物。

（4）阴道局部可用 1% 乳酸溶液或 0.5% 醋酸溶液冲洗阴道，改善阴道内环境以提高疗效。

3. 健康指导

（1）注意个人卫生，勤换内裤。平时尽量不穿紧身及化纤材质内衣裤。清洁会阴部用品要专人专用，避免交叉感染。

（2）阴道用药方法：阴道用药最好选在晚上睡前，先清洗会阴部，然后按医嘱放置药物，药物最好放置在阴道深部，可保证疗效。

（七）护理评价

患者阴道分泌物减少，异味消除，并了解细菌性阴道病的相关知识，掌握全身及局部用药方法。

## 四、萎缩性阴道炎

（一）概述

萎缩性阴道炎常见于自然绝经及卵巢去势后妇女，也可见于产后闭经或药物假绝经治疗的妇女。因卵巢功能衰退，雌激素水平降低，阴道壁萎缩，黏膜变薄，上皮细胞内糖原含量减少，阴道内 pH 值增高，局部抵抗力降低，致病菌容易入侵繁殖引起炎症。

（二）病因

由于卵巢功能衰退、雌激素水平降低、阴道壁萎缩、黏膜变薄，上皮细胞内糖原含量减少、阴道内 pH 值增高、局部抵抗力下降，致病菌容易侵入并繁殖，而引起炎症。

（三）护理评估

1. 健康史　了解患者的年龄、是否已经绝经、是否有卵巢手术史、盆腔放射治疗史或药物性闭经史、近期身体状况、有无其他慢性疾病等。

2. 临床表现　主要症状为阴道分泌物增多及外阴瘙痒、灼热感。阴道分泌物稀薄，呈淡黄色，严重者呈血样脓性白带，患者有性交痛。

阴道检查见阴道呈萎缩性改变，上皮萎缩、菲薄、皱襞消失，阴道黏膜充血，有小出血点，有时见浅表溃疡。若溃疡面与对侧粘连，阴道检查时粘连可被分开而引起出血，粘连严重时可造成阴道狭窄甚至闭锁，炎症分泌物引流不畅可形成阴道积脓或宫腔积脓。

3. 辅助检查

（1）阴道分泌物检查：取阴道分泌物在显微镜下可见大量基底层细胞及白细胞而无滴虫及假丝酵母菌。

（2）宫颈细胞学检查：有血性白带的患者应行宫颈细胞学检查，首先应排除子宫颈癌的可能。

（3）分段诊刮：有血性分泌物的患者，应根据其情况进行分段诊刮，以排除子宫恶性肿瘤。

4. 心理－社会评估　萎缩性阴道炎患者多数为绝经期妇女，由于绝经期症状已经给患者带来严重的心理负担，患者多表现出严重的负性心理情绪，如烦躁、焦虑、紧张等。护理人员应对患者各种情绪反应做出准确评估，同时了解家属是否存在不耐烦等不良情绪。

5. 治疗原则　萎缩性阴道炎的治疗原则是抑制细菌生长及增加阴道抵抗力，常用药物有以下几种。

（1）抑制细菌生长：用1%乳酸液或0.5%醋酸液冲洗阴道，每日1次，可增加阴道酸度，抑制细菌生长繁殖。阴道冲洗后，用甲硝唑200mg或氧氟沙星100mg，放于阴道深部，每日1次，7~10日为1疗程。

（2）增加阴道抵抗力：针对病因给雌激素治疗，可局部用药，也可全身用药。已烯雌酚0.125~0.25mg，每晚放入阴道深部1次，7日为一疗程或用0.5%已烯雌酚软膏涂局部涂抹。全身用药，可口服尼尔雌醇，首次4mg，以后每2~4周服1次，每次2mg，维持2~3个月。尼尔雌醇是雌三醇的衍生物，剂量小、作用时间长、对子宫内膜影响小，较安全。对应用性激素替代治疗的患者，可口服结合雌激素0.625mg或戊酸雌二醇1mg和甲羟孕酮2mg，每日1次。乳癌或子宫内膜癌患者慎用雌激素制剂。

（四）护理诊断和医护合作性问题

1. 皮肤黏膜完整性受损　与炎症引起的阴道黏膜充血、破损有关。
2. 舒适的改变　与皮肤瘙痒、烧灼感有关。
3. 知识缺乏　缺乏疾病及其防护知识。
4. 焦虑　与外阴瘙痒等症状有关。

（五）计划与实施

1. 预期目标
（1）患者能正确使用药物，避免皮肤抓伤，皮损范围不增大。
（2）患者在最短时间内解除或减轻症状，舒适感增强。
（3）患者了解疾病有关的知识及防护措施。
（4）患者焦虑感减轻，能够积极主动配合治疗。

2. 护理措施
（1）心理护理：认真倾听患者对疾病的主诉及其内心感受；耐心向患者讲解有关萎缩性阴道炎的相关知识、治疗方法及效果，帮助其树立治疗信心。同时，与其家属沟通，了解家属的态度与反应，积极做好家属工作，使其能够劝导患者，减轻焦虑及烦躁情绪。

（2）用药指导：嘱患者遵医嘱用药，年龄较大的患者，应教会家属用药，使家属能够监督或协助使用。

3. 健康指导

（1）注意个人卫生，勤换内裤。平时尽量不穿紧身及化纤材质内衣裤。

（2）阴道用药方法：阴道用药最好选在晚上睡前，先清洗会阴部，然后按医嘱放置药物，药物最好放置在阴道深部，以保证疗效。

（六）护理评价

患者阴道分泌物减少，外阴瘙痒症状减轻或消失。患者焦虑紧张情绪好转，其家属能够理解并帮助患者缓解情绪及治疗疾病。

（文清云）

# 第三节　子宫颈炎

宫颈炎症是妇科最常见的疾病之一，包括宫颈阴道部炎症及宫颈管黏膜炎症。临床上多见的宫颈炎是宫颈管黏膜炎。子宫颈炎又分为急性子宫颈炎和慢性子宫颈炎，临床上以慢性子宫颈炎多见。

## 一、急性子宫颈炎

### （一）概述

急性子宫颈炎是病原体感染宫颈引起的急性炎症，其常与急性子宫内膜炎或急性阴道炎同时发生。

### （二）病因

急性宫颈炎主要见于感染性流产、产褥期感染、宫颈损伤或阴道异物并发感染。常见的病原体为葡萄球菌、链球菌、肠球菌等。近年来随着性传播疾病的增加，急性宫颈炎病例也不断增多。病原体主要是淋病奈瑟菌、沙眼衣原体。淋病奈瑟菌及沙眼衣原体均感染宫颈管柱状上皮，沿黏膜面扩散引起浅层感染，病变以宫颈管明显，引起黏液脓性宫颈黏膜炎。除宫颈管柱状上皮外，淋病奈瑟菌还常侵袭尿道移行上皮、尿道旁腺及前庭大腺。沙眼衣原体感染只发生在宫颈管柱状上皮，不感染鳞状上皮，故不引起阴道炎，仅形成急性宫颈炎症。葡萄球菌、链球菌更易累及宫颈淋巴管，侵入宫颈间质深部。

### （三）病理

肉眼见宫颈红肿，宫颈管黏膜充血、水肿，脓性分泌物可经宫颈外口流出。镜下见血管充血，宫颈黏膜及黏膜下组织、腺体周围大量中性粒细胞浸润，腺体内口可见脓性分泌物。

### （四）护理评估

1. 健康史　了解患者近期有无妇科手术史、孕产史及性生活情况，评估患者的身体状况。

2. 临床表现　主要症状为阴道分泌物增多，呈黏液脓性，阴道分泌物的刺激可引起外阴瘙痒和灼热感，伴有腰酸及下腹部坠痛。此外，常有下泌尿道症状，如尿急、尿频、尿痛。沙眼衣原体感染还可出现经量增多、经间期出血、性交后出血等症状。

妇科检查见宫颈充血、水肿、黏膜外翻，有黏液脓性分泌物从宫颈管流出。衣原体宫颈炎可见宫颈红肿、黏膜外翻、宫颈触痛，且常有接触性出血。淋病奈瑟菌感染还可见到尿道口、阴道口黏膜充血、水肿以及多量脓性分泌物。

3. 辅助检查　宫颈分泌物涂片作革兰染色：先擦去宫颈表面分泌物后，用小棉拭子插入宫颈管内取出，肉眼看到拭子上有黄色或黄绿色黏液脓性分泌物，然后作革兰染色，若光镜下平均每个油镜视野有 10 个以上或每个高倍视野有 30 个以上中性粒细胞为阳性。

急性宫颈炎患者还应进行衣原体及淋病奈瑟菌的检查，包括宫颈分泌物涂片作革兰染色、分泌物培养、酶联免疫吸附试验及核酸检测。

4. 心理 – 社会评估　急性宫颈炎一般起病急，症状重，患者多会表现出紧张及焦虑的情绪，特别是有不洁性生活史的患者，担心自己患有性传播疾病，严重者可出现恐惧心理。护理人员应仔细评估患者患病后的内心感受，发现其不良情绪并进行合理的心理疏导。

5. 治疗原则　主要针对病原体治疗，应做到及时、足量、规范、彻底治疗，如急性淋病奈瑟菌性宫颈炎，性伴侣需同时治疗。

（1）单纯急性淋菌性宫颈炎应大剂量、单次给药，常用第三代头孢菌素及大观霉素。

（2）衣原体性宫颈炎治疗常用的药物有四环素类、红霉素类及喹诺酮类。

（五）护理诊断和医护合作性问题

1. 舒适的改变　与阴道分泌物增多、腰骶部疼痛及下腹部坠痛有关。

2. 焦虑　与对疾病诊断的担心有关。

3. 排尿型态改变　与炎症刺激产生尿频、尿急、尿痛症状有关。

4. 知识缺乏　缺乏急性宫颈炎病因、治疗及预防等相关知识。

（六）计划与实施

1. 预期目标

（1）经治疗后患者在最短时间内解除或减轻症状，舒适感增强。

（2）患者紧张焦虑的心情得到缓解。

（3）患者治疗后排尿型态恢复正常。

（4）患者了解急性宫颈炎的病因及治疗方法，掌握了预防措施。

2. 护理措施

（1）患者出现症状后及时到医院急诊，使疾病能够得到及时诊断、正确治疗，并指导患者按医嘱使用抗生素。

（2）对症处理：急性期应卧床休息。出现高热患者在遵医嘱用药的同时可给予物理降温、酒精或温水擦浴，也可用冰袋降温，并定时监测体温、脉搏、血压。有严重腰骶部疼痛的患者可遵医嘱服用镇痛药。有尿道刺激症状者应多饮水，以减轻症状。

（3）心理护理：耐心倾听患者的主诉，了解和评估患者的心理状态。向患者介绍急性宫颈炎的发病原因及引起感染的病原菌，特别是要强调急性宫颈炎的治疗效果和意义，增强患者治疗疾病的信心，鼓励其坚持并严格按医嘱服药。

3. 健康指导

（1）指导患者做好经期、孕期及产褥期的卫生；指导患者保持性生活卫生，以减少和避免性传播疾病。

（2）指导患者定期进行妇科检查，发现宫颈炎症积极予以治疗。

（七）护理评价

患者症状减轻或消失，焦虑紧张的情绪有所缓解，并随着症状的消失进一步好转并恢复正常。患者了解急性宫颈炎的相关知识，并掌握了预防措施。

## 二、慢性宫颈炎

### （一）概述

慢性宫颈炎多由急性宫颈炎转变而来，常因急性宫颈炎未治疗或治疗不彻底，病原体隐藏于宫颈黏膜内形成慢性炎症。

### （二）病因

慢性宫颈炎多由于分娩、流产或手术损伤宫颈后，病原体侵入而引起感染。也有的患者无急性宫颈炎症状，直接发生慢性宫颈炎。慢性宫颈炎的病原体主要为葡萄球菌、链球菌、大肠杆菌及厌氧菌，其次为性传播疾病的病原体，如淋病奈瑟菌及沙眼衣原体。

目前沙眼衣原体及淋病奈瑟菌感染引起的慢性宫颈炎亦日益增多。此外，单纯疱疹病毒也可能与慢性宫颈炎有关。病原体侵入宫颈黏膜，并在此处潜藏，由于宫颈黏膜皱襞多，感染不易彻底清除，往往形成慢性宫颈炎。

### （三）病理

慢性宫颈炎根据病理组织形态临床上分为以下几种。

1. 宫颈糜烂样改变　以往称为"宫颈糜烂"，并认为是慢性宫颈炎常见的一种病理改变。随着阴道镜的发展以及对宫颈病理生理认识的提高，"宫颈糜烂"这一术语在西方国家的妇产科教材中已被废弃。宫颈外口处的宫颈阴道部外观呈细颗粒状的红色区，称宫颈糜烂样改变。糜烂面边界与正常宫颈上皮界限清楚、糜烂面为完整的单层宫颈管柱状上皮所覆盖，由于宫颈管柱状上皮抵抗力低，病原体易侵入发生炎症。在炎症初期，糜烂面仅为单层柱状上皮所覆盖，表面平坦，称单纯性糜烂，随后由于腺上皮过度增生并伴有间质增生，糜烂面凹凸不平呈颗粒状，称颗粒型糜烂。当间质增生显著，表面不平现象更加明显呈乳突状，称乳突型糜烂。幼女或未婚妇女，有时见宫颈呈红色，细颗粒状，形似糜烂，但事实上并无明显炎症，是宫颈管柱状上皮外移所致，不属于病理性宫颈糜烂。

2. 宫颈肥大　由于慢性炎症的长期刺激，宫颈组织充血、水肿，腺体和间质增生，还可能在腺体深部有黏液潴留形成囊肿，使宫颈呈不同程度的肥大，但表面多光滑，有时可见到宫颈腺囊肿突起。由于纤维结缔组织增生，使宫颈硬度增加。

3. 宫颈息肉　宫颈管黏膜增生，局部形成突起病灶称为宫颈息肉。慢性炎症长期刺激使宫颈管局部黏膜增生，子宫有排除异物的倾向，使增生的黏膜逐渐自基底部向宫颈外口突出而形成息肉（图 21-1），一个或多个不等，直径一般约 1cm，色红、呈舌形、质软而脆，易出血，蒂细长，根部多附着于宫颈管外口，少数在宫颈管壁。光镜下见息肉中心为结缔组织伴有充血、水肿及炎性细胞浸润，表面覆盖单层高柱状上皮，与宫颈管上皮相同。宫颈息肉极少恶变，恶变率 <1%，但临床上应注意子宫恶性肿瘤可呈息肉样突出于宫颈口，应予以鉴别。

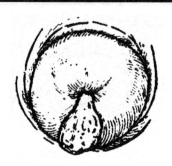

**图 21 – 1　宫颈息肉**

4. 宫颈腺囊肿　在宫颈转化区中，鳞状上皮取代柱状上皮过程中，新生的鳞状上皮覆盖宫颈腺管口或伸入腺管，将腺管口阻塞。腺管周围的结缔组织增生或瘢痕形成，压迫腺管，使腺管变窄甚至阻塞，腺体分泌物引流受阻，潴留形成囊肿（图 21 – 2）。检查时见宫颈表面突出多个青白色小囊泡，内含无色黏液。若囊肿感染，则外观呈白色或无组织，宫颈阴道部外观很光滑，仅见宫颈外口有脓性分泌物堵塞，有时宫颈管黏膜增生向外口突出，可见宫颈口充血发红。

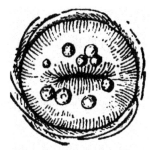

**图 21 – 2　宫颈腺囊肿**

5. 宫颈黏膜炎　病变局限于宫颈管黏膜及黏膜下组织，宫颈阴道部外观光滑，宫颈外口可见有脓性分泌物，有时宫颈管黏膜增生向外突出，可见宫颈口充血、发红。由于宫颈管黏膜及黏膜下组织充血、水肿、炎性细胞浸润和结缔组织增生，可使宫颈肥大。

（四）护理评估

1. 健康史　了解和评估患者的一般情况、现身体状况、婚姻状况及孕产史。

2. 临床表现

（1）症状及体征：慢性宫颈炎的主要症状是阴道分泌物增多。由于病原体、炎症的范围及程度不同，分泌物的量、性质、颜色及气味也不同。阴道分泌物多呈乳白色黏液状，有时呈淡黄色脓性，伴有息肉形成时易有血性白带或性交后出血。当炎症沿宫骶韧带扩散到盆腔时，可有腰骶部疼痛、盆腔部下坠痛等。当炎症涉及膀胱下结缔组织时，可出现尿急、尿频等症状。宫颈黏稠脓性分泌物不利于精子穿过，可造成不孕。

妇科检查时可见宫颈有不同程度糜烂、肥大，有时质较硬，有时可见息肉、裂伤、外翻及宫颈腺囊肿。

（2）宫颈糜烂的分度：根据糜烂面积大小将宫颈糜烂分为 3 度（图 21 – 3）。轻度指糜烂面小于整个宫颈面积的 1/3；中度指糜烂面占整个宫颈面积的 1/3 ~ 2/3；重度指糜烂面占整个宫颈面积的 2/3 以上。根据糜烂的深浅程度可分为单纯型、颗粒型和乳突型 3 型。诊断宫颈糜烂应同时表示糜烂的面积和深浅。

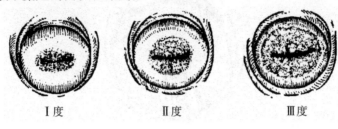

Ⅰ度　　　　　　　Ⅱ度　　　　　　　Ⅲ度

**图21－3　宫颈糜烂分度**

3. 辅助检查

（1）淋病奈瑟菌及衣原体检查：用于有性传播疾病的高危患者。

（2）宫颈刮片、宫颈管吸片检查：主要用于鉴别宫颈糜烂与宫颈上皮内瘤样病变或早期宫颈癌。

（3）阴道镜检查及活体组织检查：当高度怀疑宫颈上皮内瘤样病变或早期宫颈癌时，进行该项检查以明确诊断。

4. 心理－社会评估　慢性宫颈炎一般药物治疗效果欠佳，且临床症状出现时间较长，症状虽不重但影响其日常生活和工作，另外慢性宫颈炎还有可能癌变，上述因素使患者思想压力大，易产生烦躁和不安。家属也会因为患者的情绪及病情而产生焦虑和紧张的负性情绪。

5. 治疗原则　慢性宫颈炎以局部治疗为主，可采用物理治疗、药物治疗及手术治疗，其中以物理治疗最常用。

（1）宫颈糜烂的治疗

1）物理治疗：物理治疗是最常用的有效治疗方法，其原理是以各种物理方法将宫颈糜烂面单层柱状上皮破坏，使其坏死脱落后，为新生的复层鳞状上皮覆盖。创面愈合需3～4周，病变较深者需6～8周。常用方法有激光治疗、冷冻治疗、红外线凝结疗法及微波法等。宫颈物理治疗有出血、宫颈管狭窄、不孕、感染的可能。

2）药物治疗：局部药物治疗适用于糜烂面积小和炎症浸润较浅的病例，过去局部涂硝酸银或铬酸腐蚀，现已少用。中药有许多验方、配方，临床应用有一定疗效。如子宫颈粉，内含黄矾、金银花各9克，五倍子30克，甘草6克。将药粉洒在棉球上，敷塞于子宫颈，24小时后取出。月经后上药，每周2次，4次为一疗程。已知宫颈糜烂与若干病毒及沙眼衣原体感染有关，也是诱发宫颈癌因素。干扰素是细胞受病毒感染后释放出的免疫物质，为病毒诱导白细胞产生的干扰素。重组人α2a干扰素具有抗病毒、抗肿瘤及免疫调节活性，睡前1粒塞入阴道深部，贴近宫颈部位，隔日1次，7次为一疗程，可以重复应用。若为宫颈管炎，其宫颈外观光滑，宫颈管内有脓性排液，此处炎症局部用药疗效差，需行全身治疗。取宫颈管分泌物作培养及药敏试验，同时查找淋病奈瑟菌及沙眼衣原体，根据检测结果采用相应的抗感染药物。

（2）宫颈息肉治疗：宫颈息肉一般行息肉摘除术，术后将切除的组织送病理组织学检查。

（3）宫颈管黏膜炎治疗：宫颈管黏膜炎需进行全身治疗，局部治疗效果差。根据宫颈管分泌物培养及药敏试验结果，选用相应的抗生素进行全身抗感染治疗。

（4）宫颈腺囊肿：对小的宫颈腺囊肿，无任何临床症状的可不进行处理，若囊肿较大或合并感染者，可选用微波治疗或用激光治疗。

（五）护理诊断和医护合作性问题

1. 舒适的改变　与阴道分泌物增多、腰骶部疼痛及下腹部坠痛有关。

2. 焦虑　与接触性出血、不孕及该病有癌变可能有关。

3. 有感染的可能　与物理治疗创面有关。

4. 知识缺乏　缺乏慢性宫颈炎治疗、治疗前后注意事项及预防措施等相关知识。

（六）计划与实施

1. 预期目标

（1）患者在最短时间内解除或减轻症状，舒适感增强。

（2）患者紧张焦虑的心情恢复平静。

（3）物理治疗期间未发生感染。

（4）患者能够了解治疗方法并掌握慢性宫颈炎治疗前后注意事项及预防措施。

2. 护理措施

（1）心理护理：了解患者的心理状态及负性情绪表现程度，并进行心理疏导。帮助患者建立治疗的信心，并能够坚持治疗。同时应与家属沟通，评估家属对患者疾病的态度及看法，帮助其了解该病相关知识，使其能够主动关心和照顾患者。

（2）物理治疗的护理

1）治疗前护理：治疗前应配合医生做好宫颈刮片检查，有急性生殖器炎症的患者应暂缓此项检查先进行急性炎症的治疗，物理治疗应选择在月经干净后3～7日内进行。

2）治疗后护理：宫颈物理治疗后均有阴道分泌物增加，甚至有大量水样排液，此时患者应保持外阴部清洁，必要时垫会阴垫并及时更换，以防感染发生。一般术后1～2周脱痂时有少许出血属正常现象，如患者阴道流血量多于月经量应及时到医院就诊。在创面尚未完全愈合期间（4～8周）禁盆浴、性交和阴道冲洗，以免发生大出血和感染。治疗后须定期检查，第一次检查时间是术后2个月月经干净后，复查内容有观察创面愈合情况及有无颈管狭窄等。

（3）用药指导：向患者解释药物的用法及使用注意事项。

3. 健康指导

（1）预防措施：积极治疗急性宫颈炎；定期作妇科检查，发现宫颈炎症予积极治疗；避免分娩时或器械损伤宫颈；产后发现宫颈裂伤应及时缝合。

（2）物理治疗后，患者应禁性生活和盆浴2个月。保持外阴的清洁和干燥，每日用温开水清洗会阴并更换内裤及会阴垫。

（3）患者应遵医嘱定期进行随诊。

（七）护理评价

患者接受护理人员的指导后焦虑紧张的情绪有所缓解，其家属能够主动关心和帮助患者治疗疾病。物理治疗期间未发生感染，了解了慢性宫颈炎的相关知识，并掌握了物理治疗的注意事项及预防措施。

（文清云）

# 第四节 盆腔炎性疾病

## 一、盆腔炎性疾病

### (一) 概述

盆腔炎性疾病是指女性上生殖道的一组感染性疾病，主要包括子宫内膜炎、输卵管炎、输卵管卵巢脓肿、盆腔腹膜炎。炎症可局限于一个部位，也可同时累及几个部位，最常见的是输卵管炎及输卵管卵巢炎，单纯的子宫内膜炎或卵巢炎较少见。盆腔炎性疾病大多发生在性活跃期有月经的妇女。初潮前、绝经后或未婚者很少发生盆腔炎性疾病，若发生盆腔炎性疾病也往往是由于邻近器官炎症的扩散。

### (二) 病因

引起盆腔炎性疾病的病原体有两个来源，即内源性和外源性，两种病原体可单独存在，也可混合感染，临床上通常为混合感染。

1. 内源性病原体 来自原寄居于阴道内的菌群，包括厌氧菌和需氧菌。厌氧菌及需氧菌都可单独感染，但通常是混合感染。常见的为大肠杆菌、溶血性链球菌、金黄色葡萄球菌、脆弱类杆菌、消化球菌、消化链球菌。

2. 外源性病原体 主要为性传播疾病的病原体，如沙眼衣原体、淋病奈瑟菌、支原体等。

### (三) 感染途径

1. 经淋巴系统蔓延 细菌经外阴、阴道、宫颈及宫体创伤处的淋巴管侵入盆腔结缔组织及内生殖器其他部分，是产褥感染、流产后感染及放置宫内节育器后感染的主要传播途径，多见于链球菌、大肠杆菌、厌氧菌引起的感染。

2. 沿生殖器黏膜上行蔓延 病原体侵入外阴、阴道后或阴道内的菌群沿黏膜面经宫颈、子宫内膜、输卵管黏膜蔓延至卵巢及腹腔，是非妊娠期、非产褥期盆腔炎性疾病的主要感染途径。淋病奈瑟菌、沙眼衣原体及葡萄球菌等常沿此途径扩散。

3. 经血循环传播 病原体先侵入人体的其他系统，再经血循环感染生殖器，为结核菌感染的主要途径。

4. 直接蔓延 腹腔其他脏器感染后，直接蔓延到内生殖器，如阑尾炎可引起右侧输卵管炎。

### (四) 病理

1. 急性子宫内膜炎及子宫肌炎 子宫内膜充血、水肿，有炎性渗出物，严重者内膜坏死、脱落形成溃疡。镜下见大量白细胞浸润，炎症向深部侵入形成子宫肌炎。

2. 急性输卵管炎、输卵管积脓、输卵管卵巢脓肿 急性输卵管炎主要由化脓菌引起，根据不同的传播途径而有不同的病变特点。病变以输卵管间质炎为主。轻者输卵管仅有轻度充血、肿胀、略增粗；重者输卵管明显增粗、弯曲，纤维素性脓性渗出物多或与周围组织粘连。

若炎症经子宫内膜向上蔓延，首先引起输卵管黏膜炎，输卵管黏膜肿胀、间质水肿、充血及大量中性粒细胞浸润，引起输卵管黏膜粘连，导致输卵管管腔及伞端闭锁，若有脓液积聚于管腔内则形成输卵管积脓。

卵巢很少单独发生炎症，白膜是良好的防御屏障。卵巢常与发生炎症的输卵管伞粘连而发生卵巢周围炎，称输卵管卵巢炎，习称附件炎。炎症可通过卵巢排卵的破孔侵入卵巢实质形成卵巢脓肿，脓肿壁与输卵管积脓粘连并穿通，形成输卵管卵巢脓肿。脓肿多位于子宫后方或子宫、阔韧带后叶及肠管间粘连处，可破入直肠或阴道，若破入腹腔则引起弥漫性腹膜炎。

3. 急性盆腔结缔组织炎　内生殖器急性炎症时或阴道、宫颈有创伤时，病原体经淋巴管进入盆腔结缔组织而引起结缔组织充血、水肿及中性粒细胞浸润，以宫旁结缔组织炎最常见，首先表现为局部增厚、质地较软、边界不清，然后向两侧盆壁呈扇形浸润，若组织化脓则形成盆腔腹膜外脓肿，可自发破入直肠或阴道。

4. 急性盆腔腹膜炎　盆腔内器官发生严重感染时，往往蔓延到盆腔腹膜，发生炎症的腹膜充血、水肿，并有少量含纤维素的渗出液，形成盆腔脏器粘连。当有大量脓性渗出液积聚于粘连的间隙内，可形成散在小脓肿；积聚于直肠子宫陷凹处则形成盆腔脓肿，较多见。脓肿的前方为子宫，后方为直肠，顶部为粘连的肠管及大网膜，脓肿可破入直肠而使症状突然减轻，也可破入腹腔引起弥漫性腹膜炎。

5. 败血症及脓毒血症　当病原体毒性强，数量多，患者抵抗力降低时，常发生败血症。多见于严重的产褥感染、感染流产，近年也有报道放置宫内节育器、输卵管结扎手术损伤器官引起的败血症，若不及时控制，往往很快出现感染性休克，甚至死亡。发生感染后，若身体其他部位发现多处炎症病灶或脓肿，应考虑有脓毒血症存在，但需经血培养证实。

6. Fitz – Hugh – Curtis 综合征　指肝包膜炎症而无肝实质损害的肝周围炎，淋病奈瑟菌及衣原体感染均可引起，5% ~10% 输卵管炎可出现此综合征。

（五）护理评估

1. 健康史　评估和了解患者的年龄、职业、近期身体状况等，特别要了解患者有无不洁性生活史，及目前表现出的各种症状。

2. 临床表现　可因炎症轻重及范围大小而有不同的临床表现，轻者无症状或症状轻微。

（1）症状

1）常见症状：盆腔炎性疾病常见症状包括下腹痛、发热、阴道分泌物增加。月经期发病可出现月经量增加，经期延长。

2）下腹痛：腹痛为持续性，活动后或性交后加重。

3）重症症状：病情严重的可有寒战、高热、头痛、食欲缺乏。

4）其他：若出现腹膜炎，可有消化系统症状如恶心、呕吐、腹胀、腹泻等。若有脓肿形成，可有下腹包块及局部压迫刺激症状；包块位于子宫前方可出现膀胱刺激症状；包块位于子宫后方可有直肠刺激症状；若在腹膜外可致腹泻、里急后重感和排便困难。

（2）体征

1）盆腔炎性疾病的患者体征差异较大，轻者无明显异常表现或妇科检查仅发现宫颈举痛或宫体压痛或附件区压痛。

2）严重患者全身检查时，表现为急性病容，体温升高、心率加快，下腹部有压痛、反跳痛及肌紧张，叩诊鼓音明显，肠鸣音减弱或消失。

3）盆腔检查：①阴道可见大量脓性分泌物，并有臭味。②宫颈充血、水肿、宫颈举痛，当宫颈管黏膜或宫腔有急性炎症时，将宫颈表面分泌物拭净，可见脓性分泌物从宫颈口流出。③宫体稍大，有压痛，活动受限。④子宫两侧压痛明显，若为单纯输卵管炎，可触及增粗的输卵管，有压痛。⑤若为输卵管积脓或输卵管卵巢脓肿，可触及包块且压痛明显，不活动。⑥宫旁结缔组织炎时，可扪到宫旁一侧或两侧有片状增厚或两侧宫骶韧带高度水肿、增粗，压痛明显。⑦若有盆腔脓肿形成且位置较低时，可扪及后穹隆或侧穹隆有肿块且有波动感，三合诊常能协助进一步了解盆腔情况。

3. 辅助检查　临床诊断盆腔炎性疾病需同时具备下列 3 项：①下腹压痛伴或不伴反跳痛。②宫颈或宫体举痛或摇摆痛。③附件区压痛。以下标准可增加诊断的特异性。

（1）宫颈分泌物培养或革兰染色涂片：淋病奈瑟菌阳性或沙眼衣原体阳性。

（2）血常规检查：WBC 计数 $>10 \times 10^9$/L。

（3）后穹隆穿刺：抽出脓性液体。

（4）双合诊、B 超或腹腔镜检查检查：发现盆腔脓肿或炎性包块。腹腔镜检查能提高确诊率。其肉眼诊断标准有：①输卵管表面明显充血。②输卵管壁水肿。③输卵管伞端或浆膜面有脓性渗出物。

（5）分泌物做细菌培养及药物敏感试验：在做出急性盆腔炎的诊断后，要明确感染的病原体，通过剖腹探查或腹腔镜直接采取感染部位的分泌物做细菌培养及药物敏感试验结果最准确，但临床应用有一定的局限性。宫颈管分泌物及后穹隆穿刺液的涂片、培养及免疫荧光检测虽不如直接采取感染部位的分泌物做培养及药物敏感试验准确，但对明确病原体有帮助，涂片可作革兰染色，若找到淋病奈瑟菌可确诊，除查找淋病奈瑟菌外，可以根据细菌形态及革兰染色，为选用抗生素及时提供线索，培养阳性率高，可明确病原体。

（6）免疫荧光：主要用于衣原体检查。

4. 心理-社会评估　盆腔炎性疾病症状明显且较严重，特别是治疗不及时或未能使用恰当的抗生素时，患者往往会出现焦虑、甚至是恐惧心理。此时护理人员应重点了解患者的心理状态，评估因症状而造成的焦虑、恐惧的程度。同时，了解家属的态度。

5. 治疗原则　主要为抗生素药物治疗，必要时手术治疗。

（1）药物治疗：应用抗生素的原则：经验性、广谱、及时及个体化。根据细菌培养及药物敏感试验合理选用抗生素治疗。盆腔炎性疾病经抗生素积极治疗，绝大多数能彻底治愈。

由于急性盆腔炎的病原体多为需氧菌、厌氧菌及衣原体的，混合感染，需氧菌及厌氧菌又有革兰阴性及革兰阳性之分，因此，在抗生素的选择上多采用联合用药。常用的抗生素有第二代头孢菌素、第三代头孢菌素、氨基糖苷类、喹诺酮类及甲硝唑等。

（2）手术治疗：可根据情况选择开腹手术或腹腔镜手术。手术范围原则上以切除病灶为主，下列情况为手术指征。

1）药物治疗无效：盆腔脓肿形成，经药物治疗 48~72 小时，体温持续不降，患者中毒症状加重或包块增大者，应及时手术，以免发生脓肿破裂。

2）输卵管积脓或输卵管卵巢脓肿：经药物治疗病情有好转，继续控制炎症数日，肿块仍未消失但已局限化，应行手术切除，以免日后再次急性发作。

3）脓肿破裂：突然腹痛加剧、寒战、高热、恶心、呕吐、腹胀，检查腹部拒按或有中毒性休克表现，均应怀疑为脓肿破裂，需立即剖腹探查。

（3）支持疗法：患者应卧床休息。取半卧位，此卧位利用脓液积聚于直肠子宫陷凹而使炎症局限。高热量、高蛋白、高维生素流食或半流食饮食，注意补充水分，保持水电解质平衡，高热时可给予物理降温。

（4）中药治疗：主要为活血化瘀、清热解毒药物，如银翘解毒汤、安宫牛黄丸及紫血丹等。

## （六）护理诊断和医护合作性问题

1. 高热　与盆腔感染引起体温升高有关。
2. 下腹痛　与盆腔感染引起生殖器脓肿形成有关。
3. 营养失调，低于机体需要量　与高热、食欲缺乏、恶心、呕吐等症状有关。
4. 潜在的并发症：感染性休克　与未能及时应用有效抗生素致病情加重有关。
5. 知识缺乏　缺乏盆腔炎性疾病的相关知识及预防措施。
6. 恐惧　与盆腔炎性疾病症状重、持续时间长有关。

## （七）计划与实施

1. 预期目标
（1）患者体温升高时得到及时处理。
（2）经治疗患者下腹痛症状减轻甚至消失。
（3）患者体液平衡，未发生水、电解质紊乱。
（4）经积极抗感染治疗，患者未出现感染性休克等并发症。
（5）患者了解盆腔炎性疾病的相关知识，并掌握该病的预防措施。
（6）患者恐惧感消失，能够积极配合治疗。

2. 护理措施
（1）一般护理：卧床休息，半卧位有利于脓液积聚于直肠子宫陷凹而使炎症局限。给予高热量、高蛋白、高维生素流食或半流食，补充液体，注意纠正电解质紊乱及酸碱失衡，必要时少量输血，以增加身体抵抗力。尽量避免不必要的妇科检查，禁用阴道灌洗，以免引起炎症扩散，若有腹胀应行胃肠减压或肛管排气。腹痛时遵医嘱使用镇痛药。

（2）高热的护理：应每4小时测体温、脉搏、呼吸1次，体温超过39℃时应首先采用物理降温。根据患者全身状况，给予酒精或温水擦浴，也可用冰袋降温，若体温下降不明显，可按医嘱给药降温，如吲哚美辛（消炎痛）等。在降温过程中，患者大量出汗，可出现血压下降、脉快、四肢厥冷等虚脱症状，故应密切观察体温、脉搏、呼吸、血压，每0.5~1小时监测1次，同时应及时配合医生给予静脉输液或加快液体速度，必要时吸氧。应及时为患者更换被褥及衣物，鼓励其多饮水。

（3）使用抗生素期间，注意观察患者有无过敏反应或药物毒性反应，严格执行药物输入时间，以确保体内的药物浓度，维持药效。

（4）严格掌握产科、妇科手术指征，做好术前准备。进行妇科手术时严格无菌操作，术后做好护理，预防感染。

3. 健康宣教
（1）治疗盆腔炎性疾病时，患者应积极配合医生，按时按量应用抗生素药物，并注意用药后的反应，观察症状是否有减轻。

（2）治疗期间应停止工作和学习，卧床休息，并取半坐卧位，这样有利于健康的恢复。

（3）饮食上应高热量、高蛋白、高维生素流食或半流食，注意多喝水，特别是高热的患者应用退热药后，需及时补充水分和盐分，可口服淡盐水，以保持水电解质平衡。

（4）教会患者或家属进行物理降温的方法和注意事项。

（5）平时注意性生活卫生，减少性传播疾病，经期禁止性交。做好经期、孕期及产褥期的卫生。

（6）保持良好的心态，树立战胜疾病的信心，以积极的态度坚持治疗。

（八）护理评价

患者全身、局部症状及阳性体征消失，身体康复，并了解盆腔炎性疾病的相关知识，并掌握防护措施，有良好的卫生习惯。在治疗期间，患者能够按时按量服用药物，未发生水电解质平衡紊乱及感染性休克等并发症。患者的心情恢复平静，能积极配合治疗，其家属在精神上能主动关心患者，生活上仔细照顾患者。

## 二、盆腔炎性疾病后遗症

（一）概述

盆腔炎性后遗症是指盆腔炎性疾病的遗留病变，主要改变为组织破坏、广泛粘连、增生及瘢痕形成。

（二）病理

输卵管卵巢炎及输卵管炎的遗留改变可造成输卵管阻塞及增粗；输卵管卵巢粘连形成输卵管卵巢肿块；输卵管伞端闭锁、浆液性渗出物聚集形成输卵管积水；输卵管积脓或输卵管卵巢脓肿的脓液吸收，被浆液性渗出物代替形成输卵管积水或输卵管卵巢囊肿。积水输卵管表面光滑，管壁甚薄，由于输卵管系膜不能随积水输卵管囊壁的增长扩大而相应延长，故积水输卵管向系膜侧弯曲，形似腊肠或呈曲颈的蒸馏瓶状，卷曲向后，可游离或与周围组织有膜样粘连。

盆腔结缔组织炎的改变为主韧带、骶韧带增生、变厚，若病变广泛，可使子宫固定。

（三）护理评估

1. 健康史　了解患者患盆腔炎性疾病的时间、过程、治疗情况，以及近期的身体状况。

2. 临床表现

（1）慢性盆腔痛：盆腔炎性疾病后慢性炎症形成的粘连、瘢痕以及盆腔充血，常引起下腹部坠胀、疼痛及腰骶部酸痛，常在疲劳、性交后及月经前后加重。

（2）盆腔炎反复发作：由于盆腔炎性疾病后遗症造成的输卵管组织结构的破坏，局部防御功能减退，若患者仍有高危因素，可造成盆腔炎性疾病再次感染导致反复发作。

（3）不孕输卵管粘连阻塞可致患者不孕。盆腔炎性疾病后出现不孕发生率为20%～30%。不孕的发生率与发作的次数有关，随着发作次数的增加，不孕的可能性增大。

（4）异位妊娠：盆腔炎后异位妊娠的发生率是正常女性的8～10倍，发生率随盆腔炎发作次数的增加而增大。

（5）体征：若为盆腔结缔组织病变，子宫常呈后倾后屈，活动受限或粘连固定，子宫一侧或两侧有片状增厚、压痛，宫骶韧带常增粗、变硬，有触痛。若为输卵管炎，则在子宫一侧或两侧触到呈索条状的增粗输卵管，并有轻度压痛。若为输卵管积水或输卵管卵巢囊肿，则在盆腔一侧或两侧触及囊性肿物，活动多受限。

3. 辅助检查　盆腔炎性疾病后遗症可进行腹腔镜及 B 超检查协助诊断。

4. 心理–社会评估　盆腔炎性疾病后遗症的患者往往精神负担较重，护理人员应重点关注患者对疾病的认识及态度，是否有消极情绪，特别是有无悲观失望的表现。还应了解家属和亲友对患者的态度，以帮助患者寻求支持。

5. 治疗原则　对盆腔炎性疾病后遗症尚无有效的治疗方法，重在预防。一般采用综合治疗，可缓解症状，增加受孕机会。

（1）物理疗法：温热能促进盆腔局部血液循环，改善组织营养状态，提高新陈代谢，以利炎症吸收和消退。常用的有短波、超短波、微波、激光、离子透入（可加入各种药物如青霉素、链霉素）等。

（2）中药治疗：慢性盆腔炎以湿热型居多，治疗以清热利湿，活血化瘀为主，方剂为丹参 18g、赤芍 15g、木香 12g、桃仁 9g、金银花 30g、蒲公英 30g、茯苓 12g、丹皮 9g、生地 9g，剧痛时加延胡索 9g。有些患者为寒凝气滞型，治则为温经散寒、行气活血，常用桂枝茯苓汤加减，气虚者加党参 15g、白术 9g、黄芪 15g，中药可口服或灌肠。

（3）其他药物治疗：应用抗炎药物的同时，也可采用糜蛋白酶 5mg 或透明质酸酶 1 500U 肌内注射，隔日 1 次，7～10 次为一疗程，以利粘连分解和炎症的吸收。个别患者局部或全身出现过敏反应时应停药。在某些情况下，抗生素与地塞米松同时应用，口服地塞米松 0.75mg，每日 3 次，停药前注意地塞米松应逐渐减量。

（4）手术治疗：有肿块如输卵管积水或输卵管卵巢囊肿应行手术治疗；存在小感染灶，反复引起炎症急性发作者也应手术治疗。手术以彻底治愈为原则，避免遗留病灶有再复发的机会，行单侧附件切除术或全子宫切除术加双侧附件切除术。对年轻妇女应尽量保留卵巢功能。

（四）护理诊断和医护合作性问题

1. 舒适的改变　与腰骶部疼痛及下坠感有关。

2. 焦虑　与病程长，治疗效果不明显有关。

3. 知识缺乏　缺乏盆腔炎性疾病后遗症的相关知识。

（五）计划与实施

1. 预期目标

（1）经治疗护理患者症状解除或减轻，舒适感增强。

（2）患者紧张焦虑的情绪得到缓解，树立了治疗疾病的信心。

（3）患者能够掌握有关治疗及防护措施。

2. 护理措施

（1）心理护理：对患者的心理问题进行疏导，解除患者思想顾虑，增强治疗的信心。

（2）指导患者适当加强锻炼，注意劳逸结合，提高机体抗病能力。

（3）指导患者按医嘱正确服药。

3. 健康指导　注意加强营养及饮食搭配，增加蛋白质及维生素的摄入，增加体力。其他见盆腔炎性疾病的相关章节。

（六）护理评价

见盆腔炎性疾病的相关章节。

（文清云）

# 第五节　阴道感染用药

阴道感染根据病因和病原体的不同，可分为细菌性阴道病、念珠菌性外阴阴道病和滴虫性阴道炎，也有部分为需氧菌感染。细菌性阴道病的最常见病原体为阴道加德纳菌、各种厌氧菌和动弯杆菌属。念珠菌性外阴阴道病的病原体80%以上为白色念珠菌；10%～20%为其他念珠菌属，如热带念珠菌、光滑念珠菌和近平滑念珠菌。滴虫性阴道炎的病原体为毛滴虫，可同时合并细菌或念珠菌感染。

阴道感染的基本治疗原则如下：

（1）取阴道分泌物做病原体检查，通常在显微镜下检查即可诊断，必要时再做培养。难治性或反复发作的细菌性及念珠菌性外阴阴道病必须做细菌培养，获病原菌后做药敏试验，根据不同病原体选择抗菌药物。如为两种病原体同时感染，如念珠菌性外阴阴道病和滴虫性阴道炎，可同时使用两种抗菌药物，或先局部用药治疗念珠菌性外阴阴道病后再局部用药治疗滴虫性阴道炎。

（2）应同时去除病因，如停用广谱抗菌药物、控制糖尿病等。

（3）治疗期间避免性生活或性交时坚持使用安全套。

（4）抗菌药物使用必须按疗程完成，因阴道上皮为多层，月经周期中最多达45层，黏膜多皱褶，治疗不彻底容易复发。细菌性阴道病的治疗应常规在下次月经后再使用1个疗程。

（5）妊娠期应选择阴道局部用药，妊娠初3个月，禁用可能对胎儿有影响的药物。

（6）单纯性念珠菌性外阴阴道病患者应首选阴道局部用药；严重或多次复发性患者应全身和局部同时用抗菌药物；多次复发性患者的抗菌药物疗程应延长，或预防性间歇用药。

（7）阴道感染的具体治疗方案应遵循各疾病的诊治规范，常见阴道感染的病原治疗见表21-2。

表21-2　阴道感染的治疗方案

| 病原微生物 | 宜选药物 | 给药途径 | 备注 |
| --- | --- | --- | --- |
| 厌氧菌 | 甲硝唑 | 全身或局部给药 | 宜单次口服大剂量（2 g） |
| 阴道加德纳菌 | 克林霉素 | 全身或局部给药 | |
| 假丝酵母菌 | 制霉菌素、咪康唑 | 局部给药 | 按照不同的分类给予不同的疗程 |
| | 克霉唑 | 局部给药 | |
| | 伊曲康唑、氟康唑 | 全身给药 | |
| 滴虫 | 甲硝唑 | 全身或局部给药 | 宜单次口服大剂量（2.0g）效果最好 |

## 一、细菌性阴道病

细菌性阴道病（bacterial vaginosis，BV）是以阴道乳杆菌减少或消失，相关微生物增多为特征的临床综合征。BV 与盆腔炎、不孕、不育、流产、妇科和产科手术后感染、早产、胎膜早破、新生儿感染和产褥感染等的发生有关。与 BV 发病相关的微生物包括阴道加德纳菌、普雷沃菌属、动弯杆菌、拟杆菌、消化链球菌、阴道阿托普菌和人型支原体等。

### （一）BV 的诊断

约 1/2 的 BV 患者无临床症状，有症状者可表现为阴道分泌物增多伴腥臭味，查体可见外阴阴道黏膜无明显充血等炎性反应，阴道分泌物均质、稀薄。

根据 BV 的诊断标准，下列 4 项临床特征中至少 3 项阳性即可诊断 BV。

（1）线索细胞阳性。

（2）氨试验阳性。

（3）阴道 pH 值 >4.5。

（4）阴道均质、稀薄分泌物。

其中（1）必备。有条件者可采用阴道涂片 Nugent 评分进行诊断。

### （二）BV 的治疗

1. 治疗指征　有症状的患者、妇科和产科手术前患者、有症状孕妇。

2. 具体方案

（1）首选方案：甲硝唑 400mg，口服，每日 2 次，共 7d；或甲硝唑阴道栓（片）200mg，每日 1 次，共 5~7d；或 2% 克林霉素膏 5g，阴道上药，每晚 1 次，共 7d。

（2）替换方案：克林霉素 300mg，口服，每日 2 次，共 7d。

（3）可选用恢复阴道正常菌群的制剂。

### （三）妊娠期和哺乳期 BV 的治疗方案

1. 妊娠期

（1）首选方案：甲硝唑 400mg，口服，2 次/d，共 7d。

妊娠期应用甲硝唑需执行知情选择原则，孕早期慎用。

（2）替换方案：克林霉素 300mg，口服，2 次/d，共 7d。

2. 哺乳期　选择局部用药，尽量避免全身用药。

3. 妊娠期 BV 筛查　无需常规对孕妇进行 BV 筛查。

4. 妊娠期无症状者不必治疗，但有早产风险、早产史及胎膜早破者可考虑治疗。

### （四）性伴侣的治疗

无须常规治疗性伴侣。

### （五）随访

治疗后若症状消失，无需随访。对妊娠合并 BV 需要随访治疗效果。

## 二、滴虫阴道炎诊治指南

滴虫阴道炎（trichomonal vaginitis）是由阴道毛滴虫感染引起的下生殖道炎症。主要经性接触直接传播，也可通过公共浴池、浴盆、浴巾、游泳池、坐便器、衣物、污染的器械等间接传播。滴虫阴道炎与沙眼衣原体感染、淋病奈瑟菌感染、盆腔炎性疾病、宫颈上皮内瘤样病变、HIV 感染，以及孕妇发生早产、胎膜早破及分娩低出生体质量儿相关。

（一）诊断

滴虫阴道炎主要表现为阴道分泌物增多、外阴瘙痒、灼热感，部分患者有尿频等症状；也有少数患者临床表现轻微，甚至没有症状。查体可见外阴阴道黏膜充血，阴道分泌物多呈泡沫状、黄绿色。下列检测方法中任意一项阳性即可确诊。

1. 悬滴法　显微镜下，在阴道分泌物中找到阴道毛滴虫。但悬滴法的敏感度仅为 60%～70%。且需要立即检查湿片以获得最准确的诊断结果。

2. 培养法　培养法是最为敏感及特异的诊断方法，其准确率达 98%。对于临床可疑而悬滴法结果阴性者，可进行滴虫培养。

（二）治疗

1. 患者的治疗　治疗滴虫阴道炎主要是硝基咪唑类药物。滴虫阴道炎经常合并其他部位的滴虫感染，故不推荐局部用药。

（1）推荐方案：全身用药，甲硝唑 2g，单次口服；或替硝唑 2g，单次顿服。

（2）替代方案：全身用药，甲硝唑 400mg，口服，每日 2 次，共 7d。

对于不能耐受口服药物或不适宜全身用药者，可选择阴道局部用药，但疗效低于口服用药。

（3）注意事项：患者服用甲硝唑 24h 内或在服用替硝唑 72h 内应禁酒。

2. 性伴侣的治疗　对性伴侣应进行治疗，并告知患者及性伴侣治愈前应避免无保护性交。

3. 对硝基咪唑类药物过敏或不耐受者的治疗　对硝基咪唑类药物过敏或不耐受的患者，可以选择硝基咪唑类以外的药物治疗，但疗效较差。

4. 妊娠期的治疗　尽管滴虫阴道炎与孕妇发生早产、胎膜早破及分娩低出生体质量儿存在相关性，但尚没有足够的研究结果表明对其进行治疗可降低上述并发症的发生。对孕妇滴虫阴道炎进行治疗，可缓解阴道分泌物增多症状，防止新生儿呼吸道和生殖道感染，阻止阴道毛滴虫的进一步传播，但临床中应权衡利弊，知情选择。妊娠期滴虫阴道炎的治疗可选择甲硝唑（美国 FDA 认证的 B 级药物，需患者知情选择）400mg，口服，每日 2 次，共 7d。

5. 哺乳期的治疗　服用甲硝唑者，服药后 12～24h 内避免哺乳，以减少甲硝唑对婴儿的影响；服用替硝唑者，服药后 3d 内避免哺乳。

（三）随访

治疗后无临床症状者不需随访。

### 三、外阴阴道念珠菌病诊治规范

外阴阴道念珠菌病（vulvovaginal candidiasis，VVC）曾称为霉菌性阴道炎，其病原菌是以白色念珠菌为主的酵母菌，其他如光滑念珠菌、热带念珠菌、近平滑念珠菌等占少数。本草案提出的 VVC 诊疗原则及方案，是基于目前国内外对本病的认识和诊断及治疗原则而制订的。

### （一）VVC 的诊断

**1. 临床表现**

（1）症状：外阴瘙痒、灼痛，还可伴有尿痛以及性交痛等症状；白带增多。

（2）体征：外阴潮红、水肿，可见抓痕或皲裂，小阴唇内侧及阴道黏膜附着白色膜状物，阴道内可见较多的白色豆渣样分泌物，可呈凝乳状。

**2. 实验室检查**

（1）悬滴法：生理盐水或 10% 氢氧化钾湿片。

（2）或革兰染色见到假丝酵母菌的芽生孢子或假丝菌。

（3）培养法：若症状典型但镜检阴性时，应真菌培养。

诊断流程见图 21 - 4。

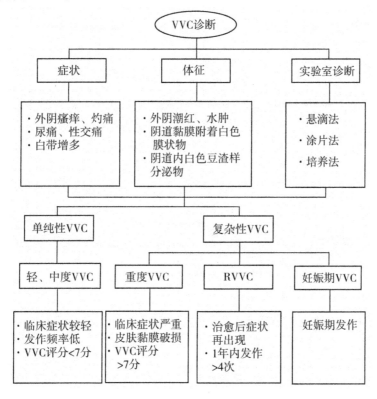

**图 21 - 4　VVC 诊断流程图**

### （二）VVC 的治疗

**1. 治疗原则**　①积极去除 VVC 的诱因。②规范化应用抗真菌药物：首次发作或首次就诊是规范化治疗的关键时期。③性伴侣无需常规治疗；但 RVVC 患者的性伴侣应同时检查，必要时给予治疗。④不主张阴道冲洗。⑤VVC 急性期间避免性生活。⑥同时治疗其他性传播疾病。⑦强调治疗的个体化。⑧长期口服抗真菌药物应注意监测肝、肾功能及其他有关毒副反应。VVC 治疗流程见图 21 - 5。

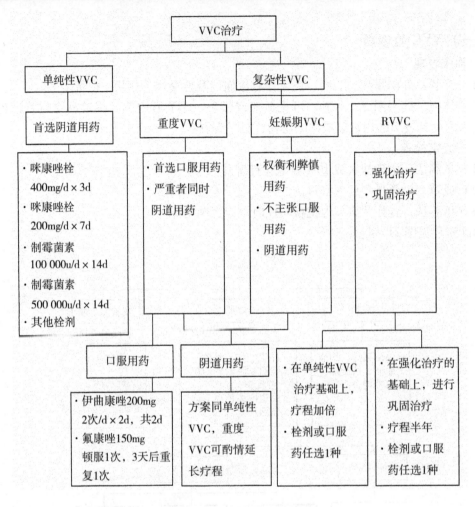

图 21 - 5  VVC 治疗流程图

2. 治疗方案

（1）单纯性 VVC：首选阴道用药，下述方案任选一种，具体方案如下：

1）阴道用药

a. 咪康唑栓 400mg，每晚 1 次，共 3d。

b. 咪康唑栓 200mg，每晚 1 次，共 7d。

c. 克霉唑栓 500mg，单次用药。

d. 克霉唑栓 100mg，每晚 1 次，共 7d。

e. 制霉菌素泡腾片 10 万 u，每晚 1 次，共 14d。

f. 制霉菌素片 50 万 u，每晚 1 次，共 14d。

2）口服用药

a. 伊曲康唑：200mg，2 次/d，共 1d。

b. 氟康唑：150mg，顿服，共 1 次。

（2）重度 VVC：首选口服用药，症状严重者，局部应用低浓度糖皮质激素软膏或唑类霜剂。

1）口服用药

a. 伊曲康唑：200mg，2 次/d，共 2d。

b. 氟康唑：150mg，顿服，3d 后重复 1 次。

2）阴道用药

在治疗单纯性 VVC 方案基础上，延长疗程。

（3）妊娠期 VVC：早孕期权衡利弊慎用药物。可选择对胎儿无害的唑类药物，以阴道用药为宜，而不选用口服抗真菌药物治疗。具体方案同单纯性 VVC。

（4）RVVC：治疗原则包括强化治疗和巩固治疗。根据分泌物培养和药物敏感试验选择药物。在强化治疗达到真菌学治愈后，给予巩固治疗半年。

强化治疗可在口服或局部用药方案中任选一种，具体方案如下：

（1）口服用药

1）伊曲康唑 200mg，2 次/d，共 2~3d。

2）氟康唑 150mg，3d 后重复 1 次。

（2）阴道用药

1）咪康唑栓 400mg，每晚 1 次，共 6d。

2）咪康唑栓 200mg，每晚 1 次，共 7~14d。

3）克霉唑栓 500mg，3d 后重复 1 次。

4）克霉唑栓 100mg，每晚 1 次，共 7~14d。

巩固治疗：鉴于目前国内、外没有成熟的方案，下列方案仅供参考。

（1）口服用药

小剂量、长疗程达 6 个月。

（2）阴道给药

1）咪康唑栓 400mg，1 次/d，每月 3~6d，共 6 个月。

2）克霉唑栓 500mg，1 次/月，共 6 个月。

（三）随访

重视治疗后随访，对 VVC 在治疗结束后 7~14d 和下次月经后进行随访，两次阴道分泌物真菌学检查阴性为治愈。对 RVVC 在治疗结束后 7~14d、1 个月、3 个月和 6 个月各随访 1 次。

（文清云）

# 第六节　宫颈炎用药

宫颈炎分急性和慢性两类。急性宫颈炎最常见的病原是淋病奈瑟球菌（淋菌）和沙眼衣原体，均为性传播疾病；也可由葡萄球菌属、链球菌属和肠球菌属引起，其他病原体有腺病毒、麻疹病毒、巨细胞病毒、阿米巴、结核分枝杆菌、无乳链球菌、脑膜炎奈瑟球菌及放线菌。部分患者与宫内放置节育器有关。宫颈分泌物革兰染色涂片检查约 50%~75% 的感染患者可见革兰阴性双球菌，20%~70% 的衣原体感染者子宫颈检查完全正常。应用免疫荧光显微镜、酶联免疫检测、DNA 探针及 PCR 检测，约 75%~95% 的感染患者可自宫颈标本中检出衣原体。原发单纯疱疹病毒感染者 88% 可自宫颈分离到病毒，但反复发作性疱疹感染者中仅12%。单纯疱疹病毒培养阳性者，体检时90%有宫颈炎。

## 一、诊断

1. 症状和体征

（1）阴道分泌物增多，呈脓性，外阴瘙痒及灼热感，可合并泌尿系统感染的症状。

（2）局部检查可见宫颈充血、水肿。

（3）子宫颈管或宫颈管棉拭子标本上，肉眼见到脓性或黏液脓性分泌物。

（4）用棉拭子擦拭宫颈管时，容易诱发宫颈管内出血。

2. 辅助检查

（1）白细胞检查：可检测宫颈管分泌物或阴道分泌物中的白细胞，后者需排除引起白细胞增高的阴道炎症。宫颈管脓性分泌物涂片做革兰染色，中性粒细胞 > 15 个/高倍视野；阴道分泌物湿片检查白细胞 > 10 个/高倍视野。

（2）病原体检查：包括淋病奈瑟菌及沙眼衣原体检测，以及细菌性阴道病的检测等。

3. 需与外阴阴道念珠菌病、滴虫性阴道炎及早期宫颈癌鉴别，另外注意有无盆腔炎性疾病的症状及体征。

4. 急性或慢性宫颈炎怀疑为淋菌或衣原体感染者，应取宫颈管分泌物做显微镜检及细菌培养。涂片找到细胞内革兰阴性双球菌时；可诊断为淋菌性宫颈炎。沙眼衣原体感染可根据涂片中在多形核白细胞内外未见革兰阴性双球菌，高倍显微镜下每视野多形核白细胞 > 15 个，或油镜下可见每视野多形核白细胞 > 10 个可做出初步诊断，衣原体抗原检测阳性的患者可确认为沙眼衣原体宫颈炎。

## 二、治疗

（一）治疗原则

（1）治疗期间避免性生活。

（2）抗生素的剂量和疗程必须足够。

（3）约50%的淋菌性宫颈炎合并沙眼衣原体感染，应同时应用对这两种病原微生物均有效的抗生素。

（二）治疗方案

治疗大多以局部用药为主。急性期可用0.5%~1.0%新霉素棉塞，每日1次，5~10次为一疗程；重症感染应全身用药。根据阴道分泌物病原体培养及药敏结果选用抗生素。

（1）对于具有性传播疾病高危因素的患者，尤其是年轻女性，未获得病原体检测结果即可给予假设治疗，方案为阿奇霉素1g单次顿服；或多西环素100mg，每日2次，连服7d。

（2）若宫颈内膜或尿道分泌物，经革兰染色或培养检出淋病奈瑟菌，则应按淋病治疗。

（3）若沙眼衣原体阳性，应按成人无并发症沙眼衣原体感染所推荐的方法治疗。

（4）有细菌性阴道病者，治疗细菌性阴道病。

（5）淋病奈瑟菌或沙眼衣原体感染所致黏液脓性宫颈炎患者的男性性伴，应进行性传播疾病病原体检测。根据检查结果，再给予恰当的治疗，或直接按无并发症淋病奈瑟菌或沙眼衣原体感染进行治疗。

宫颈炎应尽可能针对病原微生物进行治疗，治疗方案见表21 -3。

**表21 -3　宫颈炎的治疗方案ᵃ**

| 疾病 | 病原微生物 | 宜选药物 |
| --- | --- | --- |
| 淋菌性宫颈炎 | 淋病奈瑟球菌 | 头孢曲松，大观霉素，氟喹诺酮类，多西环素 |
| 非淋菌性宫颈炎 | 沙眼衣原体 | 多西环素，大环内酯类，氟喹诺酮类 |
| 细菌性宫颈炎 | 其他细菌 | 根据细菌培养及药敏结果选择 |

注:ᵃ 代表葡萄球菌属、链球菌属和肠球菌属等感染所致宫颈炎的病原治疗见"盆腔炎性疾病"。

（文清云）

# 参考文献

[1] 林珊，何国喜.妇产科护理.第12版.北京：北京大学医学出版社，2010.

[2] 夏海鸥.妇产科护理学.北京：人民卫生出版社，2010.

[3] 程瑞峰.妇科护理.北京：人民卫生出版社，2014.

[4] 郑修霞.妇产科护理学.第5版.北京：人民卫生出版社，2012.

[5] 侯世科，刘振华，刘晓庆.抗菌药物临床应用指南.北京：科学技术文献出版社，2012.

[6] 姜远英.临床药物治疗学.第3版.北京：人民卫生出版社，2011.

[7] 程德云，陈文彬.临床药物治疗学.第4版.北京：人民卫生出版社，2012.

# 第二十二章  常见感染性疾病护理

## 第一节  病毒性肝炎

### 一、概述

#### (一)概念

病毒性肝炎是由几种不同的嗜肝病毒(肝炎病毒)引起的以肝脏炎症和坏死病变为主的一组感染性疾病。它是法定乙类传染病,具有传染性较强、传播途径复杂、流行面广泛、发病率高等特点。目前已确定的有甲型、乙型、丙型、丁型及戊型病毒性肝炎五种类型,部分乙型、丙型和丁型肝炎患者可演变成慢性,并可发展为肝硬化和原发性肝细胞癌,对人民健康危害甚大。

#### (二)病原学

甲型肝炎病毒(HAV)属于小 RNA 病毒科的嗜肝病毒属,感染后在肝细胞内复制,随胆汁经肠道排出,对外界抵抗力较强,能耐受 56℃30min、室温一周。在干燥粪便中 25℃能存活 30 天,在贝壳类动物、樗水、淡水、海水、泥土中能存活数月。这种稳定性对 HAV 通过水和食物传播十分有利。高压蒸汽(121℃,20min),煮沸 5min,紫外线照射 1h 可灭活,70% 乙醇 25℃3min 均可有效灭活 HAV。

乙型肝炎病毒(HEV)属于嗜肝 DNA 病毒科,在肝细胞内合成后释放入血,还可存在于唾液、精液、阴道分泌物等各种体液中。完整的 HBV 病毒分包膜和核心两部分,包膜含乙肝表面抗原(HBsAg),核心部分含有环状双股 DNA、DNA 聚合酶(DNAP)、核心抗原(HEcAg)和 e 抗原(HBeAg),是病毒复制的主体,具有传染性。HBV 抵抗力很强,对高温、低温、干燥、紫外线及一般浓度的消毒剂均能耐受,但煮沸 10min、高压蒸汽消毒、2% 戊二醛、5% 过氧乙酸等可使之灭活。

丙型肝炎病毒(HCV)属于黄病毒科,为单股正链 RNA 病毒,易发生变异,不易被机体清除,但对有机溶剂敏感,煮沸 5min、氯仿(10% ~ 20%)、甲醛(1 : 1 000)6h、高压蒸汽和紫外线等可使之灭活。

丁型肝炎病毒(HDV)为一种缺陷的 RNA 病毒,位于细胞核内,其生物周期的完成要依赖于乙型肝炎病毒的帮助,因此丁型肝炎不能单独存在,必须在 HBV 存在的条件下才能感染和引起疾病,以 HBsAg 作为病毒外壳,与 HBV 共存时才能复制、表达。

戊型肝炎病毒(HEV)属萼状病毒科,为单股正链 RNA 病毒,感染后在肝细胞内复制,经胆道随粪便排出,发病早期可在感染者的粪便和血液中存在,碱性环境下较稳定,对热、氯仿敏感。

## （三）发病机制

病毒性肝炎发病机制较复杂，不同类型的病毒引起疾病的机制也不尽相同。目前认为HAV可能通过免疫介导引起肝细胞损伤，HBV并不直接引起肝细胞损伤，肝细胞损伤主要由病毒诱发的免疫反应引起，乙型肝炎慢性化可能与免疫耐受有关，HCV引起肝细胞损伤的机制与HCV直接致病作用及免疫损伤有关，而HCV易慢性化的特点可能与病毒在血中水平低，具有泛嗜性、易变性等有关，复制状态的HDV与肝损害关系密切，免疫应答可能是导致肝损害的主要原因，戊型肝炎的发病机制与甲型肝炎相似。

## （四）流行病学

1. 传染源　①甲型和戊型肝炎：为急性期患者和亚临床感染者在发病前2周至起病后1周传染性最强。②乙型、丙型和丁型肝炎为急、慢性患者，亚临床感染者和病毒携带者，其中慢性患者和病毒携带者是主要传染源。乙型肝炎有家庭聚集现象。

2. 传播途径　①粪－口传播：甲型和戊型肝炎的主要传播途径。②血液传播、体液传播乙型，丙型和丁型肝炎的主要传播途径。③母婴传播：乙型肝炎感染的一种重要传播途径。

3. 人群易感性　普遍易感，各型肝炎之间无交叉免疫力。①甲型肝炎：成人抗－HAV-IgG阳性率达80%，感染后免疫力可持续终身。②乙型肝炎：我国成人抗－HBs阳性率达50%。③丙型肝炎：抗HCV并非保护性抗体。④丁型肝炎：目前仍未发现对HDV的保护性抗体。⑤戊型肝炎：普遍易感，尤以孕妇易感性较高。感染后免疫力不持久。

4. 流行特征　甲型肝炎以秋冬季为发病高峰，戊型肝炎多发生于雨季，其他型肝炎无明显的季节性。我国是乙型肝炎的高发区，一般人群无症状携带者占10%～15%；丁型肝炎以南美洲、中东为高发区，我国以西南地区感染率最高；戊型肝炎主要流行于亚洲和非洲。

## 二、护理评估

评估时重点询问有无家人患病史及与肝炎患者密切接触史，近期有无进食过污染的水和食物（如水生贝类）；近期有无血液和血制品应用史、血液透析、有创性检查治疗等，有无静脉药物依赖、意外针刺伤、不安全性接触等，是否接种过疫苗。

### （一）身体状况

潜伏期：甲型肝炎5～45天，平均30天，乙型肝炎30～180天，平均70天，丙型肝炎15～150天，平均50天；丁型肝炎28～140天，平均30天，戊型肝炎10～70天，平均40天。

1. 症状　甲型和戊型肝炎主要表现为急性肝炎。乙型、丙型和丁型肝炎除表现为急性肝炎外，慢性肝炎更常见。

（1）急性肝炎：急性肝炎又分为急性黄疸型肝炎和急性无黄疸型肝炎。

1）急性黄疸型肝炎典型的表现分为三期：①黄疸前期：平均5～7天，甲、戊型肝炎起病较急，乙、丙、丁型肝炎起病较缓慢，表现为畏寒、发热、疲乏、全身不适等病毒血症和食欲减退、厌油、恶心、呕吐、腹胀、腹痛、腹泻等消化系统症状，本期快结束时可出现尿黄。②黄疸期：可持续2～6周，黄疸前期的症状逐渐好转，但尿色加深如浓茶样，巩膜和皮肤黄染，约2周达到高峰。部分患者伴有粪便颜色变浅、皮肤瘙痒、心动过缓等肝内阻塞性黄疸的表现。③恢复期平均持续4周，症状逐渐消失，黄疸逐渐减退，肝脾回缩，肝功能逐渐恢复正常。

2）急性无黄疸型肝炎：较黄疸型肝炎多见，症状也较轻，主要表现为消化道症状常不易被发现而成为重要的传染源。

（2）慢性肝炎：病程超过半年者，称为慢性肝炎，见于乙型、丙型和丁型肝炎。部分患者发病日期不确定或无急性肝炎病史，但临床有慢性肝炎表现，即反复出现疲乏、厌食、恶心、肝区不适等症状，晚期可出现肝硬化和肝外器官损害的表现。

（3）重型肝炎：重型肝炎是肝炎中最严重的一种类型。各型肝炎均可引起，常可因劳累、感染、饮酒、服用肝损药物、妊娠等诱发。预后差，病死率高。

1）急性重型肝炎：又称暴发性肝炎。起病急，初期表现似急性黄疸型肝炎，10天内病情迅速进展，出现肝功能衰竭，主要表现为黄疸迅速加深、肝脏进行性缩小、肝臭、出血倾向、腹腔积液、中毒性鼓肠、肝性脑病和肝肾综合征。病程一般不超过3周，常因肝性脑病、继发感染、出血、肝肾综合征等并发症而死亡。

2）亚急性重型肝炎：又称亚急性肝坏死。发病10天后出现上述表现，易转化为肝硬化。病程多为3周至数月。出现肝肾综合征者，提示预后不良。

3）慢性重型肝炎：在慢性肝炎或肝硬化的基础上发生的重型肝炎，同时具有慢性肝病和重型肝炎的表现。预后差，病死率高。

（4）淤胆型肝炎：以肝内胆汁淤积为主要表现的一种特殊类型的肝炎，又称为毛细胆管型肝炎。临床表现类似于急性黄疸型肝炎，有黄疸深、消化道症状轻，同时伴全身皮肤瘙痒、粪便颜色变浅等梗阻性特征。病程较长，可达2~4个月或较长时间。

（5）肝炎后肝硬化：在肝炎基础上发展为肝硬化，表现为肝功能异常及门静脉高压症。

2. 体征

（1）急性肝炎：黄疸，肝大、质地软、轻度压痛和叩击痛，部分患者有轻度脾大。

（2）慢性肝炎：肝病面容，肝大、质地中等，伴有蜘蛛痣、肝掌、毛细血管扩张和进行性脾大。

（3）重型肝炎：肝脏缩小、肝臭、腹腔积液等。

（二）实验室和其他检查

1. 肝功能检查

（1）血清酶检测：谷氨酸氨基转移酶（ALT）是判定肝细胞损害的重要标志，急性黄疸型肝炎常明显升高，慢性肝炎可持续或反复升高，重型肝炎时因大量肝细胞坏死，ALT随黄疸加深反而迅速下降，称为胆-酶分离。此外，部分肝炎患者天门冬氨酸氨基转移酶（AST）、碱性磷酸酶（ALP）、谷氨酰转肽酶（r-GT）也升高。

（2）血清蛋白检测：慢性肝病可出现清蛋白下降，球蛋白升高和清/球比值下降。

（3）血清和尿胆红素检测：黄疸型肝炎时，血清直接和间接胆红素均升高，尿胆原和胆红素明显增加，淤胆型肝炎时，血清直接胆红素升高，尿胆红素增加，尿胆原减少或阴性。

（4）凝血酶原活动度（PTA）检查：PTA与肝损害程度成反比，重型肝炎PTA常<40%，PTA愈低，预后愈差。

2. 肝炎病毒病原学（标记物）检测

（1）甲型肝炎：血清抗 HAV IgM 阳性提示近期有 HAV 感染，是确诊甲型肝炎最主要的标记物；血清抗 HAV IgG 是保护性抗体，见于甲型肝炎疫苗接种后或既往感染 HAV 的患者。

（2）乙型肝炎

1）血清病毒标记物的临床意义如下

乙型肝炎表面抗原（HBsAg）阳性提示为 HBV 感染者，急性感染可自限，慢性感染者 HBsAg 阳性可持续多年，若无临床表现而 HBsAg 阳性持续 6 个月以上为慢性乙型肝炎病毒携带者；本身不具有传染性，但因其常与 HBV 同时存在，常作为传染性标志之一。

乙型肝炎表面抗体（抗－HBs）此为保护性抗体，阳性表示对 HBV 有免疫力，见于乙型肝炎恢复期乙肝疫苗接种后或既往感染者。

乙型肝炎 e 抗原（HBeAg）：阳性提示 HBV 复制活跃，表明乙型肝炎处于活动期，传染性强，持续阳性则易转为慢性，如转为阴性表示病毒停止复制。

乙型肝炎 e 抗体（抗－HBe）阳性提示 HBV 大部分被消除，复制减少，传染性减低，如急性期即出现阳性则易进展为慢性肝炎，慢性活动性肝炎出现阳性者则可进展为肝硬化。

乙型肝炎核心抗体（抗 HBc）抗－HBc IgG 阳性提示过去感染或近期低水平感染，抗－HBc IgM 阳性提示目前有活动性复制。

2）HBV－DNA 和 DNA 聚合酶检测阳性提示体内有 HBV 复制，传染性强。

（3）丙型肝炎：HCV－RNA 阳性提示有 HCV 病毒感染。抗－HCV 为非保护性抗体，其阳性是 HCV 感染的标志，抗 HCV IgM 阳性提示丙型肝炎急性期，高效价的抗－HCV IgG 常提示 HCV 的现症感染，而低效价的抗－HCV IgG 提示丙型肝炎恢复期。

（4）丁型肝炎：血清或肝组织中的 HDVAg 和 HDV RNA 阳性有确诊意义，抗－HDV IgG 是现症感染的标志，效价增高提示丁型肝炎慢性化。

（5）戊型肝炎：抗－HEV IgM 和抗－HEV IgG 阳性可作为近期 HEV 感染的标志。

（三）心理－社会状况

患者因住院治疗担心影响工作和学业而出现紧张、焦虑情绪，疾病反复和久治不愈易产生悲观、消极、怨恨愤怒情绪。部分患者因隔离治疗和疾病的传染性限制了社交而情绪低落。病情严重者因疾病进展、癌变、面临死亡而出现恐惧和绝望。

（四）治疗要点

肝炎目前尚无特效治疗方法，治疗原则为综合治疗，以休息、营养为主，辅以适当的药物进行治疗，避免使用肝脏损害的药物。

1. 急性肝炎　以一般治疗和对症、支持治疗为主，强调早期卧床休息，辅以适当的护肝药物，除急性丙型肝炎的早期可使用干扰素外，一般不主张抗病毒治疗。

2. 慢性肝炎　除了适当休息和营养外，还需要保肝、抗病毒、对症及防治肝纤维化等综合治疗。常用护肝药物有维生素类药物（如 B 族维生素及维生素 C、维生素 E、维生素 K 等）、促进解毒功能的药物（如葡醛内酯、维丙胺等）、促进能量代谢的药物（如肌苷、ATP、辅酶 A 等）、促进蛋白代谢的药物（如肝安）等；抗病毒药物有干扰素、核苷类药物（如拉米夫定、阿德福韦、恩替卡韦等）。

3. 重型肝炎 以支持、对症治疗为基础，促进肝细胞再生，预防和治疗并发症，有条件者可采用人工肝支持系统，争取肝移植。

## 三、主要护理诊断

1. 活动无耐力 与肝功能受损、能量代谢障碍有关。
2. 营养失调：低于机体需要量 与食欲下降、呕吐、腹泻、消化和吸收功能障碍有关。
3. 焦虑 与隔离治疗病情反复、久治不愈、担心预后等有关。
4. 知识缺乏 缺乏肝炎预防和护理知识。
5. 潜在并发症 肝硬化、肝性脑病、出血、感染、肝肾综合征。

## 四、护理目标

患者体力恢复，补充营养以改善营养失调，减轻或消除顾虑，无并发症发生。

## 五、护理措施

### （一）一般护理

（1）隔离甲、戊型肝炎患者自发病之日起实行消化道隔离3周，急性乙型肝炎实行血液（体液）隔离至HBsAg转阴，慢性乙型和丙型肝炎按病原携带者管理。

（2）休息与活动急性肝炎、慢性肝炎活动期、重型肝炎均应卧床休息，待症状好转、黄疸减轻、肝功能改善后，逐渐增加活动量，以不感到疲劳为度。

（3）饮食护理：急性期患者应进食清淡、易消化、富含维生素的流质饮食，多食蔬菜和水果，保证足够热量，碳水化合物 250~400g/d，适量蛋白质（动物蛋白为主）1.0~1.5g/（kg·d），适当限制脂肪的摄入，腹胀时应减少牛奶、豆制品等产气食品的摄入，食欲差时可遵医嘱静脉补充葡萄糖、脂肪乳和维生素，食欲好转后应少食多餐，避免暴饮暴食。慢性肝炎患者宜进食适当高蛋白、高热量、高维生素、易消化的食物，蛋白质（优质蛋白为主）1.5~2.0g/（kg·d），但应避免长期摄入高糖、高热量饮食和饮酒。重型肝炎患者宜进食低盐、低脂高热量、高维生素饮食，有肝性脑病倾向者应限制或禁止蛋白质摄入。

### （二）病情观察

观察患者消化道症状、黄疸、腹腔积液等的变化和程度，观察患者的生命体征和神志变化，有无并发症的早期表现和危险因素。一旦发现病情变化及时报告医生，积极配合处理。

### （三）用药护理

遵医嘱用药，注意观察药物疗效和不良反应。使用干扰素前应向患者受家属解释使用干扰素治疗的目的和不良反应，嘱患者一定要按医嘱用药，不可自行停药或加量。常见的不良反应如下：①发热反应：一般在最初3~5次注射时发生，以第1次注射后的2~3h最明显，可伴有头痛，肌肉、骨骼酸痛，疲倦无力等，反而随治疗次数增加而不断减轻。发热时应嘱患者多饮水，卧床休息，必要时对症处理。②脱发：1/3~1/2患者在疗程中后期出现脱发，停药后可恢复。③骨髓抑制：患者会出现白细胞计数减少，若白细胞计数 $>3\times10^9$/L 应坚持治疗，可遵医嘱给予升白细胞药物，若白细胞计数 $<3\times10^9$/L，或血小板计数 $<40\times10^9$/L 可减少干扰素的剂量甚至停药。此外，部分患者会出现胃肠道症状、肝功能损害和神经精神

症状，一般对症处理，严重者应停药。

（四）心理护理

护士应向患者和家属解释疾病的特点、隔离的意义和预后，鼓励患者多与医务人员、家属、病友等交谈，说出自己心中的感受，给予患者精神上的安慰和支持，对患者所关心的问题耐心解答。此外，还需与其家属取得联系，使其消除对肝炎患者和肝炎传染性的恐惧，安排探视时日，给患者家庭的温暖和支持，同时积极协助患者取得社会支持。

（五）健康指导

1. 疾病知识指导　应向患者及家属宣传病毒性肝炎的家庭护理和自我保健知识，特别是慢性患者和无症状携带者。①正确对待疾病，保持乐观情绪。生活规律，劳逸结合，恢复期患者可参加散步、体操等轻体力活动，肝功能正常 1～3 个月后可恢复日常活动及工作，但应避免过度劳累和重体力劳动。②加强营养，适当增加蛋白质摄入，但要避免长期高热量、高脂肪饮食，戒烟酒。③不滥用保肝药物和其他损害肝脏的药物，如吗啡、苯巴比妥、磺胺药、氯丙嗪等，以免加重肝损害。④实施适当的家庭隔离，患者的食具用品、洗漱用品、美容美发用品、剃须刀等应专用，患者的排泄物、分泌物可用 3% 漂白粉消毒后弃去，防止污染环境。家中密切接触者应进行预防接种。⑤出院后定期复查，HBsAg、HBeAg、HBV DNA 和 HCV RNA 阳性者应禁止献血和从事托幼、餐饮业工作。

2. 疾病预防指导　甲型和戊型肝炎应预防消化道传播，重点加强粪便管理，保护水源，饮用水严格消毒，加强食品卫生和食具消毒。乙、丙、丁型肝炎重点防止血液和体液传播，做好血源监测，凡接受输血、应用血制品、大手术等的人，定期检测肝功能及肝炎病毒标记物，推广应用一次性注射用具，重复使用的医疗器械要严格消毒，个人生活用具应专用，接触患者后用肥皂和流动水洗手。

3. 易感人群指导　甲型肝炎易感者可接种甲型肝炎疫苗，接触者可在 10 天内注射人血清免疫球蛋白以防止发病。HBsAg 阳性患者的配偶、医护人员、血液透析者等和抗 HBs 均阴性的易感人群及未受 HBV 感染的对象可接种乙型肝炎疫苗。HBsAg 阳性母亲的新生儿应在出生后立即注射乙肝免疫球蛋白，2 周后接种乙肝疫苗。乙肝疫苗需接种 3 次（0、1 个月、6 个月），接种后若抗 – HBs > 10IU/L，显示已有保护作用，保护期为 3～5 年。

（赵成梅）

# 第二节　感染性腹泻

感染性腹泻（infectious diarrhea）是一常见病和多发病，是由病原微生物及其代谢产物或寄生虫所引起的以腹泻为主的一组肠道传染病。我国传染病防治法中，将霍乱列为甲类强制管理传染病，痢疾、伤寒列为乙类严格管理传染病，其他病原体引起的感染性腹泻列为丙类监测管理传染病。

## 一、病因与发病机制

（一）病原学

感染性腹泻是一组广泛存在并流行于世界各地的胃肠道传染病，也是当今全球性重要的公共卫生问题之一。其发病率仅次于上呼吸道感染。在我国感染性腹泻发病率居传染病之首位。引起感染性腹泻的病原体有细菌、病毒、寄生虫、真菌等。导致感染性腹泻的主要病原体见（表22－1）。

**表22－1　感染性腹泻的主要病原体**

1. 病毒

轮状病毒（RV、ARV）、诺瓦克病毒、肠腺病毒、嵌杯病毒、星状病毒

  2. 细菌

志贺菌属（痢疾杆菌）、沙门菌属、大肠埃希菌属、空肠弯曲菌、耶尔森菌、弧菌属、气单胞菌属、邻单胞菌属、变形杆菌、金黄色葡萄球菌、难辨梭状芽胞杆菌

  3. 真菌

白色念珠菌

  4. 原虫

溶组织内阿米巴、贾氏兰第鞭毛虫

  5. 蠕虫

血吸虫、姜片虫、钩虫、蛔虫、鞭虫、绦虫

从全球看引起感染性腹泻的病原体以细菌和病毒最为主要，细菌中志贺菌、大肠埃希菌、沙门菌、O1群及O139群霍乱弧菌、副溶血弧菌及空肠弯曲菌等占有重要位置；病毒中最多见的是轮状病毒。从我国感染性腹泻的发病现状观察，位居前列的是由志贺菌或轮状病毒；其次为大肠埃希菌或空肠弯曲菌；沙门菌腹泻以食物中毒为主，一般居第3或第4；弧菌性腹泻多见于沿海各地；由寄生虫作为病原体的腹泻，仍以阿米巴痢疾较为多见。

（二）流行病学

1. 传染源　主要是受病原体感染的人或动物，包括患者、病原携带者及致病食物。

2. 传播途径　主要经粪－口途径传播。水、食物、生活接触及媒介昆虫均可单一或交错地传播疾病。

3. 人群易感性　普遍易感。多数无年龄、性别区别，但轮状病毒主要侵犯婴幼儿。病后免疫既短又不稳定，可多次感染或复发。

4. 流行特征　全年均可发病，一般有明显的夏秋季节发病高峰，流行与暴发也多发生在夏秋季节。但许多感染如轮状病毒、诺瓦克病毒腹泻主要发生在冬春季节。

近年来，国内外旅游事业迅猛发展，引发的旅行者腹泻（traveler's diarrhea）是指因个体初到一个新环境，机体内外环境改变而引起的短暂性腹泻。可分为肠道感染性和非感染性两类，仍以感染性腹泻为主。特殊感染性腹泻增多，表现在以下方面：①免疫功能低下患者发生的腹泻；②抗生素相关性腹泻；③耐药细菌的感染；④医院感染相关腹泻。

（三）发病机制

感染性腹泻病原体主要通过侵袭性或非侵袭性作用致病，主要发病机制为：

1. 肠毒素　病原体进入肠道后，并不侵入肠上皮细胞，仅在小肠繁殖，产生大量肠毒素，导致肠黏膜上皮细胞分泌功能亢进，产生水和电解质，临床表现以分泌性腹泻为主，常见病原体有霍乱弧菌、大肠埃希菌、沙门菌属等。

2. 侵袭和破坏上皮细胞　病原体通过其侵袭作用，直接侵入肠上皮细胞或分泌细胞毒素，引起肠黏膜炎性和溃疡病变，导致痢疾样症状及腹泻。常见病原体有志贺菌属、肠出血

大肠埃希菌、肠侵袭性大肠埃希菌等。

3. 黏附作用　病原体黏附于肠黏膜上皮细胞后，导致细胞微绒毛结构消失和乳糖分泌减少，引起肠道对营养物质和电解质吸收减少和食糜渗透压升高，因而发生吸收不良和渗透性腹泻，表现为水样泻。常见病原体有轮状病毒、诺瓦克病毒、肠致病性大肠埃希菌等。

## 二、临床表现与诊断

### （一）临床表现

1. 非侵袭性腹泻　由于病原体为非侵袭性，多无组织学变化，其感染主要在小肠，临床特征是全身中毒症状不明显，无发热或明显腹痛，腹泻为水样便、量多、不伴有里急后重，易导致失水与酸中毒，大便内无炎性细胞，病程一般短（1～3d）。霍乱、产毒素性大肠杆菌（ETEC）、病毒性腹泻及大多数细菌性食物中毒属此类型。

2. 侵袭性腹泻　侵袭性腹泻病原体多为侵袭性，肠道病变明显，可排出炎性渗出物，主要累及结肠。其临床特征是全身毒血症状较明显，有发热、腹痛和里急后重，腹泻多为黏液血便，或血性水样便，便次多而量少。大便镜检时有大量白细胞和红细胞。志贺菌属、肠出血大肠埃希菌、肠侵袭性大肠埃希菌、沙门菌、空肠弯曲菌等属此类型。

### （二）诊断要点

1. 准确收集流行病学资料　当地流行情况、季节、进食不洁饮食史、接触史等。
2. 临床表现　每日3次或3次以上的稀便或水样便，食欲缺乏、呕吐或不呕吐，可伴有发热、腹痛及全身不适等症状。
3. 实验室检查
（1）病原学诊断：

粪培养：对疑有细菌、真菌感染者，对粪便或肛拭子标本进行培养，大便培养应重复多次进行，并尽量在抗菌药物使用前留取标本，以提高阳性率。由于病原菌的多重耐药菌株不断增加，因此，对于培养出的阳性菌株应常规进行药物敏感试验，以便指导临床用药，提高治愈率。

感染性腹泻病原菌的PCR检测：聚合酶链反应（PCR）是体外酶促合成特异DNA片段的一项新技术，近年在感染性腹泻的病原诊断方面得以运用，以便从标本中直接鉴定病原菌和分离菌株。

核酸检测：以病毒基因、其体外转录的mRNA、用病毒基因克隆的cDNA、细菌DNA等，经放射性核素或生物素标记作为探针进行杂交，可对某些病原作出特异性诊断，此即核酸杂交技术。

（2）粪便白细胞的检查：侵袭性病原体感染者大便中含有大量中性粒细胞，而致毒素性病原体、病毒和食物中毒造成水样便，粪便镜检只见少量有形成分。

## 三、治疗原则

针对腹泻类型，治疗有所侧重，分泌性腹泻以补液疗法为主，抗菌病因治疗为辅；侵袭性腹泻除补液外，尚需进行抗菌病因治疗；病毒性腹泻大都为自限性，对小儿与虚弱者应注意纠正脱水。

## 四、常见护理问题

### (一)传染性

1. 相关因素　与病原体可通过粪—口途径传播有关。

2. 护理措施

(1)收集流行病学资料、临床特征，通过病理生理学的分析对感染性腹泻患者作出假设的病因诊断（表22-2），协助尽早诊断出霍乱、菌痢、伤寒等甲类、乙类肠道传染病。

表 22-2 腹泻的临床特征

| 特征 | | 感染部位 | |
|---|---|---|---|
| 病原体 | 霍乱弧菌　　小肠 | 志贺菌 | 大肠 |
| | 大肠埃希菌珠（ETEC EPEC） | 大肠埃希菌（EIEC EHEC） | |
| | 轮状病毒 | | |
| | 诺瓦克病毒 | | |
| | 贾氏兰第鞭毛虫 | | |
| 疼痛部位 | 脐区 | 下腹部 | |
| 大便量 | 多 | 少 | |
| 大便类型 | 水样 | 黏冻 | |
| 血便 | 少见 | 多见 | |
| 大便中白细胞 | 少见 | 多见 | |

(2)霍乱：

1)2h内传染病网络报告。

2)按甲类传染病严密隔离，确诊患者和疑似患者应分别隔离。

3)密切接触者，严格检疫5d，并预防性服药。

4)排泄物消毒处理。

5)症状消失6d后，连续3次粪便培养阴性后解除隔离。

(3)细菌性痢疾（简称菌痢）或其他感染性腹泻

1)按消化道隔离。

2)菌痢接触者医学观察7d。

3)服务行业（尤其饮食业）者定期检查，慢性带菌者调换工种，接受治疗。

4)菌痢患者症状消失后，连续2次粪便培养阴性后解除隔离。

### (二)腹泻

1. 相关因素　与病原体产生促进肠道分泌的毒素或引起肠道炎症病变有关。

2. 临床表现

(1)菌痢：黏液脓血便伴发热、腹痛、里急后重者。

(2)霍乱：无痛性腹泻，米泔水样大便，伴喷射状呕吐。

(3)其他感染性腹泻：稀水样便，伴腹痛、呕吐。

3. 护理措施

（1）病情观察：观察腹泻的次数、性状、伴随症状与体征；观察全身状况包括神志意识、血压、脉搏与皮肤弹性，判断脱水程度（表22-3）与治疗效果。

表22-3 脱水程度

| | 轻度 | 中度 | 重度 |
|---|---|---|---|
| 皮肤弹性 | 轻度减低 | 中度减低 | 明显减低 |
| 皮皱恢复时间 | 2s | 2~5s | 5s |
| 眼窝 | 稍凹陷 | 明显下陷 | 深度凹陷 |
| 指纹 | 正常 | 皱瘪 | 干瘪 |
| 声音 | 正常 | 轻度嘶哑 | 嘶哑或失声 |
| 神志 | 正常 | 呆滞或烦躁 | 嗜睡或昏迷 |
| 尿量 | 正常 | 少 | 无尿 |
| 血压 | 正常 | 轻度下降 | 出现休克 |

（2）休息：腹泻频繁者卧床休息，严重脱水、疲乏无力者应协助床上排便，以免增加体力消耗。

（3）饮食：

1）严重腹泻伴呕吐者可暂时禁食6~8h，症状好转后少量进食。

2）病情控制后，进食流质，适当补充糖盐水或口服补液盐（oral rehydration salts, ORS）。

3）轻症患者鼓励进食，腹泻期间，消化、吸收能力下降，常常伴有乳糖酶缺乏，饮食以清淡、少渣流质或半流质，避免牛奶等含乳糖食物，以免肠胀气。

4）恢复期。高热量、高蛋白、低纤维易消化半流质饮食，避免生冷（如水果）、多渣饮食。

（4）保持水、电解质平衡：轻度、中度脱水者可口服ORS，重度脱水者静脉补液，在补液过程中，观察血压及末梢循环，调整输液速度和液体的浓度。

（5）皮肤护理：

1）腹泻频繁者，每次排便后清洗肛周。

2）老年患者，肛门括约肌松弛，易大便失禁，每次便后清洗肛周，并涂上油膏，或用1:5 000高锰酸钾溶液坐浴，防止皮肤糜烂。

3）保持床单清洁、干燥，减少局部刺激。

4）腹泻伴里急后重者，避免排便用力过度，以免脱肛，如发现脱肛，可带橡皮手套轻柔地助其回纳。

（6）对症护理：

1）腹痛者，观察疼痛的范围、性质、与腹泻的关系、腹部体征。感染性腹泻的疼痛，主要是胃肠肌肉痉挛所致，常表现为左上腹、脐周或左下腹疼痛，便后缓解，应用解痉药后，一般在短时间（5~10min）可缓解。对持续腹痛者，应加强观察，注意与外科、妇科急腹症鉴别。

2）呕吐者，协助坐起或头偏一侧，防止窒息及时漱口，保持口腔清洁。

（7）标本采集：挑选新鲜粪便的脓血、黏液部分送细菌培养。直肠拭子标本可置于 Stuart 培养基中运送，以免标本干燥病原体死亡。临床怀疑有特殊病原体感染应注明，以便接种特殊培养基。标本可连续多次送检以提高阳性率。

### （三）脱水

1. 相关因素　与细菌及其毒素作用于胃肠黏膜，导致呕吐、腹泻引起大量体液丢失有关。

2. 临床表现　面色苍白，四肢湿冷，血压下降，脉细速，尿少，烦躁等休克征象。

3. 护理措施

（1）休息：急性期卧床休息，协助床旁排便，以减少体力消耗，有休克征象者，乎卧或休克体位，注意保暖。

（2）病情监测：记录呕吐物及排泄物的性质、颜色、量、次数。观察生命体征和神志的变化，根据皮肤的弹性、尿量、血压的变化等判断脱水的程度，并结合实验室生化检查为治疗提供依据。

（3）输液护理：

1）原则：早期、迅速、足量补充液体和电解质。

2）安排：先盐后糖、先快后慢、纠酸补钙、见尿补钾。

3）输液量；轻度脱水者口服补液为主。呕吐不能口服者静脉补液 3 000～4 000mL/d，最初 1～2h 宜快速滴入，速度为 5～10ml/min。中度脱水者补液量 4 000～8 000ml/d，最初 1～2h 宜快速滴入，待血压、脉搏恢复正常后，再减慢速度为 5～10ml/min。重度脱水者补液 8 000～12 000ml/d，一般两条静脉管道同时输入，开始按 40～80ml/min 滴入，以后按 20～30ml/min 滴入，直至脱水纠正。

4）快速补液液体应加温至 37～38℃。

5）输液过程中观察有无呼吸困难、咳泡沫样痰及肺底湿啰音，防止肺水肿及左侧心力衰竭的发生。

6）抗休克治疗有效的指征：面色转红、发绀消失，肢端转暖，血压渐上升。收缩压维持在 80mmHg 以上，脉压 >30mmHg。脉搏 <100/min，充盈有力，尿量 >30ml/h。

（4）口服补液：感染性腹泻不损害肠黏膜对钾的吸收和葡萄糖一钠共同转运机制，摄入葡萄糖可促进钠的吸收。

1）适应证：轻度、中度脱水。

2）禁忌证：顽固性呕吐、严重腹胀或肠鸣音消失、心、肾功能不全、新生儿、糖尿病、严重高钠血症或低钠血症患者。

3）方法：不能获得市售的 ORS，可采用替代品，如在每升饮用水中加入 1 平勺食盐和 4 满勺糖或 500ml 米汤中加 1.5～2g 食盐。ORS 服用方法：使用前加温水 1 000ml 稀释。成人口服750ml/h，小儿口服 250ml/h，以后每 6h 口服量为前 6h 泻吐量的 1.5 倍。

## 五、健康教育

### （一）心理疏导

实施严密隔离的霍乱或疑似霍乱患者，会不同程度的出现焦虑抑郁状态，向患者解释疾病的发生、发展过程，说明严密隔离的重要性及隔离期限，教会患者需配合的注意事项和方法，使患者尽快适应隔离环境，配合治疗。

### （二）饮食指导

（1）根据病情的进展，教会患者合理饮食。

（2）鼓励口服补液，并教会正确的方法。

（3）慢性菌痢者避免暴饮暴食，避免进食生冷食物，如冷饮、凉拌菜等，以免诱发急性发作。

### （三）用药指导

（1）根据医嘱指导合理使用抗生素，防止因疗程不足而影响疗效，防止滥用抗生素引起耐药或菌群失调。

（2）使用止泻或收敛药物时，观察腹泻的次数和量，及时调整，防止用药时间过长或过量引起便秘。

（3）减少抗生素对胃黏膜的刺激，指导患者饭后服药。

### （四）出院指导

针对感染性腹泻的感染因素：如饮食时用手拿、隔夜菜不加热、外出聚餐、生食海鲜等不良饮食习惯，进行卫生知识宣教。

（1）养成洗手习惯：在接触动物和动物制品、患者以及污染物后尤为重要。

（2）注意饮食卫生：保证进食蒸熟食物、消毒牛奶和洁净饮用水。

（3）减少聚餐机会

（4）高危人群注意避免某些危险因素：如肝硬化等慢性肝病患者进食某些海产品易发生创伤弧菌感染。免疫系统缺陷人群进食奶酪、某些熟食易发生单核细胞增多性李斯特感染。这些人群应避免上述食物。

### （五）旅游者腹泻的预防

（1）提高旅游者的卫生意识：外出旅游保持良好的个人卫生习惯，确保饮食、饮水卫生。

（2）抗生素预防：是目前尚有争议的一个问题，抗生素对旅游者腹泻有良好的保护作用，但一般不建议每一个旅客都使用。抗生素预防宜用于：①短程（3～5d）旅行者，预防成功的概率在延缓12～24h后会大大降低。②参加官方访问的旅行者，这些人出于应酬不能严格遵守饮食规范。③内科疾患患者，由于急性腹泻伴有酸中毒。这些人的总体健康状况会更差。④胃酸分泌较低的患者，因为这些患者所拥有的胃酸杀菌功能较差。⑤免疫力低下的旅游者。⑥已知有炎性肠道疾病的患者。

（赵成梅）

# 第三节　尿路感染

尿路感染是由病原微生物（主要是细菌）感染引起的尿路炎症。可分为上尿路感染（主要是肾盂肾炎，pyelonephritis）和下尿路感染（主要是膀胱炎，cystitis）。上尿路感染常伴有下尿路感染，下尿路感染可单独存在。

肾盂肾炎分为急性和慢性两类。急性肾盂肾炎具有明显的全身感染症状和膀胱刺激征；慢性肾盂肾炎常在尿液检查中发现致病菌的生长，逐渐产生肾功能损害。

## 一、护理评估

1. 健康史

（1）致病菌：最常见的为革兰阴性杆菌，如大肠杆菌、产碱杆菌、变形杆菌、产气杆菌、绿脓杆菌等，革兰阳性细菌中以葡萄球菌和链球菌较常见，偶见厌氧菌、真菌、病毒和原虫感染等。

（2）感染途径

1）上行感染：为最常见的感染途径，病原体经尿道逆行达肾盂可引起感染。

2）血行感染：有全身性化脓性感染和炎症病灶时，可发生感染。

3）淋巴感染：结肠炎和盆腔炎时，细菌可经淋巴道交通支进入尿道。

4）直接感染：外伤或肾周器官发生感染时，该处的细菌偶可直接侵入肾而引起感染。

（3）易感因素

1）尿流不畅和尿路梗阻：如尿路结石、肿瘤、异物、狭窄等。

2）尿路畸形或功能缺陷：如多囊肾、输尿管括约肌松弛。

3）机体免疫功能低下：如糖尿病、贫血、慢性肝病、慢性肾病、肿瘤及长期应用免疫抑制剂者。

4）医源性感染：多见于导尿或尿路器械检查，操作会损伤尿道黏膜，还可将尿道口的细菌直接带入膀胱，促发尿路感染。如：插置导尿管、一次性导尿引起尿路感染的机会是20%左右，留置4d以上机会可达90%。

5）尿道口周围或盆腔有炎症等。

2. 身心状况

（1）膀胱炎的临床表现：主要表现为尿频、尿急、尿痛，伴有耻骨弓上不适。一般无全身感染表现。

（2）急性肾盂肾炎，主要临床表现如下

1）全身感染症状：多为急促起病，常有寒战、高热（体温高达39～40℃）、全身不适，疲乏无力，食欲减退，恶心、呕吐，甚至腹胀、腹痛或腹泻。

2）肾脏和尿路局部表现：常有尿频、尿急、尿痛等尿路刺激症状，大多伴有腰痛或肾区不适，肾区有压痛或叩击痛，腹部上输尿管点、中输尿管点和耻骨上膀胱区有压痛。

3）尿液变化：尿液外观浑浊、可见脓尿或血尿。

4）并发症

肾乳头坏死：常发生于严重的肾盂肾炎伴糖尿病或尿路梗阻时，可出现败血症、急性肾功能衰竭等。临床表现为高热、剧烈腰痛、血尿，可有坏死组织脱落从尿中排出，发生肾绞痛。

肾周围脓肿：常由严重的肾盂肾炎直接扩散而来，多有尿路梗阻等易感因素。患者原有临床表现加重，出现明显单侧腰痛，向健侧弯腰时疼痛加剧。宜使用强抗感染治疗，必要时做脓肿切开引流。

（3）慢性肾盂肾炎：患者主要临床表现如下：

1）低度发热，有菌尿及脓尿。

2）胃肠可有隐约的不适感。

3）贫血。

4）高血压。

5）急性发作时会出现胃痛及膀胱炎症状。

（4）心理－社会状况：急性期患者因明显躯体不适和泌尿系症状常会出现烦躁、焦虑及精神紧张等情绪。慢性期需长期服药和多次尿液检查且病情仍有反复发作，因此，易产生消极情绪。

3. 实验室及其他检查　查尿液分析、尿培养、血常规、肾功能、血培养及泌尿系 B 超、X 线静脉肾盂造影。

## 二、治疗原则

有效的抗菌是本病治愈的关键。高热予以降温处理，鼓励患者多饮水，勿憋尿。

## 三、护理措施

1. 指导患者休息，做好基础护理

（1）急性肾盂肾炎时应卧床休息，以使废物产生减少，进而减轻肾脏负担。

（2）慢性期时维持适当的休息与运动。

（3）发热时卧床休息；体温在 38.5℃ 以上者可用物理降温或遵医嘱药物降温，按医嘱服用碳酸氢钠可碱化尿液，以减轻尿路刺激症状；增加液体摄入量；出汗时及时清洁身体，及时更换衣物。

2. 注意出入液平衡

（1）鼓励患者摄入水分，每天应为 2 000～3 000ml，以增加尿量。保持每天尿量在 1 500ml，充分的液体摄入是解除排尿烧灼感的最快途径，且有助于发热的控制。

（2）每 1～2h 排尿 1 次，将细菌、废物冲洗出泌尿道。

3. 遵医嘱使用抗生素，预防肾脏的进一步损伤

（1）根据尿培养或药敏试验结果，使用敏感抗生素。

（2）正确有效地使用抗生素后 48～72h 尿液呈无菌状态。第一次获得无菌尿后，仍需维持服用药物 2 周。

（3）停用抗生素一周后应再做一次尿液培养，且于感染后一年内到期追踪检查。

（4）保持皮肤、口腔、会阴清洁，特别注意月经期、妊娠期的卫生。

（5）指导患者每日应有适当的休息，避免剧烈运动和疲劳。

（6）多饮水，勤排尿是最简便有效的预防措施，在行侵入性检查后应多饮水，并遵医嘱使用抗生素预防感染的发生。

（7）给予高热量、高蛋白、高维生素易消化饮食。

（8）遵医嘱服药，定期返院检查，若有异常，及时就诊。

4. 积极预防全身疾病　如糖尿病、重症肝病、慢性肾病、晚期肿瘤等，解除尿路梗阻如尿道结石、肿瘤、尿路狭窄、前列腺肥大等易感因素。

5. 健康教育

（1）注意个人清洁卫生：保持会阴部及肛周皮肤清洁，女婴勤换尿布和清洗会阴部，避免粪便污染尿道；女性忌盆浴，月经、妊娠产褥期更应注意卫生。

（2）坚持适当的体育运动：避免劳累和便秘。

（3）多饮水、勤排尿：每天摄入液体量最好在 2 000ml 以上。白天至少 3h 排尿一次，每次注意排空膀胱，不憋尿。

（4）及时治疗局部炎症：如女性尿道旁腺炎、阴道炎、男性前列腺炎等。如炎症发作与性生活有关，避免不洁性交，注意事后即排尿和清洁外阴，并口服合适的抗生素预防感染。

（5）疗效判断：正规用药后 24h 症状即可好转，如经 48h 治疗仍无效，应换药或联合用药。症状消失后再用药 3~5d。2~3 周内每周行血常规和尿细菌学检查各 1 次；第 6 周再检查 1 次，2 项均正常方可认为痊愈。

（6）复查及随访：定期门诊复查，不适随诊。

（赵成梅）

# 参考文献

[1] 尤黎明，吴瑛. 内科护理学. 第 5 版. 北京：人民卫生出版社，2012.

[2] 蒋红，王树珍. 临床护理技术规范. 上海：复旦大学出版社，2012.

[3] 丁淑贞，白雅君. 临床传染病科护理细节. 北京：人民卫生出版社，2008.

[4] 翁心华，潘孝章，王岱明，等. 现代感染病学. 上海：上海医科大学出版社，2008.

[5] 孙贵范. 预防医学. 第 2 版. 北京：人民军医出版社，2014.

[6] 崔燕萍，于丽莎. 现代传染病护理学. 北京：人民军医出版社，2011.